CARDIOLOGIA
Diagnóstico e Tratamento

CARDIOLOGIA
Diagnóstico e Tratamento

Creso Abreu Falcão
Especialista em Cardiologia pela Sociedade Brasileira de Cardiologia (SBC/AMB).
Médico Cardiologista do Hospital Agamenon Magalhães – SES/PE.
Doutor em Ciências pelo CPqAM/FIOCRUZ.
Professor Adjunto de Cardiologia da Faculdade de Ciências Médicas da
Universidade de Pernambuco (FCM/UPE).

Jeronimo Moscoso II
Residência Médica em Clínica Médica e em Cardiologia pelo
Hospital Agamenon Magalhães – SES/PE.

Médico Cardiologista do ATLETICOR – Medicina do Exercício,
do Hospital Universitário Oswaldo Cruz/Universidade de Pernambuco (HUOC/UPE)
e da Unidade Coronariana do Hospital Esperança – Rede D'Or/São Luiz.

Especialista em Cardiologia pela Sociedade Brasileira de Cardiologia (SBC/AMB)
e em Ergometria pelo Departamento de Ergometria, Exercício,
Cardiologia Nuclear e Reabilitação Cardiovascular da
Sociedade Brasileira de Cardiologia (DERC/SBC).

CARDIOLOGIA – Diagnóstico e Tratamento
Direitos exclusivos para a língua portuguesa
Copyright © 2017 by
MEDBOOK – Editora Científica Ltda.

Nota da editora: Os organizadores desta obra verificaram cuidadosamente os nomes genéricos e comerciais dos medicamentos mencionados e também conferiram os dados referentes à posologia, objetivando fornecer informações acuradas e de acordo com os padrões atualmente aceitos. Entretanto, em virtude do dinamismo da área da saúde, os leitores devem prestar atenção às informações fornecidas pelos fabricantes para que possam se certificar de que as doses preconizadas ou as contraindicações não sofreram modificações, principalmente em relação a substâncias novas ou prescritas com pouca frequência. Os organizadores e a editora não podem ser responsabilizados pelo uso impróprio nem pela aplicação incorreta de produto apresentado nesta obra.

Apesar de terem envidado esforço máximo para localizar os detentores dos direitos autorais de qualquer material utilizado, os organizadores e a editora estão dispostos a acertos posteriores caso, inadvertidamente, a identificação de algum deles tenha sido omitida.

Editoração eletrônica e capa: *Adielson Anselme*

CIP-BRASIL. CATALOGAÇÃO NA PUBLICAÇÃO
SINDICATO NACIONAL DOS EDITORES DE LIVROS, RJ

F163c

    Falcão, Creso Abreu
        Cardiologia : diagnostico e tratamento / Creso Abreu Falcão ; organização Jeronimo Moscoso II. - [2. ed]. - Rio de Janeiro : Med Book, 2017.
        672 p. : il. ; 28 cm.

    ISBN 9788583690153

    1. Cardiologia. I. Moscoso II, Jerônimo. II. Título.

16-35995	CDD: 612.12
	CDU: 612.12

05/09/2016   09/09/2016

Reservados todos os direitos. É proibida a duplicação ou reprodução deste volume, no todo ou em parte, sob quaisquer formas ou por quaisquer meios (eletrônico, mecânico, gravação, fotocópia, distribuição na Web ou outros), sem permissão expressa da Editora.

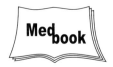

MEDBOOK – Editora Científica Ltda.
Rua Professora Ester de Melo, 178 – Benfica – Cep 20930-010 – Rio de Janeiro – RJ
Telefones: (21) 2502-4438 e 2569-2524 – **www.medbookeditora.com.br**
contato@medbookeditora.com.br – vendasrj@medbookeditora.com.br

Dedicatória

Aos nossos colegas cardiologistas e à direção do
Hospital Agamenon Magalhães que, com sua tenacidade,
tornaram possível a realização de mais esta publicação científica.

Aos meus pais, Osiris Marinho Falcão (*in memoriam*)
e Maria do Socorro Abreu Falcão, à minha esposa, Célia Falcão,
e às minhas filhas, Marina Falcão e Raissa Falcão.

Creso Abreu Falcão

Aos colaboradores e amigos que ajudaram na elaboração desta obra,
mesmo com toda a dificuldade de tempo nesse período,
e que contribuíram, direta ou indiretamente,
para levarmos adiante este projeto.

Aos meus pais, Jeronimo e Rejane, e irmãs, Raphaela
e Maria Eduarda, e a Maria José, por toda a dedicação ao
longo de minha vida, moldando-me a personalidade e em muito
contribuindo para a construção de meu caráter.

À minha esposa, Lucíola, fiel companheira e incentivadora,
e ao meu filho, Gustavo, que são a razão maior da minha
existência e que fazem valer a pena todo esse esforço.

A Deus, por conceder-me a vida e, com ela, a oportunidade
de tornar-me quem me tornei e realizar tudo o que tenho feito.

Jeronimo Moscoso II

Colaboradores

Adriana Moraes da Costa
Cardiologista do Ambulatório de Cardiologia Geral e Valvulopatias do Pronto-Socorro Cardiológico Universitário de Pernambuco Prof. Luiz Tavares (PROCAPE/UPE). Cardiologista da Unidade Coronariana do Hospital Esperança – Rede D'Or/São Luiz.

Adriano Assis Mendes
Especialista em Cardiologia pela Sociedade Brasileira de Cardiologia (SBC/AMB). Preceptor da Residência Médica em Cardiologia (do Ambulatório de Hipertensão Arterial Pulmonar) do Pronto-Socorro Cardiológico Universitário de Pernambuco Prof. Luiz Tavares (PROCAPE/UPE). Mestre em Cardiologia pela Universidade de Pernambuco (UPE).

Alberto Nicodemus Gomes Lopes
Eletrofisiologista do Hospital Agamenon Magalhães – SEE/PE e do Real Hospital Português de Beneficência em Pernambuco. Professor Assistente de Cardiologia da Universidade Federal de Pernambuco (UFPE). Membro Honorário do Heart Rhythm Society – USA.

Alexandre Motta de Menezes
Cirurgião Cardiovascular do Hospital Agamenon Magalhães – SES/PE. Cirurgião Cardiovascular do Pronto-Socorro Cardiológico Universitário de Pernambuco Prof. Luiz Tavares (PROCAPE/UPE). Membro Especialista da Sociedade Brasileira de Cirurgia Cardiovascular.

Aline Oliveira Cavalcanti
Professora Auxiliar de Medicina do Idoso e Farmacologia Aplicada da Faculdade de Medicina da Universidade Federal do Vale do São Francisco (UNIVASF). Coordenadora do Internato de Medicina da Família e Comunidade da Universidade Federal do Vale do São Francisco (UNIVASF).

André de Marco
Especialista em Cardiologia pela Sociedade Brasileira de Cardiologia (SBC/AMB). Especialista em Ecocardiografia pelo Departamento de Imagem Cardiovascular da Sociedade Brasileira de Cardiologia (DIC/SBC). Mestre em Medicina Interna pela Universidade Federal de Pernambuco (UFPE).

André Sansonio de Morais
Médico Cardiologista e Preceptor da Residência Médica em Cardiologia do Hospital Agamenon Magalhães. Mestre em Nutrição, Atividade Física e Plasticidade Fenotípica pela Universidade Federal de Pernambuco (UFPE).

Ândrea Virgínia Chaves Markman
Mestre em Medicina Interna pela Universidade Federal de Pernambuco (UFPE). Preceptora da Residência Médica em Cardiologia do Hospital Agamenon Magalhães – SES/PE. Docente da Disciplina de Cardiologia da Universidade Maurício de Nassau – Recife/PE.

Andréia Mendes de Albuquerque Maranhão
Residência em Cardiologia pelo Instituto Dante Pazzanese de Cardiologia (IDPC/SP). Complementação Especializada em Arritmologia não Invasiva pelo Instituto do Coração da Faculdade de Medicina da Universidade de São Paulo (INCOR/FMUSP). Especialista em Cardiologia pela Sociedade Brasileira de Cardiologia (SBC/AMB) e em Arritmia Clínica pela Sociedade Brasileira de Arritmias Cardíacas (SOBRAC/SBC).

Antoniele Bezerra Navarro
Médica Cardiologista do Pronto-Socorro Cardiológico Universitário de Pernambuco Prof. Luiz Tavares (PROCAPE/UPE). Residência Médica em Cardiologia pelo Pronto-Socorro Cardiológico Universitário de Pernambuco Prof. Luiz Tavares (PROCAPE/UPE). Especialista em Cardiologia pela Sociedade Brasileira de Cardiologia (SBC/AMB).

Antônio Trindade Henriques Neto
Cirurgião Cardiovascular do Hospital Agamenon Magalhães – SES/PE. Cirurgião Cardiovascular do UNICORPE – Unidade do Coração de Pernambuco. Membro Especialista da Sociedade Brasileira de Cirurgia Cardiovascular (SBCCV).

Audes Diógenes de Magalhães Feitosa
Tutor de Medicina da Faculdade Pernambucana de Saúde. Mestre em Medicina Interna pela Universidade Federal de Pernambuco (UFPE). Vice-Presidente do Departamento de Hipertensão Arterial da Sociedade Brasileira de Cardiologia.

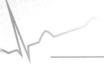

Colaboradores

Bedson José Lopes de Sá
Especialista em Cardiologia com atuação em Hemodinâmica e Cardiologia Intervencionista. Mestre em Ciências da Saúde pela Universidade Federal de Pernambuco (UFPE). Professor Assistente do Colegiado em Medicina da Universidade Federal do Vale do São Francisco (UNIVASF).

Brivaldo Markman Filho
Professor Associado de Cardiologia da Universidade Federal de Pernambuco (UFPE). Chefe do Serviço de Cardiologia do Hospital das Clínicas da Universidade Federal de Pernambuco (HC-UFPE). Doutor em Cardiologia pela Universidade de São Paulo (USP).

Bruno Robalinho Cavalcanti Barbosa
Residência Médica em Clínica Médica e Cardiologia pelo Hospital Agamenon Magalhães – SES/PE. Residência Médica em Hemodinâmica e Cardiologia Intervencionista pela Escola Paulista de Medicina/Universidade Federal de São Paulo (EPM/UNIFESP) – SES/SP.

Camila Martins Camelo Cavalcante
Residência Médica em Clínica Médica pelo Hospital Universitário Lauro Wanderley da Universidade Federal da Paraíba (HULW/UFPB). Residência Médica em Cardiologia pelo Hospital Agamenon Magalhães – SES/PE. Professora do Departamento de Semiologia da Faculdade de Medicina Nova Esperança (PB).

Carlos Sérgio Luna Gomes Duarte
Especialização em Cardiologia pela FUNCORDIS (Fundação para o Incentivo ao Ensino e Pesquisa em Cardiologia). Residência Médica em Cirurgia Cardiovascular pelo Instituto do Coração de Pernambuco. Especialista em Medicina Intensiva pela Associação de Medicina Intensiva Brasileira (AMIB/AMB).

Carlos Guilhermino Piscoya Roncal
Especialista em Cardiologia pela Sociedade Brasileira de Cardiologia (SBC/AMB). Preceptor da Residência Médica em Cardiologia (da Ecocardiografia) do Pronto-Socorro Cardiológico Universitário de Pernambuco Prof. Luiz Tavares (PROCAPE/UPE). Mestre em Ciências da Saúde pela Universidade de Pernambuco (UPE).

Carlos Roberto Melo da Silva
Especialista em Cardiologia pela Sociedade Brasileira de Cardiologia (SBC/AMB). Coordenador do Serviço da Cardiomiopatias e Insuficiência Cardíaca do Pronto-Socorro Cardiológico Universitário de Pernambuco Prof. Luiz Tavares (PROCAPE/UPE). Cardiologista Clínico e Ecocardiografista do Hospital Esperança Recife – Rede D'Or/São Luiz.

Creso Abreu Falcão
Especialista em Cardiologia pela Sociedade Brasileira de Cardiologia (SBC/AMB). Médico Cardiologista do Hospital Agamenon Magalhães – SES/PE. Doutor em Ciências pelo CPqAM/FIOCRUZ e Professor Adjunto de Cardiologia da Faculdade de Ciências Médicas da Universidade de Pernambuco (FCM/UPE).

Dayse de Sena Moreira Alves
Especialista em Cardiologia pela Sociedade Brasileira de Cardiologia (SBC/AMB). Preceptora da Residência Médica em Cardiologia do Hospital Agamenon Magalhães – SES/PE. Cardiologista Clínica do Realcor – Real Hospital Português de Beneficência em Pernambuco.

Demétria Fernanda Campelo Valença
Residência em Anestesiologia pelo Instituto de Medicina Integral Prof. Fernando Figueira (IMIP). Membro efetivo da Sociedade Brasileira de Anestesiologia (SBA). Anestesiologista da Secretaria Estadual de Saúde de Pernambuco – SES/PE.

Deuzeny Tenório Marques de Sá
Especialista em Cardiologia pela Sociedade Brasileira de Cardiologia (SBC/AMB). Coordenadora Clínica do Programa de Transplante de Coração do Real Hospital Português de Beneficência em Pernambuco.

Edgar Guimarães Victor
Professor Titular de Cardiologia da Universidade Federal de Pernambuco (UFPE). Professor Emérito da Universidade Federal de Pernambuco (UFPE). Cardiologista Clínico e Intervencionista do Real Hospital Português de Beneficência em Pernambuco.

Edimar Alcides Bocchi
Professor Associado do Departamento de Cardiopneumologia da Faculdade de Medicina da Universidade de São Paulo (FMUSP). Diretor do Núcleo de Insuficiência Cardíaca e Dispositivos Mecânicos do Instituto do Coração da Faculdade de Medicina da Universidade de São Paulo (INCOR/FMUSP).

Felipe da Silva Paulitsch
Cardiologista Clínico. Doutor em Cardiologia pela Faculdade de Medicina da Universidade de São Paulo (FMUSP).

Fernando Augusto Marinho dos Santos Figueira
Preceptor Chefe da Residência Médica em Cirurgia Cardiovascular do Instituto de Medicina Integral Prof. Fernando Figueira (IMIP). Coordenador da Cirurgia Cardíaca Adulto do IMIP/IMIP Hospitalar/ICCONE – Instituto de Cirurgia do Coração do Nordeste. Coordenador Cirúrgico do Serviço de Transplante Cardíaco e Assistência Circulatória Mecânica do IMIP.

Gabriella Soares Garret de Melo Borba
Residência em Clínica Médica no Hospital de Base do Distrito Federal (HBDF). Residência em Cardiologia no Hospital Agamenon Magalhães – SES/PE. Especialização em Ecocardiografia no Pronto-Socorro Cardiológico Universitário de Pernambuco Prof. Luiz Tavares (PROCAPE/UPE).

Gessica Christine de Carvalho e Silva Martins
Residência Médica em Cardiologia pelo Hospital Agamenon Magalhães – SES/PE.

Giordano Bruno de Oliveira Parente
Supervisor da Residência Médica em Cardiologia do Hospital Agamenon Magalhães – SES/PE. Cardiologista e Coordenador dos Protocolos da Cardiologia do Realcor – Real Hospital Português de Beneficência em Pernambuco.

Henrique Dória de Vasconcelos
Especialista em Cardiologia com atuação em Ecocardiografia, Anestesiologia e Medicina Intensiva. Mestre em Ciências da Saúde pela UFPE e Post-Doctoral Research Fellow, Johns Hopkins University – EUA. Professor Assistente de Cardiologia da Universidade Federal do Vale do São Francisco (UNIVASF).

Hermilo Borba Griz
Preceptor da Residência Médica em Cardiologia do Hospital Agamenon Magalhães – SES/PE. Coordenador do Serviço de Cardiologia do Hospital Santa Joana Recife. Coordenador da Comissão de Profilaxia de Tromboembolismo Venoso do Hospital Santa Joana Recife.

Iremar Salviano de Macêdo Neto
Especialista em Arritmologia Clínica pela Sociedade Brasileira de Arritmias Cardíacas (SOBRAC/SBC). Especialista em Eletrofisiologia Invasiva pela Sociedade Brasileira de Arritmias Cardíacas (SOBRAC/SBC). Eletrofisiologista pelo Instituto do Coração da Faculdade de Medicina da Universidade de São Paulo (INCOR/FMUSP).

Isaac Vieira Secundo
Residência Médica em Pneumologia pelo Hospital Geral Otávio de Freitas – SES/PE. Especialista em Medicina do Sono pelo Instituto do Sono – SP. Colaborador com pesquisas clínicas no laboratório do sono no Pronto-Socorro Cardiológico Universitário de Pernambuco Prof. Luiz Tavares (PROCAPE/UPE).

Jeronimo Moscoso
Médico Cardiologista Clínico e Diretor Médico do Serviço ATLETICOR – Medicina do Exercício Ltda. Especialista em Ergometria pelo Departamento de Ergometria, Exercício, Cardiologia Nuclear e Reabilitação Cardiovascular da Sociedade Brasileira de Cardiologia (DERC/SBC).

Jeronimo Moscoso II
Residência Médica em Clínica Médica e em Cardiologia pelo Hospital Agamenon Magalhães – SES/PE. Médico Cardiologista do ATLETICOR – Medicina do Exercício, do Hospital Universitário Oswaldo Cruz/Universidade de Pernambuco (HUOC/UPE) e da Unidade Coronariana do Hospital Esperança – Rede D'Or/São Luiz. Especialista em Cardiologia pela Sociedade Brasileira de Cardiologia (SBC/AMB) e em Ergometria pelo Departamento de Ergometria, Exercício, Cardiologia Nuclear e Reabilitação Cardiovascular da Sociedade Brasileira de Cardiologia (DERC/SBC).

Jessica Myrian de Amorim Garcia
Preceptora da Residência Médica em Cardiologia do Hospital Agamenon Magalhães – SES/PE. Especialista em Cardiologia pela Sociedade Brasileira de Cardiologia (SBC/AMB). Mestre em Ciências da Saúde pela Universidade Federal de Pernambuco (UFPE).

João Batista de Moura Moraes Júnior
Especialista em Cardiologia pela Sociedade Brasileira de Cardiologia (SBC/AMB). Médico Cardiologista da Unidade Coronariana do Hospital Agamenon Magalhães – SES/PE. Coordenador do Laboratório de Treinamento em Emergências Cardiovasculares do Hospital Agamenon Magalhães – SES/PE.

Jorge Luiz Lorena de Farias Souza
Cardiologista Clínico e Intervencionista do Hospital Agamenon Magalhães – SES/PE. Cardiologista Clínico e Intervencionista do Hospital Esperança Recife – Rede D'Or/São Luiz.

José Breno de Sousa Neto
Residência Médica em Clínica Médica pelo Hospital Ana Costa Santos – SP. Residência Médica em Cardiologia pelo Hospital Agamenon Magalhães – SES/PE. Médico Residente em Hemodinâmica e Cardiologia Intervencionista no Pronto-Socorro Cardiológico Universitário de Pernambuco Prof. Luiz Tavares (PROCAPE/UPE).

José Relder de Oliveira
Residência Médica em Cardiologia pelo Hospital Agamenon Magalhães – SES/PE. Especialização em Ecocardiografia Transtorácica pelo Instituto Materno-Infantil Prof. Fernando Figueira (IMIP). Instrutor do curso ACLS (*Advanced Cardiovascular Life Support*) pelo American College of Cardiology/American Heart Association (ACC/AHA).

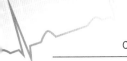

Colaboradores

José Ribeiro de Carvalho Santos Neto
Residência em Cardiologia pelo Pronto-Socorro Cardiológico Universitário de Pernambuco Prof. Luiz Tavares (PROCAPE/UPE). Médico Cardiologista da Emergência Cardiológica do Hospital Agamenon Magalhães – SES/PE. Instrutor do curso ACLS (*Advanced Cardiovascular Life Support*) pelo American College of Cardiology/American Heart Association (ACC/AHA).

Juliana Maria Coelho Maia de Almeida
Residência Médica em Clínica Médica pelo Hospital Agamenon Magalhães – SES/PE. Residência Médica em Endocrinologia e Metabologia pelo Hospital Agamenon Magalhães – SES/PE. Mestre em Ciências da Saúde pela Faculdade de Ciências Médicas da Universidade de Pernambuco (FCM/UPE).

Jullian Rodrigo Nascimento Muniz
Especialização em Cardiologia pela FUNCORDIS (Fundação para o Incentivo ao Ensino e Pesquisa em Cardiologia). Instrutor do curso ACLS (*Advanced Cardiovascular Life Support*) pelo American College of Cardiology/American Heart Association (ACC/AHA).

Laura Mendonça
Especialização em Cardiologia pela FUNCORDIS (Fundação para o Incentivo ao Ensino e Pesquisa em Cardiologia). Pós-Graduação em Geriatria e Gerontologia pela Pontifícia Universidade Católica do Rio Grande do Sul (PUC/RS). Médica Cardiologista da Emergência Cardiológica do Hospital Agamenon Magalhães – SES/PE.

Laura Olinda Bregieiro Fernandes Costa
Professora Adjunta da Disciplina de Tocoginecologia da Faculdade de Ciências Médicas da Universidade de Pernambuco (FCM/UPE). Mestrado e Doutorado pela Faculdade de Medicina da Universidade de São Paulo – Ribeirão Preto/SP.

Lindomar Araújo Leandro
Residência Médica em Clínica Médica pela Universidade Federal do Ceará (UFCE). Residência Médica em Cardiologia pelo Hospital Agamenon Magalhães – SES/PE. Médico Cardiologista da Emergência Cardiológica do Hospital Agamenon Magalhães – SES/PE.

Manuel Markman
Especialista em Cardiologia pela Sociedade Brasileira de Cardiologia (SBC/AMB). Preceptor da Residência Médica em Cardiologia do Hospital Agamenon Magalhães – SES/PE.

Marcos de Oliveira Gusmão
Chefe do Serviço de Hemodinâmica e Cardiologia Intervencionista do Hospital Agamenon Magalhães – SES/PE e do Hospital Santa Efigênia (Caruaru/PE). Membro Titular da Sociedade Brasileira de Hemodinâmica e Cardiologia Intervencionista (SBHCI) e da Associação Médica Brasileira (AMB). Cardiologista Intervencionista do Pronto-Socorro Cardiológico Universitário de Pernambuco Prof. Luiz Tavares (PROCAPE/UPE).

Maria da Glória Aureliano de Melo Cavalcanti
Preceptora da Residência Médica em Cardiologia do Hospital Agamenon Magalhães – SES/PE. Médica Cardiologista do Ambulatório de Insuficiência Cardíaca e Doença de Chagas do Pronto-Socorro Cardiológico Universitário de Pernambuco Prof. Luiz Tavares (PROCAPE/UPE). Mestre em Medicina Interna pela Universidade de São Paulo – Ribeirão Preto/SP.

Maria de Fátima Nunes de Oliveira Mesquita
Especialista em Cardiologia pela Sociedade Brasileira de Cardiologia (SBC/AMB). Preceptora da Residência Médica em Cardiologia do Hospital Agamenon Magalhães – SES/PE. Coordenadora da Unidade Coronariana do Hospital Esperança Recife – Rede D'Or/São Luiz

Maria Dolores da Trindade Henriques Assunção
Especialista em Cardiologia pela Sociedade Brasileira de Cardiologia (SBC/AMB). Preceptora da Residência Médica em Cardiologia do Hospital Agamenon Magalhães – SES/PE. Professora da Faculdade de Ciências Médicas da Universidade de Pernambuco (FCM/UPE).

Marina Tôrres Leal D'Castro
Residência Médica em Clínica Médica no Hospital da Restauração Governador Paulo Guerra – SES/PE. Residência Médica em Cardiologia no Hospital Agamenon Magalhães – SES/PE. Residência Médica em Ecocardiografia no Pronto-Socorro Cardiológico Universitário de Pernambuco Prof. Luiz Tavares (PROCAPE/UPE).

Mário Henriques de Oliveira Júnior
Residência Médica em Medicina Interna e Nefrologia pelo Hospital do Servidor Público Municipal de São Paulo/SP. Diretor Médico da UNINEFRON – Unidade de Nefrologia Ltda. Mestre em Ciências da Saúde pela Universidade Federal de Pernambuco (UFPE).

Mozart Lacerda Siqueira Campos Araújo
Especialização em Cardiologia pela FUNCORDIS (Fundação para o Incentivo ao Ensino e Pesquisa em Cardiologia). Gestor da Emergência Cardiológica do Hospital Agamenon Magalhães – SES/PE.

Nicodemus Lopes Pereira Neto
Especialização em Cardiologia pela FUNCORDIS (Fundação para o Incentivo ao Ensino e Pesquisa em Cardiologia). Especialização em Eletrofisiologia Cardíaca pelo Hospital Santa Cruz – Lisboa/Portugal.

Orlando Otávio de Medeiros
Especialista em Cardiologia pela Sociedade Brasileira de Cardiologia (SBC/AMB). Presidente do Departamento de Cardiologia da Mulher no biênio 2012/2013. Mestre em Saúde do Adulto e do Idoso.

Patrícia Nunes Mesquita
Residência Médica em Clínica Médica pelo Hospital Getúlio Vargas – SES/PE. Residência Médica em Endocrinologia e Metabologia pelo Hospital Agamenon Magalhães – SES/PE. Mestre em Ciências da Saúde pela Faculdade de Ciências Médicas da Universidade de Pernambuco (FCM/UPE).

Paula Araruna B. de Andrade Lima
Especialista em Cardiologia pela Sociedade Brasileira de Cardiologia (SBC/AMB). Preceptora da Residência em Clínica Médica do Hospital Barão de Lucena – SES/PE. Cardiologista do Hospital das Clínicas da Universidade Federal de Pernambuco (HC/UFPE).

Paulo Roberto Pinto Ferreira Filho
Residência Médica em Cardiologia pelo Hospital Agamenon Magalhães – SES/PE. Residência Médica em Ecocardiografia pelo Hospital das Clínicas da Universidade Federal de Pernambuco (HC/UFPE). Especialista em Cardiologia pela Sociedade Brasileira de Cardiologia (SBC/AMB) e em Ecocardiografia pelo Departamento de Imagem Cardiovascular da Sociedade Brasileira de Cardiologia (DIC/SBC).

Paulo Borges Santana
Cirurgião Cardiovascular e Torácico do Hospital Agamenon Magalhães – SES/PE e dos Hospitais Santa Joana Recife, Memorial São José e Real Hospital Português de Beneficência em Pernambuco. Residência Médica em Cirurgia Cardiotorácica no Hospital da Beneficência Portuguesa de São Paulo (na equipe do Dr. Sergio Almeida de Oliveira). Membro das Sociedades Brasileiras de Cirurgias Cardiovascular e Torácica.

Rafael José Coelho Maia
Residência Médica em Cardiologia pelo Hospital Agamenon Magalhães – SES/PE. Especialização em Ecocardiografia Transtorácica pelo Instituto Materno-Infantil Prof. Fernando Figueira (IMIP). Mestre em Ciências da Saúde pela Universidade Federal de Pernambuco (UFPE).

Ricardo Loureiro
Doutor em Ciências pela FMUSP. Pós-Doutor em Imagem Cardíaca não Invasiva pela Harvard Medical School – Massachusetts General Hospital – Boston/EUA. Coordenador de Radiologia Cardiovascular do Grupo Santa – Brasília/DF.

Ricardo Augusto Machado e Silva
Médico Nuclear do Serviço de PET/CT e Cintilografia do Instituto de Medicina Integral Prof. Fernando Figueira (IMIP) e do Serviço de Cintilografia do Pronto-Socorro Cardiológico Universitário de Pernambuco Prof. Luiz Tavares (PROCAPE/UPE). Especialização em Cardiologia pela Fundação para o Incentivo ao Ensino e Pesquisa em Cardiologia (FUNCORDIS). Título de Especialista e Residência em Medicina Nuclear pela UNICAMP – Universidade Estadual de Campinas/SP.

Robson Macedo Filho
Post-Doctoral Cardiac Imaging Fellow, Department of Radiology and Division of Cardiology, Johns Hopkins University – EUA. Médico Nuclear da CardioRad e da Universidade Católica de Brasília, Brasília/DF. Responsável pelo Setor de Imagem Cardiovascular não Invasiva da Unineuro – CardioScan, Recife/PE.

Roberto de Oliveira Buril
Residência Médica em Clínica Médica e em Cardiologia pelo Hospital Agamenon Magalhães – SES/PE. Residência Médica em Ecocardiografia pelo Hospital das Clínicas da Universidade Federal de Pernambuco (HC/UFPE). Preceptor da Residência Médica em Ecocardiografia do Hospital das Clínicas da Universidade Federal de Pernambuco (HC/UFPE).

Rodrigo Moreno Dias Carneiro
Especialista em Cardiologia pela Sociedade Brasileira de Cardiologia (SBC/AMB). Pós-Graduação em Insuficiência Cardíaca e Transplante de Coração pelo Instituto de Cardiologia (INCOR-HC/FMUSP). Coordenador Clínico do Programa de Transplante de Coração de Adultos do Instituto de Medicina Integral Prof. Fernando Figueira – IMIP.

Rodrigo Pedrosa
Especialista em Cardiologia pela Sociedade Brasileira de Cardiologia (SBC/AMB). Especialista em Medicina do Sono pela Associação Brasileira de Sono. Doutor em Ciências pela Universidade de São Paulo (USP).

Romero Henrique de Almeida Barbosa
Residência Médica em Clínica Médica pelo Hospital Universitário Oswaldo Cruz – HUOC/UPE. Especialista em Cardiologia pela Sociedade Brasileira de Cardiologia (SBC/AMB). Professor de Cardiologia da Universidade Federal do Vale do São Francisco (UNIVASF).

Sandra S. Mattos
Cardiologista Pediátrica e Fetal com Especialização nos Hospitais Royal Brompton e Great Ormond Street (GOSH) em Londres/UK. Diretora da Unidade de Cardiologia Materno-Fetal do Real Hospital Português de Beneficência em Pernambuco e Presidente do Círculo do Coração de Pernambuco. Doutora em Biotecnologia pela Rede Nordeste de Biotecnologia.

Sandro Ivan Mendizabal Cabrera
Residência em Cardiologia Intervencionista pelo Hospital Universitário Oswaldo Cruz – HUOC/UPE. Cardiologista Intervencionista do Pronto-Socorro Cardiológico Universitário de Pernambuco Prof. Luiz Tavares (PROCAPE/UPE).

Sarita Ligia Pessoa de Melo Lobo Machado Guimarães
Especialista em Cardiologia pela Sociedade Brasileira de Cardiologia (SBC/AMB). Mestre em Ciências da Saúde pela Universidade Federal de Pernambuco (UFPE). Médica Ecocardiografista da Emergência Cardiológica do Hospital Agamenon Magalhães – SES/PE.

Sílvia Marinho Martins
Especialista em Cardiologia pela Sociedade Brasileira de Cardiologia (SBC/AMB). Doutora em Ciências pela Universidade de São Paulo (USP). Fellow da Sociedade Europeia de Cardiologia (ESC).

Simone Cruz Andrade
Residência Médica em Medicina Interna pelo Hospital do Servidor Público Estadual – São Paulo/SP. Residência Médica em Nefrologia pelo Hospital do Brigadeiro – São Paulo/SP. Médica Nefrologista da UNINEFRON – Unidade de Nefrologia Ltda.

Tien Man C. Chang
Coordenador do Serviço de PET/CT e Cintilografia do Instituto de Medicina Integral Prof. Fernando Figueira (IMIP). Médico Nuclear e do Serviço de Cintilografia do Pronto-Socorro Cardiológico Universitário de Pernambuco Prof. Luiz Tavares (PROCAPE/UPE). Mestre em Saúde Materno-Infantil pelo Instituto de Medicina Integral Prof. Fernando Figueira (IMIP).

Thamine de Paula Hatem
Cardiologista Pediátrica da Unidade de Cardiologia Materno-Fetal do Real Hospital Português de Beneficência em Pernambuco e do Círculo do Coração de Pernambuco. Especialização no Hospital Great Ormond Street (GOSH) em Londres/UK. Mestre em Pediatria pela Universidade Federal de Pernambuco (UFPE).

Thiago de Barros Saraiva Leão
Mestre em Ciências da Saúde pela Universidade Federal de Pernambuco (UFPE). Preceptor da Residência Médica em Cardiologia do Hospital Agamenon Magalhães – SES/PE.

Wenceslau Ribas
Cardiologista Intervencionista do Hospital Agamenon Magalhães – SES/PE e do Pronto-Socorro Cardiológico Universitário de Pernambuco Prof. Luiz Tavares (PROCAPE/UPE). Coordenador do Serviço de Hemodinâmica e Cardiologia Intervencionista do Hospital Santa Joana Recife. Membro Titular da Sociedade Brasileira de Cardiologia (SBC) e da Sociedade Brasileira de Hemodinâmica e Cardiologia Intervencionista (SBHCI).

Apresentação

CARDIOLOGIA – Diagnóstico e Tratamento tem sua edição coordenada pelos colegas Creso Falcão e Jeronimo Moscoso II. Eles conseguiram reunir renomados especialistas de nossas principais instituições, em sua grande maioria do Hospital Agamenon Magalhães, para a realização desta obra.

O livro é bem atualizado, completo, de fácil leitura, destinado tanto aos estudantes e residentes como aos colegas clínicos e cardiologistas em geral que necessitem rever ou mesmo se atualizar nos diversos tópicos da especialidade.

De maneira didática, o livro é dividido em quatro seções principais, onde são revisados desde as bases da prática cardiológica diária, ambulatorial e da enfermaria, até os complexos procedimentos da emergência e da terapia intensiva, finalizando com uma abordagem detalhada dos vários métodos complementares de diagnóstico em cardiologia, dos rotineiros aos mais sofisticados.

A publicação deste verdadeiro tratado médico mantém a tradição do nosso Agamenon Magalhães não só como grande centro hospitalar de atendimento terciário, mas como instituição pioneira na formação acadêmica e na excelência em produção científica.

Henrique Cruz
Sócio Efetivo da Sociedade Brasileira de Cardiologia
Preceptor de Cardilogia do Hospital Agamenon Magalhães

Prefácio

CARDIOLOGIA – *Diagnóstico e Tratamento* tem como missão a abordagem dos temas mais relevantes dentro da cardiologia de maneira didática e objetiva, porém do modo mais atualizado possível. Nesta edição, além dos principais temas referentes à prática diária e às emergências cardiológicas, conseguimos incluir a apresentação dos principais métodos diagnósticos em cardiologia e alguns capítulos especiais, como os que tratam da terapia celular, da reabilitação e do transplante cardíaco. Por fim, apresentamos no apêndice as substâncias mais utilizadas na prática cardiológica.

Este árduo porém prazeroso trabalho chega para coroar o esforço de vários colegas colaboradores, profissionais de destaque em suas respectivas áreas de atuação, que se dedicaram para trazer os temas clássicos e suas principais novidades no cenário da cardiologia. A ideia é suprir uma carência de publicações dessa magnitude com o objetivo de contemplar um público que vai desde os estudantes e doutorandos até os médicos residentes, assim como os colegas clínicos e cardiologistas em geral, com a perspectiva de proporcionar uma experiência mais abrangente e atual possível.

Creso Abreu Falcão
Jeronimo Moscoso II

Siglário

ABTO	Associação Brasileira de Transplante de Órgãos	HAP	hipertensão arterial pulmonar
ACC	American College of Cardiology	HLA	*Human Leucocyte Antigen*
AD	átrio direito	HP	hipertensão pulmonar
AE	átrio esquerdo	HVE	hipertrofia ventricular esquerda
AHA	American Heart Association	IAo	insuficiência aórtica
BAV	bloqueio atrioventricular	IC	insuficiência cardíaca
BAVT	bloqueio atrioventricular total	ICC	insuficiência cardíaca congestiva
BIA	balão intra-aórtico	ICo	insuficiência coronariana
BRA	bloqueadores dos receptores da angiotensina II	IECA	inibidores de enzima conversora de angiotensina
CAVD	cardiomiopatia arritmogênica do ventrículo direito	IM	insuficiência mitral
		INR	*international normatized ratio* – razão normatizada internacional
CD	artéria coronária direita	IT	insuficiência tricúspide
CDI	cardioversor desfibrilador implantável	MP	marca-passo
CF	classe funcional (da insuficiência cardíaca)	MS	morte súbita
CMP	cardiomiopatia	NYHA	New York Heart Association
CMH	cardiomiopatia hipertrófica	PAI	pressão arterial invasiva
CX	artéria circunflexa	PAM	pressão arterial média
DA	artéria descendente anterior	PAS	pressão arterial sistólica
DAC	doença arterial coronariana	PSAP	pressão sistólica de artéria pulmonar
DAV	dispositivo de assistência ventricular	PVC	pressão venosa central
DCIV	distúrbio de condução intraventricular	PVM	prolapso de valva mitral
DCV	doença cardiovascular	RVP	resistência vascular periférica
DDFVE	diâmetro diastólico final do ventrículo esquerdo	RVS	resistência vascular sistêmica
DSFVE	diâmetro sistólico final do ventrículo esquerdo	SAD	sobrecarga atrial direita
DM	*diabetes mellitus*	SAE	sobrecarga atrial esquerda
EAo	estenose aórtica	SBC	Sociedade Brasileira de Cardiologia
ECG	eletrocardiograma	SVE	sobrecarga ventricular esquerda
ECMO	oxigenação por membrana extracorpórea	SC	via subcutânea
EEF	estudo eletrofisiológico	TCE	tronco da coronária esquerda
EM	estenose mitral	TEP	tromboembolismo pulmonar
ETT	ecocardiograma transtorácico	TV	taquicardia ventricular
ETE	ecocardiograma transesofágico	TVNS	taquicardia ventricular não sustentada
EV	endovenoso	TVP	trombose venosa profunda
FA	fibrilação atrial	TVS	taquicardia ventricular sustentada
FE	fração de ejeção (do ventrículo esquerdo)	TxC	transplante de coração
FEVE	fração de ejeção do ventrículo esquerdo	VD	ventrículo direito
GTP		VE	ventrículo esquerdo
HFSS	*Heart Failure Score Survival*	VO	via oral

Sumário

Seção I – Cardiologia na Prática Diária, 1

1. Cardiologia Baseada em Evidências, 3
   Edgar Guimarães Victor
   André de Marco

2. Hipertensão Arterial, 7
   Mozart Lacerda Siqueira Campos Araújo
   Bruno Robalinho Cavalcanti Barbosa

3. Dislipidemia, 19
   Patrícia Nunes Mesquita
   Juliana Maria Coelho Maia de Almeida

4. Doença Arterial Coronariana Crônica Estável, 27
   Maria de Fátima Nunes de Oliveira Mesquita
   Roberto de Oliveira Buril

5. Valvopatias, 39
   Maria Dolores da Trindade Henriques Assunção
   José Breno de Sousa Neto

6. Endocardite Infecciosa, 57
   Maria de Fátima Nunes de Oliveira Mesquita
   Gabriella Soares Garret de Melo Borba

7. Febre Reumática Aguda, 71
   Rafael José Coelho Maia
   Maria de Fátima Nunes de Oliveira Mesquita

8. Insuficiência Cardíaca, 81
   Sarita Ligia Pessoa de Melo Lobo Machado Guimarães
   Carlos Roberto Melo da Silva

9. Cardiomiopatias, 103
   Ândrea Virgínia Chaves Markman
   Manuel Markman

10. Doença de Chagas, 117
    Maria da Glória Aureliano de Melo Cavalcanti
    Bruno Robalinho Cavalcanti Barbosa

11. Pericardiopatias, 129
    André Sansonio de Morais
    José Ribeiro de Carvalho Santos Neto

12. Hipertensão Arterial Pulmonar, 137
    Adriano Assis Mendes
    Carlos Guilhermino Piscoya Roncal

13. Síncope, 155
    Giordano Bruno de Oliveira Parente

14. Cuidados com a Gestante Cardiopata, 161
    Orlando Otávio de Medeiros

15. Doenças Cardiovasculares em Mulheres Climatéricas, 167
    Laura Olinda Bregieiro Fernandes Costa

16. Apneia Obstrutiva do Sono e Doença Cardiovascular, 181
    Isaac Vieira Secundo
    Rodrigo Pedrosa

17. Endocrinologia e o Coração, 189
    Patrícia Nunes Mesquita
    Rafael José Coelho Maia

18. Síndrome Cardiorrenal, 201
    Mário Henriques de Oliveira Júnior
    Simone Cruz Andrade

19. Doenças do Colágeno e o Coração, 213
    Creso Abreu Falcão
    Romero Henrique de Almeida Barbosa

20. Neoplasias e o Coração, 233
    Sílvia Marinho Martins
    Paula Araruna B. de Andrade Lima

21. Cuidados Perioperatórios em Cirurgias não Cardíacas, 245
    Demétria Fernanda Campelo Valença
    Paulo Roberto Pinto Ferreira Filho

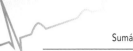

22. Cuidados Pós-operatórios em Cirurgia Cardíaca, 263
    José Relder de Oliveira
    Sandro Ivan Mendizabal Cabrera

23. Dispositivos de Assistência Circulatória Mecânica, 271
    Paulo Borges Santana
    Fernando Augusto Marinho dos Santos Figueira

24. Cardiopatas no Período Neonatal, 291
    Sandra S. Mattos
    Thamine de Paula Hatem

25. Insuficiência Cardíaca na Infância, 303
    Sandra S. Mattos

26. Abordagem Cardiológica do Paciente Geriátrico, 311
    Jessica Myrian de Amorim Garcia
    Laura Mendonça

27. Anticoagulação e Antiagregação em Cardiologia, 343
    Hermilo Borba Griz
    Wenceslau Ribas

Seção II – Emergências Cardíacas, 355

28. Abordagem ao Paciente Vítima de Parada Cardiorrespiratória, 357
    Jullian Rodrigo Nascimento Muniz
    João Batista de Moura Moraes Júnior

29. Síndromes Coronarianas Agudas sem Supradesnivelamento do Segmento ST, 363
    Roberto de Oliveira Buril
    José Relder de Oliveira

30. Infarto Agudo do Miocárdio com Supradesnivelamento do Segmento ST, 375
    Roberto de Oliveira Buril
    José Relder de Oliveira

31. Infarto Agudo do Miocárdio de Ventrículo Direito e Complicações Mecânicas do Infarto Agudo do Miocárdio de Ventrículo Esquerdo, 383
    Rafael José Coelho Maia

32. Edema Agudo de Pulmão, 389
    Adriana Moraes da Costa
    Carlos Sérgio Luna Gomes Duarte

33. Choque Cardiogênico, 397
    Bedson José Lopes de Sá
    Henrique Dória de Vasconcelos

34. Tamponamento Cardíaco, 407
    Roberto de Oliveira Buril
    Paulo Borges Santana

35. Crise Hipertensiva, 415
    Dayse de Sena Moreira Alves
    Marina Tôrres Leal D'Castro

36. Dissecção Aórtica Aguda, 423
    Alexandre Motta de Menezes
    Antônio Trindade Henriques Neto

37. Taquicardia Paroxística Supraventricular, 429
    Thiago de Barros Saraiva Leão
    Gessica Chrystinne de Carvalho e Silva Martins

38. Fibrilação Atrial, 437
    Thiago de Barros Saraiva Leão
    Gessica Chrystinne de Carvalho e Silva Martins

39. Bradiarritmias e Marca-passo Provisório, 453
    Lindomar Araújo Leandro
    Alberto Nicodemus Gomes Lopes

40. Arritmias Ventriculares, 463
    Andréia Mendes de Albuquerque Maranhão

41. Tromboembolismo Pulmonar, 479
    Hermilo Borba Griz
    Camila Martins Camelo Cavalcante

Seçao III – Métodos Complementares de Diagnóstico em Cardiologia, 501

42. Noções de Eletrocardiografia, 503
    Thiago de Barros Saraiva Leão

43. Eletrocardiograma de Alta Resolução, 515
    Andréia Mendes de Albuquerque Maranhão

44. Teste Ergométrico e Teste Cardiopulmonar de Esforço, 519
    Jeronimo Moscoso II
    Jeronimo Moscoso

45. Cintilografia de Perfusão Miocárdica, 531
    Ricardo Augusto Machado e Silva
    Tien-Man C. Chang

46. Ecocardiografia, 541
Brivaldo Markman Filho

47. Holter, 553
Iremar Salviano de Macedo Neto
Antoniele Bezerra Navarro

48. Monitorização Ambulatorial da Pressão Arterial e Monitorização Residencial da Pressão Arterial, 561
Audes Diógenes de Magalhães Feitosa
André Sansonio de Morais

49. *Tilt Test* (Teste de Inclinação Ortostática), 567
Giordano Bruno de Oliveira Parente

50. Estudo Eletrofisiológico, 571
Alberto Nicodemus Gomes Lopes
Nicodemus Lopes Pereira Neto

51. Cateterismo Cardíaco e Estudo Hemodinâmico, 575
Marcos de Oliveira Gusmão
Jorge Luiz Lorena de Farias Souza

52. Avanços Diagnósticos em Cardiologia não Invasiva: Tomografia Computadorizada e Ressonância Nuclear Magnética, 585
Ricardo Loureiro
Robson Macedo Filho

Seçao IV – Capítulos Especiais, 599

53. Reabilitação Cardiopulmonar e Metabólica, 601
Jeronimo Moscoso II
Jeronimo Moscoso

54. Aspectos Básicos da Terapia Celular em Cardiologia, 613
Creso Abreu Falcão
Felipe da Silva Paulitsch
Edimar Alcides Bocchi
Aline Oliveira Cavalcanti

55. Transplante de Coração, 623
Rodrigo Moreno Dias Carneiro
Deuzeny Tenório Marques de Sá

Apêndice – Principais Medicamentos Utilizados em Cardiologia, 631
Jeronimo Moscoso II

Índice Remissivo, 637

Seção I

Cardiologia na Prática Diária

1

Edgar Guimarães Victor • André de Marco

Cardiologia Baseada em Evidências

O conceito de medicina baseada em evidências (MBE) recomenda o uso consciente e crítico dos melhores dados científicos disponíveis em auxílio à tomada de decisões sobre a condução individual de cada paciente. Seu objetivo é promover uma melhor prática da medicina, embasada em evidências atualizadas e consistentes, para a resolução mais rápida e eficiente das enfermidades, ou mesmo a prevenção destas, visando à melhor qualidade de vida dos pacientes. Nesse processo, há um estreito relacionamento entre a experiência clínica pessoal do médico, as evidências produzidas por pesquisas sistemáticas e as necessidades do paciente como indivíduo. Relatos de MBE datam da antiga medicina chinesa. Considere-se, porém, o tempo medido em séculos, que marca as diferenças entre a medicina inicialmente associada a rituais místicos e a prática moderna da MBE. Os princípios de respeito ao conhecimento adquirido foram estabelecidos pela escola de Hipócrates, na Grécia, que salientou ainda a preservação dos valores da ética e do talento no exercício da profissão e enumerou como premissas:

1. As doenças são fenômenos naturais, não místicos.
2. O exame do paciente deve consistir na observação sistematizada de suas queixas, sinais e sintomas, em conjunto com o exame físico.
3. Os preceitos da ética serão sempre respeitados.

Esses fundamentos constituem, ainda hoje, a base da profissão médica.

Na cardiologia baseada em evidências, como em qualquer outra área de concentração em medicina, são seguidos os princípios, hoje consolidados e internacionalmente aplicados, da MBE. Considere-se, entretanto, que as evidências referenciadas da cardiologia de hoje provêm de contribuições pontuais, através dos séculos, de ideias, hipóteses, descobertas, invenções e achados, desde a medicina renascentista de Vesalius (1543), William Harvey (1628), Heberden (1772), Stokes (1846) e Einthoven (1903), até o acúmulo exponencial de conhecimentos da segunda metade do século XX.

Na cardiologia, a partir dos anos 1980, foi produzida uma volumosa série de estudos randomizados, todos designados por acrônimos, que contribuíram para ressaltar a validade de dados obtidos, transformados em evidências, na evolução de conhecimentos. Isso ocorreu, por exemplo, com a série ISIS, desde o ISIS-1 (*First International Study of Infarct Survival*, 1986). Esse estudo envolveu 16 mil pacientes para avaliação do efeito do betabloqueador atenolol sobre a mortalidade na primeira semana e em 20 meses pós-infarto do miocárdio. A evidência de seus resultados mostrou a importância do uso do medicamento e em que circunstâncias os betabloqueadores não deveriam ser usados no infarto agudo.

A sequência de estudos desse tipo, com acrônimos tão diversos, trouxe evidências não só em relação aos medicamentos, mas também aos procedimentos de cardiologia não invasivos, à cardiologia intervencionista, às técnicas cirúrgicas e à abordagem de doenças nos diversos campos da cardiologia.

A influência da MBE nos últimos anos cresceu rapidamente, no mesmo ritmo vertiginoso da produção de artigos médicos científicos, em periódicos e livros de texto, mas, sobretudo, graças à explosão da internet. O processo de mudança nos conceitos clássicos da prática médica pretendeu atender às necessidades básicas de uma classe de profissionais esmagada por ofertas maciças de novos conhecimentos, em contrapartida a jornadas de trabalho longas, extenuantes, quase sempre mal recompensadas. Ao médico, assoberbado por plantões e pela necessidade de múltiplos empregos, resta pouco tempo para atualizações e dedicação à educação continuada. Na outra ponta dessa linha encontra-se o perigo do uso cego de protocolos e diretrizes da MBE, produzidos pelas sociedades médicas, por entidades do governo, por grupos hospitalares, e até mesmo pelas operadoras de seguro.

A aplicação de diretrizes e protocolos dissociada de capacidade crítica ou de condições de avaliação mais profunda por quem os utiliza tem merecido uma jocosa comparação com a aplicação de receitas de cozinha. É necessário ter em mente que a MBE propõe uma estratégia de busca consciente de informações, conforme a demanda. Os problemas identificados em cada paciente, durante as consultas, devem ser transformados em autoperguntas, sejam a respeito do diagnóstico, da forma de tratamento, do prognóstico e de como realizar a prevenção – isso feito de maneira simples e concisa, com propósito prático. A partir daí, o profissional irá pesquisar, na literatura pertinente, informações qualificadas que possam dar respostas às suas perguntas. As evidências encontradas devem ser, então, avaliadas de modo crítico, a fim de ser conferida sua validade ante aquela situação clínica particular.

Desse modo, com o crescente número de estudos disponíveis em todas as áreas do conhecimento, um profissional em busca de informações pode pesquisar as bibliotecas virtuais e encontrar dados conflitantes sobre um mesmo assunto. Por exemplo, um artigo sugere que a droga X seria capaz de aumentar a sobrevida em determinado contexto, enquanto outros estudos concluem por sua ineficácia ou até malefício. Assim, na avaliação dos dados disponíveis, torna-se importante determinar o grau de evidência das informações, de acordo com a interrogativa levantada em cada situação, de maneira a evitar o uso de artigos inapropriados e inadequados nesse contexto. Por exemplo, quando há a necessidade de avaliar a intervenção de duas terapias diferentes aplicadas a pacientes com certa enfermidade a fim de reduzir um desfecho, os níveis de evidência dos estudos nesse contexto deveriam seguir o disposto na Tabela 1.1.

As revisões sistemáticas da literatura possibilitam, mediante análise crítica das informações disponíveis, uma síntese atualizada sobre determinado tema, comparando estudos, avaliando suas diferenças e tentando justificá-las, trazendo essa informação a um nível mais próximo do dia a dia e melhorando sua aplicabilidade. Como segue um método científico, é facilmente reprodutível e atualizável, reduzindo a possibilidade de erros e vieses. A utilização de meta-análises nas revisões sistemáticas proporciona maior integração dos dados, aumentando o poder estatístico dos estudos menores.

Várias bibliotecas virtuais disponibilizam artigos e revisões sistemáticas, destacando-se a Colaboração Cochrane (http://www.centrocochranedobrasil.org.br).

A MBE vem sendo incluída nos currículos de graduação médica em todo o mundo, seja de maneira direta, por meio de disciplina responsável por ensinar a aplicação de seus princípios, seja por meio de clubes de revista e discussões de casos clínicos. Com a utilização generalizada da MBE, têm ocorrido discussões a respeito da segurança e da qualidade de vida do paciente quando da aplicação dos conhecimentos produzidos, inclusive aqueles contidos em diretrizes e protocolos. A aplicação dos conhecimentos deveria ser realizada com foco especial na fase de análise crítica das informações, observando a adequação à situação do paciente não só do ponto de vista clínico, mas biopsicossocial. Um estudo conduzido na década de 1960 apresentou a condição de saúde de 1.000 indivíduos de uma comunidade. Os dados concluíram que 75% apresentavam alguma enfermidade, mas que apenas 25% necessitariam acompanhamento médico em nível primário. Desse grupo, apenas 1% foi referenciado para especialistas ou hospitais da região e 0,1% foi encaminhado para instituições terciárias e de ensino, salientando-se, ainda, que os grandes estudos randomizados e controlados são, em sua maioria, conduzidos em populações de hospitais terciários, o que torna evidente a dificuldade de importar incondicionalmente suas conclusões para os pacientes do dia a dia.

Dessa maneira, a experiência clínica, o bom senso e o talento de cada profissional deveriam estar presentes na importante tarefa de levar a evidência científica à realidade da prática clínica. Como os elementos principais da MBE apoiam-se em dados estatísticos, a visão humana e os parâmetros subjetivos do bom senso e do talento tendem a ser desvalorizados. Se a MBE realmente melhora o cuidado ao paciente e reduz os desfechos de morbimortalidade, é uma pergunta que não pode ser concretamente respondida, por falta de pesquisas conduzidas com esse intuito, evidentemente por motivos éticos. Não seria permissível, por exemplo, durante o desenvolvimento de um projeto de pesquisa, privar o grupo-controle dos benefícios comprovados de determinada medicação.

Apesar desta ressalva, estudos populacionais randomizados em diversas áreas de concentração da medicina apontam para os melhores resultados em pacientes tratados de um modo baseado em evidências. Estabelecer uma relação humana, ter contato direto com o doente e seus

Tabela 1.1 Níveis de evidência dos estudos clínicos conforme a situação descrita

Nivel de evidência	Tipo de estudo
I	Revisões sistemáticas
II	Grandes ensaios clínicos
III	Ensaios clínicos menores (< 1.000 pacientes)
IV	Estudos de coorte
V	Estudos de caso-controle
VI	Série de casos
VII	Relato de caso
VIII	Opiniões de especialistas, pesquisas in vitro/com animais

Tabela 1.2 Descrição das classes de recomendação e níveis de evidência propostos pela SBC

Classe de recomendação	Definições
I – Definitivamente recomendável	Condições para as quais há evidências conclusivas e, em sua falta, consenso geral de que o procedimento é seguro e útil/eficaz
II – Recomendável	Condições para as quais há evidências conflitantes e/ou divergência de opinião sobre a segurança e a utilidade/eficácia do procedimento
IIa – Evidência muito boa	Considerado o exame de escolha (a maioria aprova)
IIb – Evidência razoável	Considerado exame opcional ou alternativo (há divisão de opiniões)
III – Não recomendável	Condições para as quais há evidências e/ou consenso geral de que o procedimento não é útil/eficaz e, em alguns casos, pode ser prejudicial
Nível de evidência	
A	Dados derivados de múltiplos estudos envolvendo grande número de pacientes
B	Dados derivados de um número limitado de estudos, que incluíram pequeno número de pacientes, ou de análise cuidadosa de estudos ou registros observacionais
C	Quando a base primária para a recomendação se relacionou com as informações provenientes de um consenso de especialistas

familiares, ver, ouvir, palpar, auscultar, sentir o paciente, intervir de maneira correta e ética, tudo faz parte de um conjunto obrigatório de valores na profissão do médico. Associar esses princípios à prática da MBE significa, simplesmente, obediência à medicina hipocrática.

Assim, seguindo os preceitos da MBE, ao longo de diversos capítulos deste livro de texto adotaremos o modelo proposto pela Sociedade Brasileira de Cardiologia (SBC) para classificação dos graus/classes de recomendação e níveis de evidência dos vários procedimentos diagnósticos e/ou métodos terapêuticos (Tabela 1.2).

Bibliografia

Atallah AN, Castro AA. Medicina Baseada em Evidências: o elo entre a boa ciência e a boa prática clínica. Diagn Frat 1998; 3(2):50-8.

El Dib RP. Como praticar a medicina baseada em evidências. Editorial. J Vasc Bras 2007; 6(1):1-4.

Every NR, Hochman J, Becker R et al. Critical pathway – A review. Circulation 2000; 101:461-5.

Hatala R, Guyatt G. Evaluating the teaching of evidence-based medicine. JAMA 2002; 288:1110-2.

Hersh WR, Hickam DH. How well do physicians use electronic information retrieval systems? A framework for investigation and systematic review. JAMA 1998; 280:1347-52.

Porto CC, Dantas F. AC = E [MBE + (MBV)^2], uma equação matemática para a arte clínica. Rev Soc Bras Cl Med 2003; 1(2):33-4.

Rosser WW. Application of evidence from randomised controlled trials to general practice. Lancet 1999; 353:661-4.

What Evidence? Editorial Comment. ACC Current J Review 2000; 9:95-7.

Wolff SH. The need for perspective in evidence-based medicine. JAMA 1999; 282:2358-63.

2

Mozart Lacerda Siqueira Campos Araújo • Bruno Robalinho Cavalcanti Barbosa

Hipertensão Arterial

INTRODUÇÃO

A hipertensão arterial sistêmica (HAS) é uma doença multifatorial caracterizada por níveis elevados e/ou sustentados de pressão arterial (PA). Está associada frequentemente a alterações funcionais e/ou estruturais de órgãos-alvo (coração, encéfalo, rins e vasos sanguíneos) e alterações metabólicas, com aumento do risco de eventos cardiovasculares fatais e não fatais.

EPIDEMIOLOGIA

Inquéritos populacionais em cidades brasileiras nos últimos 20 anos apontaram uma prevalência de HAS > 30%. Considerando-se valores de PA = 140 × 90mmHg, 22 estudos encontraram prevalências entre 22,3% e 43,9% (média de 32,5%), com mais de 50% entre 60 e 69 anos e 75% acima de 70 anos de idade.

Entre os gêneros, a prevalência foi de 35,8% nos homens e de 30% em mulheres, semelhante à de outros países. Revisão sistemática quantitativa de 2003 a 2008, de 44 estudos em 35 países, revelou uma prevalência global de 37,8% em homens e 32,1% em mulheres.

ETIOLOGIA E FISIOPATOLOGIA

A HAS tem etiologia multifatorial, de modo que vários fatores de risco estão implicados em sua fisiopatologia:

- **Idade:** a PA aumenta gradativamente com a idade. Nos jovens, predomina a elevação da pressão diastólica; a partir dos 60 anos de idade, predomina a elevação da pressão sistólica.
- **Gênero:** o gênero não é considerado um fator de risco para HAS, o que pode ser observado em razão da prevalência equivalente entre homens (26,6%) e mulheres (26%).
- **Etnia:** a HAS é mais prevalente entre mulheres afrodescendentes, com risco 130% maior em relação às mulheres brancas.
- **Fatores socioeconômicos:** o reduzido nível socioeconômico está associado a maior prevalência de HAS em razão de fatores multicausais, como hábitos dietéticos, incluindo maior ingestão de sal e álcool, índice de massa corpórea aumentado, estresse psicossocial, menor acesso aos cuidados de saúde e nível educacional.
- **Sal:** o excesso do consumo de sal contribui para ocorrência de HAS. A relação entre aumento da PA e avanço da idade é maior em populações com consumo elevado de sal.
- **Obesidade:** o excesso de massa corpórea é um fator de risco para HAS, sendo responsável por 20% a 30% dos casos. Estudos sugerem que a obesidade central está mais fortemente associada a níveis tensionais mais elevados do que a adiposidade total.
- **Álcool:** o consumo elevado de bebidas alcoólicas aumenta a PA, variando com o tipo, a quantidade e a frequência. O etanol exerce um efeito hipertensivo crônico em quantidades > 30g/dia para homens e > 15g/dia para mulheres.
- **Sedentarismo:** indivíduos sedentários apresentam risco 30% maior de desenvolverem HAS do que os ativos.

CLASSIFICAÇÃO

A medida da PA deve ser realizada em toda avaliação de saúde por médicos de diferentes especialidades e demais profissionais da área de saúde devidamente treinados.

Na prática clínica, nem sempre a medida da PA é realizada de maneira adequada. Os erros podem ser evitados com preparo apropriado do paciente, uso de técnica padronizada (Tabela 2.1) e equipamento calibrado.

O método mais utilizado para medir a PA é baseado no uso do estetoscópio e do esfigmomanômetro de coluna de mercúrio ou aneroide.

Na primeira avaliação, as medidas devem ser obtidas em ambos os membros superiores e, em caso de diferen-

SEÇÃO I Cardiologia na Prática Diária

Tabela 2.1 Procedimento de medida da PA

Preparo do paciente

1. Explicar o procedimento ao paciente e deixá-lo em repouso por pelo menos 5 minutos, em ambiente calmo. Deve ser instruído a não conversar durante a medida. Possíveis dúvidas devem ser esclarecidas antes ou após o procedimento.
2. Certificar-se de que o paciente não está com a bexiga cheia, praticou exercícios físicos há pelo menos 60 minutos, ingeriu bebidas alcoólicas, café ou alimentos ou fumou nos 30 minutos anteriores.
3. Posicionamento do paciente: deve estar na posição sentada, pernas descruzadas, pés apoiados no chão, dorso recostado na cadeira e relaxado. O braço deve estar na altura do coração (nível do ponto médio do esterno ou quarto espaço intercostal), livre de roupas, apoiado, com a palma da mão voltada para cima e o cotovelo ligeiramente fletido.

Para a medida propriamente

1. Obter a circunferência aproximadamente no meio do braço. Após a medida, selecionar o manguito de tamanho adequado ao braço.
2. Colocar o manguito, sem deixar folgas, 2 a 3cm acima da fossa cubital.
3. Centralizar o meio da parte compressiva do manguito sobre a artéria braquial.
4. Estimar o nível da pressão sistólica pela palpação do pulso radial. Seu reaparecimento corresponderá à PA sistólica.
5. Palpar a artéria braquial na fossa cubital e colocar a campânula ou o diafragma do estetoscópio sem compressão excessiva.
6. Inflar rapidamente até ultrapassar em 20 a 30mmHg o nível estimado da pressão sistólica, obtido pela palpação.
7. Proceder à deflação lentamente (velocidade de 2mmHg por segundo).
8. Determinar a pressão sistólica pela ausculta do primeiro som (fase I de Korotkoff), que em geral é fraco, seguido de batidas regulares, e, após, aumentar ligeiramente a velocidade de deflação.
9. Determinar a pressão diastólica no desaparecimento dos sons (fase V de Korotkoff).
10. Auscultar cerca de 20 a 30mmHg abaixo do último som para confirmar seu desaparecimento e depois proceder à deflação rápida e completa.
11. Se os batimentos persistirem até o nível zero, determinar a pressão diastólica no abafamento dos sons (fase IV de Korotkoff) e anotar valores da sistólica/diastólica/zero.
12. Sugere-se esperar em torno de 1 minuto para nova medida, embora esse aspecto seja controverso.
13. Informar os valores de pressões arteriais obtidos para o paciente.
14. Anotar os valores exatos sem "arredondamentos" e o braço em que a PA foi medida.

ças, utiliza-se o valor mais alto da PA. O indivíduo deverá ser investigado para doenças arteriais se apresentar diferenças de pressão arterial sistólica/diastólica > 10 a 20mmHg.

A cada consulta, deverão ser realizadas três medidas com intervalo de 1 a 2 minutos, sendo a média das duas últimas considerada a PA do indivíduo. Se as medidas da PA diferirem em > 4mmHg umas das outras, o procedimento deverá ser repetido quantas vezes forem necessárias, até que a diferença entre os valores seja ≤ 4mmHg.

A posição recomendada é a sentada, devendo a medida nas posições ortostática e supina ser realizada em idosos, diabéticos, portadores de disautonomias, alcoolistas e pacientes em uso de medicação anti-hipertensiva.

Monitoramento ambulatorial da pressão arterial (MAPA) e monitoramento residencial da pressão arterial (MRPA) são considerados ferramentas importantes na investigação de pacientes com suspeita de hipertensão arterial, estando recomendados para esclarecimento diagnóstico, identificação da hipertensão do avental branco e hipertensão mascarada (Figura 2.1).

Os valores da PA no consultório e o risco cardiovascular do indivíduo definem o intervalo entre as visitas (Tabela 2.2) e o tratamento, como abordado adiante.

O MRPA consiste no registro da PA por método indireto, com três medidas pela manhã e três à noite durante 5 dias, realizadas pelo paciente ou outra pessoa treinada,

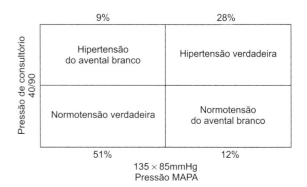

Figura 2.1 Possibilidades de diagnóstico de acordo com a PA casual e o MAPA na vigília ou MRPA. (Adaptada da VI Diretriz Brasileira de Hipertensão.)

Tabela 2.2 Recomendações para seguimento

Pressão sistólica	Pressão diastólica	Seguimento
< 130	< 85	Reavaliar em 1 ano. Estimular mudanças no estilo de vida
130 a 139	85 a 89	Reavaliar em 6 meses. Insistir em mudança no estilo de vida
140 a 159	90 a 99	Confirmar em 2 meses. Considerar MAPA/MRPA
160 a 179	100 a 109	Confirmar em 1 mês. Considerar MAPA/MRPA
≥ 180	≥ 110	Intervenção medicamentosa imediata ou reavaliar em 1 semana

durante a vigília, no domicílio ou no trabalho, com aparelhos validados. São consideradas anormais médias de PA > 135 × 85mmHg.

Segundo a III Diretriz Brasileira de MRPA, são indicações:

- Pacientes sob tratamento anti-hipertensivo.
- Identificação e seguimento da hipertensão do avental branco.
- Identificação e quantificação do efeito do avental branco.
- Identificação da hipertensão mascarada.
- Avaliação da hipertensão de difícil controle.

Em condições clínicas que exigem controle rigoroso da PA (diabetes, doença renal, hipertensão na gravidez), o MAPA possibilita o registro indireto e intermitente da PA durante 24 horas, enquanto o paciente realiza suas atividades habituais na vigília e durante o sono.

Segundo a V Diretriz Brasileira de MAPA, são indicações:

- Suspeita de hipertensão do avental branco (grau de recomendação I – nível de evidência A).
- Avaliação de normotensos no consultório com lesão de órgãos-alvo, ou seja, suspeita de hipertensão mascarada (grau de recomendação I – nível de evidência A).
- Avaliação da eficácia terapêutica anti-hipertensiva: quando a PA casual permanecer elevada apesar da otimização do tratamento anti-hipertensivo para diagnóstico de hipertensão arterial resistente (grau de recomendação IIa – nível de evidência B) ou efeito do avental branco (grau de recomendação IIa – nível de evidência B), ou quando a PA casual estiver controlada e houver indícios de persistência (grau de recomendação IIa – nível de evidência B) ou progressão de lesão de órgãos-alvo (grau de recomendação I – nível de evidência B).
- Avaliação de sintomas, principalmente hipotensão (grau de recomendação I – nível de evidência D).

São considerados valores anormais do MAPA as médias de PA de 24 horas > 130 × 80mmHg, > 130 × 80mmHg na vigília e > 120 × 70mmHg durante o sono.

A automedida da pressão arterial (AMPA) também pode ser utilizada como fonte de informação adicional para avaliação da PA no ambiente diário do paciente. Valores > 130 × 85mmHg devem ser considerados alterados.

Situações especiais de medida da PA:

- **Crianças:** nas crianças, a medida da PA é recomendada em toda avaliação clínica após os 3 anos de idade ou em circunstâncias especiais, como história de prematuridade, baixo peso ao nascer, complicações neonatais que necessitaram terapia intensiva, doenças cardíacas congênitas (corrigidas ou não), infecções urinárias de repetição, hematúria ou proteinúria, doença renal conhecida, malformações urológicas, história familiar de doença renal congênita, transplante de órgãos, neoplasia ou transplante de medula óssea, tratamento com fármacos que reconhecidamente elevam a PA, doenças sistêmicas que se associam a hipertensão arterial, como neurofibromatose e esclerose tuberosa, e evidências de pressão intracraniana elevada.
- **Idosos:** em idosos, alguns aspectos importantes devem ser considerados, como a maior frequência do hiato auscultatório (que consiste no desaparecimento dos sons entre o final da fase I e o início da fase II de Korotkoff), o que pode subestimar a pressão sistólica ou superestimar a diastólica. A pseudo-hipertensão caracteriza-se por nível de PA superestimado, decorrente do enrijecimento da parede arterial, e pode ser detectada pela manobra de Osler. A manobra de Osler positiva consiste na situação em que ainda é possível palpar a parede da artéria umeral após encerradas suas pulsações com a insuflação do manguito. Quando isso ocorre, pode-se pressupor que há enrijecimento da parede arterial, o que pode induzir um falso registro de pressão sistólica elevada.

DIAGNÓSTICO (CLÍNICO/LABORATORIAL/COMPLEMENTAR)

Fatores de risco, lesões de órgãos-alvo e doenças associadas devem ser levados em consideração. Os valores que permitem classificar os indivíduos adultos (> 18 anos) encontram-se descritos na Tabela 2.3.

Os objetivos da investigação clinicolaboratorial são confirmar a elevação da PA e firmar o diagnóstico de hipertensão, identificar os fatores de risco para doença cardiovascular, diagnosticar doenças associadas à hipertensão, estratificar o risco cardiovascular do paciente e diagnosticar a hipertensão secundária. São necessários: história clínica (Tabela 2.4), exame físico (Tabela 2.5) e avaliação laboratorial inicial (Tabela 2.6).

A avaliação complementar está indicada quando há indícios de doenças associadas, lesões em órgãos-alvo, doença cardiovascular e três ou mais fatores de risco para doença cardiovascular (Tabela 2.7).

Tabela 2.3 Classificação da PA de acordo com a medida casual no consultório (VI Diretrizes Brasileiras de Hipertensão Arterial, 2010)

Classificação	Pressão sistólica (mmHg)	Pressão diastólica (mmHg)
Ótima	< 120	< 80
Normal	< 130	< 85
Limítrofe	130 a 139	85 a 89
Hipertensão estágio 1	140 a 159	90 a 99
Hipertensão estágio 2	160 a 179	100 a 109
Hipertensão estágio 3	≥ 180	≥ 110
Hipertensão sistólica isolada	≥ 140	< 90

Tabela 2.4 História clínica

Dados relevantes da história clínica

1. Identificação: gênero, idade, cor da pele, profissão e condição socioeconômica
2. História atual: duração conhecida da hipertensão arterial, níveis de pressão de consultório e domiciliar, adesão e reações adversas aos tratamentos prévios
3. Sintomas de doença arterial coronária, sinais ou sintomas sugestivos de insuficiência cardíaca, doença vascular encefálica, insuficiência vascular de extremidades, doença renal, *diabetes mellitus*, indícios de hipertensão secundária
4. Fatores de risco modificáveis: dislipidemias, tabagismo, sobrepeso e obesidade, sedentarismo, etilismo e hábitos alimentares pouco saudáveis
5. Avaliação dietética, incluindo consumo de sal, bebidas alcoólicas, gordura saturada e cafeína e ingestão de fibras, frutas e verduras
6. Consumo pregresso ou atual de medicamentos ou drogas que podem elevar a PA ou interferir em seu tratamento
7. Grau de atividade física
8. História atual ou pregressa de gota, doença arterial coronária, insuficiência cardíaca, pré-eclâmpsia/eclâmpsia, doença renal, doença pulmonar obstrutiva crônica, disfunção sexual e apneia do sono
9. Perfil psicossocial: fatores ambientais e psicossociais, sintomas de depressão, ansiedade e pânico, situação familiar, condições de trabalho e grau de escolaridade
10. História familiar de *diabetes mellitus*, dislipidemias, doença renal, acidente vascular encefálico, doença arterial coronária prematura ou morte súbita prematura em familiares próximos (homens < 55 anos e mulheres < 65 anos)

Tabela 2.5 Exame físico

Dados relevantes ao exame físico

1. Sinais vitais: medidas da PA e da frequência cardíaca
2. Obtenção de medidas antropométricas:
    a. Circunferência da cintura (C) e cálculo da relação cintura/quadril (C/Q) – Limite da normalidade em mulheres: C = 88cm e C/Q = 0,85cm; em homens: C = 102cm e C/Q = 0,95cm
    b. Obtenção do peso e altura e cálculo do índice de massa corpórea (sobrepeso: IMC = 25 a 29,9kg/m²; obesidade: IMC = 30kg/m²)
3. Inspeção: fácies e aspectos sugestivos de hipertensão secundária
4. Pescoço: palpação e ausculta das artérias carótidas, verificação da presença de estase venosa e palpação da tireoide
5. Exame do precórdio: *ictus* sugestivo de hipertrofia ou dilatação do ventrículo esquerdo; arritmias; terceira bulha; quarta bulha; hiperfonese de segunda bulha no foco aórtico, além de sopros nos focos mitral e aórtico
6. Exame do pulmão: ausculta de estertores, roncos e sibilos
7. Exame do abdome: massas abdominais indicativas de rins policísticos, hidronefrose, tumores e aneurismas, identificação de sopros abdominais na aorta e nas artérias renais
8. Extremidades: palpação de pulsos braquiais, radiais, femorais, tibiais posteriores e pediosos. Se houver forte suspeita de doença arterial obstrutiva periférica, determinar o índice tornozelo-braquial (ITB)*
9. Exame neurológico sumário
10. Exame de fundo de olho: identificar estreitamento arteriolar, cruzamentos arteriovenosos patológicos, hemorragias, exsudatos e papiledema

*ITB – Para cálculo do ITB utilizam-se os valores de pressão arterial no braço e no tornozelo (bilateralmente). ITB normal > 0,9; obstrução leve = 0,71 a 0,90; obstrução moderada = 0,41 a 0,70; obstrução grave = 0,00 a 0,40.

Tabela 2.6 Avaliação inicial de rotina para o paciente hipertenso

1. Análise de urina (Classe I, Nível C)
2. Potássio plasmático (Classe I, Nível C)
3. Creatinina plasmática (Classe I, Nível B) e estimativa da taxa de filtração glomerular (Classe I, Nível B)
4. Glicemia de jejum (Classe I, Nível C)
5. Colesterol total, HDL, triglicérides plasmáticos (Classe I, Nível C)*
6. Ácido úrico plasmático (Classe I, Nível C)
7. Eletrocardiograma convencional (Classe I, Nível B)

*O LDL-C é calculado pela fórmula: LDL-C = colesterol total – (HDL-C + triglicérides/5) (em caso de dosagem de triglicérides < 400mg/dL).

Tabela 2.7 Avaliação complementar para o paciente hipertenso

Exames recomendados e população indicada

1. Radiografia de tórax: pacientes com suspeita clínica de insuficiência cardíaca (Classe IIa, Nível C), quando os demais exames não estão disponíveis; avaliação de acometimento pulmonar e de aorta
2. Ecocardiograma: hipertensos estágios 1 e 2 sem hipertrofia ventricular esquerda ao ECG, mas com dois ou mais fatores de risco (Classe IIa, Nível C); hipertensos com suspeita clínica de insuficiência cardíaca (Classe I, Nível C)
3. Microalbuminúria: pacientes hipertensos diabéticos (Classe I, Nível A), hipertensos com síndrome metabólica e hipertensos com dois ou mais fatores de risco (Classe I, Nível C)
4. Ultrassom de carótida: pacientes com sopro carotídeo, com sinais de doença cerebrovascular ou com doença aterosclerótica em outros territórios (Classe IIa, Nível B)
5. Teste ergométrico: suspeita de doença coronariana estável, diabetes ou antecedente familiar para doença coronariana em paciente com PA controlada (Classe IIa, Nível C)
6. Hemoglobina glicada (Classe IIa, Nível B): na impossibilidade de realizar hemoglobina glicada, sugere-se a realização do teste oral de tolerância à glicose em pacientes com glicemia de jejum entre 100 e 125mg/dL (Classe IIa, Nível B)
7. MAPA, MRPA e medida domiciliar segundo as indicações convencionais para os métodos
8. Outros exames: velocidade de onda de pulso (se disponível) (Classe IIb, Nível C)

ECG: eletrocardiograma.

A investigação específica de hipertensão secundária deve ser realizada em todos os pacientes que apresentam indícios como:

- Início da hipertensão antes dos 30 anos ou após os 50 anos de idade.
- Hipertensão arterial grave (estágio 3) e/ou resistente à terapia.
- Tríade do feocromocitoma: palpitação, sudorese e cefaleia em crises.
- Uso de medicamentos e drogas que possam elevar a PA.
- Fácies ou biótipo de doença que cursa com hipertensão arterial: doença renal, hipertireoidismo, acromegalia, síndrome de Cushing.
- Presença de massas ou sopros abdominais.
- Assimetria de pulsos femorais.
- Hipercalcemia.
- Aumento de creatinina sérica ou taxa de filtração glomerular estimada diminuída.
- Hipopotassemia espontânea ou em uso de baixa dose de diurético tiazídico.
- Exame de urina anormal (proteinúra ou hematúria).
- Sintomas de apneia do sono.

ESTRATIFICAÇÃO DE RISCO

Para o início do tratamento são necessários: confirmação diagnóstica (Figura 2.2), estratificação de risco (Tabela 2.8) e conhecimento dos níveis de PA. Levam-se em consideração, na estratificação de risco, a presença de fatores de risco cardiovasculares (tabagismo, dislipidemia, *diabetes mellitus*, nefropatia, idade > 60 anos e história familiar para doença coronária em mulheres < 65 anos e homens < 55 anos), lesões em órgãos-alvo e doenças cardiovasculares (hipertrofia do ventrículo esquerdo, angina do peito ou história de infarto agudo do miocárdio prévio, história de revascularização do miocárdio prévia, insuficiência cardíaca, acidente vascular encefálico ou isquemia encefálica transitória, alterações cognitivas ou demência vascular, nefropatia, doença arterial periférica e retinopatia hipertensiva).

A estratégia terapêutica será individualizada pela estratificação de risco (Tabela 2.9) e as metas de valores de PA a serem alcançadas com o tratamento (Tabela 2.10).

TRATAMENTO

Tratamento não medicamentoso

As mudanças de hábito alimentar e de estilo de vida estão indicadas para todos os pacientes, independentemente do risco cardiovascular, particularmente quando há síndrome metabólica:

- **Controle do peso:** dar início a programas de emagrecimento e aumento de atividade física, sendo a meta a ser alcançada IMC < 25kg/m².
- **Padrão alimentar:** evitar alimentos ricos em sódio e gorduras saturadas e estimular a ingestão de alimentos ricos em fibras e potássio. Adotar dieta DASH (*Dietary Approach to Stop Hypertension*).
- **Moderação no consumo de bebidas alcoólicas:** limitar o consumo de bebidas alcoólicas para, no máximo, 30g/dia de etanol para homens e 15g/dia para mulheres.
- **Exercício físico:** iniciar programas regulares de exercícios físicos após avaliação clínica especializada, observando-se que os hipertensos nível 3 só devem iniciar exercícios físicos após o controle da PA.
- **Abandono do tabagismo.**
- **Controle do estresse psicoemocional.**

Tratamento medicamentoso

O objetivo principal do tratamento medicamentoso é a redução da morbidade e mortalidade cardiovasculares.

SEÇÃO I Cardiologia na Prática Diária

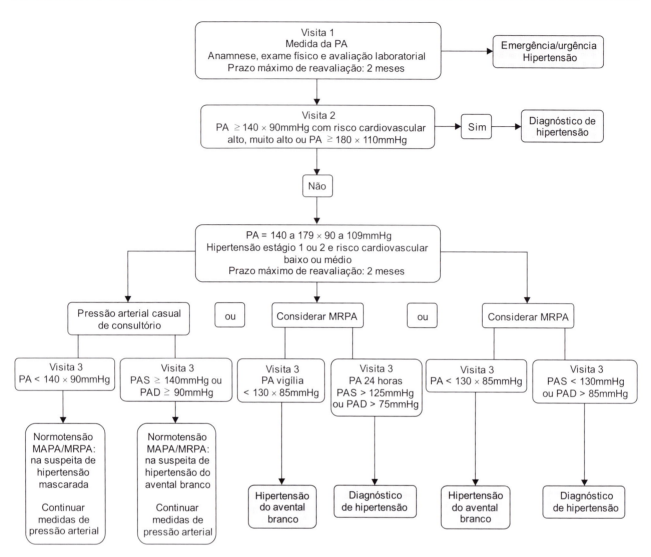

Figura 2.2 Fluxograma para diagnóstico e classificação da hipertensão arterial. (Adaptada da VI Diretriz Brasileira de Hipertensão.)

Tabela 2.8 Estratificação do risco cardiovascular global: risco adicional atribuído à classificação de hipertensão arterial de acordo com fatores de risco, lesões de órgãos-alvo e condições clínicas associadas (Classe IIa, Nível C)

	Normotensão			Hipertensão		
Outros fatores de risco ou doenças	Ótimo PAS < 120 ou PAD < 80	Normal PAS = 120 a 129 ou PAD = 80 a 84	Limítrofe PAS = 130 a 139 ou PAD = 85 a 89	Estágio 1 PAS = 140 a 159; PAD = 90 a 99	Estágio 2 PAS = 160 a 179; PAD = 100 a 109	Estágio 3 PAS > 180 PAD > 110
Nenhum fator de risco	Risco basal	Risco basal	Risco basal	Baixo risco adicional	Risco adicional moderado	Alto risco adicional
1 ou 2 fatores de risco	Baixo risco adicional	Baixo risco adicional	Baixo risco adicional	Risco adicional moderado	Risco adicional moderado	Risco adicional muito alto
≥ 3 fatores de risco, LOA ou SM – DM	Risco adicional moderado	Risco adicional moderado	Alto risco adicional	Alto risco adicional	Alto risco adicional	Risco adicional muito alto
Condições clínicas associadas	Risco adicional muito alto	Risco adicional muito alto	Risco adicional muito alto	Risco adicional muito alto	Risco adicional muito alto	Risco adicional muito alto

LOA: lesão de órgãos-alvo; SM: síndrome metabólica; DM: *diabetes mellitus*.

Tabela 2.9 Decisão terapêutica

Categoria de risco	Considerar
Sem risco adicional	Tratamento não medicamentoso isolado
Risco adicional baixo	Tratamento não medicamentoso isolado por até 6 meses. Se não atingir a meta, associar tratamento medicamentoso
Risco adicional médio, alto e muito alto	Tratamento não medicamentoso + medicamentoso

Tabela 2.10 Metas a serem atingidas em conformidade com as características individuais

Categoria	Considerar
Hipertensos estágios 1 e 2 com risco cardiovascular baixo e médio	< 140 × 90mmHg
Hipertensos e comportamento limítrofe com risco cardiovascular alto e muito alto ou com 3 ou mais fatores de risco, DM, SM ou LOA	130 × 80mmHg
Hipertensos com insuficiência renal com proteinúria > 1,0g/L	

DM: *diabetes mellitus*; SM: síndrome metabólica; LOA: lesões em órgãos-alvo.

A monoterapia inicial está indicada em pacientes com hipertensão estágio 1 e as associações nos pacientes com hipertensão estágios 2 e 3, devido à baixa eficácia terapêutica da monoterapia nessas condições.

Os anti-hipertensivos preferenciais para realização do controle da PA em monoterapia inicial são: diuréticos, betabloqueadores, bloqueadores de canais de cálcio, inibidores da enzima conversora de angiotensina (IECA) e bloqueadores de receptores de AT1, salvo em situações especiais.

Existe uma recomendação racional para o uso de diuréticos tiazídicos como monoterapia inicial devido aos resultados de grandes estudos, que mostraram sua superioridade/similaridade associada à boa tolerabilidade e ao baixo custo, em comparação com outras classes de agentes anti-hipertensivos.

A dose do anti-hipertensivo deve ser ajustada até que se alcancem as metas descritas anteriormente. Se as metas não forem atingidas com a monoterapia inicial, pode-se: aumentar a dose do medicamento, associar anti-hipertensivo de outro grupo ou substituir o anti-hipertensivo (principalmente na presença de efeitos colaterais).

As associações de anti-hipertensivos devem seguir a lógica de não combinar medicamentos com mecanismos de ação similares (à exceção dos diuréticos) (Figura 2.3).

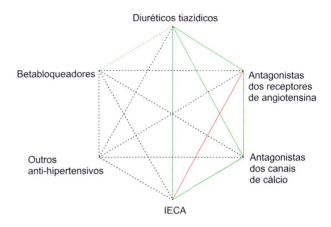

Combinar di-hidropiridina com betabloqueadores (exceto verapamil ou diltiazem) somente para controle de frequência na fibrilação atrial. Tiazidas + betabloqueadores aumentam o risco de novos casos de DM

A combinação IECA + BRA (IIIA) é desaconselhada

Figura 2.3 Possíveis combinações de fármacos anti-hipertensivos. Linha verde contínua: preferida; linha verde pontilhada: útil (com algumas limitações); linha preta pontilhada: possível, mas com menor evidência; linha vermelha contínua: não recomendada. (Adaptada de: 2013 ESH/ESC Guideline for the management of arterial hypertension. J Hypertens. 2013; 31:1281-357.)

Em casos de hipertensão resistente à terapia dupla, podem ser prescritos três ou mais medicamentos. Nessa situação, o uso de diuréticos é fundamental (Figura 2.4).

No final de 2013, com a publicação do VIII Joint National Committee (*guideline* americano), novas recomendações foram adotadas e poderão fazer parte das próximas diretrizes, entre as quais:

- Pacientes com menos de 60 anos deverão ser tratados quando a PA sistólica (PAS) for ≥ 140mmHg e/ou quando a PA diastólica (PAD) for ≥ 90mmHg, procurando sempre manter a PA < 140 × 90mmHg. Pacientes com mais de 60 anos deverão ser tratados quando a PAS for ≥ 150mmHg e/ou quando a PAD for ≥ 90mmHg, tendo como alvo a manutenção da PA < 150 × 90mmHg.
- Em pacientes afrodescendentes, recomenda-se utilizar como medicação inicial para o tratamento da HAS um diurético tiazídico ou um bloqueador de canal de cálcio. Em pacientes não afrodescendentes, deve-se escolher entre as quatro classes disponíveis: tiazídicos, IECA, bloqueador do receptor da angiotensina (BRA) e/ou antagonista dos canais de cálcio. Os betabloqueadores não estão recomendados como medicação de primeira escolha para o tratamento da HAS.
- Os pacientes com doença renal crônica, principalmente aqueles com proteinúria associada, devem dar preferência ao uso de IECA ou BRA como medicação inicial para o tratamento da HAS, porém o uso associado de IECA e BRA deve ser evitado.

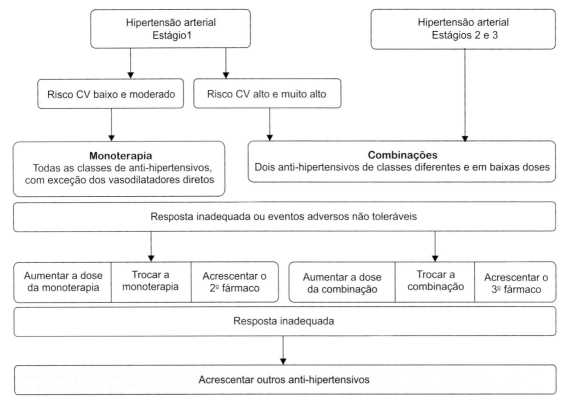

Figura 2.4 Fluxograma para o tratamento da HAS. (Adaptada da VI Diretriz Brasileira de Hipertensão.)

HIPERTENSÃO ARTERIAL SECUNDÁRIA

A prevalência de hipertensão arterial secundária é de 3% a 5%, dependendo da experiência de quem investiga e dos recursos diagnósticos disponíveis. Antes de ser iniciada a investigação de hipertensão arterial secundária, devem ser afastadas as seguintes condições:

- Medida inadequada da PA.
- Hipertensão do avental branco.
- Tratamento inadequado.
- Não adesão ao tratamento.
- Progressão da doença.
- Presença de comorbidades.
- Interação medicamentosa.

As situações em que se deve investigar a possibilidade de hipertensão arterial secundária estão descritas na Tabela 2.11. Entre suas principais causas, destacam-se:

- **Hiperaldosteronismo primário:** o hiperaldosteronismo primário é causado pela produção aumentada de aldosterona pela suprarrenal, originada por hiperplasia glandular, adenoma, carcinoma ou por formas genéticas. A prevalência varia de 3% a 22%, sendo mais alta nos hipertensos de difícil controle. A abordagem inclui o rastreamento, a confirmação diagnóstica, o diagnóstico diferencial entre hiperplasia e adenoma e o tratamento.

O rastreamento deve ser realizado nos hipertensos com hipopotassemia espontânea ou induzida por baixa dose de diurético tiazídico, hipertensos resistentes ao tratamento habitual e em hipertensos com tumor abdominal. O rastreamento é feito mediante a determinação da relação aldosterona sérica/renina plasmática (A/R). Relação A/R = 30ng/dL com aldosterona sérica > 15ng/dL é considerada positiva e sugestiva de hiperaldosteronismo primário (Figura 2.5).

A confirmação diagnóstica é feita pela determinação de aldosterona após sobrecarga de sal. Pacientes com concentração elevada de aldosterona após o teste têm o diagnóstico de hiperaldosteronismo primário confirmado.

O diagnóstico diferencial entre hiperplasia e adenoma pode ser estabelecido a partir de aspectos clínicos, laboratoriais e radiológicos e a determinação de aldosterona nas veias suprarrenais (lateralização). Os portadores de adenoma da suprarrenal apresentam as seguintes características:

- São, em geral, mais jovens.
- Têm hipopotassemia mais acentuada.
- Apresentam concentrações mais elevadas de aldosterona (> 25ng/dL).
- Exibem a presença de lateralização na determinação de aldosterona nas veias suprarrenais.
- Demonstram a presença de tumor à tomografia computadorizada (TC) ou à ressonância nuclear magnética (RNM) das suprarrenais.

Tabela 2.11 Achados que sugerem hipertensão arterial secundária

Achados	Suspeita diagnóstica	Estudos diagnósticos adicionais
Ronco, sonolência diurna, síndrome metabólica (veja o texto)	Apneia obstrutiva do sono	Polissonografia
Hipertensão resistente ao tratamento e/ou com hipopotassemia e/ou com nódulo suprarrenal	Hiperaldosteronismo primário	Relação aldosterona/atividade de renina plasmática
Insuficiência renal, doença cardiovascular aterosclerótica, edema, ureia elevada, creatinina elevada, proteinúria/hematúria	Doença renal parenquimatosa	Taxa de filtração glomerular, ultrassonografia renal, pesquisa de microalbuminúria ou proteinúria
Sopro sistólico/diastólico abdominal, edema pulmonar súbito, alteração de função renal por medicamentos que bloqueiam o sistema renina-angiotensina	Doença renovascular	Angiografia por RNM ou TC, ultrassonografia com Doppler, renograma, arteriografia renal
Uso de simpaticomiméticos, perioperatório, estresse agudo, taquicardia	Catecolaminas em excesso	Confirmar normotensão na ausência de catecolaminas
Pulsos em femorais reduzidos ou retardados, raios X de tórax anormais	Coarctação da aorta	Doppler ou TC de aorta
Ganho de peso, fadiga, fraqueza, hirsutismo, amenorreia, face em "lua cheia", "corcova" dorsal, estrias purpúricas, obesidade central, hipopotassemia	Síndrome de Cushing	Determinações do cortisol urinário de 24 horas e do cortisol matinal (8h) basal e 8 horas após administração de 1mg de dexametasona às 24h
Hipertensão paroxística com cefaleia, sudorese e palpitações	Feocromocitoma	Determinações de catecolaminas e seus metabólitos em sangue e urina
Fadiga, ganho de peso, perda de cabelo, hipertensão diastólica, fraqueza muscular	Hipotireoidismo	Determinações de T4 livre e TSH
Intolerância ao calor, perda de peso, palpitações, hipertensão sistólica, exoftalmia, tremores, taquicardia	Hipertireoidismo	Determinações de T4 livre e TSH
Litíase urinária, osteoporose, depressão, letargia, fraqueza muscular	Hiperparatireoidismo	Determinações de cálcio sérico e PTH
Cefaleias, fadiga, problemas visuais, aumento de mãos, pés e língua	Acromegalia	Determinação de IGF-1 e de hormônio do crescimento basal e durante teste de tolerância oral à glicose

Os pacientes portadores de adenomas solitários devem ser submetidos à ressecção cirúrgica do tumor e aqueles portadores de hiperplasia bilateral devem ser tratados com bloqueadores da aldosterona, como espironolactona, associados a diuréticos tiazídicos ou outra classe de anti-hipertensivos, se necessário.

- **Feocromocitoma**: consiste em tumores neuroendócrinos da medula suprarrenal ou de paragânglios extra-adrenais (paragangliomas) e que são prevalentes em 0,1% a 0,6% dos hipertensos. O tumor pode apresentar-se solitário ou associado a síndromes genéticas familiares em 20% dos casos, como a de von Hippel-Lindau, neoplasia endócrina múltipla tipos 2A e 2B, neurofibromatose tipo 1 e paragangliomas. Em geral, o tumor é suprarrenal unilateral, podendo ser bilateral, múltiplo e extra-adrenal, benigno ou maligno.

O quadro clínico caracteriza-se por hipertensão arterial paroxística (30% dos casos) ou sustentada, cefaleia, sudorese e palpitações.

O diagnóstico baseia-se na dosagem de metanefrinas urinárias e plasmáticas e catecolaminas plasmáticas. A localização dos tumores e, eventualmente, de metástases é possível por meio de TC, RNM com alta sensibilidade e de cintilografia de corpo inteiro com metaiodobenzilguanidina, que apresenta alta especificidade. A tomografia por emissão de pósitrons (PET) é importante para a localização de tumores malignos.

O tratamento preferencial é o cirúrgico, estando indicado o tratamento farmacológico pré-operatório ou crônico com alfabloqueadores (prazosina, doxazosina e dibenzilina), combinados a outros agentes, como IECA, bloqueadores de canais de cálcio e betabloqueadores, depois do alfabloqueio efetivo. Nos tumores inoperáveis, está indicado o uso da alfametiltirosina.

- **Hipotireoidismo**: doença comum (1% da população mundial), é prevalente, principalmente, em mulheres e está associado à hipertensão arterial (principalmente diastólica) em até 40% dos casos. A presença de ganho ponderal, alopecia e fraqueza muscular sugere o diagnóstico, que pode ser feito precocemente pela dosagem sérica de TSH e confirmado pela diminuição de T4 livre.

SEÇÃO I Cardiologia na Prática Diária

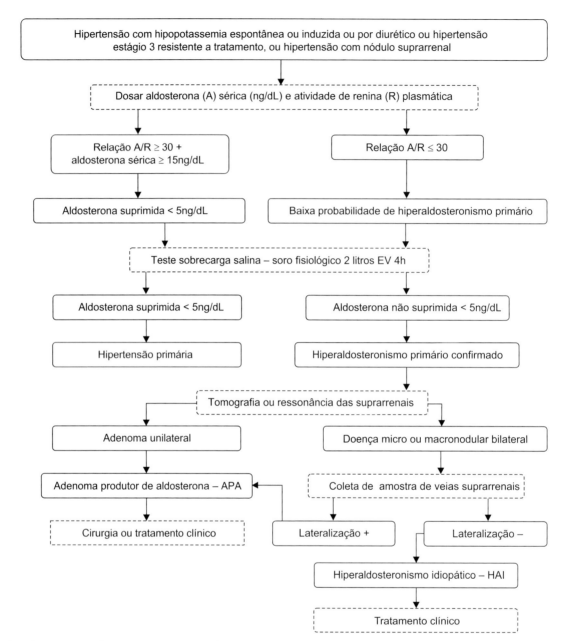

Figura 2.5 Algoritmo para diagnóstico e tratamento de hiperaldosteronismo primário. (Adaptada da VI Diretriz Brasileira de Hipertensão.)

O tratamento anti-hipertensivo só está indicado após o tratamento específico com tiroxina em caso de persistência de níveis pressóricos elevados.

- **Hipertireoidismo:** a prevalência das formas clínicas e subclínicas em adultos varia de 0,5% a 5%. O diagnóstico é feito a partir da suspeita clínica em indivíduos com hipertensão sistólica isolada ou hipertensão sistodiastólica acompanhada de sintomas como intolerância ao calor, perda de peso, palpitações, exoftalmia, tremores e taquicardia, além de dosagem de TSH baixa e T4 livre aumentada. O tratamento específico costuma normalizar os níveis tensionais.
- **Hiperparatireoidismo:** deve haver suspeita clínica de hiperparatireoidismo em hipertensos com história clínica de litíase renal, osteoporose, depressão, letargia e fraqueza muscular. O diagnóstico é feito por meio de dosagem sérica de paratormônio (PTH).
- **Hipertensão renovascular:** caracteriza-se pela presença de hipertensão e estreitamento único ou múltiplo das artérias renais. Têm prevalência de 4% na população em geral, sendo mais alta em portadores de doença coronária e arterial periférica (aterosclerose).

As causas de hipertensão renovascular são: aterosclerose (90%), displasia fibromuscular, aneurisma de artéria renal, arterite de Takayasu, tromboembolismo, síndrome de Williams, neurofibromatose, dissecção espontânea da artéria renal, malformações arteriovenosas, fístulas, traumatismo e radiação abdominal prévia.

Tabela 2.12 Indicadores de probabilidade para hipertensão renovascular

Baixa (0,2%)
Hipertensão estágio 1 sem complicações
Média (5% a 15%)
Hipertensão estágio 2 ou 3 refratária; hipertensão antes dos 30 e após os 55 anos de idade; sopros abdominais ou lombares; doença ateromatosa evidente em coronárias, carótidas ou vasos de extremidades em fumantes; assimetria de pulsos; insuficiência renal maldefinida; edema agudo de pulmão sem causa aparente; hipotensão arterial importante com o uso de IECA
Alta (25%)
Hipertensão arterial maligna ou refratária com insuficiência renal progressiva; elevação da creatinina sérica com o uso de IECA; assimetria de tamanho ou da função renal

O diagnóstico da hipertensão renovascular deve ser feito a partir dos indicadores clínicos de probabilidade (Tabela 2.12) e de métodos complementares diagnósticos (angiorressonância, ultrassonografia com Doppler, cintilografia com captopril).

Os principais objetivos do tratamento são a cura ou melhora da hipertensão arterial e a melhora ou preservação da função renal. Os IECA, os bloqueadores de canais de cálcio e os betabloqueadores estão indicados para o tratamento clínico da hipertensão arterial associada a estenose unilateral da artéria renal. As indicações para correção da estenose da artéria renal por via percutânea ou por revascularização cirúrgica são: hipertensão resistente, hipertensão acelerada ou maligna, hipertensão com intolerância ao tratamento clínico, perda progressiva da função renal com estenose bilateral ou estenose em rim único, insuficiência cardíaca congestiva ou edema pulmonar agudo de repetição. O tratamento cirúrgico está indicado em casos de obstrução total da artéria renal, grandes fístulas arteriovenosas, lesões da aorta englobando as artérias renais, insucesso do tratamento endovascular e insucesso do tratamento clínico. Ressalvadas as indicações cirúrgicas, o tratamento percutâneo deverá ser a abordagem inicial, desde que atenda aos critérios clínicos para intervenções.

- **Hipertensão em casos de diálise e transplante renal:** tem alta prevalência em pacientes dialisados e transplantados renais, sendo os eventos cardiovasculares responsáveis por altas morbidade e mortalidade nesses indivíduos e a hipertensão arterial um fator de risco independente. Os pacientes de maior risco são aqueles muito hipertensos (PAS pré-diálise > 180mmHg) e os muito hipotensos (PAS pré-diálise < 110mmHg).

Hipertensos em diálise em geral são malcontrolados em virtude de diversos fatores (hipervolemia, hiperatividade simpática, alteração do sistema renina-angiotensina-aldosterona [SRAA], concentração de sódio nas soluções da diálise, entre outros). Existem evidências de que sessões diárias de hemodiálise e diálise peritoneal (CAPD) estariam associadas ao melhor controle da PA.

A hipertensão arterial ocorre na maioria dos transplantados e é considerada um fator de risco nessa população. Pode ser induzida pela ciclosporina ou outros imunossupressores, corticoides, rejeição, recidiva da doença renal, estenose de artérias renais e hipertensão arterial essencial superajuntada. Nos transplantados, os medicamentos que bloqueiam o SRAA podem melhorar os resultados, e naqueles que usam ciclosporina os bloqueadores de canais de cálcio (especialmente a anlodipina) são os agentes de escolha, por reverterem a vasoconstrição induzida pela medicação.

- **Coarctação de aorta:** a coarctação da aorta é causa de hipertensão arterial em crianças e adultos jovens. O exame físico e o ecocardiograma ajudam em seu diagnóstico. O tratamento cirúrgico e, mais recentemente, o endovascular estão indicados o mais precocemente possível, evitando-se, assim, danos irreversíveis.
- **SAHOS (síndrome da apneia/hipopneia obstrutiva do sono):** caracteriza-se pela obstrução recorrente, completa ou parcial, das vias aéreas superiores durante o sono, resultando em períodos de apneia, dessaturação e despertares frequentes com sonolência diurna. Está relacionada com o desenvolvimento de hipertensão arterial independentemente de obesidade, devido à ativação simpática e às respostas humorais induzidas pelos períodos de hipoxia.

O diagnóstico é feito a partir de suspeita clínica – ronco alto, engasgos frequentes, cansaço diurno, sonolência diurna excessiva, alteração da memória e da capacidade de concentração – e confirmado por meio da polissonografia. O tratamento inclui o uso de máscara de pressão positiva (CPAP) em vias aéreas superiores durante o sono e redução de peso em indivíduos obesos.
- **Hipertensão induzida por medicamentos:** diversos medicamentos podem levar à hipertensão arterial (imunossupressores, corticoides, anti-inflamatórios, anorexígenos, hormônios, antidepressivos, substâncias ilícitas e álcool), devendo ser avaliada a relação risco-benefício quando do uso de fármacos relacionados com o surgimento de hipertensão, bem como adequadas as doses e as associações dos anti-hipertensivos utilizados.
- **Síndrome de Cushing:** caracteriza-se por HAS com obesidade central, pletora, fraqueza muscular, fácies em lua cheia, estrias abdominais e distúrbios emocionais. Essa síndrome é causada pelo excesso de cortisol endógeno (excesso na produção de cortisol ou ACTH) ou exógeno (pela administração de glicocorticoides ou do ACTH), que leva a retenção de sódio e água, promovendo a expansão do volume. Os exames recomendados para o diagnóstico são o teste de supressão com dexametasona e a medida do cortisol livre na urina nas 24 horas. O tratamento de escolha para a síndrome de Cushing consiste na ressecção cirúrgica da pituitária, da fonte ectópica de ACTH ou, em alguns casos, na remoção do tumor adrenocortical. Para controle da PA são fundamentais o controle da dieta e o

uso de diuréticos, bem como a associação a outras classes de medicamentos.

- **Acromegalia:** causada pelo excesso de hormônio de crescimento (GH) produzido por um adenoma da glândula pituitária. As alterações funcionais e estruturais respondem bem ao controle dos níveis de GH.

Bibliografia

Kaplan NM, Thomas G, Pohl MA, Bakris GL, Forman JP. Blood pressure measurement in the diagnosis and management of hypertension in adults. In: UpToDate, Basow, DS (Ed), UpToDate, Waltham, MA, 2013.

Sociedade Brasileira de Cardiologia/Sociedade Brasileira de Hipertensão/Sociedade Brasileira de Nefrologia. VI Diretrizes Brasileiras de Hipertensão. Arq Bras Cardiol 2010; 95(1 supl.1):1-51.

Sociedade Brasileira de Cardiologia/Sociedade Brasileira de Hipertensão/Sociedade Brasileira de Nefrologia. V Diretrizes Brasileiras de Monitorização Ambulatorial da Pressão Arterial (MAPA V) e III Diretrizes Brasileiras de Monitorização Residencial da Pressão Arterial (MRPA III). Arq Bras Cardiol 2011; 97(3 Supl 3):1-24.

The Task Force for the management of arterial hypertension of the European Society of Hypertension (ESH) and of the European Society of Cardiology (ESC). 2013 ESH/ESC Guidelines for the management of arterial hypertension. Eur Heart J 2013 Jul; 34(28):2159-219.

VII Report of the Joint National Committee on Prevention, Detection, Evaluation, and Treatment of High Blood Pressure. US Department of Health and Human Services. National Institute of Health. National Heart, Lung and Blood Institute. National High Blood Pressure Education Program. JAMA 2003; 289:2560-72.

VIII Report of the Joint National Committee on Prevention, Detection, Evaluation, and Treatment of High Blood Pressure. US Department of Health and Human Services. National Institute of Health. National Heart, Lung and Blood Institute. National High Blood Pressure Education Program. JAMA 2014; 311(5):507-20.

3

Patrícia Nunes Mesquita • Juliana Maria Coelho Maia de Almeida

Dislipidemia

INTRODUÇÃO

Dislipidemia é uma desordem frequentemente encontrada na prática clínica e tipicamente assintomática, além de ser um importante preditor de risco para doença cardiovascular aterosclerótica (DCVA).

Há uma variedade de possíveis definições de dislipidemia. Alguns sugerem que a dislipidemia seja caracterizada como níveis acima do percentil 90 para componentes lipídicos que estão associados positivamente ao risco de doença coronariana: colesterol total (CT), lipoproteína de baixa densidade (LDL-c), triglicérides (TG), apolipoproteína B (apo-B), ou lipoproteína(a) (Lp[a]); ou níveis abaixo do percentil 10 para aqueles que estão negativamente associados ao risco de DCVA: lipoproteína de alta densidade (HDL-c) e apolipoproteína AI (apoAI). Limiares comumente citados incluem: HDL-c < 40mg/dL, LDL-c > 160mg/dL, CT > 240mg/dL e TG > 150mg/dL.

A definição de dislipidemia torna-se mais complicada em virtude da presença de subfrações lipídicas. Por exemplo, o colesterol LDL é heterogêneo e pode variar entre partículas pequenas e densas (particularmente aterogênicas) e partículas maiores e de baixa densidade. Além disso, ainda não está fortemente estabelecida a eficácia do tratamento dirigido para essas várias subfrações em termos de redução do risco de DCVA.

Dados epidemiológicos demonstram consistentemente uma relação log-linear entre os níveis de colesterol total e o risco de DCVA. Esta é uma relação contínua, gradual e sem limites claros. Alguns têm argumentado que isso sugere que, para os níveis de colesterol, "quanto menor, melhor", e também que a redução do risco cardiovascular pode ser obtida com diminuição mais agressiva dos níveis de colesterol. Entretanto, apesar de estudos randomizados estabelecerem metas lipídicas para o tratamento da hiperlipidemia, os ensaios clínicos de tratamento disponíveis não estabelecem firmemente quaisquer limites nem para o início nem para os alvos de tratamento. Em vez disso, quase todos os ensaios de tratamento consistem simplesmente em teste de uma dose fixa de um medicamento (principalmente estatinas) *versus* placebo. Isso estabelece claramente a eficácia das estatinas, mas não determina como o medicamento funciona ou se vale a pena perseguir as metas lipídicas específicas.

AVALIAÇÃO DO PERFIL LIPÍDICO

A investigação do perfil lipídico é recomendada para todos os indivíduos com doença arterial coronariana (DAC) ou outras manifestações de doença aterosclerótica (cerebrovascular, carotídea e da aorta abdominal e/ou de seus ramos terminais), independentemente de idade ou sexo, assim como naqueles com diabetes, hipertensão, obesidade e história familiar de dislipidemia primária.

Recomenda-se ainda que todos os adultos a partir dos 20 anos de idade tenham medido seu perfil lipídico. Em pacientes sem fatores de risco e com perfil lipídico adequado, alguns autores recomendam que o teste seja repetido a cada 5 anos. A partir de 45 anos de idade para homens e 55 anos para mulheres, alguns autores referem que essa frequência deve ser maior, de uma a duas vezes por ano, considerando a alta prevalência (21% a 49%) de dislipidemia nessa faixa etária, como evidenciado por alguns estudos. A partir dos 70 anos de idade, está recomendada a dosagem anual. Em pacientes com múltiplos fatores de risco para DCVA, o perfil lipídico deve ser repetido com mais frequência, independentemente da idade.

Entretanto, o American College of Cardiology/American Heart Association (ACC/AHA) atualizou sua orientação para avaliação de risco cardiovascular em 2013. Essa orientação essencialmente substitui a orientação prévia do *Adult Treatment Panel III* (ATP-III), que guiava a investigação e o tratamento da dislipidemia. De acordo com essa mais recente diretriz, recomenda-se avaliar os fatores de risco tradicionais (tabagismo, hipertensão, diabetes, CT, HDL-c) de DCVA a cada 4 a 6 anos em adultos entre 20 e 79 anos de idade livres de DCVA e estimar o risco de DCVA em 10 anos* (grau de recomendação IIa, nível de evidência B).

CLASSIFICAÇÃO

As dislipidemias podem ser classificadas de diferentes maneiras, mais comumente por sua divisão em primárias/sem causa aparente e secundárias. As dislipidemias primárias compreendem quatro tipos principais:

- **Hipercolesterolemia isolada:** aumento isolado do LDL-c (≥ 160mg/dL).
- **Hipertrigliceridemia isolada:** elevação isolada dos TG (≥ 150mg/dL), que reflete o aumento do número e/ou do volume de partículas ricas em TG, como lipoproteína de muito baixa densidade (VLDL), lipoproteína de densidade intermediária (IDL) e quilomícrons. É importante destacar que a estimativa do volume das lipoproteínas aterogênicas pelo LDL-c torna-se menos precisa à medida que aumentam os níveis plasmáticos de lipoproteínas ricas em TG. Portanto, nessas situações, o valor do colesterol não HDL deve ser usado como indicador de diagnóstico e meta terapêutica.
- **Hiperlipidemia mista:** valores aumentados de LDL-c (≥ 160mg/dL) ou CT (≥ 200mg/dL) e TG (≥ 150mg/dL). Nos casos de TG ≥ 400mg/dL, o cálculo do LDL-c pela fórmula de Friedewald é inadequado, devendo-se, então, realizar o cálculo do colesterol não HDL (CT − HDL-c) como indicador e meta terapêutica.
- **HDL-c baixo:** redução do HDL-c (homens < 40mg/dL e mulheres < 50mg/dL) isolada ou em associação a aumento de LDL-c ou TG.

Em muitos pacientes, a hiperlipidemia é causada por alguma etiologia subjacente que não um distúrbio primário do metabolismo lipídico, sendo classificada como dislipidemia secundária. São exemplos de dislipidemia secundária:

- *Diabetes mellitus* **tipo 2:** hiperlipidemia em associação a resistência à insulina é comum em pacientes com *diabetes mellitus* tipo 2 (DM2). A resistência à insulina e a hiperinsulinemia estão associadas a baixas concentrações de HDL-c e hipertrigliceridemia. Um estudo que mediu a sensibilidade à insulina em pacientes com e sem DM2 registrou que maior resistência à insulina foi associada a uma partícula de VLDL-c de maior tamanho, uma partícula de LDL-c de menor tamanho e uma partícula de HDL-c de menor tamanho. Além disso, os níveis de VLDL-c, IDL-c e partículas de LDL-c aumentam com a resistência à insulina, enquanto a concentração de partículas de HDL-c diminui. Nos diabéticos, ainda é encontrado aumento dos TG devido ao aumento da disponibilidade de substrato (glicose e ácidos graxos livres) e à diminuição da lipólise de VLDL-c e TG.
- **Consumo excessivo de álcool:** enquanto o consumo moderado de álcool geralmente tem efeitos favoráveis sobre os lipídios, o consumo excessivo pode aumentar os níveis de TG. Isso é particularmente preocupante em pacientes com hipertrigliceridemia basal.
- **Doença hepática colestática:** cirrose biliar primária e distúrbios semelhantes podem ser acompanhados por hipercolesterolemia marcante, que resulta de acúmulo de lipoproteína X. Estigmas clínicos incluem xantomas eruptivos e palmares, que podem aparecer quando a concentração de colesterol no soro atinge níveis ≥ 1.400mg/dL. Elevações acentuadas na lipoproteína X têm sido associadas à síndrome de hiperviscosidade, mas não foi estabelecida nenhuma associação clara com DAC.
- **Síndrome nefrótica:** marcada hiperlipidemia pode ocorrer na síndrome nefrótica devido, principalmente, ao aumento sérico das concentrações de LDL-c e de CT. O aumento da produção hepática de lipoproteínas (em parte induzida pela queda da pressão oncótica do plasma) é a principal anormalidade, mas diminuição do catabolismo dos lipídios também pode contribuir.
- **Doença renal crônica:** dislipidemia é menos proeminente na doença renal crônica (DRC), mas está associada a aumento dos níveis de LDL-c e TG e a níveis baixos de HDL-c. Hipertrigliceridemia (tipo IV, hiperlipoproteinemia) ocorre em 30% a 50% dos casos de DRC.
- **Hipotireoidismo:** o distúrbio lipídico mais característico é a elevação do LDL-c, isolada ou associada à hipertrigliceridemia (resultante da baixa atividade da lipase lipoproteica). O HDL-c encontra-se inalterado ou um pouco baixo. As partículas de LDL dos hipotireóideos parecem ser mais suscetíveis à oxidação, o que as torna potencialmente mais aterogênicas. É recomendado que o hormônio estimulante da tireoide (TSH) sérico seja medido em todos os pacientes com dislipidemia, uma vez que o hipotireoidismo é frequentemente associado a hiperlipidemia, e a reversão do hipotireoidismo com reposição de hormônio tireoidiano pode levar à normalização dos lipídios.
- **Tabagismo:** o fumo diminui modestamente as concentrações séricas de HDL-c e pode induzir resistência à insulina. Um estudo identificou que o efeito do fumo é mais proeminente se ajustado para ingestão concomitante de álcool. Nesses pacientes, o fumo foi associado à diminuição sérica de 5 a 9mg/dL do HDL-c. Esses efei-

---

*O cálculo do risco de DCVA deve ser realizado de acordo com a *Pooled Cohort Equation*, disponível em: http://my.americanheart.org/cvriskcalculator ou http://www.cardiosource.org/science-and-quality/practice-guidelines-and-quality-standards/2013-prevention-guideline-tools.aspx.

tos são reversíveis dentro de 1 a 2 meses após a cessação do tabagismo.
- **Obesidade:** a obesidade está associada a diversas alterações deletérias no metabolismo dos lipídios, incluindo altas concentrações séricas de CT, LDL-c, VLDL-c e TG e redução da concentração de HDL-c de cerca de 5%. A perda de gordura corporal pode reverter a hipercolesterolemia e a hipertrigliceridemia.
- **Fármacos:** alguns medicamentos, incluindo diuréticos, betabloqueadores e estrogênios orais, podem causar mudanças modestas na concentração de lipídios séricos. Alguns agentes antipsicóticos atípicos, em particular a clozapina e a olanzapina, têm sido associados a ganho de peso, obesidade, hipertrigliceridemia e desenvolvimento de DM. O mecanismo pelo qual essas substâncias desencadeiam a síndrome metabólica ainda não foi definido. Esquemas antirretrovirais utilizados para o tratamento da infecção pelo HIV, em particular os inibidores da protease, têm sido associados a anormalidades no metabolismo da glicose e lipídios, muitas vezes como parte de uma síndrome de lipodistrofia.

ABORDAGEM TERAPÊUTICA

Deve ser enfatizado que a modificação no estilo de vida (ou seja, aderir a uma dieta saudável para o coração, hábitos regulares de exercício, evitar produtos do tabaco e a manutenção de um peso saudável) continua a ser um componente crítico de promoção da saúde e redução do risco cardiovascular, antes e em conjunto com o uso de terapias medicamentosas de redução do colesterol. Dieta saudável ou mudanças no estilo de vida foram recomendadas como terapêutica de base por ensaios clínicos randomizados de terapia medicamentosa para reduzir o colesterol.

Em novembro de 2013, uma força-tarefa composta por membros do ACC/AHA divulgou diretrizes atualizadas para o tratamento dos níveis séricos de colesterol. Trata-se da primeira grande revisão desde que a diretriz do Programa Nacional de Educação sobre o Colesterol (ATP III) foi escrita, em 2002. De acordo com as novas recomendações, um estudo recente prevê aumento na indicação de estatinas em aproximadamente 12,8 milhões de pacientes.

A diretriz atual tem sido objeto de controvérsia, representando uma substancial separação das recomendações anteriores, inclusive da V Diretriz Brasileira de Dislipidemia e Prevenção de Aterosclerose, publicada em setembro de 2013, que se baseavam em metas específicas de nível lipídico de acordo com o grau de risco dos pacientes. A nova diretriz da ACC/AHA se baseia em ensaios controlados, randomizados, que envolvem doses de estatinas em populações de pacientes sob risco de DCVA, definido como infarto do miocárdio não fatal, morte devido a doença coronariana ou acidente vascular cerebral fatal e não fatal.

Usando essa nova abordagem, o painel de especialistas identifica quatro subgrupos de pacientes para os quais o benefício das estatinas supera claramente o risco de eventos adversos. Esses grupos são constituídos por pacientes com:

- DCVA clínica.
- Elevações primárias de LDL-c > 190mg/dL.
- *Diabetes mellitus* tipo 1 ou 2 com idade entre 40 e 75 anos, com LDL-c entre 70 e 189mg/dL e sem DCVA clínica.
- Pacientes com idade entre 40 e 75 anos, sem diabetes ou DCVA clínica, com LDL-c entre 70 e 189mg/dL e risco estimado de DCVA em 10 anos ≥ 7,5%, utilizando a nova calculadora de risco *Pooled Cohort Equation*.

Nesses grupos de doentes, terapia de alta intensidade com estatina (projetada para reduzir o nível de LDL-c para ≥ 50%) é geralmente recomendada. Uma terapia de intensidade moderada com estatina (objetivando redução de 30% a 50% no nível de LDL-c) é recomendada para pacientes que não toleram o tratamento de alta intensidade ou pacientes com DM, porém com risco de aterosclerose em 10 anos calculado pela *Pooled Cohort Equation* < 7,5%.

A terapia com estatina considerada de alta, moderada e baixa intensidade pela nova diretriz da ACC/AHA encontra-se descrita na Tabela 3.1.

Entretanto, há uma preocupação quanto a outros fatores que podem indicar risco elevado de DCVA, mas que não foram incluídos na calculadora *Pooled Cohort Equation*. Em indivíduos selecionados que não estão em nenhum dos quatro grupos de benefício com as estati-

Tabela 3.1 Terapia com estatina de alta, moderada e baixa intensidade

Alta intensidade
A dose diária deve reduzir o LDL-c aproximadamente ≥ 50%, em média
Recomendação: atorvastatina 40 a 80mg; rosuvastatina 20 a 40mg

Moderada intensidade
A dose diária deve reduzir o LDL-c aproximadamente de 30% a < 50%, em média
Recomendação: atorvastatina 10 a 20mg; rosuvastatina 5 a 10mg; sinvastatina 20 a 40mg; pravastatina 40 a 80mg; lovastatina 40mg; fluvastatina de liberação estendida 80mg; fluvastatina 40mg, 2×/dia; pitavastatina 2 a 4mg

Baixa intensidade
A dose diária deve reduzir o LDL-c aproximadamente < 30%, em média
Recomendação: sinvastatina 10mg; pravastatina 10 a 20mg; lovastatina 20mg; fluvastatina 20 a 40mg; pitavastatina 1mg

Adaptada de American College of Cardiology/American Heart Association (ACC/AHA) Cholesterol Guidelines, 2013.

nas, e para os quais a decisão de iniciar a terapia com estatina não está clara, outros fatores podem ser considerados, como:

- LDL-c primário ≥ 160mg/dL ou outra evidência de dislipidemias genéticas.
- Histórico familiar de DCVA precoce (início < 55 anos de idade em parente de primeiro grau do sexo masculino ou < 65 anos de idade em parente de primeiro grau do sexo feminino).
- Proteína C reativa ultrassensível > 2mg/L.
- Pontuação no escore de cálcio ≥ 300 unidades Agatston ou ≥ percentil 75 para idade, sexo e etnia.
- Índice tornozelo-braquial < 0,9.
- Elevado risco de DCVA ao longo da vida estimado pela calculadora *Pooled Cohort Equation*.

Vale ressaltar que as novas diretrizes identificam pacientes para os quais as evidências científicas disponíveis não embasam a terapia com estatinas e para os quais nenhuma recomendação é feita:

- Pessoas com mais de 75 anos de idade e sem clínica de DCVA presente.
- Pessoas com DRC em hemodiálise.
- Portadores de insuficiência cardíaca em classe funcional II, III ou IV da New York Heart Association (NYHA).

De acordo com artigo recente, que avaliou as novas diretrizes da AHA de 2013, mudanças consideráveis na prática clínica são sugeridas pela nova diretriz para o tratamento do colesterol, incluindo:

1. Evitar a terapia de redução de colesterol em determinados grupos de pacientes.
2. Eliminar avaliações de rotina dos níveis de LDL-c em doentes que recebem terapia com estatina, porque níveis-alvo não são mais enfatizados.
3. Evitar o uso de outras substâncias que não a estatina (isoladamente ou em combinação com estatinas) para reduzir o LDL-c em pacientes intolerantes à estatina.
4. Uso mais conservador das estatinas em pacientes com mais de 75 anos de idade que não têm clínica de DCVA.
5. Reduzir a utilização de marcadores substitutos, como proteína C reativa ultrassensível ou escore de cálcio.
6. Utilização de uma calculadora de risco com o objetivo de atingir um número maior de pacientes para tratamento com estatinas.

Em geral, a corrente de recomendações da ACC/AHA sobre a redução dos níveis de colesterol vai se mover em direção a um tratamento com estatinas e retirar a ênfase de outros agentes para uma gama maior de pacientes do que fizeram as recomendações anteriores. Parece haver interesse considerável em testar prospectivamente a nova calculadora de risco em vários grupos de várias origens étnicas para fundamentar sua relevância como base para a prevenção primária de DCVA.

A referida diretriz também faz alguns questionamentos para outras futuras diretrizes avaliarem:

- O tratamento da hipertrigliceridemia.
- O uso do não HDL-c na decisão de tratamento.
- Se marcadores de tratamento, como apoB, Lp(a) ou partículas de LDL-c, são úteis para guiar a decisão terapêutica.
- Qual a melhor maneira de usar imagens não invasivas para refinar a estimativa de risco para guiar a decisão terapêutica.
- Como o risco de morte por DCVA deve ser utilizado para informar as decisões de tratamento e a idade ideal para iniciar o tratamento com estatinas de modo a reduzir o risco de morte por DCVA.
- Subgrupo de indivíduos com insuficiência cardíaca e em hemodiálise que podem se beneficiar do tratamento com estatinas.
- Efeitos a longo prazo das estatinas, como o desenvolvimento do diabetes, e manejo.
- Eficácia e segurança das estatinas em grupos de pacientes excluídos dos estudos randomizados e controlados até o momento (p. ex., transplante de órgão sólido ou HIV-positivo).
- Papel dos testes farmacogenéticos.

Estatinas

As estatinas são substâncias que atuam primariamente no fígado, inibindo competitivamente a HMG-CoA (hidroximetilglutaril coenzima A) redutase, uma enzima-chave na biossíntese do colesterol. Essa inibição reduz o conteúdo intracelular de colesterol e, como consequência, há aumento do número de receptores de LDL nos hepatócitos, que, assim, removem mais VLDL, IDL e LDL da circulação para repor o colesterol intracelular. Essa classe de medicamentos é mais eficaz na redução do LDL e, adicionalmente, pode diminuir em até 34% os níveis de TG nos pacientes com hipertrigliceridemia de leve a moderada.

Atualmente, estão disponíveis no mercado as seguintes estatinas: rosuvastatina, atorvastatina, sinvastatina, lovastatina, pravastatina, fluvastatina e pitavastatina. As doses das estatinas recomendadas de acordo com o tratamento indicado são encontradas na Tabela 3.1.

As estatinas devem ser administradas em dose única diária. Como a síntese do colesterol é bem maior entre 20h00 e 6h00, elas devem ser administradas preferencialmente à noite (fármacos de meia-vida curta) ou em qualquer horário (aqueles com meia-vida maior, como atorvastatina e rosuvastatina).

São medicamentos geralmente bem tolerados, e efeitos colaterais significativos são pouco comuns, como náuseas, fadiga, distúrbios do sono, mialgia, cefaleia, alterações na função intestinal e erupção cutânea. Efeitos colaterais mais graves, como rabdomiólise e hepatite, são raros.

A recente diretriz da ACC/AHA 2013 recomenda que devem ser avaliadas regularmente a aderência às medicações, a mudança no estilo de vida e a resposta terapêutica, o que deve incluir perfil lipídico em jejum de 4 a 12 semanas após início ou ajuste da dose da estatina e de 3 a 12 meses depois (grau de recomendação I, nível de evidência A).

A diretriz também recomenda o uso da dose máxima tolerada de estatina naqueles indivíduos com indicação de estatina de intensidade moderada a alta (grau de recomendação IIa, nível de evidência B).

Em indivíduos que apresentem resposta terapêutica menor do que a esperada ou intolerantes à intensidade da terapia com a estatina indicada, estão recomendados: reforçar a aderência medicamentosa, reforçar a aderência à mudança no estilo de vida e excluir causas secundárias de hiperlipidemia (grau de recomendação I, nível de evidência A).

De acordo com os especialistas, a diretriz da ACC/AHA recomenda que, para indivíduos de alto risco para DCVA (DCVA clínica < 75 anos; LDL-c basal ≥ 190mg/dL; diabéticos entre 40 e 75 anos) recebendo terapia com estatina na máxima intensidade tolerada e que continuam apresentando resposta menor do que a esperada, pode ser considerada a adição de outra droga que não a estatina redutora de colesterol, preferencialmente aquelas que estudos randomizados e controlados confirmem reduzir eventos de DCVA, assim como nos indivíduos intolerantes à estatina (grau de recomendação IIa, nível de evidência C).

A diretriz ainda contraindica a medida rotineira da creatinocinase (CK) em indivíduos em uso de estatina (grau de recomendação III, nível de evidência A). De acordo com os especialistas, a medida sérica da CK deve ser reservada para aqueles pacientes com sintomas musculares (fadiga ou fraqueza muscular, dor, câimbra, rigidez). Entretanto, pode ser útil a medida da CK basal naqueles com risco aumentado de eventos musculares adversos, o que inclui aqueles com história pessoal ou familiar de intolerância à estatina ou doença muscular ou terapia com fármacos concomitantes que aumentam a probabilidade de miopatia (grau de recomendação IIa, nível de evidência C).

A medida basal dos níveis de transaminase hepática (ALT) deve ser realizada antes do início da terapia com estatinas (grau de recomendação I, nível de evidência B). Durante a terapia, é razoável medir a função hepática caso surjam sintomas de hepatotoxicidade (p. ex., fadiga ou fraqueza não usual, perda de apetite, dor abdominal, urina escurecida ou pele ou esclera amareladas), de acordo com a opinião de especialistas (grau de recomendação IIa, nível de evidência C).

Pacientes que estão recebendo estatinas devem ser avaliados para diabetes de início recente, e os que desenvolvem diabetes durante o uso de estatinas devem ser encorajados a aderir a uma dieta saudável, engajados em uma atividade física, atingir e manter peso corporal saudável, cessar o tabagismo e continuar com o uso da estatina para reduzir o risco de DCVA (grau de recomendação I, nível de evidência B).

Niacina

A niacina ou ácido nicotínico exerce efeitos favoráveis sobre as concentrações plasmáticas de todas as lipoproteínas:

- Promove diminuição da síntese hepática de VLDL-c, reduzindo tanto o LDL-c como o IDL-c.
- Tem ação antilipolítica (por redução da ação da lipase tecidual dos adipócitos), levando à menor liberação de ácidos graxos livres, com consequente redução da síntese de TG pelos hepatócitos.
- Propicia a conversão de partículas de LDL-c pequenas e densas em partículas de maior diâmetro, que são menos aterogênicas.

Essa medicação está disponível sob a forma de comprimidos revestidos contendo 250mg, 500mg, 750mg e 1.000mg de ácido nicotínico. Recomenda-se a dose inicial de 500mg à noite, com ajuste de dose a cada 4 semanas, sendo a dose habitual de 1 a 2g/dia. Sua utilização reduz o CT em aproximadamente 15%, o LDL-c em 30% e os TG em cerca de 30%, propiciando também a elevação do HDL-c em 15% a 25%.

A grande limitação para o uso frequente desse fármaco são os efeitos colaterais, principalmente rubor cutâneo, que pode ser minimizado com aumento gradual e lento da dose, a ingestão durante as refeições e a não utilização de líquidos quentes e bebidas alcoólicas em horários próximos à administração. O uso de ácido acetilsalicílico ou de outros inibidores da ciclo-oxigenase de 20 a 30 minutos antes da medicação também pode ser útil, pois o rubor é mediado pelas prostaglandinas. O uso do lorapipranto (antagonista do receptor da prostaglandina D2) em associação com o ácido nicotínico parece reduzir o aparecimento de *flushing*; entretanto, a medicação disponível no mercado com essa combinação (ácido nicotínico de liberação prolongada + laropipranto) foi suspensa em 2013 devido aos dados preliminares do estudo HPS2-THRIVE, que evidenciaram que esse novo esquema terapêutico não reduziu significativamente desfechos relacionados com a aterosclerose, quando comparado ao uso isolado de estatinas, e aumentou a incidência de eventos adversos sérios não fatais.

Outros efeitos colaterais descritos são: náuseas, tonturas, desconforto abdominal, irritação gástrica, mialgia, prurido e pele seca. A complicação mais grave relacionada com o uso da niacina é a hepatotoxicidade, que está presente em menos de 1% dos casos.

Antes do início do tratamento com niacina, recomenda-se a medição dos valores basais de transaminases hepáticas, glicose de jejum ou hemoglobina glicada e ácido úrico (grau de recomendação I, nível de evidência B). A niacina está contraindicada quando as transaminases hepáticas se encontram de duas a três vezes acima do limite superior da normalidade, se houver sintomas cutâneos severos persistentes ou se ocorrer fibrilação atrial ou perda de peso (grau de recomendação III, nível de evidência B).

Sequestradores de ácidos biliares

Os principais representantes desse grupo são: colestiramina, colestipol e colesevelam. As resinas não são absorvidas no trato gastrointestinal e atuam reduzindo a absorção intestinal de sais biliares e, consequentemente, do colesterol. Isso resulta em expressão aumentada de receptores para LDL-c nas membranas dos hepatócitos, promovendo a consequente redução nos níveis séricos de LDL-c. Atualmente, apenas a colestiramina é comercializada no Brasil, apresentada em envelopes de 4g, na forma de pó. A dose inicial recomendada é de 8g ao dia, devendo ser ingerida durante as refeições e dividida em duas tomadas, podendo ser aumentada até a dose máxima de 24g/dia. A colestiramina promove redução do LDL-c em torno de 15%, podendo chegar a 25% nas doses máximas. Seu principal efeito colateral é a constipação intestinal, além de outros sintomas gastrointestinais, como náuseas, meteorismo e empachamento. Em casos raros, podem ocorrer esteatorreia e má absorção de vitaminas lipossolúveis. As resinas não devem ser utilizadas em monoterapia em pacientes com hipertrigliceridemia (≥ 300mg/dL) devido à possibilidade de aumento dos níveis séricos de TG em decorrência do aumento da síntese hepática de VLDL-c desencadeado pelo uso do medicamento.

O perfil lipídico deve ser dosado antes do início da medicação, 3 meses após e a cada 6 a 12 meses, posteriormente. Deve-se usar com cautela em caso de TG entre 250 e 299mg/dL, avaliar o perfil lipídico em jejum de 4 a 6 semanas após o início e descontinuar se os TG excederem a 400mg/dL.

Inibidores da absorção do colesterol

O medicamento representante dessa classe é o ezetimibe, que inibe a absorção do colesterol alimentar e biliar mediante a redução da captação de colesterol e fitoesteróis pelos enterócitos, sem afetar a absorção de vitaminas lipossolúveis, TG ou ácidos biliares.

Trata-se de um fármaco com boa tolerabilidade, disponível na forma de comprimidos de 10mg isoladamente ou de comprimidos com a associação de ezetimibe (10, 20, 40 ou 80mg) e sinvastatina. A dose de 10mg/dia resulta em queda de 15% a 10% no LDL-c e aumento de 2,5% a 5% no HDL-c.

É razoável a obtenção dos níveis basais das transaminases hepáticas antes do início do uso do ezetimibe. Quando o ezetimibe for coadministrado com a estatina, o nível de transaminases deverá ser monitorizado, devendo ser descontinuado caso a elevação de ALT persista acima de três vezes o limite superior da normalidade.

Um estudo recente (IMPROVE-IT) comparou a utilização de sinvastatina isoladamente e associada ao ezetimibe em pacientes com síndrome coronariana aguda e evidenciou que, após uma mediana de 6 anos de acompanhamento, aqueles em terapia combinada apresentaram diminuição adicional nos níveis de LDL-c, além de diminuição dos desfechos cardiovasculares.

Fibratos

O mecanismo de ação dos fibratos é complexo, atuando mediante a ativação do fator de transcrição nuclear PPAR-α, receptor hormonal nuclear que está expresso no fígado e em outros tecidos. Esse estímulo leva a aumento da oxidação de ácidos graxos livres (AGL), menor secreção hepática de VLDL-c, aumento da produção e ação da lipase lipoproteica, que é responsável pela hidrólise intravascular de TG, e redução da apoCIII, que responde pela inibição da lipase lipoproteica. Esses efeitos contribuem para redução dos níveis de TG e menor conversão de VLDL-c em LDL-c. Além disso, a ativação do PPAR-α estimula a expressão de apoAI e apoAII, elevando o HDL-c.

Os principais fibratos disponíveis são: fenofibrato, ciprofibrato, bezafibrato e genfibrozil. São medicações geralmente bem toleradas, apresentando como principais efeitos colaterais: erupção cutânea, miopatia, sintomas gastrointestinais e elevação de aminotransferases e fosfatase alcalina. Essas medicações reduzem em 30% a 60% os níveis séricos de TG, aumentam os níveis de HDL-c em 15% a 30% e apresentam ação variável sobre o LDL-c.

Os fibratos são considerados os medicamentos de escolha para o tratamento de hipertrigliceridemia; entretanto, a indicação de seu uso para prevenção de DCVA ainda é incerta. A Endocrine Society indica que o uso de fibratos seja considerado em pacientes com hipertrigliceridemia severa e muito severa (TG > 1.000mg/dL e 2.000mg/dL, respectivamente) em combinação com dieta pobre em gordura e carboidratos simples, com o objetivo de reduzir o risco de pancreatite. A diretriz atual de dislipidemia da ACC/AHA sugere que o fenofibrato poderá ser considerado em pacientes com níveis de TG > 500mg/dL e em uso de estatinas de intensidade moderada ou baixa apenas quando os benefícios em reduzir DCVA forem considerados superiores ao risco de eventos adversos.

Genfibrozil não deve ser iniciado em pacientes sob uso de estatinas devido ao aumento do risco de sintomas musculares e rabdomiólise.

Avaliação renal, com medida da creatinina sérica e da taxa de filtração glomerular (TFG), deve ser feita antes do início do uso do fenofibrato, 3 meses após o início e, posteriormente, a cada 6 meses. Seu uso não deve ser iniciado ou deve ser descontinuado em caso de TFG < 30mL/min/1,73m^2

e não se deve ultrapassar a dose de 54mg/dia em caso de TFG entre 30 e 59mL/min/1,73m².

Ácidos graxos ômega-3

Os ácidos graxos ômega-3 apresentam como principais representantes os ácidos eicosapentanoico (EPA) e decosaexanoico (DHA), também conhecidos como óleos de peixe, por serem extraídos de peixes dos mares árticos e águas frias. Atuam mediante a inibição da síntese de VLDL e de apoB.

Encontram-se disponíveis usualmente em cápsulas de 1.000mg com teor de 30% de ácidos ômega-3. A dose recomendada é de 1g duas vezes ao dia; se necessário, a dose de EPA e DHA pode ser elevada para 9g/dia. Sua utilização na dose diária de 3g pode promover diminuição dos níveis de TG em até 30% e, na dose de 9g/dia, reduzir em até 50% o TG sérico, apresentando efeito pequeno e variável sobre o LDL-c e o HDL-c.

Os principais efeitos colaterais são náuseas, distensão abdominal, flatulência e sabor de peixe na boca.

Se o DHA e/ou o ácido EPA são usados para manejo da hipertrigliceridemia grave (TG ≥ 500mg/dL), é razoável avaliar o paciente quanto à possibilidade de distúrbios gastrointestinais, mudanças na pele e sangramento.

Tratamento de hipertrigliceridemia

É recomendada mudança no estilo de vida, incluindo aconselhamento quanto a uma dieta equilibrada, atividade física e um programa para redução de peso em indivíduos com sobrepeso e obesidade, como tratamento inicial da hipertrigliceridemia de leve a moderada. Para a hipertrigliceridemia grave e muito grave (≥ 1.000mg/dL), é recomendada a combinação de redução de gordura na dieta e ingestão de carboidratos simples, associada ao tratamento medicamentoso para reduzir o risco de pancreatite.

Recomenda-se que um fibrato seja utilizado como agente de primeira linha para redução de TG em pacientes com risco de pancreatite induzida por TG.

Além disso, sugere-se que três classes de fármacos (fibratos, niacina, ácidos graxos ômega-3), isoladamente ou em combinação com estatinas, devem ser consideradas como opções de tratamento em pacientes com níveis moderados a graves de TG.

As estatinas não devem ser utilizadas em monoterapia para hipertrigliceridemia grave ou muito grave. Contudo, podem ser úteis para o tratamento de hipertrigliceridemia moderada, quando indicadas para modificar o risco cardiovascular.

Bibliografia

Berglund L, Brunzell JD, Goldberg AC et al. Evaluation and treatment of hypertriglyceridemia: an Endocrine Society Clinical Practice Guideline. J Clin Endocrinol Metab September 2012; 97:2969-89.

Cannon CP. The IDEAL cholesterol: lower is better. JAMA 2005; 294:2492.

Cannon CP, Blazing MA, Giugliano RP et al. Ezetimibe added to statin therapy after acute coronary syndromes. N Engl J Med 2015 Jun 18; 372(25):2387-97.

Criqui MH, Cowan LD, Tyroler HA et al. Lipoproteins as mediators for the effects of alcohol consumption and cigarette smoking on cardiovascular mortality: results form the Lipid Research Clinics Follow-up Study. Am J Epidemiol 1987; 126:629.

Dursun SM, Szemis A, Andrews H, Reveley MA. The effects of clozapine on levels of total cholesterol and related lipids in serum of patients with schizophrenia: a prospective study. J Psychiatry Neurosci 1999; 24:453.

Executive Summary of The Third Report of The National Cholesterol Education Program (NCEP). Expert Panel on Detection, Evaluation, and Treatment of High Blood Cholesterol In Adults (Adult Treatment Panel III). JAMA 2001; 285(19):2486-97.

Facchini FS, Hollenbeck CB, Jeppesen J et al. Insulin resistance and cigarette smoking. Lancet 1992; 339:1128.

Ferreira VMSG, Viana CFG, Gomes AV, Ibiapina GH. Investigação diagnóstica das dislipidemias. In: Vilar L. Endcocrinologia clínica. 5. ed. Rio de Janeiro: Guanabara Koogan, 2013:815-29.

Fonseca FAH, Fonseca MIH, Vilar L, Izar MCO. Tratamento da hipercolesterolemia. In: Vilar L. Endocrinologia clínica. 5. ed. Rio de Janeiro: Guanabara Koogan, 2013:843-60.

Garg A, Grundy SM. Nicotinic acid as therapy for dyslipidemia in non-insulin-dependent diabetes mellitus. JAMA 1990; 264:723.

Garvey WT, Kwon S, Zheng D et al. Effects of insulin resistance and type 2 diabetes on lipoprotein subclass particle size and concentration determined by nuclear magnetic resonance. Diabetes 2003; 52:453.

Goff DC Jr, Lloyd-Jones DM, Bennett G, et al. 2013 ACC/AHA Guideline on the Assessment of Cardiovascular Risk: A report of the American College of Cardiology/American Heart Association Task Force on Practice Guidelines. Circulation 2013.

Goff Jr GC, Bertoni AG, Kramer H et al. Dylipidemia prevalence, treatment, and control in the Multi-Ehtnic Study of Atherosclerosis (MESA): gender, ethnicity, and coronary artery calcium. Circulation 2006; 113:647-56.

Haynes R, Jiang L, Hopewell JC et al. HPS2-THRIVE randomized placebo-controlled trial in 25673 high-risk patients of ER niacin/laropiprant: trial design, pre-specified muscle and liver outcomes, and reasons for stopping study treatment. Eur Heart J 2013 May; 34(17):1254-7.

Hayward RA, Hofer TP, Vijan S. Narrative review: lack of evidence for recommended low-density lipoprotein treatment targets: a solvable problem. Ann Intern Med 2006; 145:520.

Henderson DC, Cagliero E, Gray C, et al. Clozapine, diabetes mellitus, weight gain, and lipid abnormalities: A five-year naturalistic study. Am J Psychiatry 2000; 157:975.

Henderson DC. Clozapine: diabetes mellitus, weight gain, and lipid abnormalities. J Clin Psychiatry 2001; 62(Suppl 23):39.

Hubert HB, Feinleib M, McNamara PM, Castelli WP. Obesity as an independent risk factor for cardiovascular disease: a 26-year follow-up of participants in the Framingham Heart Study. Circulation 1983; 67:968.

Izar COM, Fonseca MIH, Fonseca FAH. Hipertrigliceridemia: por que, quando e como tratar? In: Vilar L. Endcocrinologia clínica. 5. ed. Rio de Janeiro: Guanabara Koogan, 2013:830-42.

Jellinger PS, Smith DA, Mehta AE et al. The AACE Task Force for Management of Dyslipidemia and Prevention of Atherosclerosis. American Association of Clinical Endocrinologist`s Guidelines for Management of Dyslipidemia and Prevention of Atherosclerosis. Endocr Pract 2012; 18(Suppl 1).

Kannel WB. Some lessons in cardiovascular epidemiology from Framingham. Am J Cardiol 1976; 37:269.

Keaney Jr. JF, Curfman GD, Jarcho JA. A pragmatic view of the new cholesterol treatment guidelines. N Engl J Med 2014; 370:3.

Lipids and lipoproteins in symptomatic coronary heart disease. Distribution, intercorrelations, and significance for risk classification in 6,700 men and 1,500 women. The Bezafibrate Infarction Prevention (BIP) Study Group, Israel. Circulation 1992; 86:839.

Manolio TA, Pearson TA, Wenger NK et al. Cholesterol and heart disease in older persons and women. Review of an NHLBI workshop. Ann Epidemiol 1992; 2:161.

Moffatt RJ. Effects of cessation of smoking on serum lipids and high density lipoprotein-cholesterol. Atherosclerosis 1988; 74:85.

Musunuru K. Atherogenic dyslipidemia: cardiovascular risk and dietary intervention. Lipids 2010; 45:907

National Cholesterol Education Program (NCEP) Expert Panel on Detection, Evaluation, and Treatment of High Blood Cholesterol in Adults (Adult Treatment Panel III). Third Report of the National Cholesterol Education Program (NCEP) Expert Panel on Detection, Evaluation, and Treatment of High Blood Cholesterol in Adults (Adult Treatment Panel III) final report. Circulation 2002; 106:3143.

Neves C, Alvez M, Medina JL, Delgado JL. Thyroid diseases, dyslipidemia and cardiovascular pathology. Rev Port Cardiol 2008; 27:1211-36.

Nilsson P, Lundgren H, Söderström M et al. Effects of smoking cessation on insulin and cardiovascular risk factors--a controlled study of 4 months' duration. J Intern Med 1996; 240:189.

Osser DN, Najarian DM, Dufresne RL. Olanzapine increases weight and serum triglyceride levels. J Clin Psychiatry 1999; 60:767.

Park H, Kim K. Association of alcohol consumption with lipid profile in hypertensive men. Alcohol Alcohol 2012; 47:282.

Pencina MJ, Navar-Boggan AM, D'Agostino RB et al. Application of new cholesterol guidelines to a population-based sample. N Engl J Med 2014; 370:1422-31.

Rosenson RS, Baker AL, Chow MJ, Hay RV. Hyperviscosity syndrome in a hypercholesterolemic patient with primary biliary cirrhosis. Gastroenterology 1990; 98:1351.

Rosenson RS. Low HDL-C: a secundary target of dyslipidemia therapy. Am J Med 2005; 118(10):1067-77.

Stone NJ, Robinson J, Lichtenstein AH et al. ACC/AHA guideline on the treatment of blood cholesterol to reduce atherosclerotic cardiovascular risk in adults: a report of the American College of Cardiology/American Heart Association Task Force on Practice Guidelines. Circulation 2013 November 12.

Terres W, Becker P, Rosenberg A. Changes in cardiovascular risk profile during the cessation of smoking. Am J Med 1994; 97:242.

Trovão E, Bandeira F. Dyslipidemia. In: Bandeira F. Endocrinology and diabetes. A problem-oriented approach. New York: Springer + Business Media, 2014: 489-502.

Wakabayashi I. Comparison of the relationships of alcohol intake with atherosclerotic risk factors in men with and without diabetes mellitus. Alcohol Alcohol 2011; 46:301.

Wynder EL, Harris RE, Haley NJ. Population screening for plasma cholesterol: community-based results from Connecticut. Am Heart J 1989; 117:649-56.

Xavier HT, Izar MC, Faria Neto JR et al. V Diretriz Brasileira de Dislipidemias e Prevenção da Aterosclerose. Sociedade Brasileira de Cardiologia outubro 2013; 101(4, Supl. 1).

Zavaroni I, Dall'Aglio E, Alpi O, et al. Evidence for an independent relationship between plasma insulin and concentration of high density lipoprotein cholesterol and triglyceride. Atherosclerosis 1985; 55:259.

Maria de Fátima Nunes de Oliveira Mesquita • Roberto de Oliveira Buril

Doença Arterial Coronariana Crônica Estável

DEFINIÇÃO E FISIOPATOLOGIA

Doença arterial coronariana (DAC) crônica estável é caracterizada por uma reversível demanda aumentada e suprimento inadequado de sangue para o miocárdio, resultando em isquemia.

Forma clínica mais comum de apresentação da DAC crônica, a angina do peito caracteriza-se por dor ou desconforto em tórax, epigástrio, mandíbula, membro, dorso ou membros superiores, tipicamente desencadeada ou agravada por estresse físico ou emocional e atenuada por repouso ou pelo uso de nitroglicerina e derivados. A angina do peito pode ser normalmente reproduzida em exames indutores de isquemia em geral e ocorre em portadores de DAC com acometimento de pelo menos uma artéria epicárdica. Todavia, a angina pode ocorrer em casos de doença valvar aórtica, isquemia de microcirculação, cardiomiopatia hipertrófica, hipertensão não controlada, êmbolos e espasmos coronarianos.

No entanto, a DAC estável pode apresentar-se clinicamente associada a diferentes mecanismos fisiopatológicos, que incluem: obstrução de artérias epicárdicas por placas ateromatosas; espasmo focal ou difuso de vaso com ou sem doença aterosclerótica; disfunção ventricular causada por lesão aguda prévia ou músculo hibernado; e disfunção microvascular. Esses mecanismos podem atuar isoladamente ou combinados. A isquemia/hipoxemia miocárdica é causada por desbalanço entre a oferta de oxigênio para o tecido e sua demanda, e as consequências dessa isquemia ocorrem em uma sequência temporal, que envolve: (1) aumento das concentrações de íons de H^+ e K^+ na circulação venosa que drena o território isquêmico; (2) sinais de disfunção diastólica e posteriormente sistólica com anormalidades regionais de movimentação da parede ventricular; (3) aparecimento de alterações eletrocardiográficas nos segmentos ST-T; (4) dor torácica anginosa. Essa sequência mostra por que técnicas diagnósticas baseadas em perfusão miocárdica ou movimentação da parede são mais sensíveis do que as baseadas em eletrocardiograma (ECG) ou sintomas para detecção de isquemia.

A isquemia miocárdica por obstrução arteriolar é decorrente tanto de disfunção endotelial como da presença de placa de ateroma em si. A disfunção endotelial reduz a reserva coronariana, acarretando redução das substâncias vasodilatadoras produzidas pelo endotélio e aumento das vasoconstritoras, além de aumento da trombogenicidade do vaso, por produzir maior ativação plaquetária e menor fibrinólise. Além disso, atrai para a camada íntima monócitos e linfócitos T circulantes, miócitos da camada média e as plaquetas, que produzem substâncias proliferativas. Assim, inicia-se a formação da placa de ateroma que acomete a íntima dos vasos e constitui-se de células espumosas (macrófagos com partículas de LDL-oxidado) e células musculares lisas secretoras de colágeno. Com a proliferação dessas células, há crescimento progressivo da placa e obstrução vascular insidiosa ou formação de uma placa instável, a qual é mais importante na fisiopatologia da DAC aguda. Em ambos os casos, podem ocorrer redução da perfusão miocárdica e alterações reversíveis ou não da função cardíaca; desse modo, dependendo do grau e da duração da isquemia, há diferentes formas de apresentação da doença arterial. A Figura 4.1 resume o processo de formação de placa de ateroma e a relação entre doença coronariana estável e aguda ou instável.

EPIDEMIOLOGIA

Para fins epidemiológicos, angina estável é um diagnóstico fundamentado na história clínica. Questionários clínicos propostos (questionário Rose) para o diagnóstico de DAC apresentam boa especificidade para angina (80% a 95%), mas sensibilidade variável (20% a 80%). Desse modo, existem muitas diferenças epidemiológicas entre os diversos estudos.

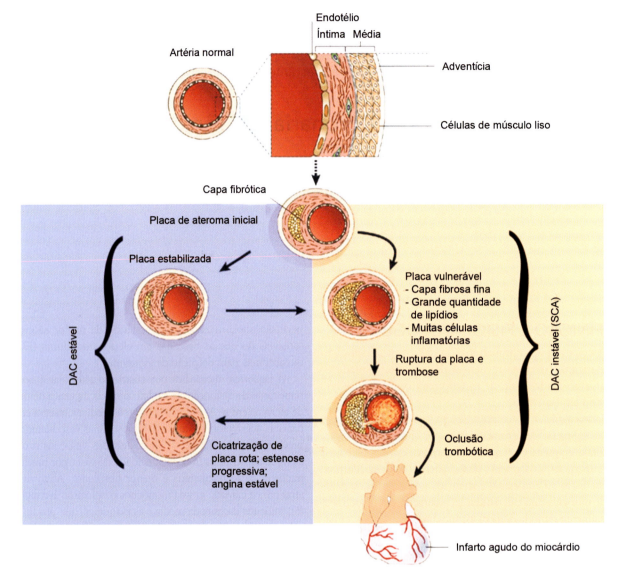

Figura 4.1 Processo de formação de placa de ateroma – relação entre DAC crônica e aguda. (Adaptada de: Nature Reviews.) (SCA: síndrome coronariana aguda.)

A prevalência de angina aumenta com a idade em ambos os sexos, de 4% a 7% em indivíduos de 45 a 64 anos para 10% a 14% em indivíduos de 65 a 84 anos de idade. Os fatores de risco tradicionais para desenvolvimento de DAC são: hipertensão, hipercolesterolemia (LDL alto, HDL baixo), diabetes, sedentarismo, obesidade, tabagismo e história familiar. Esses fatores agravam a progressão de pacientes que têm DAC definida, mas o tratamento adequado pode reduzir os riscos.

AVALIAÇÃO DIAGNÓSTICA E CLASSIFICAÇÃO

A história clínica é o primeiro passo na avaliação de pacientes com dor torácica ou história de DAC estável definida. Deve incluir avaliação detalhada dos sintomas, incluindo caráter da dor, duração, localização e intensidade (em caso de angina do peito). Deve ser lembrado, também, que os pacientes podem apresentar sintomas atípicos, principalmente idosos e mulheres. O estudo WISE (*Women's Ischemic Syndrome Evaluation*) observou que 65% das mulheres exibiam sintomas atípicos na apresentação de angina, que incluíam: náuseas, vômitos, desconforto epigástrico, "pontada", "facada" e dispneia, entre outros. A avaliação e a classificação de dor anginosa podem ser vistas nas Tabelas 4.1 e 4.2. A história de um paciente com dor anginosa pode ser típica e importante para o diagnóstico de pacientes com DAC estável, porém outros diagnósticos diferenciais devem ser lembrados, os quais podem ser encontrados na Tabela 4.3. Após a avaliação da dor, a angina necessita ser classificada como estável ou instável. As formas de apresentação de angina instável estão resumidas na Tabela 4.4. Após a definição da dor, o paciente deve ser arguido sobre fatores de risco e fatores agravantes de doença coronarina e classificado de acordo com o risco para a presença de DAC. A probabilidade pré-teste de DAC pode ser observada na Tabela 4.5.

CAPÍTULO 4 Doença Arterial Coronariana Crônica Estável

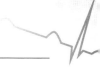

Tabela 4.1 Avaliação de dor anginosa

Angina típica	Preenche os três critérios abaixo: Desconforto subesternal com caráter e duração típicos Provocado por esforço físico ou estresse emocional Alivia com repouso ou uso de nitratos em minutos
Angina atípica	Preenche dois dos critérios já relatados
Dor provavelmente não anginosa	Não preenche os critérios descritos ou preenche somente um critério

Tabela 4.2 Classificação da gravidade da angina de acordo com a Sociedade Canadense de Cardiologia

Classe I	Esforços cotidianos não causam angina: angina é causada por esforço extenuante, rápido ou prolongado no trabalho ou recreação
Classe II	Discreta limitação aos esforços cotidianos: angina ao andar ou subir escadas rapidamente, subir escadas ou caminhar após se alimentar, ou no frio, ou sob estresse, ou somente nas primeiras horas após acordar Angina ao andar mais de duas quadras no plano ou subir mais de um lance de escada em velocidade rotineira
Classe III	Limitação aos esforços cotidianos: angina ao andar uma ou duas quadras ou subir um lance de escada em condições normais em velocidade rotineira
Classe IV	Inabilidade para realizar qualquer atividade física sem desconforto: dor anginosa pode estar presente em repouso

Tabela 4.3 Diagnóstico diferencial de dor torácica

Cardiovascular	Pulmonar	Gastrointestinal	Parede torácica	Psiquiátrica
Dissecção de aorta Pericardite	Embolia Pneumonia Pleurite Pneumotórax	Esofagite Espasmo esofágico Refluxo gastroesofágico Cólica biliar Colecistite Colangite Pancreatite Úlcera péptica	Costocondrite Fibrosite Artrite esternoclavicular Fratura de costela Herpes zoster	Hiperventilação Síndrome do pânico Ansiedade primária Depressão Distúrbios somáticos

Adaptada de: Gibbons RJ, Abrams J, Chatterjee K et al. ACC/AHA 2012 guideline update for the management of patients with chronic stable angina.

Tabela 4.4 Angina instável – principais apresentações

Angina em repouso	Usualmente com duração > 20 minutos, ocorrendo há cerca de 1 semana
Angina de aparecimento recente	Com pelo menos gravidade CCS III e com início há 2 meses
Angina em crescendo	Angina previamente diagnosticada, que se apresenta com mais frequência, com episódios de maior duração, ou com limiar menor

Adaptada de: Diretriz de angina estável – Arq Bras Cardiol Volume 83, 2014.
CCS: Canadian Cardiovascular Society.

Tabela 4.5 Probabilidade de DAC pré-teste em pacientes por idade, sexo e sintomatologia

	Dor não anginosa		Angina atípica		Angina típica	
Idade	Homem	Mulher	Homem	Mulher	Homem	Mulher
30 a 39 anos	7	2	34	12	76	26
40 a 49 anos	13	3	51	22	87	55
50 a 59 anos	20	7	65	31	93	73
60 a 69 anos	27	14	72	51	94	86

Adaptada de: Gibbons RJ, Abrams J, Chatterjee K et al. ACC/AHA 2012 guideline update for the management of patients with chronic stable angina.

O exame físico costuma ser normal ou não específico em pacientes com angina estável, porém pode mostrar condições como insuficiência cardíaca, doença valvar e cardiomiopatia hipertrófica. Pode ser observada evidência de doença vascular por sopro carotídeo ou de doença renal, diminuição de pulsos periféricos ou palpação de aneurisma abdominal. Pressão arterial elevada e presença de xantomas apontam para a presença de fatores de risco de DAC. Dor reproduzida por aperto da musculatura torácica sugere etiologia musculoesquelética, porém não exclui a presença de DAC.

Eletrocardiograma de repouso

O ECG obtido em repouso é normal em 50% dos pacientes com angina do peito típica. Podem ser encontrados sinais de infarto do miocárdio antigo (fibrose miocárdica) e, ainda, achados inespecíficos, como alterações de repolarização, hipertrofia ventricular esquerda e anormalidades da condução intraventricular sugestivas de cardiopatia isquêmica. A presença de alterações de ST-T em vigência de dor anginosa tem importante valor diagnóstico e prognóstico. A angina variante ou de Prinzmetal, caracterizada pela elevação do ST durante as crises anginosas, tem como substrato fisiopatológico aumento do tônus ou espasmo de artéria(s) epicárdica(s), com ou sem aterosclerose detectada pela cineangiocoronariografia. Difere da síndrome X, que se caracteriza por depressão do segmento ST, com ou sem comprometimento das artérias epicárdicas, resultante de comprometimento da microcirculação. Quanto à estratificação de risco, os pacientes com angina estável que apresentam qualquer uma das alterações descritas anteriormente estão sob risco maior do que aqueles que apresentam ECG normal.

Radiografia de tórax

A radiografia de tórax normalmente representa a primeira modalidade de imagem utilizada nos pacientes com dor torácica. Sua principal finalidade é a avaliação de diagnósticos diferenciais. Assim, pode orientar para outras patologias, como pneumotórax, pneumomediastino, fraturas de costela, infecções agudas, aneurisma de aorta, dissecções da aorta e tromboembolismo pulmonar. Posteriormente, a radiografia torácica pode ajudar a identificar sinais de insuficiência cardíaca esquerda (congestão pulmonar), cardiomegalia ou aneurisma de ventrículo esquerdo, achados associados a pior prognóstico nos pacientes com DAC estável. Algumas patologias avaliadas pela radiografia e que fazem diagnóstico diferencial com a DAC podem ser observadas na Figura 4.2.

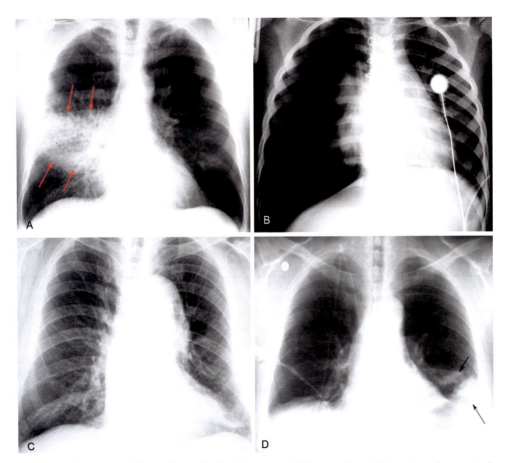

Figura 4.2 Patologias com diagnóstico diferencial com DAC. **A** Pneumonia. **B** Pneumotórax. **C** Aneurisma dissecante de aorta. **D** Tromboembolismo pulmonar.

Ecocardiograma de repouso

O ecocardiograma é um exame não invasivo, que se utiliza de ondas de ultrassom e do efeito Doppler para avaliar dimensões das cavidades cardíacas, avaliações de válvulas e vasos cardíacos e movimentação das paredes. De acordo com a diretriz europeia, um ecocardiograma de repouso deve ser realizado em todos os pacientes com suspeita de doença coronariana com o objetivo de: (1) excluir diferenciais diagnósticos; (2) identificar movimentações anormais de parede sugestivas de DAC; (3) identificar pacientes com função ventricular reduzida (pacientes sob risco maior); (4) avaliação da função diastólica.

Tomografia computadorizada

A tomografia computadorizada (TC) do sistema cardiovascular detecta e quantifica a calcificação da artéria coronariana (CAC), um marcador da presença e extensão da doença aterosclerótica. Muito se questionava se o escore de cálcio representaria um marcador de risco independente para eventos coronarianos, ou seja, se haveria adição de informação em relação à avaliação dos fatores de risco tradicionais. Estudos mostram que a avaliação do escore de cálcio complementa as informações de estratificação de risco clínico e pode alterar condutas clínicas, principalmente nos pacientes considerados de risco intermediário pelos escores de Framingham. O escore de cálcio não só adicionou novo valor prognóstico ao escore de Framingham, mas também aos valores isolados de proteína C reativa, um marcador inflamatório também importante na avaliação de risco de eventos cardiovasculares.

São aceitas as seguintes afirmações em relação ao uso clínico do escore de cálcio:

- Escore de cálcio negativo (CAC = 0) indica baixa probabilidade de DAC e de eventos cardiovasculares futuros.
- Ausência de CAC é preditiva de baixo risco em um período de 2 a 5 anos.
- Escore de cálcio positivo (CAC > 0) confirma a presença de DAC.
- Valor de escore de cálcio alto (> 400 ou > percentil 75 para idade e sexo) significa risco de moderado a alto para eventos clínicos em 2 a 5 anos.
- Medida da CAC é preditora independente de eventos e acrescenta valor prognóstico em relação aos fatores de risco tradicionais de Framingham e à proteína C reativa.
- A quantificação da CAC pode alterar a conduta clínica, principalmente em pacientes de risco intermediário. Nesses casos, os pacientes poderiam ser tratados como de alto risco para eventos cardiovasculares – recomendação baseada em opinião de especialistas, não testada em estudos prospectivos.

Atualmente, recomenda-se o uso de TC do sistema cardiovascular em pacientes assintomáticos e com risco intermediário pelos critérios de Framingham ou em pacientes assintomáticos e com histórico de DAC precoce na família. A TC de coronárias é indicada na avaliação de coronárias anômalas, na de estenoses coronarianas em pacientes com probabilidade intermediária de DAC e testes de isquemia duvidosos ou conflitantes, na de estenoses coronarianas em pacientes com baixa probabilidade de DAC e testes de isquemia positivos e na avaliação da patência de enxertos cirúrgicos e como opção à angiografia invasiva no diagnóstico diferencial de cardiomiopatias isquêmicas *versus* não isquêmicas e à angiografia invasiva no seguimento de pacientes com doença de Kawasaki. A angiotomografia com múltiplos detectores encontra-se em franco desenvolvimento; entretanto, no momento, não caracteriza uma ferramenta de rotina para todos os pacientes. A capacidade de qualificação do tipo de placa visibilizada traz novas perspectivas à avaliação do risco coronariano; no entanto, investigações nessa área ainda são necessárias.

Testes de estresse

Os testes de estresse miocárdico podem trazer informações úteis e indispensáveis para estabelecer o diagnóstico e estimar o prognóstico em pacientes com DAC estável. Entretanto, o uso indiscriminado desses testes produz poucas informações adicionais. A indicação apropriada para a realização desses testes e sua acurácia (valor preditivo positivo) dependem da probabilidade pré-teste da população em estudo (Tabela 4.5).

Teste ergométrico (TE) e teste cardiopulmonar (TCP)

Método não invasivo, de fácil acessibilidade e pouco dispendioso, o TE é usado frequentemente para diagnosticar cardiopatia isquêmica, orientar o tratamento e estimar o prognóstico, e deve ser realizado em todos os pacientes com dor torácica típica ou atípica. As contraindicações ao exame são angina em repouso nas últimas 48 horas, arritmias ventriculares graves, estenose aórtica grave, miocardite aguda, insuficiência cardíaca descompensada e endocardite infecciosa ativa, portadores de graves comorbidades (artrites, amputações, doença arterial periférica, doença pulmonar obstrutiva crônica [DPOC] e reduzida capacidade funcional). O TE tem maior acurácia quando realizado em pacientes com probabilidade intermediária de DAC com base na idade, no sexo e nos sintomas apresentados. Para a interpretação, devem ser consideradas as respostas clínicas relacionadas com os sinais e sintomas, a capacidade funcional e as respostas eletrocardiográficas e hemodinâmicas. As variáveis mais preditivas relacionadas com o diagnóstico de obstrução coronariana são: depressão do segmento ST > 1mm, com configuração horizontal ou descendente, e a presença da dor anginosa. Reduzida capacidade funcional (< 4MET), depressão do segmento ST em baixas cargas e/ou em múltiplas derivações, persistência do desnivelamento do ST por períodos maiores do que 5 minutos após o término do exame, inadequada resposta cronotrópica, arritmias ventriculares graves e hipotensão arterial são marcadores de alto risco.

O TCP resulta da adição da medida e análise dos gases expirados ao TE convencional, o que possibilita a obtenção de valores do consumo de oxigênio (VO_2), da produção de gás carbônico e da ventilação por minuto. A partir da relação entre essas variáveis e de outros dados hemodinâmicos, é possível obter informações complementares muito mais precisas, elevando a sensibilidade (87%) e a especificidade (74%) do método e contribuindo significativamente para a avaliação funcional. Na pesquisa da DAC estável, as variáveis de maior significância avaliadas pelo exame são o VO_2 máximo e o pulso de oxigênio, além dos limiares ventilatórios, que ajudam, sobretudo, na detecção precoce da isquemia miocárdica, uma vez que o aparecimento dessas alterações metabólicas se dá antes do início das alterações eletrocardiográficas que seriam detectadas pelo TE convencional.

Cintilografia miocárdica NT3

A cintilografia miocárdica é um exame de imagem realizado pela medicina nuclear e pode ser utilizado para capturar imagens de perfusão miocárdica em repouso ou com uma combinação de repouso e estresse físico ou farmacológico. Por obter imagens em repouso e estresse, pode avaliar a presença de isquemia (área com diminuição da perfusão em estresse), assim como avaliar a existência de diminuição de perfusão fixa (em estresse e repouso), que pode significar uma área de fibrose. Desse modo, a cintilografia de perfusão pode estar indicada nas seguintes situações: (1) detecção de isquemia miocárdica; (2) avaliação funcional da lesão (estenoses moderadas, lesão culpada antes da ATC); (3) avaliação da presença e extensão da isquemia; (4) estratificação de risco; (5) determinação do prognóstico; (6) avaliação da terapêutica: medicamentosa, após angioplastia, após revascularização miocárdica; (7) teste de esforço normal com vários fatores de risco; (8) teste de esforço anormal em pacientes assintomáticos; (9) teste de esforço inconclusivo (BRE, não atingir a frequência cardíaca [FC], marca-passo); (10) impossibilidade para o TE (amputação de membros inferiores, insuficiência arterial, próteses, alterações reumatológicas e outras); (11) avaliação da viabilidade miocárdica; (12) avaliação pré-cirurgia vascular e cirurgias de grande porte não cardíacas.

Na cintilografia miocárdica com estresse farmacológico, o agente empregado pode ser o dipiridamol, a adenosina ou a dobutamina. As duas primeiras são agentes vasodilatadores, aumentando assim o fluxo perfusional em áreas sadias, e não provocam isquemia real (e sim relativa) nas áreas comprometidas. Já a dobutamina, um agente beta-adrenérgico, causa isquemia real nas áreas malperfundidas e deve ser usada em substituição às anteriores, principalmente em casos de contraindicação (dipiridamol está contraindicado em pacientes com asma ou DPOC, e adenosina em pacientes com asma ou distúrbios de condução atrioventricular de segundo e terceiro graus). A adição de exercício em baixas cargas às provas de estímulo farmacológico, como caminhar em esteira rolante até o máximo de dois estágios do protocolo de Bruce, tem promovido redução da atividade subdiafragmática (hepática) e melhora na relação da radioatividade órgão-alvo/vísceras (*background*), com consequente melhora na qualidade das imagens. Da mesma maneira, observa-se diminuição da ocorrência e da intensidade dos efeitos colaterais decorrentes da infusão de dipiridamol ou adenosina, bem como da incidência de bloqueios atrioventriculares.

Ecocardiograma com estresse

Exame realizado sob estresse físico ou farmacológico, apresenta indicações semelhantes à cintilografia miocárdica, porém seu custo é menor. Em comparação com a cintilografia, apresenta menor sensibilidade para DAC, porém maior valor preditivo positivo e melhor positividade em pacientes com DAC multiarterial; no entanto demonstra menor sensibilidade em predizer viabilidade miocárdica e apresenta maior variabilidade de resultados entre operadores (muito operador-dependente). Uma comparação da sensibilidade e da especificidade de cada teste de esforço pode ser vista na Tabela 4.6.

Cineangiocoronariografia

A cineangiocoronariografia é o padrão-ouro para o diagnóstico de DAC. Pode ser realizada para avaliação diagnóstica ou terapêutica (angioplastia com colocação de

Tabela 4.6 Sensibilidade e especificidade dos exames de estresse

Exame	Número de pacientes	Sensibilidade	Especificidade
Teste ergométrico	24.047	68%	77%
Cintilografia com esforço	5.272	88%	72%
Cintilografia com adenosina	2.137	90%	82%
Ecocardiograma com esforço	2.788	85%	81%
Ecocardiograma com dobutamina	2.582	81%	79%

Adaptada de: Gibbons RJ, Abrams J, Chatterjee K et al. ACC/AHA 2002 guideline update for the management of patients with chronic stable angina.

stent). Esse exame possibilita o estudo do interior das coronárias, avaliando a extensão e a gravidade das lesões arteriais, mas não fornece informações sobre a parede, e a aterosclerose grave que não invade a luz vascular pode passar despercebida. As principais indicações de coronariografias podem ser encontradas na Tabela 4.7. O prognóstico dos pacientes com lesão coronariana, de acordo com o número de vasos acometidos e o percentual de obstrução, é demonstrado na Tabela 4.8.

Tabela 4.7 Indicações de cineangiocoronariografia

Pacientes com angina do peito estáveis gravemente sintomáticos a despeito da terapia medicamentosa e que são candidatos à revascularização miocárdica (angioplastia ou cirurgia)
Presença de sintomas que interfiram no dia a dia do paciente e que apresentem dificuldade diagnóstica, havendo necessidade imperiosa de confirmação ou afastamento de doença isquêmica do miocárdio
Pacientes com angina do peito conhecida ou possível que tenham sobrevivido a um evento cardíaco súbito ("morte súbita abortada")
Pacientes considerados de alto risco para apresentar eventos coronarianos com base em critérios de isquemia grave em testes não invasivos (TE, cintilografia, ecoestresse)
Pacientes com desconforto torácico sugestivo de angina do peito, com testes não invasivos não sugestivos de isquemia ou inconclusivos, que demandam um diagnóstico definitivo para guiar terapêutica e/ou aliviar o estresse psicológico
Outras indicações de coronariografia
Pacientes admitidos repetidamente em emergências com suspeita não confirmada de IAM, nos quais existe a necessidade da confirmação da existência ou não de doença coronariana
Pacientes com estenose aórtica ou cardiomiopatia hipertrófica que apresentem dor torácica
Homens > 45 anos e mulheres > 55 anos que irão se submeter a cirurgia cardíaca outra que não a revascularização, como troca ou reparo valvar
Pacientes após IAM considerados de alto risco por apresentarem qualquer um dos seguintes achados: recorrência da angina, insuficiência cardíaca, sinais de isquemia com baixa carga no teste de estresse
Pacientes com profissões que envolvem a segurança de outros (pilotos de aviação), que apresentem sintomas duvidosos e/ou testes não invasivos suspeitos ou indicativos de isquemia
Pacientes nos quais espasmo coronariano ou outras lesões não ateroscleróticas (doença de Kawasaki, anomalias de artérias coronárias) sejam considerados os causadores da isquemia miocárdica
Pacientes de alto risco: primeiro mês pós-IAM, angina instável, angina classe III ou IV, teste ergométrico anormal em baixa carga, no pré-operatório de cirurgia não cardíaca de grande porte (p. ex., cirurgia para aneurismectomia de aorta)

IAM: infarto agudo do miocárdio.

Tabela 4.8 Extensão da doença coronariana e sobrevivência em 5 anos

Extensão da DAC	Sobrevivência em 5 anos
1 vaso com 50% a 74% de obstrução	93%
1 vaso com 75% de obstrução	93%
1 vaso com ≥ 95% de obstrução	91%
2 vasos	88%
2 vasos com obstrução ≥ 95%	86%
1 vaso, sendo ≥ 95% de artéria descendente anterior proximal	83%
2 vasos com ≥ 95% de artéria descendente anterior	83%
2 vasos com ≥ 95% de artéria descendente anterior proximal	79%
3 vasos	79%
3 vasos com lesão ≥ 95%	73%
3 vasos com lesão de 75% proximal em artéria descendente anterior	67%
3 vasos com lesão ≥ 95% proximal em artéria descendente anterior	59%

TRATAMENTO

O tratamento da DAC deve abranger quatro aspectos principais: tratamento de doenças associadas, mudança no estilo de vida, tratamento clínico medicamentoso e revascularização miocárdica. O tratamento de doenças associadas, como anemia, tireotoxicose, infecções e dependência química (cocaína, anfetaminas), e de doenças cardíacas, como estenose aórtica, insuficiência cardíaca congestiva e cardiomiopatia hipertrófica, deve ser realizado, visto que essas patologias contribuem para o aumento da demanda e diminuem o aporte de oxigênio para o tecido isquêmico.

Os portadores de DAC devem adotar medidas quanto a seus hábitos de vida com o objetivo de diminuir a progressão da aterosclerose, como:

- Controle do peso.
- Prática regular de exercício físico (aumenta o HDL-c, reduz triglicérides, diminui a pressão arterial, funciona como coadjuvante no controle do peso corporal e eleva a reserva coronariana).
- Controle da pressão arterial.
- Controle do *diabetes mellitus*.
- Controle dos níveis de LDL-c e HDL-c.
- Abandono do tabagismo.

Atualmente, existe uma grande gama de medicamentos que podem ser usados no tratamento de pacientes com DAC estável, os quais podem ser divididos em dois grandes grupos: medicações que efetivamente diminuem a morbidade e a mortalidade em pacientes com doença coronariana crônica e medicações que agem mais no controle dos sintomas do que propriamente no controle da mortalidade.

Medicações que diminuem morbimortalidade

Ácido acetilsalicílico (AAS)

Os efeitos antitrombóticos do AAS advêm da inibição irreversível da ciclo-oxigenase 1 com consequente bloqueio da síntese do tromboxano A2. Em meta-análise sobre o uso de AAS, feita pelo Antithrombotic Trialists' Collaboration, aproximadamente 3.000 pacientes eram portadores de angina estável e, nesses, o AAS reduziu em 33%, em média, o risco de eventos cardiovasculares (morte, infarto e acidente vascular encefálico [AVE]). No *Physicians' Health Study*, o AAS, na dose de 325mg em dias alternados, reduziu a incidência de infarto do miocárdio em uma população assintomática e sem doença conhecida. No estudo SAPAT (*Swedish Angina Pectoris Aspirin Trial*), a adição de AAS ao sotalol, na dose de 75mg/dia, em portadores de doença coronariana crônica, reduziu em 34% a incidência dos eventos primários infarto do miocárdio e morte súbita e em 32% a incidência de eventos secundários. Assim, o AAS continua sendo o antiagregante plaquetário de excelência, devendo ser sempre prescrito, à exceção de raros casos de contraindicação (alergia ou intolerância, sangramento ativo, hemofilia, úlcera péptica ativa) ou alta probabilidade de sangramento gastrointestinal ou geniturinário.

Clopidogrel

O clopidogrel é antagonista da ativação plaquetária mediada pelo difosfato de adenosina (ADP), importante via para agregação plaquetária. Além disso, reduz o nível de fibrinogênio circulante e bloqueia parcialmente os receptores de glicoproteína IIb/IIIa, impedindo sua ligação ao fibrinogênio e ao fator de von Willebrand. O clopidogrel é usado em pacientes com DAC estável que apresentam alergia ao AAS ou, segundo recomendação IIb da diretriz americana, pode ser usado em pacientes de muito alto risco.

Os estudos que compararam os efeitos antiagregantes desse medicamento aos do AAS não avaliaram especificamente os portadores de doença coronariana crônica. Todavia, especificamente no estudo CAPRIE, embora tivessem tido infarto há menos de 1 ano, os pacientes foram seguidos por mais de 2 anos e passaram a se comportar como aqueles com doença crônica, mas com evento pregresso.

Anticoagulantes

Uma revisão sistemática, que observou um total de 20 mil pacientes com DAC estável em uso de varfarina com ou sem associação de AAS, falhou em mostrar benefícios em sua utilização. Por não existir evidência científica para sua utilização, atualmente o uso de varfarina está contraindicado em pacientes com DAC cuja indicação seria diminuir SCA. Anticoagulantes orais podem ser usados em pacientes com outras comorbidades que necessitem sua utilização.

Inibidores da enzima conversora da angiotensina II (IECA)

Os benefícios dos IECA no tratamento da DAC foram comprovados a partir de ensaios clínicos que incluíram pacientes assintomáticos com fração de ejeção reduzida e indivíduos com disfunção ventricular após IAM. Nos indivíduos de maior risco, há benefício demonstrado de redução de mortes e eventos, especialmente na presença de *diabetes mellitus* (DM). A melhora do perfil hemodinâmico, perfusão subendocárdica e estabilização de placas ateroscleróticas são as bases que justificariam seu uso de rotina em todos os pacientes com DAC, independente de infarto prévio, DM ou disfunção ventricular. O uso de IECA está contraindicado em portadores de estenose bilateral das artérias renais ou estenose com rim único e gravidez (avaliar risco/benefício), e deve-se ter cuidado em caso de aumento acentuado de excretas nitrogenada e/ou hiperpotassemia após a administração. O efeito adverso mais pronunciado na prática clínica consiste no aparecimento de tosse seca, em virtude do aumento dos níveis de bradicinina. A substituição dessa classe por bloqueadores da angiotensina II pode ser feita diante dessas situações ou a critério médico.

Betabloqueadores

Reduzem a mortalidade cardiovascular, a isquemia e a angina do peito. Desse modo, são fármacos que reduzem mortalidade nos pacientes com DAC e a sintomatologia por eles apresentada.

São as medicações de escolha para pacientes com DAC estável sintomáticos, devendo ser observadas somente suas contraindicações. Estão absolutamente impedidos de usar betabloqueadores: portadores de asma brônquica, DPOC descompensada, doença arterial obliterativa periférica (DAOP) graus III (dor em repouso) e IV (gangrena), bradiarritmias, como bloqueio atrioventricular (BAV) total, de segundo grau, ou com FC < 50bpm, disfunção sinoatrial e alergia aos componentes do fármaco. Caracterizam algumas contraindicações relativas: presença de DPOC compensada, DAOP graus I (assintomático) e II (dor ou claudicação apenas ao esforço), BAV de primeiro grau, hipotensão e depressão maior. Devem ser adotadas precauções no caso de diabéticos com risco de hipoglicemia (diminui sintomas adrenérgicos de alerta). São alguns representantes: propranolol, atenolol, nadolol e metoprolol. Contudo, os estudos que avaliaram os efeitos dos bloqueadores beta-adrenérgicos na redução da mortalidade incluíram somente pacientes após IAM. A diretriz americana de DAC estável recomenda o uso de betabloqueadores para todos os pacientes que tiveram IAM por 3 anos, ou que têm função ventricular comprometida com IAM prévio ou IC, e aceita o uso em todos os pacientes com DAC estável sem evento coronariano prévio.

Agentes hipolipemiantes

Estudos revelaram que homens com mais de 45 anos e mulheres com mais de 55 anos de idade que apresentarem dois fatores de risco (tabagismo, [HAS], história familiar de DAC prematura), DM ou evidências de doença aterosclerótica necessitam rígido controle dos níveis lipêmicos (nas metas propostas). Devem manter níveis de colesterol total ≤ 200mg/dL, LDL-c ≤ 100mg/dL (ou < 70mg/dL, se classificados como de "alto risco", ou diante de instabilização clínica) e HDL-c ≥ 50mg/dL. O controle dos níveis lipídicos pode ser alcançado pela associação de dieta pobre em ácidos graxos saturados, exercício e perda de peso. Muitos pacientes necessitam fazer uso de inibidores da HMG-CoA-redutase (estatinas), que podem reduzir o LDL-c (25% a 50%), aumentar o HDL-c (5% a 9%) e reduzir os triglicérides (5% a 30%). As principais representantes das estatinas são a rosuvastatina, a atorvastatina e a sinvastatina. Seu uso pode ser associado ao de alguns outros hipolipemiantes. Os fibratos ou a niacina podem ser utilizados para aumentar o HDL-c e reduzir os triglicérides.

Medicações que reduzem sintomas e isquemia miocárdica

Bloqueadores de canais de cálcio

Constituem um grupo heterogêneo de medicamentos, cujos efeitos farmacológicos incluem relaxamento da musculatura lisa, redução da pós-carga e, em algumas formulações, promovem efeitos inotrópicos negativos e redução do consumo de oxigênio. Os derivados diidropiridínicos (nifedipina, anlodipino), os benzodiazepínicos (diltiazem) e as fenilalquilaminas (verapamil) constituem os três principais subgrupos que bloqueiam especificamente os canais de cálcio tipo L. Os efeitos farmacológicos diferenciam esses três subgrupos quanto a sua capacidade vasodilatadora, redutora da contratilidade miocárdica e redutora da velocidade de condução do impulso no nó atrioventricular.

O verapamil reduz a condução atrioventricular, tem efeito inotrópico negativo, relaxa a musculatura lisa vascular e aumenta o fluxo coronariano, reduzindo a pós-carga.

As diidropiridinas relaxam a musculatura lisa vascular, não modificam a velocidade da condução atrioventricular e, por mecanismos reflexos, aumentam a FC.

O diltiazem tem efeitos similares aos do verapamil, exceto a depressão miocárdica, que é menos intensa no subgrupo benzodiazepínico.

Diferentemente dos bloqueadores beta-adrenérgicos, os antagonistas dos canais de cálcio não reduziram a mortalidade quando utilizados após infarto do miocárdio, embora se mostrem bastantes eficazes na redução da isquemia miocárdica, tanto na angina do peito como na doença silenciosa, e também na angina vasoespástica. Há também melhora dos sintomas anginosos com o uso combinado desses fármacos com um betabloqueador.

Os preparados farmacológicos de curta duração têm sido proscritos do tratamento da angina estável. Diidropiridínicos de ação prolongada, o diltiazem ou o verapamil são indicados na angina vasoespástica e em associação com betabloqueador, quando este não resultar no efeito esperado, ou em substituição, diante de contraindicações.

Apresentam como contraindicações: insuficiência cardíaca descompensada, bradicardia severa, disfunção sinoatrial e bloqueio atrioventricular. Já os principais efeitos adversos são hipotensão, depressão da função cardíaca, piora da insuficiência cardíaca, edema periférico e constipação intestinal.

Apesar de o betabloqueador ser, na teoria, a medicação de escolha para o tratamento de um paciente com angina, em vez do antagonista do canal de cálcio (ACC), alguns fatores precisam ser considerados na escolha da medicação:

- Os ACC são preferidos em pacientes que apresentam contraindicações ao uso de betabloqueadores ou efeitos colaterais limitantes.
- Os ACC são as medicações de escolha no tratamento de angina vasoespástica.
- Nifedipina de ação prolongada e anlodipino são os ACC de escolha na angina estável associada a algum distúrbio de condução cardíaca.
- Os betabloqueadores são agentes de escolha no tratamento de angina em pacientes com disfunção ventricular. Nesses casos, deve-se evitar a associação com diltiazem e verapamil.
- Nifedipina não deve ser usada como terapêutica inicial e/ou única em razão de seu potencial de induzir taquicardia reflexa e aumentar o consumo de O_2.
- Um derivado diidropiridínico e um nitrato não devem ser associados na ausência de um betabloqueador.
- A associação de um betabloqueador aumenta o efeito clínico de derivados diidropiridínicos.

Nitratos

Produzem venodilatação sistêmica, o que reduz a tensão da parede miocárdica e as necessidades de oxigênio, dilata as artérias coronarianas e aumenta o fluxo sanguíneo nos vasos colaterais e, desse modo, combate a angina no peito. Estudos mostraram que os nitratos não modificaram a morbimortalidade 4 a 6 semanas após o infarto do miocárdio, mas aumentaram a tolerância aos esforços dos pacientes com angina crônica e aliviaram a isquemia dos indivíduos com angina instável e angina variante de Prinzmetal. O uso contínuo de nitratos de ação prolongada induz a tolerância medicamentosa, que pode ser contornada mediante o uso de dose eficaz mínima e estipulando-se um período de pelo menos 8 horas sem uso do fármaco, de modo que as respostas terapêuticas possam ser recuperadas. A coadministração de nitratos e inibidores da fosfodiesterase-5 (sildenafila, taladafila etc.) pode levar a hipotensão severa e óbito; portanto, o uso de nitratos está contraindicado em pacientes que fizeram uso desses fármacos. A cefaleia é um efeito adverso comum. Seus representantes são o mononitrato e o dinitrato de isossorbida e o sustrate.

Tradicionalmente, a terapia antianginosa pode ser realizada apenas com betabloqueadores (de escolha), dupla ou tripla, a qual ocorre com o uso simultâneo de betabloqueador, nitratos e antagonistas dos canais de cálcio.

Trimetazidina

Trata-se de uma substância com efeitos metabólicos e anti-isquêmicos, sem qualquer efeito na hemodinâmica cardiovascular. Seus benefícios têm sido atribuídos a: (1) preservação dos níveis intracelulares do trifosfato de adenosina (ATP) e da fosfocreatina, com o mesmo oxigênio residual; (2) redução da acidose, sobrecarga de cálcio e acúmulo de radicais livres induzidos pela isquemia; e (3) preservação das membranas celulares.

A administração desse agente não modifica a FC e a pressão arterial durante repouso ou esforço físico, e ele pode ser utilizado como monoterapia ou em associação a outros medicamentos. Vários estudos mostraram que sua associação a bloqueadores beta-adrenérgicos ou ACC reduziu a angina e a isquemia induzidas pelo esforço físico. Os resultados dessa associação mostram-se superiores à monoterapia.

A trimetazidina também pode ser utilizada isoladamente, e seus efeitos benéficos foram semelhantes aos da monoterapia com bloqueadores beta-adrenérgicos ou ACC no tratamento da angina crônica estável. Pode ser associada a outros antianginosos ou em substituição ao nitrato de ação prolongada, em pacientes ainda sintomáticos mesmo com terapia otimizada e múltipla.

Tratamento intervencionista

A revascularização miocárdica não tem proporcionado redução na mortalidade ou no risco de desenvolvimento de infarto em pacientes com DAC estável e função ventricular preservada. Entretanto, muitos pacientes com angina estável apresentam alta morbimortalidade, apesar do tratamento clínico otimizado. Além disso, diversos estudos evidenciaram que a revascularização promove melhora dos sintomas (e diminuição de medicações sintomáticas) em pacientes com angina refratária e redução da morbimortalidade em pacientes com doença coronariana extensa. Diante disso, pacientes com angina refratária limitante, diabéticos ou com critérios de alto risco em testes provocativos são classificados como de alto risco e devem ser submetidos à cintilografia de perfusão ou ao ecoestresse, além de ao ecocardiograma basal, para avaliação da extensão da área isquêmica, e à coronariografia, para avaliação das artérias responsáveis pelo quadro.

O tratamento intervencionista tem como objetivos:

- Reduzir morte cardiovascular prematura.
- Prevenir complicações da DAC estável que têm impacto no bem-estar do paciente.
- Manter ou restaurar a capacidade física, o nível funcional ou o bem-estar do paciente.
- Diminuir ou eliminar sintomas isquêmicos.
- Minimizar gastos com saúde, riscos de exames e tratamentos.

Diante dos resultados obtidos, decide-se a favor ou não da revascularização, seguindo as indicações atuais, e se deverá ser cirúrgica ou por meio de angioplastia percutânea. O SYNTAX (*SYNergy between percutaneous coronary intervention with TAXus and cardiac surgery*) foi um estudo prospectivo, multicêntrico, multinacional, randomizado, "*all comers*", que englobou pacientes com doença aterosclerótica coronariana triarterial e/ou envolvimento do tronco da coronariana esquerda. Foi o primeiro estudo que comparou os resultados clínicos da melhor tecnologia da intervenção coronária percutânea (ICP) com uso de *stents* farmacológicos, no caso o *stent* eluído com paclitaxel (Taxus, Boston Scientific Corp.), com a melhor prática disponível atualmente na cirurgia de revascularização miocárdica (CRM). O SYNTAX reforçou a ideia, já externada em outros estudos, de que a CRM é um procedimento seguro, confiável e que produz excelentes resultados em pacientes multiarteriais e com lesão de tronco, apresentando menor incidência de infarto, AVE, nova revascularização e morte cardiovascular. A cirurgia apresenta a vantagem adicional de prescindir da terapia antiplaquetária dupla por períodos prolongados e o risco associado de sangramento. Além disso, o estudo foi importante por criar o escore SYNTAX para avaliar a anatomia das lesões coronarianas. Estratificando os pacientes em grupos, observou-se que em pacientes com escore SYNTAX baixo (< 22 – lesões coronarianas menos complexas) não se observava diferença estatística entre tratamento por angioplastia e revascularização cirúrgica.

Está indicado para:

- Pacientes uniarteriais com sintomas anginosos refratários.
- Pacientes uniarteriais oligo ou assintomáticos, mas com grande área de miocárdio em risco.
- Não diabéticos, com uma ou mais lesões significativas em uma ou duas (envolvimento de descendente anterior) coronárias, com anatomia favorável à dilatação e alta possibilidade de sucesso e baixa morbimortalidade.
- Pacientes com as características citadas, porém diabéticos ou com área miocárdica em risco de tamanho moderado.

Suas contraindicações são:

- Pequenas áreas de miocárdio em risco, sem evidência clara de isquemia.
- Anatomia desfavorável da lesão.
- Sintomas atípicos.
- Lesões não significativas (< 50%).

Atualmente, a diretriz americana aceita a utilização de angioplastia para tratamento de pacientes que antes apresentavam contraindicação a esse procedimento, como pacientes com doença triarterial ou com lesão de tronco não protegida. Entretanto, esses pacientes precisam apresentar uma série de requisitos (anatomia favorável) e contraindicação cirúrgica ou risco cirúrgico muito elevado.

Intervenção coronariana percutânea (ICP)

A angioplastia transluminal coronariana (ATC) foi realizada pela primeira vez em 1977, usando-se cateter-balão. Posteriormente, surgiram os *stents* – endopróteses coronarianas que possibilitaram a abordagem de lesões complexas (após o uso do balão, permanece lesão residual > 30%), melhor controle da oclusão aguda do vaso acometido e menor índice de reestenose após ATC. Diante disso, os *stents* tornaram-se a opção terapêutica preferencial para as intervenções percutâneas, sendo utilizados em mais de 90% dos casos.

Em pacientes com angina estável, a ICP tem sido muito utilizada em virtude dos altos índices de sucesso angiográfico (próximo a 100%) e com taxas de menos de 0,5% de mortalidade, sendo considerada um procedimento seguro. Objetiva melhor qualidade de vida e redução da isquemia, do número de medicamentos antianginosos, das hospitalizações e das intervenções tardias.

Cirurgia de revascularização miocárdica (CRM)

A CRM clássica, com uso de circulação extracorpórea e enxertos de veia safena e artéria torácica interna, é realizada desde a década de 1960. Desde então, vem evoluindo intensamente, firmando-se como um dos tratamentos da DAC. Tem como objetivos o alívio de sintomas, o aumento da sobrevida e a diminuição das chances de reinfarto. Segundo a análise de diversos estudos randomizados, evidenciou-se que a CRM reduz a incidência de morte súbita e melhora a sintomatologia da doença. Contudo, por se tratar de uma cirurgia, é suscetível a complicações como infecção perioperatória, AVE e infarto peri e pós-operatório.

Um fator decisivo para o sucesso dessa cirurgia é o tipo de enxerto utilizado, que pode ser arterial ou venoso. O mais utilizado é a ponte de veia safena, o que vem sofrendo mudanças atualmente, em razão do aumento do número de reinfartos ou de angina observados nos pacientes operados, tanto pela progressão da aterosclerose coronariana como pelo desenvolvimento de aterosclerose nos enxertos dessa veia.

Vários estudos têm analisado as vantagens e desvantagens dos diversos tipos de enxerto e comparando-os entre si. Foi evidenciada maior patência das pontes de artéria torácica interna em relação à veia safena. Enquanto a primeira apresenta permeabilidade de 85% a 96% em 10 anos, a ponte de safena encontra-se patente em 50% dos casos. Isso ocorre porque o enxerto venoso, quando conectado ao leito arterial, sofre proliferação endotelial, o que pode levar a hiperplasia intimal, aterosclerose e trombose, principalmente entre o quinto e o décimo ano de pós-operatório. Além disso, estudos mostraram que o uso de enxertos com ambas as artérias torácicas internas aumenta a sobrevida e reduz o número de reoperações e novas angioplastias.

Além dos tipos de enxertos utilizados, a CRM também varia quanto ao uso ou não de circulação extracorpórea e quanto ao fato de ser minimamente invasiva ou não. A cirurgia sem esse tipo de circulação vem ganhando espaço após o desenvolvimento de estabilizadores regionais das coronárias. Entretanto, ainda tem sido observado um número maior de enxertos ocluídos na cirurgia sem extracorpórea.

A cirurgia está indicada nos seguintes casos:

- Triarteriais com disfunção ventricular (fração de ejeção do ventrículo esquerdo [FEVE] < 40% ou prova funcional com isquemia de moderada a grave) ou anatomia complexa.
- Lesão de tronco da coronária esquerda (estenose ≥ 50%), principalmente na não protegida por enxertos.
- Lesão de tronco equivalente (no óstio da circunflexa ou descendente anterior, ou antes da saída de ramos importantes).
- Lesão bi ou trivascular em diabéticos.

Bibliografia

Abrams J. Chronic stable angina. N Engl J Med 2005; 352:2524-33.

Bonow RO, Mann DL, Zipes DP, Libby P. Braunwald's heart disease: a textbook of cardiovascular medicine 9. ed. Saunders 2012:1210-69.

Cannon CP, Harrington RA et al. Comparison of ticagrelor with clopidogrel in patients with a planned invasive strategy for acute coronary syndromes (PLATO): a randomised double-blind study. Lancet 2010; 375:283-93.

Fihn SD, Gardin JM et al. 2012 ACCF/AHA/ACP/AATS/PCNA/SCAI/STS guideline for the diagnosis and management of patients with stable ischemic heart disease: a report of the American College of Cardiology Foundation/American Heart Association task force on practice guidelines, and the American College of Physicians, American Association for Thoracic Surgery, Preventive Cardiovascular Nurses Association, Society for Cardiovascular Angiography and Interventions, and Society of Thoracic Surgeons. Circulation 2012 Dec 18; 126(25):e354-471.

Halliburton S, Arbab-Zadeh A et al. State-of-the-art in CT hardware and scan modes for cardiovascular CT.J Cardiovasc Comput Tomogr 2012; 6:154-63.

Jaarsma C, Leiner T et al. Diagnostic performance of noninvasive myocardial perfusion imaging using single-photon emission computed tomography, cardiac magnetic resonance, and positron emission tomography imaging for the detection of obstructive coronary artery disease: a meta-analysis. J Am Coll Cardiol 2012; 59:1719-28.

Montalescot G, Sechtem U et al. 2013 ESC guidelines on the management of stable coronary artery disease: the Task Force on the management of stable coronary artery disease of the European Society of Cardiology. Eur Heart J 2013 Oct; 34(38): 2949-3003.

National Institute for Health and Clinical Excellence. Chest pain of recent onset. Clinical guideline 2010:95. Disponível em: http://guidance.nice.org.uk/CG95.

Nicolau JC, Giraldez RRCV. Doença arterial coronária. In: Tratado de cardiologia SOCESP. São Paulo: Manole, 2005.

Seung KB et al. Stents versus coronary-artery bypass grafting for left main coronary artery disease. N Engl J Med 2008; 358:1781-92.

Shaw LJ, Berman DS et al. Optimal medical therapy with or without percutaneous coronary intervention to reduce ischemic burden: results from the Clinical Outcomes Utilizing Revascularization and Aggressive Drug Evaluation (COURAGE) trial nuclear substudy. Circulation 2008; 117:1283-91.

Steg PG et al. Women and men with stable coronary artery disease have similar clinical outcomes: insights from the international prospective CLARIFY registry. Eur Heart J 2012; 33:2831-40.

5

Maria Dolores da Trindade Henriques Assunção • José Breno de Sousa Neto

Valvopatias

DOENÇAS DA VALVA AÓRTICA

A valva aórtica está localizada obliquamente no óstio da artéria aorta, que se situa na parte posterossuperior do ventrículo esquerdo (VE), posterior ao lado esquerdo do esterno, no nível do terceiro espaço intercostal. Ocupa uma área de 3 a 4cm² e é constituída por um anel de sustentação que fixa três válvulas semilunares fortes e espessas. Entre a valva e a parede da aorta formam-se bolsas dilatadas, chamadas seios aórticos.

O óstio da artéria coronária direita localiza-se no seio da valva semilunar direita e o óstio da artéria coronária esquerda encontra-se no seio da valva semilunar esquerda, porém nenhuma artéria se origina do seio posterior da valva aórtica, o qual é denominado, então, seio não coronariano.

Estenose aórtica

Etiologia

A estenose aórtica (EAo) pode ser definida como a obstrução da via de saída do VE por calcificação dos folhetos valvares associada ou não à sua fusão e é dividida em dois grandes grupos etiológicos: congênita e adquirida. A doença valvar aórtica adquirida é mais frequente e está presente em 4,5% da população com mais de 75 anos de idade. Com o envelhecimento populacional, deverá aumentar em incidência e importância nas próximas décadas. A congênita está relacionada com malformações da valva, que poderão ser uni, bi ou tricúspides. As causas adquiridas são várias, sendo as principais: degeneração senil, febre reumática e secundária a doenças sistêmicas. A degenerativa (atinge de 2% a 9% dos idosos) caracteriza-se por um processo de calcificação da valva que se inicia na base das cúspides, levando à diminuição de sua mobilidade e de sua área efetiva. O processo é muito similar ao encontrado na aterosclerose, em que se observam acúmulo de lipídios, inflamação e calcificação. Com a continuidade do processo degenerativo, associado a um fluxo transvalvar turbulento, ocorrem deformações da valva e fibrose, que, juntas, ocasionam a fusão das comissuras e diminuição ainda maior da abertura valvar.

Da mesma maneira, a valva bicúspide congênita, quando submetida a estresse crônico, causado por fluxo turbulento, também poderá evoluir para EAo, com calcificação e fibrose, podendo manifestar-se ainda na infância ou na adolescência e correspondendo a 50% dos casos de estenose em adultos não idosos e a 30% em idosos.

A doença reumática, com seu processo imunoinflamatório, tem como consequências: fusão de comissuras, espessamento das bordas, retração e calcificação eventual. Em geral, essa valva apresentará insuficiência associada e, frequentemente, algum grau de comprometimento da valva mitral. Sabe-se que, diferentemente do que é visto na valva mitral, a lesão reumática aórtica é mais comum no sexo masculino.

Classificação

A classificação da EAo leva em conta dados como a velocidade do jato aórtico, o gradiente de pressão média entre o VE e a aorta e a área absoluta da valva. Assim, pode-se dividir a EAo em leve, moderada ou grave.

É importante atentar que, mesmo quando existe estenose grave, o paciente pode encontrar-se assintomático, enquanto em outros casos uma estenose moderada pode levar ao desenvolvimento de sintomas.

A classificação (Tabela 5.1) é importante; no entanto, o fator primário para determinação da troca valvar não é a área absoluta da valva, mas a presença de sintomas ou não, como será mostrado no decorrer deste capítulo.

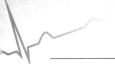

Tabela 5.1 Classificação da estenose aórtica

	Leve (discreta)	Moderada	Grave (importante)
Velocidade do jato	< 3,0m/s	3,0 a 4,0m/s	> 4,0m/s
Área da valva	> 1,5cm²	0,8 a 1,5cm²	< 0,8cm² (< 0,6cm²/m²)
Gradiente médio de pressão	< 25mmHg	25 a 40mmHg	> 40mmHg

Fisiopatologia

A EAo é uma patologia de evolução lenta e progressiva, podendo manter-se por décadas sem o surgimento de sintomas, o que promove no organismo o desenvolvimento de mecanismos compensatórios. A primeira alteração é a hipertrofia concêntrica do VE, que surge como tentativa de manter o débito cardíaco (DC), criando um gradiente de pressão entre o VE e a aorta. Em virtude do aumento da massa do VE, associado à redução da complacência de suas paredes, ocorrerá aumento da pressão de enchimento ventricular (disfunção diastólica).

A hipertrofia concêntrica adaptativa levará à redução da reserva de fluxo coronariano, por desproporção entre a oferta e a demanda de oxigênio, compressão externa dos vasos intracoronarianos e aumento do trabalho cardíaco, promovendo isquemia e lesão celular que, com o processo, levarão à morte celular e, consequentemente, à formação de fibrose (remodelamento ventricular). Haverá, assim, o desenvolvimento de disfunção sistólica, que traz consigo uma das principais questões para definição do tratamento do paciente, os sintomas.

Todos esses eventos anteriores vão causar repercussões no átrio esquerdo (AE) e nas veias pulmonares. Com o aumento das pressões em ambos e o agravamento do processo, surgirão as alterações em câmaras direitas.

Quadro clínico

Essas alterações hemodinâmicas serão responsáveis pelo surgimento dos sintomas clássicos da EAo: angina, síncope e dispneia.

A angina é causada pela insuficiência coronariana que se desenvolve com a evolução da hipertrofia ventricular, como citado anteriormente, e pela barreira ao fluxo coronariano. No entanto, não se deve esquecer a doença arterial coronariana (DAC), presente em 25% dos quadros anginosos.

A síncope pode ser explicada por várias alterações, como a barreira fixa da estenose e o hipofluxo cerebral por baixo débito, sobretudo na realização de atividade física.

A dispneia, de caráter evolutivo, é explicada facilmente pela congestão pulmonar decorrente do aumento da pressão venocapilar pulmonar secundário à disfunção sistólica e diastólica do VE.

A presença de FA poderá levar à angina devido à taquicardia e à hipotensão em consequência da perda da contribuição no enchimento ventricular e da súbita queda no DC.

História natural

A definição da gravidade da EAo segue critérios ecocardiográficos. Com o tempo e a progressão do processo de calcificação valvar, a EAo leva à hipertrofia ventricular concêntrica, à elevação das pressões de enchimento e, finalmente, à disfunção ventricular. Como a evolução dessa calcificação é lenta, os sintomas resultantes da EAo (dor torácica, síncope e dispneia) surgem tipicamente após a sexta década de vida, sendo ainda mais tardios nos casos de EAo degenerativa. Uma vez sintomáticos, os pacientes passam a apresentar piora significativa de seu prognóstico, com média de sobrevivência de 2 a 3 anos e aumento significativo no risco de morte súbita. Daí a importância da identificação precoce do surgimento de sintomas ou de disfunção ventricular (FEVE < 50%), o que apontará para o momento de indicação de intervenção, visando à interrupção da evolução natural da doença.

Os pacientes com EAo importante e que são assintomáticos têm sido tema de intensos debates nos últimos anos. De acordo com o paradigma anterior, esses pacientes poderiam ser observados clinicamente, desde que não apresentassem disfunção ventricular sistólica, uma vez que sua curva de sobrevida seria semelhante à da população em geral. Entretanto, o conceito de "benignidade" da EAo importante sem sintomas tem sido refutado nos últimos anos, basicamente apoiado em duas premissas: nem sempre os pacientes assintomáticos estão realmente livres de sintomas, o que muitas vezes limita progressivamente suas atividades e mascara sintomas (especialmente em idosos) – eles são na realidade "pseudoassintomáticos" e se adaptam às suas limitações (esses pacientes têm pior prognóstico). O grupo de pacientes assintomáticos é heterogêneo, o que, dependendo de alguns fatores de risco, pode indicar pior prognóstico.

Exame físico

- **Inspeção e palpação:**
  - *Ictus* tópico, de caráter propulsivo e sustentado, podendo desviar, com a evolução da doença, como consequência do aumento do VE.
  - Frêmito sistólico em foco aórtico (FAo).

- Pulso *tardus* e pulso *parvus*, que correspondem, respectivamente, ao enchimento lento e ao sustentado.
- Pulso carotídeo com amplitude fraca.

- **Ausculta:**
  - Sopro sistólico (SS) em FAo com irradiação para fúrcula esternal e faces laterais do pescoço.
  - Sopro mesossistólico ou "em diamante", podendo apresentar um estalido protossistólico ejetivo, rude, em FAo e, também, em mitral (*fenômeno de Gallanvardin* – vibrações produzidas pelo sopro no anel aórtico são transmitidas diretamente para o foco mitral). As manobras que aumentam o retorno venoso e/ou a contratilidade do VE causarão aumento no sopro (posição de cócoras, exercício físico), enquanto manobras que diminuem o retorno venoso (Valsalva, posições ortostáticas) ou que elevem a resistência vascular periférica (RVP) ocasionarão diminuição na intensidade do sopro.
  - Hipofonese de A2 (na EAo bastante calcificada).
  - Presença de B4, em virtude da diminuição da complacência do VE por hipertrofia ventricular esquerda (HVE).

Exames complementares

- **Eletrocardiograma (ECG):** geralmente o ritmo é sinusal, com sinais de HVE (80%) e anormalidades atriais (sobrecarga atrial esquerda – SAE) (Figura 5.1).
- **Radiografia de tórax:** pode ser normal nos estágios iniciais, podendo apresentar cardiomegalia à custa de aumento do VE, com aumento do AE e sinais de congestão pulmonar com a progressão da doença.
- **Ecocardiograma (ECO):** fornece não apenas a anatomia da valva, mas também a quantificação dos gradientes e da área valvar aórtica (Tabela 5.1). Possibilita ainda a avaliação da repercussão hemodinâmica da doença mediante a detecção da hipertrofia ventricular esquerda e a avaliação das funções sistólica e diastólica do VE. A determinação dos gradientes aórticos pelo Doppler é muito precisa, mas o feixe deverá está devidamente alinhado com o fluxo aórtico. O ecocardiograma transesofágico (ETE) pode ser indicado para análise mais acurada da valva aórtica. Recentemente, com o advento do ecocardiograma tridimensional, tornou-se possível a aferição precisa dessa área. Já o ecoestresse com dobutamina avalia a gravidade da lesão valvar e a reserva contrátil, importante fator prognóstico. Tem-se discutido muito uma situação frequente em um grupo de pacientes com EAo, os quais apresentam uma estenose importante com baixo gradiente e ECO com FEVE normal. Alguns estudos sugerem que esses pacientes possam representar um subgrupo importante em estágio avançado, com volume de ejeção reduzido em razão da função ventricular comprometida, apesar da FE preservada. Esses pacientes terão pior prognóstico, especialmente se a cirurgia não for indicada. No entanto, um subestudo com 1.525 pacientes do estudo SEAS descobriu que 435 (29%) pacientes assintomáticos apresentavam EAo "importante" e baixos gradientes na presença de FEVE ≥ 55%. Esses pacientes apresentaram evolução semelhante à de pacientes com EAo moderada. Os autores concluíram que os pacientes assintomáticos devem ser manejados como pacientes com EAo moderada e acompanhados rigorosamente com ECO.
- **Cateterismo cardíaco:** utilizado quando existe divergência entre o quadro clínico do paciente e os achados ecográficos. Também é bastante utilizado no pré-operatório desses pacientes, os quais, na maioria dos casos, têm idade superior a 60 anos e grandes chances de apresentar alguma doença coronariana associada, o que foi observado em 25% dos pacientes que tinham EAo degenerativa.
- **Tomografia computadorizada:** é o exame de melhores reconhecimento e quantificação da magnitude da calcificação da valva aórtica; entretanto, a angiotomografia de coronárias não substitui a cineangiocoronariografia pré-operatória porque, com frequência, existem calcificações coronarianas de tal magnitude que impedem a quantificação do grau de estenose coronariana.
- **Ressonância nuclear magnética:** indicada para avaliar volume, função e massa ventricular nos casos em que o ECO não foi conclusivo. Pode ser útil ainda na quantificação da gravidade da EAo.

Tratamento

Um princípio importante no tratamento da EAo é o esclarecimento ao paciente sobre o curso da doença e os sintomas típicos, a fim de que informe a equipe médica sobre seu surgimento. A escolha do tratamento definitivo da EAo, dependendo do grau de estenose e da presença de sintomas, é eminentemente cirúrgico. Reserva-se o tratamento clínico para alívio de sintomas (nos casos em que a cirurgia foi contraindicada ou quando se aguarda por esta), profilaxia de endocardite e para as doenças associadas.

No tratamento clínico, os diuréticos de alça ajudam a combater os sintomas congestivos e os vasodilatadores de-

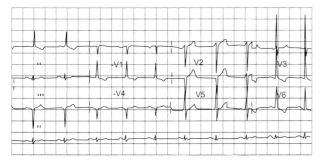

Figura 5.1 Exemplo de ECG na estenose aórtica.

verão ser usados com cautela. Condições associadas à EAo deverão ser tratadas, dentre as quais a dislipidemia, a hipertensão arterial e as arritmias. A presença de FA poderá levar a angina do peito e hipotensão devido à queda súbita do DC. Assim, o retorno ao ritmo sinusal se faz necessário, quando possível. Em pacientes com EAo de etiologia reumática, deverá ser instituída a profilaxia para endocardite infecciosa (EI).

O tratamento cirúrgico é o mais efetivo em diminuir a sobrecarga do VE a longo prazo nos pacientes com EAo importante. Entretanto, sua indicação dependerá da função ventricular, da presença ou não de sintomas, das comorbidades associadas e do risco cirúrgico. Está recomendado nos adultos sintomáticos com EAo importante, com FEVE < 50% e reserva miocárdica, para correção da obstrução da via de saída do VE, e em pacientes assintomáticos que serão submetidos a cirurgia de revascularização miocárdica ou outras formas de cirurgia cardíaca, ou naqueles submetidos a teste ergométrico que apresentaram sintomas e/ou queda da pressão arterial. Está associado a morbidades significativas: disfunção de próteses, *leak* paravalvar, trombos, êmbolos arteriais, EI, acidente vascular encefálico (AVE) e problemas relacionados com a anticoagulação. A mortalidade geral operatória é de cerca de 3,2%, enquanto a incidência de AVE é de 1,5% e assistência ventilatória mecânica prolongada é usada em 10,9% dos casos; a taxa de mortalidade relacionada com a prótese fica em torno de 1% ao ano. A Figura 5.2 apresenta fluxograma para tratamento cirúrgico de acordo com a Diretriz Brasileira de Valvopatias.

O risco cirúrgico aumenta expressivamente com o avançar da idade e a associação de comorbidades, o que leva à recusa de mais de um terço dos octogenários com EAo sintomática para cirurgia, restando como alternativa o tratamento percutâneo. Há duas modalidades terapêuticas: a valvuloplastia aórtica por cateter-balão (VACB) e a troca valvar por cateter (bioprótese e dispositivos).

Devido à alta incidência de reestenose, a VACB fica reservada para os casos de melhora temporária dos sintomas e do gradiente de pressão transvalvar (pacientes instáveis

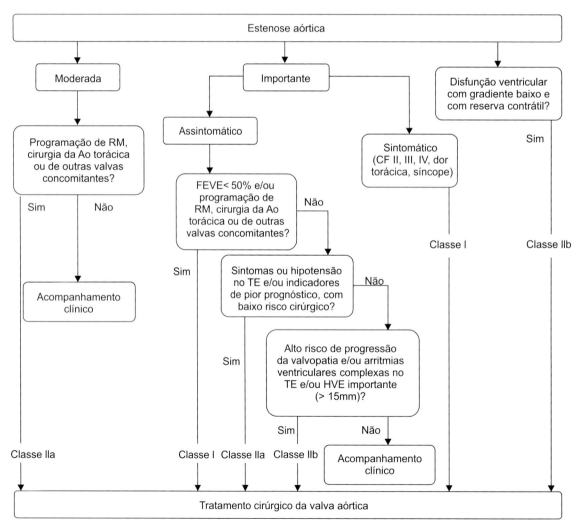

Figura 5.2 Fluxograma para tratamento cirúrgico em caso de EAo. (Adaptada da Diretriz Brasileira de Valvopatias, 2011.) (CF: classe funcional; FEVE: fração de ejeção do ventrículo esquerdo; RM: revascularização miocárdica; Ao: aorta; TE: teste de esforço; HVE: hipertrofia do ventrículo esquerdo.)

hemodinamicamente e para paliação). Dispõe-se também da troca valvar percutânea, que se resume basicamente a dois dispositivos: Corevalve® e Edwards-Sapien®, sendo o primeiro um sistema de três folhetos de pericárdio suíno montados e suturados a um *stent* autoexpansível. Seu implante deverá ser realizado por acesso retrógrado, punção arterial ou acesso transtorácico (transapical). O segundo consiste em um *stent* de aço inoxidável, expansível, no qual se inserem três folhetos de pericárdio bovino. Seu implante deverá ser por via anterógrada (transapical, por meio de minitoracotomia). Os critérios de elegibilidade para essa modalidade terapêutica são: presença de EAo importante sintomática, idade > 80 anos ou alta probabilidade de morbimortalidade cirúrgica, presença de comorbidade que aumente de maneira proibitiva o risco da cirurgia cardíaca tradicional, como múltiplas cirurgias cardíacas prévias (especialmente com enxerto de artéria mamária), aorta em porcelana, hipertensão pulmonar acentuada (> 60mmHg), radioterapia torácica prévia e fragilidade orgânica acentuada, além da presença de condição anatômica e morfológica favorável para o procedimento por cateter (Figura 5.3).

Insuficiência aórtica

Etiologia

A insuficiência aórtica (IAo) caracteriza-se pela regurgitação sanguínea, durante a diástole ventricular, da aorta para o VE, resultante da coaptação incompleta dos folhetos valvares por doença da própria valva, por dilatação da raiz da aorta ou por ambas (Tabela 5.2). Esse processo pode apresentar-se, clinicamente, de maneira aguda ou crônica, com repercussões hemodinâmicas distintas.

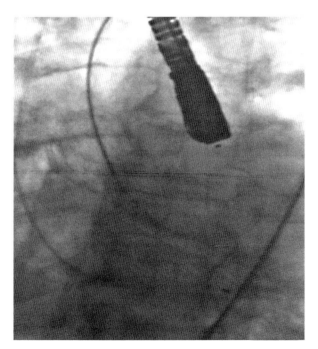

Figura 5.3 Implante Corevalve® em paciente de 86 anos de idade.

Tabela 5.2 Causas de insuficiência aórtica

Doença valvar	Doença da aorta
Febre reumática	Sífilis
Endocardite infecciosa	Osteogênese *imperfecta*
Proliferação mixomatosa	Síndrome de Marfan
Síndrome de Marfan	Espondilite anquilosante
Síndrome de Ehlers-Danlos	Doença de Behçet
Lúpus eritematoso sistêmico (LES)	Síndrome de Reiter
Artrite reumatoide	Artrites associadas a colites ulcerativas
Doença de Whipple	HAS
Doença de Crohn	Dissecção aórtica

HAS: hipertensão arterial sistêmica.

Doença valvar

Várias são as doenças capazes de provocar dano ao aparelho valvar aórtico, incluindo patologias congênitas e adquiridas:

- **IAo congênita:** entidade rara, presente em grandes comunicações interventriculares (CIV) e como complicação de valva aórtica bicúspide.
- **IAo adquirida:** na doença reumática, poucas vezes ocorre de maneira isolada, sendo mais frequente a concomitância com insuficiência mitral. A lesão reumática produz retração e espessamento das cúspides valvares com consequente falha central na coaptação e no refluxo diastólico. Uma fusão entre as comissuras pode ainda impedir a abertura completa da valva, dando origem a um quadro de dupla lesão aórtica.
- **IAo por endocardite infecciosa (EI):** alteração mecânica ou valvar pela própria vegetação ou secundária a perfuração ou destruição de uma ou mais cúspides.

Doenças da aorta

A ectasia da aorta ascendente, encontrada, por exemplo, em casos de aortite sifilítica e necrose cística da média, e observada na síndrome de Marfan, bem como em condições que dilatam o anel valvar, como espondilite anquilosante, síndrome de Reiter e doença de Behçet, pode ocasionar uma separação progressiva das cúspides, impedindo seu fechamento completo. Outras condições, como hipertensão arterial grave e dissecção aórtica, promovem dilatação da raiz da aorta mediante o aumento da tensão na parede do vaso; neste último caso, a situação pode ser agravada por dissecção retrógrada do próprio folheto valvar, podendo sobrevir um quadro de IAo aguda, que descreveremos adiante.

Fisiopatologia

O refluxo sanguíneo aorta-VE durante a diástole impõe ao ventrículo maior volume diastólico final (sobrecarga volumétrica). Soma-se a essa alteração uma sobrecarga pressórica, exigindo do VE maior força muscular e levando à hipertrofia ventricular. Pacientes com IAo crônica importante apresentam os maiores volumes diastólicos finais dentre aqueles com qualquer forma de doença cardíaca, resultando no chamado *cor bovinum*.

A maioria dos pacientes permanece assintomática durante longo período de tempo, conhecido como fase compensada da doença, secundária a mecanismos de adaptação; contudo, esse equilíbrio nem sempre é mantido. Inicialmente, a complacência ventricular e a resposta hipertrófica excêntrica adaptativa mantêm a função sistólica ventricular e as frações de ejeção e de encurtamento dentro dos parâmetros da normalidade, apesar do aumento no volume diastólico final.

No entanto, sabe-se que a transição para disfunção ventricular sistólica configura um processo contínuo e não há um parâmetro hemodinâmico único capaz de definir precisamente o aparecimento da disfunção ventricular esquerda. Nessa fase, a adaptação reativa não atende mais às necessidades miocárdicas e sobrevêm os sintomas decorrentes de fibrose intersticial, queda da complacência e aumento da pressão/volume diastólicos finais.

A evolução leva ao aparecimento dos sinais de congestão pulmonar, como dispneia aos esforços e ortopneia, secundários à transmissão dos níveis pressóricos elevados do VE para o AE e para o sistema venocapilar pulmonar, podendo, em casos de insuficiência cardíaca grave, desencadear hipertensão arterial pulmonar e, por conseguinte, os sinais de insuficiência ventricular direita (IVD).

Quadro clínico

Em razão do desenvolvimento gradual da doença, muitos pacientes permanecem assintomáticos durante anos. Os sintomas de reserva cardíaca reduzida ou de isquemia miocárdica começam a aparecer em torno da quarta ou quinta década de vida.

Dispneia ao esforço, a principal queixa, geralmente é progressiva e ocorre por congestão pulmonar. Ortopneia e dispneia paroxística noturna (DPN) aparecem em fase tardia da doença. Angina do peito pode aparecer mesmo na ausência de DAC, inclusive com episódios noturnos associados à diaforese, quando se combinam reduções da FC e da pressão arterial diastólica (PAD) ante um miocárdio hipertrofiado e hiperdinâmico. A palpitação é comum nesses pacientes, geralmente secundária à taquicardia por esforço e estresse emocional. Já a síncope é incomum nesses pacientes.

Exame físico

- **Inspeção e palpação:**
  - *Ictus cordis:* hiperdinâmico e difuso, desviado lateroinferiormente (IAo grave).
  - **Pulso em martelo d'água (sinal de Corrigan):** pulso amplo, típico dessa valvopatia, secundário ao aumento da pressão de pulso por aumento da pressão arterial sistólica (PAS) e redução abrupta da PAD.
  - **Sinal de Musset:** oscilação da cabeça a cada batimento cardíaco.
  - **Sinal de Müller:** pulsações sistólicas da úvula.
  - **Sinal de Quincke:** pulsação dos capilares subungueais.
  - **Sinal de Duroziez:** ruídos sistólicos e diastólicos audíveis quando a artéria femoral é parcialmente comprimida, proximal e distalmente, respectivamente.
  - **Sinal de Traube (*Pistol shot*):** ruídos sistólicos e diastólicos estrondosos audíveis na artéria femoral.
  - **Pulso *bisferiens*:** dupla sensação sentida no ápice da onda do pulso.
  - **Dança das artérias.**
  - **Diferencial de pressão:** devido ao volume sanguíneo regurgitado e à baixa resistência vascular sistêmica, muitas vezes persistindo os sons de Korotkoff até zero, embora, raramente, a PAD seja < 30mmHg; considera-se, então, o ponto de abafamento dos sons, na fase IV, como o valor da pressão diastólica.
  - Frêmito diastólico em FAo (IAo).
  - Frêmito sistólico em focos da base (EAo relativa).
- **Ausculta:**
  - B1 normo ou hipofonética.
  - B2: pode estar ausente devido à hipofonese de A2.
  - Presença de desdobramento paradoxal ou bulha única devido ao retardo em A2.
  - Sopro diastólico (SD) em FAo, mais audível em FAo acessório, holodiastólico e de alta frequência. Acentua-se quando o paciente se senta e inclina o tronco para a frente e com qualquer manobra que aumente a resistência vascular periférica, aumentando o gradiente transvalvar, como a posição de cócoras e o exercício isométrico.
  - Sopro sistólico (SS) em FAo, protossistólico ejetivo, irradiando-se para os vasos carotídeos e decorrente de EAo funcional (hiperfluxo).
  - Sopro de Austin Flint (SD em FM) mesodiastólico, em ruflar, de baixa frequência, secundário à limitação que se impõe à abertura do folheto anterior mitral ou da parede livre do VE devido ao jato aórtico regurgitante. Diferencia-se da estenose mitral pela ausência de B1 hiperfonética e do estalido de abertura mitral.
  - B3 indica gravidade e aparece nos casos de IAo com volume sistólico final aumentado e disfunção ventricular.

História natural

Na IAo moderada, ou até mesmo na importante, o prognóstico geralmente é favorável por muitos anos. O tamanho do VE e a FEVE são preditores do desfecho clínico, e quando o paciente se torna sintomático, é esperada a piora progressiva do quadro, levando a quadros de insuficiência congestiva e até morte súbita. Diversas séries de estudos cirúrgicos mostraram que a depressão da FEVE está entre os mais importantes preditores de mortalidade após a troca valvar, em particular quando a disfunção do VE é irreversível e não melhora após a cirurgia.

Exames complementares

- **ECG:** os achados eletrocardiográficos não têm acurácia diagnóstica na IAo, mas podem fornecer informações importantes: sinais de sobrecarga ventricular esquerda (SVE) com desvio do SÂQRS para a esquerda, distúrbios de condução (BRE) em fases de disfunção ventricular e, em casos mais avançados, sinais de sobrecarga atrial esquerda.
- **Radiografia de tórax:** aumento da área cardíaca é comum na IAo crônica, diferentemente da IAo aguda. Uma aorta aneurismática pode sugerir doenças de sua raiz (p. ex., síndrome de Marfan) na porção ascendente de sua parede, e calcificações lineares são vistas na aortite sifilítica, mas são achados inespecíficos.
- **Ecocardiograma:** melhor exame não invasivo para diagnóstico e avaliação do grau de regurgitação aórtica, no qual se podem inferir: medidas de jato regurgitante, velocidade de fluxo, gradiente transvalvar, dimensões de câmara, funções sistólicas e diastólicas de VE (parâmetros que guiarão a definição terapêutica) e análise morfológica do aparelho valvar, possibilitando inclusive, em algumas situações, o esclarecimento etiológico da insuficiência, como nos casos de dissecção aórtica, EI e doença reumática. O método transesofágico (ETE) aumenta a sensibilidade e a especificidade do exame, em particular em relação à raiz da aorta.
- **Outros exames:** o cateterismo cardíaco fica reservado para os casos de suspeição de DAC associada e discordância entre o quadro clínico e testes não invasivos.

Tratamento

Assim como na EAo, não há tratamento clínico específico. Pacientes com IAo leve a moderada, assintomáticos e com dimensões cardíacas normais ou minimamente alteradas não precisam de terapia, mas deverão ser acompanhados a cada 12 ou 24 meses e realizar ECO de controle. Esse grupo de pacientes encontra-se liberado para a prática de atividades físicas.

A hipertensão arterial diastólica, quando associada, deverá ser tratada. O uso de vasodilatadores é preferível ao de betabloqueadores, os quais deverão ser usados com cautela. O uso dos vasodilatadores baseia-se no princípio da redução da pós-carga do VE, com consequentes aumento do volume sistólico e diminuição do volume regurgitante. Estudos de curto prazo demonstraram benefício hemodinâmico com uso de hidralazina, nifedipina e inibidores da enzima conversora da angiotensina (IECA). No entanto, estudos de longo prazo não demonstraram esse benefício sobre o surgimento de sintomas ou disfunção do VE, sendo necessária cirurgia de troca valvar do mesmo modo que no grupo placebo.

Em pacientes sintomáticos, o tratamento de escolha consiste em cirurgia de troca valvar, com excelente prognóstico em curto a médio prazo. As principais indicações da cirurgia são: pacientes com IAo importante sintomáticos; pacientes com IAo importante, assintomáticos, com FE < 50% em repouso; pacientes com IAo importante que serão submetidos concomitantemente a cirurgia de revascularização miocárdica ou cirurgia da aorta ou de outras valvas cardíacas; pacientes com IAo importante aguda ou agudizada de qualquer etiologia, levando à insuficiência cardíaca (IC) aguda; pacientes com IAo de etiologia não reumática importante, assintomáticos, com FE ≥ 50%, mas com DDVE > 75mm ou DSVE > 55mm; pacientes com IAo de etiologia reumática importante, assintomáticos, com FE ≥ 50%, mas com DDVE > 75mm ou DDVE > 55mm; pacientes com IAo importante, assintomáticos, com FE ≥ 50%, mas com DDVE de 70 a 75mm ou DSVE de 50 a 55mm, associado a evidência de resposta anormal ao exercício; pacientes com IAo moderada que serão submetidos concomitantemente a cirurgia de revascularização miocárdica ou cirurgia da aorta ou de outras valvas cardíacas (Figura 5.4).

Insuficiência aórtica aguda

Na IAo aguda, causada por EI, dissecção aórtica ou traumatismo, as alterações hemodinâmicas são abruptas, impossibilitando o processo contínuo de adaptação ventricular. O volume regurgitante é direcionado a um ventrículo de dimensões normais, aumentando as pressões de enchimento e o volume diastólico final, podendo evoluir para choque cardiogênico e edema pulmonar agudo, secundário ao aumento súbito na pressão diastólica final do ventrículo esquerdo (PDFVE) que se transmite ao átrio esquerdo e ao leito capilar pulmonar. Os sinais clássicos de IAo estão ausentes ou são inespecíficos. Pode-se observar um sopro diastólico (SD) em FAo e Ao acessório, às vezes suave e curto.

O ECG e a radiografia de tórax não têm valor diagnóstico e normalmente mostram alterações inespecíficas. Por outro lado, o ECO é de suma importância nessa condição, pois confirma o diagnóstico, avalia a gravidade do jato regurgitante e define o diagnóstico, na maioria das vezes.

A IAo aguda e grave tem curso rápido e pode levar ao óbito por edema pulmonar, arritmias ventriculares, dissociação eletromecânica ou choque cardiogênico; portanto, o tratamento cirúrgico para troca valvar está prontamente indicado.

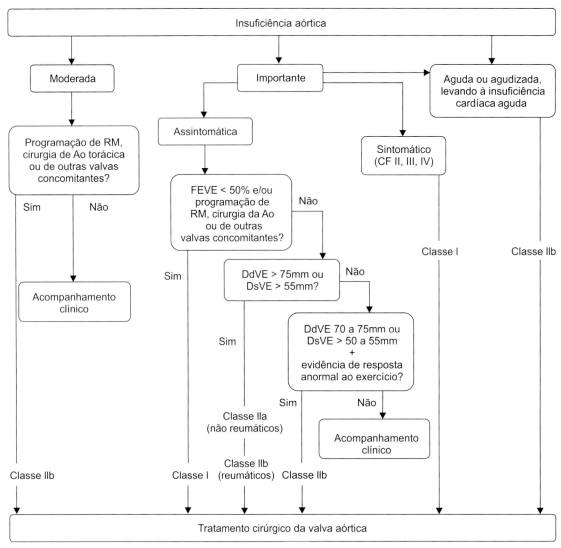

Figura 5.4 Fluxograma para indicação de tratamento cirúrgico na insuficiência aórtica. (CF: classe funcional; FEVE: fração de ejeção do ventrículo esquerdo; RM: revascularização miocárdica; Ao: aorta; DdVE: diâmetro diastólico final do ventrículo esquerdo; DsVE: diâmetro sistólico final do ventrículo esquerdo.)

DOENÇAS DA VALVA MITRAL

A valva atrioventricular esquerda, também chamada de mitral, recebeu essa nomenclatura por assemelhar-se à mitra utilizada por bispos. Localizada posteriormente ao esterno, no nível da quarta cartilagem costal esquerda, é formada por um anel fibroso, duas cúspides, cordoalhas tendíneas e dois músculos papilares. Ela se estende para o interior do VE com suas duas cúspides valvares de tamanhos diferentes (anterior e posterior).

As cúspides são compostas por tecido fibroso resistente e espesso na parte central e delgado e transparente próximo à margem. A fim de tornar a valva, em seu todo, capaz de resistir à pressão e evitar o refluxo sanguíneo para o átrio esquerdo (AE), durante a sístole ventricular, as cúspides são mantidas pelas cordoalhas tendíneas e pelos músculos papilares. As cordoalhas tendíneas são constituídas de tecido fibroso e, mesmo sendo delicadas, são bastante resistentes. Qualquer anormalidade estrutural de um ou de mais de um desses elementos que venha a modificar sua fisiologia dará origem às patologias denominadas doenças valvares mitrais, que serão o tema deste tópico.

Estenose mitral

Etiologia

Estenose mitral (EM) é uma condição clínica em que, em virtude da restrição à abertura dos folhetos valvares e da redução da área valvar mitral efetiva, ocorre a formação de um gradiente de pressão diastólico entre o AE e o VE.

A doença reumática, a causa mais frequente dessa patologia (95% dos casos), é duas a três vezes mais comum nas mulheres e está presente em 70% das valvopatias de etiologia reumática, chegando a 99% na EM, segundo o DATASUS. Vinte e cinco por cento dos pacientes são acometidos de EM pura e 40% têm estenose associada à regurgitação mitral. Assim, trata-se de uma patologia que pode ser encontrada em adultos, adolescentes e mesmo em crianças. A valvopatia mitral reumática mais comum é a dupla lesão com disfunção não balanceada.

Outras etiologias mais raras para EM são: alterações congênitas (músculo papilar único), EI, endocardite de Liebmam-Sacks e amiloidose. Além disso, algumas patologias podem simular EM, como mixoma atrial, trombo atrial esquerdo pedunculado e *cor triatriatum*.

Classificação

A gravidade da EM é medida pela área valvar mitral e mantém correspondência com o gradiente médio de pressão AE-VE na diástole (Tabela 5.3).

Fisiopatologia

A EM reumática surge em virtude do comprometimento imunoinflamatório crônico das cúspides, ou seja, depósito de imunocomplexos nas cúspides, resultando em fusão das comissuras, do envolvimento das cordoalhas tendíneas ou de um processo combinado de todos os elementos do aparato valvar, tornando-as rígidas e espessadas por tecido fibrótico.

A área da valva mitral em indivíduos normais varia entre 4 e 6cm². Na presença de redução de 50% dessa área, começam a surgir os sintomas de insuficiência cardíaca relacionados com a restrição de abertura da valva.

Em princípio, na EM, o VE é poupado, mas seu padrão de enchimento estará diminuído, o diâmetro diastólico final do VE estará normal ou reduzido e a pressão diastólica final, baixa; como consequência, observaremos queda do DC e aumento da pós-carga por elevação da resistência vascular periférica (RVP). Esses efeitos hemodinâmicos crônicos podem levar ao surgimento de disfunção sistólica do VE.

Entretanto, os sintomas clássicos da EM são explicados por suas consequências a partir da pressão intra-atrial elevada. Essa elevação no AE provoca aumento da pressão venocapilar pulmonar, que produz dispneia aos esforços. Os primeiros surtos podem ser deflagrados por exercícios, estresse emocional, anemias, gravidez, atividade sexual, infecção ou surto de FA. A congestão pulmonar crônica leva a uma constrição reativa dos vasos arteriais pulmonares e, depois, a uma resposta fibro-obliterativa – hipertensão arterial pulmonar (HAP) – sobrecarregando o ventrículo direito (VD), que pode evoluir para falência sistólica.

Tabela 5.3 Graduação da estenose mitral

Lesão (grau)	Área (cm²)	Gradiente*
Discreta	> 1,5	< 5
Moderada	1,0 a 1,5	5 a 10
Importante	< 1,0	> 10

*Gradiente médio em repouso (mmHg).

Os principais marcadores de mau prognóstico são o desenvolvimento de sintomas, a presença de FA e a evolução para hipertensão arterial pulmonar (HAP). Uma vez atingidos níveis muito elevados de pressão sistólica de artéria pulmonar (pressão sistólica de artéria pulmonar [PSAP] > 80mmHg), a sobrevida média reduz-se para 2,4 anos.

Quadro clínico

Os pacientes com EM, apesar da correlação real entre a gravidade da lesão e o surgimento dos sintomas, podem apresentar-se assintomáticos durante anos, com os sintomas surgindo de maneira lenta e progressiva, como consequência da congestão venocapilar pulmonar e do aumento da RVP.

A dispneia é um dos sintomas mais frequentes. Inicia-se aos grandes esforços e progride para médios e pequenos esforços, sendo comum o aparecimento de DPN e ortopneia.

Entre os sintomas da EM, podem ser encontrados: dor torácica, tosse, episódios repetidos de edema pulmonar, palpitações, fadiga, hemoptise, rouquidão e sintomas de IC, assim como embolia arterial central ou periférica e sintomas relacionados com FA paroxística.

A hemoptise é rara, mas pode ser grave e súbita, geralmente decorrente da ruptura das veias brônquicas dilatadas e paredes finas. A palpitação geralmente é secundária à FA.

Nos pacientes com resistência vascular pulmonar muito elevada, a função ventricular direita está quase sempre comprometida. A apresentação pode incluir sinais e sintomas de falência cardíaca direita.

Exame físico

- **Inspeção:**
  - Fácies mitral.
  - Rubor malar, nariz afilado (pouco observado em caso de diagnóstico precoce).
  - Cianose periférica (EM grave).
  - Pulso venoso reflexo das pressões no coração direito.
  - Turgência patológica da veia jugular externa (insuficiência ventricular direita [IVD]).
  - Onda v gigante no pulso jugular (assemelha-e ao pulso arterial visível).
  - Onda a exacerbada no pulso jugular nos pacientes em ritmo sinusal e HAP.
- **Palpação:**
  - Pulso arterial: geralmente normal.
  - Amplitude reduzida na EM crítica (queda do DC).
  - *Ictus* pode ser normal.
  - Impulsão de meso (aumento do VD).
  - Frêmito diastólico em foco mitral.
  - B2 palpável (em caso de HAP).
- **Ausculta:**
  - B1 pode ser hiperfonética, quando a mobilidade é razoável e sem calcificação, ou hipofonética, quando apreseta calcificação.
  - B2 hiperfonética (HAP).

- Estalido de abertura da valva mitral (VM) ocorre no momento de abertura da valva devido à tensão dos folhetos, mais audível em ápice cardíaco, enquanto B2 é mais audível na base. O sopro da EM frequentemente tem pouca intensidade e é precedido de estalido de abertura da valva (sinal patognomônico de sequela reumática).
- Sopro diastólico em ruflar, de baixa frequência, com reforço pré-sistólico se o ritmo for sinusal, irradiação para axila e dorso, mais audível em decúbito lateral esquerdo/aumentando com o exercício físico e diminuindo com a inspiração e a manobra de Valsalva.
- Sopro holossistólico em foco tricúspide na vigência de insuficiência tricúspide secundária à dilatação de câmaras direitas.
- Diagnóstico diferencial com o sopro de Austin Flint (SD em foco mitral presente na IAo grave).

Diagnóstico

O diagnóstico inicialmente é clínico, devendo ser realizados exames complementares para sua confirmação, além de avaliação da gravidade e definição de sua etiologia:

- **ECG:** ritmo sinusal ou FA; sinais de sobrecarga atrial esquerda (SAE); onda p larga e entalhada em derivações inferiores e bifásica em V1 (índice de Morris) com porção negativa importante; sinais de sobrecarga de VD e HAP importante (ondas R amplas em V1 e V2 e desvio do eixo para a direita).
- **Radiografia de tórax:** um dos principais exames para avaliação das repercussões hemodinâmicas dessa patologia e para seu acompanhamento ambulatorial. Podem ser encontrados: sinal do duplo contorno na silhueta cardíaca direita (aumento do AE), sinal da bailarina (deslocamento superior do brônquio-fonte esquerdo), retificação ou abaulamento do segundo arco cardíaco esquerdo, surgimento do quarto arco cardíaco esquerdo (auriculeta esquerda), inversão do padrão vascular (congestão), linhas B de Kerley, deslocamento posterior do esôfago contrastado (em perfil) e aumento de AD e VD.
- **Ecocardiograma:** é o melhor método para confirmação do diagnóstico e da etiologia da EM, bem como para observação de lesões valvares coadjuvantes e da presença e gravidade da HAP, e para o acompanhamento da evolução desses pacientes. Fornece o cálculo da área valvar, a medida das câmaras cardíaca, a estimativa do gradiente AE/VE, a estimativa da pressão em artéria pulmonar e a avaliação do aparelho subvalvar. Além disso, é de grande ajuda na orientação terapêutica, o que torna possível determinar quais pacientes poderão beneficiar-se da valvoplastia percutânea por cateter-balão, por meio de escore de Wilkins-Block, que varia de 4 a 16 e leva em consideração quatro elementos: mobilidades espessamento, calcificação valvar e aparelho subvalvar. O ETE é utilizado, preferencialmente, em casos de janelas ecocardiográficas inadequadas e em pacientes de alto risco para processos tromboembólicos, para identificação de trombos atriais e contratração espontânea, para melhor avaliação da função e do diâmetro do AE e em pacientes candidatos à realização de valvoplastia mitral.
- **Teste ergométrico:** pode ser útil na avaliação da capacidade funcional em indivíduos com poucos sintomas, porém que limitaram sua atividade física de maneira significativa, e na presença de discrepância entre os sintomas e as alterações hemodinâmicas do paciente.
- **Cateterismo cardíaco:** as medidas hemodinâmicas as podem ser utilizadas para determinar a gravidade da EM. As pressões verificadas no AE e no VE determinam o gradiente diastólico através da valva mitral, componente fundamental na avaliação da gravidade do paciente. As pressões pulmonares e a resistência vascular pulmonar também podem ser aferidas, contribuindo para avaliação da repercussão da valvopatia na circulação pulmonar. Está indicado quando existe discrepância entre as medidas ecocardiográficas e a situação clínica do paciente sintomático, para os casos de dupla lesão mitral que apresentem dificuldades na determinação clinicoecocardiográfica do grau de regurgitação valvar, discordância entre a classe funcional (CF) de sintomas e a avaliação hemodinâmica não invasiva em repouso, pacientes com suspeita de DAC associada ou na presença de fatores de risco em pacientes que serão submetidos à valvuloplastia.

Tratamento

Em caso de EM não tratada, o paciente pode permanecer assintomático por até 10 anos. No entanto, a partir do aparecimento dos primeiros sintomas, os sinais de insuficiência cardíaca grave surgem entre 5 e 10 anos. O tratamento clínico é basicamente guiado para prevenção de febre reumática (FR) recorrente, prevenção/tratamento das complicações da EM e monitorização da progressão da doença valvar.

O tratamento não se faz necessário nos casos de EM discreta com paciente assintomático. O princípio do tratamento medicamentoso baseia-se na utilização de medicamentos que diminuem a FC, no controle da congestão pulmonar e na anticoagulação nos pacientes de alto risco para eventos tromboembólicos e portadores de FA. Os betabloqueadores melhoram o esvaziamento atrial devido ao aumento do tempo diastólico. Bloqueadores dos canais de cálcio (não diidropiridínicos) são usados quando betabloqueadores estão contraindicados e o uso de digitálicos não beneficia pacientes com EM em ritmo sinusal, exceto em casos de disfunção de VE ou VD. Em caso de sinais de congestão, os diuréticos de alça (furosemida) e a restrição hidrossalina auxiliam o controle; já o uso de anticoagulante oral associa-se a pior prognóstico, com taxa de sobrevida em 10 anos de 25%, comparada a 46% naqueles que permanecem em ritmo sinusal. A varfarina é o anticoagulante de escolha, sendo possível a associação de AAS nos casos de doença isquêmica prévia, e o INR terapêutico deverá estar entre 2 e 3.

O tratamento cirúrgico modificou profundamente a história natural de todas as valvopatias por impedir a progressão da deterioração miocárdica com a melhora da lesão anatômica valvar. Há duas modalidades cirúrgicas: a intervencionista (por hemodinâmica) e a convencional (cirurgia de troca valvar) (Figura 5.5):

- **Tratamento intervencionista:** existem três técnicas de valvoplastia mitral percutânea por cateter-balão (VMCB): duplo-balão, Inoue e comissurótomo de Cribier, apresentando melhor resultado nas valvas com os folhetos valvares flexíveis e não calcificados e com pouco acometimento subvalvar. O critério ecocardiográfico mais utilizado na avaliação da morfologia do aparelho valvar é o escore descrito por Wilkins. Os pacientes com escore ≤ 8 têm indicação de VMCB e aqueles entre 9 e 11 pontos necessitam avaliação individualizada, com ponderação acerca das comorbidades e do risco cirúrgico. Os parâmetros de sucesso são: redução de 50% a 60% no gradiente transmitral, área valvar mitral final > 1,5cm^2 e decréscimo da pressão capilar pulmonar para níveis < 18mmHg, com taxa de sucesso oscilando entre 80% e 95%. As principais contraindicações são: IM de moderada a importante, trombo do AE, escore desfavorável, outras cardiopatias associadas e DAC com indicação cirúrgica. As principais complicações são AVE isquêmico, tamponamento cardíaco, insuficiência mitral (IM) importante e morte (0,5%).
- **Tratamento cirúrgico:** a decisão entre comissurotomia aberta e troca valvar é feita no momento da cirurgia, dependendo do aspecto valvar. O tratamento cirúrgico está reservado para pacientes sintomáticos (CF III-IV) com uma das seguintes contraindicações à VMCB: anatomia valvar desfavorável (escore de Wilkins > 8 associado a calcificação e comprometimento do aparelho subvalvar), presença de dupla lesão mitral com insuficiência de moderada a importante e concomitância de valvopatia tricúspide ou aórtica significativa e trombo atrial esquerdo persistente. Portadores de FA que serão submetidos à troca valvar se beneficiarão do tratamento cirúrgico da FA (cirurgia de Maze).

Insuficiência mitral

A IM representa uma condição clínica em que existe refluxo de sangue do VE para o AE durante a sístole ventricular, devido ao mau funcionamento de um ou de mais de um elemento do aparelho valvar mitral, impedindo seu fechamento adequado.

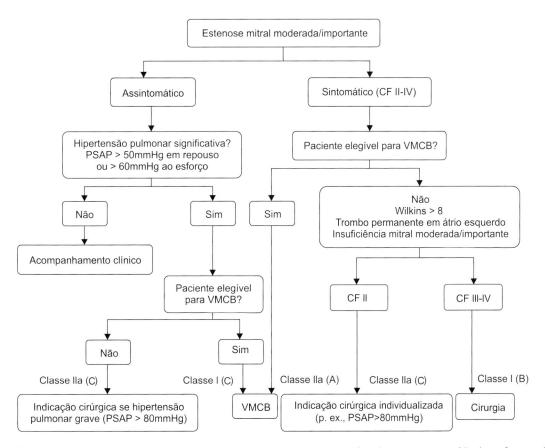

Figura 5.5 Fluxograma para as estratégias de tratamento intervencionista na EM moderada e importante. (CF: classe funcional; VMCB: valvoplastia mitral por cateter-balão; PSAP: pressão sistólica da artéria pulmonar.)

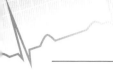

Etiologia

As principais causas de IM incluem prolapso de valva mitral (PVM), doença cardíaca reumática, endocardite infecciosa, calcificação anular, cardiomiopatia e doença cardíaca isquêmica. Entre as causas menos comuns de IM estão: doenças vasculares do colágeno, trauma, síndrome eosinofílica, síndrome carcinoide e exposição a drogas.

A doença reumática é uma das principais etiologias de IM, chegando a ser responsável por um terço dos casos crônicos graves, mais frequentemente em homens. O processo reumático, como nas outras etiologias inflamatórias, produz rigidez, deformidade e retração dos folhetos valvares e fusão das comissuras, bem como encurtamento, contração e fusão das cordas tendíneas.

Como nas outras etiologias, também frequentes, encontram-se endocardite infecciosa, síndrome do PVM e degeneração mixomatosa. Independentemente de sua etiologia, a IM grave é com frequência progressiva, pois o aumento do AE provoca tensão no folheto mitral posterior, afastando-o do óstio mitral e, portanto, agravando a disfunção valvar. Do mesmo modo, a dilatação do VE aumenta a insuficiência, a qual, por sua vez, aumenta o AE e o VE adicionalmente, causando ruptura das cordas e resultando em um círculo vicioso; daí o aforisma: "insuficiência mitral gera insuficiência mitral."

Fisiopatologia

As alterações hemodinâmicas e as manifestações clínicas da IM estarão relacionadas com a maneira como surge a lesão valvar, se abrupta, como nas IM agudas, ou gradativa, como nas IM crônicas, pois nas formas agudas não há tempo de adaptação das câmaras cardíacas esquerdas, enquanto a evolução gradativa da IM crônica permite uma adaptação inicial.

Entretanto, de maneira geral, na IM:

- O VE é descomprimido dentro do AE durante a sístole ventricular.
- A resistência ao esvaziamento do VE é reduzida.
- Ocorre sobrecarga de volume de AE e VE.
- Mecanismos compensatórios: aumento de complacência do AE e ao VE, redução da pós-carga do VE e aumento da pré-carga do VE.

Como já salientado, a IM pode instalar-se de maneira aguda ou crônica, levando a três diferentes situações para o AE: complacência normal ou diminuída do AE, aumento acentuado da complacência do AE e aumento moderado da complacência do AE.

Complacência normal ou diminuída do AE

Em geral, a IM aguda é acompanhada de complacência do AE normal ou reduzida, ou seja, com pequeno aumento do AE, mas com elevação marcante de sua pressão. Isso produz uma sobrecarga abrupta de volume sobre o VE, o qual, na grande maioria das vezes, encontra-se despreparado para suportar esse aumento súbito da pré-carga. Por isso, há queda do DC, e o AE e o VE não conseguem acomodar o volume regurgitante, resultando em congestão pulmonar – edema agudo de pulmão (EAP).

Aumento acentuado da complacência do AE

- IM grave, de longa data – geralmente assintomática.
- Crescimento volumoso do AE.
- Pressão atrial esquerda e pressão arterial pulmonar normais ou apenas discretamente elevadas.
- Queixas de fadiga e exaustão intensas, secundárias a baixo DC.
- Sintomas resultantes da congestão pulmonar são menos proeminentes.
- FA está quase invariavelmente presente – os átrios são geralmente volumosos.

Aumento moderado da complacência do AE

- Grupo mais comum.
- Os aspectos clínicos e hemodinâmicos estão entre os outros dois grupos anteriores (complacência normal e aumento acentuado).
- Graus variáveis de crescimento do AE.
- Elevação significativa da pressão atrial esquerda.
- Sintomas secundários tanto ao menor DC como à congestão pulmonar.

Quadro clínico

As manifestações clínicas guardam relação com a velocidade de instalação da lesão valvar e com a fase evolutiva em que se encontra o paciente:

- **IM aguda:**
  - Paciente frequentemente sintomático.
  - Dispneia é a queixa mais comum, podendo variar de leve, com congestão pulmonar discreta, a grave, com dispneia de repouso e EAP.
  - Comprometimento hemodinâmico grave – choque cardiogênico como apresentação clínica mais séria.
- **IM crônica:**
  - Paciente assintomático por décadas.
  - Fadiga, dispneia aos esforços, ortopneia, palpitações e caquexia – IM crônica grave.
  - Angina.
  - Sinais clínicos de insuficiência cardíaca congestiva (ICC) – secundária a HAP.

Exame físico

- **Exame geral:**
  - Pressão arterial, em geral, normal.
  - Pulso arterial pode mostrar ascensão abrupta nos casos de IM grave.

- Perfusão periférica pode estar comprometida em razão do baixo débito.
- Pulso venoso – onda V proeminente com grave insuficiência tricúspide (IT) e onda "a" anormalmente proeminente.
- **Inspeção e palpação:**
  - *Ictus cordis* desviado para a esquerda e para baixo, hipercinético, contínuo e forte.
  - VE hiperdinâmico com impulsão sistólica evidente.
  - Frêmito sistólico no ápice cardíaco.
  - Com hipertensão pulmonar acentuada – impulsão de meso, B2 palpável em foco pulmonar (FP).
- **Ausculta:** a ausculta cardíaca é fundamental. Muitas vezes, o paciente é assintomático e a primeira evidência de um IM é a detecção de um sopro:
  - SS em FM – holossistólico, de regurgitação, mais audível em ápice cardíaco.
  - Irradiação para região axilar e dorso.
  - A gradação do sopro não estima a gravidade da IM, mas guarda boa correlação.
  - B1 – geralmente ausente, leve ou englobada pelo SS.
  - B2 – desdobramento amplo na IM grave (fechamento precoce da valva aórtica).
  - B3 – se presente, de baixa frequência, podendo indicar disfunção ventricular; se ausente com IM, indica pouca gravidade.
  - B4 – muitas vezes audível na IM aguda com ritmo sinusal.
- **IM aguda – achados principais:**
  - Dispneia progressiva   100%
  - Sopro pansistólico   97%
  - Ritmo sinusal   81%
  - Início súbito   77%
  - Pd2 aumentada   77%
  - História < 1 ano   68%
  - Frêmito sistólico   65%
  - B3   58%
  - Insuficiência cardíaca   52%

Diagnóstico

- **ECG:** ritmo sinusal ou FA, sinais de sobrecarga ventricular e evidência de aumento do AE e/ou AD (HAP extrema), se em ritmo sinusal.
- **Radiografia de tórax:** sinais de congestão pulmonar, edema intersticial e linhas B de Kerley, surgimento do quarto arco na silhueta cardíaca direita – aumento maciço do AE (crônicos) e duplo contorno (AD e AE) visto na silhueta cardíaca esquerda; calcificação do anel mitral também pode ser vista, além de aumento biventricular, se for o caso.
- **ECO:** exame fundamental na avaliação de pacientes com IM, analisa a área do jato regurgitante com Doppler colorido, a largura da *vena contracta*, o volume regurgitante, a fração regurgitante e a área do orifício regurgitante, além de aferir as dimensões das câmaras cardíacas (Tabela 5.3). O ECO tridimensional avalia de maneira mais acurada e proporciona melhor possibilidade de detalhamento para determinação da estratégia cirúrgica, assim como pode vir a ter impacto na determinação do momento cirúrgico para o tratamento da valvopatia mitral.
- **Cateterismo cardíaco:** deverá ser solicitado em caso de discrepância entre o quadro clínico e os achados invasivos, dúvidas sobre a gravidade da IM após testes não invasivos, discrepância da pressão de artéria pulmonar, ou quando há necessidade de avaliação da presença, extensão e gravidade da DAC, ou ainda em caso de suspeita de que a IM tenha etiologia isquêmica.

Tratamento

O tratamento da IM depende da etiologia, da gravidade, da presença de sintomas e de alguns parâmetros ecocardiográficos, como função ventricular esquerda e diâmetro sistólico final do VE. Por motivos didáticos, os tratamentos da IM aguda e crônica serão abordados separadamente. Não há tratamento medicamentoso específico para os pacientes assintomáticos e, assim como nas outras patologias valvares, os sintomas devem ser controlados.

Tabela 5.3 Quantificação ecocardiográfica da insuficiência mitral

	Quantificação ecocardiográfica discreta	Insuficiência valvar mitral Moderada	Importante
Área do jato regurgitante com Doppler colorido (cm^2)	Área pequena, jato central (< 4cm^2 ou < 20% da área do átrio esquerdo)	20% a 40% da área do átrio esquerdo	> 40% da área do átrio esquerdo
Vena contracta (cm)	< 0,3	0,3 a 0,69	≥ 0,7
Volume regurgitante (mL/batimento)	< 30	30 a 59	≥ 60
Fração regurgitante (%)	< 30	30 a 49	≥ 50
Área do orifício regurgitante (cm^2)	< 0,2	0,2 a 0,39	≥ 0,4
Parâmetros adicionais			
Dimensão do átrio esquerdo	–	–	Aumentada
Dimensão do ventrículo esquerdo	–	–	Aumentada

Tratamento da IM aguda

- Restrição das atividades físicas que regularmente produzem dispneia e fadiga excessiva.
- Redução da ingestão de sódio e aumento de sua excreção – uso adequado de diuréticos.
- Medicações que diminuam a pré e a pós-carga do VE.
- Fase inicial: nitroprussiato de sódio ou nitroglicerina (EV) – para pacientes não hipertensos e para estabilização de pacientes com IM aguda e/ou grave.
- Com a melhora clínica, iniciar vasodilatadores orais, como hidralazina e IECA.
- Instabilidade hemodinâmica (choque cardiogênico): balão intra-aórtico é usado para diminuição da pós-carga ventricular e serve como ponte para o tratamento cirúrgico definitivo.
- Preferível postergar a cirurgia por até 4 a 6 semanas pós-infarto.
- Estágios tardios de IC: anticoagulantes e meias elásticas, para diminuir a probabilidade de trombose venosa profunda (TVP) e tromboembolismo pulmonar (TEP).
- Antibióticos profiláticos para procedimentos cirúrgicos.

A grande maioria dos pacientes com IM aguda necessita intervenção cirúrgica, em alguns casos em caráter emergencial. O prognóstico da IM aguda depende da causa subjacente, do estado clínico do paciente e do tratamento cirúrgico ou plastia, embora quase sempre evolua para óbito.

Tratamento da IM crônica

As orientações clínicas não farmacológicas se repetem nesses casos, não sendo necessário tratamento medicamentoso para os pacientes com IM crônica assintomáticos, que apresentam função ventricular normal, uma vez que seu estado pode permanecer estável por muitos anos. Não há evidências de que o tratamento com vasodilatadores, a longo prazo, beneficie esses pacientes.

Para os pacientes que apresentam FA, o tratamento baseia-se no controle da FC, que pode ser feito com digital, betabloqueadores, bloqueadores do canal de cálcio e, eventualmente, amiodarona; em caso de necessidade anticoagulação plena, utilizam-se anticoagulantes orais (dicumarínicos), visando a um valor de razão normatizada internacional (INR na sigla em inglês) entre 2,0 e 3,0.

Na presença de sintomas, está indicado tratamento intervencionista, ao passo que o diâmetro sistólico final do VE (DSFVE) e a FE ventricular são os principais parâmetros ecocardiográficos utilizados para indicação. Presença de DSFVE > 45mm também implica desadaptação, prognóstico pior e necessidade de cirurgia.

As sociedades americana (AHA/ACC) e brasileira (SBC) de cardiologia definem as indicações para tratamento cirúrgico da valva mitral levando em consideração as evidências disponíveis para indicação do tratamento (Figura 5.6).

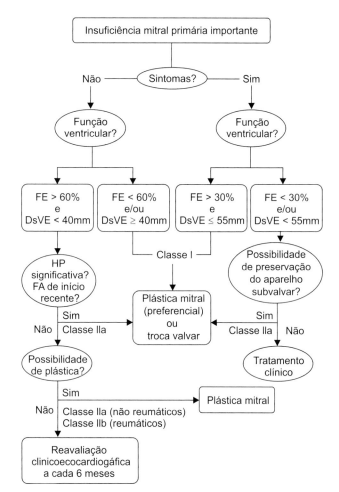

Figura 5.6 Fluxograma para tratamento cirúrgico da insuficiência mitral. (FE: fração de ejeção; DsVE: diâmetro sistólico final do ventrículo esquerdo; HP: hipertensão pulmonar; FA: fibrilação atrial.)

Indicações de tratamento cirúrgico da IM grave não isquêmica de acordo com a SBC e a AHA/ACC

- IM aguda sintomática (grau de recomendação I, nível de evidência B).
- Pacientes com IM crônica importante, sintomáticos (CF II, III e IV), com FE > 0,30 e DSFVE < 55mm (grau de recomendação I, nível de evidência B).
- Pacientes com IM crônica importante, assintomáticos, com FE entre 0,30 e 0,60 e DSFVE ≥ 40mm (grau de recomendação I, nível de evidência B).
- A plástica da valva mitral é preferível em relação à substituição valvar nos pacientes com IM crônica importante que necessitam cirurgia, devendo ser realizada em centros com experiência no procedimento (grau de recomendação I, nível de evidência C).
- Plástica da valva mitral em pacientes com IM crônica importante, por prolapso, assintomáticos, com FE ≥ 60% e DSFVE < 40mm, desde que realizada em centros experientes, nos quais a taxa de sucesso estimada da plástica é > 90% (grau de recomendação IIa, nível de evidência B).

- Pacientes com IM crônica importante, assintomáticos, com função ventricular esquerda preservada e FA de início recente (grau de recomendação IIa, nível de evidência C).
- Pacientes com IM crônica importante, assintomáticos, com função ventricular esquerda preservada e com HP (PSAP > 50mmHg em repouso ou > 60mmHg com exercício) (grau de recomendação IIa, nível de evidência C).
- Tratamento cirúrgico combinado da FA em pacientes com IM de moderada a importante, sintomática (CF III ou IV), quando indicado tratamento cirúrgico da IM (grau de recomendação IIa, nível de evidência C).
- Plástica da valva mitral em pacientes com IM crônica reumática, importante, assintomáticos, com FE ≥ 60% e DSFVE < 40mm, desde que realizada em centros experientes, nos quais a taxa de sucesso estimada da plástica é > 90% (grau de recomendação IIb, nível de evidência B).
- Pacientes com IM crônica importante devido à disfunção ventricular grave (FE < 30%) que apresentem sintomas persistentes (CF III ou IV) a despeito de tratamento otimizado para IC, incluindo estimulação com marca-passo biventricular (grau de recomendação IIb, nível de evidência C).
- Pacientes com IM crônica importante assintomáticos, com função ventricular preservada, na ausência de HP ou FA de início recente, nos quais há dúvida sobre a possibilidade de plástica mitral (grau de recomendação III, nível de evidência C)

Prognóstico

Em pacientes com IM grave, sintomáticos, o prognóstico é sombrio. A mortalidade, em média, é de 5% ao ano, e a causa de óbito é a IC, além de arritmias fatais. Outras complicações incluem FA com eventos embólicos, acidente vascular encefálico isquêmico e endocardite.

O prognóstico da IM relacionada com prolapso da valva mitral (PVM) e doença reumática depende do grau de regurgitação mitral.

Na IM isquêmica, a evolução depende da doença coronariana subjacente. Na IM secundária à dilatação do anel valvar, em associação com cardiomiopatia dilatada, a função ventricular é o parâmetro mais importante na definição do prognóstico.

DOENÇAS DA VALVA PULMONAR

Estenose pulmonar

A forma congênita é a causa mais comum de estenose pulmonar (EP), enquanto a inflamação reumática é incomum e raramente levará a deformidade importante da valva. A EP produz na base do coração um sopro sistólico de alta frequência, com configuração em diamante e rude.

As indicações de tratamento são: pacientes sintomáticos e com gradiente transvalvar > 30mmHg ou assintomáticos com gradiente > 40mmHg. A valvoplastia pulmonar por cateter-balão (VPCB) continua sendo o procedimento de escolha independente da idade; entretanto, o implante de bioprótese em posição pulmonar é recomendado em caso de indicação de intervenção e impossibilidade técnica de realização da VPCB. Uma análise retrospectiva de 784 casos submetidos à VPCB registrou taxa de sucesso clínico de 98%, com queda do gradiente sistólico na via de saída pulmonar de 71mmHg para 28mmHg (valores médios da população estudada).

Insuficiência pulmonar

A principal causa da insuficiência pulmonar (IP) em adultos é a hipertensão pulmonar, que pode ser primária ou secundária. A IP também pode resultar de dilatação do anel valvar, como na síndrome de Marfan e na dilatação idiopática do tronco pulmonar. Outras causas são: endocardite infecciosa, após tratamento cirúrgico de EP congênita ou da tetralogia de Fallot, sífilis e trauma. Assim como na insuficiência tricúspide, a IP ocasionará sobrecarga de VD, podendo ser tolerada por muitos anos, a não ser que se complique ou seja complicada por HP. No exame físico encontramos um VD hiperdinâmico, provocando pulsações palpáveis em região paraesternal, sopro mesossistólico com hiperfonese de B2 na presença de HP ou sopro diastólico grave em diamante na ausência de HP e que aumenta durante a inspiração (sopro de Grahan Steell). Podem ser observados sinais de aumento do VD e HP, principalmente no ECO e no ECG.

Em geral, há indicação de tratamento cirúrgico com substituição valvar nos pacientes com IP importante e sintomática (CF II a IV). São várias as técnicas cirúrgicas usadas para o tratamento da IP, incluindo o uso de homoenxertos de cadáveres, condutos valvados, enxertos de veia jugular bovina ou uma valva bioprotética implantada diretamente no trato de saída do VD. Bonhoeffer e cols. foram os primeiros a relatar o implante percutâneo da valva pulmonar, posteriormente denominada valva Melody® (Medtronic). Após esse relato inicial, centenas de pacientes foram tratados desse modo na Europa, com ótimos resultados. A segurança e a eficácia dessa valva estão amplamente documentadas na literatura. Há ainda outro sistema de implante percutâneo da valva pulmonar, a valva Edwards-Cribier® (Edwards Lifesciences), que se encontra em fase de estudos clínicos nos EUA. Ambos os sistemas mencionados foram desenhados para tratamento da disfunção pulmonar dentro de condutos e valvas bioprotéticas. Eles não foram desenhados para tratar pacientes submetidos à reconstrução da via de saída do VD com retalhos transanulares.

DOENÇAS DA VALVA TRICÚSPIDE

Estenose tricúspide

A estenose tricúspide (ET) é rara e quase sempre reumática; outras causas incluem atresia tricúspide congênita, endocardite infecciosa, tumores atriais direitos e síndrome carcinoide. A forma mais comum de apresentação é a dupla lesão, com graus variados de insuficiência. Outra característica é a associação frequente com valvopatia mitral. Em estudo angiográfico com 525 pacientes com doença valvar reumática, a prevalência de ET foi de 9%. As alterações anatômicas na ET assemelham-se às encontradas na EM, com fusão e encurtamento das cordoalhas tendinosas e fusão dos folhetos nas extremidades, produzindo um diafragma com abertura central, gerando um gradiente diastólico entre átrio e ventrículo direitos. O baixo DC gerado pela ET provoca fadiga, e os pacientes geralmente se queixam de desconforto, secundário a hepatomegalia, ascite e anasarca. Na presença de ritmo sinusal, a onda *a* do pulso venoso será alta, uma pulsação pré-hepática geralmente é palpável, e a onda *y* é lenta e em queda. A ausculta da EM adjunta à ET por vezes encobre os sinais mais sutis da ET. Um estalido de abertura da valva tricúspide pode ser audível logo após o estalido de abertura da mitral e o sopro diastólico pode ser auscultado na borda esternal esquerda baixa e aumenta com manobras que elevam o fluxo sanguíneo pela valva tricúspide (inspiração, agachamento, manobra de Valsalva etc.).

Os exames diagnósticos mostraram aumento de átrio direito, sendo o ecocardiograma de grande valia para visualização da valva. Não há um sistema bem estabelecido para gradação de gravidade da ET. Em geral, a ET é considerada importante quando a área valvar é < 1,0cm^2 e o gradiente pressórico médio é > 5mmHg. Como as pressões de enchimento das câmaras cardíacas direitas são baixas, mesmo pequenos incrementos são capazes de elevar a pressão média do átrio direito e determinar congestão sistêmica.

O tratamento medicamentoso consiste basicamente no uso de betabloqueadores, com o intuito de aumentar o tempo de enchimento ventricular, e diuréticos, para alívio dos sintomas secundários ao acúmulo de sódio e água. Nos pacientes com doença mitral coexistente, deve-se evitar tratar a ET isoladamente devido ao risco de edema ou congestão pulmonar. A valvoplastia tricúspide por cateter-balão (VTCB) é segura e eficaz, e apresenta baixas taxas de complicações. Mesmo não existindo estudos que comparem o desempenho da VTCB com a cirurgia convencional (plástica ou troca valvar), a intervenção percutânea é considerada uma opção no manejo dos pacientes com ET. A principal contraindicação para a VTCB é a presença de trombo ou vegetação no átrio direito. Ao contrário da EM, graus moderados de insuficiência tricúspide não contraindicam a VTCB. O tratamento cirúrgico convencional pode ser uma alternativa para pacientes com anatomia valvar desfavorável à intervenção percutânea.

Insuficiência tricúspide (IT)

Classicamente, as etiologias da IT são agrupadas em primárias ou secundárias (funcionais). A principal causa de IT não é decorrente do envolvimento do aparato valvar, e sim secundária à dilatação do VD e do anel tricúspide, em virtude da insuficiência ventricular direita (IT funcional ou secundária) de qualquer causa, como hipertensão pulmonar, isquemia de câmaras direitas e *cor pulmonale*. Entre as causas primárias, destacam-se febre reumática, endocardite infecciosa e doenças congênitas (anomalia de Ebstein).

As manifestações clínicas, na ausência de HP, são bem toleradas; entretanto, em caso de coexistência, ocorrerão queda no DC e manifestações de falência cardíaca direita, como ascite, hepatomegalia dolorosa, edema de membros inferiores e estase jugular. Sinais como perda ponderal, caquexia, cianose e icterícia falam a favor de doença avançada. Outro achado muito comum no exame físico é a associação com fibrilação atrial. A ausculta revela uma B3 que se acentua durante a inspiração, hiperfonese de B2 (em caso de associação com HP) e um sopro sistólico em região paraesternal esquerda baixa.

A indicação de intervenção cirúrgica na IT é influenciada pela existência de outras valvopatias concomitantes, especialmente as lesões mitrais. Os procedimentos disponíveis são a troca valvar e a plástica, a qual, quando possível, deve ser o tratamento de escolha. Para pacientes com IT isolada, a cirurgia está indicada nos casos de regurgitação importante associada a repercussão clínica evidente. Os pacientes com lesões moderadas recebem indicação cirúrgica em caso de dilatação ou disfunção ventricular direita progressivas, associadas ao aparecimento de sintomas.

SITUAÇÕES ESPECIAIS

Escolha da prótese

Mecânica

Existem três tipos principais: esférica, disco oscilante e valvas de folheto duplo. Estas últimas são as mais usadas, por apresentarem menores volume e perfil e também por serem hemodinamicamente superiores. A valva mecânica de dois folhetos (St. Jude®) apresenta características favoráveis ao fluxo, provoca um gradiente transvalvar menor com qualquer diâmetro externo e apresenta menores índices de trombogenicidade do que as outras valvas. A valva Medtronic-Hall®, em formato de disco oscilante, apresenta boa hemodinâmica, baixa trombogenicidade e longa durabilidade. As valvas em formato de gaiola – Starr-Edwards® – tiveram sua produção descontinuada a partir de 2007 em virtude de sua maior trombogenicidade em relação às outras, mas ainda é possível encontrar pacientes que as usam na prática clínica. Em relação à durabilidade, a Starr-Edwards® pode durar até 40 anos, enquanto a St. Jude® dura um pouco mais de 25 anos. O risco de trombose é comum com qualquer uma das valvas mecânicas, porém é maior quando a valva é implantada na posição mitral. A trombose da valva protética deverá ser suspeitada em caso de aparecimento súbito de dispneia e abafamento das bulhas ou de novo sopro à ausculta.

Biológica

Inicialmente desenvolvido na tentativa de minimizar os riscos de eventos tromboembólicos e os contínuos/inconvenientes da anticoagulação, o heteroenxerto suíno consiste em uma valva sobre um *stent* que contém três folhetos, sendo necessário o uso de anticoagulação nos primeiros 3 meses após a cirurgia. Seu principal inconveniente é a durabilidade limitada, em razão de ruptura ou laceração dos folhetos, deposição de fibrina, degeneração, fibrose e calcificação. As valvas biológicas sem suporte apresentam maior durabilidade a longo prazo, em comparação com a atual geração de valvas biológicas com *stent*. Diferentemente das duas anteriores, os homoenxertos de valva aórtica (aloenxertos de cadáveres) apresentam menor trombogenicidade.

Gravidez

Durante a gestação, as mulheres apresentam um estado de hipercoagulabilidade e sobrecarga hemodinâmica; portanto, nas pacientes portadoras de próteses valvares mecânicas, há aumento importante no risco de fenômenos tromboembólicos. A anticoagulação faz-se necessária; entretanto, a varfarina tem efeito teratogênico sobre o feto.

Não há situação clínica que indique interrupção terapêutica da gestação em gestantes valvopatas. A indicação da via de parto ou do tipo de anestesia é obstétrica. A via vaginal apresenta menor risco de infecção puerperal ou hemorragia materna e menor alteração hemodinâmica em decorrência da menor extensão da anestesia aplicada. No pós-parto, deve ser mantido o uso de ocitocina para controle das perdas sanguíneas. A amamentação deve ser incentivada independentemente da terapêutica materna.

Bibliografia

Accorsi TA, Machado FP, Grinberg M. Semiologia cardiovascular. In: Martins MA, Carrilho FJ, Alves VA, Castilho EA, Cerri GG, Wen CL(eds.) Clínica médica. São Paulo (SP): Manole, 2009.

Bonow RO, Carabello BA, Chatterjee K, de Leon ACJr, Faxon DP, Freed MD. 2008 Focused update incorporated into the ACC/AHA 2006 Guidelines for the management of patients with valvular heart disease: a report of the American College of Cardiology/American Heart Association Task Force on Practice Guidelines (Writing Committee to Revise the 1998 Guidelines for the Management of Patients With Valvular Heart Disease): endorsed by the Society of Cardiovascular Anesthesiologists, Society for Cardiovascular Angiography and Interventions, and Society of Thoracic Surgeons. Circulation 2008; 118(15):e523-661.

Braunwald E, Zipes DP, Libby P. Tratado de medicina cardiovascular. 9. ed. Rio de Janeiro: Elsevier, 2013:1502-66.

Bonhoeffer P, Boudjemline Y, Saliba Z et al. Transcatheter implantation of a bovine valve in pulmonary position: a lamb study. Circulation 2000; 102(7):813-6.

Daniels SJ, Mintz GS, Kotler MN. Rheumatic tricuspid valve disease: two-dimensional echocardiographic, hemodynamic, and angiographic correlations. Am J Cardiol 1983; 51(3):492-6.

Garay F, Webb J, Hijazi ZM. Percutaneous replacement of pulmonary valve using the Edwards-Cribier percutaneous heart valve: first report in a human patient. Catheter Cardiovasc Interv 2006; 67(5):659-62.

Grayburn PA. Vasodilator therapy for chronic aortic and mitral regurgitation. Am J Med Sci 2000; 320(3):202-8.

Hauck AJ, Freeman DP, Ackermann DM, Danielson GK, Edwards WD. Surgical pathology of the tricuspid valve: a study of 363 cases spanning 25 years. Mayo Clin Proc 1988; 63(9):851-63.

Lurz P, Coats L, Khambadkone S et al. Percutaneous pulmonary valve implantation: impact of evolving technology and learning curve on clinical outcome. Circulation 2008; 117(15):1964-72.

Roos-Hesselink JW, Meijboom FJ, Spitaels SE et al. Long-term outcome after surgery for pulmonary stenosis (a longitudinal study of 22-33 years). Eur Heart J 2006; 27(4):482-8.

Stanger P, Cassidy SC, Girod DA, Kan JS, Lababidi Z, Shapiro SR. Balloon pulmonary valvuloplasty: results of the valvuloplasty and angioplasty of congenital anomalies registry. Am J Cardiol 1990; 65(11):775-83.

Tarasoutchi F, Montera MW, Grinberg M et al. Diretriz Brasileira de Valvopatias – SBC 2011/I Diretriz Interamericana de Valvopatias – SIAC 2011. Arq Bras Cardiol 2011; 97(5 supl. 1):1-67

Nishimura RA, Otto CM, Bonow RO et al. 2014 AHA/ACC Guideline for the Management of Patients with Valvular Heart Disease, Journal of the American College of Cardiology 2014, doi: 10.1016/j.jacc.2014.02.536.

Maria de Fátima Nunes de Oliveira Mesquita • Gabriella Soares Garret de Melo Borba

Endocardite Infecciosa

INTRODUÇÃO E EPIDEMIOLOGIA

Endocardite é uma doença caracterizada pela inflamação ou infecção da superfície endotelial do coração (endocárdio). Essa afecção comumente envolve as valvas cardíacas, mas pode acometer áreas não valvares, como defeitos septais, cordas tendíneas e endocárdio mural, além de dispositivos mecânicos implantados no coração (valvas artificiais, marca-passos ou desfibriladores implantáveis).

A endocardite infecciosa (EI) é uma enfermidade de alta mortalidade e mau prognóstico. Nos últimos 30 anos, a incidência e a taxa de mortalidade da doença não diminuíram. A estimativa anual é de 3 a 9 casos por 100 mil pessoas nos países industrializados. A proporção entre o sexo masculino e o feminino é ≥ 2:1, porém as mulheres têm pior prognóstico e menos indicação de intervenção cirúrgica.

Nos últimos anos, as características epidemiológicas da doença sofreram mudanças, sobretudo nos países desenvolvidos. Próteses cardíacas valvares, cardiopatia congênita cianogênica não corrigida, dispositivos intracardíacos e história prévia de endocardite são considerados os principais fatores de risco, ainda que cerca de metade dos pacientes não seja portadora de valvopatia. Usuários de substâncias endovenosas também estão incluídos entre os pacientes sob maior risco de desenvolver a doença. Os adultos jovens portadores de doença valvar reumática, que representavam a maioria dos casos, estão sendo substituídos por pacientes idosos portadores de lesão valvar degenerativa, doenças crônicas (diabetes, vírus HIV) ou que foram submetidos a procedimentos associados a alto risco de bacteriemia (p. ex., hemodiálise) sem história prévia de valvopatia ou implante de prótese valvar.

Os germes causadores de EI também sofreram mudanças epidemiológicas. A representação dos *Streptococci viridans* como causadores de EI tem diminuído, enquanto as infecções estafilocócicas vêm aumentando, principalmente nos países industrializados. Estudos contemporâneos de base populacional realizados nesses países evidenciaram taxas de mortalidade intra-hospitalar entre 15% e 22% e taxa de mortalidade, em 5 anos, de 40%. No entanto, essas taxas variam amplamente entre os subgrupos de pacientes. A taxa de mortalidade intra-hospitalar é < 10% entre os pacientes com EI de coração direito ou por estreptococos, coração esquerdo e em valva nativa, atingindo 40% ou mais entre os pacientes portadores de EI de prótese valvar causada por estafilococos.

Os tipos de EI podem ser classificados de acordo com o sítio da infecção e a presença ou ausência de prótese intracardíaca: EI de valva nativa do coração esquerdo, EI de prótese valvar do coração esquerdo, EI do coração direito e EI relacionada a dispositivo intracardíaco (marca-passo, desfibrilador).

ETIOLOGIA

A maioria dos estudos evidencia como agentes etiológicos mais frequentemente associados à EI os estreptococos, os estafilococos, os enterococos e as bactérias do grupo HACEK (*Haemophilus* spp, *Actinobacillus actinomycetemcomitans, Cardiobacterium hominis, Eikenella corrodens e Kingella kingae*). No entanto, a doença pode ser causada por outras bactérias e também por fungos, micobactérias, rickéttsias, clamídias e micoplasmas. Estreptococos e estafilococos são responsáveis por 80% dos casos de EI, sendo essa proporção variável de acordo com o tipo de valva acometida (nativa ou protética), a fonte de infecção, a idade e fatores predisponentes, como a presença de valvopatias prévias e próteses valvares, o uso de substâncias endovenosas e o estado imunológico prévio.

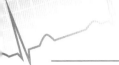

Endocardite subaguda (valva nativa, não usuários de substâncias endovenosas)

- O *Streptococcus* do grupo *viridans* (estreptococo alfa-hemolítico), por fazer parte da microbiota normal da cavidade oral, pode colonizar valvas previamente acometidas por distúrbios congênitos ou adquiridos, a partir de bacteriemias transitórias. É o principal agente da endocardite subaguda comunitária em indivíduos não usuários de substâncias endovenosas.
- Os enterococos (*E. faecalis* e *E. faecium*) estão associados a bacteriemias após instrumentação do trato urinário em homens, podendo causar endocardite subaguda ou aguda e infectar valvas nativas normais ou defeituosas.
- O *Steptococcus bovis* relaciona-se intimamente com a presença de lesões do trato digestório, como pólipos intestinais e tumores de cólon.
- Bactérias do grupo HACEK fazem parte da microbiota normal da orofaringe e do trato respiratório superior, podendo causar endocardite subaguda em valvas nativas e endocardite de valvas protéticas (geralmente 1 ano ou mais após a cirurgia).

Endocardite aguda (valva nativa, não usuários de substâncias endovenosas)

- O *Staphylococcus aureus*, proveniente da flora cutânea ou da nasofaringe, é o principal agente da endocardite aguda em valva nativa. Muitos pacientes apresentam infecção de pele ou tecido subcutâneo como porta de entrada.
- Os enterococos também estão associados à endocardite aguda, infectando valvas nativas normais ou defeituosas.
- O *Streptococcus pneumoniae* pode acometer alcoolistas em vigência de pneumonia e meningite e, mais raramente, crianças, com evolução progressiva e grave.

Endocardite em usuários de substâncias endovenosas

- O *Staphylococcus aureus* é o principal agente, mediante a contaminação de agulhas e das substâncias injetadas e compartilhadas. O injetado é capaz de lesar o endotélio da valva tricúspide, promovendo a infecção estafilocócica; além disso, pode haver ainda disseminação para os pulmões e levar a uma pneumonia grave, com formação de abscessos pulmonares.
- Os bacilos gram-negativos entéricos (*Salmonella* sp., *Escherichia coli*, *Klebsiella pneumoniae*, *Enterobacter* sp., *Serratia* sp., *Pseudomonas aeruginosae*) e os fungos (espécies de *Candida* não *albicans* e *Aspergillus* sp.) também apresentam incidência aumentada nesse subgrupo de pacientes.

Endocardite em prótese valvar

- O *Staphylococcus epidermidis* (coagulase-negativo) é o agente mais comum da endocardite de valva protética de início precoce (dentro dos primeiros 12 meses da troca valvar, especialmente nos primeiros 2 meses).
- O *S. aureus*, os bacilos gram-negativos entéricos e os fungos (*Candida* não *albicans*), por serem micro-organismos de origem nosocomial (adquiridos durante a internação em que o paciente foi submetido à troca valvar), também são agentes importantes na endocardite desse grupo (precoce).
- Um ano após a cirurgia, os patógenos isolados são os mesmos da EI comunitária de valva nativa (*Streptococcus* do grupo *viridans*, *S. aureus*, enterococos), sendo a EI, nesse caso, usualmente denominada *endocardite de valva protética de início tardio*.

O estafilococo é atualmente o principal fator etiológico da doença, ao passo que o estreptococo teve sua incidência reduzida nos países industrializados.

Em não usuários de substâncias endovenosas, a EI envolve mais comumente o lado esquerdo do coração, enquanto nos usuários de substâncias endovenosas atinge mais frequentemente a valva tricúspide.

A endocardite com hemocultura negativa ocorre em 10% dos casos e, em geral, associa-se a uso prévio de antibiótico anterior ao diagnóstico ou EI causada por micro-organismos "exigentes" (*Bartonella*, *Brucella*, *Coxiella*, grupo HACEK).

FISIOPATOLOGIA

O endotélio íntegro apresenta resistência natural à colonização bacteriana. Proteínas da matriz extracelular ficam expostas após o endotélio sofrer trauma mecânico, em geral devido a fluxo sanguíneo turbulento, inflamação (valvopatia reumática), degeneração valvar e presença de cateteres ou eletrodos de marca-passo. O fator tecidual é produzido e ocorre deposição de fibrina e plaquetas no processo de reparação tecidual. O contato direto do sangue com componentes subendoteliais resulta na produção de um coágulo composto de plaquetas, fibrina e células inflamatórias, também chamado de "vegetação". Os patógenos circulantes resultantes de uma bacteriemia (ou fungemia) transitória ligam-se ao coágulo, atraindo e ativando monócitos que produzem citocinas, resultando em aumento progressivo da vegetação. Inflamação endotelial sem lesão valvar também provoca EI. O processo inflamatório local leva as células a expressarem proteínas transmembranas, chamadas integrinas, capazes de se ligar à fibronectina. Patógenos como o *Staphylococcus aureus* carregam proteínas ligantes de fibronectina em sua superfície (Tabela 6.1).

QUADRO CLÍNICO

Febre é um sintoma comum, presente em cerca de 90% dos pacientes, associando-se, geralmente, a calafrios, perda de peso e anorexia. Outros sintomas podem

Tabela 6.1 Fatores de risco para o desenvolvimento de EI

Lesões de alto risco para endocardite

Valvas cardíacas protéticas
Endocardite prévia de valva nativa
Cardiopatia congênita cianótica complexa (tetralogia de Fallot, transposição dos grandes vasos)
Derivações cirúrgicas sistêmico-pulmonares
Coarctação da aorta

Lesões de risco moderado para endocardite

Doença reumática
Doença cardíaca degenerativa
Outras cardiopatias congênitas (exceto defeito do septo atrial tipo *ostium secundum*)
Cardiomiopatia hipertrófica
Prolapso de valva mitral com regurgitação e/ou folhetos valvares espessados

Lesões de baixo risco para endocardite

Defeito do septo atrial tipo *ostium secundum*
Revascularização coronariana prévia
Sopros cardíacos inocentes (funcionais)
Prolapso de valva mitral sem sopro
Doença reumática prévia sem disfunção valvar
Desfibriladores implantáveis ou marca-passos permanentes
Reparo cirúrgico (após 6 meses) de ducto arterioso patente, defeito do septo ventricular e defeito no septo atrial

incluir cefaleia, dor nas costas, artralgias, dispneia, confusão mental ou paresia súbita em face ou membros. No exame físico, novo sopro cardíaco pode ser auscultado em até 85% dos pacientes. Sinais menos comuns são hematúria (25% dos casos), esplenomgaglia (11%), petéquias, lesões de Janeway (5%), retinite de Roth (5%) e hemorragia conjuntival (5%). Podem ocorrer sepse, meningite, insuficiência cardíaca de causa não determinada, acidente vascular encefálico (AVE), embolia pulmonar séptica, oclusão arterial periférica aguda e insuficiência renal. As petéquias podem surgir na conjuntiva, na mucosa oral ou na pele da região acima da clavícula. As hemorragias, que se apresentam como linhas enegrecidas sobre o leito ungueal, são causadas por microembolias em capilares. As alterações descritas como nódulos de Osler são estruturas dolorosas, macias e eritematosas que surgem nas palmas das mãos ou nas plantas dos pés, provavelmente devido a inflamações ao redor de sítios de embolias arteriolares. As lesões de Janeway são lesões eritematosas, maculares, endurecidas, que ocorrem em dedos, nas palmas das mãos ou nas plantas dos pés. As clássicas manchas de Roth são hemorragias retinianas com centro branco ou amarelo.

Lesão cerebral é a complicação extracardíaca mais grave e mais comum, acometendo de 15% a 20% dos pacientes. AVE isquêmico ou hemorrágico como manifestação clínica inicial, precedendo o diagnóstico de EI, pode ocorrer em 60% dos casos. A ressonância nuclear magnética de crânio pode revelar anormalidades em até 80% dos pacientes (principalmente eventos embólicos assintomáticos, na metade dos casos).

A apresentação inicial da doença é frequentemente mono ou oligossintomática, e podem surgir dificuldades no diagnóstico diferencial. Em vários casos, é necessário um período de observação com avaliações clínicas periódicas e minuciosas. Não é recomendável depositar confiança excessiva nos métodos complementares em detrimento do exame clínico cuidadoso e repetido. Os sinais cutâneos podem ser tão úteis para o diagnóstico quanto os sinais cardíacos. A tríade de febre, sopro cardíaco e evidência de bacteriemia é considerada fortemente sugestiva da doença (Tabela 6.2).

Portadores de infecção pelo vírus HIV podem sofrer EI. A apresentação clínica, a duração dos sintomas, a etiologia e a evolução não diferiram nos viciados em drogas com exame sorológico positivo para infecção pelo vírus HIV em relação aos doentes com exame negativo. A maioria dos pacientes com esse perfil costuma ser de usuários de substâncias injetáveis, com acometimento predominante de câmaras cardíacas direitas.

Tabela 6.2 Principais achados clínicos de EI e frequência

Sintomas	%	Sinais	%
Febre	80 a 85	Febre	80 a 90
Calafrio	42 a 75	Sopro cardíaco	80 a 85
Anorexia	25 a 55	Novo sopro/alteração	10 a 40
Perda de peso	25 a 35	Anormalidades neurológicas	30 a 40
Astenia	25 a 40	Evento embólico	20 a 40
Dispneia	20 a 40	Esplenomegalia	15 a 50
AVE	13 a 20	Baqueteamento	10 a 20
Cefaleia	15 a 40	Manifestações periféricas	
Mialgia/artralgia	15 a 30	Nódulos de Osler	7 a 10
Náuseas/vômitos	15 a 20	Hemorragia de Splinter	5 a 15
Confusão mental	10 a 20	Petéquias	10 a 40
Dor abdominal	5 a 15	Lesões de Janeway	6 a 10
Dor nas costas	7 a 10	Lesões de retina/manchas de Roth	4 a 10

AVE: acidente vascular encefálico.

Apresentação clínica atípica, como ausência de febre, ocorre mais frequentemente nos pacientes idosos ou imunocomprometidos, em relação aos pacientes jovens. Nesses casos, um alto índice de suspeita clínica é fundamental para o diagnóstico.

A duração dos sintomas antes do diagnóstico varia com a sensibilidade do paciente, a virulência do agente etiológico, a intensidade dos sintomas, a eventual intervenção medicamentosa e o uso de antimicrobianos, além da decisão do paciente de procurar atendimento médico. No Brasil, o tempo decorrido entre o início dos sintomas e a hospitalização foi descrito como de até 490 dias (média de 59,78); em cerca de metade dos casos, os pacientes procuram o hospital com até 30 dias de história. Em estudo realizado na Dinamarca, a duração dos sintomas chegou a 180 (média de 20) dias, e outro, realizado na Holanda, demonstrou que esse tempo chegou 313 dias (média de 11,5) para EI em prótese valvar e 27 dias para EI em valva natural. Em casos de endocardite enterocócica, a duração dos sintomas variou entre 1,5 e 5 meses. Antecedentes de manipulação passível de induzir bacteriemia foram observados em 141 de 483 (29,2%) episódios de EI.

No Brasil, particularmente em jovens, a doença reumática ativa é diagnóstico diferencial importante, sobretudo quando não se consegue o isolamento de agentes infecciosos usualmente responsáveis por quadros de endocardite em pacientes febris e com sopros de início recente. Por vezes, considera-se mais prudente administrar antibióticos quando há essa pendência diagnóstica, visto que quadros de endocardite sem abordagem terapêutica costumam evoluir inexoravelmente para o óbito.

DIAGNÓSTICO

O diagnóstico da EI deve ser baseado nas características clínicas, no ecocardiograma e nas hemoculturas. A variabilidade da apresentação clínica da doença ocorre devido a sua diversidade etiológica e epidemiológica, variando de acordo com o micro-organismo, a presença ou não de doença cardíaca prévia e a forma de apresentação (aguda, subaguda ou crônica).

Em 1994, um grupo da Universidade de Duke propôs uma padronização com critérios para o diagnóstico de EI. Os critérios de Duke têm base nos achados clínicos, ecocardiográficos e microbiológicos (hemoculturas) e apresentam sensibilidade e especificidade > 80% (Tabela 6.3). Deficiências existem, e o uso desses critérios deve auxiliar o diagnóstico, não substituindo o julgamento clínico nem permitindo atraso no início do tratamento.

A hemocultura é o exame laboratorial de maior especificidade. Recomenda-se que sejam coletadas três amostras, contendo 10mL de sangue obtidos de veia periférica, antes do início do tratamento. Amostras de acesso venoso central devem ser evitadas, devido ao risco elevado de contaminação. A cultura positiva é um dos achados mais relevantes para o diagnóstico, mas a bacteriemia sem EI é possível, e o diagnóstico está na dependência do quadro clínico e do agente etiológico isolado. Ainda que EI causada por germes anaeróbicos seja incomum, as culturas devem ser incubadas em atmosferas aeróbias e anaeróbias, com o objetivo de detectar o crescimento de micro-organismos, como *Bacteroides* ou *Clostridium*. Em casos de forte suspeita clínica, quando as culturas permanecem negativas até o quinto dia, subcultura em ágar chocolate pode permitir a identificação de germes de crescimento lento. No entanto, culturas prolongadas podem favorecer contaminação, devendo ser consideradas técnicas alternativas ao diagnóstico. Dentre os fatores associados a hemoculturas negativas, são citados diagnóstico realizado antes da informação do micro-organismo, uma baixa concentração de bactérias, uso prévio de antimicrobiano, presença de micro-organismos de crescimento lento, *Rickettsia ou Chlamydia* e fungos, diagnóstico equivocado e técnica bacteriológica inadequada.

O ecocardiograma transtorácico (ETT) ou o ETE é fundamental para o diagnóstico. A ecocardiografia deve ser realizada o mais breve possível, quando há suspeita clínica de EI. A sensibilidade do ETT varia de 40% a 63%, indo de 90% a 100% no ETE. No entanto, o diagnóstico pode ser dificultado, mesmo quando se realiza ETE, na presença de lesões preexistentes (prolapso de valva mitral, lesão valvar degenerativa, prótese valvar), em casos de pequenas vegetações (< 2mm), vegetação ainda não formada ou já embolizada e EI não vegetativa. Caso o exame inicial seja negativo para a doença, este deve ser repetido de 7 a 10 dias depois, se ainda houver forte suspeita clínica (Figura 6.1). Deve ser considerada a repetição do exame em período de tempo menor, caso a infecção seja causada por estafilococo. Exames adicionais são mandatórios para monitorizar as complicações e a resposta ao tratamento. O uso de imagem harmônica tem melhorado a qualidade do estudo, enquanto o papel do ecocardiograma tridimensional e dos outros modos alternativos de imagem (tomografia computadorizada, ressonância nuclear magnética, tomografia por emissão de pósitrons [PET]) ainda precisa ser avaliado na EI.

O eletrocardiograma pode eventualmente indicar complicações cardíacas da EI, como bloqueio atrioventricular (BAV) persistente nos portadores de abscesso de anel aórtico, mas que não costuma causar manifestações de maior especificidade. O bloqueio AV de primeiro grau também pode estar presente nos casos de doença reumática em atividade. A radiografia de tórax pode mostrar alterações diversas, como congestão pulmonar, múltiplas opacidades alveolares pulmonares compatíveis com embolias pulmonares sépticas de endocardite de valva tricúspide ou aneurisma micótico pulmonar.

Tabela 6.3 Critérios de Duke modificados por Durack para o diagnóstico de EI – Emendas

Critérios maiores

Hemocultura positiva

Micro-organismos típicos de EI, cultivados em duas hemoculturas distintas: estreptococos do grupo *viridans*, *Streptococcus bovis*, *Staphylococcus aureus*, grupo HACEK (*Haemophilus, Actinobacillus, Cardiobacterium, Eikenella* ou *Kingella*), ou enterococos adquiridos na comunidade, na ausência de uma fonte primária de infecção OU

Hemoculturas persistentemente positivas, definidas pelo isolamento de um micro-organismo compatível com EI
a partir de:
Duas hemoculturas positivas, coletadas com mais de 12 horas de intervalo entre elas OU
Positividade em todas de três ou a maioria de quatro ou mais culturas distintas, sendo a primeira e a última coletadas com pelo menos 1 hora de intervalo entre elas OU

Uma única hemocultura positiva, teste de biologia molecular ou título de anticorpos IgG da fase 1 > 1:800 para *Coxiella burnetti*

Evidências de envolvimento endocárdico

Ecocardiograma positivo, demonstrando:
Massa intracardíaca oscilante sobre a valva ou sobre as estruturas de sustentação ou no trajeto de jatos regurgitantes ou sobre material implantado, na ausência de explicação anatômica alternativa OU
Abscesso OU
Nova deiscência de valva protética OU
Nova regurgitação valvar (não basta aumento ou alteração de sopro preexistente)

Critérios menores

Predisposição à EI

Endocardite infecciosa prévia OU
Condição cardíaca predisponente (valva cardíaca protética, lesão cardíaca causando fluxo sanguíneo turbulento) OU
Uso de drogas injetáveis

Febre ≥ 38°C

Fenômenos vasculares

Grandes êmbolos arteriais, infartos sépticos pulmonares, aneurisma micótico, hemorragia intracraniana, hemorragias conjuntivais, lesões de Janeway

Fenômenos imunológicos

Glomerulonefrite, nódulos de Osler, manchas de Roth, fator reumatoide positivo

Evidências microbiológicas que não preenchem critérios maiores

Hemocultura positiva, mas não satisfazendo a um critério maior ou evidências sorológicas de infecção ativa com micro-organismos compatíveis com EI

Endocardite infecciosa definitiva

Critérios clínicos, usando definições específicas listadas acima:

- dois critérios maiores OU
- um critério maior e três critérios menores OU
- cinco critérios menores

Endocardite infecciosa possível

Achados consistentes com EI que são insuficientes para endocardite definitiva, mas não são rejeitados:

- um critério maior e um critério menor OU
- três critérios menores

Endocardite infecciosa rejeitada

- Diagnóstico alternativo confirmado OU
- Resolução dos sintomas sugestivos de EI com antibioticoterapia em até 4 dias OU
- Sem evidência patológica de EI à cirurgia ou necropsia com antibioticoterapia por até 4 dias OU
- Não preenche os critérios para EI possível, conforme listados acima

Adaptada de Li JS, Sexton DJ, Mick N et al. Proposed modifications to the Duke criteria for the diagnosis of infective endocarditis. Clin Infect Dis 2000; 30:633-8.

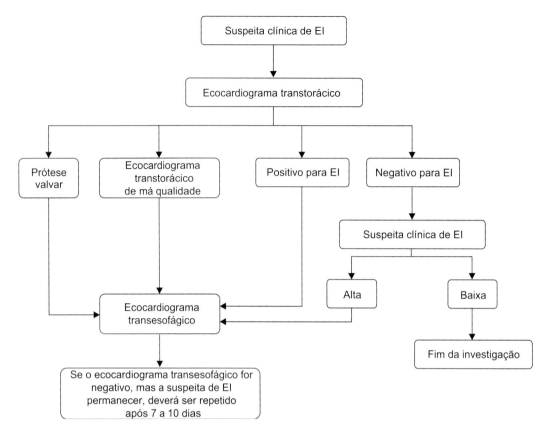

Figura 6.1 Indicações de ecocardiografia em caso de suspeita de EI. (Obs.: o ETE não é obrigatório na EI de valva nativa de câmaras direitas, diante de um ETT de boa qualidade e com achados ecocardiográficos inequívocos para EI.)

TRATAMENTO

O tratamento para EI deve ser iniciado imediatamente após a coleta de três amostras de hemoculturas, coletadas com intervalo de 30 minutos entre si. O antimicrobiano deve ser escolhido de acordo com o agente etiológico identificado, com sua sensibilidade (determinada pela concentração inibitória mínima – MIC) e com a condição cardíaca (prótese valvar ou infecção em valva natural). O tratamento é realizado por via parenteral e por tempo prolongado (entre 2 e 6 semanas, dependendo do agente etiológico identificado).

O sucesso do tratamento depende da erradicação do micro-organismo causador da EI mediante o uso de agentes antimicrobianos. Desse modo, os regimes de antibioticoterapia bactericida são mais eficientes em relação à terapia bacteriostática. Quase sempre são utilizados, no mínimo, dois fármacos, que atuarão em sinergia. Para otimizar esse efeito, recomenda-se a administração simultânea dos antimicrobianos ou no intervalo de tempo mais próximo possível entre os fármacos. O tempo de antibioticoterapia deverá ser contado sempre a partir do primeiro dia de negativação de culturas, quando estas forem inicialmente positivas, ou após cessação da febre, nos pacientes com hemoculturas negativas ao diagnóstico (Tabelas 6.4 a 6.8). Na abordagem de uma antibioticoterapia após cirurgia para endocardite, deve-se aguardar a cultura da valva retirada. A duração do tratamento antibiótico deve ser a mesma recomendada para a valva nativa, o qual não deve ser mudado para o esquema de EI de valva protética. Caso haja crescimento bacteriano, o esquema deverá ser reiniciado. Caso contrário, com uma cultura negativa, o tempo total de antibioticoterapia será subtraído daquele utilizado no pré-operatório.

Tratamento cirúrgico

A abordagem cirúrgica durante a antibioticoterapia, incluindo troca ou reparação valvar, aumentou nas últimas três décadas, atingindo uma taxa de cerca de 50% dos casos. As principais indicações cirúrgicas são insuficiência cardíaca, infecção não controlada e prevenção de eventos embólicos (Tabela 6.9). O momento cirúrgico pode ser dividido em três categorias: emergência (< 24 horas), urgência (> 24 horas) e eletivo (após o término de 1 ou 2 semanas de antibioticoterapia).

COMPLICAÇÕES

Entre as principais complicações da EI encontram-se a insuficiência cardíaca (IC – com mortalidade estimada

Tabela 6.4 Tratamento antibiótico de EI com hemoculturas negativas (adaptada de Brouqui e cols.)

Patógenos	Terapia proposta[a]	Resultado do tratamento
Brucella spp	Doxiciclina (200mg/24h) mais cotrimoxazol (960mg/12h) mais rifampicina (300 a 600mg/24h) por 3 a 6 meses[b] oral	O sucesso do tratamento é definido como título de anticorpo < 1:60. Alguns autores recomendam adicionar gentamicina nas primeiras 3 semanas
C. burnetii (agente da febre Q)	Doxiciclina (200mg/24h) mais hidroxicloroquina (200 a 600mg/24h)[c] oral (>18 meses de tratamento)	O sucesso do tratamento é definido como títulos antifase I IgG < 1:200 e IgA e IgM < 1:50
Bartonella spp[d]	Doxiciclina 100mg/12h oral por 4 semanas mais gentamicina (3mg/24h) EV por 2 semanas	Sucesso do tratamento esperado em ≥ 90%
Legionella spp	Levofloxacino (500mg/12h) EV ou oral por ≥ 6 semanas ou claritromicina (500mg/12h) EV por 2 semanas e depois oral por 4 semanas mais rifampicina (300 a 1.200mg/24h)	Tratamento ideal desconhecido
Mycoplasma spp	Levofloxacino (500mg/12h) EV ou oral por ≥ 6 meses[e]	Tratamento ideal desconhecido
T. whipplei (agente da doença de Whipley)[f]	Doxiciclina (200mg/24h) mais hidroxicloroquina (200 a 600mg/24h)[c] oral por ≥ 18 meses	Tratamento de longa duração, duração ideal desconhecida

DI: doenças infecciosas; EI: endocardite infecciosa; Ig: imunoglobulina; EV: endovenoso; UI: unidades internacionais.
[a] Em virtude da falta de grandes séries, a duração ideal do tratamento da EI causada por esses patógenos é desconhecida. As durações apresentadas são fundamentadas em relatos de casos selecionados. Recomenda-se a consulta a um especialista em DI.
[b] A adição de estreptomicina (15mg/kg/24h em 2 doses) nas primeiras semanas é opcional.
[c] Doxiciclina mais hidroxicloroquina (com monitorização dos níveis séricos de hidroxicloroquina) mostra-se significativamente superior à doxiciclina.
[d] Vários esquemas terapêuticos têm sido relatados, incluindo aminopenicilinas (ampicilina ou amoxicilina 12g/24h EV) /ou cefalosporinas (ceftriaxona, 2g/24 h EV) combinadas com aminoglicosídeos (gentamicina ou netilmicina). As doses são as mesmas usadas para EI por estreptococos e enterococos (Tabelas 6.6 e 6.7).
[e] As fluoroquinolonas mais recentes (levofloxacino, moxifloxacino) são mais potentes do que o ciprofloxacino contra patógenos intracelulares como Mycoplasma spp, Legionella spp e Chlamydia spp.
[f] O tratamento da EI de Whipple permanece altamente empírico. No caso de envolvimento do sistema nervoso central, sulfadiazina 1,5g/6h por via oral deve ser adicionada à doxiciclina. Uma terapia alternativa é cefriaxona (2g/24h EV) por 2 a 4 semanas ou penicilina G (2 milhões UI/4h) e estreptomicina (1g/24h) EV por 2 a 4 semanas, seguida de cotrimoxazol (800mg/12h) por via oral. A trimetoprima não é ativa contra T. whipplei. Sucessos foram relatados com a terapia de longo prazo (> 1 ano).
Adaptada de: 2015 ESC Guidelines for the management of infective endocarditis.

entre 55% e 85%) e embolização para sítios extracardíacos, principalmente para o sistema nervoso central (SNC – 65% dos casos).

A IC é causada, principalmente, por regurgitação aórtica e mitral. A falência cardíaca decorrente da insuficiência aórtica é pouco tolerada, uma vez que o ventrículo não se adapta tão bem à sobrecarga de volume em relação ao leito arterial pulmonar (como ocorre na insuficiência mitral). Dessa maneira, pode haver falência cardíaca aguda, estando indicada a troca valvar em caráter emergencial. O atraso na decisão cirúrgica, com a intenção de prolongar a antibioticoterapia, pode acarretar disfunção ventricular permanente e deve ser desencorajado, além de aumentar o risco de infecção perivalvar e mortalidade perioperatória. Piores resultados cirúrgicos são obtidos em pacientes com IC classe funcional III-IV, insuficiência renal e idade avançada. A reinfecção na nova valva implantada foi estimada em 2% a 3% (distante da taxa de mortalidade para IC não controlada).

Outra complicação da EI é a embolização para sítios extracardíacos, dentre os quais o território cerebrovascular é o mais acometido (65% dos casos), sendo a artéria cerebral média a principal envolvida (cerca de 90% das embolias). A embolização pode ocorrer antes do diagnóstico de EI, durante o tratamento, ou mesmo após seu término. Entretanto, o risco de embolia é de até 50%, inicialmente, reduzindo-se para 15% após a primeira semana de tratamento e para apenas 1% após 4 semanas, de modo que o início rápido e efetivo da antibioticoterapia pode preveni-la. Após um episódio embólico, a chance de recorrência é alta. O papel da ecocardiografia em predizer eventos embólicos é controverso, embora haja dados que associam maior frequência desses eventos naquelas vegetações localizadas à esquerda e > 10mm, particularmente na valva mitral, em seu folheto anterior. Após embolização para o SNC, a cirurgia cardíaca não está contraindicada, se realizada precocemente, nas primeiras 72 horas do evento, e se o diagnóstico de hemorragia cerebral tiver sido excluído por tomografia computadorizada de crânio imediatamente antes da cirurgia. Caso não seja possível realizar a cirurgia precocemente, aconselha-se postergá-la por 3 a 4 semanas. Caso o paciente já faça anticoagulação com cumarínico, este deverá ser substituído por heparina imediatamente após o diagnóstico de endocardite.

Tabela 6.5 Proposta de regimes antibióticos para o tratamento empírico inicial de EI em pacientes graves, agudamente doentes (antes da identificação do patógeno)[a]

Antibiótico	Dosagem	Classe de recomendação[b]	Nível de evidência[c]	Comentários
Endocardite de valvas nativas ou valvas protéticas tardias (≥ 12 meses após cirurgia) adquiridas na comunidade				
Ampicilina com (Flu)cloxacilina ou oxacilina com Gentamicina[d]	12g/dia EV em 4 a 6 doses 12g/dia EV em 4 a 6 doses 3mg/kg/dia EV ou IM em 1 dose	IIa	C	Pacientes com EICSN devem ser tratados em consulta com especialista em DI
Vancomicina[d] com Gentamicina[d]	30 a 60mg/kg/diaEVv em 2 a 3 doses 3mg/kg/dia EV ou IM em 1 dose	IIb	C	Para pacientes alérgicos à penicilina
EPV precoce (< 12 meses após cirurgia) ou endocardite associada a cuidados de saúde hospitalares				
Vancomicina[d] com Gentamicina[d] com Rifampicina	30mg/kg/dia EV em 2 doses 3mg EV ou IM em 1 dose 900 a 1.200mg EV ou oral divididos em 2 ou 3 doses	IIB	C	A rifampicina é recomenda apenas para EPV e deve ser iniciada 3 a 5 dias depois da vancomicina e da gentamicina, conforme sugerido por alguns especialistas. Na endocardite de valva nativa associada aos cuidados com a saúde, alguns especialistas recomendam em ambientes com prevalência > 5% de infecções por MRSA a combinação de cloxacilina mais vancomicina até a identificação final de *S. aureus*

EICSN: endocardite infecciosa com cultura de sangue negativa; DI: doença infecciosa; IM: intramuscular; EV endovenoso; EPV: endocardite de prótese valvar.
[a]Se as culturas de sangue iniciais são negativas e não há resposta clínica, considerar EICSN como etiologia e talvez cirurgia para diagnóstico molecular e tratamento, e a ampliação do espectro antibiótico para os patógenos negativos na cultura do sangue (doxiciclina, quinolonas) deve ser considerada.
[b]Classe de recomendação.
[c]Nível de evidência.
[d]O monitoramento das dosagens de gentamicina ou vancomicina é feito conforme descrito nas Tabelas 6.6 e 6.8.
Adaptada de: 2015 ESC Guidelines for the management infective endocardites.

PROFILAXIA

Os princípios da profilaxia para EI surgiram a partir de estudos observacionais realizados no início do século XX. Esses estudos baseavam-se na hipótese de que a bacteriemia subsequente a procedimentos médicos com possibilidade de causar EI nos pacientes com predisposição à doença pudesse ser minimizada ou prevenida, caso um antibiótico profilático fosse prescrito.

A flora normal da orofaringe e do trato gastrointestinal abrange os estreptococos responsáveis por pelo menos 50% das EI adquiridas na comunidade. Os estreptococos do grupo *viridans* causam bacteriemia em até 61% dos pacientes após extração dentária e cirurgia periodontal (36% a 88%). De acordo com estudos experimentais realizados em animais, a profilaxia antibiótica é capaz de evitar EI por estreptococos *viridans* e enterococos.

Diferente daquilo que se pensava no passado, vem sendo comprovado que os pacientes apresentam bacteriemias espontâneas, de origem especialmente dentária e gengival, em situações do dia a dia. Desse modo, atividades de rotina simples, como escovar os dentes (0% a 50%), usar o fio dental (20% a 68%), usar palito de dentes e mastigar durante a refeição (7% a 51%), são associadas a bacteriemia. Assim, a carga de bacteriemia espontânea, não associada a intervenção odontológica, seria maior do que a determinada por tratamentos dentários. Um estudo teórico sobre bacteriemia cumulativa, que durou cerca de 1 ano, calculou que a bacteriemia diária é seis vezes maior do que a causada por uma extração dentária isolada. Se considerarmos que a indicação de profilaxia dentária é de duas visitas por ano ao dentista, o impacto das atividades do dia a dia na geração de bacteriemias é muito maior do que a própria intervenção dentária em si (Tabela 6.10).

Pacientes submetidos a tratamento dentário 2 semanas antes do diagnóstico de EI apresentam têm fator de risco maior, de acordo com trabalhos epidemiológicos recentes. Estudos epidemiológicos amplos mostraram que apenas 2,7% a 5% dos casos de EI foram precedidos por intervenção dentária. Portanto, mesmo se houver relação temporal entre o episódio de EI e a intervenção dentária, não é possível confirmar se a doença foi causada pela intervenção, pela existência da doença odontológica tratada ou pela bacteriemia causada pelas atividades diárias.

Tabela 6.6 Tratamento antibiótico da EI causada por estreptococos orais e grupo de *Streptococcus bovis*[a]

Antibiótico	Dosagem	Duração (semanas)	Classe[b]	Nível[c]	Comentários
Cepas de estreptococos orais e digestivos sensíveis à penicilina (MIC ≤ 0,125mg/L)					
Tratamento padrão: 4 semanas de duração					
Penicilina G ou	12 a 18 milhões UI/dia EV em 4 a 6 doses ou continuamente	4	I	B	Preferência em pacientes > 65 anos ou com comprometimento renal ou funções do VIII nervo craniano (vestibulococlear) Seis semanas de terapia são recomendadas para pacientes com EPV
Amoxicilina[d] ou	100 a 200mg/kg/dia EV em 4 a 6 doses	4	I	B	
Ceftriaxona[e]	2g/dia EV ou IM em dose única	4	I	B	
	Doses pediátricas[f]: Penicilina G – 200.000UI/kg/dia EV divididas em 4 a 6 doses Amoxicilina – 300mg/kg/dia EV divididas igualmentes em 4 a 6 doses Ceftriaxona – 100mg/kg/dia EV ou IM em dose única				
Tratamento básico: 2 semanas de duração					
Penicilina G ou	12 a 18 milhões UI/dia EV em 4 a 6 doses ou continuamente	2	I	B	Somente recomendado a pacientes com EVN não complicado com função renal normal
Amoxicilina[d] ou	100 a 200mg/kg/dia EV em 4 a 6 doses	2	I	B	
Ceftriaxona[e] *combinada com*	2g/dia EV ou IM em dose única	2	I	B	
Gentamicina[g] ou	3mg/kg/dia EV ou IM em dose única	2	I	B	
Netilmicina	4 a 5mg/kg/dia EV em dose única	2	I	B	Netilmicina não está disponível em todos os países europeus
	Doses pediátricas[f]: Penicilina G, amoxicilina e ceftriaxona como acima Gentamicina 3mg/kg/dia EV ou IM em dose única ou em 3 doses divididas				
Em pacientes alérgicos aos betalactâmicos[h]					
Vancomicina[i]	30mg/kg/dia EV em 2 doses	4	I	C	Seis semanas de terapia recomendadas para pacientes com EPV
	Doses pediátricas[f]: Vancomicina 40mg/kg/dia EV, divididos igualmente em 2 ou 3 doses				
Cepas relativamente resistentes à penicilina (MIC 0,250 a 2mg/L)					
Tratamento padrão					
Penicilina G ou	24 milhões de UI/dia EV em 4 a 6 doses ou continuamente	4	I	B	Seis semanas de terapia recomendadas para pacientes com EPV
Amoxicilina[d] ou	200g/kg/dia EV em 4 a 6 doses	4	I	B	
Ceftriaxona[e] *combinada com*	2g/dia EV ou IM em dose única	4	I	B	
Gentamicina[g]	3mg/kg/dia EV ou IM em dose única	2	I	B	
Em paciente alérgico aos betalactâmicos					
Vancomicina[i] *com*	30mg/kg/dia EV em 2 doses	4	I	C	Seis semanas de terapia recomendadas para pacientes com EPV
Gentamicina[j]	3mg/kg/dia EV ou IM em dose única	2	I	C	
	Doses pediátricas[f]: Como acima				

C_{min}: concentração mínima; EI: endocardite infecciosa; IM: intramuscular; EV: endovenosa; MIC: concentração inibitória mínima; EVN: endocardite de valva nativa; EPV: endocardite de prótese valvar; UI: unidades internacionais.
[a] Veja no texto outras espécies de estreptococos. [b] Classe de recomendação. [c] Nível de evidência. [d] Ou ampicilina nas mesmas doses da amoxicilina. [e] Preferidos para terapia ambulatorial. [f] As doses pediátricas não devem exceder as de adultos. [g] A função renal e as concentrações de gentamicina sérica devem ser monitorizadas uma vez por semana. Quando administradas em dose diária única, as concentrações pré-dose devem ser <1mg/L, e após a dose (pico: 1 hora após a injeção) as concentrações séricas deverão ser 10 a 12mg/L. [h] Dessensibilização da penicilina pode ser tentada em pacientes estáveis. [i] As concentrações séricas da vancomicina deverão atingir 10 a 15mg/L no nível pré-dose, embora alguns especialistas recomendem aumentar a dose de vancomicina para 45 a 60mg/kg/dia divididos em 2 ou 3 doses para alcançar os níveis séricos da vancomicina (C_{min}) de 15 a 20mg/L como na endocardite estafilocócica. No entanto, a dose de vancomicina não deve exceder 2g/dia, a menos que os níveis séricos sejam monitorizados e possam ser ajustados para se obter uma concentração de pico no plasma de 30 a 45μg/mL 1 hora após completada a infusão EV do antibiótico. [j] Os pacientes com cepas resistentes à penicilina (MIC > 2mg/L) devem ser tratados como aqueles com endocardite enterocócica (veja a Tabela 6.7).
Adaptada de: 2015 ESC Guidelines for the management of infective endocarditis.

Tabela 6.7 Tratamento antibiótico da EI decorrente de Enterococcus spp

Antibiótico	Dosagem	Duração (semanas)	Classe[g]	Nível[h]	Comentários
Betalactâmicos e cepas sensíveis à gentamicina (para isolados resistentes veja [a, b, c])					
Amoxicilina* com	200 mg/kg/dia EV em 4 a 6 doses	4 a 6	I	B	6 semanas de terapia recomendadas para pacientes com > 3 meses de sintomas ou EPV
Gentamicina[d]	3mg/kg/dia EV ou IM em dose única	2 a 6**	I	B	
	Doses pediátricas[e]: Ampicilina 300mg/kg/dia EV divididos em 4 a 6 doses iguais Gentamicina 3mg/kg/dia EV ou IM divididos em 3 doses iguais				
Ampicilina com	200 mg/kg/dia EV em 4 a 6 doses	6	I	B	Essa combinação é ativa contra cepas de Enterococcus faecalis com ou sem ANRA, sendo a combinação de escolha nos pacientes com endocardite por E. faecalis com ANRA Essa combinação não é ativa contra E. faecium
Ceftriaxona	4g/dia EV ou IM em 2 doses	6	I	B	
	Doses pediátricas[e]: Amoxicilina como acima Ceftriaxona 100mg/kg/12h EV ou IM				
Vancomicina[f] com	30mg/kg/dia EV em 2 doses	6	I	C	
Gentamicina[d]	3mg/kg/dia EV ou IM em dose única	6	I	C	
	Doses pediátricas[e]: Vancomicina 40mg/kg/dia EV em 2 ou 3 doses iguais. Gentamicina como acima				

ANRA: alto nível de resistência a aminoglicosídeo. EI: endocardite infecciosa. MIC: concentração inibitória mínima. PLP: proteína ligadora de penicilina. EPV: endocardite de prótese valvar.
[a]Alto nível de resistência à gentamicina (MIC > 500mg/L): se sensível à estreptomicina, substituir por estreptomicina 15mg/kg/dia, em duas doses iguais.
[b]Resistência aos betalactâmicos: (i) se devido à produção de betalactamase, substituir ampicilina por ampicilina-sulbactam ou amoxicilina por amoxicilina-clavulanato (ii); se devido a alteração na PLPS, usar regimes com base em vancomicina.
[c]Multirresistência aos aminoglicosídeos, betalactâmicos e vancomicina: alternativas sugeridas incluem (i) daptomicina 10mg/kg/dia, mais ampicilina 200mg/kg/dia EV, em quatro a seis doses; (ii) linezolida 2 × 600mg/dia EV ou oral durante ≥ 8 semanas (IIa, C) (monitorizar toxicidade hematológica); (iii) quinupristina-dalfopristina 3 × 7,5mg/kg/dia durante ≥ 8 semanas. Quinupristina-dalfopristina não é ativo contra E. faecalis; (iv) para outras combinações (daptomicina mais ertapenem ou ceftarolina), consultar especialistas em doenças infecciosas.
[d]Monitorizar os níveis séricos dos aminoglicosídeos e a função renal, como indicado na Tabela 6.6.
[e]As doses pediátricas não devem exceder às de adultos.
[f]Monitorizar concentrações séricas de vancomicina como indicado na Tabela 6.6.
[g]Classe de recomendação.
[h]Nível de evidência.
*Ou ampicilina, nas mesmas doses da amoxicilina.
**Alguns especialistas recomendam a administração de gentamicina por apenas 2 semanas (IIa, B).
Adaptada de: 2015 ESC Guidelines for the management of infective endocarditis.

De acordo com as diretrizes brasileiras de valvopatias publicadas em 2011, a profilaxia de endocardite infecciosa (PAEI) está indicada nas seguintes situações: antes de manipulações da boca e do trato respiratório superior para os pacientes com valvopatia portadores de prótese valvar ou cirurgia conservadora valvar (com presença de material sintético) e naqueles com antecedente de EI. Uma situação especialmente rara, também considerada indicação de PAEI, seria o caso de portadores de transplante cardíaco que desenvolvem valvopatias. Nessa diretriz brasileira e latino-americana, optou-se por também manter a PAEI, diferentemente do proposto pelas diretrizes europeias, para portadores de valvopatias com risco importante de EI, incluindo valvopatia reumática, PVM com insuficiência e valvopatia aórtica degenerativa ou de origem bicúspide (Tabela 6.11).

Profilaxia da endocardite infecciosa para procedimentos dentários

Uma dose de antibiótico 1 hora antes do procedimento é o recomendado na maioria dos casos. O regime prescrito deve evitar a bacteriemia causada por *Streptococcus viridans* sempre que for manipulado tecido da gengiva ou da região periapical do dente. O antibiótico de escolha, quando não há alergia, é a amoxicilina, em razão de sua absorção adequada e maior suscetibilidade do agente infeccioso (Tabela 6.12). Muitas cepas desse micro-organismo já são resistentes a esse antibiótico. Os pacientes alérgicos à penicilina podem usar cefalexina, clindamicina, azitromicina ou claritromicina.

Profilaxia da endocardite infecciosa para procedimentos no trato respiratório

O esquema antibiótico utilizado para procedimentos dentários deve ser prescrito para pacientes que serão submetidos a incisão ou biópsia da mucosa do trato respiratório, como cirurgias otorrinolaringológicas (Tabela 6.12).

Profilaxia da endocardite infecciosa para procedimentos nos tratos geniturinário e gastrointestinal

A flora normal do trato gastrointestinal contém enterococos. Como esses micro-organismos podem causar

Tabela 6.8 Tratamento antibiótico da EI causada por *Staphylococcus* spp

Antibiótico	Dosagem	Duração (semanas)	Classe de recomendação[i]	Nível de evidência[j]	Comentários
Valvas nativas					
Estafilococos sensíveis à meticilina					
(Flu)cloxacilina ou oxacilina	12g/dia EV em 4 a 6 doses **Doses pediátricas[g]:** 200 a 300mg/kg/dia EV divididos em 4 a 6 doses iguais	4 a 6	I	B	A adição de gentamicina não é recomendada porque não foram demonstrados benefícios clínicos e há aumento da toxicidade renal
Terapia alternativa* Cotrimoxazol[a] com	Sulfametoxazol 4.800mg/dia e Trimetoprima 960mg/dia (EV em 4 a 6 doses)	1 EV + 5 doses orais	IIb	C	*para *Staphylococcus aureus*
Clindamicina	1.800mg/dia EV em 3 doses **Doses pediátricas[g]:** Sulfametoxazol 60mg/kgdia e Trimetoprima 12mg/kg dia (EV em 2 doses) Clindamicina 40mgkg/dia (EV em 3 doses)	1	IIb	C	
Pacientes alérgicos à penicilina ou estafilococos resistentes à meticilina					
Vancomicina[b]	30 a 60mg/kg/dia EV em 2 a 3 doses **Doses pediátricas[g]:** 40mg/kg/dia EV divididos em 2 ou 3 doses iguais	4 a 6	I	B	Cefalosporinas (cefazolina 6g/dia ou cefotaxima 6g/dia EV em 3 doses) são recomendadas para os pacientes alérgicos à penicilina com reações não anafiláticas com endocardite sensível à meticilina
Terapia alternativa** Daptomicina[c, d]	10mg/kg/dia EV divididos em 2 ou 3 doses iguais **Doses pediátricas[g]:** 10mg/kg/dia EV uma vez ao dia	4 a 6	IIa	C	**Daptomicina** é superior à vancomicina para bacteriemia por MSSA e MRSA com vancomicina > MIC > 1mg/L
Terapia alternativa* Cotrimoxazol com	Sulfametoxazol 4.800mg/dia e Trimetoprima 960mg/dia (EV em 4 a 6 doses)	1 EV + 5 doses orais	IIb	C	*para *Staphylococous aureus*
Clindamicina	1.800mg/dia EV em 3 doses	1	IIb	C	
Valvas protéticas					
Estafilocos sensíveis à meticilina					
(Flu)cloxacilina ou Oxacilina com	12g/dia EV em 4 a 6 doses	≥6	I	B	Começar rifampicina 3 a 5 dias depois da vancomicina e da gentamicina foi sugerido por alguns especialistas
Rifampicina[e] e	900 a 1.200mg EV ou oral divididos em 2 ou 3 doses	≥6	I	B	A gentamicina pode ser dada em dose única diária de modo a reduzir a toxicidade renal
Gentamicina[f]	3mg/kg/dia EV ou IM em 1 ou 2 doses **Doses pediátricas[g]:** Oxacilina e (flu)cloxacilina como acima Rifampicina 20mg/kg/dia EV ou oral divididos em 3 doses iguais	2	I	B	

Continua

Tabela 6.8 Tratamento antibiótico da EI causada por *Staphylococcus* spp (continuação)

Pacientes alérgicos à penicilina[h] e estafilococos resistentes à meticilina

Vancomicina[b] com Rifampicina[e] e Gentamicina[f]	30 a 60mg/kg/dia EV em 2 ou 3 doses	≥ 6		I	B	**Cefalosporinas** (cefazolina 6g/dia ou cefotaxima 6g/dia EV em 3 doses) são recomendadas para os pacientes alérgicos à penicilina com reações não anafiláticas com endocardite sensível à meticilina
Começar a rifampicina 3 a 5 dias mais tarde do que a vancomicina e a gentamicina foi sugerido por alguns especialistas
A gentamicina pode ser dada em dose única diária, a fim de reduzir a toxicidade renal
	900 a 1.200mg EV ou oral em 2 ou 3 doses	≥ 6		I	B	
	3mg/kg/dia EV ou IM em 1 ou 2 doses	2		I	B	
	Doses pediátricas[g]: Como acima					

ASC: área sob a curva. C_{min}: concentração mínima. EI: endocardite infecciosa. MIC: concentração inibitória mínima. MRSA: *Staphylococcus aureus* resistente à meticilina. MSSA: *S. aureus* sensível à meticilina. EPV: endocardite de prótese valvar.
[a]As concentrações séricas de cotrimoxazol para a função renal devem ser monitorizadas uma vez por semana (duas vezes por semana em pacientes com insuficiência renal). [b]Os níveis séricos de vancomicina (C_{min}) devem ser ≥ 20mg/L. Uma ASC/MIC de vancomicina > 400 é recomendada para infecções por MRSA. [c]Monitorizar os níveis de CPK no plasma, pelo menos uma vez por semana. Alguns especialistas recomendam a adição de cloxacilina (2g/4h EV) ou fosfomicina (2g/6h EV) à daptomicina, a fim de aumentar a atividade e evitar o desenvolvimento de resistência à daptomicina. [d]A daptomicina e a fosfomicina não estão disponíveis em alguns países europeus. [e]A rifampicina supostamente desempenha papel especial na infecção de dispositivo protético porque ajuda a erradicar bactérias aderidas ao material estranho. O uso isolado da rifampicina está associado a frequência elevada de resistência microbiana e não é recomendado. A rifampicina aumenta o metabolismo hepático da varfarina e de outras drogas. [f]A função renal e as concentrações séricas de gentamicina devem ser monitorizadas uma vez por semana (duas vezes por semana em pacientes com insuficiência renal). [g]As doses pediátricas não devem exceder às doses em adultos. [h]A dessensibilização da penicilina pode ser tentada em pacientes estáveis. [i]Classe de recomendação. [j]Nível de evidência. ** Nenhum benefício clínico com a adição de rifampicina ou gentamicina.
Adaptada de: 2015 ESG Guidelines for the management of infective endocarditis.

Tabela 6.9 Indicações e tempo de cirurgia em casos de EI em valva do lado esquerdo (EI de valva nativa e EI de prótese valvar)

Indicação para cirurgia	Momento[a]	Classe de recomendação[b]	Nível de evidência[c]
1. Insuficiência cardíaca			
EVN ou EPV mitral ou aórtica com regurgitação aguda grave, obstrução ou fístula causando edema pulmonar ou choque cardiogênico refratário	Emergência	I	B
EVN ou EPV aórtica ou mitral com regurgitação ou obstrução grave causando sintomas de IC ou sinais ecocardiográficos de baixa tolerância hemodinâmica	Urgência	I	B
2. Infecção não controlada			
Infecção localmente descontrolada (abscesso, pseudoaneurisma, fístula, aumento da vegetação)	Urgência	I	B
Infecção provocada por fungos ou micro-organismos multirresistentes	Urgência/eletiva	I	C
Persistência de hemoculturas positivas, apesar da terapêutica antibiótica apropriada e do controle adequado de focos sépticos metastáticos	Urgência	IIa	B
EPV causada por estafilococos ou bactérias gram-negativas não HACEK	Urgência/eletiva	IIa	C
3. Prevenção de embolia			
EVN ou EPV mitral ou aórtica com vegetações persistentes > 10mm após um ou mais episódios embólicos, apesar do tratamento antibiótico adequado	Urgência	I	B
EVN mitral ou aórtica com vegetações > 10mm, associada a estenose grave da valva ou regurgitação e de baixo risco operatório	Urgência	IIa	B
EVN ou EPV aórtica ou mitral com vegetações isoladas muito amplas (> 30mm)	Urgência	IIa	B
EVN ou EPV aórtica ou mitral com vegetações isoladas amplas (> 15mm) e nenhuma outra indicação de cirurgia	Urgência	IIa	C

HACEK: *Haemophilus parainfluenzae, Haemophilus aphrophilus, Haemophilus paraphrophilus, Haemophilus influenzae, Actinobacillus actinomycetemcomitans, Cardiobacterium hominis, Eikenella corrodens, Kingella kingae* e *Kingella denitricans*. IC: insuficiência cardíaca. EI: endocardite infecciosa. EVN: endocardite de valva nativa. EPV: endocardite de prótese valvar .
[a]Cirurgia de emergência: cirurgia realizada dentro de 24h; cirurgia de urgência: dentro de alguns dias; cirurgia eletiva: depois de pelo menos 1 a 2 semanas de terapia antibiótica.
[b]Classe de recomendação.
[c]Nível de evidência.
[d]A cirurgia pode ser preferida se um procedimento de preservação da valva nativa é factível.
Adaptada de: 2015 ESC Guidelines for the management of infective endocarditis.

Tabela 6.10 Probabilidade de bacteriemia em procedimentos dentários

Com alta probabilidade de bacteriemia significativa	Sem alta probabilidade de bacteriemia significativa
Procedimentos que envolvem a manipulação de tecido gengival, região periodontal ou perfuração da mucosa oral	Anestesia local em tecido não infectado Radiografia odontológica Colocação ou remoção de aparelhos ortodônticos Ajuste de aparelhos ortodônticos Colocação de peças em aparelhos ortodônticos Queda natural de dente de leite Sangramento oriundo de trauma da mucosa oral ou lábios

Adaptada da Diretriz Brasileira de Valvopatias – SBC (2011).

Tabela 6.11 Profilaxia antibiótica da EI em valvopatas

Classe de recomendação	Indicação	Nível de evidência
Classe I	Pacientes com risco elevado para EI grave e que serão submetidos a procedimentos odontológicos com alta probabilidade de bacteriemia significativa	C
Classe IIa	Pacientes com valvopatia ou cardiopatia congênita sem risco elevado de EI grave e que serão submetidos a procedimentos odontológcos com alta probabilidade de bacteriemia significativa	C
Classe IIa	Pacientes com risco elevado para EI grave e que serão submetidos a procedimentos geniturinários ou gastrointestinais associados a lesão de mucosa	C
Classe IIa	Pacientes com risco elevado para EI grave e que serão submetidos a procedimentos esofágicos ou do trato respiratório associados a lesão de mucosa	C
Classe IIb	Pacientes com valvopatia ou cardiopatia congênita sem risco elevado de EI grave e que serão submetidos a procedimentos odontológicos sem alta probabilidade de bacteriemia significativa	C
Classe IIb	Pacientes com valvopatia ou cardiopatia congênita sem risco elevado de EI grave e que serão submetidos a procedimentos geniturinários ou gastrointestinais associados a lesão de mucosa	C
Classe IIb	Pacientes com valvopatia ou cardiopatia congênita sem risco elevado de EI grave e que serão submetidos a procedimentos esofágicos ou do trato respiratório associados a lesão de mucosa	C
Classe III	Pacientes com CIA isolada com CIV ou PCA corrigidas e sem fluxo residual, com PVM sem regurgitação após cirurgia de revascularização miocárdica ou após colocação de stents, com sopros cardíacos inocentes, portadores de marca-passo ou CDI, com doença de Kawasaki ou FR sem disfunção valvar, que serão submetidos a procedimentos odontológicos, do trato respiratório, geniturinário ou gastrointestinal	C
Classe III	Pacientes submetidos a procedimentos que não envolvam risco de bacteriemia	C

EI: endocardite infecciosa; CIA: comunicação interatrial; CIV: comunicação interventricular; PCA: persistência do canal arterial; PVM: prolapso da valva mitral; CDI: cardiodesfibrilador implantável; FR: febre reumática.
Adaptada da Diretriz Brasileira de Valvopatias – SBC (2011).

Tabela 6.12 Esquemas de profilaxia para EI antes de procedimentos dentários

Via de administração	Medicação	Dose única 30 a 60 minutos antes do procedimento	
		Criança	Adulto
Oral	Amoxicilina	50mg/kg	2g
Oral (alergia à penicilina)	Clindamicina	20mg/kg	600mg
	Cefalexina	50mg/kg	2g
	Azitromicina ou claritromicina	15mg/kg	500mg
Parenteral (EV ou IM*)	Ampicilina	50 mg/kg	2g
	Cefazolina ou ceftriaxona	50 mg/kg	1g
Parenteral (EV ou IM*) (alergia à penicilina)	Clindamicina	20 mg/kg	600mg
	Cefazolina ou ceftriaxona	50 mg/kg	1g

IV: via endovenosa; IM*: via intramuscular.
Adaptada da Diretriz Brasileira de Valvopatias – SBC (2011).

Tabela 6.13 Esquemas de profilaxia para EI antes de procedimentos nos tratos gastrointestinal e geniturinário

Via de administração	Medicação	Dose única 30 minutos antes do procedimento	
		Criança	Adulto
Parenteral (EV)	Ampicilina* + Gentamicina	50mg/kg	2g / 1,5mg/kg
Parenteral (EV) (alergia à penicilina)	Vancomicina + Gentamicina	20mg/kg	1g / 1,5mg/kg

*Obs.: fazer reforço com 1g 6 horas após o procedimento.
IV: endovenoso.
Adaptada da Diretriz Brasileira de Valvopatias – SBC (2011).

EI grave, a PAEI era indicada como rotina para pacientes submetidos a intervenções nos tratos digestório e geniturinário. Como as evidências sobre essa conduta são muito escassas e não há estudos publicados que demonstrem uma ligação de causa e efeito entre EI e procedimentos nessas localizações, nem que a administração de PAEI evite EI, as diretrizes americana e europeia passaram a não mais indicar PAEI antes desse tipo de intervenção. No entanto, a diretriz brasileira considera a gravidade de uma eventual ocorrência de EI causada por enterococos e recomenda a PAEI para pacientes com risco elevado para EI grave e que serão submetidos a procedimentos geniturinários ou gastrointestinais associados a lesão de mucosa (Tabela 6.13). Na presença de infecções instaladas nos tratos geniturinário e gastrointestinal, o tratamento deve incluir antibióticos com ação contra o enterococos, embora não se saiba se essa conduta previne EI.

Bibliografia

Baddour LM, Wilson WR, Bayer AS et al. AHA Scientific Statement. Infective Endocarditis in Adults: Diagnosis, Antimicrobial Therapy, and Management of Complications: A Scientific Statement for Healthcare Professionals From the American Heart Association. Circulation 2015; 132:1435-86.

Beynon RP, Bahl VK, Prendergast BD. Infective endocarditis – Clinical review. Disponível em: http://bmj.com/cgi/content/full/333/7563/334.

Cabell CH, Abrutyn E, Karchmer AW. Bacterial endocarditis – The disease, treatment, and prevention. Circulation 2003; 107:185-7.

Delahaye F, Célard M, Roth O, Gevigney G. Indications and optimal timing for surgery in infective endocarditis. Heart 2004; 90:618-20. Disponível em: http://heart.bmj.com/cgi/content/full/90/6/618.

Gilbert Habib G, Lancellotti P, Antunes MJ et al. 2015 ESC Guidelines for the management of infective endocarditis: The Task Force for the Management of Infective Endocarditis of the European Society of Cardiology (ESC) Endorsed by: European Association for Cardio-Thoracic Surgery (EACTS), the European Association of Nuclear Medicine (EANM). Eur Heart J 2015 36(44):3075-128.

Guidelines on prevention, diagnosis and treatment of infective endocarditis (new version 2009). The task force on the prevention, diagnosis and treatment of infective endocarditis of the European Society of Cardiology (ESC). Eur Heart J 2009; 30:2369-413.

Hoen B, Duval X. Infective endocarditis – Clinical practice. N Engl J Med 2013; 368:1425-33.

Lacerda HG. Endocardite infecciosa. In: Tavares W. Rotinas de diagnóstico e tratamento das doenças infecciosas e parasitárias. São Paulo: Atheneu, 2005:319-32.

Mansur AJ. Diagnóstico da endocardite infecciosa. Arq Bras Cardiol 1995, 65(2):119-24.

Prendergast BD. Diagnosis of infective endocarditis – Echocardiography and microbiological tests have improved the diagnosis. Disponível em http://bmj.com/cgi/content/full/325/7369/845.

Tarasoutchi F, Montera MW, Grinberg M. Diretriz Brasileira de Valvopatias – SBC 2011/I Diretriz Interamericana de Valvopatias – SIAC 2011. Arq Bras Cardiol 2011; 97(5 supl. 1):1-67.

Vieira MLC, Grinberg M, Pomerantzeff PMA, Andrade JL, Mansur AJ. Achados ecocardiográficos em pacientes com suspeita diagnóstica de endocardite infecciosa. Arq Bras Cardiol 2004; 83(3):191-6.

7

Rafael José Coelho Maia • Maria de Fátima Nunes de Oliveira Mesquita

Febre Reumática Aguda

INTRODUÇÃO

A febre reumática (FR), enfermidade descrita inicialmente nos anos 1600, por Sydenham, permanece não totalmente compreendida. Trata-se de uma doença inflamatória de caráter autoimune, decorrente da infecção da faringe pelo estreptococo β-hemolítico do grupo A de Lancefield, cujos primeiros sinais e sintomas surgem cerca de 1 a 5 semanas após a infecção (período de latência). Atinge preferencialmente a faixa etária de 5 a 15 anos de idade, com recorrência mais frequente nos 2 anos que se seguem ao primeiro surto.

Apesar de o termo que define a doença estar impregnado de certa antiguidade, ainda representa morbidade importante nos tempos atuais, que pode ser verificada por suas complicações, acarretando um ônus ao paciente e ao serviço de saúde, bem como em decorrência de sua alta incidência em países em desenvolvimento. Inclui várias manifestações, como artrite, cardite, coreia, nódulos subcutâneos e eritema marginado.

Principal causa de cardiopatia adquirida em crianças e adultos jovens em países em desenvolvimento é a principal causa de morte cardiovascular até a quinta década de vida. A importância dos fatores socioeconômicos é corroborada por seu virtual desaparecimento nos países industrializados desde meados do século XX, mesmo antes da introdução da penicilina; entretanto, ainda permanece endêmica na África, na Ásia e na América do Sul.

Sua incidência em países em desenvolvimento alcança, aproximadamente, 62 casos em 1.000 habitantes, enquanto em países desenvolvidos não ultrapassa 14 casos em 100 mil habitantes. Estima-se que, no mundo, 62 a 78 milhões de pessoas sejam portadores da doença reumática, com 20 milhões apresentando cardite reumática. A FR é responsável por 1,4 milhão de mortes ao ano.

Em 2007, a Organização Mundial da Saúde divulgou dados que apontam para uma incidência de cerca de 30 mil casos por ano da doença. Em 2015, no Brasil, segundo dados do DATASUS, o número de óbitos em decorrência da FR e da doença reumática crônica do coração foi de 737; em Pernambuco ocorreram 41 mortes. Vale ressaltar que a cardiopatia reumática constitui a causa mais frequente de indicação de cirurgias cardíacas em adultos.

Quanto aos custos, no país são gastos cerca de R$ 8.000,00 por internação, ou seja, cerca de R$ 89 milhões são gastos por ano com pacientes com FR.

Estudos epidemiológicos e familiares sugerem a presença de suscetibilidade genética para FR. No entanto, a variação da incidência da FR entre as populações se deve, em sua maior parte, às diferenças na exposição estreptocócica e no tratamento, antes de qualquer suscetibilidade genética.

PATOGENIA

O desenvolvimento de febre reumática aguda (FRA) exige a presença de infecção prévia das vias aéreas superiores pelo estreptococo β-hemolítico do grupo A, sintomática ou não, destacando-se a importância desse agente como desencadeador inicial, de maneira indireta, da lesão tecidual que ocorre na FR. Não há nenhum relato de infecção cutânea provocando febre reumática, diferentemente do que ocorre na glomerulonefrite difusa aguda.

O mecanismo exato pelo qual os estreptococos do grupo A desencadeiam a resposta inflamatória na FRA permanece desconhecido. Várias teorias foram formuladas responsabilizando, por exemplo, o efeito tóxico direto de produtos estreptocócicos, ocasionando lesão tecidual ou mesmo inflamação mediada por imunocomplexos. Contudo, fenômenos autoimunes decorrentes de um mimetismo molecular entre certos antígenos estreptocócicos e o tecido humano são, atualmente, a teoria aceita pela maioria das autoridades no assunto, devido ao período latente relativamente longo entre o início da faringite e o da FRA e à demonstração de numerosos exemplos de semelhança antigênica entre o estreptococo do grupo A e o tecido do hospedeiro.

Segundo essa hipótese, a partir da infecção de orofaringe, antígenos estreptocócicos seriam liberados, desencadeando uma resposta imunológica sistêmica com a sensibilização dos linfócitos T e B e a consequente formação de anticorpos antiestreptocócicos com reatividade cruzada com estruturas cardíacas, articulares e do sistema nervoso central. A presença de grande quantidade de tecido linfoide na faringe, sítio da infecção, pode ter papel relevante na iniciação da resposta humoral anormal do hospedeiro aos antígenos e lesão orgânica.

O estreptococo β-hemolítico do grupo A contém em sua constituição uma cápsula de ácido hialurônico e moléculas de proteína M que determinam sua virulência. Das reações cruzadas, destaca-se a que ocorre entre os estreptococos (componentes da parede celular – carboidrato do grupo A e proteína M – e da membrana celular) e o tecido cardíaco humano. Em pacientes com coreia de Sydenham foram encontrados anticorpos contra o citoplasma dos neurônios localizados nos núcleos caudado e subtalâmico que exibem reação cruzada com membranas dos estreptococos do grupo A.

Numerosas evidências sugerem a existência de cepas estreptocócicas reumatogênicas, as quais são com frequência fortemente encapsuladas, crescem na forma de colônias mucoides em placas de ágar-sangue e são ricas em proteína M. Essas bactérias têm um tropismo para o tecido da faringe, sendo relatada a presença de CD44, uma proteína que se liga ao ácido hialurônico, atuando como um receptor na faringe para o estreptococo do grupo A. Os principais sorotipos implicados são 1, 3, 5, 6, 18, 19 e 24. Além disso, a taxa de surtos reumáticos varia de acordo com a intensidade da resposta imune que, por sua vez, é proporcional à virulência da cepa infectante.

Diversas observações sugerem que a constituição genética do hospedeiro modularia parcialmente o desenvolvimento da doença. Vários estudos relataram a associação genética com a FRA, sejam essas evidências relacionadas ou não aos antígenos de histocompatibilidade maior (MHC). Apenas uma pequena porcentagem (3%) de indivíduos que apresentam faringite estreptocócica imunologicamente significativa desenvolve FRA.

A presença de suscetibilidade genética foi comprovada por Patarroyo e cols., a partir da identificação do antígeno 883, presente em linfócitos B de 72% dos pacientes reumáticos e em 15% dos controles. Recentemente foi constatado aumento da frequência de um aloantígeno não HLA nas células B de 99% de indivíduos com febre reumática de vários grupos étnicos, designado D8/17. Zabriskie, imunizando ratos com células B de pacientes com FRA, obteve anticorpos monoclonais – 83S 19.23 e 2565.10 – que possibilitaram a identificação correta de 92% dos pacientes com FR. Um terceiro clone, o D8/17, foi encontrado em todos os pacientes reumáticos *versus* 12% da população geral. Portanto, esse marcador é útil para identificar a população de indivíduos suscetíveis à doença.

Certos antígenos de histocompatibilidade da classe II são encontrados com frequência maior em pacientes com FRA do que em controles. São eles: HLA-DR4 e DR2, em pacientes negros caucasianos; DR1 e DRW6, em negros na África do Sul; e HLA-DR7 e DW53, em pacientes com FR no Brasil. Consequentemente, a suscetibilidade para FRA é poligênica, e o antígeno D8/17 pode ser associado a apenas um dos genes que conferem suscetibilidade; outros podem ser os antígenos DR do MHC.

Estudo recente em pacientes com FR realizado em Latvia demonstrou que certos antígenos HLA classe II estavam associados a maior risco para FRA (DRB1*07, DQB1*0401-2 e DQB1-0203), enquanto outros teriam um papel protetor (DRB1*06 e DQB1*0602-8). Adicionalmente, foi observada uma associação entre determinados antígenos e manifestações específicas da doença, como, por exemplo, o DQB1*0401-2 para coreia de Sydenham e regurgitação mitral e o DRB1*07, relacionado com esta última.

HISTOPATOLOGIA

A FR caracteriza-se por lesões inflamatórias exsudativas e proliferativas no tecido conjuntivo, sobretudo no coração, nas articulações e no tecido subcutâneo.

No coração, podem ser encontradas degeneração difusa e necrose de células musculares e, em estágio um pouco mais tardio, surgem os nódulos de Aschoff, lesões perivasculares focais que consistem em uma área central de material fibrinoide circundada por células mononucleares. São considerados patognomônicos de FR.

As lesões valvares aparecem inicialmente como pequenas verrugas ao longo da linha de fechamento, tornando-se posteriormente espessadas e deformadas, as cordoalhas encurtadas e as comissuras fundidas. Essas alterações resultam em estenose ou insuficiência valvar. Arterite coronariana pode ser encontrada.

A artrite da FRA caracteriza-se por exsudato fibrinoso e derrame estéril, sem erosão das superfícies articulares.

MANIFESTAÇÕES CLÍNICAS

As manifestações clínicas da FR aguda são muito variáveis, tendo em vista o acometimento de múltiplos órgãos pela doença.

O quadro clínico inicial é frequentemente caracterizado por uma doença febril aguda, sendo a artrite e a febre as manifestações mais precoces; contudo, a cardite pode ser a manifestação inicial. Quando a queixa principal consiste em poliartrite, o início é abrupto e pode acompanhar-se de febre alta e toxicidade. Em caso de cardite, o início pode ser insidioso, ou até mesmo subclínico. Outros sintomas possíveis são epistaxe e dor abdominal peri ou infraumbilical, que pode simular apendicite.

As principais manifestações clínicas são:

- Artrite reumática (75% dos casos).
- Cardite reumática (40% a 50% dos casos).
- Coreia de Sydenham (15% a 20% dos casos).
- Nódulos subcutâneos (3% a 5%).
- Eritema marginado (3% a 5% dos casos).

Em estudo retrospectivo realizado na Índia, a artrite foi a manifestação mais comum do ataque inicial da FR, enquanto a cardite foi a mais comum em pacientes com recorrência da doença reumática. Regurgitação mitral foi a lesão valvar mais frequente (Tabela 7.1).

Artrite

O comprometimento articular na FR pode variar desde uma artralgia isolada até artrite incapacitante, caracterizada por dor, edema, calor, rubor e grave limitação da mobilidade. Acomete principalmente as grandes articulações dos membros de maneira assimétrica (joelhos, tornozelos, cotovelos e punhos), em geral começando nos membros inferiores. Os quadris e as pequenas articulações das mãos e dos pés são acometidos apenas ocasionalmente. Acometimento articular é mais frequente em adolescentes e adultos jovens do que em crianças.

Tipicamente, o acometimento articular da FRA adota um padrão de poliartrite migratória. A inflamação afeta várias articulações de modo sucessivo e frequentemente se superpõe, sem que obrigatoriamente o processo inflamatório de determinada articulação desapareça antes que a próxima seja acometida. Esse processo faz parecer que a doença migra de articulação para articulação.

Nos casos não tratados, até 16 articulações podem ser acometidas, e em metade dos casos ocorre artrite em mais de seis articulações. Na maioria dos pacientes, a duração da inflamação de cada articulação é inferior a 1 semana, e toda a crise de poliartrite, raras vezes dura mais do que 4 semanas, em geral desaparecendo completamente sem deixar sequelas em 2 a 3 semanas.

Tabela 7.1 Perfil clínico de 550 casos de febre reumática na Índia no período de 1971 a 2001

Primeiro surto (250 casos)	Artrite – 67,6%
	Cardite – 42%
	Coreia – 18,8%
	Eritema marginado – 4 casos
Recorrência (224 casos)*	Artrite – 48,66%
	Cardite – 79,46%
Lesão valvar	Regurgitação mitral – 150 casos
	Estenose e regurgitação mitral – 98 casos
Outros	ICC – 201 casos (36,54%)
	Endocardite infecciosa – 30 casos (5,45%)

*Todos com doença cardíaca reumática preexistente.
ICC: insuficiência cardíaca congestiva.

Uma rara sequela associada a episódios de FRA com poliartrite é a artropatia de Jaccoud, uma artropatia crônica benigna que acomete mãos e/ou pés, indolor e que não causa limitação funcional. Produz desvio ulnar dos dedos das mãos e subluxação das articulações metacarpofalangianas, bem como outras deformidades nos pés, secundárias a fibrose periarticular, após surtos repetidos de FR.

Uma característica marcante da poliartrite reumática é sua excelente resposta ao uso de salicilatos. Quando essa resposta não ocorre em 48 horas, o diagnóstico deve ser questionado. Contudo, a administração de uma terapia anti-inflamatória efetiva no início da doença pode modificar a história natural da artrite reumática, tornando o comprometimento articular monoarticular ou pauciarticular, o que pode ser um empecilho para o diagnóstico adequado. De fato, em pacientes tratados, a artrite desaparece rapidamente e não migra para novas articulações.

Radiografia da articulação afetada geralmente é normal, entretanto pode demonstrar pequeno derrame articular. O líquido sinovial contém celularidade aumentada à custa de polimorfonucleares (PMN) e, caracteristicamente, as culturas são estéreis, e há alterações mínimas nos níveis de complemento.

Cardite

A cardite constitui a manifestação mais importante, por ser a única capaz de provocar lesão orgânica definitiva e, até mesmo, provocar a morte. Trata-se da principal causa de doença valvar adquirida no mundo. Embora possa ocorrer de maneira fulminante, em geral é leve ou mesmo assintomática. Sua incidência em pacientes com FR é variável e em até 50% dos casos pode ser a manifestação inicial da doença. O surto de cardite tem duração de 1 a 6 meses, com média de 3 meses.

A FR pode acometer o pericárdio, o epicárdio, o miocárdio e o endocárdio, de modo que pode induzir uma verdadeira pancardite. O diagnóstico de cardite exige a presença de pelo menos uma das seguintes manifestações:

- Sopros cardíacos orgânicos anteriormente ausentes.
- Cardiomegalia.
- Pericardite.
- Insuficiência cardíaca congestiva (ICC).

Os sopros característicos da FR estão presentes em todos os casos de cardite e geralmente se desenvolvem na primeira semana. Pelo menos um dos seguintes sopros é encontrado:

1. **Sistólico apical:** ocorre na regurgitação mitral; é holossistólico e sonoro; mais audível no ápice; irradia-se para a axila e, algumas vezes, para a base do coração ou as costas.
2. **Mesodiastólico apical (de Carey-Coombs):** som grave que substitui ou ocorre logo após a terceira bulha, terminando antes de B1. É secundário à valvulite mitral.

3. **Diastólico basal:** ocorre na regurgitação aórtica; é agudo e em decrescendo; mais audível ao longo da borda esternal esquerda superior ou no foco aórtico. É mais bem auscultado após a expiração com o paciente inclinado para frente.

Regurgitação mitral é o achado mais comum. Regurgitação aórtica e lesões estenóticas clinicamente significativas são achados incomuns na apresentação da doença. Estenose mitral, uma manifestação tardia causada pela calcificação da valva, é um achado clássico da cardiopatia reumática.

A pericardite ocorre em 5% a 10% dos pacientes. Desconforto torácico, dor torácica pleurítica e atrito pericárdico indicam sua presença. O derrame é do tipo seroso ou serofibrinoso, mas nunca purulento. Pode desenvolver-se com espessamento e adesão dos folhetos, sem evoluir para pericardite constritiva.

A ICC é a apresentação mais grave da doença aguda, sendo incomum no primeiro surto. Pode ocorrer em virtude da combinação de lesão valvar grave e disfunção miocárdica, sendo raramente causada por miocardite isolada. Em crianças com menos de 6 anos de idade, seu início costuma ser insidioso, com presença de sintomas constitucionais.

A valvulite (endocardite) causa primariamente insuficiência valvar. A valva mais frequentemente acometida é a mitral (75% a 80%), seguida da aórtica (30%), isolada ou em associação com a mitral, a tricúspide (5%) e, raramente, a pulmonar.

Segundo Décourt, a cardite é classificada em três grupos, de acordo com a intensidade dos sintomas e os exames complementares (Tabela 7.2).

Coreia de Sydenham

Também denominada coreia menor ou dança de São Vito, consiste em um distúrbio neurológico tardio que surge após um período latente mais longo do que o associado a outras manifestações clínicas da FRA, em média 3 a 4 semanas, podendo ocorrer até 8 meses depois, segundo uma revisão retrospectiva. Com frequência, ocorre na forma pura, sem se acompanhar de outras manifestações da FR, sendo a única manifestação isolada que possibilita o diagnóstico de FR sem a necessidade de comprovação de infecção estreptocócica prévia. Mais frequente no sexo feminino, é decorrente de processo inflamatório dos gânglios da base.

Clinicamente, a coreia caracteriza-se por movimentos rápidos e involuntários, incoordenados e sem propósito, os quais são mais exuberantes nos membros e na face, costumam ser mais marcantes de um lado, e ocasionalmente são unilaterais (hemicoreia). Podem ser observados, ainda, tiques faciais, trejeitos, sorrisos e contorções. A fala é indistinta e espasmódica. Os movimentos pioram com as tensões emocionais e desaparecem durante o sono, podendo ser parcialmente suprimidos por repouso, sedação ou controle voluntário do paciente.

Os pacientes exibem fraqueza muscular generalizada e incapacidade de manter uma contração muscular tetânica. Por conseguinte, quando se pede que o paciente aperte os dedos do examinador, ocorre um movimento de contração e relaxamento, descrito como movimento de ordenha. Hipotonia muscular difusa pode estar presente.

A labilidade emocional é característica da coreia de Sydenham, podendo preceder outras manifestações neurológicas. Distúrbios de conduta, desatenção, irritabilidade e ansiedade podem também estar presentes.

A duração do quadro de coreia é em torno de 2 meses. Pode evoluir para remissão completa, persistência de labilidade emocional ou tremores finos de extremidades, mesmo depois de cessado o quadro motor. O eletroencefalograma (EEG) pode revelar uma atividade de onda lenta.

Eritema marginado

Erupção cutânea rósea, acobreada, de bordas nítidas e elevadas e dimensões variadas, com centro claro, não pruriginosa, o eritema marginado acomete principalmente o tronco e a parte proximal dos membros, poupando a face. Seu nome deriva da observação de que as lesões se estendem centrifugamente, enquanto a pele no centro retorna ao normal. Essas lesões podem ser confluentes e desaparecem à digitopressão.

São evanescentes, migram de um local para o outro e não deixam cicatrizes. Lesões individuais podem aparecer e desaparecer em minutos ou horas, porém o processo pode persistir de modo intermitente durante semanas a meses. Podem ser desencadeadas pelo calor.

Na grande maioria dos casos, o eritema marginado associa-se à cardite e é um sinal expressivo de atividade da doença (Figura 7.1).

Tabela 7.2 Classificação da cardite segundo Décourt

Leve	Taquicardia desproporcional à febre Abafamento de B1 Sopro discreto em área mitral Aumento do intervalo PR no ECG Área cardíaca normal à radiografia
Moderada	Achados anteriores Sintomas de pericardite Sopro mais intenso em área mitral, ocasionalmente em foco aórtico ECG: aumento do intervalo QT, baixa voltagem do QRS ou aparecimento de sobrecargas atrial e/ou ventricular Área cardíaca com aumento moderado
Grave	Achados anteriormente descritos para cardite de leve a moderada

ECG: eletrocardiograma.

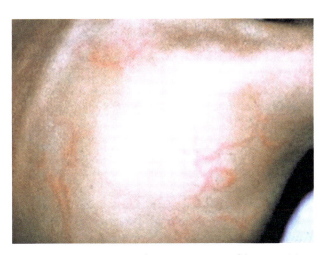

Figura 7.1 Eritema marginado em paciente com febre reumática.

Nódulos subcutâneos

São lesões nodulares, firmes, indolores e pequenas (cerca de poucos milímetros a 2cm), que se localizam mais comumente sobre superfícies ou proeminências ósseas, assim como sobre inserções tendíneas, geralmente superfícies extensoras. A pele que as recobre se move livremente e não apresenta inflamação. O número de nódulos é variável, em torno de três a quatro, mas pode ser único. Quando numerosos, são geralmente simétricos. Sua duração raramente ultrapassa 4 semanas, e surgem, em geral, após a terceira semana do início da doença. Aparecem quase sempre associados à cardite. São as manifestações menos comuns da FRA (< 5% dos casos).

Os nódulos não são patognomônicos de FR, podendo ocorrer de modo semelhante no lúpus eritematoso sistêmico (LES) e na artrite reumatoide, sendo nesta última maiores e mais persistentes (Figura 7.2).

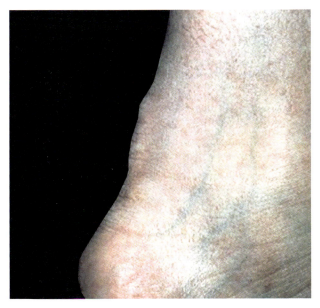

Figura 7.2 Nódulos subcutâneos reumáticos.

DIAGNÓSTICO

Embora a FRA seja de fácil diagnóstico em pacientes com múltiplas manifestações clínicas, às vezes seu diagnóstico se torna difícil, seja pela frequência com que se encontra uma manifestação isolada, seja pela ausência de teste laboratorial definitivo para o diagnóstico.

Em 1944, Jones propôs critérios para o diagnóstico de FR, posteriormente modificados por comitês da American Heart Association, visando minimizar o diagnóstico excessivo e o subdiagnóstico. No ano 2000, um comitê especializado reafirmou a validade dos critérios maiores e menores de Jones (Tabela 7.3).

Duas manifestações principais, ou uma manifestação principal e duas menores, indicam alta probabilidade de FR, contanto que haja evidências que confirmem uma infecção estreptocócica recente.

Vale salientar que as diretrizes visam auxiliar o diagnóstico da crise inicial. Os ataques recorrentes em portadores de cardiopatia devem receber um diagnóstico cuidadoso, tendo em vista que a aderência estrita aos critérios assinalados pode levar a subdiagnósticos em regiões com forte epidemiologia.

Em certas circunstâncias, pode-se estabelecer o diagnóstico de FRA mesmo que não sejam observados os critérios de Jones. A coreia de Sydenham pode constituir uma manifestação isolada de FR. Em virtude do longo período de latência, pode não mais haver evidências de inflamação nas manifestações menores. Além disso, os títulos de anticorpos antiestreptocócicos podem ter diminuído, até atingir valores normais. O mesmo pode ocorrer em pacientes com cardite indolente, que podem não chamar a atenção durante vários meses após o início da FR.

Tabela 7.3 Critérios de Jones modificados

Sinais maiores	Sinais menores
1. Cardite	*Clínicos:*
2. Poliartrite	1. Febre reumática anterior ou doença cardíaca reumática
3. Coreia	
4. Eritema	2. Artralgia
5. Nódulos subcutâneos	3. Febre
	Laboratoriais:
	1. Alterações das provas de fase aguda
	2. Aumento do espaço P-R no ECG

Evidência de infecção estreptocócica anterior
Aumento dos títulos de anticorpos estreptocócicos (ASLO ou outros)
Cultura de orofaringe positiva para estreptococos do grupo A
Escarlatina recente

*Coreia é o único sinal maior que, isoladamente, possibilita o diagnóstico de FR.
ASLO: antiestreptolisina O.

Exames complementares

Não existe teste laboratorial específico para detectar FR. Em geral, o hemograma apresenta leucocitose com neutrofilia, e anemia normocítica e normocrômica é a regra. Supressão da inflamação geralmente melhora a anemia. Níveis elevados de antiestreptolisina O (ASLO) podem ser encontrados. Exame de urina pode demonstrar proteínas, leucócitos e eritrócitos.

Na avaliação laboratorial, os exames são subdivididos em três grupos, de acordo com o objetivo: comprovar infecção estreptocócica recente, avaliar a atividade inflamatória e avaliar o acometimento cardíaco.

Comprovar estreptococcia recente

Esta é a principal contribuição laboratorial para o diagnóstico de FRA. Qualquer um dos exames citados a seguir pode ser considerado adequado para esse propósito:

- **Cultura de orofaringe:** a cultura é positiva em apenas 20% dos casos, quando do início dos sintomas. Além disso, como algumas crianças são portadoras do estreptococo β-hemolítico do grupo A, não corresponde necessariamente à infecção, devendo-se proceder à confirmação sorológica.
- **Teste de aglutinação por látex:** é altamente específico, pouco sensível e de custo elevado.
- **Títulos de anticorpos antiestreptocócicos:** podem ser utilizados a ASLO, a antiestreptoquinase, a anti-hialuronidase, a antidesoxirribonuclease B (antiDNAse-B) e a anti-DPNase. A mais utilizada na prática clínica é a dosagem dos níveis de ASLO; mais raramente, a anti-DNAse-B. Os títulos de ASLO (normal até 250U Todd/mL) elevam-se de 7 a 12 dias após a infecção inicial e atingem o máximo ao final de 4 a 6 semanas, podendo persistir por até 1 ano. Pelo menos 80% dos pacientes terão os títulos de ASLO elevados. Portanto, diante de um resultado negativo, outros testes devem ser realizados. Além disso, recomenda-se a repetição dos títulos de ASLO em 2 a 3 semanas, devido à possibilidade de detecção de ascensão dos valores prévios. Se três testes são realizados, a presença de infecção estreptocócica imunologicamente significativa e recente é estabelecida em mais de 95% dos indivíduos que tiveram crise reumática aguda.
- **Escarlatina recente.**

Avaliar a atividade do processo inflamatório

Alterações das provas de fase aguda, apesar de não específicas, estão presentes em quase todos os pacientes com FRA não suprimidas pelo uso de anti-inflamatórios. São elas:

- **Velocidade de sedimentação das hemácias (VSH):** eleva-se na fase inicial do surto reumático e tende a normalizar-se em 2 a 3 semanas. Seus níveis são proporcionais à gravidade do caso.
- **Proteína C reativa (PCR):** eleva-se no início do quadro, porém rapidamente se normaliza, não devendo ser utilizada para seguimento da atividade reumática de pacientes com FRA. Pode ser útil, juntamente com o VSH, no monitoramento de rebote da inflamação, quando da suspensão da terapia. Um teste normal obtido poucas semanas após a descontinuação terapêutica sugere resolução da doença, exceto se a coreia surgir.
- **Mucoproteínas:** seus níveis ascendem ao final da segunda semana da doença e persistem até a resolução do processo inflamatório, servindo, portanto, como boa prova para seguimento da atividade reumática. Os valores normais são de 4,5mg% para tirosina e 14,5mg% para carboidrato. Níveis muito elevados falam a favor de outras causas (endocardite infecciosa, neoplasias, hemopatias e colagenoses).
- **Alfa-1-glicoproteína ácida:** assim como as mucoproteínas, tem boa capacidade de indicar processo inflamatório em atividade, sendo de mais fácil realização.
- **Eletroforese de proteínas:** as alterações características são queda do teor de albumina e elevação das frações de alfaglobulinas e gamaglobulinas. As alterações da alfa-2-globulina se comportam de maneira semelhante à mucoproteína, pois se mantêm constantes durante o período de atividade reumática; já as alterações da alfa-1--globulina não têm utilidade prática.

Avaliação do acometimento cardíaco

- **Eletrocardiograma (ECG):** diversas alterações podem ser encontradas, como prolongamento do intervalo PR ou QT, em 25% a 40% dos casos, sinais de sobrecarga de câmaras e arritmias. Distúrbios de condução, inclusive todos os graus de bloqueio cardíaco, até mesmo dissociação atrioventricular, podem ser encontrados. Supradesnivelamento do segmento ST, alterações difusas da onda T e baixa voltagem do QRS sugerem pericardite.
- **Radiografia de tórax:** útil para avaliar a área cardíaca e sua silhueta e a presença ou não de hipertensão venocapilar pulmonar. Cardiomegalia é a manifestação radiológica mais frequente da cardite (50% dos casos).
- **Ecocardiograma:** é fundamental para avaliação do paciente com FR, pois pode ser utilizado no diagnóstico e na quantificação de disfunção miocárdica, doença valvar e derrame pericárdico. Serve ainda para o acompanhamento da cardite e suas sequelas.
- **Cintilografia miocárdica com gálio-67:** tem alta sensibilidade para detectar o processo inflamatório miocárdico, podendo ser utilizada para acompanhamento e diagnóstico da miocardite.

Diagnóstico diferencial

Por não existir um exame que estabeleça o diagnóstico definitivo de FRA, e esse diagnóstico se basear em um conjunto de sinais e sintomas clínicos, associado à epidemiologia local, é exigido alto grau de suspeição médica. Em algumas situações, o diagnóstico diferencial torna-se ainda mais difícil, como nos casos de poliartrite isolada ou quando a artrite é monoarticular ou pauciarticular. Nessas circunstâncias, outras causas podem apresentar-se com quadro clínico semelhante, devendo ser excluídas (Tabela 7.4).

A artrite gonocócica não pode ser excluída de modo definitivo com base nos resultados negativos das culturas. Por conseguinte, se o quadro clínico e epidemiológico for compatível com essa infecção, deverá ser realizada prova terapêutica. Com frequência, é importante considerar a doença do soro, particularmente se o paciente recebeu penicilina ou outro antibiótico.

Alguns casos de artrite que ocorrem após infecção estreptocócica parecem não ser causados pela FRA, sendo designados como artrites reativas pós-estreptocócicas. Contudo, a relação entre elas continua em discussão. Características distintas da FR são descritas, como:

- Período latente mais curto, em torno de 1 a 2 semanas.
- Resposta débil aos salicilatos e anti-inflamatórios não esteroides (AINE).
- Artrite de maiores duração e gravidade, não migratória.
- Ausência de outras manifestações de FR; no entanto, cardite pode ser encontrada em 7% desses pacientes.
- Ocorrência de manifestações extra-articulares, como tenossinovites, e anormalidades renais.

Portanto, um acompanhamento estreito desses pacientes deve ser realizado, principalmente em regiões de alta prevalência de FR, pois um curso clínico atípico não deve ser suficiente para excluir o diagnóstico.

Tabela 7.4 Diagnóstico diferencial de febre reumática com comprometimento articular e/ou cardíaco

Causas infecciosas	Virais	Hepatite B Rubéola Caxumba
	Bacterianas	Septicemia Gonococcemia Endocardite bacteriana Doença de Lyme Artrite séptica
Doenças de imunocomplexos	Doença do soro Púrpura de Henoch-Schönlein	
Hemoglobinopatias	Anemia falciforme Hemoglobinopatia C	
Doença do colágeno	Artrite reumatoide Doença de Still LES	
Leucemias e linfomas	Leucemia linfoblástica aguda	

LES: lúpus eritematoso sistêmico.

Tabela 7.5 Diagnóstico diferencial com cardite e coreia

Cardite	Cardiopatias congênitas
	Miocardite de outras causas
	Pericardite de outras causas
	Sopros funcionais
	Prolapso de valva mitral
Coreia	LES + uso de ACO
	Neoplasia de gânglios da base
	Síndrome de Gilles de La Tourette
	Encefalites

LES: lúpus eritematoso sistêmico; ACO: anticoncepcional oral.

Sopros inocentes ou funcionais são comuns na infância, sendo habitualmente mais audíveis na borda esternal esquerda, entre o segundo e o quarto espaço intercostal. Esses sopros não devem ser confundidos com os da cardite reumática, o mesmo ocorrendo com os decorrentes de prolapso de valva e aorta bicúspide (Tabela 7.5).

Coreia na infância tem sido raramente descrita em casos de encefalites e LES. Coreia familial benigna é excepcional (Tabela 7.5).

TRATAMENTO

O tratamento da FRA apresenta três grandes objetivos:

- Erradicação do foco estreptocócico.
- Assistência às manifestações agudas.
- Profilaxia contra futuras infecções, para prevenir doença cardíaca recorrente.

Na erradicação do foco estreptocócico, a penicilina ainda é o antibiótico de escolha e deve ser administrada independente da presença ou ausência de faringite no momento do diagnóstico (Tabela 7.6). Cefalosporina oral por 10 dias pode ser ainda uma opção para tratamento. Clindamicina mostra-se efetiva na faringite estreptocócica persistente e recorrente. Além disso, deve-se fazer cultura da garganta dos familiares contactantes, e antibioticoterapia deverá ser instituída se houver positividade para estreptococo β-hemolítico.

Artrite

O paciente deve permanecer em repouso absoluto enquanto apresentar sintomas e, em seguida, em repouso relativo por pelo menos 2 a 3 semanas. O AINE mais comumente usado é o ácido acetilsalicílico, na dose de 80 a 100mg/kg/dia (máximo de 4g/dia), divididos em quatro a seis tomadas, durante 15 dias. Após esse período, reduz-se a dose para 60mg/kg/dia. A terapia com AINE deve ser mantida até que todos os sintomas desapareçam e o VSH e a PCR alcancem níveis normais. Caso haja *rash*, este usualmente é temporário e não necessita tratamento. Anti-histamínico pode auxiliar o alívio do prurido.

Tabela 7.6 Esquema antibiótico para erradicação do estreptococo

Fármaco	Via de administração	Dose	Duração
Penicilina G benzatina	IM	600.000UI se ≤ 27kg 1.200.000UI se > 27kg	Dose única
Penicilina V	VO	250mg 2 a 3×/dia – crianças 500mg 2 a 3×/dia – adultos	10 dias
Eritromicina*	VO	40mg/kg/dia (máximo de 1g) divididos em 2 a 4×/dia	10 dias
Azitromicina	VO	500mg/dia	5 dias

*Opção para alérgicos à penicilina.
IM: intramuscular; VO: via oral.

Coreia de Sydenham

Deve ser tratada quando há acometimento significativo da função motora e risco de traumatismos. Numerosos tratamentos têm se mostrado efetivos, como ácido valproico, fenobarbital, haloperidol, diazepam, clorpromazina e carbamazepina. Corticosteroides podem reduzir o curso da doença. Recomenda-se, inicialmente, 1mg/kg/dia por 2 semanas, reduzindo posteriormente por mais 2 a 3 semanas.

Cardite reumática

O paciente deve permanecer em repouso até melhora clínica e laboratorial. O suporte quanto à ICC, quando presente, consiste no tratamento convencional para ICC, com digital, IECA e diuréticos. Quanto aos corticosteroides, embora os estudos mostrem resultados conflitantes quanto ao real benefício de seu uso no tratamento da cardite reumática, utiliza-se a prednisona, em dose única diária, pela manhã, durante 10 a 21 dias. A dose é dependente do grau de cardite (Tabela 7.7). Posteriormente, procede-se à redução semanal da dose em 25%. Em casos de cardite grave, uma opção é a pulsoterapia com metilprednisolona (Tabela 7.8).

Casos de insuficiência valvar cursam com sinais clínicos de insuficiência cardíaca apresentam melhor resultado quando submetidos a tratamento cirúrgico, se possível fora do período de atividade de doença. Plastia valvar, se possível, é preferível à troca valvar.

Insuficiência mitral (IM) discreta, em geral, é bem tolerada, e deve-se proceder ao acompanhamento clínico anual do paciente. Nos casos de IM moderada, o acompanhamento deve constar de ecocardiograma anual e sempre que houver sintomas de descompensação cardiovascular. Se a IM for importante, a monitorização deve ser semestral e o procedimento cirúrgico estará indicado se ocorrer o desenvolvimento de sintomas clínicos ou disfunção sistólica do ventrículo esquerdo (FEVE < 60% e/ou DDFVE ≥ 4,0 ou 4,5cm).

Se possível, deve ser tentado o reparo valvar; entretanto, devido ao espessamento fibrótico progressivo dos folhetos e do aparelho subvalvar, a durabilidade do reparo é, em geral, menor do que nos casos de doença degenerativa.

Em 2006, o American College of Cardiology/American Heart Association lançou uma diretriz para doenças valvares, que recomenda a realização de ecocardiograma para verificação da pressão de artéria pulmonar a cada 3 a 5 anos em pacientes com estenose mitral (EM) discreta, a

Tabela 7.7 Tratamento da cardite reumática

Cardite	Prednisona (dose)	Duração (dias)	Repouso absoluto	Repouso relativo
Leve	1mg/kg/dia	10 dias	4 semanas	4 semanas
Moderada	1 a 2mg/kg/dia	14 dias	6 semanas	6 semanas
Grave	2mg/kg/dia	14 a 21 dias	Até melhora	12 semanas

Tabela 7.8 Esquema para pulsoterapia na cardite grave

Fármaco	Semana 1	Semanas 2 e 3	Semana 4
Metilprednisolona 30mg/kg/dia (máximo de 1g) + 200mL diluente (SG a 5%) – EV em 2h	1×/dia por 3 dias	1×/dia por 2 dias	1×/dia por 1 dia

SG: soro glicosado; EV: endovenoso.

cada 1 a 2 anos em casos de EM moderada e a cada 6 a 12 meses quando a EM importante. Em casos de EM moderada a severa, reparo ou troca valvar estarão indicados, se sintomas estiverem presentes.

A taxa de progressão de sintomas devido à insuficiência aórtica (IAo) é baixa, sendo a IAo discreta e a moderada geralmente bem toleradas. Desse modo, intervenção cirúrgica estará indicada na IAo importante na presença de sintomas ou piora da função ventricular esquerda (FEVE ≤ 50%; DDFVE ≥ 75mm e/ou DSFVE ≥ 55mm).

O tratamento clínico da EAo não tem produzido mudança na progressão da doença valvar, enquanto o tratamento cirúrgico estará indicado na presença de sintomas como dispneia, pouca tolerância ao esforço físico, dor torácica relacionada com esforço e síncope.

Estenose tricúspide severa pode ser amenizada por valvoplastia por balão, e o tratamento cirúrgico deverá ser indicado apenas nos casos em que a técnica por balão não puder ser realizada. Insuficiência tricúspide geralmente ocorre em conjunto com o acometimento mitral.

PROFILAXIA

Vacina anual para *influenza* e revisão anual da higiene dentária estão recomendadas para pacientes com cardiopatia reumática. Profilaxia para endocardite infecciosa também está indicada para pacientes com valva protética ou com história prévia de endocardite que serão submetidos a tratamento dentário.

A efetividade da prevenção da FR depende do diagnóstico rápido e correto da amigdalite estreptocócica, do tratamento da infecção estreptocócica e, sem dúvida, da melhoria das condições socioeconômicas da população. A profilaxia divide-se em primária e secundária.

Profilaxia primária

Dirigida àqueles pacientes que nunca tiveram FR, seu objetivo é a erradicação do estreptococo (Tabela 7.6). Neste caso, é importante estabelecer o diagnóstico diferencial correto entre a amigdalite viral e a estreptocócica. A presença de linfonodos cervicais dolorosos em crianças com mais de 2 anos de idade, com febre alta e com ou sem pontos purulentos nas amígdalas, pode sugerir amigdalite estreptocócica, enquanto a presença de coriza, tosse, rouquidão ou diarreia sugere quadro viral.

Profilaxia secundária

Visa àqueles pacientes que já tiveram a doença. A recorrência de FR é mais comum dentro de 2 anos após o primeiro episódio. A profilaxia deve ser iniciada imediatamente após a resolução do episódio agudo (Tabela 7.9).

O método mais efetivo para limitar a severidade do acometimento cardíaco é a prevenção da recorrência da faringite estreptocócica. Já se sabe que a profilaxia secundária reduz a infecção pelo estretococo, as recorrências da FR e a frequência e duração de hospitalizações. Dessa maneira, o uso de antibiótico profilático contínuo é preferível ao tratamento das infecções estreptocócicas.

Duração da profilaxia

A duração da profilaxia ainda é um tema controverso. Para muitos, a profilaxia nos casos em que há acometimento cardíaco deveria ser realizada indefinidamente, porque a FR pode recorrer até a quinta ou sexta década de vida, principalmente em pacientes que vivem em países em desenvolvimento, onde há o risco de exposições repetidas (Tabela 7.10).

A diretriz da Organização Mundial da Saúde (WHO) afirma que, em caso de cardite leve (cardite subclínica ou IM discreta), a profilaxia secundária deve durar 10 anos após a última crise ou até os 25 anos de idade do paciente (o que apresentar maior duração), enquanto nos casos de lesão valvar mais importante, ou caso haja a necessidade de cirurgia, a profilaxia deverá ser realizada durante toda a vida.

Em caso de recidiva da doença após a retirada da profilaxia, deve-se manter nova profilaxia por 5 anos.

Uma possível alternativa futura na profilaxia da FR será a introdução de vacina estreptocócica, o que esbarra na dificuldade de conferir proteção imunológica sem desencadear reação cruzada; no entanto, quando possível, servirá não apenas para a prevenção de infecções recorrentes em indivíduos com história de FR, bem como atuará na prevenção de doença estreptocócica em geral.

Tabela 7.9 Profilaxia secundária da febre reumática

Fármaco	Dose	Intervalo
Penicilina G benzatina	600.000UI se ≤ 27kg 1.200.000UI se > 27kg	15/15 dias nos primeiros 2 anos 21/21 dias após 2 anos
Penicilina V	250mg 2×/dia	Uso diário
Sulfadiazina	500mg se ≤ 27kg 1×/dia 1.000mg se > 27kg 1×/dia	Uso diário
Eritromicina*	250mg 2×/dia	Uso diário

*Opção para alérgicos à penicilina e à sulfadiazina.

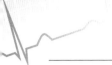

Tabela 7.10 Duração da profilaxia

Acometimento cardíaco	Término da profilaxia
Sem acometimento cardíaco	Aos 18 anos ou após 5 anos do surto reumático
Com cardite no surto agudo, sem sequelas	Aos 25 anos ou 10 anos após o último surto
Cardite reumática crônica	Por toda a vida

Bibliografia

Albert DA, Harel L, Karrison T. The treatment of rheumatic carditis: a review and meta-analysis. Medicine (Baltimore) 1995; 74:1.

Anabwani GM, Bonhoeffer P. Prevalence of heart disease in school children in rural Kenya using colour-flow echocardiography. East Afr Med J 1996; 73:215.

Ayoub EM. Resurgence of rheumatic fever in the United States. The changing picture of a preventable illness. Postgrad Med 1992; 92:133.

Bisno AL. Febre reumática. In: Goldman L, Bennett JC (eds.) Tratado de medicina interna. 21. ed., Rio de Janeiro: Guanabara, 2001:1812-8.

Bocchi EA, Guimarães G, Tarasoutshi F et al. Cardiomyopathy, adult valve disease and heart failure in South America. Heart 2009; 95:181.

Carapetis JR, Currie BJ, Mathews JD. Cumulative incidence of rheumatic fever in an endemic region: a guide to the susceptibility of the population? Epidemiol Infect 2000; 124(2):239-44.

Carapetis JR, Steer AC, Mulholland EK, Weber M. The global burden of group A streptococcal diseases. Lancet Infect Dis 2005; 5:685.

Chaurasia AS, Nawale JM, Patil SN et al. Jaccoud's arthropathy. Lancet 2013; 381:2108.

Chauvaud S, Fuzellier JF, Berrebi A et al. Long-term (29 years) results of reconstructive surgery in rheumatic mitral valve insufficiency. Circulation 2001; 104:I12.

Cilliers A. Treating acute rheumatic fever. BMJ 2003; 327:631-2.

Cilliers AM. Rheumatic fever and its management. BMJ 2006; 333:1153.

Damasceno A, Mayosi BM, Sani M et al. The causes, treatment, and outcome of acute heart failure in 1006 Africans from 9 countries. Arch Intern Med 2012; 172:1386.

Datasus. Óbitos por residência por região/UF [informação online] 2000. Disponível em: URL: http://www.datasus.gov.br.

Gibofsky A, Zabrikie JB. Clinical manifestations and diagnosis of acute rheumatic fever. UpToDate 2002. Version 10.2. UpToDate. www.uptdate.com.

Gibofsky A, Zabrikie JB. Epidemiology and pathogenesis of acute reumatic fever. UpToDate 2002. Version 10.2. UpToDate.www. uptdate.com.

Gibofsky A, Zabriskie JB. Treatment of acute rheumatic fever. UpToDate 2002. Version 10.2. UpToDate.www.uptdate.com.

Gordis L. The virtual disappearance of rheumatic fever in the United States: lessons in the rise and fall of disease. T. Duckett Jones memorial lecture. Circulation 1985; 72:1155.

Kumar AS, Talwar S, Saxena A et al. Results of mitral valve repair in rheumatic mitral regurgitation. Interact Cardiovasc Thorac Surg 2006; 5:356.

Lawrence JG, Carapetis JR, Griffiths K et al. Acute rheumatic fever and rheumatic heart disease: incidence and progression in the Northern Territory of Australia, 1997 to 2010. Circulation 2013; 128:492.

Marijon E, Ou P, Celermajer DS et al. Prevalence of rheumatic heart disease detected by echocardiographic screening. N Engl J Med 2007; 357:470.

Meira ZM, Goulart EM, Colosimo EA, Mota CC. Long term follow up of rheumatic fever and predictors of severe rheumatic valvar disease in Brazilian children and adolescents. Heart 2005; 91:1019.

Miyake CY, Gauvreau K, Tani LY et al. Characteristics of children discharged from hospitals in the United States in 2000 with the diagnosis of acute rheumatic fever. Pediatrics 2007; 120:503.

National Heart Foundation of Australia (RF/RHD guideline development working group) and the Cardiac Society of Australia and New Zealand. Diagnosis and management of acute rheumatic fever and rheumatic heart disease in Australia – an evidence based review. 2006. Available at: www.heartfoundation.com.au/downloads/ARF_RHD_PP-590_Diag-Mgnt_Evidence-Review_0606.pdf (Accessed on December 07, 2006).

Oliveira JM, Antunes MJ. Mitral valve repair: better than replacement. Heart 2006; 92:275.

Paar JA, Berrios NM, Rose JD et al. Prevalence of rheumatic heart disease in children and young adults in Nicaragua. Am J Cardiol 2010; 105:1809.

Ravisha MS, Tullu MS, Kamat JR. Rheumatic fever and rheumatic heart disease: clinical profile of 550 cases in India. Arch Med Res 2003; 34(5):382-7.

Saraiva LCR, Leão TBS. Febre reumática. In: Filgueira NA, Costa Jr JI, Leitão CCS et al. (eds.). Condutas em clínica médica. 3. ed., Rio de Janeiro: Medsi, 2004:619-26.

Skoularigis J, Sinovich V, Joubert G, Sareli P. Evaluation of the long-term results of mitral valve repair in 254 young patients with rheumatic mitral regurgitation. Circulation 1994; 90:II167.

Stanevicha V, Eglite J, Sochnevs A et al. HLA class II associations with rheumatic heart disease among clinically homogeneous patients in children in Latvia. Arthritis Res Ther 2003; 5(6):R340-R346.

Steele RW. Treating strep throat: time for a change? Infect Med 1998; 15(9):617-21.

Wallace MR, Garst PD, Papadimos TJ, Oldfield EC 3rd. The return of acute rheumatic fever in young adults. JAMA 1989; 262:2557.

WHO Technical Report, Series. Rheumatic fever and rheumatic heart disease: Reporto f a WHO expert panel. Geneva 29 October – 1 november 2001. Geneva: WHO; 2004.

8

Sarita Ligia Pessoa de Melo Lobo Machado Gumarães • Carlos Roberto Melo da Silva

Insuficiência Cardíaca

DEFINIÇÃO E EPIDEMIOLOGIA

A insuficiência cardíaca (IC) consiste em uma síndrome clínica complexa que resulta de algum agravo estrutural ou funcional no enchimento ou na ejeção ventricular. As manifestações principais da IC são dispneia e fadiga, que podem limitar a tolerância ao exercício e levar a retenção hídrica e congestão pulmonar, esplâncnica e periférica. Alguns pacientes têm intolerância ao exercício com pouca evidência de retenção hídrica, enquanto outros apresentam primariamente edema e dispneia ou fadiga. Em razão de alguns pacientes se apresentarem sem sinais ou sintomas de sobrecarga de volume, a expressão insuficiência cardíaca é preferida a insuficiência cardíaca congestiva.

Não existe um teste diagnóstico único para IC, sendo o diagnóstico amplamente clínico, baseado em história clínica bem cuidadosa e no exame físico.

A síndrome clínica de IC pode resultar de patologias do pericárdio, miocárdio, endocárdio, valvas cardíacas ou de grandes vasos, ou de distúrbios metabólicos, mas a maioria dos pacientes com IC apresenta sintomas associados à disfunção do ventrículo esquerdo (VE). A IC pode estar associada a um largo espectro de anormalidades funcionais do VE, desde pacientes com VE de tamanho normal e fração de ejeção (FE) preservada até aqueles com dilatação importante de VE e/ou marcante redução da fração de ejeção.

A FE é considerada importante na classificação dos pacientes com IC porque diferencia os pacientes quanto às características demográficas, às comorbidades, ao prognóstico e à resposta terapêutica, além de a maioria dos ensaios clínicos basear-se na FE (Tabela 8.1). Os valores da FE dependem do método de imagem utilizado, do método de análise de resultados e do operador.

Insuficiência cardíaca com fração de ejeção reduzida (ICFER)

O grau de dilatação ventricular pode ser bem variado nos pacientes com ICFER. Nas diretrizes, a definição de ICFER tem variado de FE ≤ 35% a < 40% ou ≤ 40%. Os pacientes com disfunção sistólica de VE frequentemente apresentam, também, disfunção diastólica. A doença coronariana com antecedente de infarto do miocárdio é considerada a principal causa de ICFER, porém outros fatores de risco podem levar à dilatação do VE e à ICFER, como hipertensão, *diabetes mellitus* (DM) e síndrome metabólica.

Insuficiência cardíaca com fração de ejeção preservada/normal (ICFEP)

Em pacientes com IC, estudos estimam que a prevalência de ICFEP é de aproximadamente 50%, podendo variar entre 41% e 71%. Essa variabilidade se explica, pois os critérios de diagnóstico utilizados também foram diferentes no que tange ao *cut-off* da FE, variando de FE > 40%, > 45%, > 50% a > 55%. Pacientes com FE entre 40% e 50% representam um grupo intermediário e geralmente recebem o mesmo tratamento dos pacientes com ICFER.

Alguns critérios têm sido utilizados para definir os pacientes com ICFEP:

- Sinais ou sintomas de IC.
- Fração de ejeção do ventrículo esquerdo (FEVE) preservada.
- Presença de disfunção diastólica do VE ao ecocardiograma com Doppler ou cateterismo cardíaco.

Estudos sugerem que a incidência de ICFEP vem aumentando e que grande parcela dos pacientes hospitalizados com clínica de IC apresenta ICFEP. Na população

Tabela 8.1 Classificação da IC de acordo com a FE

Classificação	FE(%)	Descrição
ICFER	≤ 40	Também chamada de IC sistólica. Tratamento demonstrou eficácia
ICFEP	≥ 50	Também conhecida como IC diastólica. Em geral, diagnóstico de exclusão de outras causas não cardíacas que podem levar a sintomas sugestivos de IC
ICFEP (borderline)	41% a 49%	Grupo intermediário cujo tratamento e os resultados parecem ser similares aos da ICFEP
ICFEP (melhorada)	> 40%	ICFER previamente e recupera: esses pacientes se diferenciam dos permanentes ICFER e novos estudos precisam caracterizar melhor este grupo

Fonte: Yancy et al. ACC/AHA Heart Failure Guideline. Circulation out/2013.

em geral, pacientes com ICFEN geralmente são mulheres idosas com história de hipertensão. Obesidade, doença coronariana, DM, fibrilação atrial e hiperlipidemia também são bastante prevalentes na ICFEN, segundo os registros dos estudos. Apesar dessa associação de fatores de risco cardiovasculares, a hipertensão permanece como a mais importante causa de ICFEN, com prevalência de 60% a 80% nos registros de grandes ensaios clínicos.

CLASSIFICAÇÃO

A IC é classificada pelo American College of Cardiology/American Heart Association (ACC/AHA) em estágios que enfatizam o desenvolvimento e a progressão da doença. Essa classificação pode ser utilizada para descrever indivíduos e populações. A classificação da New York Heart Association (NYHA), por sua vez, é funcional, analisando a capacidade ao exercício e os sintomas da doença. Essas informações torna possível a avaliação da presença e da gravidade da IC (Tabela 8.2).

EPIDEMIOLOGIA

A IC é a via final comum da maioria das doenças que acometem o coração, sendo um dos mais importantes desafios clínicos atuais na área da saúde. Trata-se de um problema epidêmico em progressão.

O Brasil é o maior país da América Latina, com população estimada pelo IBGE, em 2007, de 183.987.291 habitantes, aproximadamente 50,8% do sexo feminino, a maioria (81,2%) habitando áreas urbanas e tendo a expectativa de vida ao nascer aumentada de 69 anos, em 2000, para 71,8 anos, em 2007.

No censo de 2010, observa-se o crescimento da população idosa no Brasil e, portanto, o potencial aumento do número de pacientes em risco ou portadores de IC. Na cidade de Niterói, 64,2% dos casos de IC se caracterizaram como de fração de ejeção (ICFEP) em uma população com idade média de 61 anos. A ICFEP foi mais prevalente em mulheres idosas. A ICFER foi mais comum em homens e associada a edema, doença coronariana, insuficiência renal crônica, escores de Boston mais elevados, uso de álcool e cigarro e hospitalizações. Em outro estudo, a prevalência de ICFEP foi de 31% em pacientes internados e associada a idade > 70 anos, sexo feminino, etiologia não isquêmica, fibrilação ou *flutter* atrial, anemia, pressão de pulso > 45mmHg e ausência de alteração eletrocardiográfica. Entretanto, disfunção sistólica foi encontrada em 55% dos pacientes com IC descompensada em outro estudo,

Tabela 8.2 Classificação da IC pela ACC/AHA e pela NYHA

ACC/AHA – Estágios		NYHA – Classes funcionais	
Estágio	Descrição	Classe	Descrição
A	Ausência de sintomas e/ou sinais de IC. Ausência de cardiopatias estruturais. Risco elevado para desenvolver IC	Sem correspondência	
B	Ausência de sintomas e/ou sinais de IC. Presença de cardiopatia estrutural correlacionada com IC	I	Sem limitação para atividades físicas. Atividades habituais não causam dispneia, cansaço ou palpitações
C	Presença de sintomas e/ou sinais de IC associados a cardiopatia estrutural	II	Discreta limitação para atividades físicas. Atividades habituais causam dispneia, cansaço ou palpitações
		III	Importante limitação para atividades físicas. Atividades com intensidades inferiores às habituais causam dispneia, cansaço ou palpitações
D	Cardiopatia estrutural avançada com sintomatologia exuberante em repouso, apesar da terapêutica otimizada	IV	Limitação para qualquer tipo de atividade física. Sintomas de IC em repouso

ACC: American College of Cardiology; AHA: American Heart Association; NYHA: New York Heart Association; IC: insuficiência cardíaca.

e as etiologias foram isquêmica (29,7%), hipertensiva (20,8%), valvar (15%), chagásica (14,7%), idiopática (8%) e outras (11,8%).

Na cidade de Niterói, de 1998 a 2007, houve aumento da mortalidade por IC e doença cerebrovascular.

Em regiões endêmicas, a doença de Chagas é a principal etiologia da IC em 41% dos pacientes. Entretanto, houve redução da mortalidade em razão de IC por doença de Chagas no estado de São Paulo, entre 1985 e 2006. Em zonas rurais, estudos mostram que a etiologia mais frequente é a hipertensão arterial.

A ICFEP é mais frequente no sexo feminino, enquanto a ICFER prevalece mais no sexo masculino, havendo predomínio da etiologia isquêmica.

Dados da Fundação Seade revelam que, em 2006, a IC ou etiologias associadas a IC foram responsáveis por 6,3% dos óbitos no estado de São Paulo. Em 42% dos casos não foi possível determinar a etiologia, sendo observada cardiomiopatia em 23% desses casos, hipertensão arterial em 14%, doença isquêmica em 9%, doença de Chagas em 8%, choque cardiogênico em 1%, doença pericárdica em 0,04%, amiloidose em 0,1%, doença de Chagas aguda em 0,006% e outras cardiopatias em 3%. Observou-se tendência de redução de mortalidade por IC entre 1999 e 2005, exceto para pacientes com mais de 80 anos de idade, com média de 11 ± 9,3%.

Dados recentes do estudo *Multi-Ethnic Study of Atherosclerosis* (MESA) demonstram que diabetes e hipertensão são responsáveis pela maior incidência de IC em afro-americanos. Nesse mesmo estudo, interleucina 6, ou proteína C reativa, e macroalbuminúria foram preditores independentes do desenvolvimento de IC. Outros fatores de risco para IC são infecção e proliferação do vírus da imunodeficiência adquirida e medicações para tratamento de neoplasias malignas.

FISIOPATOLOGIA

Uma nova abordagem direcionada para alvos fisiopatológicos tem subdividido a IC aguda em modelos de disfunção vascular ou disfunção cardíaca, com apresentações clínicas distintas (Figura 8.1).

Insuficiência cardíaca com disfunção sistólica

Cerca de um terço dos episódios de IC aguda de início recente está associado a eventos de insuficiência coronariana aguda. A fisiopatologia da IC de início recente envolve, mais frequentemente, três modelos associados à base etiológica: miocardites agudas, valvopatias agudas e síndrome coronariana aguda.

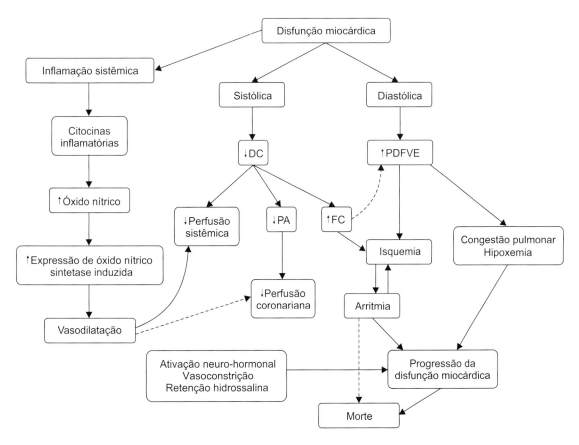

Figura 8.1 Sequência de anormalidades fisiopatológicas da disfunção cardíaca aguda. (II Diretriz Brasileira de IC Aguda.)

A isquemia miocárdica ocasiona disfunção ventricular e IC por meio de vários mecanismos. Perda da massa de miocárdio contrátil (apoptose/necrose), atordoamento, hibernação miocárdica e aumento da rigidez do miocárdio isquêmico promovem duas anormalidades na hemodinâmica central: aumento das pressões de enchimento (responsável pela congestão pulmonar) e redução do volume sistólico e baixo débito cardíaco (responsável pela hipoperfusão tecidual). Estão relacionadas com essas modificações algumas complicações mecânicas, como ruptura septal e insuficiência mitral; quando associadas, podem ser os principais determinantes das alterações hemodinâmicas e dos sintomas. Outros fatores, como arritmias, hipertensão arterial, hipovolemia, acidose metabólica, hipoxia e uso de medicamentos inotrópicos negativos e vasodilatadores, podem contribuir para a piora ou podem ser o gatilho da instabilidade hemodinâmica. A ativação neuro-humoral pode contribuir para a manifestação clínica inicial (retenção de sal e água e vasoconstrição sistêmica) ou para a evolução do processo de remodelamento miocárdico e progressão das alterações morfofuncionais que ocasionam IC crônica. A disfunção miocárdica presente no infarto agudo do miocárdio (IAM – necrose) ou na isquemia miocárdica leva a uma espiral fisiopatológica e, uma vez envolvendo mais de 40% do miocárdio do VE, a função de bomba cardíaca é gravemente acometida, ocasionando a redução do débito cardíaco. A presença ou ausência de choque cardiogênico tem enorme influência no prognóstico. A perfusão miocárdica depende do gradiente pressórico na diástole entre o sistema coronariano e o VE (pressão diastólica final do VE) e o tempo total de diástole. A taquicardia e a hipotensão arterial agravam a isquemia. O aumento da pressão diastólica ventricular reduz a pressão de perfusão coronariana e aumenta o estresse miocárdico, piorando a isquemia. A diminuição do débito cardíaco compromete a perfusão sistêmica e ocasiona acidose metabólica. Em alguns pacientes, uma resposta imunoinflamatória sistêmica se associa ao quadro de choque cardiogênico, provocando vasodilatação periférica em decorrência do aumento da expressão do óxido nítrico sintetase indutível (INOS), com produção do óxido nítrico e persistência do quadro de choque.

Insuficiência cardíaca com fração de ejeção normal

Edema agudo de pulmão

O mecanismo exato que ocasiona o edema agudo hipertensivo está sendo alvo de pesquisas para sua completa elucidação. O VE dos pacientes portadores de ICFEP, quando avaliados por métodos invasivos ou por técnicas não invasivas, tem demonstrado redução dos índices que avaliam a contratilidade miocárdica, não obstante se tratar de uma FE normal. O estudo da função sistólica pelo ecocardiograma com Doppler tecidual tem mostrado redução da contratilidade do eixo longitudinal do VE, achado muito frequente nos portadores de ICFEP. A redução do volume sistólico, em conjunto com a disfunção diastólica, origina a IC. Ao lado da disfunção sistólica, estudos com metodologia invasiva utilizando microcateteres corroboram a hipótese de que existem anormalidades diastólicas que se intensificam com o exercício e que produzem aumento da pressão diastólica final do VE, bem como da pressão média do átrio esquerdo, o que explicaria o sintoma de dispneia. Diante do aumento da rigidez do VE, o átrio esquerdo aumenta seu volume (barômetro do VE) e sua capacidade contrátil até certo limite; a partir daí, a pressão média do átrio esquerdo aumenta e se transmite para as veias e os capilares pulmonares. Na ICFEP crônica, a elevação da pressão atrial esquerda pode estar presente sem ocasionar edema agudo pulmonar devido à resposta adaptativa dos vasos linfáticos pulmonares, os quais removem o líquido do tecido pulmonar.

Mobilização de volume/estresse agudo

A presença de um estresse agudo, como hipervolemia, venoconstrição ou exercício, aumenta substancialmente o retorno venoso sistêmico para o ventrículo direito, que responde aumentando o débito cardíaco para o lado esquerdo. O aumento do retorno venoso para o átrio esquerdo pode não ser adequadamente acomodado pelo VE hipodiastólico, promovendo congestão pulmonar e ativação neuro-humoral.

Hipertensão arterial

O aumento da pressão arterial promove aumento da impedância e diminuição do relaxamento do VE, o que contribui para agravamento da função diastólica nos portadores de cardiopatia hipertensiva. Esse mecanismo pode reduzir o fluxo coronariano devido à compressão dos vasos intramiocárdicos e, quando associado ao aumento do consumo de oxigênio observado nessas condições, pode ocasionar um ciclo vicioso que leva à piora progressiva da função diastólica. Além disso, a elevação da pressão arterial pode conduzir ao aumento da pressão de enchimento e do tônus simpático. Isso resulta na redistribuição dos fluidos da circulação sistêmica para a pulmonar, sem aumento significativo do volume sanguíneo corporal total. Há também aumento da ativação neuro-humoral e da pós-carga do VE, com deterioração da função cardíaca. A estenose da artéria renal, frequentemente bilateral, tem sido descrita como possível mecanismo capaz de promover episódios recidivantes de edema agudo de pulmão hipertensivo (edema agudo de pulmão do tipo *flash*).

Insuficiência mitral e disfunção sistólica transitória

A hipótese de que episódios de edema agudo hipertensivo possam ocorrer devido à disfunção sistólica transitória ou por regurgitação mitral isquêmica não tem sido confirmada. Gandhi e cols. demonstraram que a FEVE durante o episódio de edema agudo hipertensivo é similar à encontrada após o tratamento, quando a pressão arterial já está controlada.

Fibrilação atrial

A fibrilação atrial afeta, aproximadamente, de 20% a 30% dos pacientes com IC aguda e, conceitualmente, pode resultar na redução da contratilidade e do débito cardíaco, com deterioração da função diastólica e exacerbação da IC aguda. Recentemente, Benza e cols. demonstraram que novas arritmias, principalmente a fibrilação atrial, são fortes preditores de recorrência de eventos e óbitos em pacientes admitidos por IC aguda. No entanto, dadas a transitoriedade das arritmias e a dificuldade de detecção, o real envolvimento da fibrilação atrial na patogênese da IC aguda ainda está sendo avaliado.

Disfunção diastólica e cirurgia

A avaliação pré-operatória da função cardíaca tem se restringido apenas à quantificação da FEVE. Recentemente, evidências sugerem que a disfunção diastólica é comum e pode ser causa de morbimortalidade importante, assim como de descompensação aguda no período perioperatório.

Ativação neuro-humoral e inflamatória

Em modelo animal, o aumento agudo das citocinas inflamatórias promove redução da contratilidade, disfunção diastólica e aumento da permeabilidade capilar, levando a edema pulmonar agudo. Estudos recentes têm demonstrado correlação entre o aumento pressórico e o aumento linfocitário, associando uma possível interação entre ativação inflamatória e alterações hemodinâmicas.

Disfunção endotelial

Colombo e cols. demonstraram que pacientes com IC aguda apresentam "endotelite sistêmica", caracterizada por estresse oxidativo endotelial e ativação com indução de genes vasoativos e pró-inflamatórios, contribuindo para a retenção de fluido e a redistribuição do volume sanguíneo na IC aguda. O insulto inflamatório inicial produz um ciclo vicioso de disfunções cardíaca, vascular e renal progressivas.

Alterações da volemia

A intensa ativação neuro-humoral, a partir da redução do débito cardíaco, conduz ao aumento da reabsorção de sódio e água pelos rins, o que ocasiona aumento da volemia e do retorno venoso para o coração direito e esquerdo, levando ao aumento das pressões de enchimento do VE. A elevação da pressão diastólica do ventrículo esquerdo promove aumento do estresse diastólico parietal e diminuição da pressão de perfusão coronariana que, juntos, promovem agravamento da regurgitação mitral. O aumento da resistência pulmonar, decorrente da hipertensão venocapilar pulmonar, ocasiona sobrecarga do ventrículo direito e agravamento da regurgitação tricúspide. O aumento das pressões de enchimento do ventrículo e átrio direitos promove o aparecimento dos sinais de congestão sistêmica, como distensão venosa jugular, hepatomegalia, ascite e edema de membros inferiores.

ETIOLOGIA

- **Cardiomiopatia dilatada (CMD):** isquêmica e não isquêmica (hipertensiva, secundária a valvopatia).
- **Cardiomiopatia familiar:** aproximadamente 20% a 35% dos pacientes com CMD têm cardiomiopatia familiar – dois membros da família com critérios de CMD idiopática. Nesse grupo, pode ser incluído o miocárdio não compactado.
- **Cardiomiopatias de causas endócrinas e metabólicas:**
  - Cardiomiopatia da obesidade.
  - Cardiomiopatia diabética.
  - Disfunção tireoidiana (hipotireoidismo e hipertireoidismo).
  - Acromegalia e deficiência de hormônio do crescimento.
- **Cardiomiopatia tóxica:**
  - Cardiomiopatia alcoólica.
  - Cardiomiopatia associada ao uso abusivo da cocaína.
  - Cardiotoxicidade relacionada com a terapêutica do câncer.
  - Outras:
    - Uso de esteroides, cloroquina, anfetamina, cobalto, clozapina, catecolaminas etc.
    - Deficiências nutricionais primárias ou secundárias: alcoolismo crônico, anorexia nervosa, SIDA, gestação, deficiência de tiamina, deficiência de 1-carnitina.
- **Taquicardia induzindo cardiomiopatia.**
- **Miocardite e cardiomiopatia associadas a inflamação:**
  - Miocardite viral, lúpica, associada ao HIV, periparto.
  - Cardiomiopatia da SIDA.
  - Cardiomiopatia chagásica.
- **Cardiomiopatia inflamatória:** não infecciosa – causas:
  - Hipersensibilidade: reação alérgica, infiltrado eosinofílico.
  - Secundária ao uso de sulfonamidas, penicilinas, metildopa, anfotericina B, estreptomicina, fenitoína, isoniazida, toxina tetânica, hidroclorotiazida, dobutamina e clortalidona.
  - Doença reumática ou do tecido conjuntivo (lúpus eritematoso sistêmico [LES], esclerodermia e artrite reumatoide).
  - Cardiomiopatia periparto.

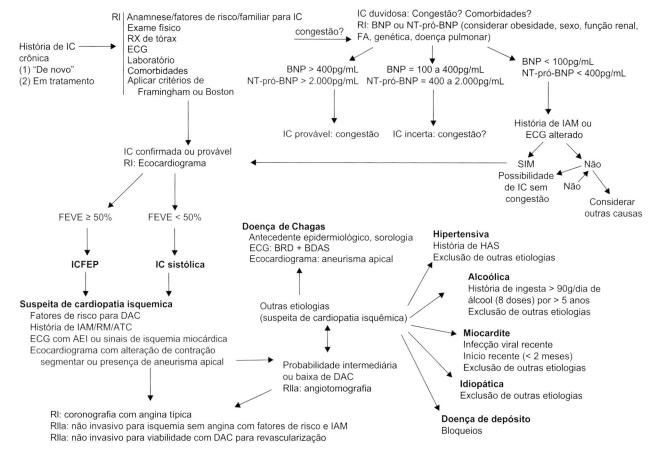

Figura 8.2 Fluxograma para diagnóstico e etiologia da insuficiência cardíaca (IC). (R: classe de recomendação; RX: radiografia de tórax; BNP: *brain natriuretic peptide*; FEVE: fração de ejeção do ventrículo esquerdo; ICFEP: insuficiência cardíaca com fração de ejeção preservada; DAC: doença arterial coronariana; IAM: infarto agudo do miocárdio; RM: revascularização miocárdica; ECG: eletrocardiograma; AEI: área inativa; BRD: bloqueio de ramo direito; BDAS: bloqueio divisional anterossuperior; HAS: hipertensão arterial sistêmica.) (Fonte: Atualização da Diretriz Brasileira de IC Crônica.)

- Cardiomiopatia por excesso de ferro: hemocromatose, politransfundidos (betatalassemia maior).
- Amiloidose cardíaca.
- Sarcoidose cardíaca.
- Cardiomiopatia associada ao estresse (Takotsubo).

QUADRO CLÍNICO

Avaliação inicial

A avaliação inicial do paciente com IC tem como objetivos: confirmar o diagnóstico, identificar a etiologia e possíveis fatores precipitantes, definir o modelo fisiopatológico (disfunção sistólica *versus* função sistólica preservada), definir o modelo hemodinâmico, estimar o prognóstico e identificar pacientes que possam se beneficiar de intervenções terapêuticas específicas (como dispositivos e procedimentos cirúrgicos).

Abordagem inicial ao paciente com insuficiência cardíaca (Figura 8.2)

Critérios de Boston para o diagnóstico de insuficiência cardíaca

Nessa classificação, são permitidos no máximo quatro pontos para cada uma das três categorias; assim, a pontuação total (composta pelas três categorias) atinge um valor máximo de 12 pontos. O diagnóstico de IC é classificado como "definitivo" com uma pontuação entre 8 e 12 pontos; "possível" com uma pontuação entre 5 e 7 pontos; e "improvável" se a pontuação for de 4 ou menos (Tabela 8.3).

Critérios de Framingham para diagnóstico de insuficiência cardíaca

O diagnóstico de IC exige a presença simultânea de pelo menos dois critérios maiores ou um critério maior em conjunto com dois critérios menores:

- **Critérios maiores:**
  - Dispneia paroxística noturna.
  - Turgência jugular.

Tabela 8.3 Critérios de Boston para diagnóstico de IC

Categoria I: História	Número de pontos
Dispneia de repouso	4
Ortopneia	4
Dispneia paroxística noturna	3
Dispneia ao andar no plano	2
Dispneia ao subir escada	1
Categoria II: Exame físico	**Número de pontos**
Taquicardia 91 a 110bpm	1
> 110bpm	2
Elevação da pressão venosa	2
Elevação da pressão venosa com edema de membros inferiores	3
Crepitação pulmonar em bases	1
Acima das bases	2
Terceira bulha	3
Sibilos	3
Categoria III: Radiografia de tórax	**Número de pontos**
Edema alveolar	4
Edema intersticial	3
Derrame pleural bilateral	3

Fonte: Arq Bras Cardiol 2009; 93(3 supl.3):1-65.

- Crepitações pulmonares.
- Cardiomegalia (à radiografia de tórax).
- Edema agudo de pulmão.
- Terceira bulha (galope).
- Aumento da pressão venosa central (> 16cmH$_2$O no átrio direito).
- Refluxo hepatojugular.
- Perda de peso > 4,5kg em 5 dias em resposta ao tratamento.
- **Critérios menores:**
    - Edema de tornozelos bilateral.
    - Tosse noturna.
    - Dispneia a esforços ordinários.
    - Hepatomegalia.
    - Derrame pleural.
    - Diminuição da capacidade funcional em um terço da máxima registrada previamente.
    - Taquicardia (frequência cardíaca [FC] > 120bpm).

Nessa abordagem inicial, a partir de uma história, exame físico meticuloso, eletrocardiograma e radiografia simples do tórax, é possível estabelecer o diagnóstico com grande precisão e, frequentemente, a identificação da causa principal da IC.

É importante, também, tentar identificar a causa da descompensação: arritmia, redução inapropriada de medicação, infecção, embolia pulmonar, infarto, endocardite, entre outras.

DIAGNÓSTICO CLÍNICO

História clínica e exame físico

A história pode trazer dados importantes na busca da etiologia. Em pacientes com CMD, devem ser buscados antecedentes familiares em parentes próximos até três gerações. Caracterizar a duração da doença (os pacientes com sintomas recentes podem melhorar ao longo do tratamento). Caracterizar a severidade e os gatilhos da dispneia e fadiga, presença de dor torácica e tolerância aos esforços, no intuito de determinar a classificação NYHA.

Anorexia, perda de peso, dor abdominal e sintomas gastrointestinais são comuns em pacientes com IC. A caquexia cardíaca está associada a pior prognóstico. Ganho rápido de peso pode sugerir retenção hídrica.

Palpitações podem indicar a ocorrência de fibrilação atrial paroxística ou taquicardia ventricular com pré-síncope. A possível necessidade de cardioversão está associada a mau prognóstico.

Sintomas sugestivos de ataque isquêmico transitório ou tromboembolismo alertam para a possível necessidade de anticoagulação.

Presença de ascite ou edema periférico sugere sobrecarga de volume, assim como dispneia paroxística noturna.

Deve-se buscar informações sobre o uso de medicamentos que podem ser prejudiciais em pacientes com IC, como também antecedentes de fatores de risco cardiovasculares.

Exame físico

- Avaliar o índice de massa corporal (IMC) para identificar a evidência de perda de peso e obesidade. A obesidade pode contribuir como causa da IC; caquexia corresponde a pior prognóstico.
- Medir a pressão arterial e identificar hipertensão ou hipotensão.
- Palpar os pulsos e avaliar a regularidade.
- Avaliar turgência jugular, presença de sopros, B3 e B4.
- Ausculta pulmonar: estertores, frequência respiratória e murmúrio abolido, sugerindo derrame pleural.
- Hepatomegalia e/ou ascite e edema periférico identificam os pacientes congestos.
- Extremidades frias podem indicar pacientes com baixo débito cardíaco.

CLASSIFICAÇÃO CLÍNICO-HEMODINÂMICA

A avaliação hemodinâmica tem grande importância no exame e no manejo dos pacientes com IC, sendo há décadas utilizada, inicialmente por cateterismo ventricular esquerdo e direito e, atualmente, por meio do cateter de Swan-Ganz.

No entanto, nos últimos anos o uso da monitorização hemodinâmica invasiva vem diminuindo, especial-

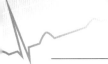

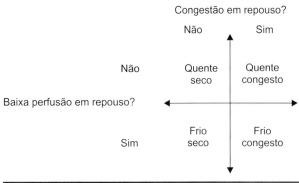

Figura 8.3 Classificação clínico-hemodinâmica de Stevenson para a IC.

mente em virtude das crescentes evidências de ausência de benefício com esse método. Com isso, a avaliação clínica e hemodinâmica não invasiva ficou em evidência. Desse modo, critérios diagnósticos, como os de Boston ou de Framingham, têm sido amplamente utilizados nos ensaios clínicos e nas diretrizes para definir a IC em razão de sua fácil realização, por não ter custo e em virtude da boa especificidade para o diagnóstico. Ademais, a avaliação clínica também apresenta boa correlação prognóstica.

A classificação funcional da New York Heart Association (NYHA) e, mais recentemente, a classificação clínico-hemodinâmica de Stevenson, em quatro perfis hemodinâmicos, de acordo com os achados do exame físico de congestão e perfusão periférica, se constituem em marcadores prognósticos bem documentados (Figura 8.3).

MÉTODOS COMPLEMENTARES DE DIAGNÓSTICO

Eletrocardiograma

O eletrocardiograma pode fornecer informações úteis para diagnóstico, etiologia, prognóstico e tratamento da IC. Eletrocardiograma normal tem valor preditivo negativo superior a 90% para excluir disfunção sistólica e torna improvável o diagnóstico de IC. Fibrilação atrial e sobrecarga atrial e/ou ventricular esquerda são achados eletrocardiográficos comuns em pacientes com IC. Bloqueio de ramo esquerdo e zona inativa em parede anterior, por outro lado, são bons preditores de disfunção sistólica. O eletrocardiograma é fundamental para o diagnóstico de bradiarritmias e taquiarritmias (principalmente fibrilação ou *flutter* atrial), que podem ser a causa ou o fator pre-

cipitante de IC. Etiologia isquêmica pode ser suspeitada pela presença de zonas inativas, enquanto bloqueio de ramo direito, isolado ou associado a bloqueio divisional anterossuperior esquerdo, sugere fortemente o diagnóstico de cardiopatia chagásica em pacientes com epidemiologia positiva. A largura do QRS é importante fator prognóstico independente e ajuda a identificar candidatos à terapêutica de ressincronização. Arritmia ventricular complexa e dispersão de QT aumentada podem estar associadas a maior risco de morte súbita, embora seu valor prognóstico independente seja considerado controverso.

Radiografia de tórax

Cardiomegalia (índice cardiotorácico > 0,5), associada a sinais de congestão pulmonar (redistribuição vascular para os ápices, edema intersticial e/ou alveolar e derrame pleural), é um marcador útil de disfunção ventricular e/ou da elevação das pressões de enchimento ventricular. No entanto, IC pode ocorrer sem cardiomegalia, principalmente em pacientes com IC aguda ou com função sistólica preservada. A relação entre as alterações radiológicas e os dados hemodinâmicos depende não só da gravidade da disfunção cardíaca, mas também de sua duração. Em pacientes com IC crônica, os sinais de congestão venosa podem estar ausentes, mesmo na presença de pressões de enchimento elevadas. Por outro lado, os sinais radiológicos de congestão podem persistir mesmo quando as alterações hemodinâmicas já foram otimizadas com o tratamento. A etiologia da IC pode ser sugerida pela análise do formato da silhueta cardíaca ou pela presença de calcificação em topografia valvar ou de pericárdio. A radiografia de tórax pode ainda identificar a presença de doença pulmonar, responsável pelos sintomas.

Avaliação laboratorial

Anemia, hiponatremia e alteração da função renal são preditores prognósticos adversos na IC. Anemia pode ser causa, fator precipitante ou consequência da IC. Alteração da função renal pode ocorrer por vários motivos: comorbidades (DM, hipertensão arterial sistêmica), débito cardíaco reduzido por cardiopatia ou efeito do tratamento (uso de diuréticos, inibidores da enzima conversora de angiotensina II [IECA] e bloqueadores dos receptores da angiotensina [BRA]). Hipopotassemia é um efeito adverso comum do tratamento com diuréticos e pode causar arritmias fatais e aumentar o risco de intoxicação digitálica. Por outro lado, hiperpotassemia pode complicar o tratamento com IECA e BRA, betabloqueadores e espironolactona e necessitar ajuste terapêutico. Elevação de enzimas hepáticas pode ocorrer em virtude de congestão e/ou hipoperfusão hepática. As Tabelas 8.4 e 8.5 apresentam as orientações da III Diretriz Brasileira de IC crônica e Orientações da II Diretriz Brasileira de IC Aguda, respectivamente.

Tabela 8.4 Avaliação laboratorial de pacientes portadores de IC crônica

Classe de recomendação	Indicações	Nível de evidência
Classe I	Eletrólitos, hemograma, função renal, função hepática, TSH e glicemia devem ser pesquisados na avaliação inicial	C
	Sorologia para Chagas deverá ser realizada quando houver dados epidemiológicos sugestivos	C

Fonte: III Diretriz Brasileira de IC Crônica.

Tabela 8.5 Avaliação laboratorial de pacientes portadores de IC aguda

Classe de recomendação	Indicações	Nível de evidência
Classe I	Exames laboratoriais (hemograma, ureia, creatinina, sódio, potássio, glicose)	C
	Gasometria arterial, lactato e cloro para pacientes com suspeita de baixo débito	C
	Troponina na suspeita de síndrome coronariana aguda como causa de descompensação	A
	BNP ou NT-pró-BNP como auxílio diagnóstico em casos duvidosos	A

Fonte: II Diretriz Brasileira de IC Aguda.

BNP/NTpró-BNP

O peptídeo natriurético do tipo B (BNP) é um polipeptídeo liberado pelos miócitos ventriculares em resposta à sobrecarga de volume, à sobrecarga de pressão e ao aumento da tensão parietal. Tanto sua forma fisiologicamente ativa, o BNP, como seu bioproduto inativo, o N-terminal pró-BNP (NT pró-BNP) podem ser confiavelmente dosados. Diversos estudos têm demonstrado sua grande utilidade na avaliação de pacientes com suspeita diagnóstica de IC na sala de emergência e em nível ambulatorial. Nesses cenários, o BNP é particularmente útil. Em casos de dúvida quanto ao diagnóstico de ICFER e ICFEP, a dosagem do BNP pode ser útil para o diagnóstico de congestão pulmonar.

Em meta-análise recentemente publicada, a adição da dosagem de BNP ao exame clínico aumentou a acurácia diagnóstica. Portanto, nas situações de dúvida, o BNP pode ser somado ao exame clínico. Os valores de corte para IC crônica não foram especificamente estudados.

Nos casos de pacientes sem história de infarto do miocárdio ou ECG normal, pode ser dosado antes do ecocardiograma, segundo análises de custo-efetividade. A dosagem de BNP no líquido pleural pode ser útil para diagnóstico de derrame pleural devido a IC. Na doença de Chagas, BNP e peptídeo natriurético atrial (ANP) têm valor prognóstico e podem estar elevados em pacientes assintomáticos.

Ecodopplercardiograma

A ecodopplercardiografia (EDC) é um método rápido, seguro e largamente disponível, que fornece diversas informações funcionais e anatômicas de grande importância. É útil para confirmação diagnóstica, na avaliação da etiologia, do modelo fisiopatológico, do modelo hemodinâmico e do prognóstico e para indicar possíveis alternativas terapêuticas. Diversas causas de IC podem ser identificadas ou sugeridas pelo aspecto ecocardiográfico típico. O parâmetro mais importante para quantificação da função sistólica de VE é a FE, fundamental para diferenciar a IC diastólica da IC sistólica e para definir tratamento. Deve ser obtida preferencialmente pelo método de Simpson, que apresenta melhor correlação com a ressonância magnética cardíaca (RMC), principalmente em ventrículos esféricos ou com doença segmentar. Análise da função diastólica do VE, realizada através do fluxo mitral, fluxo de veia pulmonar e Doppler tecidual do anel mitral, pode ser de grande utilidade na confirmação diagnóstica de IC diastólica, fornecendo importante informação prognóstica e ajudando a diferenciar cardiomiopatia restritiva de pericardite constritiva. Em especial, o Doppler tissular é um método recente que avalia a velocidade de movimentação miocárdica tanto na sístole como na diástole em qualquer segmento do miocárdio. Sua avaliação no anel mitral consiste em um excelente método para estudo da função diastólica do ventrículo esquerdo. Permite ainda estimar a pressão atrial esquerda (PAE), quando avaliado conjuntamente com o fluxo valvar transmitral não tissular (relação E/E').

Outras informações hemodinâmicas que apresentam correlação satisfatória com dados invasivos incluem a medida do débito cardíaco, da pressão venosa sistêmica, das pressões sistólica, diastólica e média de artéria pulmonar e da resistência vascular pulmonar e sistêmica. O ecocardiograma transesofágico deve ser indicado para pacientes com janela acústica transtorácica limitada e pacientes nos quais o exame convencional deixa dúvidas diagnósticas. Em particular, pode ser recomendado para avaliação de próteses valvares, de cardiopatias congênitas e da presença de trombos dentro do átrio esquerdo.

Cineangiocoronariografia

A indicação de cineangiocoronariografia na avaliação etiológica de pacientes com IC é motivo de intenso debate. Entretanto, em pacientes que se apresentam com quadro clínico de angina do peito e disfunção ventricular sistólica, a realização de angiocoronariografia é consensual, uma vez que a presença de isquemia e a viabilidade miocárdica são marcadores de potencial indicação de revascularização e reversibilidade da disfunção contrátil. A mesma linha de raciocínio se aplica a pacientes sem angina típica, porém com perfil de fatores de risco indicativo de doença arterial coronariana ou para pacientes com história prévia sugestiva de IAM. Avaliação da anatomia coronariana também se justifica em pacientes com indicação cirúrgica para correção de valvopatias primárias ou secundárias em pacientes com IC com risco de doença coronariana.

Outros métodos de imagem na avaliação e investigação da insuficiência cardíaca

Em pacientes nos quais a ecocardiografia em repouso não tenha fornecido informações suficientes, exames adicionais devem ser realizados: ecocardiografia de estresse, imagem por medicina nuclear (SPECT e PET), RMC e tomografia computadorizada cardíaca (TCC).

Investigação de insuficiência cardíaca de etiologia indeterminada

Mesmo após a exclusão das causas mais prevalentes de IC crônica, como etiologia isquêmica, hipertensiva, alcoólica e valvar, uma parcela significativa dos pacientes permanece sem diagnóstico etiológico para seu quadro. Ademais, muitos deles apresentam IC grave e/ou rapidamente progressiva. Fica clara, portanto, a necessidade de se prosseguir com a investigação, especialmente porque muitas das diversas etiologias possíveis apresentam evoluções bastante distintas e tratamentos específicos efetivos. Nesse cenário, a RMC representa uma modalidade diagnóstica útil, particularmente em virtude de sua capacidade de promover a caracterização tecidual potente, constituindo-se, portanto, em ferramenta na avaliação do diagnóstico etiológico das mais diversas cardiomiopatias não isquêmicas potencialmente causadoras de IC crônica.

Publicação recente reavaliou as indicações específicas para a realização da biópsia endomiocárdica. No contexto da IC crônica, ela está indicada na avaliação de pacientes com piora inesperada de seu quadro clínico, caracterizada pelo surgimento de arritmias ventriculares novas e/ou bloqueios AV de segundo e terceiro graus e que não apresentem resposta ao tratamento usual. Também está indicada na avaliação de pacientes com suspeita clínica de doenças infiltrativas, alérgicas ou restritivas de causa desconhecida.

Holter

A utilização de Holter é útil na avaliação de pacientes com suspeita de cardiomiopatia secundária a taquiarritmias. Na análise de indivíduos com palpitações e/ou síncopes, pode identificar a presença de arritmias supraventriculares e/ou ventriculares. Além disso, pode ser considerado para documentação de arritmias ventriculares em candidatos a estudo eletrofisiológico.

Estudo eletrofisiológico

O estudo eletrofisiológico (EEF) não é realizado de rotina na avaliação de pacientes com IC. Em algumas situações, na presença de ECG com suspeita de bloqueio trifascicular, na presença de taquiarritmia supraventricular sustentada que pode ser gênese do mecanismo da IC (taquicardiomiopatias), ou na suspeita de taquicardia ventricular ramo a ramo, o estudo pode ser recomendado. O EEF também pode ser indicado em pacientes pós-infarto do miocárdio com disfunção sistólica grave do ventrículo esquerdo e a presença de arritmias ventriculares frequentes, que sejam considerados candidatos ao implante de cardiodesfibriladores, estratégia sugerida pelo estudo MADIT (*Multicenter Automatic Defibrillator Implantation Trial*).

ESTRATIFICAÇÃO (ESCORES DE RISCO)

Um importante instrumento incorporado à avaliação dos pacientes com IC é a classificação dessa síndrome em estágios. A IC pode ser classificada em quatro estágios principais (A, B, C e D), que podem estar direta ou indiretamente associados a diferentes mecanismos etiológicos, além de ter implicações terapêuticas. Os estágios mais avançados tornam a IC mais grave, mas a sobrevida pode ser mais bem estimada a partir de marcadores de prognóstico. O importante a ser observado nesse estadiamento é: se tratarmos de maneira intensa e preventiva os pacientes nos estágios iniciais, poderemos reduzir o número de pacientes com lesão estrutural e, subsequentemente, a presença de sinais e sintomas de IC. Uma vez instalada, a disfunção ventricular sistólica usualmente progride, muitas vezes de maneira imprevisível.

A mortalidade nos pacientes com IC ocorre de maneira súbita, por progressiva falência de bomba e por outras formas, incluindo IAM, acidente vascular encefálico, infecções etc. No estudo de Framingham, somente 25% dos homens e 38% das mulheres sobreviveram 5 anos após o diagnóstico de IC. Essa mortalidade foi quatro a oito vezes maior do que a da população geral de mesma idade.

A avaliação prognóstica é importante não só para o paciente se programar para seu futuro e o de seus familiares como para seu médico, que deve estar atento ao melhor momento para a indicação de terapias de maior custo, como ressincronizadores, desfibriladores, dispositivos mecânicos e transplante cardíaco. Análises multivariadas identificaram diversos marcadores prognósticos de sobrevida, e alguns modelos prognósticos têm sido descritos e validados tanto na avaliação de transplante cardíaco como para estabelecer pior sobrevida em pacientes crônicos.

Alguns marcadores prognósticos, como os neuro-hormônios (noradrenalina ou endotelina), não são usados de rotina, pois suas mensurações são complexas, caras e não adicionam nenhuma intervenção à terapêutica. Outro marcador largamente utilizado é o BNP que, quando permanece elevado durante a hospitalização, é preditor de pior prognóstico, podendo predizer a necessidade de re-hospitalização, e/ou a morte do indivíduo. Recentemente, o tempo de exercício tem sido documentado como marcador de prognóstico em crianças com IC. Pacientes que recebem alta hospitalar após internação com IC descompensada têm prognóstico reservado tanto para re-hospitalização como para óbito.

Dois modelos têm sido mais frequentemente utilizados para cálculo de previsão da sobrevida de pacientes com IC crônica: O *Heart Failure Survival Score* (HFSS) e o *Seattle Heart Failure Model*, derivado do estudo PRAISE 1 e validado em cinco estudos prospectivos sobre IC (ELITE 2, Val-HeFT, UW, RENAISSANCE e IN-CHF). O HFSS é definido pela seguinte equação:

$$[(0,0216 \times \text{frequência cardíaca em repouso})$$
$$+$$
$$(-0,0255 \times \text{pressão arterial sistêmica média})$$
$$+$$
$$(-0,0464 \times \text{fração de ejeção de ventrículo esquerdo})$$
$$+$$
$$(-0,047 \times \text{sódio sérico})$$
$$+$$
$$(-0,546 \times \text{consumo de oxigênio durante exercício máximo})$$
$$+$$
$$(0,6931 \times \text{presença de doença coronariana})]$$

O risco foi considerado baixo quando > 8,10, médio de 7,2 a 8,09 e alto ≤ 7,19. Entretanto, esse modelo não considera os procedimentos terapêuticos.

O *Seattle Heart Failure Model* promove a estimativa de benefício de medicações e procedimentos terapêuticos. Considera em seu cálculo características clínicas (idade, sexo, classe funcional, peso, FEVE, pressão sistólica sistêmica), medicações (IECA, betabloqueador, BRA, estatina, alopurinol, antagonista da aldosterona, diuréticos com detalhamento dos tipos), critérios laboratoriais (hemoglobina, linfócitos, ácido úrico, colesterol total, sódio sérico), ressincronização e/ou cardiodesfibrilador. A sobrevida prevista para o paciente na situação basal e pós-intervenção pode ser obtida no *site* www.SeattleHeartFailureModel.org.

A função renal não se mostrou um preditor independente nesse modelo, que incluiu pacientes sob cuidados ambulatoriais. Esse escore de sobrevida tem também outras limitações, pois foi desenvolvido e validado em pacientes de estudos clínicos, observacionais e em registros, não podendo ser generalizado para pacientes hospitalizados e com outras comorbidades, como insuficiência renal, cirrose hepática, câncer, demência etc. Além disso, sempre que o *status* clínico ou as medicações são modificados, o escore precisa ser recalculado. Portanto, sua utilização deve ser pontual, mas pode ajudar a estimar a sobrevida dos pacientes com IC e o impacto de cada medicamento adicionado à prescrição. A introdução do BNP neste modelo parece melhorar seu valor preditivo.

PREDITORES DE MAU PROGNÓSTICO NA INSUFICIÊNCIA CRÔNICA

História

- Idade > 65 anos.
- Múltiplas internações hospitalares.
- Falta de aderência ao tratamento.
- Maior intensidade dos sintomas (classe III/IV – NYHA).
- Caquexia.
- Anorexia.
- Síncope.
- Apneia do sono.
- *Diabetes mellitus*.
- Doença pulmonar associada.
- Depressão.
- Parada cardiorrespiratória revertida.
- Redução de função cognitiva.

Exame clínico

- Má perfusão.
- Congestão.
- Hipotensão.
- Taquicardia.
- Presença de B3.

Etiologia

- Chagásica.
- Isquêmica.

Capacidade para exercício

- Baixo VO_2 máx.
- Aumento do VE/VCO_2 *slope*.
- Diminuição da distância de 6 minutos.
- Diminuição acentuada da tolerância ao exercício.

Alterações estruturais e funcionais

- Cardiomegalia acentuada (índice cardiotorácico > 0,55).
- Dilatação progressiva do VE.
- Aumento do índice de massa do VE.
- Aumento do diâmetro do átrio esquerdo.
- Aumento do diâmetro do ventrículo direito.
- FEVE < 30%.
- Redução da fração de ejeção do ventrículo direito.
- Insuficiência mitral.
- Insuficiência tricúspide.
- Padrão restritivo/pseudonormal.

Alterações hemodinâmicas

- Redução do débito cardíaco.
- Elevação de pressões pulmonares.
- Elevação do gradiente transpulmonar.
- Elevação da resistência vascular sistêmica (RVS).

Alterações eletrofisiológicas

- Fibrilação atrial.
- Arritmias complexas (taquicardia ventricular [TV] sustentada e não sustentada).
- BRE (dissincronia).

- Onda T alternante.
- QT longo.
- Alteração de dispersão do QT.
- Redução da variabilidade da FC.

Exames laboratoriais
- Sódio plasmático < 130mEq/L.
- Níveis elevados de BNP.
- Níveis elevados de citocinas.
- Ativação neuro-hormonal (noradrenalina).
- Anemia (hemoglobina < 11g/dL).
- Creatinina > 2,5mg/dL.

Em pacientes hospitalizados com IC descompensada, pode ser aplicado o ADHERE (*Acute Decompensated Heart Failure National Registry*), que utiliza três variáveis – pressão arterial sistólica, ureia e creatinina séricos – na admissão hospitalar e estratifica os pacientes quanto à mortalidade intra-hospitalar, podendo variar de 2,1% a 21,9%. Esse escore, por outro lado, não estima o risco de readmissão hospitalar. O BNP têm se mostrado mais eficaz para isso.

TRATAMENTO

Mudanças significativas no tratamento da IC ocorreram nos últimos 15 anos, baseadas, principalmente, no melhor conhecimento dessa síndrome e nos avanços tecnológicos como coadjuvantes na terapia. Apesar dessas mudanças, ainda são mantidos níveis inaceitáveis de reinternações e descompensação clínica dos pacientes. Isso torna a abordagem da IC um exercício de análise detalhada e individualizada dos pacientes, com ênfase fundamental em sua prevenção, buscando situações de risco e fatores agravantes na tentativa de impedir a deterioração ventricular o mais precocemente possível.

A busca pela etiologia e sua remoção é, sem dúvida, a medida mais importante e desejável, o que nem sempre é possível. No entanto, essa possibilidade deve ser a primeira medida objetivada no tratamento da IC.

O tratamento da IC consiste em medidas não farmacológicas e farmacológicas, dispositivos mecânicos e tratamento cirúrgico e tem como objetivos:

- Aliviar os sintomas, melhorar a capacidade funcional e a qualidade de vida, reduzir o número de hospitalizações e aumentar a sobrevida.
- Identificar os fatores desencadeantes.

Tratamento da insuficiência cardíaca crônica

Tratamento não farmacológico
- **Educação.**
- **Suporte do paciente e da família:** a maioria dos pacientes com IC, principalmente nas fases iniciais da doença, não sabe reconhecer a importância de seus sinais e sintomas e, consequentemente, não participa ativamente na melhora de seus cuidados. Uma educação ampla, fácil e didática do paciente, dos familiares e do cuidador facilita a motivação e a terapêutica, identificando precocemente as situações de descompensação.
- **Orientação higienodietética:**
    - **Sódio:** de 2 a 3g/dia, principalmente nos estágios mais avançados da doença e na ausência de hiponatremia ou dificuldade para alimentação com baixo teor de sódio. Composições alternativas, como sais de cloreto de potássio, amônia ou cálcio, podem contribuir para redução da ingestão de sódio, mas com risco de elevação do potássio sérico, particularmente em caso de disfunção renal concomitante e com o uso de alguns fármacos poupadores de potássio.
    - **Líquido:** a restrição hídrica deve ser implementada de acordo com a condição clínica do paciente, devendo ser considerada a dose de diuréticos. Em média, a ingestão de líquidos sugerida é de 1.000 a 1.500mL em pacientes sintomáticos com risco de hipervolemia.
    - **Álcool:** é necessária abstinência completa do álcool, principalmente nos pacientes com cardiomiopatia alcoólica, por causar depressão miocárdica e precipitar arritmias. Entretanto, quantidades diárias limitadas (20 a 30mL do álcool contido no vinho tinto) poderiam ser benéficas na presença de doença coronariana em pacientes estáveis, classes I-II.
- **Prevenção de fatores agravantes:**
    - **Vacinação:** a presença de IC é condição de alto risco para infecções do trato respiratório, podendo levar à descompensação clínica e tendo como consequência o aumento da morbimortalidade. Diante da necessidade de prevenção, os pacientes devem receber vacina contra influenza (anualmente) e pneumococos (a cada 5 anos e a cada 3 anos, em pacientes com IC avançada), sobretudo nas regiões em que ocorre grande modificação climática durante as estações do ano (inverno mais rigoroso).
    - **Tabagismo:** o tabagismo aumenta o risco de doença cardiovascular total, assim como de infecção pulmonar. Portanto, os pacientes com IC devem ser estimulados a suprimir o uso do tabaco – passivo e ativo – por meio de abordagem breve/mínima ou PAAP (perguntar, avaliar, aconselhar e preparar), terapia cognitiva comportamental e suporte medicamentoso, se necessário.
    - **Anti-inflamatórios não esteroides (AINE):** os AINE clássicos (ibuprofeno, diclofenaco e naproxeno), assim como os inibidores da COX-2 (celocoxibe, rofecoxibe, valdecoxibe), provocam retenção hidrossalina e elevação da pressão arterial. Os inibidores da COX-2 apresentam também efeito pró-trombótico. Portanto, os AINE, de modo geral, devem ser evitados nos portadores de IC. Quando seu uso é imprescindível,

é necessária maior vigilância de peso corporal, edema e função renal. Quando a indicação desses agentes se torna inevitável, o naproxeno parece apresentar maior segurança cardiovascular do que os inibidores da COX-2 e os outros AINE, como o ibuprofeno e os diclofenacos.
- **Substâncias ilícitas:** deve ser recomendada abstinência total, sem exceções. A cocaína, por exemplo, compromete diretamente a função ventricular e pode induzir arritmias potencialmente fatais.
- **Orientações para viagens:** pacientes com IC classe funcional IV devem evitar viagens aéreas ou dirigir veículos. Deve ser recomendada a profilaxia para trombose venosa profunda em pacientes com IC independentemente da classe funcional. Recomenda-se o uso de meia elástica de média compressão em viagens prolongadas, devendo ser avaliado o uso de heparina fracionada subcutânea profilática em caso de viagem com mais de 4 horas de duração.
- **Clínicas multidisciplinares:** o médico assistente nem sempre consegue atender o paciente com IC em todas as suas necessidades. Profissionais de enfermagem, assistentes sociais, nutricionistas e fisioterapeutas vêm obtendo, de maneira eficaz, a melhora clínica desses pacientes, com resultados positivos na redução do número de internações e reinternações hospitalares.
- **Reabilitação cardíaca supervisionada:** a intenção de não submeter os pacientes com IC a exercícios físicos prevaleceu até o final da década de 1970. A partir de 1980, vários autores verificaram que a prática de atividade física regular promovia benefícios até então pouco conhecidos. A caminhada sob orientação é uma boa opção e se constitui em um recurso prático e de baixo custo. Essa orientação deve ser contraindicada nos casos de pacientes instáveis e descompensados, nos quais o repouso se faz imprescindível. Sempre que possível, o teste ergoespirométrico deverá ser realizado antes da prescrição do exercício físico.

Tratamento farmacológico (Figura 8.4)

Inibidores da enzima conversora de angiotensina II (IECA) (Tabela 8.6)

- **Benefícios clínicos:** os IECA constituem um grupo de fármacos com comprovados benefícios na evolução de pacientes com IC, tanto em relação à morbidade como à mortalidade. Esta afirmação baseia-se em numerosos ensaios randomizados, placebo-controlados ou comparativos, que atestaram os benefícios dos IECA nos diferentes estágios evolutivos da IC e de disfunção ventricular sistólica, inclusive na assintomática. O uso de IECA está fundamentado nas diferentes etiologias de IC, bem como em pacientes com disfunção ventricular esquerda pós-infarto do miocárdio.
- **Contraindicações:** gestação, potássio sérico > 5,5mEq/L, estenose de artéria renal bilateral, história de angioedema documentado com uso prévio de IECA, hipotensão arterial sistêmica sintomática e estenose aórtica grave. Precauções devem ser tomadas ao iniciar IECA em pacientes com nível de creatinina sérica ≥ 3mg/dL ou hipotensão arterial sistêmica sistólica persistente < 80mmHg.
- **Efeitos adversos:** os efeitos adversos mais comumente observados são tosse, hipotensão arterial, angioedema e insuficiência renal. No caso de tosse, está indicada a substituição pelos bloqueadores de angiotensina II. A combinação hidralazina-isossorbida está preferencialmente indicada nos casos de insuficiência renal, uma vez que apresenta benefício comprovado em pacientes com IC sistólica. Embora a hipotensão arterial venha a ser um efeito adverso relativamente comum, só se torna uma indicação para redução ou suspensão quando está associada a sintomas ou piora da função renal.

Betabloqueadores (BB) (Tabela 8.7)

- **Benefícios clínicos:** os BB apresentam benefícios clínicos comprovados de melhora da classe funcional, redução da progressão dos sintomas de IC e redução de internação hospitalar em pacientes com IC com disfunção sistólica, classe funcional I a IV da NYHA. O CIBIS III (*Cardiac Insufficiency Bisoprolol Study*) demonstrou a possibilidade de início da terapia com bisoprolol antes do maleato de enalapril, com redução significativa de morte súbita e de reinternação hospitalar, sem agravamento do quadro clínico de congestão pulmonar ou sistêmica.
- **Ajuste terapêutico e posologia:** os BB devem ser iniciados em pacientes em classe funcional de I a IV da NYHA, com disfunção sistólica, em ritmo sinusal ou fibrilação atrial, sem hipotensão sintomática. Os BB podem ser iniciados em associação com IECA ou BRA, ou como monoterapia. Em caso de associação com IECA ou BRA, ambos os medicamentos podem ser iniciados em conjunto. A posologia inicial dos BB deve consistir em baixas doses, com ajuste gradual a intervalos de 7 a 14 dias, tendo como alvo as doses máximas preconizadas para cada BB. Antes de cada ajuste, deve-se avaliar a tolerância do paciente por meio de exame clínico e ECG, quando possível. Nesses casos, deve-se verificar o agravamento ou desenvolvimento de: (a) sintomas e sinais de piora do quadro congestivo ou de baixo débito; (b) hipotensão arterial sintomática ou redução da pressão arterial sistólica < 85mmHg; (c) alargamento do espaço P-R (> 0,28 segundo); (d) bradicardia sinusal (FC < 60bpm); e (e) bloqueio sinoatrial ou atrioventricular (BAV) avançado.
- **Suspensão ou contraindicação:** tartarato de metoprolol, propranolol e atenolol não foram testados em grandes estudos randomizados quanto à melhora da sobrevida e da função ventricular; portanto, não devem ser utilizados no tratamento da IC quando da disponibilidade de medicamentos com eficácia comprovada. Na fase

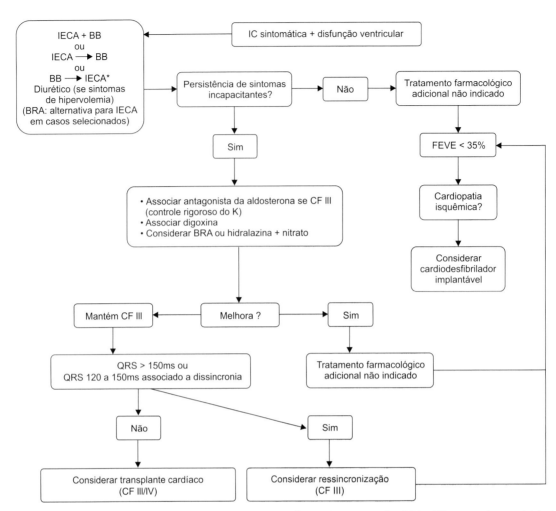

Figura 8.4 Algoritmo de tratamento da IC crônica. (*A terapêutica inicial para IC crônica inclui IECA e BB, que podem ser iniciados simultaneamente ou podem ser iniciados individualmente até as doses toleradas antes da introdução do outro medicamento. No caso do BB, apenas o bisoprolol foi testado como monoterapia.) (IECA: inibidor da enzima de conversão da angiotensina; BB: betabloqueador; BRA: bloqueador de receptor da angiotensina.) (III Diretriz Brasileira de IC Crônica.)

Tabela 8.6 Fármacos disponíveis, doses iniciais e doses-alvo de IECA na IC crônica

Fármaco	Dose inicial	Dose-alvo	Frequência ao dia
Captopril	6,25mg	50mg	3×
Enalapril	2,5mg	20mg	2×
Lisinopril	2,5 a 5mg	40mg	1×
Perindopril	2mg	16mg	1×
Ramipril	1,25 a 2,5mg	10mg	1×

Tabela 8.7 Fármacos disponíveis, doses iniciais e doses-alvo dos BB com benefício comprovado na IC crônica

Fármacos	Dose inicial	Ajuste a cada 7 a 14 dias	Dose-alvo	Frequência ao dia
Bisoprolol	1,25mg	2,5/5,0/7,5/10mg	10mg	1×
Nebivolol	1,25mg	2,5/5,0/7,5/10mg	10mg	1×
Succinato de metoprolol	12,5mg	25/50/75/100/125/150/200mg	200mg	1×
Carvedilol	3,125mg	6,25/12,5/25mg	25mg, 2×/dia (< 85kg); 50mg, 2×/dia (>85kg)	2×

inicial da introdução dos BB, cerca de 15% dos pacientes poderão apresentar algum grau de piora do quadro clínico. No desenvolvimento de hipotensão arterial, o excesso de diurético ou doses elevadas de vasodilatadores, IECA ou BRA podem ser os responsáveis. Nessas situações, a prioridade é a manutenção ou o aumento da dose do BB, procedendo-se à modificação da dose de outros medicamentos. O desenvolvimento ou o agravamento do quadro de dispneia e/ou edema costuma ser contornado com aumento da dose do diurético. Em outras situações não toleráveis, ou que determinem risco (bradicardia importante, alargamento do P-R com BAV, hipotensão arterial importante), deve-se reduzir a dose do BB para a posologia anterior ou avaliar sua suspensão. Em pacientes internados por IC descompensada, os BB de uso prévio não devem ser suspensos, exceto na presença de choque cardiogênico, BAV ou bloqueio sinoatrial avançado ou bradicardia sintomática. Em pacientes com pressão arterial sistólica < 85mmHg ou com sinais de hipoperfusão periférica, devemos reduzir inicialmente a posologia dos BB em 50% e reavaliar a resposta.

Bloqueadores dos receptores de angiotensina II (BRA) (Tabela 8.8)

- **Benefícios clínicos:** de modo geral, os BRA têm sua principal indicação em pacientes portadores de IC crônica com FE reduzida intolerantes aos IECA, reduzindo a morbimortalidade. Em portadores de disfunção ventricular assintomática, não foram testados adequadamente, permanecendo reservados aos que não toleram os IECA. Na ICFE, foi apropriadamente avaliado em estudo recente, surgindo como opção eficaz na redução de internações hospitalares, sem evidências na redução da mortalidade. O uso associado com IECA em pacientes que permaneçam sintomáticos, a despeito do tratamento otimizado, reduz a combinação de mortalidade e reinternação. Nesse caso, a associação com antagonistas da aldosterona deve ser utilizada com cautela, com frequente monitorização dos níveis séricos de potássio.
- **Ajuste terapêutico:** os BRA podem ser utilizados como primeira opção no tratamento de pacientes com IC sistólica, em casos selecionados. O medicamento deve ser iniciado com doses baixas, a qual deve ser aumentada progressivamente, até ser atingida a dose-alvo ou a dose máxima tolerada. A avaliação clínica deve ser periodicamente realizada, acrescida de avaliação laboratorial (creatinina e potássio séricos).
- **Efeitos adversos:** os efeitos adversos mais frequentes são hipotensão arterial, piora da função renal e hiperpotassemia. O angioedema e a tosse também são observados com frequência menor do que com os IECA.
- **Contraindicações:** as contraindicações são semelhantes às dos IECA.

Antagonistas da aldosterona

- **Benefícios clínicos:** nesse grupo de medicamentos se encontram a espironolactona (com maior tempo de uso e estudos que comprovaram sua eficácia) e a eplerenona (recentemente comercializada, porém ainda não disponível no Brasil), ambas antagonizando a ação da aldosterona. A espironolactona tem eficácia comprovada na redução de mortalidade em pacientes com classe funcional III-IV e FEVE < 35%. Em pacientes assintomáticos pós-IAM com FEVE < 40%, a eplerenona reduziu a mortalidade geral e cardiovascular e o número de hospitalizações e mortes súbitas.
- **Ajuste terapêutico:** pode-se iniciar o tratamento com a espironolactona, na dose de 12,5 a 25mg/dia, e a eplerenona, na dose de 25mg, a qual pode ser aumentada até 50mg/dia em pacientes com persistência dos sinais e sintomas de congestão. O paciente deve ter seus níveis séricos de potássio monitorizados com frequência (semanal) no primeiro mês de tratamento. Recomenda-se a redução da dose para 12,5mg/dia ou mesmo em dias alternados, de acordo com os níveis séricos do potássio (> 5mEq/L). A suspensão está indicada em caso de potássio > 5,5mEq/L.
- **Efeitos adversos:** hiperpotassemia, ginecomastia e mastodinia (ginecomastia dolorosa) são efeitos adversos encontrados, principalmente, com espironolactona.
- **Contraindicações:** não estão recomendados em pacientes com creatinina > 2,5mg/dL ou potássio sérico > 5,0mEq/L.

Diuréticos

Indicados em pacientes sintomáticos com sinais e sintomas de congestão, são divididos em dois grandes grupos: tiazídicos (hidroclorotiazida e clortalidona) e diuréticos de alça (furosemida e bumetanida).

- **Efeitos adversos:** de maneira geral, sabe-se que o uso de diuréticos de alça promove ativação adicional do eixo renina-angiotensina, agravando efeitos neuro-humorais deletérios. Distúrbios eletrolíticos (hipopotassemia, hipomagnesemia, hiponatremia) e metabólicos (hiperglicemia, hiperlipidemia, hiperuricemia), hipovolemia e ototoxicidade, esta última menos frequente com o uso da forma oral, são também observados na terapia diurética. Nos pacientes com disfunção renal subjacente e/ou hipovolemia, o uso de diurético poderá agravar a função renal.

Tabela 8.8 Fármacos disponíveis, doses iniciais e doses-alvo de BRA usados na IC crônica

Fármaco	Dose inicial	Dose-alvo
Candesartana	4 a 8mg	32mg, 1×/dia
Losartana	25mg	50 a 100mg, 2×/dia
Valsartana	40mg	320mg, 1×/dia

Hidralazina e nitrato

- **Benefícios clínicos:** o estudo VHEFT-I demonstrou redução de 34% na mortalidade após 2 anos de tratamento com a combinação de hidralazina e nitrato, quando comparada com placebo, ou o antagonista de receptores alfa-1, prazosina. Com base nos resultados do VHEFT-I, foi desenhado o VHEFT-II, para comparação dos efeitos do IECA enalapril com a associação nitrato/hidralazina em pacientes com IC da classe funcional II/III de NYHA. Aos 2 anos, o enalapril foi associado a redução de 28% na mortalidade e de 11% ao final do acompanhamento. A redução da mortalidade foi decorrente, principalmente, da redução dos casos de morte súbita. Isso foi observado a despeito de maiores incrementos na FE e na capacidade funcional observados com a combinação de hidralazina com nitrato. As doses médias de nitrato/hidralazina foram aproximadamente 25% menores do que as alcançadas no VHEFT-I. Uma análise subsequente do VHEFT-I e do VHEFT-II revelou que em ambos os estudos havia diferenças nos desfechos entre brancos e negros. A mortalidade anual no VHEFT-I não foi diferente entre brancos e negros que receberam placebo. Entretanto, os pacientes negros em uso de hidralazina/nitrato, comparados com aqueles que receberam placebo, apresentaram redução significativa na mortalidade anual, enquanto nenhuma diferença foi vista entre os brancos. De maneira semelhante, pacientes brancos em uso de enalapril no VHEFT-II apresentaram mortalidade anual significativamente menor, comparados àqueles em uso de hidralazina e nitrato, enquanto não houve diferença entre os negros em uso de enalapril, comparados com os que usaram hidralazina e nitrato. O estudo *African-American Heart Failure Trial* (A-HeFT) investigou o uso da associação hidralazina/nitrato adicionada ao tratamento padrão em uma população que se autodenominava negra. O estudo foi interrompido precocemente devido à redução de mortalidade no grupo tratamento. Nesse estudo, também foram observadas redução de hospitalizações e melhora da qualidade de vida.

Digoxina

A digoxina está indicada em pacientes com IC com disfunção sistólica associada a frequência ventricular elevada na fibrilação atrial, com sintomas atuais ou prévios. Em pacientes com ritmo sinusal e disfunção sistólica, principalmente se sintomáticos, os resultados do estudo DIG TRIAL mostraram que o emprego da digoxina se associa à redução de hospitalizações, sem impacto na mortalidade. A suspensão do digital em pacientes com ICFE reduzida pode levar a piora sintomática e aumento nas hospitalizações. Os digitálicos não estão indicados para o tratamento da ICFEP (FEVE > 45%) e ritmo sinusal.

- **Contraindicações:** o uso da digoxina está contraindicado em pacientes que apresentem bloqueio AV de segundo grau Mobitz II e terceiro grau, doença do nó sinusal sem proteção de marca-passo e síndromes de pré-excitação. Deve ser administrado com precaução em idosos, portadores de disfunção renal e pacientes com baixo peso. Cuidado adicional deve ser tomado em relação a interações medicamentosas (amiodarona, quinidina, verapamil, diltiazem, quinolonas), que podem elevar os níveis séricos da digoxina.
- **Doses empregadas:** a digoxina é comumente prescrita na dose de 0,125 ou 0,25mg/dia VO. Não há evidência que embase o uso de doses de ataque ou doses adicionais. A maior parte dos pacientes deve receber 0,125mg/dia. Em idosos, portadores de insuficiência renal e pacientes com peso baixo, especialmente mulheres, a dose de digoxina pode ser ainda menor (0,125mg em dias alternados).
- **Intoxicação digitálica:** pacientes em uso de digoxina que apresentem distúrbios gastrointestinais (anorexia, náuseas e vômitos), neurológicos (confusão mental, xantopsia) ou cardiovasculares (BAV, extrassístoles ventriculares polimórficas frequentes ou, mais especificamente, taquicardia atrial com BAV variável) devem ter o digital suspenso, pelo menos temporariamente. Em caso de intoxicação potencialmente letal e/ou refratária, caso esteja disponível, pode-se utilizar anticorpo anti-Fab.

Outras medicações

- Anticoagulantes e antiagregantes plaquetários.
- Antiarrítmicos.
- Bloqueadores dos canais de cálcio.

Outras opções terapêuticas

- Revascularização do miocárdio.
- Cirurgia da valva mitral.
- Remodelamento cirúrgico do VE.
- Transplante cardíaco.
- Dispositivos de estimulação cardíaca artificial: marca-passo, terapia de ressincronização cardíaca, cardioversor-desfibrilador implantável (CDI).

Tratamento da insuficiência cardíaca – Abordagem por estágios

As recomendações de tratamento não farmacológico e farmacológico em cada estágio da IC encontram-se na Tabela 8.9.

Insuficiência cardíaca com fração de ejeção preservada

A estratégia para diagnóstico e tratamento da ICFEP pode ser encontrada na Figura 8.5.

Tabela 8.9 Recomendações de tratamento em cada estágio da IC

	Estágio A **Pacientes com alto risco de desenvolver IC, ainda sem doença estrutural**	*Estágio B* **Pacientes com doença estrutural, porém assintomáticos**	*Estágio C* **Pacientes com doença estrutural e IC sintomática**	*Estágio D* **Pacientes refratários ao tratamento convencional**
Tratamento não farmacológico	Cessar tabagismo Redução do consumo de álcool Estimular exercício físico Dieta apropriada para a doença de base	Medidas do estágio A	Medidas do estágio A Restrição salina Restrição hídrica	Medidas do estágio A Restrição salina Restrição hídrica
Tratamento farmacológico	Controle/tratamento dos fatores de risco Tratamento da HAS Tratamento do DM Tratamento da DLP Controle da síndrome metabólica	Em pacientes apropriados: IECA (BRA) BB	IECA BB Em pacientes apropriados: BRA Antagonista da aldosterona Hidralazina + nitrato Digoxina Diuréticos	Tratamento clínico otimizado como descrito para o estágio C
Prevenção de morte súbita			Cardiodesfibrilador implantável	
Tratamento alternativo para casos refratários			Ressincronização ventricular Tratamento cirúrgico da IC Assistência ventricular Transplante cardíaco	

Fonte: III Diretriz Brasileira de IC Crônica.

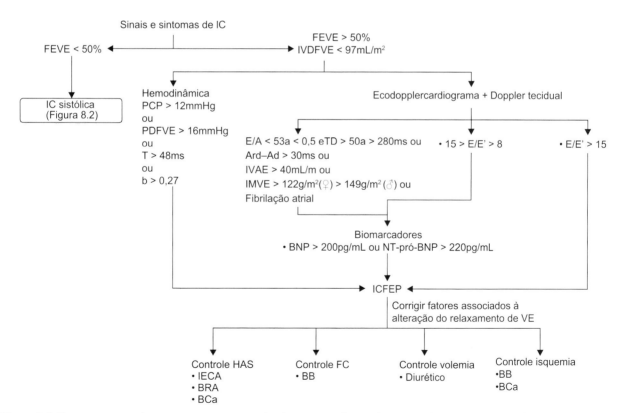

Figura 8.5 Fluxograma para diagnóstico e tratamento da ICFEP. (FEVE: fração do injeção de ventrículo esquerdo; IVDFVE: índice do volume diastólico final do VE; PCP: pressão capilar pulmonar; T: constante de tempo de relaxamento do VE; b: constante de rigidez do VE; E: velocidade do fluxo de enchimento protodiastólico VE; E': velocidade do movimento protodiastólico do segmento basal da parede lateral do anel mitral [Doppler tecidual]; A: velocidade do fluxo de enchimento telediastólico do VE [contração atrial]; TD: tempo de desaceleração; Ard: duração do fluxo sistólico reverso do átrio para veias pulmonares; Ad: duração do fluxo da onda atrial da valva mitral; IVAE: índice do volume do átrio esquerdo; IMVE: índice de massa do VE.) (III Diretriz Brasileira de IC Crônica.)

Tratamento da insuficiência cardíaca aguda

O racional da abordagem terapêutica da IC aguda é estabelecido a partir da combinação de três fatores principais: fator causal, pressão arterial e avaliação clínico-hemodinâmica. A partir daí, definem-se algoritmos na tentativa de uniformizar o atendimento desses pacientes (Figura 8.6).

Prescrição para o paciente com IC aguda

- Oxigenoterapia e suporte respiratório mecânico.
- Medicamentos endovenosos na fase aguda e durante a internação.
- Sedação e analgesia.
- Diuréticos.
- Vasodilatadores endovenosos:
  - Nitroprussiato de sódio.
  - Nitroglicerina.
  - Nesiritida.
- Inotrópicos e inodilatadores: esses agentes são divididos em três grupos:
  - Agonistas beta-adrenérgicos (dobutamina).
  - Inibidores da fosfodiesterase III (milrinona).
  - Sensibilizadores do cálcio (levosimendana).

Doses de inotrópicos e inodilatadores na IC aguda

- Dobutamina 2,5µg/kg/min: avaliar ajuste a cada 10 minutos; efeito hemodinâmico em até 2 horas; dose-alvo: 20µg/kg/min.
- Milrinona – dose de ataque: 50µg/kg em 10 minutos (evitar se pressão arterial sistólica [PAS] < 110mmHg, devido ao risco de hipotensão); dose de manutenção: 0,375µg/kg/min. Atentar para a necessidade de correção pela função renal; dose-alvo: 0,75µg/kg/min.
- Levosimendana – dose de ataque: 6 a 12µg/kg em 10 minutos (evitar se PAS < 110mmHg, devido ao risco de

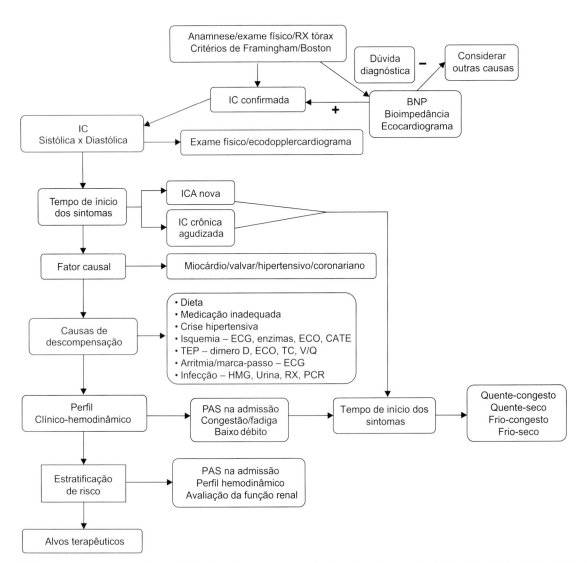

Figura 8.6 Fluxograma para abordagem inicial do paciente com suspeita de IC aguda. (III Diretriz Brasileira de Insuficiência Cardíaca Aguda.)

hipotensão); dose de manutenção: 0,05 a 0,1μg/kg/min, por 24 horas; dose-alvo: 0,2μg/kg/min.

Medicamentos orais que podem ser utilizados na fase aguda e durante a internação

- Digital.
- Betabloqueadores.
- IECA e BRA.
- Nitrato com hidralazina e outros vasodilatadores.
- Espironolactona.
- Antiagregantes e anticoagulantes.

A hospitalização por IC aguda é reconhecidamente um fator de risco para a ocorrência de tromboembolismo venoso. A despeito disso, dados do registro ADHERE evidenciam que menos de um terço desses pacientes recebe profilaxia. Alguns pequenos estudos realizados nos anos 1970/1980, utilizando heparina não fracionada (HNF) em baixas doses (5.000U, 3×/dia), já demonstravam redução significativa de trombose venosa profunda (TVP) em pacientes com IC. Com relação às heparinas de baixo peso molecular (HBPM), o estudo MEDENOX, que incluiu 34,2% de pacientes com IC, evidenciou redução de 63% na incidência de TVP, associada à enoxaparina, 40mg/dia, quando comparada a placebo ou enoxaparina, 20mg/dia. Mais recentemente, o estudo ARTEMIS (Acute Decompensated Heart Failure National Registry), com cerca de 25% dos pacientes admitidos com IC, mostrou redução de 46,7% dos casos de tromboembolismo venoso com a utilização do fondaparinux, 2,5mg/dia, em comparação ao placebo.

Deve-se atentar para a presença de disfunção renal, uma vez que a enoxaparina deve ser usada com cautela em indivíduos com *clearance* de creatinina < 30mL/min. A anticoagulação e antiagregação plaquetárias nas síndromes coronarianas agudas já estão muito bem estabelecidas, independentemente da presença ou não de IC.

Bibliografia

Aaronson KD, Schwartz JS, Chen TM, Wong KL, Goin JE, Mancini DM. Development and prospective validation of a clinical index to predict survival in ambulatory patients referred for cardiac transplant evaluation. Circulation 1997; 95:2660-7.

Aaronson KD, Schwartz JS, Chen TM, Wong KL, Goin JE, Mancini DM. Development and prospective validation of a clinical index to predict survival in ambulatory patients referred for cardiac transplant evaluation. Circulation 1997; 95:2660-7.

Ahmed A, Rich MW, Flef JL et al. Effects of Digoxin on Morbidity and Mortality in Diastolic Heart Failure: The Ancillary Digitalis Investigation Group Trial. Circulation 2006; 114:397-403.

Albanesi Filho FM. O que vem ocorrendo com a insuficiência cardíaca no Brasil? Arq Bras Cardiol 2005; 85:155-6.

Almeida Junior GJ, Esporcatte R, Rangel FO et al. Therapy of advanced heart failure adapted to hemodynamic objectives acquired by invasive hemodynamic monitoring. Arq Bras Cardiol 2005; 85(4):247-53.

Ammar KA, Jacobsen SJ, Mahoney DW et al. Prevalence and prognostic significance of heart failure stages: application of the American College of Cardiology/American Heart Association heart failure staging criteria in Cowie MR – The epidemiology of heart failure – An epidemic in progress. In: Coats A, Cleland JGF (ed.) Controversies in the management of heart failure. Churchill Livingstone, 1997:11-23.

Anker SD, Ponikowski P, Varney S et al. Wasting as independent risk factor for mortality in chronic heart failure. Lancet 1997; 349:1050-3.

Antman EM, Hand M, Armstrong PW et al. 2007 focused update of the ACC/AHA 2004 guidelines for the management of patients with ST-elevation myocardial infarction: a report of the American College of Cardiology/American Heart Association task force on practice guidelines. J Am Coll Cardiol 2008 Jan 15; 51(2):210-47.

Australia/New Zealand Heart Failure Research Collaborative Group. Randomised, placebo-controlled trial of carvedilol in patients with congestive heart failure due to ischaemic heart disease. Lancet 1997; 349:375-80.

Badgett RG, Mulrow CD, Otto PM, Ramírez G. How well can the chest radiography diagnose left ventricular dysfunction? J Gen Intern Med 1996; 11:625-34.

Bahrami H, Bluemke DA, Kronmal R et al. Novel metabolic risk factors for incident heart failure and their relationship with obesity: the MESA (Multi-Ethnic Study of Atherosclerosis) study. J Am Coll Cardiol 2008; 51(18):1775-83.

Bahrami H, Kronmal R, Bluemke DA et al. Differences in the incidence of congestive heart failure by ethnicity: the multi-ethnic study of atherosclerosis. Arch Intern Med 2008; 168(19):2138-45.

Balieiro HM, Osugue RK, Rangel SP et al. Clinical and demographic profile and quality indicators for heart failure in a rural area. Arq Bras Cardiol 2009; 93(6):637-42.

Beemath A, Stein PD, Skaf E, Al Sibae MR, Alesh I. Risk of venous thromboembolism in patients hospitalized with heart failure. Am J Cardiol 2006; 98(6):793-5.

Benza RL, Tallaj JA, Felker GM et al. The impact of arrhythmias in acute heart failure. J Card Fail 2004; 10(4):279-84.

Bhuiyan T, Maurer MS. Heart failure with preserved ejection fraction: persistent diagnosis, therapeutic enigma. Curr Cardiovasc Risk Rep 2011; 5:440-9.

Binanay C, Califf RM, Hasselblad V et al.; ESCAPE Investigators and ESCAPE Study Coordinators. Evaluation study of congestive heart failure and pulmonary artery catheterization effectiveness: the ESCAPE trial. JAMA 2005; 294(13):1625-33.

Bocchi EA, Guimarães G, Tarasoutshi F, Spina G, Mangini S, Bacal F. Cardiomyopathy, adult valve disease and heart failure in South America. Heart 2009; 95(3):181-9.

Bocchi EA, Vilas-Boas F, Moreira MC et al. Levosimendan in decompensated heart failure patients: efficacy in a Brazilian cohort. Results of the BELIEF study. Arq Bras Cardiol 2008; 90:201-10.

Bouza E, Pintado V, Rivera S, Blázquez R. Nosocomial bloodstream infections caused by Streptococcus pneumoniae. Clin Microbiol Infect 2005; 11:919-24.

Braunwald E, Moscovitz HL, Amram SS et al. The hemodynamics of the left side of the heart as studied by simultaneous left atrial, left ventricular, and aortic pressures; particular reference to mitral stenosis. Circulation 1955; 12(1):69-81.

Butler J, Khadim G, Paul KM et al. Selection of patients for heart transplantation in the current era of heart failure therapy. J Am Coll Cardiol 2004; 43:787-93.

Butt AA, Chang CC, Kuller L et al. Risk of heart failure with human immunodeficiency virus in the absence of prior diagnosis of coronary heart disease. Arch Intern Med 2011; 171(8):737-43.

Cade JF. High risk of the critically ill for venous thromboembolism. Crit Care Med 1982; 10(7):448-50.

Chakko S, Fernandez A, Mellan TA. Cardiac manifestation of cocaine abuse: across-sectional study of asymptomatic men with a history of long-term abuse of crack cocaine. J Am Coll Cardiol 1992; 20:1168-74.

Cleland JG, Torabi A, Khan NK. Epidemiology and management of heart failure and left ventricular systolic dysfunction in the aftermath of a myo cardial infarction. Heart 2005; 91 Suppl 2:ii7-13.

Cohen AT, Davidson BL, Gallus AS et al. Efficacy and safety of fondaparinux for the prevention of venous thromboembolism in older acute medical patients: randomised placebo controlled trial. BMJ 2006; 332(7537):325-9.

Cohn JN, Archibald DG, Ziesche S et al. Effect of vasodilator therapy on mortality in chronic congestive heart failure: results of a Veterans Administration Cooperative Study. N Engl J Med 1986; 314:1547-52.

Cohn JN, Johnson G, Ziesche S et al. A comparison of enalapril with hydralazine-isosorbide dinitrate in the treatment of chronic congestive heart failure. N Engl J Med 1991; 325:303-10.

Colombo PC, Onat D, Sabbah HN. Acute heart failure as "acute endothelitis": interaction of fluid overload and endothelial dysfunction. Eur J Heart Fail 2008; 10(2):170-5.

Colucci WS, Packer M, Bristow MR et al., for the US Carvedilol Heart Failure Study Group. Carvedilol inhibits clinical progression in patients with mild symptoms of heart failure. Circulation 1996; 94:2800-6.

Cooper LT, Baughman KL, Feldman AM et al. The role of endomyocardial biopsy in the management of cardiovascular disease: a scientific statement from the American Heart Association, the American College of Cardiology, and the European Society of Cardiology Endorsed by the Heart Failure Society of America and the Heart Failure Association of the European Society of Cardiology. Eur Heart J 2007; 28:3076-93.

Cotter G, Felker GM, Adams KF et al. The pathophysiology of acute heart failure: is it all about fluid accumulation? Am Heart J 2008; 155 (1):9-18.

Dargie HJ. Effect of carvedilol on outcome after myocardial infarction in patients with left-ventricular dysfunction: the CAPRICORN randomised trial. Lancet 2001; 357:1385-90.

De Luca L, Fonarow GC, Adams KF Jr et al. Acute heart failure syndromes: clinical scenarios and pathophysiologic targets for therapy. Heart Fail Rev 2007; 12(2):97-104.

Dickstein K, Cohen-Solal A, Filippatos G et al. ESC Guidelines for the diagnosis and treatment of acute and chronic heart failure 2008: the Task Force for the Diagnosis and Treatment of Acute and Chronic Heart Failure 2008 of the European Society of Cardiology. Developed in collaboration with the Heart Failure Association of the ESC (HFA) and endorsed by the European Society of Intensive Care Medicine (ESICM). Eur Heart J 2008; 29:2388-442.

Ferreira SM, Guimarães GV, Cruz FD et al. Anemia and renal failure as predictors of risk in mainly non-ischemic heart failure population. Int J Cardiol 2008; [Epub ahead of print].

Fonarow GC, Adams KF Jr, Abraham WT et al. Risk stratification for in-hospital mortality in acutely decompensated heart failure: classification and regression tree analysis. JAMA 2005; 293:572-80.

Fonarow GC, Stough WG, Abraham WT et al. Characteristics, treatments, and outcomes of patients with preserved systolic function hospitalized for heart failure: a report from the OPTIMIZE-HF Registry. J Am Coll Cardiol 2007; 50:768-77.

Frishman WH, Del Vecchio A, Sanal S, Ismail A. Cardiovascular manifestations of substance abuse: part 2: alcohol, amphetamines, heroin, cannabis, and caffeine. Heart Dis 2003; 5:253-71.

Gallus AS, Hirsh J, Tutle RJ et al. Small subcutaneous doses of heparin in prevention of venous thrombosis. N Engl J Med 1973; 288(11): 545-51.

Gandhi SK, Powers JC, Nomeir AM et al. The pathogenesis of acute pulmonary edema associated with hypertension. N Engl J Med 2001; 344(1):17-22.

Gaui EN, Klein CH, Oliveira GM. Mortality due to heart failure: extended analysis and temporal trend in three states of Brazil. Arq Bras Cardiol 2010; 94(1):55-61.

Geiger S, Lange V, Suhl P, Heinemann V, Stemmler HJ. Anticancer therapy induced cardiotoxicity: review of the literature. Anticancer Drugs 2010; 21(6):578-90.

Giamouzis G, Kalogeropoulos A, Georgiopoulou V et al. Hospitalization epidemic in patients with heart failure: risk factors, risk prediction, knowledge gaps, and future directions. J Card Fail 2011; 17:54-75.

Goldraich L, Clausell N, Biolo A, Beck-da-Silva L, Rohde LE. Preditores clínicos de fração de ejeção de ventrículo esquerdo preservada na insuficiência cardíaca descompensada. Arq Bras Cardiol 2010; 94(3):364-71.

Granger CB, McMurray JJ, Yusuf S et al. CHARM Investigators and Committees. Effects of candesartan in patients with chronic heart failure and reduced left-ventricular systolic function intolerant to angiotensin-converting-enzyme inhibitors: the CHARM-Alternative trial. Lancet 2003; 362:772-6.

Guillo P, Mansourati J, Maheu. Long term prognosis in patients with alcoholic cardiomyopathy and severe heart failure after total abstinence. Am J Cardiol 1997; 79:1276-85.

Guimarães GV, Bellotti G, Mocelin AO, Camargo PR, Bocchi EA. Cardiopulmonary exercise testing in children with heart failure secondary to idiopathic cardiomyopathy. Chest 2001; 120:816-24.

Guimarães GV, dÁvila VM, Camargo PR, Moreira LF, Lanz JR, Bocchi EA. Prognostic value of cardiopulmonary exercise testing in children with heart failure secondary to idiopathic dilated cardiomyopathy in a non-beta-blocker therapy setting.Eur Heart Fail 2008; 10:560-5.

Hall AS, Murray GD, Ball SG. Follow-up study of patients randomly allocated ramipril or placebo for heart failure after acute myocardial infarction: AIRE Extension (AIREX) Study. Acute Infarction Ramipril Efficacy. Lancet 1997; 349:1493-7.

Hershberger RE, Siegfried JD. Update 2011: clinical and genetic issues in familial dilated cardiomyopathy. J Am Coll Cardiol 2011; 57:1641-9.

Hershberger RE, Siegfried JD. Update 2011: clinical and genetic issues in familial dilated cardiomyopathy. J Am Coll Cardiol 2011; 57:1641-9.

Hudson M, Richard H, Pilote L. Differences in outcomes of patients with congestive heart failure prescribed celecoxib, rofecoxib, or non-steroidal anti-inflammatory drugs: population based study. BMJ 2005; 330:1370-80.

Hunt SA, Abraham WT, Chin MH et al. 2009 Focused update incorporated into the ACC/AHA 2005 guidelines for the diagnosis and man- agement of heart failure in adults: a report of the American College of Cardiology Foundation/American Heart Association Task Force on Practice Guidelines. Circulation 2009; 119:e391-479.

Hunt SA, Abraham WT, Chin MH et al.. ACC/AHA 2005 guideline update for the diagnosis and management of chronic heart failure in the adult: a report of the American College of Cardiology/American Heart Association Task Force on Practice Guidelines (Writing Committee to Update the 2001 Guidelines for the Evaluation and Management of Heart Failure). J Am Coll Cardiol 2005; 46:e1-82.

Januzzi JL Jr, Rehman S, Mueller T et al. Importance of biomarkers for long-term mortality prediction in acutely dyspneic patients. Clin Chem 2010; 56:1814-21.

Januzzi JL Jr, Sakhuja R, O'Donoghue M et al. Utility of amino-terminal pro-brain natriuretic peptide testing for prediction of 1-year mortality in patients with dyspnea treated in the emergency department. Arch Intern Med 2006; 166:315-20.

Jefferson T, Rivetti D, Rivetti A, Rudin M, Di Pietrantonj C, Demicheli V. Efficacy and effectiveness of influenza vaccines in elderly people: a systematic review. Lancet 2005; 366:1165-74.

Jois-Bilowich P, Michota F, Bartholomew JR et al. Venous thromboembolism prophylaxis in hospitalized heart failure patients. J Card Fail 2008; 14(2):127-32.

Kane GC, Karon BL, Mahoney DW et al. Progression of left ventricular diastolic dysfunction and risk of heart failure. JAMA 2011; 306:856-63.

Kannel WB. Incidence and epidemiology of heart failure. Heart Fail Rev 2000; 5:167--73.

Kannel WB. Incidence and epidemiology of heart failure. Heart Fail Rev 2000; 5:167-73.

Kelder JC, Cowie MR, McDonagh TA et al. Quantifying the added value of BNP in suspected heart failure in general practice: an individual patient data meta-analysis. Heart 2011; 97:959-63.

Kounis GN, Soufras GD, Kouni SA et al. Hypersensitivity myocarditis and hypersensitivity coronary syndrome (Kounis syndrome). Am J Emerg Med 2009; 27:506-8.

Lee DS, Gona P, Vasan RS et al. Relation of disease pathogenesis and risk factors to heart failure with preserved or reduced ejection fraction: insights from the Framingham Heart Study of the National Heart, Lung, and Blood Institute. Circulation 2009; 119:3070-7.

Levy WC, Mozaffarian D, Linker DT et al. The Seattle Heart Failure Model: prediction of survival in heart failure. Circulation 2006; 113:1424-33.

Lindenfeld J, Albert NM, Boehmer JP et al. HFSA 2010 comprehensive heart failure practice guideline. J Card Fail 2010; 16:e1-194.

Little WC. Diastolic dysfunction beyond distensibility: adverse effects of ventricular dilatation. Circulation 2005; 112(19):2888-90.

MacIver DH, Townsend M. A novel mechanism of heart failure with normal ejection fraction. Heart 2008; 94:446-9.

Maisel AS, Krishnaswamy P, Nowak RM et al. Rapid measurement of B-type natriuretic peptide in the emergency diagnosis of heart failure. N Engl J Med 2002; 347:161-7.

Mamdani M, Juurlink DN, Lee DS et al. Cyclo-oxygenase-2 inhibitors versus non-selective non-steroidal anti-inflammatory drugs and congestive heart failure outcomes in elderly patients: a population- based cohort study. Lancet 2004; 363:1751-6.

Mangini S, Silveira FS, Silva CP et al. Decompensated heart failure in the emergency department of a cardiology hospital. Arq Bras Cardiol 2008; 90(6):400-6.

Mangini S, Silveira FS, Silva CP et al. Decompensated heart failure in the emergency department of a cardiology hospital. Arq Bras Cardiol 2008; 90:400-6.

Mant J, Al-Mohammad A, Swain S, Laramée P. Management of chronic heart failure in adults: synopsis of the National Institute for Health and clinical excellence guideline. Ann Intern Med 2011; 155(4):252-9.

Marinho FC, Vargas FS, Fabri J Jr et al. Clinical usefulness of B-type natriuretic peptide in the diagnosis of pleural effusions due to heart failure. Respirology 2011; 16(3):495-9.

May HT, Horne BD, Levy WC et al. Validation of the Seattle Heart Failure Model in a community-based heart failure population and enhancement by adding B-type natriuretic peptide. Am J Cardiol 2007; 100:697-700.

McMurray JJ, Adamopoulos S, Anker SD et al. ESC guidelines for the diagnosis and treatment of acute and chronic heart failure 2012: the Task Force for the Diagnosis and Treatment of Acute and Chronic Heart Failure 2012 of the European Society of Cardiology. Eur Heart J 2012; 33:1787-847.

McNamara DM, Starling RC, Cooper LT et al. Clinical and demographic predictors of outcomes in recent onset dilated cardiomyopathy: results of the IMAC (Intervention in Myocarditis and Acute Cardiomyopathy)-2 study. J Am Coll Cardiol 2011; 58:1112-8.

Meirelles RHS, Gonçalves CMC. Abordagem cognitivo-comportamental do fumante. Diretrizes para cessação do tabagismo, Jornal Brasileiro de Pneumologia, Brasília, DF, 2004.

Mishkin JD, Saxonhouse SJ, Woo GW et al. Appropriate evaluation and treatment of heart failure patients after implantable cardioverter-defibrillator discharge: time to go beyond the initial shock. J Am Coll Cardiol 2009; 54:1993-2000.

Moreira Mda C, Wang Y, Heringer-Walther S, Wessel N, Walther T. Prognostic value of natriuretic peptides in Chagas' disease: a head-to-head comparison of the 3 natriuretic peptides. Congest Heart Fail 2009; 15(2):75-81.

Moutinho MA, Colucci FA, Alcoforado V et al. Heart failure with preserved ejection fraction and systolic dysfunction in the community. Arq Bras Cardiol 2008; 90(2):132-7.

Nicolau JC, Timerman A, Piegas LS, Marin-Neto JA, Rassi A Jr. Guidelines for unstable angina and non-ST-segment elevation myocardial infarction of the Brazilian Society of Cardiology (II Edition, 2007). Arq Bras Cardiol 2007; 89(4):e89-e131.

Nogueira PR, Rassi S, Corrêa Kde S. Epidemiological, clinical e therapeutic profile of heart failure in a tertiary hospital. Arq Bras Cardiol 2010; 95(3):392-8.

Nohria A, Tsang SW, Fang JC et al. Clinical assessment identifies hemodynamic profiles that predict outcomes in patients admitted with heart failure. J Am Coll Cardiol 2003; 41(10):1797-804.

Opie LH, Poole-Wilson PA, Pfeffer MA. Angiotensin-converting enzyme inhibitors, angiotensin-II receptors blockers and aldosterone antagonists. In: Opie L. Drugs for the heart. 6. ed. Philadelphia: Elsevier (Saunders), 2005:104-48.

Owan TE, Hodge DO, Herges RM et al. Trends in prevalence and outcome of heart failure with preserved ejection fraction. N Engl J Med 2006; 355:251-9.

Packer M, Bristow MR, Cohn JN et al, for the U.S. Carvedilol Heart Failure Study Group. The effect of carvedilol on morbidity and mortality in patients with chronic heart failure. N Engl J Med 1996; 334:1349-55.

Packer M, Coats AJ, Fowler MB et al. Carvedilol Prospective Randomized Cumulative Survival Study Group. Effect of carvedilol on survival in severe chronic heart failure. N Engl J Med 2001; 344:1651-8.

Packer M, Gheorghiade M, Young JB et al. Withdrawal of digoxin from patients with chronic heart failure treated with angiotensin-converting-enzyme inhibitors: RADIANCE Study. N Engl J Med 1993; 329:1-7.

Petretta M, Pirozzi F, Sasso L et al. Review and metaanalysis of the frequency of familial dilated cardiomyopathy. Am J Cardiol 2011; 108:1171-6.

Pfeffer MA, Braunwald E, Moye LA et al. Effect of captopril on mortality and morbidity in patients with left ventricular dysfunction after myocardial infarction. Results of the survival and ventricular enlargement trial. The SAVE Investigators. N Engl J Med 1992; 327:669-77.

Pfeffer MA, McMurray JJ, Velazquez EJ et al. Valsartan in Acute Myocardial Infarction Trial Investigators.Valsartan, captopril, or both in myocardial infarction complicated by heart failure, left ventricular dysfunction, or both. N Engl J Med 2003; 349:1893-906.

Pitt B, Remme W, Zannad F et al. Eplerenone Post-Acute Myocardial Infarction Heart Failure Efficacy and Survival Study Investigators. Eplerenone, a selective aldosterone blocker, in patients with left ventricular dysfunction after myocardial infarction. N Engl J Med 2003; 348:1309-21.

Revisão das II Diretrizes da Sociedade Brasileira de Cardiologia para o Diagnóstico e Tratamento da Insuficiência Cardíaca. Arq Bras Cardiol 2002; 79:S1-30.

Richardson P, McKenna W, Bristow M et al. Report of the 1995 World Health Organization/International Society and Federation of Cardiology Task Force on the Definition and Classification of Cardiomyopathies. Circulation 1996; 93:841-2.

Rihal CS, Davis KB, Kennedy JW, Gersh BJ. The utility of clinical, electrocardiographic and roentgenographic variables in the prediction of left ventricular function. Am J Cardiol 1995; 75:220-3.

Rihal CS, Davis KB, Kennedy JW, Gersh BJ. The utility of clinical, electrocardiographic and roentgenographic variables in the prediction of left ventricular function. Am J Cardiol 1995; 75:220-3.

Rosa ML, Giro C, Alves T de O et al. Analysis of mortality and hospitalization for cardiovascular diseases in Niterói, between 1998 and 2007. Arq Bras Cardiol 2011; 96(6):477-83.

Sanderson JE. Heart failure with a normal ejection fraction. Heart 2007; 93:155-8.

Santo AH. Chagas disease-related mortality trends, state of São Paulo, Brazil,1985 to 2006: a study using multiple causes of death. Rev Panam Salud Publica 2009; 26(4):299-309.

Silva MAD, Filho EM. Digitálicos. In: Batlouni M, Ramires JAF (ed). Farmacologia e terapêutica cardiovascular. 1. ed. São Paulo: Atheneu 1999:83-100.

Smith GL, Masoudi FA, Vaccarino V, Radford MJ, Krumholz HM. Outcomes in heart failure patients with preserved ejection fraction: mortality, readmission, and functional decline. J Am Coll Cardiol 2003; 41(9):1510-8.

Steinberg BA, Zhao X, Heidenreich PA et al. Trends in patients hospitalized with heart failure and preserved left ventricular ejection fraction: prevalence, therapies, and outcomes. Circulation 2012; 126:65-75.

Swedberg K, Cleland J, Dargie H et al. Task Force for the Diagnosis and Treatment of Chronic Heart Failure of the European Society of Cardiology. Guidelines for the diagnosis and treatment of chronic heart failure: executive summary (update 2005): The Task Force for the Diagnosis and Treatment of Chronic Heart Failure of the European Society of Cardiology. Eur Heart J 2005; 26:1115-40.

Taylor AL, Ziesche S, Yancy C et al. Combination of isosorbide dinitrate and hydralazine in blacks with heart failure. N Engl J Med 2004; 351:2049-57.

The Cardiac Insufficiency Bisoprolol Study II (CIBIS-II): a randomised trial. Lancet 1999; 353:9-13.

The CONSENSUS Trial Study Group. Effects of enalapril on mortality in severe congestive heart failure. Results of the Cooperative North Scandinavian Enalapril Survival Study (CONSENSUS). N Engl J Med 1987; 316:1429-35.

The Criteria Committee of the New York Heart Association. Nomenclature and criteria for diagnosis of diseases of the heart and great vessels, 9. ed. Boston, Mass: Little & Brown; 1994.

The Digitalis Investigation Group. The effect of digoxin on mortality and morbidity in patients with heart failure. N Engl J Med 1997; 336:525-33.

The SOLVD Investigattors. Effect of enalapril on mortality and the development of heart failure in asymptomatic patients with reduced left ventricular ejection fractions. N Engl J Med 1992; 327:685-91.

Turpie AG. Thrombosis prophylaxis in the acutely ill medical patient: insights from the prophylaxis in MEDical patients with ENOXaparin (MEDENOX) trial. Am J Cardiol 2000; 86(12B): 48M-52M.

Uretsky BF, Young JB, Shahidi FE, Yellen LG, Harrison MC, Jolly MK. Randomised study assessing the effect of digoxin withdrawal in patients with mild to moderate chronic congestive heart failure: results of the PROVED trial. J Am Coll Cardiol 1993; 22:955-62.

Vasan RS, Levy D. Defining diastolic heart failure: a call for standardized diagnostic criteria. Circulation 2000; 101:2118-21.

Vlachopoulos C, Dima I, Aznaouridis K et al. Acute systemic inflammation increases arterial stiffness and decreases wave reflections in healthy individuals. Circulation 2005; 112(14):2193-200.

Willenheimer R, van Veldhuisen DJ, Silke B et al. Effect on Survival and Hospitalization of Initiating Treatment for Chronic Heart Failure With Bisoprolol Followed by Enalapril, as Compared With the Opposite Sequence Results of the Randomized Cardiac Insufficiency Bisoprolol Study (CIBIS) III. Circulation 2005; 112:2426-35.

Wright SP, Doughty RN, Pearl A et al. Plasma amino-terminal pro-brain natriuretic peptide and accuracy of heart-failure diagnosis in primary care: A randomized, controlled trial. J Am Coll Cardiol 2003; 42:1793-800.

Yaucy CW, Jessup M, Bozkurt B et al. 2003 ACCF/AHA Guideline for the Management of Heart Failure: Executive Summary: A Report of the American College of Cardiology Foundation/American Heart Association Task Force ou Practice Guidelines. Circulation 2013;128:1810-52.

Yusuf S, Pfeffer MA, Swedberg K et al. CHARM Investigators and Committees. Effects of candesartan in patients with chronic heart failure and preserved left-ventricular ejection fraction: the CHARM-Preserved Trial. Lancet 2003; 362:777-81.

Yusuf S. Effect of enalapril on survival in patients with reduced left ventricular ejection fractions and congestive heart failure. N Engl J Med 1991; 325:293-302.

9

Ândrea Virgínia Chaves Markman • Manuel Markman

Cardiomiopatias

INTRODUÇÃO

As cardiomiopatias (CMP) são definidas como anormalidades estruturais e funcionais no músculo cardíaco. Essas anormalidades são resultantes de agressões ao miócito ou à matriz extracelular cardíaca.

Tradicionalmente, a doença é classificada, de acordo com sua expressão fenotípica, em: dilatada, hipertrófica, restritiva, displasia arritmogênica do ventrículo direito (VD) ou não classificada, com uma subdivisão em tipos familiares e não familiares com ênfase na participação da genética no contexto dessas doenças.

As causas mais prevalentes de dilatação ventricular estão relacionadas com doenças isquêmica, hipertensiva e valvar, as quais são classificadas como CMP específicas pela American Heart Association (AHA). Já a Sociedade Europeia de Cardiologia (ESC) não inclui essas doenças como CMP.

CARDIOMIOPATIA DILATADA

A cardiomiopatia dilatada (CMD), a mais comum das cardiomiopatias, é definida pela presença de dilatação e disfunção sistólica do ventrículo esquerdo (VE) na ausência de condições anormais de pré-carga ou pós-carga que as justifiquem (ESC). Dilatação do VD pode estar presente, mas não é necessária para o diagnóstico. Trata-se de uma doença insidiosa e, na maioria das vezes, irreversível. Entretanto, a história natural pode diferir entre os subtipos da doença, dependendo de diversos fatores, como sua etiologia, forma de apresentação e tratamento instituído. Predomina na terceira e quarta décadas de vida, e os pacientes mais jovens normalmente apresentam história familiar ou predisposição genética (CMD familiar).

Em 50% ou mais dos pacientes, a etiologia não é definida, os quais são denominados portadores de CMD idiopática, que consiste em um diagnóstico de exclusão. Entretanto, a identificação cada vez maior de anormalidades genéticas tem aumentado o número de diagnósticos etiológicos antes considerados idiopáticos.

A CMD pode ser classificada como familiar (em pelo menos 25% dos casos) e não familiar ou secundária. A CMD familiar é diagnosticada em pacientes com dois ou mais parentes de primeiro ou segundo grau com a mesma doença.

A classificação das CMP em familiar e não familiar foi elaborada para alertar quanto à possibilidade de causas genéticas ou de uma possível etiologia para investigação. A familiar ocorre em pelo menos 25% dos casos, e seu diagnóstico é firmado quando dois ou mais parentes de primeiro ou segundo grau têm a mesma doença.

Nos casos de cardiomiopatia levemente dilatada (*mildly dilated cardiomyopathy*), história familiar está presente em aproximadamente 50% dos casos. Essa forma de CMP tem como característica a presença de disfunção sistólica sem dilatação significativa ou padrão hemodinâmico restritivo. Tanto seu quadro clínico como o prognóstico não diferem das CMP típicas.

Entre as causas genéticas, as mutações mais identificadas são as do gene LMNA (laminopatias). Esses pacientes frequentemente apresentam bloqueio atrioventricular precoce, o que, em combinação com dilatação ventricular, levanta fortemente a hipótese diagnóstica de laminopatias, principalmente, mas não necessariamente, se houver doença neuromuscular associada (cinturas, distrofia muscular congênita e a doença de Emery-Dreifuss, que é uma doença ligada ao cromossomo X).

Outras doenças ligadas ao X associadas à CMD são as distrofias musculares de Duchenne e Becker; esses pacientes são mais propensos a apresentar elevação dos níveis séricos de creatinocinase (CK). Doenças neuromusculares e miocardite idiopática são as etiologias mais comuns em crianças.

Embora os testes genéticos ainda não sejam um recurso relevante para utilização na prática clínica, a descoberta recente do papel das mutações do gene da titina na CMP abre a possibilidade de tornar esses testes mais eficientes para detecção de doenças miocárdicas.

Entre os casos de CMP não familiares, cerca de 15% surgem de miocardites crônicas que levam a fibrose miocárdica e insuficiência cardíaca (IC). Viroses que causam miocardites incluem coxsackievírus, adenovírus, parvovírus e vírus da imunodeficiencia humana (HIV).

A CMP alcoólica é a causa secundária mais comum, cujo quadro de progressão ou melhora da doença está ligado a uma relação dose-dependente do consumo de álcool. Ainda entre as causas secundárias, destacam-se doenças infecciosas, doenças do colágeno, tóxicas (cocaína, metais pesados), por antraciclinas e endocrinopatias, eosinofilia (síndrome de Churg-Strauss) e doenças mitocondriais.

Dados epidemiológicos brasileiros mostram prevalência de 8% de doença de Chagas como causa de IC, podendo chegar a 41% em áreas endêmicas.

Entre as causas não classificadas destacam-se as CMP relacionadas com estresse, a CMP periparto, as taquicardiomiopatias e miocárdio não compactado.

Quadro clínico

A doença se apresenta normalmente com clínica de IC, mas pode ser flagrada em pacientes assintomáticos ou, até mesmo, apresentar-se inicialmente com quadro de arritmias ou morte súbita. Na anamnese, depois de afastadas as causas mais comuns associadas a dilatação ventricular, que são doença arterial coronariana (DAC), hipertensão arterial sistêmica (HAS) e lesões orovalvares, e também afastadas as causas congênitas, deve-se buscar um diagnóstico etiológico, observando que entre as causas secundárias mais comuns em nosso meio estão as infecciosas (virais e doença de Chagas) e a tóxica (alcoólica), que respondem por quase um terço dos casos. A associação com etiologia viral pode ser difícil, porque os sintomas de IC podem ocorrer vários meses após a infecção inicial. Pacientes com miocardite viral são geralmente saudáveis, com média de idade em torno de 40 anos. Apresentam em sua sintomatologia quadro de IC, que muitas vezes é subclínico. Muitos apresentam também pródromos de infecção de vias aéreas superiores, como gripe. O quadro de miocardite pode se resolver durante os meses subsequentes de tratamento para IC ou progredir para cardiomiopatia crônica.

A diretriz mais recente da Sociedade Brasileira de Cardiologia (SBC) indica a biópsia endomiocárdica para, principalmente, afastar miocardite por células gigantes, cujo tratamento preconizado consiste no uso de imunossupressores.

Os sintomas clássicos da doença são dispneia progressiva e fatigabilidade aos esforços, ortopneia, dispneia paroxística noturna e edema de membros inferiores, os quais se manifestam quando os mecanismos compensatórios não conseguem mais manter o débito cardíaco em conjunto com níveis normais de pressões de enchimento do VE. Na inspeção deve-se observar taquipneia, turgência jugular, edema periférico e *ictus cordis* desviado para a esquerda da linha hemiclavicular e abaixo do quinto espaço intercostal. Pulso arterial com amplitude reduzida ou até alternante (nos casos de maior disfunção ventricular) pode ser palpado. Diminuição da diferencial de pressão, quando presente, tem também correlação com mau prognóstico.

O ritmo cardíaco pode ser irregular por fibrilação atrial (FA) ou ES, com presença de B3 (galope protodiastólico). Sopro sistólico de regurgitação mitral e/ou tricúspide pode ser auscultado, além de estertores crepitantes por derrame pleural e até abolição do MV em base HTD ou de ambos HT.

Hepatomegalia e pulso hepático são decorrentes de IC direita. Ascite e anasarca podem estar presentes nos estágios avançados, assim como caquexia. Podem ocorrer sinais de baixo débito, como palidez cutânea, pulso filiforme ou alternante, má perfusão tissular periférica e cianose.

Deve-se observar, entretanto, que os sinais clássicos nem sempre estão presentes e podem ser de difícil identificação e interpretação em obesos, em idosos, em pulmonares crônicos e também em pacientes nos estágios iniciais da doença. Nesses casos, são pouco sensíveis para o diagnóstico, que muitas vezes só é estabelecido a partir de exames complementares.

Exames complementares

O eletrocardiograma (ECG) usualmente demonstra alterações como sinais de sobrecarga ventricular esquerda, alterações do ritmo e distúrbios de condução, sendo o bloqueio completo de ramo esquerdo o mais comum. Diminuição da progressão da onda R ou presença de ondas Q nas precordiais direitas podem ocorrer mesmo na ausência de doença coronariana isquêmica. O valor preditivo negativo de um ECG normal é alto para afastar IC aguda (presente em apenas 2% dos casos) e também em IC crônica (presente em 10% a 14% dos casos). A baixa voltagem pode estar relacionada com a presença do derrame pericárdico. O ECG contínuo (Holter) tem indicação mais restrita e contribui com informações prognósticas para a investigação de bradi ou taquiarritmias (TVS e TVNS), quando ocorrem sintomas de palpitações ou síncope. Tem importância ainda na avaliação do controle da frequência cardíaca nas taquicardiomiopatias.

Na radiografia de tórax, cardiomegalia é o achado mais comum. Por outro lado, uma área cardíaca normal torna improvável o diagnóstico de IC. A presença de sinais de congestão pulmonar e/ou derrame pleural direito ou bilateral pode ainda corroborar o diagnóstico de IC.

O ecocardiograma, assim como o ECG, é um exame fundamental, que fornece dados para diagnóstico, diagnóstico diferencial e prognóstico. Sugere com frequência a etiologia, além de fornecer informações para definição de conduta e acompanhamento terapêutico. Os achados comuns em CMD são: dilatação de cavidades esquerdas ou das quatro cavidades, fração de ejeção (FE) do VE diminuída por hipocinesia difusa, regurgitações mitral e/ou tricúspide e movimento assincrônico do septo interventricular (por BRE) além disfunção diastólica ao Doppler. Alguns achados chamam a atenção para determinadas etiologias, como o aneurisma apical na doença de Chagas e a acentuação da trabeculação do VE no miocárdio não compactado. A dilatação e hipertrofia do VE alertam para doenças que levam a aumento da pré ou pós-carga, como a cardiopatia hipertensiva em fase dilatada. Alterações na contratilidade segmentar do VE chamam a atenção para cardiopatia isquêmica, embora hipocontratilidade regional possa ocorrer na cardiopatia chagásica, nas miocardites e nas CMD associadas a doença neuromuscular, como Duchene e Becker. Ressalta-se ainda que FE < 0,35, disfunção diastólica do tipo restritiva, dilatação acentuada das cavidades esquerdas e disfunção sistólica do VD são dados ecocardiográficos de mau prognóstico.

Os exames laboratoriais de primeira linha incluem: hemograma, função renal e hepática, CK, ferro sérico, ferritina, sódio, potássio, cálcio e dosagem de hormônios tireoidianos. O hemograma avalia principalmente a possibilidade de anemia, a qual pode estar associada a IC de alto débito. Medidas de ferro e ferritina orientam para a necessidade de reposição de ferro parenteral e a investigação de hemocromatose. A elevação de biomarcadores de necrose pode ocorrer nas miocardites, na IC descompensada e em distrofias musculares. Alteração da função hepática pode ocorrer por congestão hepática, hepatopatia alcoólica ou hemocromatose. Hiponatremia indica mau prognóstico, assim como bicarbonato baixo e aumento de ácido úrico.

A avaliação sorológica para doença de Chagas, toxoplasmose e HIV e a pesquisa de outros vírus entram na investigação etiológica em caso de suspeita clínica de miocardite, além dos testes imunológicos para doenças do tecido conjuntivo.

Segundo a SBC, o peptídeo atrial natriurético tipo B (BNP) deve ser usado em caso de dúvida no diagnóstico da IC (grau de recomendação I) – BNP normal tem alto valor preditivo negativo para descartar IC – e para estratificação prognóstica em pacientes com IC (grau de recomendação IIa).

Outros exames recebem indicações mais restritas. A cintilografia miocárdica com gálio 67 pode ser utilizada para triagem dos pacientes para biópsia endomiocárdica, em caso de suspeita de miocardite. A utilidade do cateterismo cardíaco é mais restrita na CMD e tem sua indicação em caso de forte suspeita de causa isquêmica (história de angina, alterações no ECG ou exames de imagem compatíveis).

Prognóstico

O prognóstico da doença é bastante variável. Alguns pacientes com CMD melhoram, outros permanecem clinicamente estáveis por muito tempo, enquanto outros deterioram e passam a necessitar de dispositivos de assistência mecânica ou transplante cardíaco. Destaca-se, ainda, que em alguns casos pode haver remodelamento cardíaco reverso, com recuperação completa de sua anatomia e função. A etiologia de base é um dos pontos fundamentais para a evolução clínica da doença. Pacientes com taquicardiomiopatias, por exemplo, costumam apresentar prognóstico favorável após controle do ritmo ou da frequência cardíaca. Do mesmo modo, as pacientes com CMP periparto tendem a demonstrar melhor evolução em 30% a 50% dos casos. Por outro lado, pacientes com CMD por antraciclinas e CMD por HIV costumam apresentar evoluções mais desfavoráveis.

Outros fatores determinam pior prognóstico, como idade avançada, presença de arritmias, BCRE no ECG e IC em classe funcional III e IV.

A mortalidade anual atual para a CMD não isquêmica é de 5%, ou até mesmo menor. Cerca de metade dos óbitos ocasionados pela doença consistem em morte súbita, associados a arritmia ventricular. Dados atuais mostram ainda que aproximadamente 50% dos pacientes podem melhorar clinicamente com a terapêutica moderna.

Tratamento

O tratamento das CMP segue as recomendações para tratamento da IC. A identificação da etiologia, com profilaxia e tratamento específicos, pode influenciar favoravelmente o prognóstico do paciente e também a orientação familiar.

O tratamento clínico visa ao controle da IC, que é fundamentado na atuação contra a resposta neuro-hormonal desencadeada na fisiopatologia dessa doença e também na prevenção de morte súbita, estando descrito em outros capítulos deste livro.

CARDIOMIOPATIA HIPERTRÓFICA

A cardiomiopatia hipertrófica (CMH) é uma doença genética do músculo cardíaco com expressão fenotípica variada. Descrita por Teare pela primeira vez no final da década de 1950, trata-se da principal causa de morte súbita cardíaca em jovens. A importância da estratificação precoce tem sido motivo de diversos estudos na atualidade, surgindo em 2011 uma diretriz americana para diagnóstico e tratamento dessa patologia.

Estima-se que sua prevalência seja de 1:500 pessoas acometidas na população geral, podendo manifestar-se em qualquer faixa etária e sem diferença entre os sexos.

Trata-se da doença cardíaca geneticamente transmitidas mais comum, com padrão autossômico dominante em 50% a 60% dos casos, enquanto os demais são descritos como formas esporádicas, provavelmente decorrentes de mutações espontâneas. Sua diversidade fenotípica reflete o considerável número de alterações genéticas, tendo sido identificadas em torno de 1.400 mutações em oito genes do sarcômero cardíaco.

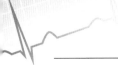

Definição e diagnóstico diferencial

Define-se CMH como a hipertrofia miocárdica inapropriada, na maioria das vezes assimétrica, que ocorre na ausência de um estímulo óbvio que a provoque. Ressalte-se a possibilidade da ocorrência de pacientes genotipicamente positivos sem apresentação fenotípica da hipertrofia ventricular.

Quanto à localização da hipertrofia, pode ser classificada como:

- Septal assimétrica.
- Concêntrica.
- Medioventricular.
- Apical.
- Com comprometimento de VD.

Quanto ao padrão hemodinâmico, pode ser classificada como:

- Obstrução basal – gradiente em repouso ≥ 30mmHg.
- Não obstrutivo – gradiente em repouso < 30mmHg.
- Obstrução lábil – gradiente < 30mmHg em repouso e ≥ a 30mmHg quando provocado.

O dignóstico diferencial é feito, principalmente, com a cardiopatia hipertensiva e o coração de atleta. Indivíduos com coração de atleta normalmente não apresentam dilatação atrial esquerda e têm maiores diâmetros diastólicos do VE e, principalmente, função diastólica normal. Ressalte-se ainda que há regressão da hipertrofia após período de descontinuação do exercício físico. Em crianças, deve-se ter em mente outros diagnósticos que levem à hipertrofia ventricular, como doenças mitocondriais, ataxia de Friedreich, doenças de Fabry e Pompe, síndrome de Noonan, doenças de depósito de glicogênio, como PRKAG2, e doenças ligadas ao X (LAMP2 ou doença de Danon).

História natural

A maioria dos pacientes pode ter uma expectativa de vida normal, mas grande parte apresenta complicações cardíacas importantes, como morte súbita em decorrência de arritmias ventriculares, IC progressiva, fibrilação atrial e fenômenos tromboembólicos. Nos últimos anos, o curso da história natural da CMH vem sendo alterado devido a intervenções terapêuticas cada vez mais precoces, como cardiodesfibriladores implantáveis (CDI), medicações e procedimentos cirúrgicos.

Exame físico

O exame físico pode ser normal nos assintomáticos sem obstrução na via de saída do VE. O pulso venoso jugular pode apresentar onda a elevada devido à contração atrial vigorosa. *Ictus* propulsivo com frêmito sistólico no nível da ponta ou na borda esternal esquerda baixa pode ser palpado. Nos pacientes com a forma obstrutiva, geralmente ausculta-se sopro sistólico ejetivo na borda esternal esquerda baixa sem irradiação para a fúrcula, e sopro sistólico de regurgitação mitral pode coexistir. Ausculta de quarta bulha é frequente, e terceira bulha pode ocorrer nos casos de dilatação do VE.

Diagnóstico e recomendações

O diagnóstico é estabelecido a partir do ecocardiograma transtorácico (ETT), mediante observação de hipertrofia de septo e/ou paredes de pelo menos 15mm em adultos ou o correspondente da superfície corpórea em crianças, em ventrículos não dilatados, na ausência de condições óbvias de aumento de pré ou pós-carga.

A ressonância nuclear magnética (RNM) corrobora e/ou define o diagnóstico nas formas apicais onde podem ocorrer dificuldades de avaliação ecocardiográfica.

Os testes genéticos ainda não se encontram disponíveis na maioria dos centros, mas identificam mutações nos genes que codificam as proteínas do sarcômero cardíaco, como os de cadeia pesada da betamiosina, proteína C ligante, troponina T, troponina I, alfatropomiosina, actina, cadeia leve regulatória e cadeia leve essencial. Recomenda-se aconselhamento genético para todos os pacientes e que todos os parentes de primeiro grau devam ser submetidos à investigação, uma vez que, devido ao caráter autossômico dominante da doença, 50% dos filhos podem estar acometidos.

A avaliação clínica inicial deve incluir os seguintes exames:

- **Recomendações de ECG (anormal em 75% a 95% dos casos) e Holter:**
  - Classe I:
    - ECG de 12 derivações em todos os pacientes com CMH na avaliação inicial.
    - ECG ambulatorial de 24 horas (Holter) em todos os pacientes com CMH: investigação de taquicardias ventriculares na avaliação inicial.
    - Holter nos pacientes com CMH que apresentem palpitação ou tontura.
    - Novo ECG nos pacientes com CMH que apresentem piora dos sintomas.
    - ECG a cada 12 a 18 meses em adolescentes parentes de primeiro grau dos pacientes com CMH.
    - ECG é recomendado em todos os parentes de primeiro grau dos pacientes com CMH.
  - Classe IIa:
    - Holter a cada 1 a 2 anos nos pacientes com CMH.
    - ECG anualmente nos pacientes com CMH.
  - Classe IIb:
    - Holter para investigação de fibrilação atrial ou *flutter*.
- **Recomendações de ecocardiograma:**
  - Classe I:
    - ETT na avaliação inicial de todos os pacientes.
    - Triagem de todos os parentes, exceto dos genotipicamente negativos.

- A cada 12 a 18 meses em todos os filhos dos pacientes a partir dos 12 anos de idade ou mais precocemente, se houver sintomas ou se a criança participar de esportes competitivos.
- Novo ETT se houver sintomas ou algum evento cardiovascular.
- Ecocardiograma transesofágico (ETE) intraoperatório nas cirurgias de miectomia.
- ETT ou ETE com contraste intraprocedimento como guia na ablação septal.
- ETT na avaliação pós-miectomia cirúrgica ou pós-ablação septal.
  – Classe IIa:
    - ETT a cada 1 a 2 anos na avaliação dos pacientes.
    - ETT com esforço para detecção e quantificação de obstrução na ausência de obstrução em repouso.
    - ETE pode ser útil quando o ETT é inconclusivo.
    - ETT com contraste pode ser útil no diagnóstico da hipertrofia apical ou em caso de dúvida quanto à gravidade da hipertrofia.
    - ETT a cada 12 a 18 meses em crianças ou adolescentes e a cada 5 anos nos adultos parentes dos portadores de CMH.
- **Recomendações de teste de esforço:** queda da pressão arterial (PA) em 20mmHg ou o não incremento > 20mmHg durante o esforço têm sido associados a maior risco de morte súbita.
  – Classe IIa:
    - Teste ergométrico na determinação da capacidade funcional e da resposta à terapia.
    - Teste ergométrico na estratificação de morte súbita.
    - Ecocardiografia de esforço para detecção e quantificação da obstrução induzida por exercício naqueles com obstrução em repouso ≤ 50mmHg.
- **Recomendações de RNM cardíaca:**
  – Classe I:
    - Quando o ecocardiograma for inconclusivo.
    - Como informação adicional ao ecocardiograma na decisão quanto à conduta.
  – Classe IIa:
    - Para definição de hipertrofia apical e/ou detecção de aneurisma se o ecocardiograma for inconclusivo.
  – Classe IIb:
    - Nos pacientes nos quais os fatores de risco convencionais são inconclusivos quanto à estratificação para morte súbita.
    - Na investigação de diagnóstico diferencial.
- **Recomendações para detecção de DAC:**
  – Classe I:
    - Nos pacientes com dor precordial que apresentem risco intermediário para DAC (angiotomografia ou cateterismo cardíaco).

- Classe IIa:
  - Investigação da anatomia coronariana por meio da angiotomografia em pacientes com dor precordial e baixo risco para DAC.
  - Investigação de isquemia miocárdica por meio da tomografia com emissão de fótons (SPECT) ou emissão de pósitron (PET).

Tratamento

A estratificação de risco para morte súbita deve ser realizada em todos os pacientes portadores de CMH independentemente dos sintomas. Hidratação adequada deve ser recomendada aos pacientes com obstrução lábil ou em repouso:

- **Recomendações para pacientes assintomáticos:**
  – Classe I:
    - Tratamento das comorbidades de acordo com as diretrizes existentes.
  – Classe IIa:
    - É recomendada atividade física de baixa intensidade.
    - O uso de betabloqueador e bloqueador dos canais de cálcio não está totalmente estabelecido.
  – Classe III:
    - Terapia de redução septal não deve ser realizada em pacientes assintomáticos adultos ou pediátricos com tolerância normal ao esforço independentemente do grau de obstrução.
    - Pacientes com obstrução em repouso ou lábil não devem fazer uso de vasodilatadores ou altas doses de diuréticos.
- **Recomendações para pacientes sintomáticos:**
  – **Terapia farmacológica:** o objetivo do tratamento medicamentoso é melhorar os sintomas relacionados com obstrução dinâmica da via de saída do VE e hipertensão venocapilar pulmonar, sendo os betabloqueadores os agentes de primeira linha, em virtude de seu efeito inotrópico negativo.
  – Classe I:
    - Betabloqueadores para tratamento dos sintomas em adultos com ou sem obstrução.
    - Se doses baixas de betabloqueadores não controlarem os sintomas, a dose pode ser titulada até atingir uma frequência cardíaca de repouso de 60 a 65bpm.
    - Uso de verapamil (iniciando com doses baixas e podendo chegar até 480mg/dia) é recomendado para pacientes que não respondem ao uso do betabloqueador ou que apresentem contraindicação ou efeitos colaterais com os betabloqueadores.
    - Fenilefrina ou outro agente vasoconstritor pode ser utilizado para o tratamento de hipotensão aguda nos pacientes com a forma obstrutiva que não apresentem resposta à administração de fluidos.
  – Classe II:
    - É razoável a combinação de disopiramida com betabloqueador ou verapamil nos pacientes com obs-

trução que não respondem ao uso de betabloqueadores ou verapamil isoladamente.
- É razoável a adição de diurético oral em pacientes sem obstrução quando persiste a dispneia apesar do uso de betabloqueador, verapamil ou a combinação dos dois.
– **Classe IIb:**
  - Betabloqueadores podem ser úteis no tratamento dos sintomas em crianças e adolescentes, mas seus efeitos colaterais devem ser bem monitorizados.
  - Pode ser razoável a adição com cautela de diuréticos em pacientes com obstrução, quando sintomas congestivos persistem apesar do uso de betabloqueadores ou verapamil, ou a associação dos dois.
  - A utilidade dos inibidores da enzima conversora da angiotensina (IECA) ou bloqueadores da angiotensina no tratamento dos sintomas em pacientes com CMH e FE preservada não está bem estabelecida. Esses medicamentos devem ser usados com cautela nos pacientes com obstrução.
  - Em pacientes que não toleram ou apresentam contraindicação ao verapamil, o diltiazem pode ser considerado.
- **Recomendações de internamento em terapia invasiva:** essa modalidade de tratamento restringe-se aos casos que não respondem ao tratamento medicamentoso e se mantêm bastante sintomáticos. De maneira didática, podem ser mencionados a miectomia septal cirúrgica, a ablação alcoólica septal e o implante de marca-passo. Seguem as recomendações para cada uma dessas terapias:
  – **Classe I:**
    - Redução septal deve ser realizada apenas por cirurgião experiente e somente nos casos obstrutivos (> 50mmHg) com sintomas graves e refratários ao tratamento medicamentoso.
  – **Classe IIa:**
    - Consulta em centros de experiência tanto em miectomia como em ablação septal para discussão do melhor tratamento para os pacientes obstrutivos com sintomas importantes refratários.
    - Miectomia septal cirúrgica, em centros experientes, pode ser a primeira escolha para o tratamento dos pacientes elegíveis obstrutivos com sintomas importantes refratários ao tratamento medicamentoso.
    - Miectomia septal cirúrgica, em centros experientes, pode ser a primeira escolha para o tratamento das crianças com obstrução (> 50mmHg) com sintomas importantes refratários ao tratamento medicamentoso.
    - Quando a cirurgia estiver contraindicada em razão de comorbidades ou idade avançada, a ablação septal alcoólica poderá ser benéfica em pacientes elegíveis com obstrução que apresentem sintomas importantes refratários ao tratamento medicamentoso.

  – **Classe IIb:**
    - Ablação septal alcoólica, em centros de experiência, pode ser considerada caso seja a preferência do paciente.
    - A utilidade da ablação septal é controversa em pacientes com HVE > 30mm e deve ser desencorajada nesses casos.
    - O implante de marca-passo (MP) de dupla câmara é uma alternativa de tratamento nos pacientes com obstrução refratários ao tratamento medicamentoso. O mecanismo permanece controverso, e resultados duradouros parecem ocorrer apenas na minoria dos pacientes. As recomendações para implante de MP são:
  – **Classe IIa:**
    - Em pacientes que já tenham MP de dupla câmara por outras causas, é razoável considerar a estimulação do ápex do VD para alívio dos sintomas.
  – **Classe IIb:**
    - O MP pode ser considerado nos pacientes com obstrução refratários à medicação e que sejam candidatos subótimos a terapia de redução septal.
- **Recomendações para pacientes com disfunção sistólica do VE:** os portadores de CMH e FE ≤ 50% devem ser tratados de acordo com a terapia convencional para insuficiência cardíaca. Esse achado pode fazer parte da história natural de alguns pacientes, mas outras causas predisponentes devem ser investigadas, como doença coronariana e valvar e desordens metabólicas.
- **Recomendações de transplante cardíaco:**
  – **Classe I:**
    - Nos pacientes em estágio final de doença cardíaca não obstrutiva para os quais não mais seja recomendado outro tratamento ou intervenção, com FE ≤ 50%, deve ser considerado o transplante cardíaco.
    - Crianças sintomáticas com CMH com fisiologia restritiva que não respondem ou não são candidatas apropriadas a outros tratamentos devem ser consideradas para transplante cardíaco.

Prevenção de morte súbita

A maioria dos pacientes com CMH não apresenta fatores de risco para morte súbita (MS), a qual ocorre em torno de 1% ao ano. O implante de CDI é o único tratamento possível para prevenção de MS, tanto na prevenção primária como na secundária. A seleção de pacientes candidatos para implante desse dispositivo mostra-se muitas vezes difícil e exige abordagem psicológica e social em algumas situações. Alguns fatores de risco foram estabelecidos a partir de 2007. O registro internacional de CDI-CMH revelou que o número de fatores de risco não está relacionado com choques apropriados do CDI. Esse dados, portanto, sugerem que a presença de apenas um fator de risco seria suficiente para a indicação dos dispositivos em pacientes selecionados.

Fatores de risco estabelecidos

- **História pessoal prévia de MS cardíaca, fibrilação ventricular ou taquicardia ventricular:** representam os fatores de maior risco para futuros eventos arrítmicos.
- **História familiar de MS cardíaca:** os estudos são controversos em relação à associação de morte entre familiares, emboras alguns sugiram que este seja um fator de risco independente.
- **Síncope:** deve ser bem consistente quanto à origem arritmogênica.
- **TVNS:** parece ser mais importante abaixo dos 30 anos de idade.
- **Espessura da parede do VE:** quando a hipertrofia é ≥ 30mm, alguns estudos demonstram associação direta com MS cardíaca.
- **Resposta anormal da pressão arterial ao esforço:** definida como a incapacidade de aumentar até 20mmHg ou a queda de até 20mmHg ao esforço, porém, nas formas obstrutivas, deve-se ter cuidado com a interpretação.

Fatores de risco potencialmente modificadores

- **Obstrução em VSVE:** é controversa a associação entre o gradiente e MS, especialmente devido ao caráter lábil da obstrução.
- **Realce tardio na RNM cardíaca:** ainda não há consenso quanto ao protocolo de estratificação, embora a presença do realce tardio esteja associada à fibrose e, consequentemente, à arritmia ventricular.
- **Aneurisma apical de VE:** os dados ainda são limitados.
- **Mutação genética:** alguns estudos parecem identificar mutações associadas a maior risco de MS, mas nem sempre demonstraram maior prevalência de eventos adversos. Portanto, a avaliação genética de rotina parece ser de pouco valor prognóstico.

Recomendações para estratificação de risco de MS

- **Classe I:** todos os pacientes devem ser submetidos à estratificação de risco inicialmente para investigação de:
  – História pessoal prévia de fibrilação ventricular, taquicardia ventricular ou MS recuperada, incluindo choque apropriado do CDI.
  – História familiar de MS, incluindo choque apropriado do CDI.
  – Síncope.
  – TVNS definida como 3 ou mais batimentos ≥ 120bpm ao Holter.
  – Espessura da parede do VE ≥ 30mm.

- **Classe IIa:**
  – É razoável verificar a resposta da PA ao esforço como estratificação de risco.
  – É razoável realizar a estratificação de risco de maneira periódica (a cada 12 ou 24 meses) nos pacientes que têm CDI.
- **Classe IIb:**
  – A utilidade dos fatores de risco em potencial não está clara, mas deve ser considerada naqueles pacientes que apresentam risco limítrofe para MS.
- **Classe III:**
  – O estudo eletrofisiológico de rotina na estratificação de risco não deve ser realizado.

Recomendações para implante de CDI

- **Classe I:**
  – A decisão para implante de CDI deve incluir avaliação clínica individual, assim como força de evidência, benefício e risco, permitindo que o paciente participe da decisão.
  – Recomenda-se o implante de CDI para os pacientes que apresentaram parada cardíaca documentada, fibrilação ventricular ou taquicardia ventricular com instabilidade hemodinâmica.
- **Classe IIa:**
  – É razoável recomendar o CDI naqueles pacientes com:
    - MS provavelmente causada por CMH em parentes de primeiro grau.
    - Espessura máxima da parede do VE ≥ 30mm.
    - Um ou mais episódios de sincope recente.
  – O CDI pode ser útil nos pacientes com TVNS (especialmente < 30 anos de idade) na presença de outros fatores de risco potenciais.
  – O CDI pode ser útil nos pacientes com resposta anormal da PA ao esforço na presença de outros fatores de risco potenciais.
  – É razoável recomendar o CDI para crianças com alto risco de MS, levando-se em consideração o alto índice de complicações com o implante do CDI.
- **Classe IIb:**
  – A utilidade do CDI é incerta em pacientes com TVNS na ausência de outros fatores ou modificadores de risco.
  – A utilidade do CDI é incerta em pacientes com resposta anormal da PA ao esforço na ausência de outros fatores ou modificadores de risco, especialmente na forma obstrutiva.
- **Classe III:**
  – O implante de rotina de CDI é potencialmente perigoso.
  – O implante de CDI como estratégia para liberar pacientes para participar de esporte competitivo é potencialmente perigoso.
  – O implante de CDI naqueles pacientes com mutação identificada de CMH na ausência de manifestação clínica de CMH é potencialmente perigoso.

O implante do CDI está claramente indicado naqueles pacientes estratificados como de alto risco de MS, o que modifica o curso da história natural desses pacientes. No entanto, a decisão para o implante como prevenção primária pode não ser tão simples, levando-se em consideração aspectos como idade, presença de comorbidades, nível sociocultural, vontade do paciente e as potenciais complicações desse tratamento, como, por exemplo, choques inapropriados.

MIOCÁRDIO NÃO COMPACTADO ISOLADO

O miocárdio não compactado isolado pode ser considerado uma CMP primária de etiologia desconhecida. Entretanto, há dúvidas se essa entidade é apenas um traço morfológico congênito ou adquirido, presente em diferentes CMP.

Está incluído entre as CMP primárias, segundo a Organização Mundial da Saúde (OMS) e a AHA, ou como CMP não classificada (ESC), podendo, por ser uma doença genética, ter herança familiar autossômica dominante ou mutação genética esporádica. Sua prevalência é estimada em 0,05%.

A doença se caracteriza por apresentar trabeculações numerosas e proeminentes com recessos intratrabeculares que penetram profundamente o miocárdio e não estão em comunicação com os vasos coronarianos.

O diagnóstico é sugerido a partir dos achados ecocardiográficos, e as incertezas em relação à confirmação diagnóstica são decorrentes da falta de um marcador mais acurado que corrobore as alterações morfológicas, como, por exemplo, um marcador genético reprodutível. Pode apresentar-se com ou sem sintomas, com quadro de IC, arritmias atriais ou ventriculares, eventos tromboembólicos e até MS.

Ocorre em qualquer idade e não existe tratamento específico, seguindo assim as recomendações de tratamento das CMD, com ênfase na profilaxia de tromboembolismo, cuja incidência varia de 5% a 38%.

CARDIOMIOPATIAS DE ESTRESSE

As CMP relacionadas com o estresse apresentam em comum o fato de ocorrerem durante períodos de aumento de liberação do tônus simpático e serem, pelo menos em parte, precipitadas pela estimulação intensa de catecolaminas endógenas ou exógenas no miocárdio. Ainda não está claro na fisiopatologia da doença se essa hiperestimulação adrenérgica é o único mecanismo envolvido.

A doença pode se manifestar de maneira aguda em decorrência de estresse mental ou físico, acidente vascular encefálico isquêmico (AVEI), hemorragia subaracnóidea (HSA), traumatismo cranioencefálico (TCE), doenças agudas graves, crise de feocromocitoma ou administração de catecolaminas exógenas. O achado histopatológico mais comum é a necrose da banda de contração.

A síndrome de Takotsubo (TK) foi descrita pela primeira vez no Japão em 1990, por Sato e cols. Também chamada síndrome do coração partido, é caracterizada por alterações transitórias da contratilidade apical ou medioapical do VE, na ausência de coronariopatia obstrutiva, e sua particularidade reside no fato de se manifestar após estresse emocional agudo. Mulheres respondem pela quase totalidade dos casos (89% a 100%), e o quadro clínico é similar ao de uma síndrome coronariana aguda (SCA), estando incluído como diagnóstico diferencial dessas síndromes pelas diretrizes internacionais.

Para o diagnóstico, devem ser levados em consideração os três aspectos fundamentais da doença: presença de disfunção medioapical do VE, ausência de coronariopatia obstrutiva e recuperação completa da função do VE. Os pacientes se apresentam com dor precordial e alterações com supradesnivelamento do segmento ST no ECG, principalmente nas derivações da parede anterior (cerca de 90% das vezes). O supradesnivelamento de ST tende a ser de menor amplitude, quando comparado ao padrão da corrente de lesão do IAM anterior. De maneira singular, mas não patognomônica, o ECG desses pacientes apresenta inversão profunda de onda T simétrica em 24 a 48 horas de evolução, associada a prolongamento do intervalo QT. Ondas Q anterosseptais podem ocorrer em um terço dos casos. Essas alterações são transitórias e, na maioria dos casos, normalizam-se dentro de poucos meses.

A elevação de troponinas ou CK-MB é comum na fase aguda. Entretanto, a magnitude dessa elevação é desproporcionalmente baixa para a extensão do déficit segmentar. Os achados angiográficos, além da ausência de coronariopatia obstrutiva significativa, mostram com frequência anormalidades na microcirculação.

Em virtude da evolução normalmente favorável da doença com sua rápida recuperação, um tratamento de suporte é suficiente na maioria das vezes. O risco de mortalidade intra-hospitalar é baixo (1% a 3%) e tem como principais causas o choque cardiogênico e fenômenos embólicos. Betabloqueadores e IECA, embora usados de modo empírico, fazem parte da prescrição, quando a condição hemodinâmica permite. Sugere-se a manutenção dos betabloqueadores, em razão da possibilidade de recorrência da doença, e de IECA até a recuperação da função do VE. Tem sido preconizado o uso de anticoagulantes na presença de trombo em VE, bem como na prevenção primária, até a recuperação da função ventricular.

A CMP de estresse neurogênico é outra condição relacionada com a hiperestimulação adrenérgica. Alterações eletrocardiográficas associadas à elevação de biomarcadores de necrose, como troponinas e CK-MB, podem estar presentes em casos de problemas neurológicos agudos, como AVEI, HSA e TCE. Aproximadamente 10% dos pacientes com AVEI têm elevação dos níveis de troponina, achado este associado a maior mortalidade.

A CMP de estresse neurogênico pode ser de difícil diagnóstico diferencial com SCA. Indicadores que favorecem o diagnóstico incluem: alterações de contratilidade do VE que não respeitam o território de irrigação de uma só coronária e também a desproporção da elevação enzimática, que é pequena em relação à magnitude da disfunção do VE. Assim como na TK, a doença predomina em mulheres, e a importância do diagnóstico reside na prevenção das potenciais complicações associadas a essa entidade, como arritmias ventriculares complexas, especialmente presentes em quadros de HSA, e lesões do córtex insular direito.

As alterações de contratilidade mais comuns são a hipocinesia das porções mediobasais do VE e a hipocinesia difusa do VE. O aspecto contrátil característico da TK é menos comum, assim como a presença de supradesnivelamento de ST no ECG, o que diferencia as duas entidades. Contudo, à semelhança da TK, essas alterações são transitórias e se resolvem em questão de dias ou poucas semanas nos sobreviventes.

A conduta terapêutica é igual à adotada na TK, assim como seu prognóstico cardíaco. A disfunção transitória do VE também pode ser decorrente da produção aumentada de catecolaminas por tumores neuroendócrinos (feocromocitoma e neuroblastoma) e administração de catecolaminas exógenas, principalmente noradrenalina e metilxantinas, e uso de cocaína. A disfunção sistólica desses pacientes está mais associada à hipocinesia difusa do VE, mas déficit do tipo medioapical, como na TK, também tem sido relatado. Disfunção tipo TK tem sido relatada em até 28% dos pacientes de UTI admitidos com sepse, assim como necrose da banda de contração, compatível com lesão miocárdica mediada por catecolaminas, em exames histopatológicos.

CARDIOMIOPATIAS RESTRITIVAS

As CMP restritivas são definidas como doenças miocárdicas caracterizadas por restrição ao enchimento e redução do volume diastólico do VE, do VD ou de ambos os ventrículos. A função sistólica ventricular normalmente está preservada ou levemente comprometida, sendo as alterações hemodinâmicas e o quadro clínico da doença decorrentes de disfunção diastólica.

São as CMP menos frequentemente encontradas na prática clínica (aproximadamente 5%) e podem ser divididas em miocárdicas e endomiocárdicas. Entre as etiologias miocárdicas encontram-se as não infiltrativas (idiopática e esclerodermia), as infiltrativas (amiloidose, sarcoidose, doença de Gaucher e doença de Huler) e as doenças de armazenamento (hemocromatose, doença de Fabry e doenças do armazenamento do glicogênio).

Entre as etiologias endomiocárdicas encontram-se a endomiocardiofibrose (EMF), a síndrome hipereosinofílica de Loeffler, a síndrome carcinoide e malignidades metastáticas, pós-radiação, toxicidade da antraciclina e substâncias que causam endocardite fibrosa (serotonina, metisergida, ergotamina, agentes mercuriais, bussulfano).

A CMP restritiva idiopática é observada principalmente nos EUA. A endocardite de Loeffler ocorre com maior frequência nas zonas temperadas e a EMF nos trópicos, especialmente em Uganda, Nigéria e Brasil.

A CMP restritiva idiopática se caracteriza por dilatação dos átrios com padrão diastólico restritivo na ausência de dilatação ventricular ou espessamento das paredes, ausência de fibrose endocárdica ou quaisquer alterações clinicolaboratoriais ou histológicas que sugiram uma causa específica, sendo assim um diagnóstico de exclusão. Acomete igualmente homens e mulheres e tem pior prognóstico em crianças e idosos. Às vezes, a doença apresenta padrão familiar.

O quadro clínico das CMP restritivas segue um padrão de congestão esquerda e/ou direita, dependendo do acometimento isolado ou predominante em um dos ventrículos ou do acometimento balanceado biventricular, que é mais comum. Assim, a presença de sinais de hipertensão venocapilar pulmonar associados a um quadro importante de IC direita é normalmente encontrada na prática clínica.

A prevalência de FA é muito alta e está associada a dilatação biatrial importante, decorrente das pressões de enchimento elevadas que caracterizam o quadro restritivo, podendo ser agravada quando há envolvimento valvar pela doença de base. Ainda no ECG, são comuns distúrbios de condução AV e intraventricular e, ao contrário da amiloidose cardíaca, onde a presença de baixa voltagem é usualmente encontrada, na CMP restritiva idiopática a amplitude do QRS costuma ser normal. Padrão de pseudoinfarto com zonas eletricamente inativas também pode estar presente. A radiografia de tórax geralmente não revela grande cardiomegalia que, se presente, decorre da dilatação dos átrios e é desproporcional ao grau de IC. Também à radiografia, evidenciam-se sinais de congestão pulmonar e derrame pleural.

A amiloidose é a causa secundária mais comum. A doença se caracteriza por infiltração de material amiloide, podendo acometer as quatro cavidades e levando ao aumento das espessuras de suas paredes. Pode haver infiltração valvar, sendo comuns regurgitações mitral e tricúspide. A doença pode se restringir ao coração ou acometer outros órgãos, como rins, pele, língua, fígado e baço.

O ecocardiograma mostra um típico aspecto granular e cintilante de ecogenicidade aumentada nas paredes dos ventrículos, que são espessadas. Os ventrículos apresentam dimensões normais e graus variáveis de função sistólica, que pioram com a evolução da doença. Os átrios são dilatados. Ao Doppler, observa-se o padrão restritivo dos fluxos de via de entrada do VE e do VD.

O diagnóstico diferencial mais importante das CMP restritivas é com a pericardite constritiva. O quadro clínico das duas doenças é muito parecido, e para confirmação diagnóstica são necessários exames complementares. Na anamnese e no exame físico, antecedentes de pericardites ou tuberculose e a presença de congestão direita associada a um precórdio quieto (sem impulsos ou sopros) sugerem pericardite constritiva. Na radiografia do tórax, pode estar presente calcificação pericárdica. O padrão diastólico constritivo pode ser diferenciado do restritivo ao Doppler, e a identificação de espessamento pericárdico é usualmente realizada com RNM cardíaca ou tomografia computadorizada (TC) de tórax.

A diferenciação das duas doenças pode ser particularmente difícil em pacientes com fibrose pós-irradiação, nos quais as duas condições podem coexistir. Derrame pericárdico pode estar presente na fase exsudativa da pericardite constritiva e nas diversas formas de CMP restritiva.

O cateterismo cardíaco, se realizado para fins de biópsia, pode demonstrar, por meio da manometria, o mesmo padrão de curva de pressão venosa (curva de raiz quadrada) entre CMP restritiva e pericardite constritiva, mas diferencia as doenças pela demonstração, na CMP restritiva, de variação das pressões diastólicas > 5mmHg, maior pressão sistólica do VD (> 50mmHg) e diferencial da pressão diastólica final do VD menor do que um terço da pressão sistólica do VD.

A biópsia dos órgãos infiltrados, incluindo a cardíaca (em casos de exceção), pode confirmar o diagnóstico, se os exames não invasivos não o fizerem. Os achados histológicos na CMP restritiva idiopática são inespecíficos, como fibrose intersticial com deposição de colágeno aumentada e hipertrofia miocelular sem necroses e sem infiltração linfocítica, eosinofílica, amiloide ou de ferro.

A dosagem de ferro sérico, ferritina e saturação de transferrina e o exame genético podem ser realizados para pesquisa de hemocromatose.

Outros exames úteis são a dosagem de ácido hidroxindolacético (5HIAA), para diagnóstico etiológico de síndrome carcinoide, e a medida da atividade de betaglicocerebrosidade nos leucócitos circulares, para diagnóstico da doença de Gaucher.

Tratamento

O tratamento clínico consiste no uso de vasodilatadores, diuréticos e anticoagulantes, quando indicados, lembrando que o risco de intoxicação digitálica é elevado nessas CMP, especialmente na amiloidose.

Existe tratamento específico para algumas etiologias, como flebotomia e terapia de quelação para hemocromatose, glicocorticoides para sarcoidose e endocardite de Loeffler e quimioterapia para amiloidose.

Endomiocardiofibrose

Primeiramente descrita por Davies, em 1948, a endomiocardiofibrose (EMF), juntamente com a endocardite de Loeffler, faz parte das CMP restritivas obliterativas. Apresentam os mesmos aspectos ao estudo patológico, havendo controvérsias na literatura quanto a uma mesma etiopatogenia relacionada com a hipereosinofilia para as duas doenças.

A EMF incide nos trópicos e nas classes sociais mais desfavorecidas, enquanto a endocardite de Loeffler é uma doença presente em países de zona temperada. Diferem também quanto à faixa etária de incidência, que é menor (segunda e terceira décadas) na EMF, quanto ao acometimento de outros órgãos, que é frequente na endocardite de Loeffler, e quanto à ocorrência de tromboembolismo, que é baixa na EMF.

O acometimento biventricular da EMF ocorre com maior frequência do que o ventricular isolado, sendo a manifestação clínica de IC direita ou esquerda ou de padrão balanceado determinada pela forma em que predomina o acometimento dos ventrículos e valvas pela fibrose. No quadro clínico típico da EMF, os sinais e sintomas de IC direita predominam, com observação de ascite desproporcionalmente maior do que o edema de membros inferiores.

A ecocardiografia define o diagnóstico a partir de seus achados com dilatação atrial e obliteração da ponta do VD, que normalmente se estende para sua via de entrada e acomete o aparelho valvar tricúspide. As vias de saída dos ventrículos são usualmente poupadas. O envolvimento do aparelho valvar tricúspide pela fibrose promove importante diminuição da mobilidade de seus folhetos, que resulta em lesão regurgitante de baixa velocidade, sendo comum a observação de contraste espontâneo em via de entrada do VD e do AD, podendo ocorrer trombo em AD. Esses achados impõem a necessidade de diagnóstico diferencial com doença de Ebstein pelo ecocardiograma, especialmente quando a fibrose é mais localizada e não tão evidente, promovendo aderência do folheto septal tricuspídeo. O VE acometido também apresenta obliteração de ponta e a valva mitral, quando envolvida, tem o folheto anterior poupado.

A doença é insidiosa e de curso prolongado, sendo o prognóstico, na maioria das vezes reservado, definido pelo grau de envolvimento cardíaco pela fibrose. Nesses casos, a mortalidade ocorre por baixo débito cardíaco ou pelas complicações da IC, como cirrose cardíaca e fenômenos tromboembólicos. Em geral, o tratamento clínico é insatisfatório e medidas como cirurgia de decorticação endocárdica, acompanhada ou não de troca ou plastia valvar, modificam a história natural da doença, melhorando a sobrevida e promovendo alívio sintomático com melhora na qualidade de vida dos pacientes em classe funcional III e IV, pricipalmente naqueles com envolvimento predominantemente esquerdo. Quando o VE isoladamente é pouco acometido, os pacientes têm evolução oligossintomática, com diagnóstico muitas vezes incidental por meio do ecocardiograma. Na EMF direita isolada ou predominantemente direita, a cirurgia tende a ser indicada mais precocemente, quando as evidências de fibrose e insuficiência tricúspide são significativas ao exame ecocardiográfico, para que outros fatores, como insuficiência hepática, não interfiram no pós-operatório. Nesses pacientes, o prognóstico cirúrgico depende principalmente do estado contrátil do VD, embora alguns pacientes não tenham os sintomas aliviados após a cirurgia, o que pode ser explicado pela infiltração miocárdica do tecido fibrótico.

DISPLASIA ARRITMOGÊNICA DO VENTRÍCULO DIREITO

A displasia arritmogênica do ventrículo direito (DAVD) é uma CMP hereditária caracterizada por anormalidades estruturais e funcionais do VD, decorrentes de infiltração gordurosa e fibrose, e que resulta em arritmias ventriculares. O VE pode ser também acometido, e o septo interventricular é relativamente poupado.

A DAVD é uma doença genética, na maioria dos casos familiar com herança autossômica dominante e penetrância incompleta (20% a 35% dos familiares são acometidos), tendo sido ainda descrita uma forma recessiva em Naxos, na Grécia (doença de Naxos). Incide mais em pessoas de descendência italiana ou grega. Casos esporádicos (não familiares) são atribuídos a uma possível ligação com miocardite prévia por agentes infecciosos em pessoas com predisposição genética ou herança não identificada.

A morte súbita pode ser a apresentação inicial da doença, sendo uma causa a ser sempre considerada em indivíduos jovens e atletas com história de morte súbita.

Aproximadamente metade dos pacientes tem arritmias ventriculares sintomáticas, das quais a mais comum é a taquicardia ventricular (TV) monomórfica, e esses eventos podem ser induzidos pelo exercício físico. O diagnóstico da DAVD é baseado na combinação de dados de história familiar, sintomas e aspectos morfológicos e elétricos pelos Critérios da Força-Tarefa de 1994. Esses critérios são altamente específicos, mas pouco sensíveis, e foram revisados em 2010, incluindo critérios maiores e menores de seis categorias diferentes.

O ECG pode ser normal em uma fase latente da doença, mas mostra-se normalmente alterado com sua evolução. Alterações características incluem ondas T negativas de V1 a V3 ou até V6 com distúrbio de condução do ramo direito (sem bloqueio completo de ramo direito) em indivíduos > 14 anos de idade (sensibilidade alta), presença de ondas épsilon (pós-potenciais elétricos) de V1 a V3 (específica, mas de baixa sensibilidade) e TV com morfologia de BCRE e eixo elétrico para cima.

Alterações de ECG-AR são achados frequentes e de altas sensibilidade e especificidade, mas não predizem a ocorrência de TV espontânea ou induzida.

As alterações anatômicas e funcionais do VD são mais bem avaliadas na RNM do que no ecocardiograma. Achados de aneurismas localizados com afinamento das paredes, dilatação do VD e desarranjo trabecular do VD sugerem a doença. Ademais, a RNM pode quantificar a fibrose e detectar infiltração gordurosa nas paredes do VD, o que sugere fortemente o diagnóstico, mas não é achado patognomônico da doença.

A biópsia miocárdica apresenta baixa sensibilidade e é dificilmente recomendada para confirmação diagnóstica.

Teste genético está indicado para pacientes com a doença e familiares de paciente com mutação positiva, mas tem aplicação clínica ainda limitada devido à grande quantidade de mutações com penetração usualmente baixa e grande variabilidade de tempo de expressão da doença, o que exige um acompanhamento longo. Atualmente, esses testes conseguem detectar sete tipos de anormalidades, e familiares com mais de uma variante genética têm risco aumentado de desenvolver a doença.

Recentemente, a demonstração de diminuição difusa de placoglobina por análise imuno-histoquímica em tecido de biópsia endomiocárdica de pacientes com DAVD trouxe perspectivas promissoras para esse método em virtude de sua acurácia elevada.

O objetivo principal do tratamento da DAVD é a prevenção de morte súbita. O implante de CDI é recomendado principalmente para pacientes de alto risco com TV induzida ou espontânea, história de parada cardiorrespiratória ou síncope, dilatação e/ou disfunção acentuada do VD, envolvimento biventricular da doença e aqueles com genótipos associados a maior risco.

Bibliografia

Abboud J, Murad Y, Chen-Scarabelli C, Saravolatz L, Scarabelli TM. Peripartum cardiomyopathy: a comprehensive review. Int J Cardiol 2007; 118(3):295-303.

Abe Y, Kondo M, Matsuoka R, Araki M, Dohyama K, Tanio H. Assessment of clinical features intransient left ventricular apical ballooning. J Am Coll Cardiol 2003; 41:737-42.

ACCF/AHA Task Force on Practice Guidelines. Methodology Manual and Policies from the ACCF/AHA Task Force on Practice Guidelines. Available at: http://assets.cardiosource.com Methodology Manual for ACC/AHA Writing Committees.pdf and http://circ.ahajournals. org/site/manual/index.xhtml. Accessed July 11, 2011. 2.

Alcalai R, Seidman JG, Seidman CE. Genetic basis of hypertrophic cardiomyopathy: from bench to the clinics. J Cardiovasc Electrophysiol 2008; 19:104-10.

Alvares RF, Goodwin JF. Non-invasive assessment of diastolic function in hypertrophic cardiomyopathy on and off beta adrenergic blocking drugs. Br Heart J 1982; 48:204-12.

Anderson JL, Adams CD, Antman EM et al. American College of Cardiology; American Heart Association Task Force on Practice Guidelines (Writing Committee to Revise the 2002 Guidelines forthe Management of Patients With Unstable Angina/Non-ST-Elevation Myocardial Infarction); American College of Emergency Physicians; Society for Cardiovascular Angiography and Interventions; Society of Thoracic Surgeons; American Association of Cardiovascular and Pulmonary Rehabilitation; Society for Academic Emergency Medicine. ACC/AHA2007 guidelines for the management of patients with unstable angina/non-ST-elevation myocardial infarction. J Am Coll Cardiol 2007; 50:e1-e157.

Arad M, Maron BJ, Gorham JM et al. Glycogen storage diseases presenting as hypertrophic cardiomyopathy. N Engl J Med 2005; 352: 362-72.

Asimaki A, Tandri H, Huang H et al. A new diagnostic test for arrhythmogenic right ventricular cardiomyopathy. N Engl J Med 2009; 360:1075-84.

Awad MM, Calkins H, Judge DP. Mechanisms of disease: molecular genetics of arrhythmogenic right ventricular dysplasia/cardiomyopathy. Nat Clin Pract Cardiovasc Med May 2008; 5(5):258-67.

Bertolet BD, Freund G, Martin CA, Perchalski DL, Williams CM, Pepine CJ. Unrecognized left ventricular dysfunction in anapparently healthy cocaine abuse population. Clin Cardiol 1990; 13:323-8.

Bhatia NL, Tajik AJ, Wilansky S, Steidley DE, Mookadam F. Isolated noncompaction of the left ventricular myocardium in adults: A systematic review. J Cardiac Fail 2011; 17:771-8.

Bocchi EA, Guimarães G, Tarasoutshi F, Spina G, Mangini S, Bacal F. Cardiomyopathy, adult valve disease and heart failure in South America. Heart 2009; 95(3):181-9.

Bocchi EA, Marcondes-Braga FG, Bacal F et al. Sociedade Brasileira de Cardiologia. Atualização da Diretriz Brasileira de Insuficiência Cardíaca Crônica – 2012. Arq Bras Cardiol 2012: 98(1 supl. 1):1-33.

Bos JM, Towbin JA, Ackerman MJ. Diagnostic, prognostic, and therapeutic implications of genetic testing for hypertrophic cardiomyopathy. J Am Coll Cardiol 2009; 54:201-11.

Braunwald E, Abelmann WH. Atlas of heart diseases. Vol. 2. 1994: 53-61.

Braunwald E, Lambert CT, Rockoff SD et al. Idiopathic hypertrophic subaortic stenosis, I: a description of the disease based upon an analysis of 64 patients. Circulation 1964; 30(suppl 4):119.

Brindeiro Filho D, Cavalcanti C. O valor da ecodopplercardiografia na identificação diagnóstica e no manuseio da endomiocardiofibrose. Arq Bras Cardiol 1996; 67:279-84.

Brockington IF, Olsen EGJ. Löffler's endocarditis and Davie's endomyocardial fibrosis. Am Heart J 1973; 85:308-22.

Bunch TJ, Munger TM, Friedman PA et al. Substrate and procedural predictors of outcomes after catheter ablation for atrial fibrillation in patients with hypertrophic cardiomyopathy. J Cardiovasc Electrophysiol. 2008; 19:1009-14.

Burkett EL, Hershberger RE. Clinical and genetic issues in familial dilated cardiomyopathy. J Am Coll Cardiol 2005; 45:969-81.

Bybee KA, Kara T, Prasad A et al. Transient left ventricular apical ballooning: a syndrome that mimics ST-segment elevation myocardial infarction. Ann Intern Med 2004; 141: 858-65.

Bybee KA, Motiei A, Syed I et al. Electrocardiography can not reliably differentiate transient leftventricular apical ballooning syndrome from anterior ST-segment elevation myocardial infarction. J Electrocardiol 2007; 40:38.e1-e6.

Cannan CR, Reeder GS, Bailey KR et al. Natural history of hypertrophic cardiomyopathy: a population-based study, 1976 through 1990. Circulation 1995; 92:2488-95.

Chaves AVF. Cardiomiopatia hipertrófica familiar: potenciais tardios e outros marcadores prognósticos. Recife: UFPE, 2003. 31 p. Dissertação de Mestrado – Programa de pós-graduação em Medicina Interna, Universidade Federal de Pernambuco, Recife, 2003.

Colan SD, Lipshultz SE, Lowe AM et al. Epidemiology and cause specific outcome of hypertrophic cardiomyopathy in children: findings from the Pediatric Cardiomyopathy Registry. Circulation 2007; 115:773-81.

Cowan J, Morales A, Dagua J, Hershberger RE. Genetic testing and genetic counseling in cardiovascular genetic medicine: overview and preliminary recommendations. Congest Heart Fail Mar-Apr 2008; 14(2):97-105.

Dalal D, James C, Devanagondi R et al. Penetrance of mutations in plakophilin-2 among families with arrhythmogenic right ventricular dysplasia/cardiomyopathy. J Am Coll Cardiol Oct 3 2006; 48(7):1416-24.

Daniels LB, Clopton P, Bhalla V et al. How obesity affects the cut-points for B-type natriuretic peptide in the diagnosis of acute heart failure. Results from the Breathing Not Properly Multinational Study. Am Heart J 2006; 151:999-1005.

Davie AP, Francis CM, Love MP et al. Value ofthe electrocardiogram inidentifying heart failure due to left ventricular systolic dysfunction. BMJ 1996; 312:222.

Davies JNP. Endocardial fibrosis in Uganda. East Afr Med 1948; 25:10-20.

Dec GW, Fuster V. Idiopathic dilated cardiomyopathy. N Engl J Med 1994; 331:1564-75.

Donahue D, Movahed MR. Clinical characteristics, demographics and prognosis of transient left ventricular apical ballooning syndrome. Heart Fail Rev 2005; 10:311-6.

Elliott P, Andersson B, Arbustini E et al. Classification of the cardiomyopathies: a position statement from the European Society of Cardiology Working Group on Myocardial and Pericardial Diseases. Eur Heart J 2008; 29:270-6.

Elliott PM, Poloniecki J, Dickie S et al. Sudden death in hypertrophic cardiomyopathy: identification of high risk patients. J Am Coll Cardiol 2000; 36:2212-8.

Felker GM, Thompson RE, Hare JM et al. Underlying causes and long-term survival in patients with initially unexplained cardiomyopathy. N Engl J Med 2000; 342:1077-84.

Finsterer J. Cardiogenetics, neurogenetics, and pathogenetics of left ventricular hypertrabeculation/noncompaction. Pediatr Cardiol 2009; 30:625-81.

Freedom RM, Yoo SJ, Perrin D, Taylor G, Petersen S, Anderson RH. The morphologic spectrum of ventricular noncompaction. Cardiol Young 2005; 15:345-64.

Gange CA, Link MS, Maron MS. Utility of cardiovascular magnetic resonance in the diagnosis of Anderson-Fabry disease. Circulation 2009; 120:e96-7.

Gianni M, Dental IF, Grandi AM, Sumner G, Hiralal R, Lonn E. Apical ballooning syndrome or Takotsubo cardiomyopathy: asystematic review. Eur Heart J 2006; 27:1523-9.

Hawkins NM, Petrie MC, Jhund PS, Chalmers GW, Dunn FG, McMurray JJ. Heart failure and chronic obstructive pulmonary disease: diagnostic pitfalls and epidemiology. Eur J Heart Fail 2009; 11:130-9.

Higano ST, Azrak E, Tahirkheli NK, Kern MJ. Hemodynamic rounds series II: hemodynamics of constrictive physiology: influence of respiratory dynamics on ventricular pressures. Catheter Cardiovasc Interv Apr 1999; 46(4):473-86.

Hodgkinson KA, Parfrey PS, Bassett AS et al. The impact of implantable cardioverter-defibrillator therapy on survival in autosomal-dominant arrhythmogenic right ventricular cardiomyopathy (ARVD5). J Am Coll Cardiol Feb 1 2005; 45(3):400-8.

Ichida F, Hamamichi Y, Miyawaki T et al. Clinical features of isolated noncompaction of the ventricular myocardium: Long-term clinical course, hemodynamic properties, and genetic background. J Am Coll Cardiol 1999; 34:233-40.

Jain A, Shehata ML, Stuber M et al. Prevalence of left ventricular regional dysfunction in arrhythmogenic right ventricular dysplasia: a tagged MRI study. Circ Cardiovasc Imaging May 2010; 3(3):290-7.

Kadish A, Dyer A, Daubert JP et al. Prophylactic defibrillator implantation in patients with non-ischemic dilated cardiomyopathy. N Engl J Med 2004; 350:2151-8.

Kaski JP, Elliott P. The classification concept of the ESC Working Group on myocardial and pericardial diseases for dilated cardiomyopathy. Herz 2007; 32(6):446-51.

Keren A, Gottlieb S, Tzivoni D et al Mildly dilated congestive cardiomyopathy. Use of prospective diagnostic criteria and description of the clinical course without heart transplantation. Circulation 1990; 81:506-17.

Khunti K, Squire I, Abrams KR, Sutton AJ. Accuracy of a12-lead electrocardiogram in screening patients with suspected heart failure fof open access echocardiography: asystematic review and meta-analysis. Eur JHeart Fail 2004; 6: 571-6.

Kono T, Morita H, Kuroiwa T, Onaka H, Takatsuka H, Fujiwara A. Left ventricular wall motion abnormalities in patients with subarachnoid hemorrhage: neurogenic stunned myocardium. J Am Coll Cardiol 1994; 24:636-40.

Kovacevic-Preradovic T, Jenni R et al. Isolated left ventricular non-compaction as a cause for heart failure and heart transplantation: A single center experience. Cardiology 2009; 112:158-64. 46.

Kurowski V, Kaiser A, von Hof K et al. Apical and mid-ventricular transient left ventricular dysfunction syndrome (Takotsubo cardiomyopathy): frequency, mechanisms, and prognosis. Chest 2007; 132:809-16.

Leclercq JF, Coumel P. Late potentials in arrhythmogenic right ventricular dysplasia. Prevalence, diagnostic and prognostic values. Eur Heart J Sep 1993; 14 Suppl E:80-3.

Lee VH, Connolly HM, Fulgham JR, Manno EM, Brown RD, Wijdicks EF. Takotsubo cardiomyopathy in aneurysmal subarachnoid hemorrhage: an underappreciated ventricular dysfunction. J Neurosurg 2006; 105:264-70.

Lipshultz SE, Sleeper LA, Towbin JA et al. The incidence of pediatric cardiomyopathy in two regions of the United States. N Engl J Med 2003; 348:1647-55.

Maceira AM, Joshi J, Prasad SK et al. Cardiovascular magnetic resonance in cardiac amyloidosis. Circulation 2005; 111:186-93.

Madias JE. Why recording ofan electrocardiogram should be required inevery in patient and out patienten counter ofpatients with heart failure. Pacing Clin Electrophysiol 2011; 34:963-7.

Maeder M, Fehr T, Rickli H, Ammann P. Sepsis-associated myocardial dysfunction. Chest 2006; 129:1349-66.

Marcus FI, McKenna WJ, Sherrill D et al. Diagnosis of arrhythmogenic right ventricular cardiomyopathy/dysplasia. proposed modification of the task force criteria. Circulation Apr 6 2010; 121(13): 1533-41.

Maron BJ, Doerer JJ, Haas TS et al. Sudden deaths in young competitive athletes: analysis of 1866 deaths in the United States, 1980-2006. Circulation 2009; 119:1085-92.

Maron BJ, Epstein SE. Hypertrophic cardiomyopathy: a discussion of nomenclature. Am J Cardiol 1979; 43:1242-4.

Maron BJ, Gardin JM, Flack JM et al. Prevalence of hypertrophic cardiomyopathy in a general population of young adults: echocardio- graphic analysis of 4111 subjects in the CARDIA Study Coronary Artery Risk Development in (Young) Adults. Circulation 1995; 92:785-9.

Maron BJ, Mathenge R, Casey SA et al. Clinical profile of hypertrophic cardiomyopathy identified de novo in rural communities. J Am Coll Cardiol 1999; 33:1590-5.

Maron BJ, McKenna WJ, Danielson GK et al. American College of Cardiology/European Society of Cardiology clinical expert consensus document on hypertrophic cardiomyopathy. J Am Coll Cardiol 2003; 42:1687-713.

Maron BJ, Seidman CE, Ackerman MJ et al. How should hypertrophic cardiomyopathy be classified? What's in a name? Dilemmas in nomenclature characterizing hypertrophic cardiomyopathy and left ventricular hypertrophy. Circ Cardiovasc Genet 2009; 2:81-5.

Maron BJ, Semsarian C. Emergence of gene mutation carriers and the expanding disease spectrum of hypertrophic cardiomyopathy. Eur Heart J 2010; 31:1551-3.

Maron BJ, Shen WK, Link MS et al. Efficacy of implantable cardioverter-defibrillators for the prevention of sudden death in patients with hypertrophic cardiomyopathy. N Engl J Med 2000; 342:365-73.

Maron BJ, Spirito P, Shen WK et al. Implantable cardioverterdefibrillators and prevention of sudden cardiac death in hypertrophic cardiomyopathy. JAMA 2007; 298:405-12.

Maron BJ, Towbin JA, Thiene G et al. Contemporary definitions and classification of the cardiomyopathies: an American Heart Association scientific statement from the Council on Clinical Cardiology, Heart Failure and Transplantation Committee; Quality of Care and Outcomes Research and Functional Genomics and Translational Biology Interdisciplinary Working Groups; and Council on Epidemiology and Prevention. Circulation 2006; 113:1807-16.

Maron BJ, Yeates L, Semsarian C. Clinical challenges of genotype positive (+) phenotype negative (−) family members in hypertrophic cardiomyopathy. Am J Cardiol 2011; 107:604-8.

Maron BJ. Contemporary insights and strategies for risk stratification and prevention of sudden death in hypertrophic cardiomyopathy. Circulation 2010; 121:445-56.

Maron BJ. Distinguishing hypertrophic cardiomyopathy from athlete's heart physiological remodelling: clinical significance, diagnostic strategies and implications for preparticipation screening. Br J Sports Med. 2009; 43:649-56.

Maron BJ. Hypertrophic cardiomyopathy: a systematic review. JAMA 2002; 287:1308-20.

Maron BJ. Hypertrophic cardiomyopathy: an important global disease. Am J Med 2004; 116:63-5.

Maron MS, Finley JJ, Bos JM et al. Prevalence, clinical significance, and natural history of left ventricular apical aneurysms in hypertrophic cardiomyopathy. Circulation 2008; 118:1541-9.

Maron MS, Lesser JR, Maron BJ. Management implications of massive left ventricular hypertrophy in hypertrophic cardiomyopathy significantly underestimated by echocardiography but identified by cardiovascular magnetic resonance. Am J Cardiol 2010; 105:1842-3.

Mayer SA, Lin J, Homma S et al. Myocardial injury and left ventricular performance after subarachnoid hemorrhage. Stroke 1999; 30:780-6.

McKee PA, Castelli WP, McNamara PM, Kannel WB. The natural history of congestive heart failure: the Framingham study. N Engl J Med Dec 23 1971; 285(26):1441-6.

McKenna WJ, Thiene G, Nava A et al. Diagnosis of arrhythmogenic right ventricular dysplasia/cardiomyopathy. Task Force of the Working Group Myocardial and Pericardial Disease of the European Society of Cardiology and of the Scientific Council on Cardiomyopathies of the International Society and Federation of Cardiology. Br Heart J Mar 1994; 71(3):215-8.

McNamara DM, Starling RC, Cooper LT et al. Clinical and demographic predictors of outcomes in recent onset dilated cardiomyopathy. J Am Coll Cardiol 2011; 58:1112-8.

Mehta D, Goldman M, David O, Gomes JA. Value of quantitative measurement of signal-averaged electrocardiographic variables in arrhythmogenic right ventricular dysplasia: correlation with echocardiographic right ventricular cavity dimensions. J Am Coll Cardiol Sep 1996; 28(3):713-9.

Meune C, Bertherat J, Dousset B et al. Reduced myocardial contractility assessed by tissue Dopplerechocardiography is associated with increased risk during adrenal surgery of patients with pheochromocytoma: report of a preliminary study. J Am Soc Echocardiogr 2006; 19:1466-70.

Montalvo AL, Bembi B, Donnarumma M et al. Mutation profile of the GAA gene in Italian patients with late onset glycogen storage disease type II. Hum Mutat 2006; 27:999-1006.

Moon JC, Fisher NG, McKenna WJ et al. Detection of apical hypertrophic cardiomyopathy by cardiovascular magnetic resonance in patients with non-diagnostic echocardiography. Heart 2004; 90:645-9.

Moon JC, Sachdev B, Elkington AG et al. Gadolinium enhanced cardiovascular magnetic resonance in Anderson-Fabry disease: evidence for a disease specific abnormality of the myocardial interstitium. Eur Heart J 2003; 24:2151-5.

Moraes CR, Buffolo E, Lima R et al. Surgical treatment of endomyocardial fibrosis- J Thorac Cardiovasc Surg 1983; 85:738-45.

Moric-Janiszewska E, Markiewicz-Loskot G. Genetic heterogeneity of left-ventricular noncompaction cardiomyopathy. Clin Cardiol 2008; 31:201-4.

Moric-Janiszewska E, Markiewicz-Loskot G. Review on the genetics of arrhythmogenic right ventricular dysplasia. Europace May 2007; 9(5):259-66.

Nogueira PR, Rassi S, Corrêa K de S. Epidemiological, clinical e therapeutic profile of heart failure in a tertiary hospital. Arq Bras Cardiol 2010; 95(3):392-8.

Ntusi NB, Mayosi BM. Aetiology and risk factors of peripartum cardiomyopathy: a systematic review. Int J Cardiol 2009; 131(2):168-79.

Olivotto I, Cecchi F, Casey SA et al. Impact of atrial fibrillation on the clinical course of hypertrophic cardiomyopathy. Circulation 2001; 104:2517-24.

Olivotto I, Maron BJ, Montereggi A et al. Prognostic value of systemic blood pressure response during exercise in a community-based patient population with hypertrophic cardiomyopathy. J Am Coll Cardiol 1999; 33:2044-51.

Ommen SR, Maron BJ, Olivotto I et al. Long-term effects of surgical septal myectomy on survival in patients with obstructive hypertrophic cardiomyopathy. J Am Coll Cardiol 2005; 46:470-6.

Park J-H, Kang S-J, Song J-K et al. Left ventricular apical ballooning du eto severe physical stress in patients admitted to the medical ICU. Chest 2005; 128:296-302.

Paterick TE, Gerber TC, Pradhan SR, Lindor NM, Tajik AJ. Left ventricular noncompaction cardiomyopathy: What do we know? Rev Cardiovasc Med 2010; 11:92-9.

Pelliccia A, Di Paolo FM, De Blasiis E et al. Prevalence and clinical significance of aortic root dilation in highly trained competitive athletes. Circulation 2010; 122:698-706.

Pelliccia A, Kinoshita N, Pisicchio C, et al. Long-term clinical consequences of intense, uninterrupted endurance training in Olympic athletes. J Am Coll Cardiol 2010; 55:1619-25.

Pieske B. Reverse remodeling in heart failure – fact or fiction? Eur Heart J 2004; 6(Suppl D):D66-78.

Quarta G, Muir A, Pantazis A et al. Familial evaluation in arrhythmogenic right ventricular cardiomyopathy: impact of genetics and revised task force criteria. Circulation May 23, 2011.

Quenot J-P, Le Teuff G, Quantin C et al. Myocardial injury in critically ill patients. Chest 2005; 128:2758-64.

Rankin J, Ellard S. The laminopathies: a clinical review. Clin Genet 2006; 70:261-74.

Raper R, Fisher M, Bihari D. Profound, reversible, myocardial depression in acute asthma treated with high-dose catecholamines. Crit Care Med 1992; 20:710-2.

Richardson P, McKenna W, Bristow M et al. Report of the 1995 World Health Organization/ International Society and Federation of Cardiology Task Force on the Definition and Classification of cardiomyopathies. Circulation 1996; 93:841-2.

Rickers C, Wilke NM, Jerosch-Herold M et al. Utility of cardiac magnetic resonance imaging in the diagnosis of hypertrophic cardiomy- opathy. Circulation 2005; 112:855-61.

Ritter M, Oechslin E, Sütsch G, Attenhofer C, Schneider J, Jenni R. lsolated noncompaction of the myocardium in adults. Mayo Clin Proc 1997; 72:26-31.

Rutten FH, Moons KG, Cramer MJ et al. Recognising heart failure in elderly patients with stable chronic obstructive pulmonary disease in primary care: cross sectional diagnostic study. BMJ 2005; 331:1379.

Sadoul N, Prasad K, Elliott PM et al. Prospective prognostic assessment of blood pressure response during exercise in patients with hypertrophic cardiomyopathy. Circulation 1997; 96:2987-91.

Sherrid MV, Pearle G, Gunsburg DZ. Mechanism of benefit of negative inotropes in obstructive hypertrophic cardiomyopathy. Circulation 1998; 97:41-7.

Spirito P, Chiarella F, Carratino L et al. Clinical course and prognosis of hypertrophic cardiomyopathy in an outpatient population. N Engl J Med 1989; 320:749-55.

Spirito P, Seidman CE, McKenna WJ et al. The management of hypertrophic cardiomyopathy. N Engl J Med 1997; 336:775-85.

Tandri H, Macedo R, Calkins H et al. Role of magnetic resonance imaging in arrhythmogenic right ventricular dysplasia: insights from the North American arrhythmogenic right ventricular dysplasia (ARVD/C) study. Am Heart J Jan 2008; 155(1):147-53.

Teare D. Asymmetrical hypertrophy of the heart in young adults. Br Heart J 1958; 20:1- 8. 3.

Thomas JT, Kelly RF, Thomas SJ et al. Utility of history, physical examination, electrocardiogram, and chest radiograph for differentiating normal from decreased systolic function inpatients with heart failure. Am J Med 2002; 112:437-445.

Van den Hout HM, Hop W, van Diggelen OP et al. The natural course of infantile Pompe's disease: 20 original cases compared with 133 cases from the literature. Pediatrics 2003; 112:332-40.

Yang Z, McMahon CJ, Smith LR et al. Danon disease as an under-recognized cause of hypertrophic cardiomyopathy in children. Circulation 2005; 112:1612-7.

Zaroff JG, Rordorf GA, Ogilvy CS, Picard MH. Regional patterns of left ventricular systolic dysfunction after subarachnoid hemorrhage: evidence for neutrally mediated cardiac injury. J Am Soc Echocardiogr 2000; 13:774-9.

10

Maria da Glória Aureliano de Melo Cavalcanti • Bruno Robalinho Cavalcanti Barbosa

Doença de Chagas

INTRODUÇÃO

A doença de Chagas, também denominada tripanossomíase americana, é uma enfermidade de caráter endêmico, causada pelo *Trypanosoma cruzi* (*T. cruzi*), protozoário que infecta o ser humano por meio de insetos vetores conhecidos como triatomíneos. A doença foi primordialmente relatada pelo cientista brasileiro Carlos Chagas, em 1909, o qual não só descreveu a doença e seu agente etiológico, mas também praticamente todos os aspectos clínicos e epidemiológicos relacionados com essa condição.

EPIDEMIOLOGIA

Autóctone da América Latina, a infecção humana é endêmica do Centro-Oeste do México até o Sul da Argentina e do Chile. Nas últimas décadas, observa-se uma mudança no padrão epidemiológico com a descrição de casos em países industrializados, principalmente na Europa e nos EUA, decorrentes do número crescente de imigrantes latinos infectados vivendo em centros urbanos desenvolvidos. Desse modo, a doença de Chagas torna-se um problema global de saúde pública, justificando a implementação de controle sorológico em bancos de sangue e de órgãos desses países.

Dados da Organização Mundial da Saúde (OMS) estimam que 25% da população das Américas Central e do Sul estão expostos à doença. Detecta-se uma estreita relação da doença com a população rural e economicamente carente, com incidência anual de cerca de 200 mil novos casos. No Brasil, estima-se que 3 milhões de pessoas estejam infectadas, com cerca de 900 mil pacientes sob risco de desenvolver de comprometimento cardíaco pela doença.

ETIOLOGIA

O *Trypanosoma cruzi* é o agente etiológico da doença de Chagas. A espécie *T. cruzi* apresenta a peculiaridade de poder desenvolver-se em dois diferentes tipos de hospedeiros. Um deles é o triatomíneo, inseto invertebrado, vetor natural do *T. cruzi*, e o outro é o próprio ser humano, além de animais domésticos e silvestres.

A invasão do hábitat rural do triatomíneo transformou o que antes era uma enzootia silvestre (doença existente entre animais de uma determinada região) em uma zoonose, em que humanos e animais inferiores passaram a ser portadores de uma mesma doença. As aves, os anfíbios e os répteis são refratários ao *T. cruzi*. A infecção no ciclo silvestre é geralmente benigna, ao contrário do que acontece no ser humano.

O ciclo evolutivo do parasita é observado tanto no inseto vetor invertebrado como nos animais vertebrados. No hospedeiro invertebrado estão as formas amastigotas, epimastigotas e tripomastigotas metacíclicas. Estas últimas são as formas infectantes em humanos. Nos vertebrados, as formas amastigotas intracelulares sofrem multiplicações binárias, evoluindo para as formas tripomastigotas sanguíneas circulantes.

Os mecanismos de transmissão da doença de Chagas são basicamente três, destacando-se o vetorial, que corresponde de 80% a 90% dos indivíduos infectados; em segundo lugar vem a via transfusional, que responde por 8% a 18% dos casos, e, por fim, a transmissão congênita, com percentuais que variam entre 0,5% e 2%.

A transmissão vetorial ocorre por meio do contato do triatomíneo infectado pelo *T. cruzi* com seres humanos, geralmente crianças. O contágio se dá por meio do contato das fezes contaminadas desse artrópode com uma solução de continuidade da pele dos seres humanos, podendo a lesão ser provocada, como geralmente acontece, pela própria picada do "barbeiro" (termo pelo qual é popularmente conhecido o triatomíneo no meio rural). Inseto hematófago e de hábitos noturnos, o "barbeiro" tem a peculiaridade de eliminar dejetos logo após o repasto, fazendo com que as pessoas se autoinoculem ao coçarem o local. De modo geral, calcula-se que 20% a 30% das pessoas que sempre viveram em áreas rurais com altos índices de infecção são soronegativas. O período de incubação é de cerca de 8 a 10 dias, a partir da contaminação vetorial. Entre as mais de 120 espécies de vetores da doença de Chagas, destacam-se, no Brasil, o *Triatoma infestans* (cuja transmissão foi considerada controlada no Brasil pela OMS em 2006), o *Triatoma rubrofasciata*, o *Rhodnius prolixus* e o *Panstrongylus megistus*.

A transmissão transfusional é considerada responsável pela urbanização da doença, em dado momento histórico, por meio de doação indiscriminada de sangue, sem a devida triagem sorológica. Atualmente, essa situação foi modificada pelo controle mais efetivo dos hemocentros, admitindo-se que o percentual de doadores infectados esteja abaixo de 0,8%, em contraste com o percentual de 3% registrado na década de 1970. Observa-se que o risco transfusional, no entanto, ainda permanece onde a doença não é endêmica, uma vez que nesses locais o controle sorológico para a doença de Chagas nem sempre é realizado rotineiramente. O período de incubação por hemotransfusão costuma ser de 20 a 40 dias, embora períodos maiores, compreendidos entre 8 e 120 dias, também tenham sido relatados.

No Brasil, a modalidade de transmissão congênita é responsável por até 9% dos casos de doença de Chagas; contudo, a prevalência de gestantes chagásicas é de 0,1% a 2%, e apenas 1% delas é capaz de transmitir a infecção a seu concepto. A lesão placentária é responsável por essa via de transmissão, a qual pode ocorrer a partir do terceiro mês de gestação. O feto contaminado, além da pré-maturidade, pode esboçar sinais e sintomas da doença, incluindo hepatoesplenomegalia já ao nascimento.

Algumas formas excepcionais de transmissão foram descritas, felizmente sem grande impacto na saúde pública, como a transmissão acidental por meio de ferimentos com seringas agulhadas provenientes de pacientes contaminados, a transmissão por meio de transplante de órgãos, a transmissão pelo aleitamento materno e a transmissão sexual.

FISIOPATOLOGIA

Seja qual for a forma de transmissão, as alterações patológicas são conhecidas a partir do contato do *T. cruzi* com o ser humano. Quando a transmissão se dá pela via vetorial, após um período de incubação, os tripanossomas invadem as correntes sanguínea e linfática, localizando-se em praticamente todos os órgãos.

No sangue, o tripanossoma não sofre divisões, mas no interior das células, sob a forma amastigota, ocorrem sucessivas divisões binárias, que levam à ruptura das células parasitadas, com consequente reação inflamatória. Essa inflamação focal constitui a reação básica da doença de Chagas, sua unidade patológica. Com a evolução da infecção, os pequenos focos formados podem agrupar-se, gerando um processo inflamatório difuso, que poderá acometer diferentes órgãos e tecidos ricos em macrófagos, a depender do tropismo da cepa parasitária.

Na fase aguda, a miocardite é uma manifestação documentada em cerca de 20% dos casos, na qual o infiltrado mononuclear, seguido de edema e congestão, leva à dissociação das fibras miocárdicas. Deve-se levar em consideração uma participação imunológica nesse processo, visto que lesões semelhantes são observadas em células não parasitadas. A miocardite na fase aguda geralmente é acompanhada de pericardite serosa e de certo grau de endocardite.

Tem grande relevância clínica o fato de o coração ser um órgão-alvo do *T. cruzi*, assim como o sistema nervoso autônomo e as camadas musculares e plexos intramurais das vísceras ocas. Outro aspecto importante é que essas lesões se mantêm por longo período de latência, após a fase aguda da doença, até o surgimento das alterações em órgãos-alvo. Observa-se ainda que esse período é bastante variável, e até 60% a 70% dos infectados nunca apresentarão indícios de comprometimento visceral.

Na forma indeterminada, o coração apresenta-se de tamanho normal e sem disfunções; no entanto, estudos de biópsia miocárdica têm mostrado focos inflamatórios, porém sem correspondência com sintomatologia clínica ou alterações eletrocardiográficas.

A forma crônica cardíaca caracteriza-se por uma cardiomiopatia dilatada, consequente a uma miocardite crônica difusa e fibrosante. Sobressaem, nessa forma da doença, lesões do sistema de condução cardíaco, com infiltrado inflamatório e fibrosante, responsável pela grande prevalência de arritmias. Outra alteração patológica da cardiomiopatia chagásica é o aneurisma de ponta, ou lesão apical, que apresenta características macro e microscópicas próprias, sendo fonte frequente de formação de trombos.

QUADRO CLÍNICO E CLASSIFICAÇÃO

A doença de Chagas pode ser classificada evolutivamente em duas fases: a aguda e a crônica. A fase aguda pode ser devida à infecção primária ou à reativação da fase crônica, e na maioria das vezes as manifestações podem ser inaparentes ou oligossintomáticas.

Na fase crônica, quatro situações clínicas podem evoluir: a forma indeterminada, a forma cardíaca, a forma digestiva e a forma mista (acometimento cardíaco e digestivo no mesmo paciente). A forma cardíaca é classificada quanto à disfunção ventricular global. A fase crônica pode ser ainda classificada em quatro estágios (A, B, C e D) de envolvimento cardíaco, conforme recomendações internacionais adaptadas à etiologia chagásica (I Diretriz Latino-Americana para Diagnóstico e Tratamento da Cardiopatia Chagásica, 2009) (Tabela 10.1).

Tabela 10.1 Estadiamento do comprometimento miocárdico na cardiopatia chagásica crônica

Estágios	Eletrocardiograma	Ecocardiograma	Insuficiência cardíaca
A	Alterado	Normal	Ausente
B1	Alterado	Alterado, FEVE > 45%	Ausente
B2	Alterado	Alterado, FEVE < 45%	Ausente
C	Alterado	Alterado	Compensável
D	Alterado	Alterado	Refratária

FEVE: fração de ejeção do ventrículo esquerdo.

No estágio A estão os pacientes da forma indeterminada, sem sintomas de insuficiência cardíaca (IC) e sem alterações no eletrocardiograma (ECG) e na radiografia (RX) de tórax.

No estágio B estão os pacientes com cardiopatia estrutural que nunca tiveram sinais nem sintomas de IC. Esse estágio se subdivide em duas situações clínicas (B1 e B2). No estágio B1 estão os pacientes com alterações eletrocardiográficas (distúrbios de condução ou arritmias) e que não têm disfunção ventricular. Esses pacientes podem apresentar alterações ecocardiográficas discretas (distúrbios de contratilidade segmentar), porém a função ventricular global é normal. No estágio B2 estão os pacientes que já apresentam disfunção ventricular global, com fração de ejeção do VE (FEVE) comprometida, porém sem terem desenvolvido ainda sinais ou sintomas de IC.

No estágio C estão os pacientes com sintomas de IC e que apresentam disfunção ventricular (NYHA I, II, III e IV).

No estágio D encontram-se os pacientes com sintomas de IC em repouso, refratários ao tratamento clínico otimizado (NYHA IV), necessitando intervenções especializadas e intensivas.

Forma aguda

Por se tratar de doença predominante em população economicamente desfavorecida e em meio rural, muitas vezes com difícil acesso à assistência médica, o diagnóstico torna-se prejudicado, atingindo apenas 10% nas áreas monitoradas.

Contribui para o não reconhecimento da fase aguda o fato de que apenas 35% dos casos agudos apresentam sintomas comuns da doença. Os sinais e sintomas podem apresentar-se com intensidade variável, sendo por vezes inespecíficos, como em outras doenças infecciosas. O quadro clínico inicial consta de febre, mal-estar, anorexia, fadiga, cefaleia e edema de face e membros e enfartamento ganglionar. Hepatoesplenomegalia está presente em até 30% dos casos.

Os sinais de porta de entrada podem facilitar o diagnóstico, em especial o complexo oftalmoganglionar, conhecido como sinal de Romaña, presente em 48% dos pacientes e caracterizado por edema bipalpebral unilateral, indolor, de coloração róseo-violácea, acompanhado de conjuntivite não purulenta, dacriadenite e linfonodos satélites, principalmente pré-auriculares. Outro sinal clássico é o chagoma de inoculação, uma lesão cutânea pouco saliente, avermelhada, pouco dolorosa, arredondada e que por vezes pode ulcerar, sendo acompanhado de enfartamento ganglionar satélite.

A forma aguda pode ainda apresentar manifestações neurológicas e cardíacas. As primeiras são decorrentes de uma meningoencefalite e podem expressar-se por meio de convulsões (generalizadas ou localizadas), contraturas e paralisias, achados que, quando presentes, indicam pior prognóstico.

As alterações cardíacas são relativamente frequentes e podem acometer epicárdio, miocárdio ou endocárdio, algumas vezes detectadas somente por meio do ECG. São comuns a presença de baixa voltagem, bloqueio atrioventricular (BAV) de primeiro grau, taquicardia e alterações de repolarização ventricular. Entretanto, nos casos que apresentam miocardite difusa, o quadro clínico torna-se bastante expressivo, com sinais de IC, alcançando de 5% a 10% de mortalidade. Em geral, a taquicardia está presente, mas as arritmias são infrequentes, diferentemente da forma crônica da miocardite.

Independentemente de terapêutica específica ou sintomática, as manifestações clínicas da forma aguda da doença de Chagas costumam regredir espontaneamente, mesmo nos casos de comprometimento cardíaco e neurológico leve. Após essa fase da doença, os pacientes entram em uma fase subaguda, passando para a forma crônica ou indeterminada da doença. A doença de Chagas aguda é uma condição que exige notificação compulsória às autoridades sanitárias.

Forma crônica

Forma indeterminada

Reconhecida pelo próprio Carlos Chagas, que a denominou "cardíacos potenciais", a forma indeterminada (FI) está presente em indivíduos soropositivos e/ou com pesquisa do *T. cruzi* positiva e que não exibem o quadro clínico próprio da doença, apresentando-se também com resultados do ECG de repouso e estudos radiológicos de tórax, esôfago e cólon normais (1ª Reunião Anual de Pesquisa Aplicada em Doença de Chagas, 1984). Entretanto, se o paciente for submetido a outros exames mais específicos (ecocardiograma, avaliação autonômica, teste ergométrico, Holter, cintilografia miocárdica, ressonância nuclear magnética [RNM], cateterismo cardíaco, biópsia endomiocárdica), algumas alterações podem ser observadas, geralmente discretas e sem valor prognóstico estabelecido em nenhum estudo. A FI tem particular relevância por constituir-se na apresentação de maior prevalência, além de apresentar caráter benigno e baixo potencial evolutivo.

Acredita-se que mais de 50% dos indivíduos infectados se encontrem com essa forma clínica e que um número considerável desses pacientes possa permanecer nela por toda a vida. Estudos mostram que, após 20 a 35 anos de infecção cursando como formas indeterminadas nos pacientes, 30% a 40% dos chagásicos evoluem para as formas clínicas cardíaca e/ou digestiva. Não são descritos casos de morte súbita por essa forma clínica da doença.

Forma cardíaca

A forma cardíaca é, provavelmente, a forma clínica mais expressiva dessa doença, não só por sua alta prevalência, mas, principalmente, por sua morbimortalidade. Estima-se que cerca de 1 milhão de indivíduos sejam portadores dessa forma clínica no Brasil, encontrando-se maior frequência em adultos jovens, o que resulta em considerável impacto socioeconômico. Podemos subdividir a forma cardíaca de acordo com a função ventricular:

- **Função ventricular normal:** apesar de a concomitância das manifestações arrítmicas com o quadro congestivo ser a apresentação mais comum, alguns pacientes podem apresentar uma forma de cardiopatia chagásica caracterizada apenas por arritmias e distúrbios de condução intraventricular e atrioventricular, sem disfunção ventricular. Embora arritmia ventricular maligna seja mais comum em pacientes com função ventricular comprometida, também pode ocorrer em ventrículos com função normal e constitui marcador prognóstico importante.

Os principais sintomas relacionados com as arritmias são palpitações, tonturas, lipotimia e síncope. A síncope na cardiopatia chagásica pode ser devida a episódios de taquiarritmias ventriculares e a disfunção sinusal e BAV com assistolia. A principal causa de óbito é a morte súbita, cujo mecanismo é múltiplo (taquicardia ou fibrilação ventricular e assistolia), estando associada a múltiplas áreas cicatriciais no miocárdio.

Incompetência cronotrópica pode decorrer de degenerações do sistema de condução e de disfunção autonômica, causando sintomas relacionados com a intolerância ao exercício físico, mesmo com função ventricular normal.

- **Função ventricular comprometida:** a IC crônica instala-se normalmente 20 anos ou mais após a infecção original. O quadro clínico, nesse estágio, depende da expressão de três distúrbios frequentemente coexistentes: IC, arritmias e tromboembolismo. A apresentação clínica mais frequente é IC biventricular, com predominância dos sintomas relacionados com maior comprometimento do ventrículo direito (estase jugular, hepatomegalia, ascite e edema de membros inferiores), associada a arritmias ventriculares e atriais e distúrbios de condução atrioventricular e intraventricular.

Os pacientes apresentam mais episódios de fadiga do que de dispneia, o que pode ser parcialmente explicado por níveis de pressão arterial mais baixos, quando comparados a outras etiologias de IC e pela coexistência de disfunção ventricular direita. Muitos pacientes apresentam dor torácica, usualmente como angina atípica, possivelmente em virtude de anormalidades da microcirculação ocasionadas pelo processo inflamatório.

O exame clínico revela cardiomegalia significativa com *ictus cordis* impulsivo e difuso, sopros de insuficiência mitral e tricúspide e desdobramento amplo de segunda bulha.

Os ventrículos dilatados e com aneurismas de ponta, além da elevada prevalência de fibrilação atrial em estágios mais avançados, constituem importantes fontes de trombos murais, ocasionando fenômenos tromboembólicos sistêmicos e pulmonares. Acidentes vasculares encefálicos (AVE) são mais comuns em pacientes com IC de etiologia chagásica do que em outras etiologias, configurando-se essa etiologia como fator de risco. O prognóstico se agrava à medida que o quadro congestivo progride e as arritmias se tornam de difícil controle.

Insuficiência cardíaca

Frequente na cardiopatia chagásica, a IC é também a mais grave dentre as síndromes clínicas da doença. Os sintomas iniciais, resultantes da hipoperfusão tissular, consistem em fadiga, sonolência, cansaço muscular e oligúria, dentre outros. Clinicamente, observa-se que as manifestações de falência ventricular direita são mais frequentes do que as manifestações de falência ventricular esquerda, com predomínio das manifestações de congestão venosa sistêmica (edema de membros inferiores, ascite, estase jugular e hepatomegalia dolorosa), em contraste com a menor intensidade de sinais de congestão pulmonar. Nos estágios mais avançados, pode haver sinais de baixo débito sistêmico e anasarca.

Além dos sinais de congestão sistêmica descritos, podem ser observados abaulamento precordial, impulsões sistólicas visíveis e desvio do *ictus* para a esquerda. À ausculta, bulhas hipofonéticas e desdobramento da primeira bulha são frequentes, podendo haver, também, desdobramento da segunda bulha, em decorrência de bloqueio de ramo direito, e uma terceira bulha, cadenciando ritmo de galope. Sopro sistólico mitral e sopro tricúspide podem ser percebidos. Estima-se que cerca de 40% dos cardiopatas chagásicos apresentem a síndrome de IC, com mortalidade de ao menos 20% em 5 anos.

Arritmias

É bem conhecido o potencial arritmogênico da cardiopatia chagásica. Por vezes assintomáticas, as arritmias podem trazer risco aos pacientes, sendo eventualmente responsáveis por morte súbita. Podem ser classificadas em arritmias extrassistólicas, bradiarritmias e taquiarritmias. As arritmias extrassistólicas são as mais frequentes, podendo as extrassístoles se apresentar isoladas ou agrupadas. Em geral, são percebidas pelo paciente como palpitações, mas podem ser assintomáticas.

As bradiarritmias mais encontradas são a bradicardia sinusal, o bloqueio sinoatrial, a fibrilação atrial com frequência baixa e os BAV de segundo grau (Mobitz tipos I e II) e terceiro grau (BAV total). As bradiarritmias são geralmente sintomáticas, podendo determinar tonturas, escurecimento visual, lipotimias e as chamadas crises (síncopes) de Morgagni-Adams-Stokes.

As taquiarritmias são de grande risco e frequentemente relacionadas com morte súbita. São representadas pelas extrassístoles polimórficas de alta frequência, fibrilação atrial com frequência cardíaca elevada, taquicardia paroxística supraventricular, *flutter* atrial e ventricular, taquicardia ventricular sustentada e não sustentada e fibrilação ventricular. Boa parte dessas arritmias tem sintomatologia que varia desde palpitações, náuseas e vômitos, até escurecimento visual e síncopes. Dentre essas arritmias, as mais frequentemente associadas a morte súbita são taquicardia e fibrilação ventriculares.

Tromboembolismo

Considerada emboligênica, a cardiopatia chagásica pode estar relacionada com tromboembolismo pulmonar e sistêmico. O tromboembolismo sistêmico parece associar-se ao achado de áreas discinéticas na parede ventricular, passíveis de detecção à ecocardiografia e localizadas mais frequentemente em paredes apical, inferior e posterolateral do VE. A lesão apical tem sido descrita como o principal sítio de formação de trombos, muito embora a aurícula direita e a própria cavidade ventricular esquerda também se apresentem como potenciais fontes de trombos. Algumas vezes, o tromboembolismo constitui a primeira manifestação da doença. A fibrilação atrial também contribui frequentemente para o surgimento desses fenômenos embólicos.

Os êmbolos cardíacos podem atingir tanto a circulação pulmonar como a sistêmica, particularmente no território cerebral, configurando quadros de AVE. De acordo com o tamanho e a quantidade dos êmbolos, a repercussão clínica pode variar desde formas frustras oligossintomáticas até um tromboembolismo pulmonar grave com *cor pulmonale* agudo e infarto pulmonar.

EXAMES PARA AVALIAÇÃO DO COMPROMETIMENTO CARDÍACO

Embora a história clínica, os dados epidemiológicos e os exames físico e sorológico sejam fundamentais para o diagnóstico da doença de Chagas, o comprometimento cardíaco deve ser avaliado mediante a realização de alguns exames complementares não invasivos. A I Diretriz Latino-Americana para diagnóstico e tratamento da cardiopatia chagásica recomenda ECG e RX de tórax (avaliação diagnóstica do paciente), bem como ecocardiograma (avaliação diagnóstica e prognóstica), Holter (avaliação de arritmias) e teste de esforço cardiopulmonar (avaliação funcional, estratificação de risco e em auxílio à indicação de transplante) (classe de recomendação I, nível de evidência C).

Radiografia do tórax

Nas fases iniciais do comprometimento miocárdico, pode-se observar uma área cardíaca normal ou sinais de aumento discreto global e homogêneo de todas as cavidades cardíacas, com ausência de congestão pulmonar, devido, provavelmente, ao maior comprometimento hemodinâmico do coração direito. Nas fases mais avançadas, observa-se aumento muito acentuado da área cardíaca, com sinais de congestão venosa sistêmica, como derrame pleural e/ou pericárdico. A cardiomegalia pode ser tão expressiva que o aspecto radiológico da silhueta cardíaca pode ser similar ao encontrado em um grande derrame pericárdico. Entretanto, mesmo nessa fase, a congestão pulmonar costuma ser de pequena magnitude, o que pode ajudar no diagnóstico diferencial com outras cardiomiopatias.

Eletrocardiograma

As alterações eletrocardiográficas podem preceder em muitos anos o aparecimento de sintomas e sinais, o que denota sua sensibilidade na detecção precoce do envolvimento cardíaco (Figura 10.1). A frequência dessas alterações varia de acordo com a população estudada, sendo frequentemente mais elevada nas amostras coletadas em pacientes internados em relação às amostras obtidas de pacientes extra-hospitalares.

Na fase inicial da cardiopatia chagásica, podem surgir alterações discretas e inespecíficas no ECG, como BAV de primeiro grau, baixa voltagem do complexo QRS, bloqueio incompleto do ramo direito e achatamento e/ou retificação do segmento ST.

Em contrapartida, nas fases mais avançadas da cardiopatia chagásica, as alterações são mais complexas e apresentam-se de modo mais específico, embora usualmente não haja alterações consideradas patognomônicas. As alterações mais frequentes dessa fase incluem os distúrbios da condução intraventricular (bloqueio completo do ramo direito e bloqueio divisional anterossuperior esquerdo) e da condução nodal atrioventricular (BAV de segundo e terceiro graus), além de arritmias (extrassístoles ventriculares, taquicardia ventricular e fibrilação atrial) e do surgimento de zonas eletricamente inativas e das alterações do segmento ST e da onda T. Chama atenção a raridade de sinais de sobrecarga de câmaras cardíacas, o que possivelmente decorre da pouca hipertrofia detectada na patologia.

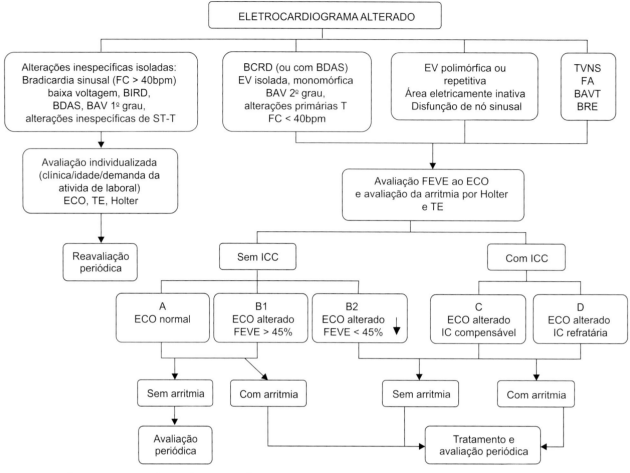

Figura 10.1 Fluxograma para avaliação do paciente chagásico com cardiopatia. (BIRD: bloqueio incompleto do ramo direito; BDAS: bloqueio divisional anterossuperior; BAV: bloqueio atrioventricular; BCRD: bloqueio completo do ramo direito; TVNS: taquicardia ventricular não sustentada; BAVT: bloqueio atrioventricular total; FA: fibrilação atrial; BRE: bloqueio de ramo esquerdo; ECO: ecocardiograma; TE: teste ergométrico; FEVE: fração de ejeção do ventrículo esquerdo; ICC: insuficiência cardíaca congestiva.)

Ecocardiograma

Exame rotineiro e essencial na avaliação da cardiopatia chagásica, o ecocardiograma possibilita a avaliação de diversas características anatomofuncionais, como alterações da contratilidade segmentar, presença de lesão na ponta, identificação de trombos intracavitários e avaliação da função ventricular. Alterações importantes podem estar presentes mesmo em pacientes assintomáticos, corroborando que a pouca magnitude de sintomas nem sempre significa ausência de comprometimento miocárdico.

Teste ergométrico

Exame importante na avaliação de pacientes chagásicos, sobretudo na identificação de arritmias ventriculares silenciosas e na quantificação do grau de restrição funcional decorrente da disfunção ventricular, o teste ergométrico pode contribuir na avaliação médico-trabalhista dos pacientes. É frequente a presença de déficit cronotrópico na fase cardíaca precoce, o que explica a baixa tolerância ao esforço desses indivíduos.

Eletrocardiograma dinâmico (Holter)

Por meio desse exame é possível detectar arritmias e avaliar seu prognóstico, além de analisar a eficácia de agentes antiarrítmicos e avaliar o funcionamento de marca-passo cardíaco. Pode ainda ajudar na avaliação médico-trabalhista.

Outros exames que podem ser utilizados na condução clínica dos cardiopatas chagásicos são: estudo eletrofisiológico intracardíaco (avaliação da função sinusal e da condução atrioventricular, sobretudo em pacientes com queixas como síncope e sobreviventes de parada cardíaca ou portadores de taquicardia ventricular sustentada), ECG de alta resolução (identificação de potenciais tardios, frequentes em portadores de episódios de taquicardia ventricular sustentada, mas de pouco valor em portadores de bloqueio de ramo), RNM (identificação do processo inflamatório subjacente e avaliação anatomofuncional miocárdica), cintilografia miocárdica (avaliação da função ventricular e detecção de alterações de perfusão miocárdica secundárias ao comprometimento da microcirculação, mais frequentes em parede inferoposterior, mimetizando a cardiopatia isquêmica), avaliação autonômica cardíaca (identificação de pacientes sob risco maior de morte súbita por disautonomia, predominantemente parassimpática, com diminuição da variabilidade da frequência cardíaca) e estudo hemodinâmico (dentre outras funções, pode afastar a presença de doença coronariana associada).

DIAGNÓSTICO LABORATORIAL DA INFECÇÃO PELO T. CRUZI

Fase aguda

- **Critérios parasitológicos:** o diagnóstico é definido pela presença de parasitas circulantes demonstráveis no exame direto do sangue periférico (exame microscópico de esfregaço e gota espessa, a fresco e corados pelo método Giemsa). Nos casos de suspeita de meningoencefalite, deve-se realizar a pesquisa do parasita no líquido cefalorraquidiano.
- **Critérios sorológicos:** a presença de anticorpos anti-T. cruzi da classe IgM no sangue periférico (p. ex., por meio da imunofluorescência indireta) é considerada indicativa da fase aguda, particularmente quando associada a alterações clínicas e epidemiológicas sugestivas. Ocorrem reações falso-positivas relacionadas com pacientes com artrite reumatoide e leishmaniose, mas com títulos reduzidos, geralmente < 1/40.

Outros métodos diagnósticos incluem hemoculturas e cultura do líquido cefalorraquidiano em meios próprios, inoculação em camundongos, xenodiagnóstico, reações de precipitação e aglutinação, teste do látex e a ensaio imunoenzimático (ELISA).

Fase crônica

- **Critérios parasitológicos:** na fase crônica da doença, a parasitemia é baixa, os testes parasitológicos não devem ser utilizados (classe de recomendação III, nível de evidência I) e testes sorológicos baseados na detecção de anticorpos contra o T. cruzi devem ser empregados rotineiramente para o diagnóstico etiológico da cardiopatia (classe de recomendação I, nível de evidência C).

- **Critérios sorológicos:** o diagnóstico sorológico da infecção pelo T. cruzi é confirmado (ou excluído) pelo emprego de pelo menos dois testes sorológicos realizados por metodologias diferentes, que devem comprovar a existência de anticorpos anti-T. cruzi, além de quantificá-los. Os testes sorológicos mais empregados e de maior utilidade são: ELISA, imunofluorescência indireta (IFI) e hemaglutinação indireta (HAI). Quando realizados os três testes, é possível obter concordância entre eles em mais de 98% dos soros. Cada teste apresenta características diferentes quanto à sensibilidade e à especificidade: testes ELISA e IFI apresentam sensibilidade > 99,5%, porém a especificidade é menor (97% a 98%). Os testes de HAI apresentam sensibilidade menor (97% a 98%) e especificidade maior (99%).

ESTRATIFICAÇÃO: ESCORES DE RISCO

A evolução clínica da cardiopatia chagásica varia muito, e a identificação dos pacientes de alto risco para mortalidade ainda é um desafio.

No Brasil, Rassi e cols. (2006) avaliaram retrospectivamente uma coorte de 429 pacientes em seguimento de 7,9 anos e elaboraram um escore de risco fundamentado na combinação de marcadores independentes de mortalidade. Seis marcadores independentes foram identificados:

- Classes funcionais III e IV da NYHA (5 pontos).
- Evidência de cardiomegalia no RX (5 pontos).
- Disfunção ventricular esquerda ao ecocardiograma (3 pontos).
- Taquicardia ventricular não sustentada no Holter de 24 horas (2 pontos).
- Baixa voltagem no ECG (2 pontos).
- Sexo masculino (2 pontos).

A partir desses indicadores, os pacientes foram classificados em três grupos de risco: baixo (0 a 6 pontos), intermediário (7 a 11 pontos) e alto (12 a 20 pontos). A mortalidade em 10 anos detectada para cada grupo foi de 10%, 44% e 84%, respectivamente, observando-se em uma segunda coorte para validação desse estudo percentuais de mortalidade de 9%, 37% e 85%, respectivamente (Tabela 10.2).

Tabela 10.2 Marcadores independentes de morte e escore de risco de mortalidade em pacientes com cardiopatia chagásica

Marcador	Pontos	Risco	Mortalidade
NYHA classe III/IV	5	Alto risco	84%
Cardiomegalia (RX)	5	(12 a 20 pontos)	
Disfunção de VE (ECO)	3	Risco intermediário	44%
TVNS (Holter)	3	(7 a 11 pontos)	
QRS baixa voltagem (ECG)	2	Baixo risco	10%
Sexo masculino	2	(0 a 6 pontos)	

NYHA: New York Heart Association; RX: radiografia de tórax; VE: ventrículo esquerdo; ECO: ecocardiograma; TVNS: taquicardia ventricular não sustentada; ECG: eletrocardiograma.

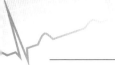

TRATAMENTO

Não se conhece cura espontânea para o ser humano infectado pelo *T. cruzi*, independentemente de qualquer das formas clínicas conhecidas. Neste tópico será abordado o manejo das formas aguda, indeterminada (FI) e cardíaca da fase crônica da doença de Chagas.

Forma aguda

Nesta fase, além do tratamento etiológico, devem ser instituídos repouso e o uso de sintomáticos, além de medicação de suporte (antitérmicos, diuréticos, sedativos, anticonvulsivantes).

Forma indeterminada

Em vista da benignidade dessa forma clínica, não se justifica a prática comum de solicitação de exames sorológicos para doença de Chagas na avaliação pré-admissional e nos exames periódicos realizados por instituições e/ou empresas públicas e privadas. Quanto aos demais exames complementares, deverão ser solicitados segundo as especificidades da atividade laboral que o indivíduo irá exercer. A prática de atividades físicas não está contraindicada para os portadores da FI. Para as atividades que exigem grande demanda de esforço físico e/ou estresse psicológico, pode-se solicitar avaliação complementar adequada. Não está justificado o afastamento temporário ou definitivo das atividades laborais. Uma vez confirmada a condição de portador de FI, o paciente deverá ser informado e devidamente esclarecido, ressaltando-se a benignidade de seu quadro clínico e a orientação para não doação de sangue e órgãos. A avaliação do risco cirúrgico do portador dessa forma é comparável à da população geral.

Exige-se atenção especial com o portador de doença de Chagas submetido à imunossupressão, em vista do risco potencial de reativação da doença. Não existe restrição à atividade sexual e, em relação às gestantes classificadas nessa forma clínica, recomenda-se atenção quanto à possibilidade de transmissão congênita. Mulheres portadoras da FI não devem restringir a amamentação, exceto em vigência de sangramento mamilar importante.

Forma cardíaca

Apesar da enorme importância clinicoepidemiológica da cardiopatia chagásica crônica (CCC) em nosso meio, as definições de condutas clínicas referentes ao cuidado desses pacientes são, habitualmente, derivadas da transposição de conhecimentos adquiridos em outras cardiopatias.

Dentre as características mais peculiares da CCC, destacam-se, de maneira especial, seu caráter fibrosante, considerado o mais expressivo dentre as miocardites, a frequência e a complexidade das arritmias cardíacas e sua combinação com distúrbios da condução do estímulo atrioventricular e intraventricular e a grande incidência de morte súbita e fenômenos tromboembólicos, assim como de aneurismas ventriculares. A CCC é a principal responsável pela elevada morbimortalidade da doença de Chagas, com grande impacto social e médico-trabalhista. O prognóstico do paciente chagásico é semelhante ao da população geral enquanto o ECG estiver normal, podendo a realização seriada desse exame detectar a evolução para a forma cardíaca. A CCC é caracterizada pela presença de anormalidades eletrocardiográficas sugestivas de comprometimento cardíaco em indivíduo sintomático ou não. Em pacientes com sintomas ou sinais clínicos compatíveis com acometimento cardíaco mas sem alterações eletrocardiográficas, uma investigação adicional, por outros métodos complementares, pode ser necessária para excluir outras etiologias e definir a existência ou não de cardiopatia chagásica, sua gravidade e significado prognóstico.

O fator prognóstico mais importante na CCC é a disfunção sistólica global do VE. O ecocardiograma, por se tratar de método não invasivo de fácil execução, é o exame de eleição para avaliar a função miocárdica, permitindo identificar marcadores importantes para a classificação da cardiopatia nos diversos estágios de gravidade.

Diante de um paciente chagásico com IC descompensada, deve-se, de início, procurar possíveis fatores precipitantes reversíveis, que poderiam estar causando ou exacerbando a descompensação, como infecção ou arritmia grave, não adesão à terapêutica, ingestão aumentada de sódio, hipertensão arterial, consumo de álcool, disfunção tireoidiana, gravidez e anemia. Pacientes com IC estão mais predispostos a trombose venosa profunda e embolia pulmonar, que, por sua vez, agravam a IC. Alguns fármacos podem agravar a IC, como antagonistas dos canais de cálcio de primeira geração, agentes antiarrítmicos, betabloqueadores usados inadequadamente e anti-inflamatórios não esteroides.

TRATAMENTO DA INSUFICIÊNCIA CARDÍACA

O tratamento da IC no chagásico cardiopata visa reduzir os sintomas, retardar a evolução da disfunção ventricular e prolongar a sobrevida. O tratamento é semelhante ao indicado para a IC de outras etiologias.

Medidas gerais

- Dieta hipocalórica e hipolipídica, para correção da obesidade e manutenção do peso ideal.
- Ingestão controlada de sal (3 a 4g/dia de cloreto de sódio para aqueles com doença leve e moderada ou 2g/dia para os casos mais graves).
- Restrição hídrica para os casos mais graves.
- Não ingestão de bebidas alcoólicas.
- Eliminação de fatores agravantes.

- Atividade física individualizada de acordo com o grau da IC e a idade do paciente.
- Vacinação contra influenza (anual) e pneumonia pneumocócica (a cada 3 anos) nos pacientes com IC avançada.

Tratamento medicamentoso

O uso de diuréticos, antagonistas da aldosterona, inibidores da enzima conversora da angiotensina (IECA) e bloqueadores dos receptores da aldosterona (BRA), digitálicos e betabloqueadores tem indicação na IC descompensada, do mesmo modo que nas IC de outras etiologias (Tabela 10.3).

O bloqueio do sistema renina-angiotensina-aldosterona tem papel fundamental na inibição do remodelamento ventricular, inibindo a progressão da IC; no entanto, poucos estudos arrolaram pacientes portadores de cardiopatia chagásica. Roberti e cols. destacam a boa tolerância ao aumento progressivo das doses de captopril entre os pacientes chagásicos, associado à redução no índice cardiotorácico (ICT) à radiografia do tórax e à queda dos níveis de BNP.

Um grupo de pacientes na fase crônica da cardiopatia chagásica em classe funcional III (NYHA) foi incluído no estudo RALES (*Randomized Aldactone Evaluation Study*), obtendo redução de 30% na taxa de re-hospitalização e regressão para as classes funcionais I e II com o uso de espironolactona. Discute-se também a possibilidade de redução da fibrose miocárdica pela ação da espironolactona, bloqueando a ação fibrosante da aldosterona.

Em relação aos betabloqueadores, os investigadores do ensaio clínico ACORDES descreveram a eficácia e a segurança do carvedilol, associado ao enalapril e à espironolactona em pacientes chagásicos com FEVE < 45%, registrando melhora na qualidade de vida, redução do ICT e do BNP e elevação da FEVE em 2,8 pontos percentuais. O estudo CHARITY, desenhado especificamente para avaliação do bisoprolol em portadores de cardiopatia chagásica, também documentou benefícios.

Extrapolando as recomendações de tratamento dos pacientes com IC de outras etiologias, deve-se usar carvedilol, bisoprolol ou succinato de metoprolol para tratar pacientes chagásicos com sintomas e/ou sinais de IC, pregressos ou atuais, e FEVE < 45,0%. A dose diária deve ser titulada lentamente, visando evitar frequência cardíaca < 50/min, em repouso. Esses fármacos também podem ser indicados mesmo na ausência de sintomas e sinais de IC, quando ocorre disfunção ou remodelamento de VE. Estão contraindicados em pacientes com bradicardia < 50bpm ou com distúrbios na condução atrioventricular (PR > 280ms).

Com base nos estudos V-HeFT-II e A-HeFT, a combinação de hidralazina com e nitrato é recomendável para tratar pacientes chagásicos de qualquer etnia em classe funcional II/III que apresentem contraindicação (insuficiência renal progressiva ou hiperpotassemia) ao uso de IECA ou BRA. Ainda extrapolando (estudo A-HeFT), também é possível recomendar o uso adicional desses fármacos para afrodescendentes em classe funcional III/IV já com terapêutica otimizada (à base de IECA ou BRA).

O digital é o fármaco utilizado há mais tempo no tratamento da IC e, entre todos os dotados de ação inotrópica positiva testados em uso prolongado, foi o único que não aumentou a mortalidade, quando comparado a placebo (empatou com este, mas reduziu o número de internações por IC). Embora sem evidências semelhantes em pacientes chagásicos, e reconhecendo que sua ação inibidora sobre o nó sinusal e a junção atrioventricular pode ser potencializada pela associação de outros fármacos, como os betabloqueadores e a amiodarona, o uso de digoxina pode ser justificado em pacientes chagásicos com FEVE < 45,0% sintomática (IC classe funcional II a IV [NYHA]), principalmente quando a frequência ventricular está elevada na presença de fibrilação atrial.

Os diuréticos devem ser usados em chagásicos para aliviar sintomas e sinais congestivos. Em meta-análise de estudos diversos, esses fármacos evidenciam discreto efeito na redução da mortalidade, mas também são úteis por modularem as respostas benéficas de outros fármacos, como os antagonistas neuro-hormonais, cujos efeitos são dependentes do balanço de sódio. A associação de tiazídicos aos diuréticos de alça é mais eficaz em casos mais avançados de IC. Os tiazídicos inibem a reabsorção de sódio, principalmente no túbulo contorcido distal, e são diuréticos suaves, mas não são eficazes quando o *clearance* de creatinina é < 30mL/min. Os diuréticos de alça, dos quais a furosemida é o mais usado em nosso meio, inibem a reabsorção de sódio, potássio e cloro na porção ascendente da alça de Henle, têm ação rápida, curto período de ação (4 a 6 horas), e provocam diurese copiosa, além de poderem ser administrados EV.

Tratamento cirúrgico

No presente momento, o único tratamento cirúrgico aceito para os pacientes com IC refratária chagásica é o transplante cardíaco. Outras modalidades de abordagem cirúrgica, como a correção da insuficiência mitral nos pacientes com IC refratária cirurgias de remodelamento do VE, não se mostraram capazes de modificar o prognóstico. O transplante cardíaco nos pacientes chagásicos possibilita

Tabela 10.3 Graus de recomendação e níveis de evidência no tratamento da ICC na cardiopatia chagásica

Conduta	Grau de recomendação	Nível de evidência
Diuréticos	I	C
Espironolactona	I	C
IECA	I	C
Digital	IA	C
Betabloqueador	IIA	C
Transplante cardíaco	I	B

IECA: inibidores da enzima conversora da angiotensina.

de reativação da doença durante o tratamento com imunossupressores. Estão sendo testadas diversas formas de aplicação de tecidos considerados portadores de células-tronco, mas a chamada terapia celular encontra-se em fase de ensaios clínicos e ainda não pode ser considerada uma alternativa terapêutica com eficácia comprovada para a cardiopatia chagásica.

Tratamento das arritmias

Arritmia ventricular

Inicialmente, devem ser diferenciadas as formas simples, como as extrassístoles isoladas e monomorfas, e as complexas, que incluem as polimorfas em pares e períodos de taquicardia ventricular não sustentada (TVNS). Também merecem abordagem distinta os pacientes com taquicardia ventricular sustentada (TVS) e os recuperados de morte súbita. Embora a grande maioria dos estudos não demonstre associação com a melhora do prognóstico dos pacientes tratados, a amiodarona é considerada o melhor e mais seguro fármaco antiarrítmico em pacientes chagásicos.

A disfunção do nó sinusal, o atraso na condução atrioventricular e os distúrbios de condução intraventricular podem complicar o uso da amiodarona, pois as bradiarritmias graves poderão acontecer, devendo-se avaliar, então, o implante de marca-passo. A toxicidade extracardíaca, a disfunção tireoidiana e as anormalidades dermatológicas não são incomuns, enquanto a toxicidade pulmonar grave é rara. O sotalol, outros betabloqueadores e a propafenona poderão ser alternativas em casos selecionados. Dentre as alternativas invasivas, as técnicas de ablação do foco arrítmico por cateter ou cirurgia e, principalmente, o implante de cardiodesfibrilador também são possibilidades terapêuticas, nos casos mais graves.

A ectopia ventricular simples e monomorfa não tem impacto prognóstico e não necessita tratamento específico. Pacientes com extrassistolia ventricular complexa ou TVNS e que não têm sintomas nem disfunção ventricular significativa geralmente não necessitam terapia antiarrítmica. Na ectopia ventricular complexa assintomática, mas com redução significativa da FEVE, existem controvérsias a respeito do tratamento, embora estudos realizados em pacientes com cardiomiopatia dilatada de outras etiologias não tenham mostrado redução substancial da mortalidade com o uso da amiodarona. Os pacientes com TVS e aqueles recuperados de morte súbita têm risco mais alto de morte e merecem avaliação cuidadosa. A amiodarona tem sido utilizada em pacientes com TVS, buscando-se aqui, mais uma vez, a redução da mortalidade, ainda não definitivamente comprovada, a qual está associada, principalmente, à presença de depressão da função ventricular esquerda.

Na presença de sintomas associados a considerável repercussão hemodinâmica, como síncope, e sem registro de TVS, o estudo eletrofisiológico está indicado para avaliação do risco de morte súbita. A indicação do uso de desfibrilador implantável tem se tornado mais frequente, em associação à amiodarona ou a outros antiarrítmicos.

Arritmia supraventricular

A fibrilação atrial é a arritmia supraventricular mais frequente, sendo encontrada em 4% a 12% dos pacientes chagásicos. De modo característico, a fibrilação atrial tende a se apresentar cronicamente associada à cardiomegalia pronunciada e a um prognóstico reservado. Na prática, interessa o controle da frequência ventricular, que pode ser obtido com agentes que atrasem a passagem do impulso elétrico pelo nó atrioventricular, dando-se preferência aos digitálicos e ao carvedilol, na presença de IC, e aos betabloqueadores convencionais e aos bloqueadores de cálcio (verapamil e diltiazem), nos raros casos em que a função ventricular é normal.

A anticoagulação está indicada sempre que a fibrilação atrial crônica esteja associada à cardiomegalia e à IC, ou a episódios embólicos prévios. O fármaco de escolha é a varfarina, em dose suficiente para manter a INR (razão normatizada internacional) entre 2,0 e 3,0.

Bradiarritmias

O tratamento das bradiarritmias na doença de Chagas não difere das recomendações para as cardiomiopatias de outra natureza e usualmente consiste no implante de marca-passo permanente. As principais indicações para o implante incluem BAV e disfunção do nó sinusal. Uma situação importante, comumente observada em pacientes chagásicos, consiste na associação de distúrbios atrioventriculares e arritmias ventriculares complexas. Nesses casos, a terapia farmacológica antiarrítmica eficaz pode tornar necessário o implante de marca-passo permanente, no intuito de prevenir possíveis consequências indesejáveis de um eventual BAV completo. A escolha do modo de estimulação é, até hoje, objeto de controvérsia. Apesar dos benefícios teóricos do uso da estimulação fisiológica atrioventricular, diversos estudos não demonstram benefício dessa prática relacionado com a redução de mortalidade ou a redução de eventos graves, como os AVE.

Tratamento do tromboembolismo

Indivíduos com disfunção ventricular global, fibrilação atrial, história de tromboembolismo prévio e áreas acinéticas ou discinéticas no miocárdio, com evidências ecocardiográficas de trombo mural, têm indicação de anticoagulação profilática. Essas indicações devem ser individualizadas, em função de circunstâncias sociais e econômicas de cada paciente. O tratamento do tromboembolismo segue as recomendações já estabelecidas, variando de acordo com a extensão e o órgão comprometido. Em algumas circunstâncias especiais, podem ser consideradas a aneurismectomia, a embolectomia e a interrupção da veia cava.

Tratamento da infecção pelo *T. cruzi*

Embora haja divergências quanto às porcentagens de cura no tratamento etiológico da doença de Chagas, há consenso sobre sua utilidade, a depender de circunstâncias como fase da doença, idade do paciente e condições associadas. O tratamento específico permanece associado a muitas dificuldades, pois os fármacos são claramente mais úteis na fase aguda, que costuma ser assintomática ou oligossintomática. De qualquer modo, os agentes também costumam ser empregados na fase crônica, sempre sob supervisão médica para acompanhamento de sua toxicidade. A comprovação de cura, especialmente na fase crônica, depende de fatores como tempo de seguimento e exames utilizados. Usa-se o nifurtimox ou o benzonidazol, de igual ação tripanossomicida, durante 60 a 90 dias. No Brasil, o benzonidazol é o único agente atualmente disponível para o tratamento específico da doença de Chagas. O nifurtimox, disponível na América Central, pode ser utilizado como alternativa em caso de intolerância ao benzonidazol. No caso de falha terapêutica com um dos agentes, apesar de eventual resistência cruzada, o outro pode ser tentado. A dose indicada varia de acordo com a idade.

O nifurtimox (Lampit® – Bayer) é apresentado em comprimidos com 120mg, e a dose para adultos é de 8 a 10mg/kg/dia, VO, durante 60 a 90 dias, em três tomadas diárias. Para crianças, a dose é de 15mg/kg/dia, VO, durante 60 a 90 dias, em três tomadas diárias.

O benzonidazol, cuja distribuição no Brasil é regulamentada pelos serviços de referência do Sistema Único de Saúde (SUS), é apresentado em comprimidos com 100mg, e a dose é de 5mg/kg/dia, VO, durante 60 dias, em duas ou três tomadas diárias. A dose para crianças é de 5 a 10mg/kg/dia, VO, durante 60 dias, em duas ou três tomadas diárias. A dose máxima é de 400mg/dia. A droga age no nível mitocondrial, interferindo nos mecanismos de oxirredução do parasita, tanto nas formas amastigotas intracelulares como nas formas flageladas.

Ambos os fármacos podem causar náuseas, vômitos, perda de peso, exantema, anemia, leucopenia e agranulocitose, além de neuropatia periférica, sendo esta última complicação dose-dependente. São contraindicados na gravidez e em pacientes com insuficiência hepática e renal. Recomenda-se a suspensão do uso de bebidas alcoólicas durante o tratamento. O acompanhamento com exames hematológicos e avaliação da função hepática e renal está indicado no início, no meio e ao término do tratamento.

Tratamento da fase aguda

Nessa fase, definida pela evidência do *T. cruzi* no exame direto do sangue periférico, o tratamento deve ser realizado em todos os casos, e o mais rápido possível, após confirmação diagnóstica, independentemente da via de transmissão.

Tratamento da fase crônica

Na fase crônica recente (na prática, em crianças), é válido o mesmo raciocínio quanto à recomendação do tratamento na fase aguda. Nesse sentido, considera-se que devem ser tratadas todas as crianças com idade igual ou inferior a 12 anos, com sorologia positiva. Para adultos, embora faltem evidências que garantam o sucesso dessa terapia nas diferentes circunstâncias, o tratamento específico pode ser instituído na forma crônica recente (5 a 12 anos após a infecção inicial), com taxas de cura de 60% a 80% em séries de casos.

Para a fase crônica de maior duração, o tratamento tem sido indicado na forma indeterminada e nas formas cardíacas incipientes e digestivas. As pesquisas experimentais das últimas décadas demonstram que o parasitismo tissular persistente é diretamente responsável pelas reações inflamatórias, acarretando fibrose miocárdica. Desse modo, considerando-se que o parasita é o grande mediador da inflamação, todo chagásico, em princípio, é candidato ao tratamento tripanossomicida.

Diversos estudos experimentais têm demonstrado regressão das lesões miocárdicas em animais tratados com benzonidazol. Pequenas séries clínicas descrevem também impacto favorável sobre a evolução para cardiopatia crônica em pacientes que receberam tratamento tripanossomicida, principalmente em indivíduos com menos de 50 anos de idade.

Para esclarecimento do impacto do tratamento parasiticida na mortalidade e na progressão para cardiopatia em indivíduos na fase crônica, já com a presença de comprometimento cardíaco leve, está em fase de análise de dados o estudo BENEFIT (*Benzonidazol Evaluation for Interrupting Trypanossomiases Trial*), com 3.000 pacientes alocados em toda a América Latina, sob a coordenação do PHRI (Population Health Research Institute), sediado na Universidade McMaster, Canadá, cujos resultados serão publicados em 2016.

Até o momento, no entanto, na perspectiva de programas de saúde pública, não há indicação de tratamento em larga escala para adultos na fase crônica.

Na fase crônica, quando do tratamento etiológico, a negativação da sorologia ocorre tardiamente (até 10 a 20 anos após o tratamento). A negatividade sorológica tem sido considerada o único método indicador de cura. Especialistas apontam que o tempo necessário para negativação é variável e depende da fase da doença, sendo de 3 a 5 anos para a fase aguda, 5 a 10 anos para fase crônica recente e acima de 20 anos para a fase crônica de longa duração. Nessa fase, pode ocorrer declínio persistente e progressivo, acima de três diluições, dos títulos sorológicos, sendo sugestivo de futura negativação. Em qualquer momento da evolução do paciente, a positividade dos exames parasitológicos indica fracasso terapêutico.

EVOLUÇÃO E PROGNÓSTICO

Como já comentado ao longo deste capítulo, a evolução clínica e o prognóstico são bastante variáveis em decorrência do momento clínico em que o paciente se encontra e das intervenções a que será submetido.

CONSIDERAÇÕES FINAIS

A doença de Chagas é muito apropriadamente considerada um problema médico-social dos mais emblemáticos. Desse modo, as medidas mais eficazes de um programa de prevenção estariam ligadas à solução das dificuldades socioeconômicas dos países onde ainda é endêmica. De maneira resumida, as medidas profiláticas prioritárias seriam a educação sanitária, no sentido de preservar a higiene do lar, o combate ao agente transmissor intradomiciliar, mediante aplicação de inseticidas à base de piretroides e outros, e a melhoria da habitação do homem rural. A prevenção da transmissão da doença por hemotransfusão deve ser efetuada a partir da seleção de doadores, por meio de triagem sorológica (ELISA e imunofluorescência). Ainda não existem vacinas efetivas liberadas para uso prático.

Bibliografia

Andrade JP, Marin-Neto JA, Paola AAV et al. Sociedade Brasileira de Cardiologia. I Diretriz Latino Americana para o Diagnóstico e Tratamento da Cardiopatia Chagásica. Arq Bras Cardiol 2011; 97(2 supl.3):1-48.

Brener Z, Andrade Z, Barral-Netto M. Trypanossoma cruzi e doença de Chagas 2. ed. Rio de Janeiro: Guanabara Koogan, 2000.

Consenso Brasileiro em Doença de Chagas. Rev Soc Bras Med Trop 2005; 38(III).

Kirchhoff I.V. American trypanosomiasis (Chagas' disease) – A tropical disease now in the United States. N Engl J Med 1993; 329(9):639-44.

Maguire JH. Chagas' disease – Can we stop the deaths? N Engl J Med 2006; 355(8):760-1.

Malta J, Oliveira Jr W, Almeida JR et al. Doença de Chagas. In: Hinrichsen SL. Doenças infecciosas e parasitárias. Rio de Janeiro: Medsi, 2005:381-97.

Rassi Jr A, Rassi A, Little WC et al. Development and validation of a risk score for predicting death in Chagas' heart disease. N Engl J Med 2006; 355:799-808.

Rassi Jr A, Rassi SG, Rassi A. Morte súbita na doença de Chagas. Arq Bras Cardiol 2001; 76(1):75-85.

Tavares W, Nascimento ELT. Doença de Chagas. In: Tavares W. Rotinas de diagnóstico e tratamento das doenças infecciosas e parasitárias. São Paulo: Atheneu, 2005:267-74.

Vilas-Boas F, Feitosa GS, Soares MBP et al. Transplante de células de medula óssea para o miocárdio em paciente com insuficiência cardíaca secundária à doença de Chagas. Arq Brás Cardiol 2004; 82(2):181-4.

11

André Sansonio de Morais • José Ribeiro de Carvalho Santos Neto

Pericardiopatias

INTRODUÇÃO

O pericárdio é uma membrana fibroelástica que envolve quase todo o coração. É composto por duas camadas, o pericárdio visceral e o parietal, separadas por um espaço virtual, o qual comporta um volume que pode variar entre 5 e 30mL de líquido seroso em indivíduos saudáveis.

As principais funções do pericárdio são: proteção mecânica do coração contra agentes externos, estabilização do coração no mediastino e restrição do volume cardíaco durante a diástole.

O processo patológico que mais acomete o pericárdio é a pericardite. Embora a escassez de dados epidemiológicos não torne possível a determinação da incidência dessa síndrome, seu diagnóstico diferencial faz-se necessário diante do quadro de dor torácica.

A história evolutiva da doença e a forma de apresentação clínica nos permitem classificar as doenças pericárdicas em: pericardite aguda, pericardite subaguda/crônica, derrame pericárdico, tamponamento cardíaco e pericardite constritiva.

Síndromes pericárdicas
- Pericardite aguda
- Pericardite subaguda/crônica
- Derrame pericárdico
- Tamponamento cardíaco
- Pericardite constritiva

Neste capítulo discutiremos as principais formas de apresentação das doenças pericárdicas.

PERICARDITE AGUDA

A pericardite aguda é uma doença comum, que pode ser parte de uma doença sistêmica ou uma entidade isolada. Dados de serviços de emergência revelam que 5% dos pacientes com dor torácica em que foi afastada coronariopatia e 1% daqueles com supradesnível do segmento ST tinham pericardite aguda.

Etiologia

As pericardites agudas são divididas em infecciosas e não infecciosas. As infecções virais e a forma idiopática são responsáveis pela maior parte dos casos de pericardite aguda. Os outros casos são secundários a inúmeras doenças, entre elas: infecções bacterianas, fúngicas, tuberculose, neoplasias, após radioterapia, traumas, doenças autoimunes, hipotireoidismo, uremia, drogas e infarto agudo do miocárdio.

As principais causas de pericardite aguda e suas peculiaridades estão resumidas na Tabela 11.1.

Manifestações clínicas

Classicamente, a pericardite aguda manifesta-se com quadro de dor torácica, atrito pericárdico e derrame pericárdico.

A dor torácica sugestiva de pericardite é precordial ou retroesternal, contínua, perfurante ou em peso, de longa duração, com irradiação cervical e para o músculo trapézio esquerdo, tipo pleurítica (piora com inspiração, tosse e espirro), piorando em posição supina e em decúbito dorsal e melhorando em posição sentada com inclinação do tronco para a frente.

O atrito pericárdico é altamente específico para pericardite aguda, sendo descrito como um som rude, estridente e superficial, como o deslocamento do diafragma do estetoscópio sobre a pele, durante a ausculta cardíaca, mais audível no mesocárdio e no bordo esternal esquerdo, variando com a intensidade dos movimentos respiratórios e sendo maior no final da expiração e com o paciente inclinado para a frente. A magnitude do atrito é transitória, podendo variar sensivelmente durante um mesmo dia de

Tabela 11.1 Principais agentes etiológicos das pericardites agudas

Vírus	Processo inflamatório pela ação direta viral ou resposta imunológica: enterovírus, *Echovirus* tipo 8, *Coxsackie* B, influenza, Epstein-Barr, citomegalovírus, vírus do sarampo, da caxumba, varicela-zóster, rubéola, hepatite B Sintomas gripais prévios (1 a 3 semanas), em geral autolimitados (1 a 3 semanas) Diagnóstico: sorologia ou detecção viral por PCR
Bactérias	*Staphylococcus aureus, Streptococcus pneumoniae, Streptococcus* sp., *E. coli, Klebsiella, Haemophilus influenzae* Quadro agudo intenso: febre, prostração, sudorese noturna, dispneia, dor torácica Foco infeccioso: pneumonia, empiema pleural, endocardite, disseminação hematogênica Fatores de risco: imunossupressão, derrame pericárdico crônico Diagnóstico: estudo do líquido – aspecto turvo ou purulento, cultura bacteriana e bacterioscopia (Gram)
HIV	Próprio HIV ou oportunistas (mais comum): citomegalovírus, tuberculose, criptococose, bactérias piogênicas A pericardite é a manifestação cardíaca mais comum na AIDS. O tamponamento cardíaco ocorre em cerca de 33% a 40% dos casos Pode ter etiologia neoplásica, de pior prognóstico (sarcoma de Kaposi ou linfoma)
Pós-cirurgia cardíaca	Pode manifestar-se entre a primeira semana e meses após o procedimento. A etiologia no quadro agudo é o processo inflamatório (80% dos casos). Os casos tardios são decorrentes da resposta autoimune (anticorpos antissarcolemais cardíacos) e de provável associação viral Dor torácica tipo pleuropericárdica, atrito pericárdico e pleural, febre e derrame pleural são comuns Frequentemente autolimitado. São apontados como fatores de risco independentes: sexo feminino e incisão pleural
Tuberculose	Mais comum na apresentação subaguda/crônica O *Mycobacterium tuberculosis* atinge o pericárdio por contiguidade ou por via linfo-hematogênica O exame físico geralmente é inespecífico para suspeita de pericardite. O atrito pericárdico é incomum Fases: seca, efusiva, absortiva e constritiva. A constrição ocorre em 30% a 50% dos casos Diagnóstico: pericardiocentese revela exsudato com celularidade aumentada e predomínio de linfócitos. A confirmação se dá com a bacterioscopia pela coloração de Ziehl-Neelsen (positiva em apenas 25% dos casos). Dosagem da adenosina deaminase (ADA) e interferon C tem altas sensibilidade e especificidade. A cultura do líquido pode necessitar até 60 dias para crescimento A biópsia pericárdica inclui bacterioscopia, cultura e histopatológico do material biopsiado. Enquanto os dois primeiros têm baixa sensibilidade, o histopatológico geralmente mostra o granuloma caseoso (altamente sugestivo do diagnóstico)
Urêmica	Tem experimentado diminuição da incidência com o advento da terapêutica dialítica, ocorrendo em cerca de 10% dos pacientes que irão para diálise. O mecanismo de lesão dos folhetos pericárdicos é a ação direta e inflamatória das toxinas nitrogenadas. As hemorragias resultam desse processo inflamatório e são frequentes A pericardite associada à diálise ocorre em cerca de 15% dos pacientes em terapia dialítica e está relacionada com hipervolemia, com melhora clínica após intensificação das sessões dialíticas O quadro clínico responde bem à terapia dialítica, com resolução após 1 ou 2 semanas
Colagenoses	As mais frequentes são febre reumática, artrite reumatoide e lúpus eritematoso sistêmico (LES). A febre reumática responde pela maior incidência da patologia em crianças. Na artrite reumatoide, o aparecimento de pericardite geralmente está associado a doença articular avançada (fator reumatoide positivo). No LES, que costuma ser a complicação cardiovascular mais frequente, ocorre em 20% a 45% dos casos
Fungos	O agente mais comum é o *Histoplasma capsulatum. Candida* e *Aspergillus* podem ser os agentes nos imunossuprimidos. A pericardite aguda de origem fúngica é de ocorrência rara
Infarto agudo do miocárdio	Pode resultar do processo inflamatório envolvido na lesão isquêmica transmural em área contígua, ocorrendo na primeira semana – pericardite epistenocárdica. Quando ocorre tardiamente, entre a 2ª e a 3ª semana, deve-se a reação imunológica – síndrome de Dressler Ambas as síndromes costumam ter curso benigno; em casos raros, podem ocorrer hemopericárdio, tamponamento cardíaco e pericardite constritiva
Fármacos	Hidralazina, isoniazida (ambas associadas a quadros lúpus-*like*); penicilinas (por reação de hipersensibilidade); doxorrubicina e minoxidil, por mecanismos desconhecidos; fenitoína, procainamida e dantroleno também estão associados a casos de pericardite aguda
Neoplasias	As principais neoplasias envolvidas são, em ordem de frequência, câncer de pulmão, mama, melanoma, linfoma e leucemia Diagnóstico: citologia do líquido pericárdico
Actínica	Pode ser doença aguda ou ocorrer anos após o tratamento por radiação. Com frequência, os sintomas são mascarados pela neoplasia de base
Hipotireoidismo	Ocorre em torno de 30% a 80% dos casos avançados da doença Raramente se complica com tamponamento; se este ocorrer, chama a atenção o quadro de taquicardia em paciente portador de hipotireoidismo

observação. Por isso, pacientes sob suspeita de pericardite devem ser examinados com frequência.

Além desses sinais e sintomas, o paciente pode apresentar febre e acometimento de vias aéreas superiores (sintomas gripais), que geralmente representam pródromos de etiologia viral. Podem estar associados, também, taquicardia, taquipneia e dispneia. A presença de disfunção ventricular esquerda ao exame físico sugere miocardite associada, assim como sinais de disfunção ventricular direita podem indicar tamponamento cardíaco.

Exames complementares

Eletrocardiograma

As alterações sugestivas de pericardite acontecem no ritmo, no intervalo PR, no segmento ST e na onda T, variando de acordo com a fase da pericardite (Tabela 11.2).

Alterações do ritmo variam de taquicardia sinusal até arritmias atriais diversas.

Outras alterações incluem baixa amplitude do QRS (presença de derrame pericárdico) e alternância na amplitude e morfologia do QRS (derrame pericárdico volumoso com sinais de tamponamento cardíaco).

Ecocardiograma

O ecocardiograma é normal na maioria dos pacientes com pericardite aguda, mas podem ocorrer aumento do espessamento pericárdico (Figura 11.1A e B) e derrame pericárdico.

Radiografia de tórax

Na maioria dos casos de pericardite aguda, a radiografia de tórax é normal, mas ocorre aumento da área cardíaca em casos de derrame pericárdico de, pelo menos, 200mL. Alterações no mediastino e nos pulmões ajudam na busca de etiologia específica, como tuberculose ou neoplasias de pulmão. A presença de calcificação sugere fortemente pericardite constritiva.

Laboratório

Pacientes com pericardite aguda apresentam marcadores de atividade inflamatória aguda, como leucocitose, velocidade de hemossedimentação (VHS) aumentada e elevação de proteína C reativa (PCR). Marcadores de necrose miocárdica, como CPK total, CK-MB e troponinas, podem estar alterados. A troponina I pode levar até 2 semanas para voltar ao normal.

Tabela 11.2 Alterações eletrocardiográficas na pericadite

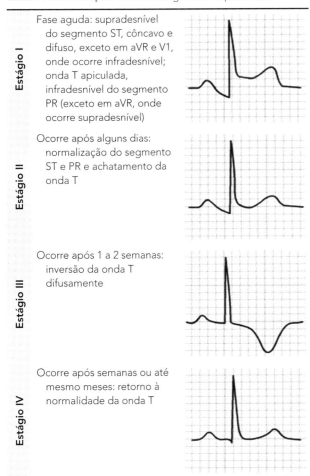

Imagens de ECG retiradas do *site* Cardiopapers e gentilmente cedidas pelo Dr. André Lima.

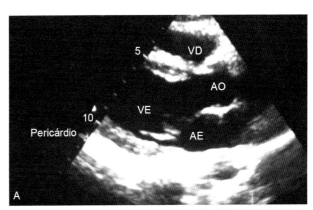

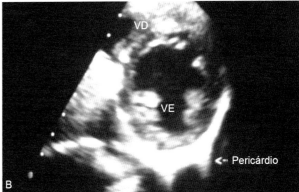

Figura 11.1A Ecocardiograma: corte longitudinal em janela paraesternal. **B** Corte transversal em janela paraesternal. Espessamento do pericárdio adjacente à parede inferior do VE. (Acervo do Dr. André Sansonio – Hospital Agamenon Magalhães.)

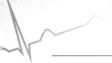

Tomografia computadorizada do coração (TCC)

A TCC pode encontrar pericárdio uniformemente espessado, derrame pericárdico e algum realce precoce após contraste venoso. Pode ser identificável a presença de massa no pericárdio ou infiltração de tecidos adjacentes na pericardite neoplásica.

Ressonância nuclear magnética (RNM)

A RNM do coração torna possível quantificar o grau de espessamento pericárdico e o volume do derrame pericárdico, além de identificar sinais sugestivos de lesão inflamatória miopericárdica por meio da técnica do realce tardio.

Pericardiocentese e biópsia pericárdica

A pericardiocentese pode ser realizada com objetivo terapêutico e diagnóstico. Está indicada em quadro clínico de tamponamento cardíaco, como medida salvadora, assim como na suspeita clínica de hemopericárdio pós-trauma e pericardite purulenta ou neoplásica. A biópsia pericárdica está indicada na investigação de pericardite persistente ao tratamento clínico, sem diagnóstico definitivo estabelecido. A biópsia pericárdica também pode ser realizada por meio de pericardioscopia, que pode indicar o local para retirada dos fragmentos.

Tratamento

O tratamento da fase aguda da pericardite é direcionado para a etiologia de base, incluindo antibioticoterapia nos casos de pericardite piogênica, controle das colagenoses, suspensão de medicações, nos casos de pericardite por hipersensibilidade, e reposição hormonal, quando a etiologia é o hipotireoidismo. No entanto, como as etiologias principais são virais e a forma idiopática normalmente se trata de doença autolimitada, as medidas iniciais visam ao suporte clínico, como internamento hospitalar, para avaliação periódica nos primeiros dias, repouso e medicações inespecíficas, para controle do processo inflamatório e da crise álgica. A medicação deve ser um anti-inflamatório não esteroide (AINE) (Tabela 11.3).

Tabela 11.3 Fármacos utilizados no tratamento medicamentoso das pericardites agudas

AINE	AAS (dose: 500 a 750mg VO a cada 6 ou 8h por 7 a 10 dias, seguidos de redução gradual de 500mg por semana) ou ibuprofeno, 400mg a 800mg a cada 6 ou 8h por 14 dias, ou indometacina (dose: 50mg VO a cada 6h) O tratamento é recomendado por 2 semanas, na ausência de dor
Corticoides	Prednisona (1mg/kg/dia por 2 a 4 semanas) nos casos refratários
Colchicina	Dose: 0,5mg a cada 12h por 3 meses, no primeiro evento, e por 6 meses nos casos de recorrência

AAS: ácido acetilsalicílico.

Os corticoides estão indicados, principalmente nos casos refratários ao tratamento com AINE e colchicina, nos casos secundários a doenças autoimunes ou de etiologia urêmica. A retirada do medicamento deve ser gradual, a fim de evitar reativação do processo inflamatório sobre o pericárdio. Nesses casos, é recomendada associação medicamentosa com a colchicina, na dose de 1mg/dia.

Atenção especial deve ser dada ao uso de anticoagulantes, os quais colocam o paciente em risco de hemopericárdio, tornando-os contraindicado; nos casos específicos de extrema necessidade, como nos portadores de próteses valvares metálicas, o paciente deve receber heparina venosa durante a hospitalização.

Evolução natural

A pericardite aguda cursa de maneira autolimitada, com tendência à resolução do quadro entre 2 e 6 semanas. Cerca de 15% dos casos evoluem com tamponamento cardíaco, com boa resposta clínica após pericardiocentese de alívio. Cerca de 20% a 30% dos casos evoluem com recorrência dos sintomas (pericardite recorrente), os quais podem ocorrer semanas ou meses após o quadro inicial. O tratamento é semelhante ao do episódio agudo, podendo ser necessário prolongá-lo com baixas doses de corticoide ou colchicina por até 2 anos. A pericardiectomia é uma possibilidade nos casos de dor intratável, apresentando, no entanto, pequenas taxas de sucesso.

PERICARDITE SUBAGUDA/CRÔNICA

Manifestações clínicas

As doenças que causam pericardite subaguda/crônica podem manifestar-se de maneira insidiosa (semanas a meses), apresentando sintomas gerais, como emagrecimento, astenia e febre baixa. Pode haver dor torácica sem características típicas de pericardite.

A doença pode evoluir como derrame pericárdico crônico assintomático. O quadro é normalmente descoberto como tamponamento cardíaco, pericardite constritiva ou pericardite efusivo-constritiva.

A pericardite subaguda/crônica também pode se manifestar como um quadro de pericardite aguda clássica, se diferenciando pelo fato de não ser autolimitada.

Etiologia

As principais causas de pericardite subaguda/crônica são pericardite tuberculosa, pericardite relacionada com o HIV, pericardite neoplásica, pericardite actínica e mixedema pericárdico. A Tabela 11.4 mostra suas principais características.

Tabela 11.4 Características das pericardites subagudas/crônicas

	Etiologia	Quadro clínico	Investigação diagnóstica	Tratamento
Pericardite tuberculosa	Infecção por *Mycobacterium tuberculosis*	Emagrecimento, hipoxemia, febre e sudorese noturna, dor torácica inespecífica Derrame pleural tuberculoso unilateral Podem ocorrer, também, tamponamento cardíaco e pericardite constritiva	Pericardiocentese diagnóstica deve ser realizada Exsudato com celularidade moderadamente aumentada (500 a 2.500/mm³) e com predomínio de linfócitos Bacterioscopia pela coloração de Ziehl-Neelsen positiva Dosagem de adenosina deaminase (> 40UI/L: muito sugestivo) Deve ser realizada cultura Biópsia pericárdica deverá ser realizada se a bacterioscopia for negativa Prova terapêutica: se quadro clínico for sugestivo, mas todos os exames forem negativos	Esquema RIPE por 6 meses A associação com corticosteroides nos primeiros 3 meses de terapia é controversa, mas estudos apontam melhora mais rápida dos sintomas, menor necessidade de pericardiectomia e menor mortalidade. Dose: prednisona 60mg/dia no primeiro mês com redução progressiva nos próximos 2 meses Pericardiectomia: nos casos de derrame pericárdico recorrente ou síndrome constritiva precoce; deve ser realizada entre 4 e 6 semanas após iniciado o tratamento com esquema RIPE
Pericardite relacionada com o HIV	Infecção pelo HIV (maioria) Doenças oportunistas: Infecções (pericardite tuberculosa ou por *Cryptococcus neoformans*) Neoplasias (sarcoma de Kaposi e linfoma não Hodgkin)	Assintomático (maioria dos casos de infecção pelo HIV) A presença de sintomas gerais (emagrecimento, astenia, febre e sudorese noturna) sugere doenças oportunistas	Pericardiocentese, corando-se o material com Gram, Ziehl-Neelsen e nanquim (criptococo) Cultura para bactérias, micobactérias, fungos e citologia com pesquisa de células neoplásicas Um grande derrame com evolução para tamponamento cardíaco sugere causas secundárias Líquido com aspecto hemorrágico sugere diagnóstico de sarcoma de Kaposi Biópsia pericárdica às vezes é necessária para o diagnóstico	Tratamento precoce da causa secundária, pois é comum evoluir com complicações
Pericardite neoplásica	Metástases (carcinoma broncogênico, câncer de mama, linfoma de Hodgkin e linfoma não Hodgkin) Primário (mesotelioma)	Pode manifestar-se como: Derrame pleural assintomático Sintomas de pericardite aguda clássica Tamponamento cardíaco Pericardite constritiva	Derrame pericárdico hemorrágico Pericardiocentese com citologia do líquido	Pericardiectomia nos casos de significativo derrame pericárdico recorrente ou síndrome constritiva em pacientes com bom estado geral Cisplatina nos casos específicos de adenocarcinoma de pulmão Infusão intrapericárdica de tetraciclina ou bleomicina é uma alternativa para prevenir o reacúmulo de líquido
Pericardite actínica	Radioterapia direcionada ao tórax	Pode manifestar-se como: Derrame pericárdico assintomático Sintomas de pericardite aguda clássica Pericardite constritiva ou efusivo-constritiva	Pericardiocentese com citologia do líquido, quando necessário, biópsia Líquido pode ser seroso ou hemorrágico	Uso de AINE ou corticoides para os sintomas da pericardite Pericardiectomia nos casos de derrame pericárdico recorrente ou síndrome constritiva
Mixedema pericárdico	Hipotireoidismo	Grande derrame pericárdico assintomático Tamponamento cardíaco é muito raro	Pericardiocentese com líquido amarelado e viscoso (consistência de gel) Exame do líquido: altos níveis de colesterol Dosagem hormonal (TSH e T4 livre)	Reposição hormonal, com reabsorção do líquido ao longo de meses

DERRAME PERICÁRDICO E TAMPONAMENTO CARDÍACO

O volume de líquido livre no saco pericárdico costuma situar-se entre 5 e 30mL. Na maior parte dos casos, derrames leves não cursam com sintomas. Por outro lado, volumes moderados ou importantes podem cursar com achados que vão desde dor torácica insidiosa (de caráter opressivo) até síndromes compressivas (disfagia, dispneia, dor abdominal, tosse seca, rouquidão). O tamponamento cardíaco está intimamente correlacionado com a velocidade de acúmulo do líquido no espaço pericárdico e sua capacidade de distensão. A velocidade de aparecimento do quadro clínico de tamponamento cardíaco depende, assim, da patologia de base, podendo ocorrer em minutos (como nos traumas de estruturas cardíacas e acidentes em procedimentos hemodinâmicos) ou aparecer semanas depois. Pacientes com capacidade de elasticidade do pericárdio reduzida ou mesmo os hipovolêmicos podem evoluir precocemente com sinais de tamponamento cardíaco, a despeito de pequenos derrames pericárdicos.

Manifestações clínicas

Os principais achados são dispneia, ortopneia e taquipneia. Taquicardia está usualmente presente. Chamam a atenção ao exame físico a turgência jugular e o abafamento das bulhas. Atrito pericárdico está presente em torno de 30% dos casos. A hipotensão é o sinal mais importante de gravidade (associada à turgência jugular e ao abafamento das bulhas, forma a tríade de Beck).

Diagnóstico

O diagnóstico é clínico, com dados da anamnese e exame físico: tríade de Beck, taquicardia e pulso paradoxal (redução > 10mmHg da pressão arterial sistólica ou redução detectável da amplitude de pulso arterial na inspiração).

- **ECG:** pode demonstrar baixa amplitude nas derivações frontais e onda T retificada, além de alternância elétrica do QRS (por rechaço do coração durante o ciclo cardíaco).
- **Radiografia de tórax:** aumento da área cardíaca em moderados e grandes derrames (de difícil diferenciação com outras causas de cardiomegalia). Destacam-se a nitidez do contorno cardíaco e o formato "em moringa".
- **Ecocardiografia:** apresenta boa sensibilidade na identificação e quantificação dos derrames, possibilita a suspeição diagnóstica durante avaliação da textura do líquido (presença de fibrina, coágulos, massas) e avalia a função miocárdica. A estimativa do derrame pericárdico é feita de modo semiquantitativo, medindo-se o distanciamento entre os folhetos parietal e visceral ao modo M. O derrame é considerado leve quando < 10mm e observado apenas na parte posterior do ventrículo esquerdo (VE);

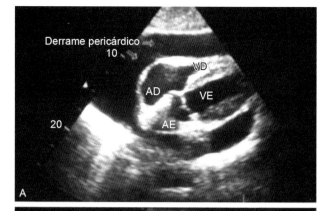
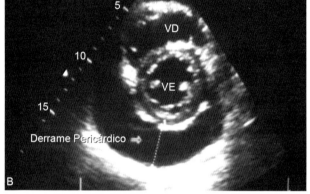

Figura 11.2A Ecocardiograma: corte longitudinal em janela subcostal. **B** Corte transversal em janela paraesternal. Derrame pericárdico volumoso. (Acervo do Dr. André Sansonio – Hospital Agamenon Magalhães.)

moderado entre 10 e 20mm, circundando todo o coração; e importante quando > 20mm (Figura 11.2A e B).

Os achados de tamponamento cardíaco são: dilatação das veias cavas com pouca variação respiratória, colapso diastólico da parede livre do átrio direito (sinal mais sensível do diagnóstico), do ventrículo direito (VD – sinal mais específico), do átrio esquerdo e, mais raramente, do VE. Esses achados podem anteceder os sintomas de tamponamento cardíaco. Podem ser observados, ainda, aumento da velocidade do fluxo de enchimento diastólico tricúspide e redução do fluxo mitral na inspiração, vistos ao Doppler pulsátil (Figura 11.3A e B).

Complicações

A complicação mais importante do derrame pericárdico é o tamponamento cardíaco, que ocorre quando a pressão intrapericárdica supera as pressões de enchimentos nas câmaras cardíacas. Estas, por sua vez, tentam preservar o enchimento diastólico mediante o aumento de suas pressões de enchimento, de modo que ocorre uma equalização das pressões nas câmaras cardíacas. Como consequência desse novo ambiente, no qual altas pressões diastólicas estão presentes nos átrios e ventrículos, não há escoamento venoso e instala-se a síndrome congestiva. As altas pres-

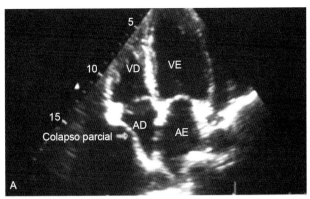
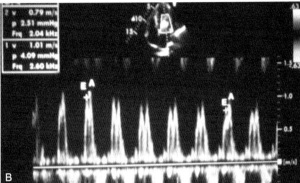

Figura 11.3A Ecocardiograma: corte longitudinal de quatro câmaras em janela apical. Colapso diastólico parcial do átrio direito. **B** Análise do fluxo de enchimento diastólico do VE pelo Doppler pulsátil e sua variabilidade durante inspiração. (Acervo do Dr. André Sansonio – Hospital Agamenon Magalhães.)

sões impostas pelo pericárdio restringem o enchimento diastólico e ocasionam, consequentemente, redução do débito cardíaco, na tentativa inicial de compensação por taquicardia. O processo final será o choque cardiogênico.

Tratamento

O tratamento envolve a retirada do líquido pericárdico, de preferência por drenagem em bloco cirúrgico por janela pericárdica. Os casos de tamponamento franco necessitam pericariocentese de alívio em caráter emergencial. Enquanto se estabiliza o paciente para o procedimento, este deve receber reposição volêmica, podendo ser útil, também, a infusão contínua de inotrópicos, em particular a dobutamina; (recomenda-se a utilização de Jelco 18, com o paciente em decúbito dorsal elevado, puncionando mais à esquerda do apêndice xifoide e direcionando a agulha para a escápula esquerda, de preferência guiada por ecocardiograma).

PERICARDITE CONSTRITIVA

Definição

Cardiopatia secundária a um processo inflamatório crônico que envolve os dois folhetos do pericárdio, leva a seu espessamento e endurecimento e exerce um efeito limitante ao enchimento ventricular diastólico. Desenvolve-se uma síndrome congestiva restritiva. Pode ser decorrente de qualquer causa de pericardite; entretanto, é geralmente consequência de infecções, procedimentos cirúrgicos e radioterapia.

Fisiopatologia

A inflamação crônica do pericárdio leva a cicatrização, espessamento, fibrose e calcificação, resultando na constrição pericárdica, que impede o enchimento cardíaco, limitando o volume cardíaco total. Assim, o enchimento das cavidades é determinado pelo pericárdio e não pela complacência das câmaras em si, levando a uma equalização da pressão diastólica final das quatro câmaras cardíacas, que é a principal característica fisiopatológica da pericardite constritiva.

Etiologia

Quase todas as doenças pericárdicas podem ocasionar pericardite constritiva, destacando-se a tuberculose como a principal causa em países em que tem alta prevalência. Outras causas são: pericardite viral, idiopática, actínica, pós-cirurgia cardíaca, doenças autoimunes, pós-infecciosas (purulentas) e neoplásicas, uremia, medicamentos e pós-traumatismos.

Manifestações clínicas

Pacientes com pericardite constritiva apresentam, tipicamente, sinais de aumento da pressão venosa sistêmica e baixo débito cardíaco. A congestão sistêmica é mais importante do que a pulmonar, devido à equalização das pressões cardíacas. Observam-se turgência jugular, ascite importante, hepatomegalia e edema periférico. O baixo débito cardíaco se caracteriza por dispneia aos esforços, fadiga, astenia e caquexia importante, nos estágios mais avançados, além de derrame pleural, disfunção hepática e anasarca. Pode ser encontrado o sinal de Kussmaul, que se caracteriza pelo aumento ou a não redução da pressão venosa (turgência jugular) com a inspiração. Na auscuta cardíaca, a presença de ruído protodiastólico muito semelhante à terceira bulha (*knock* pericárdico) é o achado mais importante.

Exames complementares

Eletrocardiograma

Os achados mais comuns são: baixa voltagem do complexo QRS, achatamento ou inversão da onda T e onda P com sinais de aumento atrial esquerdo.

Radiografia de tórax

As principais alterações são: aumento do átrio esquerdo e da veia cava superior e presença de calcificação pericárdica (calcificação em anel ao redor do coração).

Ecocardiograma

Pode mostrar pericárdio espessado e calcificado, sendo mais bem avaliado ao ecocardiograma transesofágico, deflexão abrupta do septo interventricular (*septal bounce*) e aumento dos átrios, com fração de ejeção preservada. Ao Doppler, ocorrem diminuição da velocidade de fluxo mitral > 25% durante a inspiração e diminuição da velocidade de fluxo diastólico das veias hepáticas durante a expiração.

Tomografia computadorizada e ressonância nuclear magnética

Mostram espessamento pericárdico com sensibilidade superior à do ecocardiograma, sendo a ressonância nuclear magnética ainda melhor do que a tomografia computadorizada. Para os pacientes submetidos à pericardiectomia, a não visualização da parede posterolateral do VE, sugere mau prognóstico, pois indica presença de fibrose e atrofia miocárdica associada.

Cateterismo cardíaco e biópsia endomiocárdica

O cateterismo cardíaco auxilia a diferenciação entre síndrome constritiva e restritiva por meio da medida das pressões intracavitárias. Ambas apresentam pressão de enchimento elevada e equalizada, mas existem critérios que favorecem o diagnóstico de pericardite constritiva: (1) diferença entre as pressões diastólicas de VE e VD < 5mmHg; (2) pressão sistólica da artéria pulmonar < 50mmHg; (3) pressão diastólica final do VD maior do que um terço da pressão sistólica. A presença dos três critérios tem 91% de valor preditivo positivo para pericardite constritiva. A presença de um ou nenhum critério tem acurácia de 94% para cardiopatia restritiva. Diante de dois critérios, o diagnóstico é considerado duvidoso. A biópsia endomiocárdica por meio do cateterismo cardíaco deve ficar reservada para os casos duvidosos, sugerindo cardiopatia restritiva os achados de miocardite, fibrose extensa ou uma determinada doença infiltrativa.

Tratamento e prognóstico

O tratamento definitivo é a pericardiectomia, com ressecção extensa dos pericárdios visceral e parietal. Nos casos de pericardite tuberculosa, faz-se o esquema RIP por 2 a 4 semanas antes da cirurgia. A maioria dos pacientes apresenta alívio dos sintomas após a pericardiectomia. A falta de resposta ou uma resposta inadequada à cirurgia pode ser decorrente de pericardiectomia incompleta, recorrência da compressão cardíaca como consequência de inflamação e fibrose mediastinais concomitantes, atrofia ou fibrose miocárdicas e recidiva da doença, o que pode ocorrer nos casos de neoplasias. Embora seja considerada uma cirurgia de alto risco, com mortalidade entre 5% e 10%, a sobrevida em 5 a 10 anos é de 80% e 60%, respectivamente.

Bibliografia

Acierno LJ. Cardiac complications in acquired immunodeficiency syndrome (AIDS): a review. J Am Coll Cardiol 1989; 13(5):1144-54.

Bonnefoy E, Godon G, Kirkorian G, Fatemi M, Chevalier P, Touboul P. Serum cardiac troponin I and ST-segment elevation in patients with acute pericarditis. Eur Heart J 2000; 21(10):832-6.

Brady WJ, Perron AD, Martin ML, Beagle C, Aufderheide TP. Cause of ST segment abnormality in ED chest pain patients. Am J Emerg Med 2001; 19(1):25-8.

Feigenbaum H, Armstrong WF, Ryan T. Feigenbaum Ecocardiografia. 6. ed. Rio de Janeiro: Guanabara Koogan, 2007.

Fernandes F, Ianni BM, Mady C. Pericardites crônicas. In: Serrano Jr. CV, Timerman A, Stefanini E (eds.). Tratado de cardiologia SOCESP. 2.ed. Barueri: Manole, 2009:1979-86.

Frank H, Globits S. Magnetic resonance imaging evaluation of myocardial and pericardial disease. J Magn Reson Imaging. 1999; 10(5):617-26.

Goldstein JA. Cardiac tamponade, constrictive pericarditis, and restrictive cardiomyopathy. Curr Probl Cardiol 2004; 29(9):503-67.

Haley JH, Tajik AJ, Danielson GK, Schaff HV, Mulvagh SL, Oh JK. Transient constrictive pericarditis: causes and natural history. J Am Coll Cardiol 2004; 43(2):271-5.

Imazio M, Brucato A, Cemin R et al. CORP (Colchicine for Recurrent Pericarditis) Investigators. Colchicine for recurrent pericarditis (CORP): a randomized trial. Ann Intern Med 2011; 155(7):409-14.

Imazio M, Mayosi BM, Brucato A et al. Triage and management of pericardial effusion. J Cardiovasc Med (Hagerstown) 2010; 11(12): 928-35.

Indik JH, Alpert JS. Post-myocardial infarction pericarditis. Curr Treat Options Cardiovasc Med 2000; 2(4):351-6.

Khandaker MH, Espinosa RE, Nishimura RA et al. Pericardial disease: diagnosis and management. Mayo Clin Proc 2010; 85(6):572-93.

Lange RA, Hillis LD. Clinical practice: acute pericarditis. N Engl J Med 2004; 351(21):2195-202.

Ling LH, Oh JK, Breen JF et al. Calcific constrictive pericarditis: is it still with us? Ann Intern Med 2000; 132(6):444-50.

Little WC, Freeman GL. Pericardial disease. Circulation 2006; 113: 1622-32.

Lotrionte M, Biondi-Zoccai G, Imazio M et al. International collaborative systematic review of controlled clinical trials on pharmacologic treatments for acute pericarditis and its recurrences. Am Heart J 2010; 160(4):662-70.

Maisch B, Seferovic PM, Ristic AD et al. for the Task Force on the Diagnosis and Management of Pericardial Diseases of the European Society of Cardiology. Guidelines on the diagnosis and management of pericardial diseases: executive summary. Eur Heart J 2004; 25:587-610.

Meneghini A, Breda JR, Ferreira C. Pericardite aguda. In: Serrano Jr. CV, Timerman A, Stefanini E (eds.) Tratado de cardiologia SOCESP. 2. ed. Barueri: Manole, 2009:1961-78.

Montera MW, Mesquita ET, Colafranceschi AS et al. Sociedade Brasileira de Cardiologia. I Diretriz Brasileira de Miocardites e Pericardites. Arq Bras Cardiol 2013; 100(4 supl. 1):1-36.

Parikh SV, Memon N, Echols M, Shah J, McGuire DK, Keeley EC. Purulent pericarditis: report of 2 cases and review of the literature. Medicine (Baltimore) 2009; 88(1):52-65.

Sá I, Môço R, Cabral S et al. Constrictive pericarditis of tuberculous etiology in the HIV-positive patient: case report and review of the literature. Rev Port Cardiol 2006; 25(11):1029-38.

Sagristà-Sauleda J, Angel J, Sambola A, Alguersuari J, Permanyer-Miralda G, Soler-Soler J. Low-pressure cardiac tamponade: clinical and hemodynamic profile. Circulation 2006; 114(9):945-52.

Sagristà-Sauleda J, Mercé AS, Soler-Soler J. Diagnosis and management of pericardial effusion. World J Cardiol 2011; 3(5):135-43.

Spodick DH. Acute cardiac tamponade. N Engl J Med 2003; 349:684-90.

Sudano I, Spieker LE, Noll G, Corti R, Weber R, Lüscher TF. Cardiovascular disease in HIV infection. Am Heart J 2006; 151(6):1147-55.

12

Adriano Assis Mendes • Carlos Guilhermino Piscoya Roncal

Hipertensão Arterial Pulmonar

INTRODUÇÃO

A hipertensão arterial pulmonar (HAP) é descrita como doença grave da circulação pulmonar, caracterizada por alterações na parede vascular: remodelação, vasoconstrição e trombose in situ, com lesões primariamente localizadas nos segmentos pré-capilares da vasculatura pulmonar, que determinam aumento progressivo da resistência vascular pulmonar (RVP), falência ventricular direita e morte precoce. Do ponto de vista hemodinâmico, essa síndrome clínica apresenta elevação sustentada da pressão arterial pulmonar (PAP) e da RVP e é definida por uma PAP média (PAPm) ≥ 25mmHg, com pressão capilar pulmonar ≤ 15mmHg, o que exclui doenças cardíacas no lado esquerdo do coração. Em recente reunião em Nice, França, foi realizado o 5º Simpósio Mundial de HAP, no qual a definição de HAP não foi alterada.

Descrita inicialmente há mais de 100 anos, por Ernst von Romberg, como "esclerose das artérias pulmonares", a hipertensão pulmonar (HP) sempre despertou interesse científico, mas apenas nas últimas duas décadas foi objeto de estudos mais pormenorizados. Reconhecida apenas pelos sintomas, sinais clínicos e, em última análise, dados da patologia, o estudo da HP obteve avanço importante a partir das observações invasivas da circulação pulmonar realizadas por Counard e Brinton. O cateterismo cardíaco direito tornar-se-ia ferramenta fundamental para caracterizar a doença e organizar sua classificação, fornecendo evidências de sua real existência e progressivo conhecimento das características da circulação pulmonar e dos mecanismos envolvidos em situações patológicas.

A diferenciação das formas pré e pós-capilares da HP diagnosticadas pelo cateterismo viria a tornar-se muito importante devido às implicações terapêuticas, que diferem consideravelmente entre essas duas formas, além de os tratamentos efetivos na forma pré-capilar poderem resultar nocivos na forma pós-capilar, e vice-versa.

CLASSIFICAÇÃO CLÍNICA DA HIPERTENSÃO PULMONAR

A HP pode surgir como complicação em muitas patologias diferentes, as quais se encontram agrupadas atualmente em cinco categorias (Tabela 12.1):

- **Grupo 1**: HAP.
- **Grupo 2**: HP decorrente de cardiopatia esquerda.
- **Grupo 3**: HP decorrente de doenças pulmonares e/ou hipoxia.
- **Grupo 4**: HP tromboembólica crônica.
- **Grupo 5**: HP decorrente de mecanismos incertos e/ou multifatoriais.

Essa classificação é baseada em dados clínicos, com as doenças reunidas em grupos que compartilham mecanismos fisiopatológicos, apresentação clínica e opções terapêuticas comuns. Periodicamente atualizada, sua versão mais recente foi proposta em 2013, no 5º Simpósio Mundial de Hipertensão Pulmonar, e incorpora modificações substanciais, principalmente, no grupo 1. A expressão HAP idiopática (HAPI) foi mantida, assim como a denominação HAP "hereditária", em virtude do reconhecimento de que mutações genéticas podem ocorrer em indivíduos que desenvolvem casos esporádicos de HAP sem história familiar prévia. O papel dos fármacos e toxinas foi revisto em virtude de dados recentes indicarem que agem como "gatilhos", sem necessariamente influenciar o curso da doença, e figuram agora como "HAP induzida por medicamentos e toxinas" em vez de condição "associada à HAP" (Tabela 12.2). Alguns novos medicamentos foram incluídos na classificação, como os interferons alfa e beta, principalmente para uso em casos de esclerose múltipla, cujos pacientes não apresentavam fatores de risco para HP. A média entre o início da terapia com interferon e o diagnóstico de HAP foi de 3 anos.

Tabela 12.1 Classificação clínica atual da hipertensão pulmonar (JACC, 2013)

1. Hipertensão arterial pulmonar (HAP)
  1.1. HAP idiopática
  1.2. Hereditária
    1.2.1. BMPR2
    1.2.2. ALK-1, ENG, SMAD9, CAV1, KCNK3
    1.2.3. Desconhecida
  1.3. Induzida por medicamentos ou toxinas
  1.4. Associada a:
    1.4.1. Doenças do tecido conjuntivo
    1.4.2. Infecção pelo HIV
    1.4.3. Hipertensão portal
    1.4.4. Doença cardíaca congênita
    1.4.5. Esquistossomose
  1.5. Hipertensão pulmonar persistente do recém-nascido

1'. Doença venoclusiva pulmonar ou hemangiomatose capilar pulmonar

2. Hipertensão pulmonar decorrente de cardiopatia esquerda
  2.1. Disfunção sistólica
  2.2. Disfunção diastólica
  2.3. Doença valvar
  2.4. Obstrução congênita ou adquirida da via de entrada ou saída do VE
  2.5. Cardiomiopatias congênitas

3. Hipertensão pulmonar decorrente de doenças pulmonares e/ou hipoxia
  3.1. Doença pulmonar obstrutiva crônica
  3.2. Doença pulmonar intersticial
  3.3. Outras doenças pulmonares com padrão misto restritivo e obstrutivo
  3.4. Distúrbios do sono
  3.5. Hipoventilação alveolar
  3.6. Exposição crônica a altas altitudes
  3.7. Anormalidades do desenvolvimento

4. Hipertensão pulmonar tromboembólica crônica

5. Hipertensão pulmonar decorrente de mecanismos incertos e/ou multifatoriais
  5.1. Distúrbios hematológicos: anemia hemolítica crônica, doenças mieloproliferativas, esplenectomia
  5.2. Doenças sistêmicas: sarcoidose, histiocitose de células de Langerhans pulmonar, linfangioleiomiomatose, neurofibromatose, vasculite
  5.3. Doenças metabólicas: doença de estocagem de glicogênio, doença de Gaucher, doenças da tireoide
  5.4. Outros: obstrução tumoral, mediastinite fibrosante, insuficiência renal crônica em diálise

ALK-1: gene de cinase do tipo do receptor de activina 1; BMPR2: receptor da proteína morfogênica óssea tipo 2.

A HAP associada à esquistossomose (HAPE) foi mantida no grupo 1, sendo potencialmente a mais prevalente causa de HAP no mundo. Sua associação com HP vem sendo descrita desde os anos 1930. Com base em estudos patológicos e hemodinâmicos, e em uma taxa de mortalidade não desprezível, existe justificativa para o desenvolvimento de estudos com tratamentos específicos para essa condição altamente prevalente. Recentemente, novas mutações genéticas foram identificadas como causa de HAP, como CAV1, KCNK3, SMAD9, e incorporadas à classificação. A anemia hemolítica crônica foi reclassificada no grupo 5, em razão de sua causa incerta e multifatorial.

Tabela 12.2 Classificação da HAP induzida por medicamentos ou toxinas

Definitivamente	Possivelmente
Aminorex	Cocaína
Fenfluramina	Fenilpropanolamina
Dexfenfluramina	Erva-de-são-joão
Óleo tóxico	Agentes quimioterápicos
Benfluorex	Interferon α e β
Inibidores seletivos da serotonina	Agentes anfetaminas-símiles

Provavelmente	Improvavelmente
Anfetaminas	Contraceptivos orais
L-triptofano	Estrogênios
Metanfetaminas	Tabagismo
Desatinibe	

É importante diferenciar HP de HAP, que não são sinônimos. Enquanto a primeira é um transtorno hemodinâmico, a segunda constitui um transtorno clínico caracterizado pela presença de HP pré-capilar, na ausência de outras causas. A avaliação da pressão de oclusão de capilar pulmonar (POCP) é um parâmetro hemodinâmico adicional importante para caracterizar a HP. As diversas combinações de valores da POCP, da RVP e do débito cardíaco (DC) estabelecem as várias definições hemodinâmicas da HP.

Na tentativa de desvendar a história natural da doença, o registro do NIH (National Institutes of Health) nos EUA foi a primeira avaliação epidemiológica em larga escala da "hipertensão pulmonar primária" e confirmou seu prognóstico sombrio, com sobrevida média de 2,8 anos, em uma época em que não havia terapia específica. Até o momento, esse registro permanece como base de comparação para estudos de sobrevida em HAP devido ao desenvolvimento de uma equação que possibilita estimar a sobrevida nos primeiros 3 anos de evolução após o diagnóstico. Outros registros publicados incluem o IPPHS, realizado na Europa em 1994, os desenvolvidos em Israel em 2001, na França em 2006 e na China em 2007, até o REVEAL, publicado em 2011, nos EUA, os quais representam esforços internacionais para ampliar a compreensão acerca da doença.

No registro americano, com 578 pacientes, as maiores incidências observadas foram de HAPI e HAP associada à doença do tecido conjuntivo (DTC), com 44% e 30%, respectivamente, e no registro francês, com 674 pacientes, a HAPI e a DTC representaram 39% e 15% dos casos, respectivamente, com idade média de 52 anos, com 75% dos pacientes em classe funcional (CF) III e IV no momento do diagnóstico.

Em nosso registro com 173 portadores de HAP que ingressaram no centro de referência do PROCAPE/UPE entre 2001 e 2009, a idade variou de 12 a 78 anos (média de 44,6

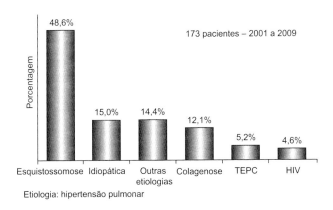

Figura 12.1 Etiologia da HAP em centro de referência do Nordeste do Brasil. (Mendes et al., 2010.)

± 14,1 anos), com predomínio do sexo feminino (70%). A distribuição por idade entre homens e mulheres não apresentou diferença estatisticamente significativa. A etiologia de HAP mais prevalente foi a esquistossomótica, com 84 pacientes (48,6%), seguida da idiopática (26 – 15%) e das colagenoses (21 – 12,1%) (Figura 12.1). Observa-se que a etiologia predominante difere da encontrada em outros estudos devido à grande endemicidade da esquistossomose em nossa região.

FISIOPATOLOGIA

A patogênese da HAP envolve processos complexos e multifatoriais. O momento exato do início das mudanças patológicas é desconhecido. A predisposição genética e o envolvimento de fatores de risco atuando como gatilhos, nos estágios iniciais da doença, constituem a hipótese atual. A lesão das artérias pulmonares distais inicia a cascata fisiopatológica, que evolui para obstrução patológica total. Nas fases iniciais do processo, a doença é assintomática, e apenas com o completo desenvolvimento das lesões vasculares os pacientes se tornam sintomáticos.

Três fatores são fundamentais para o aumento da RVP: a vasoconstrição, o remodelamento da parede vascular pulmonar e a trombose *in situ* (Figura 12.2). A produção alterada de vários mediadores vasoativos endoteliais, como óxido nítrico, prostaciclina, endotelina-1 (ET-1), serotonina e tromboxano, foi reconhecida em portadores de HAP, caracterizando disfunção endotelial. Muitos desses mediadores têm efeitos proliferativos nas células musculares lisas e promovem o desenvolvimento de hipertrofia vascular pulmonar e sua remodelação estrutural, característica da HAP. Assim, o tratamento com fármacos atuais, que consiste no uso de análogos da prostaciclina, antagonistas da endotelina e óxido nítrico, tenta restabelecer o balanço entre os mediadores de vasodilatação e vasoconstrição. A disfunção endotelial tem consequências na homeostase vascular pulmonar, com alterações na produção de fatores anticoagulantes, estimulando a trombose *in situ*. A relativa deficiência de substâncias antitrombóticas, como prosta-

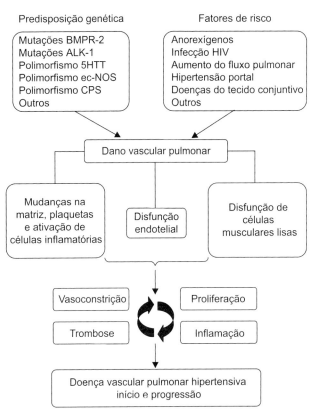

Figura 12.2 Hipertensão arterial pulmonar – mecanismos patobiológicos e patogenéticos.

ciclina e óxido nítrico, provoca obstrução do lúmen dos vasos pulmonares distais. Vários marcadores hemostáticos têm sido implicados na disfunção endotelial e no estado de hipercoagulabilidade observado nos portadores de HAP. O aumento do antígeno plasmático do fator de Von Willebrand leva à disfunção plaqueta-endotélio, e seus níveis elevados correlacionam-se com redução da sobrevida na HAPI e na HAP secundária a cardiopatias congênitas.

Na HAP, o endotélio vascular perde progressivamente suas características anticoagulantes e antitrombóticas, estimulando mecanismos que facilitam a coagulação e a adesão celular e inibem a fibrinólise. Outras substâncias envolvidas incluem o ativador tecidual do plasminogênio, a presença de anticorpos antifosfolipídios e a hiper-homocisteinemia. Tem sido sugerido, também, um grupo de fatores inflamatórios, principalmente em condições inflamatórias sistêmicas, como esclerodermia, lúpus eritematoso sistêmico e doença mista do tecido conjuntivo. Células inflamatórias (macrófagos e linfócitos) e interleucinas (1 e 6) têm sido encontradas em pacientes com HAP grave. O aumento na incidência de tireoidite autoimune também está presente em pacientes com HAP. A resposta imune tem importância particular nesses pacientes, pois portadores do vírus da imunodeficiência adquirida (HIV) que desenvolvem HAP apresentam prognóstico mais reservado em relação aos que não a desenvolvem. O HIV estimula macrófagos e monócitos na produção de citocinas. Mais recentemente, a infecção pelo vírus humano herpes-8 (HHV-8) tem sido descrita nas lesões plexiformes em pacientes com HAPI.

Trabalhos recentes têm sugerido que a predisposição genética pode aumentar o risco de ocorrência de HP em 10% dos indivíduos. Mutações no gene BMPR2 (*bone morphogenetic protein type 2*) foram confirmadas em aproximadamente 80% dos casos de HAP familiar e em 25% dos casos de HAPI. Recentemente, duas novas mutações genéticas foram identificadas, a mutação caveolina-1 (CAV-1) e a KCNK3. Uma das hipóteses sugere que essa alteração originaria um endotélio anormal ou com proliferação de células musculares lisas.

Os fatores histopatológicos da arteriopatia pulmonar incluem hipertrofia da camada média, redução da apoptose, espessamento da íntima e da adventícia, trombose *in situ*, variados graus de inflamação e lesões complexas. As lesões patológicas nos pacientes com HAP afetam, principalmente, as artérias pulmonares distais com < 500μm. Os pacientes podem apresentar todas essas lesões com distribuição difusa ou focal.

A proliferação desordenada de células endoteliais (neoangiogênese), quando exuberante, resulta em formação de estruturas glomeruloides conhecidas como *lesões plexiformes* (Figura 12.3). Acredita-se que a hipertrofia da camada média seja a lesão mais precoce, sendo considerada reversível em relação à fibrose da íntima ou à arteriopatia plexogênica.

ESTRATÉGIA DIAGNÓSTICA

Para o diagnóstico de HAP são necessários suspeita clínica, exame físico cuidadoso e exames confirmatórios da etiologia, para seu tratamento apropriado. Em 1987, o registro NIH-PPH relatou um tempo médio para o diagnóstico de 15,2 meses após o início dos sintomas, com 71% dos pacientes em CF III e IV. O registro francês relatou retardo médio de 27 meses com 75% dos pacientes em CF III e IV e, em 2010, o REVEAL relatou um tempo médio de 34,1 ± 1,2 meses entre o início dos sintomas e o diagnóstico, com 73,6% dos pacientes em CF III e IV, e 21% dos pacientes apresentaram sintomas mais de 2 anos antes do diagnóstico. Em nosso registro, quase a metade dos pacientes (48,2%) apresentou diagnóstico tardio, ou seja, mais de 2 anos após o início dos sintomas, e 70,5% em CF III e IV, corroborando a observação de um longo período de sintomas sem diagnóstico. Esses dados confirmam que, apesar dos consideráveis progressos na compreensão dos mecanismos e dos avanços no tratamento da HAP nas últimas duas décadas, o diagnóstico a partir do início dos sintomas ainda ocorre tardiamente no curso da doença, sendo a maioria dos pacientes identificada em CF avançada, que se associa a pior prognóstico (Tabela 12.3).

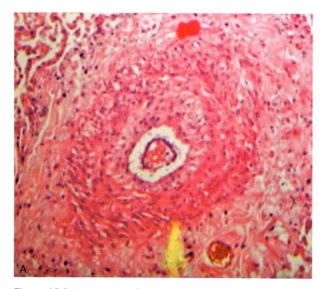 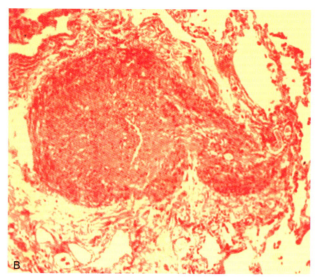

Figura 12.3 Anatomopatológico em hipertensão pulmonar. **A** Paciente esquistossomótico de 27 anos de idade. **B** Lesão plexiforme em paciente de 37 anos de idade com esclerodermia.

Tabela 12.3 Investigação para detecção precoce da hipertensão arterial pulmonar

Alvo	Como	Objetivo
Determinar populações de risco: uso de anorexígenos, portadores de colagenoses, HIV, hipertensão portal, tromboembolismo pulmonar, trombose venosa profunda, cardiopatias congênitas com *shunt*	Métodos não invasivos e de baixo risco que apresentem altas especificidade e sensibilidade	Diagnóstico precoce e tratamento Diminuição da mortalidade e melhor qualidade de vida

DIAGNÓSTICO CLÍNICO

Os portadores de HAP podem evoluir assintomáticos durante muitos anos, principalmente nos estágios iniciais da doença. Quando as lesões patológicas estão plenamente desenvolvidas e obstruem > 50% da circulação pulmonar, ocorre progressiva redução do DC com comprometimento no transporte do oxigênio. Os sintomas iniciais são dispneia, síncope ou dor anginosa. A média de tempo entre o início dos sintomas e o diagnóstico é de 2,03 ± 4,9 anos, sem distinção entre os sexos. Fadiga, fraqueza, palpitações, distensão abdominal e queixas de intolerância geral são comuns. Com a progressão da doença, a dispneia pode ocorrer no repouso, e pode aparecer hemoptise. Ortopneia e dispneia paroxística noturna sugerem elevada pressão venosa pulmonar e congestão pulmonar.

Angina do peito ou síncope são descritos em 41% dos casos e podem dever-se a dilatação do tronco da artéria pulmonar, isquemia ventricular direita ou compressão extrínseca da artéria coronariana em virtude da dilatação do tronco da artéria pulmonar. Quando a compressão ocorre no tronco da coronária esquerda, o quadro é extremamente grave, e está indicada a implantação de *stent*. Em nosso centro, os pacientes tratados com essa conduta apresentaram boa evolução a longo prazo (Figura 12.4).

À inspeção do tórax, observa-se abaulamento no segundo espaço intercostal esquerdo com pulsação sistólica sugerindo dilatação do tronco pulmonar. Estase jugular geralmente está presente. O sinal mais importante é o aumento na intensidade da segunda bulha cardíaca (componente pulmonar P2), independente da etiologia. Sopro de regurgitação tricúspide e sopro de insuficiência pulmonar estão presentes. A terceira bulha de ventrículo direito (VD) indica dilatação e insuficiência (sinal de mau prognóstico). A cianose pode ter etiologia em cardiopatia com *shunt* direita-esquerda, fístula arteriovenosa pulmonar e vasoconstrição periférica. Edemas e ascite indicam falência ventricular direita. Na síndrome de Eisenmenger, cianose e baqueteamento digital podem estar presentes na ausência de sopro cardíaco. Devemos sempre tentar identificar a etiologia da HAP; sinais de hepatopatia crônica podem sugerir esquistossomose ou síndrome hepatopulmonar. Fenômeno de Raynaud, artrite e lesões cutâneas sugerem doenças do colágeno. O fenômeno de Raynaud pode ocorrer em 10% dos casos de HAPI.

O eletrocardiograma (ECG) pode demonstrar sobrecarga atrial e hipertrofia ventricular direita, além de alterações da repolarização ventricular. Um ECG normal não exclui a presença de HAP. A radiografia de tórax pode analisar o coração, o parênquima e a vasculatura pulmonar central e periférica. Por ser não invasivo e de baixo custo, reveste-se de extrema utilidade. É anormal em 90% dos pacientes no momento do diagnóstico. Na HAP leve a moderada ou nos casos com HAP grave de curta duração, a área cardíaca pode ser normal ou apresentar pequena dilatação do tronco da artéria pulmonar. Na HAP grave e de longa duração, podem-se observar grandes aneurismas do tronco da artéria pulmonar, com risco de dissecção e morte súbita. A confusão com tumor do mediastino não é rara, contribuindo para o atraso no diagnóstico correto (Figura 12.5).

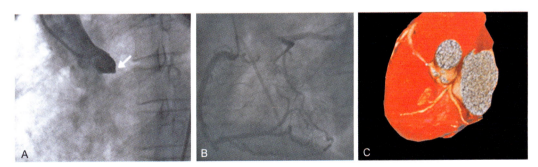

Figura 12.4 Compressão de tronco da coronária esquerda secundária à dilatação do tronco da artéria pulmonar. **A** e **B** Cinecoronariografia. **C** TC coronariana. (Mendes et al. Ver Bras Card Inv 2010; 18:89-94.)

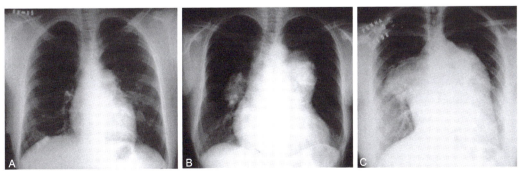

Figura 12.5 Radiografia de tórax em HAP. **A** Paciente de 18 anos de idade – PSAP: 115mmHg. **B** Paciente de 46 anos de idade – PSAP: 68mmHg. **C** Paciente de 43 anos de idade – PSAP: 89mmHg. (PSAP: pressão sistólica da artéria pulmonar.)

O ecocardiograma transtorácico (ETT) e o transesofágico (ETE) são excelentes ferramentas não invasivas em caso de suspeita de HAP. O ETT estima a pressão sistólica na artéria pulmonar (PSAP) através da regurgitação tricúspide, que é equivalente à pressão sistólica ventricular direita na ausência de obstrução da via de saída do VD. Foi demonstrada alta correlação da mensuração da PSAP pelo ETT e pelo cateterismo ventricular direito. Sinais de mau prognóstico incluem: aumento da área do átrio direito, derrame pericárdico, função sistólica do VD reduzida, protrusão do septo interventricular para a esquerda, índice de excentricidade, diminuição do VTI e, recentemente, excursão sistólica do plano valvar tricúspide (TAPSE) reduzida (Figura 12.6).

A cintilografia ventilação/perfusão (VQ) é o principal exame para rastreamento de tromboembolismo pulmonar crônico (TEPC) e deve ser vista como passo inicial para o diagnóstico de TEPC. Sua sensibilidade é de 96%, enquanto a da tomografia pulmonar com angiografia é de 51%. A cintilografia tem sido subutilizada em casos de HAP para diagnóstico de TEPC; em registro recente, apenas 43% dos pacientes a tinham realizado. Se considerarmos a baixa sensibilidade da tomografia para detecção de TEPC, alguns pacientes com HAP idiopática provavelmente podem, de fato, ter TEPC.

A tomografia computadorizada de alta resolução (TCAR) pode identificar portadores de TEPC candidatos à tromboendarterctomia (Figura 12.6).

A ressonância nuclear magnética (RNM) de coração e pulmão vem sendo cada vez mais utilizada em pacientes com HAP (Figura 12.7). Trata-se do melhor método para avaliação do VD (massa, fração de ejeção, volume) e do fluxo pulmonar, sendo importante no diagnóstico das complicações da HAP, como aneurismas, trombos e dissecção da artéria pulmonar, e servindo também para acompanhamento e prognóstico.

O cateterismo cardíaco é fundamental e considerado o padrão-ouro no diagnóstico e na avaliação prognóstica da HP. Seu objetivo primário é determinar a hemodinâmica do VD e da circulação pulmonar. Além de excluir *shunts* cardíacos e disfunção do ventrículo esquerdo, contribui para determinar a causa da HP e testar a resposta vascular a vasodilatadores. Os responsivos apresentam melhor prognóstico. O teste de vasorreatividade (TVRP) é realizado com óxido nítrico (10 a 20ppm), adenosina (50 a 350μg/min) ou epoprostenol (5μg). É considerado positivo quando há redução da PAP média da artéria pulmonar de pelo menos 10mmHg, atingindo valor final absoluto < 40mmHg, com DC inalterado ou aumentado. Por apresentar algumas sérias complicações, algumas fatais, o

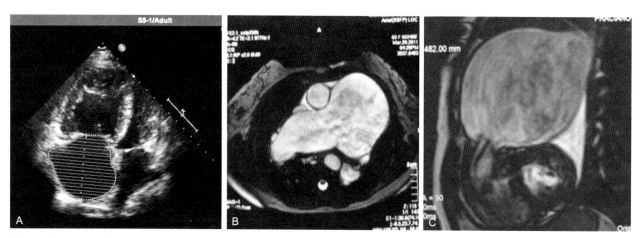

Figura 12.6A Ecocardiograma em pacientes com dilatação atrial e ventricular direita em HAP. **B** Tomografia de tórax em paciente com grande aneurisma da artéria pulmonar.

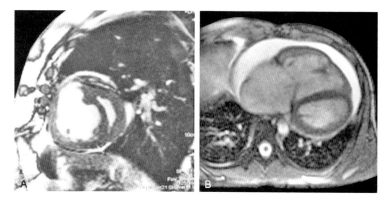

Figura 12.7 Ressonância nuclear magnética de pacientes com HAP e importante sobrecarga ventricular direita. **A** Paciente de 46 anos de idade. **B** Paciente de 22 anos de idade.

cateterismo deverá ser realizado por grupo experiente em HAP em centros especializados.

Na HAPI, resposta positiva ao TVRP ocorre em cerca de 20% dos pacientes. No registro francês, essa resposta foi encontrada em 12,6%, com apenas 6,8% dos pacientes sustentando-a por mais de 1 ano. Outro estudo, que comparou 54 portadores de HAPE com 95 idiopáticos, observou vasorreatividade com óxido nítrico em 16,2% dos idiopáticos, enquanto nenhum dos pacientes esquistossomóticos obteve essa resposta. Entre 84 portadores de HAPE, observou-se vasorreatividade com óxido nítrico em 3,5%, sugerindo que o TVRP pode ter utilidade na avaliação da gravidade nos portadores de HAPE. Pressões elevadas no átrio direito (> 12mmHg) e na artéria pulmonar (> 65mmHg), com DC < 2,0L/min/m², apresentam prognóstico reservado.

Vários autores têm demonstrado que o teste de caminhada de 6 minutos (TC6m) tem importante valor prognóstico na HAP, com boas sensibilidade e reprodutibilidade. Miyamoto e cols. mostraram que pacientes com HAPI que percorriam < 332m apresentavam sobrevida significativamente menor do que aqueles que percorriam uma distância maior. Outro estudo calculou redução de 18% no risco de morte a cada acréscimo de 50m na distância percorrida entre os portadores de HAPI. Pacientes em CF III ou IV que percorriam < 250m antes do início do uso de epoprostenol ou < 380m após 3 meses de uso do medicamento apresentaram pior prognóstico em relação aos que percorreram maiores distâncias.

O peptídeo natriurético cerebral (BNP) encontra-se elevado na sobrecarga ventricular direita e correlaciona-se com a gravidade da disfunção ventricular direita. Nagaya e cols. demonstraram que o BNP é marcador independente de sobrevida. Em portadores de HAPE, os níveis do NT-pró-BNP mostraram correlação com CF, TC6m e pressão média do átrio direito (PmAD), sugerindo utilidade na estratificação do risco e como marcador da gravidade da doença. Níveis plasmáticos de noradrenalina e endotelina-1 correlacionam-se com a sobrevida. Recentemente, os níveis de troponina (basal e após tratamento) têm demonstrado relevância prognóstica.

DOENÇAS ASSOCIADAS

Portadores de doenças do tecido conjuntivo (esclerose sistêmica, lúpus eritematoso sistêmico, doença mista do colágeno) que desenvolvem HAP apresentam prognóstico reservado. Estudo prospectivo com 794 portadores de esclerose sistêmica seguidos durante 5 anos no Royal Free Hospital, em Londres, mostrou que 12% apresentavam HAP, com sobrevida de 81% em 1 ano, 63% em 2 anos e 56% em 5 anos. Segundo Stupi e cols., entre 763 portadores de esclerose sistêmica, 59 apresentavam HAP isolada, e a sobrevida em 2 anos foi de 40%. Em estudos randomizados, o uso de epoprostenol venoso melhorou os sintomas, a capacidade de exercício e parâmetros hemodinâmicos em 3 meses, porém sem mudanças na sobrevida. Portadores de HAPI apresentam melhor prognóstico do que aqueles com HAP associada à esclerodermia.

A HAP é rara em pacientes com HIV, com registro de pouco mais de 200 casos na literatura. Sua prevalência permaneceu estável na última década, sendo estimada em 0,5%. Petitpretz e cols. compararam 20 portadores de HAP associada ao HIV com portadores de HAPI e relataram sobrevida em 2 anos de 46% e 53%, respectivamente. Recentemente, melhora clínica e hemodinâmica foi demonstrada com o uso de bosentano em uma série de 16 portadores de HIV e HAP. Estudos não controlados sugerem que esses pacientes respondem favoravelmente à combinação de terapia antirretroviral com epoprostenol e bosentano. Pacientes com HAP associada ao HIV podem apresentar-se com estado muito grave e com parâmetros clínicos e hemodinâmicos importantes no momento do diagnóstico.

Vários estudos têm demonstrado a associação entre doenças hepáticas crônicas e HAP. A hipertensão portal é considerada fator de risco para HAP. Em necropsias, a HAP atingiu 0,73% dos portadores de cirrose e hipertensão portal. Estudos hemodinâmicos prospectivos mostraram que 2% dos portadores de cirrose e hipertensão portal apresentavam HAP. O estudo IPPHS confirmou a cirrose como fator de risco para HAP.

Esse grupo de pacientes parece responder ao uso crônico do epoprostenol endovenoso, e sua manutenção assemelha-se à dos portadores de HAPI. Betabloqueadores são normalmente usados para reduzir o risco de sangramento por varizes, mas são contraindicados em pacientes com HAP e insuficiência cardíaca congestiva (ICC). Alguns pacientes melhoram da HAP com transplante hepático, principalmente aqueles com melhor débito cardíaco pré-transplante. Outros podem apresentar piora da HAP e necessitar epoprostenol endovenoso.

A HPTEC (hipertensão pulmonar tromboembólica crônica) é causada pela obstrução das artérias pulmonares por embolia recorrente e organização de coágulos. Ignorada por muitos anos, vem sendo diagnosticada com mais frequência. Estima-se que 1% a 5% dos pacientes com tromboembolismo pulmonar (TEP) agudo desenvolvam HPTEC. Sua história natural não está completamente entendida, pois pode ocorrer sem sintomas, de maneira insidiosa, durante meses ou anos, o que dificulta o diagnóstico. A HPTEC é definida como a ocorrência de HAP 3 meses depois do episódio agudo. Falência hemodinâmica ocorre em 20% a 40% dos pacientes dentro de 1 hora após TEP agudo. A reabsorção dos coágulos por fibrinólise local com restauração completa do fluxo pulmonar ocorre em muitos casos. Anormalidades na hemostasia e fibrinólise predispõem a repetição da embolia com consequente HP. A piora da HPTEC ocorre também por trombose *in situ* com remodelamento das pequenas artérias pulmonares distais em áreas não ocluídas, similares àquelas encontradas na HAPI. Atualmente, a patogênese da HPTEC é baseada na formação gradual de um trombo organizado após trombose venosa profunda (TVP) e embolia pulmonar. Diversos fatores de risco podem levar a TVP, como deficiência de antitrombina, proteína C, fator V de Leiden, deficiência de proteína S e anticorpos anticardiolipinas. Podem ser incuídos fatores como hiper-homocisteinemia, fibrinogênio elevado e esplenectomia.

Hipertensão arterial pulmonar esquistossomótica (HAPE)

A infecção humana causada pelo *Schistosoma* ocorre em aproximadamente 200 milhões de pessoas em 74 países, com 20 milhões em estágios graves. Cerca de 1 bilhão de pessoas vivem em áreas endêmicas, 40% a 60% das quais excretam ovos de *Schistosoma*, sugerindo que a prevalência dessa infecção pode ser muito maior. A eliminação dos ovos viáveis pode acontecer por mais de 20 anos mesmo fora da área endêmica. Apesar dos avanços no controle e da diminuição substancial da morbidade e da mortalidade, a esquistossomose continua a se expandir por novas áreas geográficas. Em nosso meio, a espécie encontrada é o *Schistosoma mansoni*.

A HAPE desenvolve-se inicialmente devido à deposição de ovos de *S. mansoni* no pulmão, levados pela circulação colateral que se desenvolve a partir da hipertensão portal. Os ovos desencadeiam uma reação inflamatória que causa arteriolite necrosante a qual destrói a íntima, levando à obliteração vascular. Esse processo inflamatório inicia a formação do granuloma, hiperplasia da íntima, hipertrofia da média e eventual depósito de colágeno e fibrina na parede do vaso, originando lesões plexiformes e neoformação vascular. Coura realizou biópsia pulmonar em quatro pacientes e observou desenvolvimento de capilares neoformados e recanalizados. Em outro estudo, com 25 pacientes, Elian observou que 48% dos que apresentavam granulomas esquistossomóticos não esboçavam qualquer indício clínico, radiográfico ou eletrocardiográfico de HAPE. Devido à resposta imune, mais de 20% dos infectados podem desenvolver fibrose periportal e cerca de 25% dos hepatoesplênicos apresentam PAPm > 20mmHg. A mais completa série de necropsia a descrever a prevalência das manifestações hepatoesplênicas e pulmonares da esquistossomose foi realizada em 1967, por Cheever e cols, que estabeleceram que o *S. mansoni* está associado a maior causa de morbidade e mortalidade por esquistossomose. Nas necropsias, 22% dos infectados apresentavam evidência de fibrose hepática periportal. Outros 48% portadores de fibrose hepática tinham ovos pulmonares, mas só 15% apresentavam evidências de *cor pulmonale*. Barbosa e cols. publicaram uma série com 213 pacientes com esquistossomíase, em que 25% apresentaram PSAP elevada, avaliada pelo ecocardiograma, sem sinais clínicos de HP. Recente trabalho com 84 portadores de esquistossomose e fibrose hepática, habitantes de região endêmica, relatou prevalência de 10,7%, com média da PSAP de 58,7mmHg, quando avaliada por meio do ETT.

O quadro clínico do paciente com HAPE é semelhante ao de qualquer outro tipo de HP, porém sua evolução é pouco conhecida. Cavalcanti e cols. demonstraram que alguns pacientes podem permanecer com quadro clínico estável durante muito tempo. A confirmação diagnóstica é feita por meio do exame coproparasitológico de fezes (Kato-Katz) para pesquisa de ovos de *S. mansoni*, ultrassonografia abdominal para evidenciar fibrose periportal e hipertensão portal, além de endoscopia digestiva e biópsia retal.

TRATAMENTO

A meta principal do tratamento é o alívio dos sintomas, com melhora na qualidade de vida dos pacientes. A resposta à terapia é avaliada por meio de vários métodos, como tolerância ao exercício, ecocardiograma, parâmetros hemodinâmicos avaliados por cateterismo ventricular direito, entre outros (Tabela 12.4).

Tabela 12.4 Determinantes de seguimento e prognóstico em casos de hipertensão pulmonar

Pior prognóstico	Determinante de risco	Melhor prognóstico
Sim	Evidência clínica de insuficiência do VD	Não
Rápida	Progressão dos sintomas	Gradual
IV	Classe funcional (OMS)	II, III
Curta (< 300m)	Distância no TC6m	Longa (> 400m)
Aumento do AD Derrame pericárdico Dilatação/disfunção importante do VD	Ecocardiograma	Disfunção mínima do VD
PAD > 20mmHg IC < 2,0L/min/m²	Hemodinâmica	PAD < 10mmHg IC > 2,5mL/min/m²
Significativamente elevado	BNP	Minimamente elevado
VO_2 máx < 10,4mL/kg/min	TECP	VO_2 máx > 10,4m²//kg/min
Leve disfunção do VD	Ressonância nuclear magnética	Massa VD ↑ Índice de VDF do VD ↑ Grave disfunção do VD

AD: átrio direito; PAD: pressão de AD; IC: insuficiência cardíaca; VO_2: consumo de oxigênio; VD: ventrículo direito; OMS: Organização Mundial da Saúde; TC6m: teste de caminhada de 6 minutos; BNP: peptídeo atrial natriurético; TECP: teste de esforço cardiopulmonar; VDF: volume diastólico final.

Diversos medicamentos estão atualmente disponíveis para tratamento da HAP, porém a escolha deve ser ditada pela experiência do médico e a viabilidade dos fármacos, bem como pelo custo, os efeitos colaterais e a modificação na qualidade de vida dos pacientes. Trata-se de substâncias cujo nível de evidência que possibilita seu uso na prática clínica e aprovadas na Europa e nos EUA (Tabela 12.5). O algoritmo para tratamento da HAP foi discutido em Nice, França, em 2013, no 5º Simpósio Mundial de Hipertensão Pulmonar, e publicado recentemente (Figura 12.8).

A despeito da grande evolução no tratamento, nenhuma cura foi encontrada para essa condição devastadora. A morbidade e a mortalidade dessa doença dependem da acurácia no diagnóstico precoce e do emprego de terapias mais efetivas.

Medidas gerais

A primeira abordagem deverá enfocar as modificações no estilo de vida dos pacientes e o conhecimento de sua patologia. O exercício poderá ser leve e gradual, se bem tolerado. Isotônicos devem ser evitados porque podem desencadear síncope. Os pacientes não devem se expor a grandes altitudes, pois podem apresentar vasoconstrição e/ou hipoxia, e a dieta deve ser hipossódica (< 2.400mg/dia). Pacientes com HAP são suscetíveis ao desenvolvimento de pneumonia, causa de morte em 7% dos casos. Recomenda-se o uso de vacina contra influenza e pneumonia pneumocócica. Cirurgia eletiva apresenta risco aumentado, porém não está contraindicada, sendo preferível a anestesia peridural. A gestação está contraindicada nesses pacientes em virtude do alto índice de mortalidade por insuficiência cardíaca direita.

Oxigênio

A hipoxia, um potente vasoconstritor, pode contribuir para o desenvolvimento e/ou a progressão da HAP. A melhora com suplementação de oxigênio tem sido descrita em diversos pacientes. É considerada importante a manutenção da saturação do $O_2 > 90\%$, o que pode ser difícil em pacientes com fibrose pulmonar ou *shunts* cardíacos direita-esquerda. Recomenda-se suplementação de oxigênio durante, pelo menos, 10 horas diárias, a um fluxo de 2 a 3L/min.

Diuréticos

Pacientes com HAP descompensada apresentam edema periférico, ascite, congestão dos órgãos abdominais e aumento da pressão venosa central. Os diuréticos reduzem a pré-carga e promovem melhora clínica significativa dos pacientes. A terapêutica deverá ser individualizada. Eletró-

Tabela 12.5 Medicamentos utilizados em hipertensão pulmonar

PROSTACICLINA SINTÉTICA E SEUS ANÁLOGOS			
Fármaco	**Administração**	**Dose**	**Efeito colateral**
Epoprostenol	EV em infusão contínua	1 a 2ng/kg/min; a dose é incrementada em 2ng/kg/min a cada 15 minutos, até o início de efeitos colaterais. Não há dosagem máxima recomendada	Tontura (83%) Dor mandibular (75%) Dor torácica (67%) Rubor facial (42%)
Iloprost	Inalatória	2,5 a 5μg/inalação (máximo 45μg/dia)	Tosse (39%) Cefaleia (30%) Rubor facial (27%)
Trepostinil	EV/SC	Inicial: 1,25ng/kg/min – titulação individual	Dor no local da infusão (SC) (85%) Cefaleia (27%) Diarreia (25%)
Beraprost	VO	60 a 180μg/dia, divididos em 3 doses (cada comp. com 20μg)	Cefaleia Rubor facial Diarreia
ANTAGONISTAS DOS RECEPTORES DA ENDOTELINA			
Fármaco	**Administração**	**Dose**	**Cuidados**
Bosentana	VO	62,5mg 2x/dia nas primeiras 4 semanas 125mg 2x/dia a partir da 5ª semana	Monitorização de TP, enzimas hepáticas e bilirrubinas (mensal)
Ambrisentana	VO	5mg 1x/dia; pode ser aumentado para 10mg 1x/dia (critério clínico)	Monitorização de TP, enzimas hepáticas e bilirrubinas (mensal)
INIBIDORES DA FOSFODIESTERASE-5			
Fármaco	**Administração**	**Dose**	**Efeito colateral**
Sildenafila	VO	20mg 3x/dia até 80mg 3x/dia (*off-label*)	Cefaleia (46%) Dispepsia (17%)
Tadalafila	VO	40mg 1x/dia	Cefaleia (15%) Dispepsia (7%)

EV: endovenoso; SC: subcutâneo; VO: via oral; TP: tempo de protrombina.

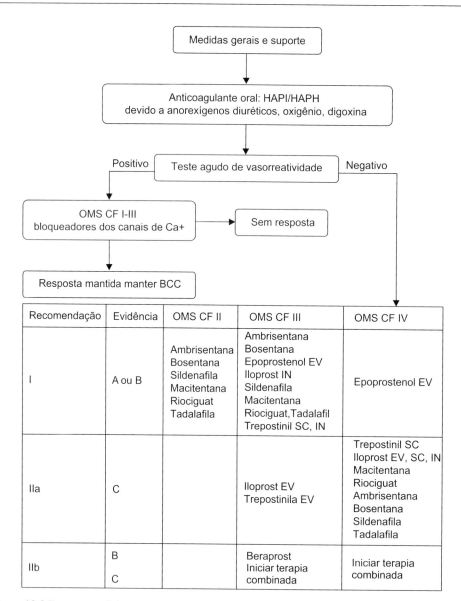

Figura 12.8 Tratamento da hipertensão pulmonar fundamentado em evidências. (JACC 2013; 62:D60-72.)

litos séricos e função renal devem ser acompanhados. A rápida e excessiva diurese pode levar a hipotensão, insuficiência renal ou síncope. Utilizamos a furosemida ou a espironolactona.

Digital – Dobutamina – Levosimendana

Com a diminuição da contratilidade do VD, agentes inotrópicos têm sido considerados. A administração de digoxina endovenosa produz aumento modesto no DC e redução significativa nos níveis de noradrenalina; entretanto, os efeitos a longo prazo não têm sido avaliados. Pode ser utilizada em pacientes com insuficiência cardíaca direita e taquiarritmias, principalmente fibrilação atrial. Em pacientes com baixo DC, o tratamento pode ser iniciado com dobutamina. Uma opção atual é a levosimendana, agente sensibilizador de cálcio com efeitos inotrópicos (na falência do VD) e circulatórios pulmonares (vasodilatador pulmonar e redutor da RVP), que apresenta algumas vantagens em relação à dobutamina. Mendes e cols. descreveram sua experiência inicial com levosimendana como terapia de resgate em cinco portadores de baixo DC direito, antes do início de terapia específica para HAP.

Tratamento anticoagulante

A anticoagulação em pacientes com HAPI e HAP hereditária ou associada ao uso de anorexígenos baseou-se em cinco estudos que apresentaram conclusões positivas, nos quais a sobrevida dos pacientes anticoagulados foi maior do que a de pacientes não tratados. Dois pequenos estudos não controlados, um prospectivo e outro retrospectivo, registraram melhora na sobrevida de portadores de HAPI. O uso de anticoagulantes é recomendado devido à presença de fatores de risco para tromboembolismo, como insuficiência cardíaca direita, sedentarismo e, principalmente, predisposição para trombofilias e mudanças trombóticas na microcirculação pulmonar. Trombose microvascular organizada foi relatada em estudos histológicos sobre HAPI. O alvo do INR é de 1,5 e 2,5.

Inibidores da fosfodiesterase-5

Potente inibidor seletivo da fosfodiesterase-5 (PDE-5), a sildenafila atua farmacologicamente aumentando a concentração intracelular de GMP cíclico. Esse aumento promove efeitos vasodilatadores e antiproliferativos em células musculares lisas vasculares. A concentração e a atividade da PDE-5 encontram-se aumentadas na circulação pulmonar nos casos de HAP. Isso sugere que a sildenafila pode ter efeito preferencial na vasculatura pulmonar.

O estudo SUPER-1 (*Sildenafil Use in Pulmonary Hypertension*), multicêntrico, randomizado e controlado com placebo, envolvendo 278 portadores sintomáticos de HAP, levou a sua aprovação pelo Food and Drug Administration (FDA) na dose de 20mg três vezes ao dia podendo, com a evolução da doença e a piora da CF, ser aumentada para 40mg três vezes ao dia.

A sildenafila foi investigada em portadores de HAP associada a TEPC, HIV e doenças do colágeno, sugerindo potenciais benefícios, porém estudos maiores são necessários para confirmação dos dados.

Diversos estudos não controlados, com poucos pacientes, apresentaram efeitos favoráveis em pacientes com fibrose pulmonar, doenças congênitas do coração e esquistossomose pulmonar. Em 2002, Mendes e cols. apresentaram no Congresso Pernambucano de Cardiologia o caso de um paciente de 22 anos com HAPE grave, em CF IV, tratado com sildenafila. Após 5 anos de tratamento, esse paciente encontrava-se estável em CF II. A partir desse caso, a sildenafila vem sendo alvo de diversas pesquisas em nosso meio. Após 3 meses de uso, 16 pacientes portadores de HAPI, doença cardíaca congênita e esquistossomose pulmonar, apresentaram melhora significativa da CF, TC6m e redução da PSAP pelo ecocardiograma. Outro estudo observou os efeitos da sildenafila em 13 pacientes com HAP na redução da PAPm e RVP, com aumento do índice cardíaco. O uso de sildenafila na HAPE promoveu, após 6 meses, aumento no índice cardíaco, redução na massa ventricular direita, aumento no fluxo da artéria pulmonar e diminuição dos volumes sistólico e diastólico finais do ventrículo direito, analisado pela RNM. Outro estudo com portadores de HAPE e uso do sildenafila por 6 meses mostrou melhora significativa nos parâmetros clínicos. Em trabalho recente, Fernandes e cols. avaliaram 12 portadores de HAPE tratados com sildenafila e bosentana, com seguimento médio de 34,9 meses, e observaram benefícios no quadro clínico, TC6m e hemodinâmica.

Efeitos colaterais incluem cefaleia, mialgia, palpitação, rubor facial, congestão nasal e retinopatia, os quais geralmente são leves, transitórios e dose-dependentes. Recomenda-se avaliação oftalmológica.

A tadalafila é outro inibidor seletivo da PDE-5, usado uma vez ao dia. O estudo *Pulmonary Arterial Hypertension and Response to Tadalafil* (PHIRST) avaliou 406 pacientes utilizando 5, 10, 20 e 40mg e relatou resultados favoráveis nos sintomas, na capacidade de exercício, na hemodinâmica e no tempo de piora clínica.

Riociguat

O riociguat apresenta um duplo mecanismo de ação, atuando sinergicamente com o óxido nítrico endógeno e estimulando sua liberação. Em recente trabalho, o *Pulmonary Arterial Hypertension Soluble Guanylate Cyclase-Stimulator Trial* (PATENT), em 443 pacientes com HAP, mostrou resultados favoráveis na CF, hemodinâmicos na realização de exercícios, e no tempo de piora clínica. O efeito adverso mais comum foi síncope. A combinação com sildenafila está contraindicada.

Antagonista dos receptores da endotelina

Isolada pela primeira vez em 1985, a endotelina, um potente vasoconstritor, apresenta três isoformas em humanos: endotelina-1 (ET-1), ET-2 e ET-3. As células endoteliais secretam a maior parte da ET-1, um dos mediadores do processo de remodelação vascular, por induzir proliferação vascular (células musculares lisas) e fibrose e atuar como mediador pró-inflamatório. As endotelinas se ligam a dois subtipos de receptores: ET_A e ET_B. A ativação do ET_A pela ET-1 promove potente ação vasoconstritora. Clinicamente, várias pesquisas têm demonstrado relação entre disfunção do sistema ET e HAP. Pacientes com HAPI apresentam altos níveis plasmáticos de ET-1, o que tem relação com o aumento na pressão atrial direita e a diminuição da saturação de oxigênio na artéria pulmonar.

O uso dos antagonistas dos receptores da endotelina representa um avanço significativo no tratamento da HAP. Em 2001, Channick e cols. publicaram o primeiro estudo duplo-cego, randomizado, placebo-controlado, envolvendo 32 pacientes com HAPI ou associada a esclerodermia, em CF II. Após 12 semanas de tratamento, houve melhora da distância percorrida no TC6m e nos parâmetros hemodinâmicos, que se manteve pelo menos até a 20ª semana. O estudo BREATHE-1 incluiu 213 portadores de HAP associada a DTC e confirmou os benefícios da bosentana, demonstrando sua eficácia e segurança na dose de 125mg duas vezes por dia. Embora limitado por uma amostra pequena, desenho não controlado e curta duração, o estudo BREATHE-4 sugeriu benefícios em 16 portadores de HAP associada ao HIV que receberam bosentana durante 16 semanas, com melhora na qualidade de vida e na CF.

Recentemente foi publicado o estudo EARLY, multicêntrico, duplo-cego, randomizado e placebo-controlado, que utilizou bosentana 125mg, duas vezes ao dia, durante 6 meses, em pacientes em CF II, e incluiu portadores de HAPI, familiar ou associada a HIV, anorexígenos, cardiopatias congênitas e doenças do colágeno. Os pacientes tratados apresentaram redução de 17% na RVP versus aumento de 7% no grupo placebo. Observou-se, ainda, aumento no tempo de piora clínica com o uso da bosentana, além de redução da PAPm e aumento do índice cardíaco, porém sem mudanças significativas na distância percorrida no TC6m. Esses resultados contribuíram para a aprovação do uso da bosentana nos portadores de HAP em CF II.

Os principais efeitos adversos estão associados a lesão hepatocelular dose-dependente. Elevação das transaminases ocorre em 10% dos pacientes tratados com bosentana, a qual é reversível com a redução ou suspensão da medicação. Recomenda-se avaliação mensal da função hepática.

A ambrisentana é um antagonista do receptor de endotelina que não é do grupo das sulfonamidas, conferindo com isso menor toxicidade hepática e interação com a varfarina. Foi avaliada em dois grandes estudos randomizados, AIRES 1 e 2, que demonstraram sua eficácia nos sintomas, na capacidade de exercício, na hemodinâmica e no tempo de piora clínica em pacientes com HAPI e associada a DCT e HIV. A incidência de alterações hepática é de 3%. O edema periférico tem sido descrito com o uso de ambrisentana.

A macitentana é um novo antagonista do receptor da endotelina que modifica a estrutura da bosentana para aumento da segurança e da eficácia. Foi avaliado no Study with an Endothelin Receptor Antagonist in Pulmonary Arterial Hypertension to Improve Clinical Outcome (SERAPHIN), com 742 pacientes. Atualmente, é aprovado nos EUA e recebe opinião favorável das agências europeias.

Bloqueadores dos canais de cálcio (BCC)

Em 1992 foram apresentados os resultados de um estudo prospectivo não randomizado em portadores de HAPI, os quais apresentaram resposta positiva ao teste de vasorreatividade e receberam altas doses de BCC por 5 anos. A sobrevida de 1, 3 e 5 anos foi de 94%, 94% e 94% no grupo tratado e de 68%, 47% e 38%, respectivamente, no grupo de controle de não responsivos, com significância estatística. Outros trabalhos confirmaram os resultados desse estudo. Em análise retrospectiva que incluiu 557 portadores de HAPI, 12,6% apresentaram teste de vasorreatividade positivo e receberam BCC durante pelo menos 1 ano, mas apenas 6,8% apresentaram melhora a longo prazo.

Os BCC são usados na dose de 120 a 240mg/dia (nifedipina) e 240 a 720mg/dia (diltiazem). Devem ser usados em pacientes com teste de vasorreatividade positivo, CF I ou II. O aumento das doses deve ser progressivo, até atingir a dose ideal. Hipotensão e edema periférico são fatores limitantes.

Os pacientes devem ser monitorizados com cuidado, devido ao efeito inotrópico negativo desses fármacos.

Prostaglandinas

As prostaglandinas (PGI2) são um metabólito do ácido araquidônico, produzido no endotélio vascular. Induzem relaxamento do músculo liso vascular e aumento do AMPc, inibem o crescimento de células lisas e são potentes inibidores da agregação plaquetária. Estudos randomizados em portadores de HAPI em CF III têm demonstrado benefícios clínicos do epoprostenal em comparação aos controles. Séries observacionais também mostraram efeitos favoráveis em pacientes com HIV, doenças congênitas e hipertensão portal. O trepostinil, de administração subcutânea, foi testado em estudo multicêntrico, randomizado, placebo-controlado, que envolveu 470 pacientes em CF II, III e IV, portadores de HAPI, DTC e doenças congênitas. A melhora na capacidade de exercício ocorreu nos pacientes que toleraram altas doses do medicamento. Dor local ocorreu em 85% dos pacientes, e 8% abandonaram o tratamento.

O iloprost, um análogo da prostaciclina, pode ser administrado via inalatória, oral ou venosa. A terapia inalada foi avaliada no Aerosolized Iloprost Randomized Study (AIR), que incluiu pacientes com HAP por TEPC, utilizando dose média de 30mg/dia, em seis a nove inalações diárias, comparados com placebo. O estudo demonstrou aumento na capacidade de exercício e melhora dos sintomas e da RVP. Apesar de bem tolerado, uma significativa desvantagem é sua curta duração de ação.

Terapia combinada

Terapia combinada sequencial deve ser considerada nos casos de resposta clínica inadequada (manutenção da CF, piora da distância percorrida no TC6m). A ideia é que fármacos com diferentes mecanismos de ação poderiam maximizar os benefícios clínicos com um mínimo de efeitos colaterais e toxicidade. O BREATH-2 investigou a combinação de epoprostenol com bosentana ou placebo em 33 pacientes com HAP CF II e IV. Hoeper e cols. publicaram uma pequena série de casos com associação de bosentana e sildenafila e demonstraram melhora no TC6m após 3 e 9 meses.

Outras terapias

A perfuração do septo interatrial (atriosseptostomia) e os transplantes pulmonar e cardiopulmonar podem ser realizados em pacientes sob critérios específicos.

A tromboendarterectomia pode ser potencialmente curativa e deve ser indicada como primeira opção de tratamento nos pacientes com indicação específica. Em nosso meio dispomos dessa terapêutica cirúrgica, inclusive com o exemplo de um caso em que o paciente se encontrava na CF IV e, após a cirurgia, passou para CF I.

SOBREVIDA

Doenças raras necessitam "registros", que consistem em coortes de portadores seguidos longitudinalmente. De natureza observacional e não controlada, esses registros são usados para descrever e comparar características de pacientes, práticas padronizadas e desfechos e podem produzir hipóteses e fornecer bases para estudos futuros. Assim, facilitam o estudo do prognóstico da doença mediante a derivação e validação de ferramentas de predição clínica (Tabela 12.6).

A HAP tem prevalência estimada em 15 a 50 casos por milhão de pessoas. Sua história natural foi inicialmente baseada em pequenas séries observacionais e seu prognóstico é influenciado pela etiologia. Portadores de HAPI, familiar ou associada a anorexígenos, têm características clínicas, funcionais e hemodinâmicas muito semelhantes e sobrevida global similar, contudo diferentes resultados clínicos foram observados em pacientes com HAP associada a outras etiologias. A HAP associada à esclerodermia tem evolução particularmente agressiva, sendo responsável por aproximadamente 30% das mortes entre os portadores. A sobrevida média é de 1 ano após o diagnóstico e de 40% após 2 anos sem tratamento, delineando pior prognóstico em relação à HAPI, mesmo com uso de epoprostenol, embora estudos tenham sugerido alguma melhora no prognóstico com terapias mais recentes.

A HAP associada ao HIV tem incidência de 0,5% (1:1.200) entre os infectados, bastante alta se comparada à de HAPI na população geral (1 a 2 por milhão). A sobrevida geral é de 28% em 3 anos. A infecção pelo HIV é fator de risco bem estabelecido para o desenvolvimento de HAP e preditor independente de mortalidade, provavelmente relacionado com doença vascular pulmonar, mais do que com complicações decorrentes da infecção pelo HIV, pois o vírus não é identificado no endotélio pulmonar. Dois estudos mostraram que a terapia HAART melhora a sobrevida dos infectados, sem efeito significativo na incidência, na gravidade e na sobrevida da HAP associada ao HIV, e existem relatos de casos com evolução devastadora e sobrevida em torno de 8 meses após o diagnóstico mesmo na era da terapia antirretroviral (TARV).

O registro do National Institutes of Health (NIH), nos EUA, incluiu 187 pacientes e estimou uma mediana de sobrevida de 2,8 anos após o diagnóstico, com sobrevida em 1, 3 e 5 anos de 68%, 48% e 34%, respectivamente. Identificou a CF e a distância percorrida no TC6m como determinantes de prognóstico e tornou-se referência para comparações posteriores de sobrevida ao propor uma equação prognóstica baseada em variáveis hemodinâmicas (PADm, PAPm e DC) coletadas no diagnóstico.

Em 2000, o Registro Nacional Francês cadastrou 674 portadores de HAP idiopática, familiar, associada a anorexígenos e outras etiologias e estimou a incidência de 2,4 casos/milhão/ano. A detecção tardia da doença ocorreu em 75% dos pacientes. Posteriormente, um subgrupo desse registro com portadores de HAP idiopática, hereditária e associada a anorexígenos apresentou taxa de sobrevida no primeiro, segundo e terceiro anos de 82,9%, 67,1% e 58,2%, respectivamente, sugerindo que a sobrevida atual tem demonstrado melhora modesta, a despeito dos avanços na terapêutica desenvolvidos desde o registro do NIH. Sexo feminino, distância percorrida no TC6m e DC elevado ao diagnóstico foram associados a melhor prognóstico e usados em uma nova equação de risco-preditivo.

O registro americano REVEAL foi projetado para ser amplamente aplicável e relevante em prever a sobrevida de portadores de HAP do grupo 1 (veja a Tabela 12.1). Após análise de 2.716 pacientes, relatou sobrevida de 91% 1 ano após a inclusão no estudo, com sobrevida de 87,7% e 72% no primeiro e terceiro anos após o diagnóstico, respectivamente. Gênero, CF e distância percorrida em 6 minutos foram considerados preditivos. Outras variáveis prognósticas avaliadas incluíram: causa da HAP, idade, RVP, PADm, insuficiência renal, pressão arterial e frequência cardíaca em repouso, nível de BNP, presença de derrame pericárdico e capacidade pulmonar de difusão do monóxido de carbono. Todas foram agrupadas em uma equação que possibilita estimar a sobrevida de 1 ano de um paciente no momento da inclusão no registro e não necessariamente no momento do diagnóstico inicial. A proposta dessa equação é ser utilizada com dados disponíveis a qualquer momento no curso da doença.

O progresso na compreensão da fisiopatologia da HAP e o desenvolvimento de terapias específicas, atuando por meio de diferentes vias, contribuíram para a evolução das estratégias de tratamento baseadas em evidências e a melhora do manejo da HAP. Assim, o número de fatores prognósticos propostos foi crescendo. Na falta de estudos com óbito como desfecho, marcadores prognósticos "substitutos" (avaliação funcional, capacidade de exercício, quantificação de biomarcadores, medidas ecocardiográficas, RNM e parâmetros hemodinâmicos) passaram a ser utilizados para avaliar a resposta à terapia para HAP. Sua integração à composição de escores parece razoável ou mesmo necessária. Nos últimos 10 anos, os medicamentos para tratamento da HAP não foram aprovados por diminuir a pressão na artéria pulmonar, mas por melhorar o desempenho dos pacientes no TC6m, embora seja questionável sua utilidade prognóstica a longo prazo.

A sobrevida na HAPE ainda não foi estabelecida. Estudos desenvolvidos em centros de referência sugerem melhor prognóstico da HAPE não tratada, quando comparada à HAPI em tratamento (95,1%, 95,1% e 85,9% *versus* 95%, 86% e 82% no primeiro, segundo e terceiro anos, respectivamente), mas a evolução em regiões endêmicas parece diferente. Estudo realizado em região endêmica, com pacientes em terapia específica, relatou sobrevida de 92,1%, 75,2% e 50,8% no primeiro, terceiro e quinto anos de evolução sem a demonstração de nenhum fator preditivo de sobrevida. Esses resultados sugerem que, além da etiologia, a sobrevida da HAP pode ser influenciada por fatores ambientais, comportamentais e genéticos tanto do parasita como do hospedeiro.

Tabela 12.6 Registros de sobrevida em HAP

Características	NIH	FRANCÊS	PHC	REVEAL
Período do estudo	Jul 1981 a 31 Dez 1985	Out 2002 a Out 2003	1991 a 2007	Iniciado em 2006
Nº de pacientes	194	190	282	2.716
Subtipo de HAP	HPP	HAPI, HAPH, HAPA	HAPI, HAPH, HAPA	Grupo 1
Diagnóstico recente/prévio	Ambos	Ambos: casos incidentes, casos prevalentes diagnosticados < 36 meses antes da inclusão	Ambos	Ambos
Período de sobrevida	1, 3 e 5 anos	1, 2 e 3 anos	1, 3 e 5 anos	1 ano
Tempo de avaliação dos fatores incluídos na avaliação prognóstica	Data do cateterismo	Data do cateterismo	Data do cateterismo	Momento do registro
Equação	$P(t) = [H(t)]^{A(x,y,z)}$	$P(t;x,y,z) = H(t)^{A(x,y,z)}$	$P(t) = e^{-A(x,y,z)t}$	$P(1-y) = S0(1)e^{(Z'B\gamma)}$
Detalhes da equação	$H(t) = 0{,}88 - 0{,}14t + 0{,}01t^2$ $A(x,y,z) = e^{(0{,}007325x + 0{,}0526y - 0{,}3235z)}$ Onde x = pressão média de artéria pulmonar y = pressão média de átrio direito z = índice cardíaco	$H(t)$ = sobrevida basal = $e^{(-0{,}02 - 0{,}28t)}$ $A(x,y,z) = e^{(-0{,}004 \times 1{,}098y \cdot 1\;0{,}28z)}$ Onde X = TC6m ao diagnóstico – 280m; y = 1 (mulher) e y = 0 (homem) z é o débito cardíaco ao diagnóstico – 4,0L/min⁻¹	$P(t)$ = probabilidade de sobrevida t = intervalo de tempo em anos $A(x,y,z) = e^{(-1{,}270 - 0{,}0148x + 0{,}0402y - 0{,}361z)}$ x = pressão média de artéria pulmonar y = pressão média de átrio direito z = índice cardíaco	S0(1) = função basal de sobrevida (0,9698) Z'β = componente linear γ = coeficiente de encolhimento (0,939)
Vantagens do estudo/equação	Primeiro registro nacional Avaliação prospectiva Primeira caracterização da doença Moldado com variáveis clínicas objetivas Útil para a coorte	17 centros experientes Coorte derivada similar ao NIH Critérios diagnósticos uniformes Casos incidentes e prevalentes; a maioria referida desses centros Equação possibilita prever sobrevida por tempo prolongado Útil para a coorte Moldado com variáveis clínicas objetivas	Extenso período de tempo em um grande centro; quatro médicos cuidando dos pacientes Coorte derivada similar ao NIH Moldado com variáveis clínicas objetivas Equação possibilita prever sobrevida por tempo prolongado Útil para a coorte	Casos incidentes e prevalentes; registro nacional de mais de 50 centros Critérios de inclusão padronizados Incluiu todos os grupos de HAP Moldado com variáveis clínicas objetivas Útil para um paciente individual
Deficiências do estudo/equação	Diferentes padrões de tratamento Perda de modalidades de imagem avançadas Usa apenas hemodinâmica Não atualizado ao longo do tempo	Potenciais vieses, desde dados incluindo pacientes prevalentes diagnosticados > 3 anos antes da inclusão no estudo: análises de sensibilidade em relação à seleção do ponto de corte podem ser usadas para determinar possíveis efeitos nos vieses Utilidade limitada para paciente individual	Usa apenas hemodinâmica Revisão prospectiva e retrospectiva Centro único Utilidade limitada para paciente individual	Patrocinado pela indústria Incluiu todos os grupos de HAP Válido apenas para prever sobrevida de 1 ano Prevalência pode ser subestimada, pois nem todos os pacientes foram incluídos em todos os locais Não adaptável ou incapaz de prever o curso

Bibliografia

Abenhaim L, Moride Y, Rich S et al. The International Primary Pulmonary Hypertension Study (IPPHS): The International Primary Pulmonary Study Group. Chest 1994; 105(Suppl2):37S-41S.

Appelbaum L, Yigla M, Bendayan D et al. Primary pulmonary hypertension in Israel. A National Survey. Chest 2001; 119:1801-6.

Bandeira PA, Mendes AA, Loureiro R. Clinical efficacy of oral sildenafil in severe pulmonary hypertension in patientes with chronic pulmonary schistosomiasis. Circulation 2004; Suppl III;110:296.

Barbosa CS, Pieri OS, Silva CB. Ecoepidemiologia da esquistossomose urbana na Ilha de Itamaracá, Estado de Pernambuco. Rev Saúde Pública 2000; 34(4):337-41.

Barbosa MM, Lamounier JA, Oliveira EC et al. Pulmonary hypertension in schistosomiasis mansoni. Trans Roy Soc Trop Med Hyg 1996; 90:663-5.

Benza RL et al. Predicting survival in pulmonary arterial hypertension: Insights from the Registry to Evaluate Early and Long-Term Pulmonary Arterial Hypertension Disease Management (REVEAL). Circulation 2010; 122:164-72.

Brinton W. Primary pulmonary hypertension. Br Heart J 1950; 12:305-11.

Brown LM, Chen H, Halpern S et al. Delay in recognition of pulmonary arterial hypertension: factors identified from the REVEAL Registry. Chest 2011; 140(1):19-26.

Budhirja R, Tuder RM, Hassoun PM et al. Endothelial dysfunction in pulmonary hypertension. Circulation 2004; 109:159-65.

Cavalcanti IL, Tompson G. História natural e diagnóstico diferencial da hipertensão arterial pulmonar esquistossomótica. J Bras Med 1964; 8:335-8.

Channick RN, Simonneau G, Sitbon O et al. Effects of the dual endothelin-receptor antagonist bosentan in patients with pulmonary hypertension: a randomized placebo-controlled study. Lancet 2001; 358:1119-23.

Cheever AW, Andrade ZA. Pathological lesions associated with *schistosoma mansoni* infection in man. Trans Roy Soc Trop Med Hyg 1967; 61:626-39.

Cool CD, Rai PR, Yeager ME et al. Expression of human herpesvirus-8 in primary pulmonary hypertension. N Engl J Med 2003; 349:1113-22.

Corday E, Gold H, Kaplan L. Coronary artery compression an explanation for the cause of coronary insufficiency in pulmonary hypertension. Trans Am Coll Cardiol 1957; 7:93-103.

Counard A. Recent observations on the dynamics of the pulmonary circulation. Bull N Y Acad Med 1947; 23:27-50.

D'Alonzo GE, Barst RJ, Ayres SM et al. Survival in patients with primary pulmonary hypertension. Results from a national prospective. Ann Intern Med 1991; 115:343-9.

Dalen JE, Alpert JS. Natural history of pulmonary embolism. Prog Cardiovasc Dis 1975; 17:259-70.

Dartevelle P, Fadel E, Mussot S et al. Chronic thromboembolic pulmonary hypertension. Eur Respir J 2004; 23:637-48.

Degano B et al. HIV-associated pulmonary arterial hypertension: survival and prognostic factors in the modern therapeutic era. AIDS. 2010; 24:67-75.

Denton CP, Cailes JB, Pillips GD et al. Comparison of Doppler echocardiography and right heart catheterization to assess pulmonary hypertension in systemic sclerosis. Br J Rheumatol 1997; 36:239-43.

Dimopoulos K et al. Improved survival among patients with Eisenmenger syndrome receiving advanced therapy for pulmonary arterial hypertension. Circulation 2010; 121:20-5.

Elian AA. Contribuição da biópsia pulmonar ao estudo da forma assintomática da esquistossomose mansônica pulmonar. Tese Fac Med UFMG 1996;110p.

Fernandes CF, Jardim C, Hovnanian A et al. Survival in schistosomiasis associated pulmonary arterial hypertension. J Am Coll Cardiol 2010; 56(9):715-20.

Fernandes CJCS, Dias BA, Jardim CVP et al. The role of target therapies in schistosomiasis-associated pulmonary arterial hypertension. Chest 2012; 141(4):923-8.

Ferreira R, Domingues A, Bandeira A et al. Prevalence of pulmonary hypertension in patients with schistosomal liver fibrosis. Ann Trop Med Parasit 2009; 103(2):129-43.

Frost AE, Badesch DB, Barst RJ et al. The changing picture with pulmonary arterial hypertension in the United States. How REVEAL differs from historic and non-us contemporary registries. Chest 2011; 139(1):128-37.

Fuster V, Steele PM, Edwards WD, et al. Primary pulmonary hypertension: Natural history and the importance of trombosis. Circulation 1984; 70:580-7.

Gaine S, Simonneau G, The need to move from 6-minute walk distance to outcome trials in pulmonary arterial hypertension. Eur Respir Rev 2013; 22:487-94.

Gaine SP, Rubin LJ. Primary pulmonary hypertension. Lancet 1998; 325:719-25.

Galiè N et al., Guidelines for the diagnosis and treatment of pulmonary hypertension: The Task Force for the Diagnosis and Treatment of Pulmonary Hypertension of the European Society of Cardiology (ESC) and the European Respiratory Society (ERS), endorsed by the International Society of Heart and Lung Transplantation (ISHLT). Eur Heart J 2009; 30:2493-537.

Galiè N, Brundage B, Ghofrani A et al. Tadalafil therapy for pulmonary arterial hypertension. Circulation 2009; 119:2894-903.

Galiè N, Corris PA, Frost A et al. Update treatment algorithm of pulmonary arterial hypertension. J Am Coll Cardiol 2013; 62: D60-72.

Galiè N, Ghofrani HA, Torbicki A et al. Sildenafil citrate therapy for pulmonary arterial hypertension. N Engl J Med 2005; 353:2148-57.

Galiè N, Olschewski H, Oudiz RJ et al. Ambrisentan for the treatment of pulmonary arterial hypertension. Results of the Ambrisentan in Pulmonary Arterial Hypertension, randomized, Double-Blind, Placebo-Controlled, Multicenter, Efficacy (AIRES) study 1 and 2. Circulation 2008; 117:3010-9.

Galiè N, Rubin LJ, Hoeper M et al. Treatment of patients with mildly symptomatic pulmonary arterial hypertension with bosentan (EARLY study): A double-blind, randomized controlled trial. Lancet 2008; 37:2093-100.

Galiè N. Estratégias terapéuticas actuales en la hipertensión pulmonar. Rev Esp Cardiol 2010; 63(6):708-24.

Ghofrani HA, Galie N, Grimminger F et al. Riociguat for the treatment of pulmonary arterial hypertension. N Engl J Med 2013; 369:330-40.

Girerd B et al. Clinical outcomes of pulmonary arterial hypertension in patients carrying an ACVRL1 (ALK1) mutation. Am J Respir Crit Care Med 2010; 181:851-61.

Gladwin MT et al. Pulmonary hypertension as a risk of death in patients with sickle cell disease. N Eng J Med 2004; 350:886-95.

Hoeper MM, Bogaard JH, Condliffe R et al. Definitions and diagnosis of pulmonary hypertension. J Am Coll Cardiol 2013; 62:D42-50.

Hoper MM, Faulenbach C Golpon H et al. Combination therapy with bosetan and sildenafil in idiopathic pulmonary hypertension. Eur Resp J 2004; 24:1007-10.

Hoper MM, Krowka MJ, Strassburg CP et al. Portopulmonary hypertension and hepatopulmonary syndrome. Lancet 2004; 363: 1461-8.

Hoper MM, Lee SH, Voswinckel R et al. Complications of right heart catheterization in patients with pulmonary hypertension in experienced centres. J Am Coll Cardiol 2006; 48 :L546-52.

Humbert M et al. Pulmonary arterial hypertension in France. Results from a National Registry. Am J Respir Crit Care Med 2006; 173:1023-30.

Humbert M, Barst RJ, Robbins IM et al. Combination of bosentan with epoprostenol in pulmonary arterial hypertension: BREATHE-2 Eur Respir J 2004; 20:339-43.

Humbert M, Montani D, Souza R. Predicting survival in pulmonary arterial hypertension. Time to combine markers. Chest 2011; 139(6):1263-4.

Humbert M, Nunes H, Sitbon O. Risk factors for pulmonary arterial hypertension. Clin Chest Med 2001; 22:459-75.

Humbert M, Sitbon O, Chaouat A et al. Survival in patients with idiopatic familial and anorexigen-associated pulmonary arterial hypertension in the modern management era. Circulation 2010; 122:156-63.

Humbert M, Sitbon O, Yaici A et al. French Pulmonary Arterial Hypertension Network. Survival in incident and prevalent cohorts of patients with pulmonary arterial hypertension. Eur Respir J 2010; 36(3):549-55.

Jamieson SW, Kapelanski DP, Sakakibara N et al. Pulmonary endarterectomy: experience and lessons learned in 1.500 cases. Ann Thorac Surg. 2003; 76:1457-62.

Japyassu FAA, Mendes AA, Pontes AB et al. Perfil hemodinâmico de gravidade ao teste de vasorreatividade pulmonar em esquistossomóticos. Arq Bras Cardiol 2012; 99(3):789-96.

Jing ZC, Xu XQ, Han ZY et al. Registry and survival study in Chinese patients with idiophatic and familial pulmonary arterial hypertension. Chest 2007; 132(2):373-9.

Kane GC, Maradit-Kremers H, Slusser JP et al. Integration of clinical and hemodynamic parameters in the prediction of long-term survival in patients with pulmonary arterial hypertension. Chest 2011; 139(6):1285-93.

Kawut SM, Taichmant DB, Archer-Chicko CL et al. Hemodynamics and survival in patients with pulmonary arterial hypertension related to systemic sclerosis. Chest 2003; 123(2):344-50.

Kepetko W, Mayer E, Sandoval J et al. Interventional and surgical modalities of treatment for pulmonary arterial hypertension. J Am Coll Cardiol 2004; 43(12):73S-80S.

Kleber FX, Bollmann T, Borst MM et al. Repetitive dosing of intravenous levosimendan improves pulmonary hypertension: Results of a pilot study. J Clin Pharm 2009; 49:109-15.

Kuhn KP et al. Outcome in 91 consecutive patients with pulmonary arterial hypertension receiving epoprostenol. Am J Respir Crit Care Med 2003; 167:580-6.

Lane KB, Machado RD, Pauciulo MW et al. Heterozygous germline mutations in BMPR2, encoding a TGF-beta receptor, cause familial primary pulmonary hypertension: The International PPH Consortium. Nat Genetics 2000; 26:81-4.

Le Pavec J et al. Portopulmonary hypertension: survival and prognostic factors. Am J Respir Crit Care Med 2008; 178:637-43.

Le Pavec J et al. Systemic sclerosis-associated pulmonary arterial hypertension. Am J Respir Crit Care Med 2010; 181:1285-93.

Lederman MM et al. Pulmonary arterial hypertension and its association with HIV infection: an overview. AIDS 2008; 22(suppl 3):S1-S6.

Lopes AA, Maeda Y, Gonçalves RC et al. Endothelial cell dysfunction correlates differentially with survival in primary and secondary pulmonary hypertension. Am Heart J 2000; 139:618-23.

Loureiro R, Mendes AA, Bandeira PA. Oral sildenafil improves funtional status and cardiopulmonary hemodynamics in patients with severe pulmonary hypertension secondary to chronic pulmonary schistosomiasis: a cardiac magnetic resonance study. Circulation 2004; Suppl III:110:572.

McDonnell PJ, Toye PA, Hutchins GM et al. Primary pulmonary hypertension and cirrhosis: are they related? Am Rev Resp Dis 1983; 127(4):437-41.

Mcgoon MD et al. Design of the REVEAL registry for US patients with pulmonary arterial hypertension. Mayo Clin Proc 2008; 83:923-31.

McLaughlin VV et al., ACCF/AHA 2009 expert consensus document on pulmonary hypertension: a report of the American College of Cardiology Foundation Task Force on Expert Consensus Documents and the American Heart Association developed in collaboration with the American College of Chest Physicians: American Thoracic Society, Inc. and the Pulmonary Hypertension Association. J Am Coll Cardiol 2009; 53:1573-619.

Mclaughlin VV, Presberg KW, Doyle RL et al. Prognosis of pulmonary arterial hypertension: ACCP evidence-based clinical practice guidelines. Chest 2004; 126:78S-92S.

McLaughlin VV, Shillington A, Rich S. Survival in primary pulmonary hypertension: the impact of epoprostenol therapy. Circulation 2002; 106:1477-82.

McLaughlin VV, Suissa S. Prognosis of pulmonary arterial hypertension. The power of clinical registries of rare diseases. Circulation 2010; 122:106-8.

Mendes AA, Japyassú FAA, Roberto F et al. Tratamento com stent em tronco de artéria coronária esquerda por compressão do tronco da artéria pulmonar em paciente com hipertensão pulmonar esquistossomótica. Rev Bras Cardiol Invasiva 2010; 18(1):89.

Mendes AA, Piscoya CGR, Da Costa VLV. Pulmonary hypertension associated with acquired immunodeficiency syndrome: Presentation of five cases and review of the literature. Rev Soc Bras Med Trop 2009; 42(4):452-7.

Mendes AA, Pontes AB, Cruz El. Uso do sildenafil na hipertensão arterial pulmonar esquistossomótica. XII Congresso Pernambucano de Cardiologia, 2002.

Mendes AA, Pontes AB, Loureiro R. Estudo de eficácia clínica do sildenafil oral na hipertensão arterial pulmonar severa. Arq Bras Card 2004; Supl III:83.

Mendes AA, Sá DT, Loureiro R et al. Uso do levosimendan em pacientes com hipertensão arterial pulmonar e choque cardiogênico; experiência inicial. Arq Bras Cardiol 2006; 87(S1)139.

Mendes AA. NT-proBNP em pacientes com hipertensão pulmonar esquistossomótica: correlação clínica e hemodinâmica. Tese Fac Cienc Med TESE, 2008.

Metha NJ, Khan IA, Metha RN et al. HIV-Related pulmonary hypertension: Analytic Review of 131 cases. Chest 2000; 118(4): 1133-41.

Miyamoto S, Nagaya N, Satoh T et al. Clinical correlates and prognostic significance of six-minute walktest in patients with primary hypertension pulmonary. Am J Respir Crit Care Med 2000; 161:487-92.

Mukerjee D, St George D, Coleiro B et al. Prevalence and outcome in systemic sclerosis associated pulmonary arterial hypertension: Application of a registry approach. Ann Rheum Dis 2003; 62:1088-93.

Nagaya N, Nishikimi T, Uematsu M et al. Plasma brain natriuretic peptide as a prognostic indicator in patients with primary pulmonary hypertension. Circulation 2000; 102:865-70.

Opravil M et al. HIV-associated primary pulmonary hypertension. A case control study Swiss HIV Cohort Study. Am J Respir Crit Care Med 1997; 155:990-5.

Opravil M, Sereni D. Natural history of HIV-associated pulmonary arterial hypertension: trends in HAART era. AIDS 2008; 22(suppl 3):S35-S40.

Optiz CF, Wensel R, Bettmann M et al. Assessment of the vasodilator response in primary pulmonary hypertension: comparing prostacyclin and Iloprost administered by either infusion or inhalation. Eur Heart J 2003; 24(4):356-65.

Peacock AJ et al. An epidemiological study of pulmonary arterial hypertension. Eur Respir J 2007; 30:104-9.

Pellicelli AM, Palmieri F, Cicalini S et al. Pathogenesis of HIV-related pulmonary hypertension. Annals N Y Acad Sciences 2001; 946(1);82-94.

Petitpretz P, Brenot F, Azarian R et al. Pulmonary hypertension in patients with human immunodeficiency virus infection: comparison with primary pulmonary hypertension. Circulation 1994; 89:2722-7.

Piscoya Roncal CG, Mendes AA, Cartaxo T et al. Schistosomiasis-associated pulmonary arterial hypertension. Survival in endemic area. American College of Cardiology. 63th Annual Scientific Session. Washington DC, 2014.

Pulido T, Adzerikho I, Channick RN et al. Macitentan and morbidity and mortality in pulmonary arterial hypertension. N Engl J Med 2013; 369:809-18.

Rich S, Dantzker DR, Ayres SM et al. Primary pulmonary hypertension. A national prospective study. Ann Intern Med 1987; 107(2):216-23.

Rick S, Kaufmann E, Levy PS. The effect of high doses of calcium-channel blockers on survival in primary pulmonary hypertension. N Engl J Med 1992; 327:76-81.

Romberg EV. Ueber sklerose der lungenarterie. Dsch Arch Klin Med 1891; 48:197-206.

Rubin LJ, Badesch DB, Barst RJ et al. Bosetan therapy for pulmonary arterial hypertension. N Engl J Med 2002; 346:896-903.

Rubin LJ. Primary pulmonary hypertension. N Engl J Med 1997; 336:111-7.

Simonneau G, Barst RJ, Galie N et al. Continuous subcutaneous infusion of Treprostinil, a prostacyclin analogue, in patients with pulmonary arterial hypertension. Am J Resp Crit Care Med 2002; 165:800-4.

Simonneau G, Gatzoulis MA, Adatia I et al. Updated clinical classification of pulmonary hypertension. J Am Coll Cardiol 2013; 62:D34-41.

Sitbon O, Gressin V, Speich R et al. Bosentan for the treatment of human immunodeficiency virus-associated pulmonary arterial hypertension. Am J Respir Crit Care Med 2004; 170:1212-7.

Sitbon O, Gressin V, Speich R et al. Bosentan for the treatment of human immunodeficiency virus-associated pulmonary arterial hypertension. Am J Resp Crit Care Med 2004; 170:1212-7.

Sitbon O, Humbert M, Jais X et al. Long-term response to calcium channel blockers in idiopathic pulmonary arterial hypertension. Circulation 2005; 111:3105-11.

Sitbon O, Humbert M, Nunes H et al. Long term intravenous epoprostenol infusion in primary pulmonary hypertension: prognostic factors and survival. J Am Coll Cardiol 2002; 40:780-8.

Sitbon O, Lascoux-Combe C, Delfraissy JF et al. Prevalence of HIV-related pulmonary arterial hypertension in the current antiretroviral therapy era. Am J Respir Crit Care Med 2008; 177:108-13.

Souza R et al. Pulmonary arterial hypertension associated with fenfluramine exposure: report of 109 cases. Eur Respir J 2008; 31:343-8.

Souza R, Jardim C. Trends in pulmonary arterial hypertension. Eur Respir Rev 2009; 18:7-12.

Steen VD, Medsger TA. Changes in causes of death in systemic sclerosis, 1972-2002. Am Rheum Dis 2007; 66:940-4.

Stupi AM, Steen VD, Owens GR et al. Pulmonary hypertension in the CREST syndrome variant of systemic sclerosis. Arthritis Rheum 1986; 29:515-24.

Sztrymf B et al. Clinical outcomes of pulmonary arterial hypertension in carriers of BMPR2 mutation. Am J Respir Crit Care Med 2008; 177: 1377-83.

Tandri H, Daya SK, Nasir K et al. Normal reference values for the adult right ventricle by magnetic resonance imaging. Am J Cardiol 2006; 15:98:1660-4.

The International Primary Pulmonary Hypertension Study (IPPHS). Chest 1994; 105:37S-41S.

Thomson JR, Machado RD, Pauciulo MW et al. Sporadic primary pulmonary hypertension is associated with germline mutations of the gene encoding BMPR-II, a receptor member or the TGF-b family. J Med Genet 2000; 37:741-5.

Vlhakes G, Turley K, Hoffman J. The pathophysiology of failure in acute right ventricular hypertension: hemodynamic and biochemical correlation. Circulation 1981 63:8795.

Willians MH et al. Systemic sclerosis associated pulmonary hypertension: improved survival in the current era. Heart 2006; 92:926-32.

Yontar OC, Yalta K, Yilmaz MB et al. Superiority of levosimendan over dobutamine in right ventricle failure. Crit Care Med 2010; 38:342-3.

13

Giordano Bruno de Oliveira Parente

Síncope

INTRODUÇÃO

Síncope é definida como perda súbita e transitória da consciência e do tônus postural, invariavelmente seguida por recuperação espontânea. Situações em que ocorra turvação progressiva da consciência, sem a perda completa desta, descrita pelo paciente como um "quase desmaio", são definidas como *pré-síncope* e compartilham com a síncope os mesmos mecanismos e causas.

A recuperação espontânea da consciência torna possível diferenciar situações em que são necessárias manobras de ressuscitação cardiopulmonar e que se configuram na *morte súbita abortada*.

A importância do estudo da síncope está no potencial de morbimortalidade envolvido: risco de traumatismos (5% a 9% de fraturas), mudanças psicossociais (mudança no estilo de vida, ansiedade) e, o mais grave, o potencial para morte súbita, já que muitas condições que causam de síncope também podem se associar a essa fatalidade (Tabela 13.1).

EPIDEMIOLOGIA

A síncope constitui queixa frequente nos serviços de urgência (3% dos atendimentos), com alta prevalência na população em geral e pico de incidência entre os idosos (causas vasculares e cardíacas) e jovens (causa vasovagal). No acompanhamento por 26 anos da população do estudo de Framingham, 10% apresentaram pelo menos um episódio de síncope.

Aproximadamente 35% dos pacientes têm recorrência em 3 anos de seguimento, 82% dos casos nos primeiros 2 anos. Os casos com história longa de recorrência, apesar de muitas vezes associados à redução da qualidade de vida, não se associam a maior risco de mortalidade.

ETIOLOGIA/FISIOPATOLOGIA

Como sintoma, a síncope pode ser resultado de alterações metabólicas do sistema nervoso central (p. ex., hipoglicemia), mas, para efeito de estudo, suas causas se resumem basicamente a condições que levam à hipoxia cerebrovascular. A hipoxia cerebrovascular, por sua vez, pode ser resultado de transtorno cardíaco (síncope cardíaca) ou ter sua gênese não relacionada com o coração (não cardíaca) (Tabela 13.2).

Nas arritmias cardíacas, o mecanismo de redução do débito cardíaco é diretamente proporcional aos extremos da frequência cardíaca, à presença de cardiopatia estrutural associada (disfunção miocárdica, valvopatia, isquemia miocárdica) e, em alguns casos, à ocorrência de reflexos autonômicos paradoxais durante uma taquiarritmia de início súbito. Embora a síncope possa ser desencadeada por uma condição benigna, como taquicardia supraventricular, devemos sempre considerar como critério de gravidade a presença de síncope em portadores de qualquer arritmia.

A cardiomiopatia hipertrófica pode ser causa de síncope de diversas maneiras: (1) por impedimento ao fluxo sanguíneo intracardíaco na forma obstrutiva, muitas vezes se expressando durante o esforço físico; (2) arritmia ventricular; (3) vasovagal, com incidência aumentada nessa

Tabela 13.1 Mortalidade anual associada a síncope

Situação	Mortalidade anual
Pacientes jovens	8,3%
Pacientes idosos	26,9%
Síncope de origem cardíaca (todas as causas)	18% a 33%
Síncope por insuficiência cardíaca avançada	50%
Síncope não cardíaca	0% a 12%
Síncope de origem não determinada	6%

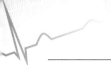

SEÇÃO I   Cardiologia na Prática Diária

Tabela 13.2 Etiologia da síncope

Síncope cardíaca	Síncope não cardíaca
Arrítmica Bradiarritmias (doença do nó sinusal, bloqueio AV total, falha de marca-passo) Taquiarritmias (taquicardia ventricular, fibrilação ventricular, fibrilação atrial, pré-excitação)	**Síncope reflexa** Síncope vasovagal clássica (inclui neurocardiogênica, vasodepressora) Síncope situacional (inclui corticovagais, vagovagais) Hipersensibilidade do seio carotídeo
Obstrutiva Estenose mitral, aórtica, hipertensão arterial pulmonar, cardiomiopatia hipertrófica (forma obstrutiva), mixoma obstrutivo	**Hipotensão ortostática** Vasodilatação (por medicamentos ou iatrogênica, mastocitose) Hipovolemia: desidratação, sangramento, insuficiência suprarrenal Disautonomia: doenças medulares, doenças do SNC (Parkinson), senilidade, diabetes, esclerose múltipla
Disfunção miocárdica Cardiomiopatia dilatada (fase avançada), infarto do miocárdio	
Tamponamento cardíaco	**Neurológica** Cerebrovascular: isquemia cerebral transitória (principalmente vertebrobasilar), síndrome do "roubo da subclávia" Reflexo vagal secundário a hidrocefaleia, enxaqueca*, hipertensão intracraniana e epilepsia de lobo temporal **Psiquiátrica** Distúrbio conversivo Reflexo corticovagal Distúrbio factício Hiperventilação

*Na enxaqueca, além de reflexo vagal, pode também estar envolvida a ocorrência de vasoconstrição cerebral.
AV: atrioventricular; SNC: sistema nervoso central.

população (hipertrofia levando a maior ativação dos mecanorreceptores miocárdicos).

As síncopes reflexas representam, atualmente, a principal causa de síncope, perdendo este patamar para as causas relacionadas com a hipotensão ortostática, quando se avalia a população mais idosa.

Na síncope reflexa existe basicamente um arco reflexo cuja via eferente representa ativação vagal com bradicardia e até assistolia, ou uma inibição do sistema nervoso simpático e vasodilatação. Alguns casos, e até algumas crises em particular, podem ser decorrentes dos dois mecanismos em conjunto (síncope mista).

A via aferente das síncopes reflexas, também conhecida como "gatilho", pode ser desde a ativação de vias corticais (síncope da visão de sangue), nervo vago (síncope da tosse, micção), barorreceptores carotídeos, posição prolongada em pé, ou até mesmo nenhum mecanismo aparente, como acontece em muitos pacientes com a síncope vasovagal clássica.

Pessoas com predisposição para síncope vasovagal, quando expostas à redução do retorno venoso durante a posição prolongada em pé, desencadeiam o reflexo quando ocorre ativação de mecanorreceptores intramiocárdicos em decorrência de maior tônus simpático, o que acontece sempre que a pressão central é reduzida.

Distúrbios psiquiátricos podem estar de várias maneiras relacionados com crises sincopais, seja por mecanismo direto, nos transtornos conversivos, seja indiretamente, em pacientes que desencadeiam reflexo vasovagal após algum estímulo ligado à ansiedade. A hiperventilação, frequentemente observada em algumas crises psiquiátricas, por promover redução do CO_2 central, leva a vasoconstrição cerebral e síncope.

DIAGNÓSTICO CLÍNICO

História clínica deve ser obtida de maneira detalhada, com caracterização da síncope, existência de sintomas associados, como palpitações, modo de início, sintomas prévios (sintomas prodrômicos), duração da síncope, estado pós-sincopal (sinais neurológicos, desorientação) e recorrência.

Os pródromos clássicos da síncope vasovagal são descritos como sensação de mal-estar em crescente, com palpitação taquicárdica, taquipneia, náuseas, sudorese, sensação de "vazio no abdome", turvação ou escurecimento visual progressivo e sensação de desfalecimento. A ausência de qualquer sintoma prodrômico possibilita a classificação como *síncope maligna*, que pode estar associada a síncope por arritmia, reflexo vagal com assistolia prolongada ou mesmo lembrança inexistente dos sintomas devido à senilidade. A síncope maligna é mais frequentemente associada a traumas e, em pacientes de mais idosos, está relacionada com risco maior de morte súbita.

Na investigação dos antecedentes é importante detalhar: uso de substâncias lícitas (e ilícitas), histórico de cardiopatia (infarto, angina, arritmias, cardiomiopatias), neuropatias e tireoidopatia, além de história de morte súbita e cardiopatia na família.

Realizado no momento da síncope, o exame físico apresenta maior valor diagnóstico para identificação de sinais de hipotensão arterial, arritmias e sinais neurológicos, mas como a imensa maioria das vítimas chega à unidade de atendimento após recobrar a consciência, esses sinais podem não ser encontrados. Além da pesquisa de sopros presentes nas síncopes obstrutivas, deve-se proceder à medição da pressão arterial, com o paciente deitado e em pé, para pesquisa de hipotensão ortostática (medir também 3 minutos após a ortostase).

O exame neurológico deve incluir, particularmente, a pesquisa dos sinais focais, exame cognitivo e avaliação da marcha e do equilíbrio, além da pesquisa de sopro carotídeo.

O eletrocardiograma (ECG) deve ser realizado em todos os pacientes com história de síncope, uma vez que denuncia a presença de causas potencialmente fatais, como arritmias, bloqueios cardíacos, pré-excitação, QT longo e isquemia miocárdica. Indiretamente, pode alertar para cardiopatia, na presença de sobrecarga de câmaras cardíacas.

Uma história clínica detalhada, com exame físico e ECG, é capaz de elucidar pelo menos 50% de todas as causas de síncope (síncope esclarecida), sendo as demais classificadas como síncope de causa suspeita e síncope sem causa aparente.

A Tabela 13.3 detalha os elementos da avaliação clínica inicial que auxiliam a definição diagnóstica.

EXAMES COMPLEMENTARES

A partir de uma suspeita específica, os métodos diagnósticos serão solicitados para confirmação ou mesmo direcionamento da investigação da síncope. Apesar de todo o arsenal de exames disponível, mesmo em centros mais avançados, até 40% de todos os casos de síncope não são elucidados (síncope de causa desconhecida). Apesar da frustração de não oferecer ao paciente uma explicação do evento, e consequentemente promover meios para prevenir e tratar recorrências, sabe-se que é reduzido o risco de morte súbita em pacientes com investigação não invasiva negativa, principalmente com crises iniciadas há mais tempo (anos). Para dificultar, o episódio sincopal pode ser o único de toda a vida do paciente (30% dos casos), tornando pouco frutífera qualquer tentativa de reproduzir os eventos que determinaram a síncope, o que justifica que casos de síncope isolada em jovens, sem trauma ou indícios de cardiopatia, possam ser conduzidos sem a solicitação de nenhum exame além do ECG.

Seguem os principais métodos diagnósticos utilizados:

- **Ecodopplercardiograma:** essencial para o diagnóstico de síncope cardíaca do tipo obstrutiva, pode demonstrar inclusive alterações não suspeitadas em 5% dos pacientes. Além disso, dilatação, hipertrofia de câmaras e déficit contrátil do ventrículo esquerdo podem ser indícios de cardiomiopatias e doença coronariana.
- **Holter de 24 horas:** utilizado para investigação de arritmias cardíacas. Entretanto, sua importância é maior quando o período do exame coincide com os sintomas apresentados pelo paciente. Algumas arritmias flagradas, se não sintomáticas, não se associam necessariamente à causa, como bradicardia ou bloqueios durante o sono, arritmias atriais ou mesmo arritmias ventriculares (benignas).
- **Monitor de eventos (*looper*):** consiste na utilização de um Holter por período prolongado (7 a 15 dias), em um modo de registro conhecido por memória circular, possibilitando que, ao acionar uma tecla do aparelho, o paciente armazene automaticamente o ECG do evento sincopal para registro posterior. Um estudo conseguiu elucidar até 47% de todos os casos de síncope.
- **Teste ergométrico:** indicado para a investigação de arritmias cardíacas e doença coronariana. Em geral, é solicitado em casos de síncope associada a esforço, dor torácica, na estratificação de arritmias cardíacas (presentes no ECG ou no Holter) ou mesmo quando existem fatores de risco ateroscleróticos. Deve ser sempre precedido de ecocardiograma, para descartar estenose valvar grave, situação que contraindicaria a realização do esforço físico.
- *Tilt test* **(teste de inclinação ortostática):** único método disponível para diagnóstico de síncopes reflexas e disautonomias (para mais detalhes, veja o Capítulo 49).
- **Compressão do seio carotídeo** nos casos suspeitos, principalmente em pacientes com mais de 40 anos de idade ou com fatores de risco ateroscleróticos: deve ser feita em ambiente adequado, com monitorização e registro eletrocardiográfico e material para atendimento de parada cardiorrespiratória (PCR). Contraindicada em portadores de doença carotídea significativa (p. ex., sopro carotídeo) e em casos de acidente vascular encefálico (AVE) ou AIT recentes (< 3 meses).
- **Cateterismo cardíaco, medicina nuclear, angiotomografia coronariana:** utilizados quando existem fortes indícios de doença coronariana.
- **Estudo eletrofisiológico:** exame invasivo utilizado com o objetivo de estratificar melhor a presença de arritmias cardíacas ou mesmo para estabelecer seu diagnóstico.

Tabela 13.3 Avaliação inicial da síncope

História clínica	Poderá haver suspeita de...
Pródromos pré-sincopais (náusea, palpitação, sudorese etc.)	Síncope vasovagal
Palpitação	Taquiarritmia
Síncope durante esforço físico	Arritmia, síncope obstrutiva, doença coronariana
Situações específicas: após micção, defecação, cólica ou dor forte, visão de sangue, tosse, após esforço físico etc.	Síncope reflexa tipo situacional
Movimentação da cabeça, uso de colarinho apertado ou compressão do pescoço	Síncope por hipersensibilidade do seio carotídeo
Sopro cardíaco	Síncope cardíaca tipo obstrutiva
Movimentos convulsivos, liberação esfincteriana, estado pós-crise	Epilepsia (diagnóstico diferencial) e síncope convulsígena
Idade avançada	Síncope cardíaca, hipotensão ortostática
Sintomas conversivos (p. ex., parestesias), estresse emocional, ansiedade	Síncope psiquiátrica

Nesse exame, é possível testar as principais situações que poderiam ocasionar bradi ou taquiarritmias. Por ser invasivo e não isento de risco, está indicado apenas em situações específicas, como síncope não esclarecida recorrente e em caso de suspeita de arritmia (bloqueios cardíacos, arritmia ventricular ou síncope maligna). Alguns centros o utilizam de rotina em casos recorrentes sem causa identificada, mesmo que não haja suspeita de arritmia (controverso em pacientes jovens).

FLUXOGRAMA PARA DIAGNÓSTICO

Em caso de suspeita de síncope, a solicitação de exames complementares é direcionada de acordo com a hipótese em questão (Figura 13.1).

Nos casos em que a história clínica, o exame físico e o ECG não definem uma linha de investigação, o investigador deverá direcionar a pesquisa para as principais causas encontradas, considerando a faixa etária em questão (Figura 13.2).

A *síncope de causa desconhecida* é definida quando, apesar de extensa investigação não invasiva, não foi possível elucidar sua causa. Todos esses pacientes devem ser submetidos a monitor de eventos (*looper*) quando disponível, realizar, de maneira individualizada, os seguintes exames:

- **Teste de inclinação (*tilttest*) com sensibilização farmacológica:** veja o Capítulo 49.
- **Eletroencefalograma:** na possibilidade de ocorrência de epilepsia com sintomas atípicos ou crises do tipo ausência.

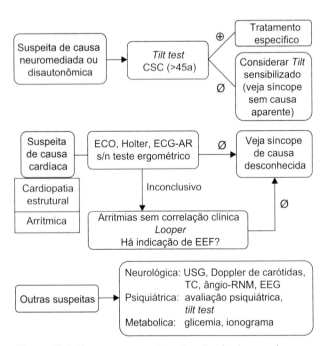

Figura 13.1 Fluxograma para investigação da síncope de causa suspeita. (EEF: estudo eletrofisiológico; *Looper*: monitor de eventos; ECO: ecodopplercardiograma transtorácico; TC: tomografia de crânio; ângio-RNM: angiorressonância magnética de crânio; EEG: eletroencefalograma; CSC: compressão do seio carotídeo; USG: ultrassonografia.)

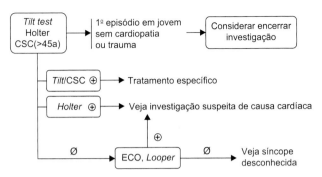

Figura 13.2 Fluxograma para investigação de síncope sem causa aparente. (*Looper*: monitor de eventos; ECO: ecodopplercardiograma transtorácico; CSC: compressão do seio carotídeo.)

- **Avaliação da perfusão cerebral:** Doppler de carótidas e angiorressonância de encéfalo e dos vasos cerebrais.
- **Estudo eletrofisiológico.**
- **Avaliação psiquiátrica.**
- **Monitor implantável:** disponível am alguns centros, trata-se de dispositivo implantável invasivamente no subcutâneo para monitorização e registro permanente do ECG do paciente. Em pacientes com sintomas mais raros, alguns estudos documentaram que o monitor implantável foi capaz de elucidar 45% a 68% dos casos, possibilitando o tratamento definitivo (implante de marca-passo ou desfibrilador).
- **Implante de marca-passo:** em alguns casos, quando existem indícios não definitivos de bradiarritmia como causa da síncope, o implante pode ser a única opção disponível. Desaconselha-se a realização do implante sem a adoção de critérios rigorosos.

ESTRATIFICAÇÃO

A internação do paciente será necessária com o objetivo de reduzir o risco de morte súbita ou evitar recorrência a curto prazo, com risco de traumatismo, principalmente quando se deseja realizar mais rapidamente toda a investigação complementar.

Pacientes com história compatível de síncope vasovagal, principalmente com crises prévias já investigadas, geralmente não necessitam de internação, a não ser em caso de desidratação, sangramento ou hipotensão ortostática evidente ao exame físico.

As indicações mais comuns para internação são:

- **Suspeita ou evidência de arritmia maligna:** arritmia ventricular, distúrbio eletrolítico (confirmado ou suspeitado), pré-excitação, uso de marca-passo, bloqueio atrioventricular, sinais eletrocardiográficos de canulopatias (p. ex., QT longo, Brugada) e uso de agentes pró-arrítmicos, frequência cardíaca < 50bpm.
- **Sinais de insuficiência cardíaca:** terceira bulha, dispneia, edema de membros inferiores.
- **Idoso com síncope maligna ou síncope traumática.**

- Hipotensão ortostática importante.
- **Suspeita de síndrome coronariana:** angina, alteração do ECG, história de síncope de esforço.
- **Nova alteração eletrocardiográfica:** bloqueio de ramo, por exemplo.
- **Presença de achados neurológicos ou confusionais.**
- **Suspeita de cardiopatia obstrutiva:** presença de sopro, por exemplo.
- Anemia importante.

TRATAMENTO

Até a elucidação da causa da síncope, o paciente deve ser orientado a evitar situações de risco, como dirigir, operar máquinas e, em alguns casos, até mesmo sair sozinho. Uma vez que a fisiopatologia da maior parte das síncopes consiste na redução do fluxo sanguíneo cerebral, medidas gerais devem ser tomadas em caso de recorrência: assim que o paciente observar o início dos sintomas, deve procurar deitar-se, se possível elevando os membros inferiores, e em lugar bem ventilado.

A terapia varia de acordo com a etiologia da síncope, podendo se restringir ao isolamento de condições que precipitem as crises (p. ex., uso de hipotensores, evitar posição prolongada em pé), ou incluir tratamentos mais definitivos, como implante de dispositivo de estimulação cardíaca artificial.

DIAGNÓSTICO E MANEJO DAS PRINCIPAIS CAUSAS DE SÍNCOPE

Síncope vasovagal clássica

A partir de um quadro clínico típico, como descrito anteriormente, a confirmação poderá ser feita com o teste de inclinação (*tilt test*). Deve ser lembrado que, por não ser tão sensível, esse exame não exclui a possibilidade de síncope vasovagal quando negativo. Nesses casos, a confirmação de outra causa, por meio de exames complementares, poderá indicar a terapia empírica, dependendo da tipicidade dos sintomas.

O tratamento não farmacológico (medidas gerais) deve ser recomendado a todos os pacientes (Tabela 13.4), enquanto o uso de medicamentos está restrito a casos com recorrências frequentes (com redução da qualidade de vida), síncope traumática e síncope maligna. Em muitos casos, a decisão é compartilhada com o paciente, que muitas vezes não se incomoda com crises ocasionais, desde que assegurado de sua benignidade.

O tratamento farmacológico atual se restringe ao uso de alfa-adrenérgico (midodrina, não disponível no nosso meio – classe IIb), fludrocortisona (muito utilizada na prática, mas ainda de eficácia não confirmada por estudos) e inibidores da recaptação da serotonina (particularmente a paroxetina), estes últimos preferidos em caso de síncope refratária à primeira linha de tratamento ou quando da coexistência de transtorno depressivo.

Tabela 13.4 Medidas gerais recomendadas aos pacientes com síncope vasovagal

Medidas indicadas a todos os pacientes
1. Orientação sobre diagnóstico, recorrência e ausência de risco de morte súbita, no sentido de não haver ansiedade exagerada em caso de recorrência. A maioria das crises não necessita transferência para o hospital
2. Evitar as situações desencadeantes, como ficar muito tempo em pé, se for o caso
3. Ajuste de medicamentos com efeito hipotensor (veja medicamentos e hipotensão ortostática)
4. Evitar desidratação, ingerindo uma quantidade razoável de líquidos, particularmente em situações de calor intenso, sudorese etc.
5. A dieta deverá ser normossódica (o uso empírico de dieta hipersódica, apesar de indicado por alguns, não tem comprovação)
6. Evitar mudanças bruscas de posição, particularmente após repouso prolongado
7. Evitar situações que levam à vasodilatação, como ambientes quentes ou uso de álcool
Medidas que podem ser indicadas (alguns casos específicos ou refratários)
1. Uso de meias elásticas – indicado particularmente para portadores de doença venosa dos membros inferiores, particularmente quando coexiste edema vespertino
2. Condicionamento postural (*tilt training*) – terapia específica composta de treinamento com orientação postural específica, que visa à adaptação do sistema nervoso autônomo. O paciente é orientado em intervalos regulares a permanecer por alguns minutos apoiado em uma parede com os pés afastados (classe IIb)
3. Dormir com o uso de cabeceira elevada – tem o mesmo objetivo da medida anterior e melhora o tônus autonômico, uma vez que o estímulo ortostático se mantém mesmo durante o sono
4. Manobras abortivas – manobras que visam aumentar a resistência arterial periférica e que podem ser realizadas durante a fase prodrômica, para evitar a síncope
5. Atividade física – apesar de geralmente não levar à redução das crises sincopais, a atividade física melhora comprovadamente a qualidade de vida dos pacientes, além de promover maior latência dos sintomas prodrômicos. Evitar a redução abrupta da atividade física (risco de síncope pós-esforço)

Apesar de ainda muito utilizados, os betabloqueadores não conseguiram ter sua eficácia comprovada por estudos randomizados, havendo inclusive a suspeita de maior risco de prolongamento da resposta vagal bradicárdica. Particularmente, podem ter algum papel em caso de sintomas associados à liberação adrenérgica, presentes em alguns pacientes, e especialmente na síndrome da taquicardia postural ortostática (SPOT).

Em virtude da inexistência de estudos clínicos, atualmente não está indicada a utilização de disopiramida, fenilefrina, teofilina e escopolamina.

O marca-passo cardíaco só deve ser indicado como último recurso nos casos muito refratários associados a resposta cardioinibitória com assistolia comprovada, e o paciente pode persistir com síncope por vasodilatação mesmo após o implante. Seu benefício é maior em caso de suspeita de doença do sistema de condução cardíaco, mais frequente em pacientes mais idosos (indicação classe IIa).

Hipotensão ortostática/disautonomia

A utilização de medicamentos, particularmente anti-hipertensivos, se configura como a principal causa de hipotensão ortostática, principalmente quando associada a outras condições, como desidratação, calor intenso e distúrbios autonômicos (p. ex., disautonomia senil) (Tabela 13.5).

Muitas vezes, a queda pressórica não acontece imediatamente quando o paciente se levanta, em alguns casos podendo ser flagrada nos primeiros 3 minutos ou, em outras situações, até vários minutos após. Nesta última situação, o teste de inclinação é o método de escolha para identificação.

Na maioria dos casos é suficiente uma história bem detalhada, associada ou não à evidência de hipotensão ortostática no exame físico; em outros casos acaba sendo o diagnóstico de exclusão, após investigação complementar descartar outras situações, como as síncopes cardíacas.

O tratamento consiste em reajustar, suspender ou trocar as medicações que possam estar implicadas no desencadeamento da síncope. Em hipertensos portadores de síncope, deve-se dar preferência ao uso de bloqueadores do eixo renina-angiotensina-aldosterona de ação prolongada e evitar diuréticos, nitratos, bloqueadores alfa-adrenérgicos e vasodilatadores diretos. Em alguns pacientes, considerando o risco/benefício, pode ser permitida a manutenção de certo grau de hipertensão arterial, tentando sempre, nesses casos, adequar a terapia anti-hipertensiva aos dados da monitorização ambulatorial da pressão arterial (MAPA) de 24 horas.

Em pacientes que não fazem uso de hipotensores, além de afastá-los das principais situações de risco (p. ex., calor intenso, uso do álcool), pode ser necessária terapia farmacológica. Nesses casos, deve ser utilizada, preferencialmente, a fludrocortisona ou mesmo alfa-adrenérgicos (midrodina, não disponível, no Brasil).

CONSIDERAÇÕES FINAIS

A síncope, situação encontrada com muita frequência na prática clínica diária, consiste em um verdadeiro desafio médico, na medida em que inúmeras são as causas relacionadas e os subsídios diagnósticos envolvidos em sua elucidação. Esse desafio se torna ainda maior quando consideramos que muitas etiologias também estão associadas ao risco de morte súbita, e em muitos casos, mesmo após uma investigação exaustiva, não se consegue chegar a uma entidade nosológica definitiva, o que aumenta ainda mais a importância de elementos da história clínica e a experiência prática do cardiologista.

Tabela 13.5 Condições associadas a hipotensão ortostática e disautonomias

Medicamentos com efeito hipotensor (vasodilatadores)
Alfabloqueadores, vasodilatadores diretos, diuréticos, anti-hipertensivos de curta ação (nifedipina)
Antidepressivos tricíclicos, inibidores da monoaminoxidase, clorpromazina e tioridazina
Disautonomias primárias
Disautonomia idiopática – síndrome de Bradbury-Egleston
Atrofia sistêmica múltipla – síndrome de Shy-Drager
Síndrome da taquicardia postural ortostática (SPOT)
Disautonomias agudas
Falência autonômica pura primária
Disautonomias secundárias
Senil, diabetes, esclerose múltipla, alcoolismo, amiloidose, disautonomia familiar, lesões medulares (siringomielia), mielites, insuficiência renal, deficiência de dopamina/β-hidroxilase, falência dos barorreceptores
Neuropatias: paraneoplásica, inflamatória (síndrome de Guillain-Barré, autoimune), infecciosa (sífilis, herpes) e imunodeficiências

Bibliografia

Brignole M, Hamdan MH. New concepts in the assessment of syncope. J Am Coll Cardiol 2012 May 1; 59(18):1583-91.

Calkins H, Zipes DP. Hipotensão e síncope. In: Bonow RO, Mann DL, Zipes DP, Libby P. Braunwald – Tratado de doenças cardiovasculares. Vol. 1. 9. ed. 2013.

Moya A, Sutton R, Ammirati F et al. Task Force for the Diagnosis and Management of Syncope; European Society of Cardiology (ESC); European Heart Rhythm Association (EHRA); Heart Failure Association (HFA); Heart Rhythm Society (HRS). Guidelines for the diagnosis and management of syncope (version 2009). Eur Heart J 2009; 30(21):2631-71.

14

Orlando Otávio de Medeiros

Cuidados com a Gestante Cardiopata

INTRODUÇÃO

As alterações fisiológicas que ocorrem na gestação promovem a adaptação do sistema cardiovascular para o aumento das necessidades metabólicas da mãe, capacitando-a para liberação adequada de sangue oxigenado para os tecidos periféricos e o feto. Mudanças hormonais e circulatórias, ocasionadas pela presença da placenta e do feto que está se desenvolvendo, alteram a hemodinâmica habitual da mulher. Na presença de alguma cardiopatia subjacente, os achados clínicos podem modificar-se ou ser exacerbados e apresentar-se de modo não habitual ao examinador.

Algumas doenças cardíacas que estavam no limite de compensação se desestabilizam em consequência dessas modificações. O conhecimento dessas mudanças tem papel relevante no acompanhamento clínico e no tratamento dessas pacientes. As doenças cardíacas maternas constituem a principal causa de mortalidade não obstétrica nos países desenvolvidos.

Durante o primeiro trimestre começam a se processar algumas dessas transformações, ou seja, o volume circulante começa a aumentar (30% a 50%) em torno da sexta semana, intensificando-se até a 24ª, quando atinge um patamar que se mantém até o fim da gestação. O débito cardíaco tem evolução semelhante, enquanto a frequência cardíaca inicia seu aumento a partir da quinta semana e se estende até o termo. A placenta, por ser um órgão de alto fluxo e baixa resistência, contribui para redução de 30% na pós-carga (resistência periférica), levando à queda da pressão arterial já no primeiro trimestre, acentuando-a no segundo e com retorno aos níveis pré-gestacionais no último trimestre. Esse comportamento pode, às vezes, confundir o examinador, que, no auge da queda da pressão arterial, no segundo trimestre, pode encontrar níveis tensionais que, de certa maneira, teriam valores dentro da normalidade.

Outras modificações fisiológicas e características dessa fase que, como veremos mais adiante, são importantes para a interpretação dos achados do exame físico e dos métodos complementares são discutidas a seguir.

A frequência respiratória se eleva em virtude da ação da progesterona, e há maior fluxo plasmático renal em decorrência do maior débito cardíaco. A massa de células vermelhas cresce, porém não na mesma proporção do volume circulante, ocasionando uma anemia relativa, conhecida como anemia fisiológica da gravidez. Outra característica hemodinâmica, praticamente limitada ao período gestacional, é a síndrome hipotensiva supina da gravidez, que se manifesta por hipotensão em decúbito supino, que cede com o decúbito lateral esquerdo e é decorrente da compressão do útero gravídico pela veia cava inferior, surgindo, em geral, após a 20ª semana.

Essas transformações endócrinas, cardíacas e respiratórias resultam em sinais e sintomas ao exame físico que podem ser confundidos com cardiopatias existentes ou levantar a suspeita de doença cardíaca em gestantes com coração normal. As mulheres se queixam de dispneia, coração acelerado, tontura, edema de membros inferiores e palpitações. O exame mostra taquicardia, taquipneia, surgimento de B3, os mais variados sopros sistólicos e aumento de câmaras cardíacas ao ecocardiograma e à radiografia de tórax. O hemograma revela anemia de leve a moderada intensidade. Os níveis de BNP em uma gravidez normal elevam-se duas vezes, porém são menores do que nas mulheres com insuficiência cardíaca.

O conhecimento de todos esses dados irá auxiliar o clínico no manejo das gestantes portadoras das diversas enfermidades cardíacas. A grávida pode ser acometida das várias patologias cardíacas que podem agredir os indivíduos nessa faixa etária jovem, com a peculiaridade de poder ser acometida de duas doenças que só surgem na gravidez, a cardiomiopatia periparto e a pré-eclâmpsia/eclâmpsia, que são específicas. Em nosso meio, as cardiopatias mais frequentes nas gestantes são as cardiopatias valvares e congênitas. As primeiras são mais comuns nos países em desenvolvimento, como o Brasil, enquanto as segundas são as causas mais frequentes de doença cardíaca nas nações desenvolvidas. Nestas, as boas condições de saneamento e saúde contribuem para reduzir drasticamente as doenças valvares, que têm a febre reumática (FR) como principal agente etiológico. No Brasil, a incidência de cardiopatia na gravidez é cerca de oito vezes principal, em comparação a estatísticas internacionais, e, universalmente, a cardiopatia é considerada a maior causa de morte materna indireta no ciclo gravídico-puerperal. Outras doenças cardiocircultórias podem acometer as mulheres na gestação, como as doenças do miocárdio e do pericárdio, a doença coronariana, a hipertensão arterial, o tromboembolismo pulmonar (TEP) e as arritmias.

DOENÇAS VALVARES

A FR é afecção frequente nos países em desenvolvimento como o Brasil, incidindo precocemente e podendo afetar os indivíduos ainda na infância. Nas mulheres, a gravidez pode coincidir com uma fase já avançada de doença valvar cardíaca, precisando de cuidados especiais. No Brasil, aproximadamente 50% de todas as cardiopatias na gravidez são atribuídas à FR.

Do ponto de vista prático, essas doenças podem ser caracterizadas funcionalmente como obstrutivas ou de dilatação. As primeiras, como as estenoses mitral e aórtica, costumam ter pior prognóstico na gravidez. As valvopatias de dilatação, como as insuficiências mitral e aórtica, costumam evoluir bem. A estenose mitral (EM) é a mais frequentemente encontrada nesse período e é cerca de duas a três vezes mais comum no sexo feminino. As classes funcionais não se correlacionam necessariamente com o prognóstico. As classes funcionais I e II, no início da gravidez, especialmente em casos de EM e estenose aórtica, podem ter evolução conturbada. Contudo, as classes funcionais III e IV relacionam-se com má evolução, tornando necessária, nessa situação, ponderação quanto à necessidade de terapia intervencionista. Desde que presentes, esses distúrbios precisam ser acompanhados pelo cardiologista no período pré-natal. Com o crescente aumento do volume na gestação em geral, as pacientes precisarão de intervenção terapêutica com diuréticos e betabloqueadores, em caso de EM, e de digital, diuréticos e vasodilatadores, em caso de insuficiências mitral e aórtica. Nos casos de EM que não respondem ao tratamento clínico, uma opção seria a valvoplastia mitral com balão. Esse procedimento exige experiência e pode ser tentado quando o escore de Block é ≤ 8. Há poucos recursos clínicos para o tratamento da estenose aórtica em geral. Em certas situações sintomáticas e de maior gravidade, pode ser tentada a valvoplastia aórtica por cateter-balão, que consiste em uma alternativa secundária e extrema para o tratamento da estenose aórtica complicada, em vista de sua alta morbidade.

Tenta-se evitar a cirurgia de correção de patologias valvares na gravidez em razão dos riscos que acarreta, principalmente para o feto. Na eventualidade de intervenção cirúrgica, a mortalidade materna assemelha-se à situação de uma paciente não grávida, e a fetal alcança até 30%. Isso é verdadeiro para qualquer cirurgia de troca valvar durante a gravidez, independentemente da valva afetada. A cirurgia para correção da doença valvar implica a escolha de uma prótese metálica ou biológica. A primeira necessita de anticoagulantes, fator limitante para outra gestação, em razão dos riscos inerentes ao uso desses fármacos na gravidez. Quanto à prótese biológica, apesar de os estudos não demonstrarem deterioração maior em razão do estado gravídico, na faixa etária jovem dessas pacientes sua vida média fica bem mais reduzida. O uso de heparina de baixo peso ainda não está consagrado para o tratamento das gestantes com próteses metálicas, e a varfarina tem seus riscos reconhecidos na gravidez. O uso de varfarina para manutenção leva ao risco de morte fetal, aborto e síndrome varfarínica (não calcificação das cartilagens, hipoplasia nasal) ou outras malformações congênitas. Esses efeitos podem aparecer em qualquer fase, porém sua incidência é bem maior quando a varfarina é usada entre a sexta e a 12ª semana de gravidez. Em geral, as próteses mais antigas, como as de Star Edward e Bjork-Shiley, e aquelas em posição mitral são as mais trombogênicas. As valvas implantadas em área aórtica e as de segunda geração, como St. Jude e Medtronic Hall, apresentam risco menor de trombogenicidade. Endocardite infecciosa é uma complicação rara da gravidez, mas que ameaça a vida, com incidência não bem estabelecida nesse período.

CARDIOPATIAS CONGÊNITAS (CC)

As CC contribuem com 20% das mortes por cardiopatia na gravidez e constituem a principal causa de morte materna no Reino Unido. Com o desenvolvimento das técnicas cirúrgicas e o melhor conhecimento dessas patologias, muitas pacientes conseguem corrigir sua cardiopatia e chegar à idade adulta melhorando a fertilidade e com condições de conceber de maneira mais segura. A queda da pressão arterial e o aumento de volume, que ocorrem naturalmente em uma gravidez, podem contribuir para descompensar uma gestante com CC. Como nessa fase é maior o risco de complicações tromboembólicas, essas cardiopatias têm risco de 2%, em comparação a 0,05% a 0,10% de uma gravidez normal. As cardiopatias acianóticas têm melhor prognóstico e tendem a evoluir bem durante a gestação, enquanto as cianóticas têm prognóstico mais reservado. As cardiopatias cianóticas corrigidas tendem a ter boa evolução. Entre as primeiras, a mais frequente é a comunicação interatrial (CIA), e entre as cianóticas, a tetralogia de Fallot.

Em todas essas pacientes, o parto preferencial é por via baixa, e elas não precisam receber profilaxia para endocardite bacteriana, salvo em caso de infecção local, em que cobertura com antibiótico para *Streptococcus viridans* deve ser associada ao esquema de profilaxia, nos casos de pacientes com alto risco de endocardite.

As cardiopatias congênitas tendem a apresentar pior prognóstico quando alcançam classe funcional entre III e IV ou quanto maior o grau de cianose. Neste último caso, o monitoramento da saturação do oxigênio é importante, já que os níveis de hematócrito e hemoglobina não são indicadores confiáveis de hipoxemia, em consequência da hemodiluição que ocorre na gravidez.

O tipo de cardiopatia também tem importância quanto ao prognóstico. As patologias de maior risco materno (30% a 50%) seriam: cardiopatias que evoluem com doença vascular pulmonar grave com (síndrome de Eisenmenger) ou sem defeito septal, obstruções graves no trato de saída do ventrículo esquerdo (VE) e as cardiopatias cianóticas. A presença de arritmias persistentes com repercussão hemodinâmica e as condições do ventrículo, se com disfunção ou não, também influenciariam o prognóstico dessas pacientes.

DOENÇAS DO MIOCÁRDIO

O miocárdio pode ser acometido na gravidez por doença viral prévia, secundária ao HIV, por drogas (mais comumente cocaína e doxorrubicina) e pela cardiomiopatia periparto (CMPP). Esta última é a doença miocárdica mais conhecida durante a gravidez. Trata-se de uma forma rara de falência cardíaca de causa desconhecida. Apesar de bem conhecida, sua incidência é baixa nos EUA (1 em 10 mil partos), sendo mais comum nas pacientes afrodescendentes, multíparas e nas que vivem sob precárias condições sociais e de higiene. Em algumas regiões da África, a incidência é tão elevada quanto 1:100. Essa patologia tem a particularidade de só ocorrer durante a gestação, e pode iniciar-se desde o último trimestre até o sexto mês de puerpério. Em quase metade dos casos, as pacientes permanecem com sequelas cardíacas, e parte delas (4% a 7%) necessita transplante em decorrência de má evolução clínica.

Não se recomenda nova gravidez àquelas que permanecem com sequelas, devido ao risco de possível agravamento da função miocárdica. Mesmo naquelas que aparentemente recuperam a função contrátil em sua totalidade, as avaliações ecocardiográficas com infusão de inotrópicos demonstraram ainda haver déficit contrátil, em comparação às gestantes normais. O tratamento dessas pacientes é semelhante ao de pacientes não grávidas que têm cardiomiopatia dilatada, com exceção do uso de inibidores da enzima de conversão da angiotensina (IECA) e bloqueadores dos receptores da angiotensina (BRA), que são formalmente contraindicados em virtude do risco de insuficiência renal ou morte fetal. Nas pacientes com grande dilatação de câmara, presença de trombos ou fibrilação ou *flutter* atrial, recomenda-se anticoagulação plena.

As complicações das disfunções miocárdicas são, em geral, arritmias, acidente vascular encefálico (AVE) e insuficiência cardíaca, que tendem a ocorrer nos casos de fração de ejeção < 40%. Sua incidência é maior nas cardiomiopatias idiopáticas do que na CMPP.

HIPERTENSÃO ARTERIAL NA GRAVIDEZ

As desordens hipertensivas da gravidez são os problemas médicos mais comuns na segunda metade da gestação, constituindo de 6% a 10% dos casos. Destes, o mais importante é a pré-eclâmpsia (PE), que afeta de 1% a 3% das gestantes. Essa síndrome é responsável pelo aumento da mortalidade e da morbidade materno-fetal.

O combate aos níveis de pressão arterial (PA) elevados constitui o mais importante fator para diminuição do risco de AVE. As pacientes com hipertensão arterial sistêmica (HAS) preexistente toleram melhor níveis maiores de PA. Diferentemente do que ocorre com a paciente não gestante, que tem classificação de pré-hipertensa e HAS estágios I, II e III, na gravidez a HAS é estratificada em leve a moderada, com níveis de até 140mmHg de PA sistólica e 100mmHg de PA diastólica; considera-se grave quando acima desses valores. Além disso, deve-se levar em conta se já existe acometimento de órgãos-alvo, pois, nesse caso, o objetivo de controle da PA deve levar em consideração menores níveis tensionais. A fase da gestação em curso poderá comprometer a interpretação desses níveis. Sabemos que a PA tende a cair no primeiro trimestre, acentuar a queda no segundo e retornar para níveis pré-gestacionais no terceiro. Logo, anti-hipertensivos podem ser administrados durante todo o período e, às vezes, até mesmo temporariamente reduzidos ou suspensos, quando vai acontecendo a queda. Deve ser lembrado também que após a 20ª semana poderá ocorrer a PE, síndrome presente apenas na gravidez; nesse caso, além de elevação da PA, poderá haver outras manifestações da síndrome, como proteinúria e edema. O tratamento definitivo é o delivramento, que sempre é bom para a mãe e tende a evitar o desenvolvimento de complicações materno-fetais ou a progressão da doença. A HAS também pode estar presente antes da concepção, quando é caracterizada como hipertensão crônica. A associação das duas situações pode ocorrer. Das várias classificações existentes, a mais comumente empregada é a seguinte:

1. Hipertensão crônica.
2. Pré-eclâmpsia/eclâmpsia.
3. Hipertensão crônica com pré-eclâmpsia superposta.
4. Hipertensão tardia da gravidez.

Na hipertensão tardia não há proteinúria e, em geral, ela evolui de modo benigno, necessitando, muitas vezes, controle medicamentoso. Tende a resolver-se em 12 semanas após o parto.

Dentre as desordens hipertensivas, sem dúvida a PE se constitui na maior preocupação. Caracteriza-se por nova hipertensão arterial com disfunção de órgão final e/ou proteinúria após 20 semanas de gravidez. Essa síndrome é responsável pelo aumento do risco de situações que ameaçam a vida, como descolamento prematuro da placenta normoinserida (DPPNI), hemorragia cerebral, insuficiência renal, falência ou ruptura hepática, edema agudo pulmonar (EAP), coagulação intravascular disseminada (CIVD) e evolução para eclâmpsia. Esta última seria caracterizada pela presença de convulsões neste processo sindrômico. Nos EUA, a PE está entre as quatro principais causas de morte materna, com tromboembolismo pulmonar (TEP), hemorragia e doenças cardiovasculares (DCV). Ela também eleva o risco de restrição do crescimento intrauterino (RCIU) e nascimento pré-termo.

Situações que aumentam o risco de PE:

- Primeira gestação.
- Histórico anterior ou familiar de PE.
- Condições médicas preexistentes: *diabetes mellitus* anterior à gestação, anticorpos antifosfolipídios, índice de massa corporal (IMC) > 26, gemelaridade, insuficiência renal crônica e idade materna avançada.

Alguns sinais e sintomas clínicos e laboratoriais denotam maior gravidade e tendem a encaminhar a paciente para delivramento urgente:

- Hipertensão arterial grave.
- Cefaleia grave e/ou persistente.
- Alterações visuais (escotomas).
- Dor epigástrica ou abdominal superior, além de náuseas e vômitos.
- Dispneia ou dor retroesternal.
- Alteração do estado mental.
- Anemia hemolítica microangiopática.
- Trombocitopenia (plaquetas < 100.000).
- Creatinina elevada ≥ 1,1.
- Elevação das enzimas hepáticas (pelo menos duas vezes acima do valor basal).

Convém salientar que a PE é uma doença progressiva, e cerca de 2% dos casos evoluirão para eclâmpsia, se não houver combate. O período pós-parto não está isento do surgimento dessa síndrome, que pode ocorrer 2 dias após o parto. Dor torácica, dispneia e queda das plaquetas constituem parâmetros particularmente preditivos de resultados adversos. O delivramento cessa os sintomas, mas a proteinúria pode persistir por meses.

No período de PE, é importante o monitoramento da mãe e do feto para que ambos permaneçam em segurança diante das alterações clínicas e laboratoriais. O estado da arte será manter a gestação, enquanto esses dois seres não estiverem sob maior risco, a partir da interpretação desses dados. Considerando que o delivramento é o tratamento curativo, este deverá ser realizado caso se perceba algum risco para ambas as partes. As ferramentas disponíveis para acompanhamento do obstetra seriam:

- **Ultrassonografia obstétrica:** analisando peso fetal e volume de líquido amniótico.
- **Avaliação fetal:** por meio do perfil biofísico e de testes sem estresse, Doppler da artéria umbilical, além de contagem dos batimentos e movimentação fetais.
- **Testes laboratoriais adicionais:** como plaquetas, creatinina, transaminases, DHL e bilirrubinas.

A gestante deve manter níveis tensionais diastólicos máximos de até 90 a 105mmHg e, se houver lesão de órgãos-alvo, < 90mmHg. Quando é necessário o delivramento por evolução não favorável no período de gravidez em que se acredita que não haja maturidade pulmonar, em geral antes da 34ª semana, faz-se necessário o uso de corticoide para maturação pulmonar do feto. Diferentemente do que se pensava antes, a PE não acelera esse amadurecimento. Os fármacos mais comumente utilizados na urgência são a hidralazina EV e o betabloqueador labetalol. O nitroprussiato está indicado quando há refratariedade para outras terapias. A manutenção é feita com metildopa, bloqueadores de cálcio tipo diidropiridínicos e betabloqueadores. Os IECA e os BRA são formalmente contraindicados em razão dos riscos já mencionados. Todos os casos de PE, exceto aqueles sem sintomas e com níveis tensionais < 160 × 110mmHg, deveriam receber profilaxia contra convulsões com sulfato de magnésio, o qual deve ser introduzido no início do trabalho de parto, indução ou antes da cesariana e continuado por até 24 horas pós-parto em geral. Devem ser acompanhados eventuais sinais de hipermagnesemia, como perda do reflexo patelar, respiração não > 12irpm ou débito urinário < 100mL em 4 horas. O sulfato de magnésio agiria em nível central. A PE aumenta o risco de HAS, AVE, infarto do miocárdio e doenças cardiovasculares no futuro. Quando os níveis pressóricos atingem 160 × 110mmHg, começa a cair a autorregulação cerebral e aumenta o risco de lesão no cérebro.

TROMBOEMBOLISMO PULMONAR

A gravidez e o puerpério estão associados a risco maior de TEP, o qual é considerado por alguns autores até cinco vezes mais frequente do que em uma paciente não grávida. Durante a gestação encontram-se as três situações que caracterizam o triângulo de Virchow (estase, hipercoagulabilidade e lesão endotelial). Os episódios podem ocorrer em qualquer fase da gravidez, mas esse risco pode ser até 11 vezes maior no puerpério, principalmente em caso de cesariana. Esse período de maior risco alcança até a sexta semana pós-parto. A presença de fatores de risco aumenta as chances de TEP e, desses, os mais relevantes são: episódio prévio de trombose venosa ou embolia pulmonar não provocado e trombofilias. Essas duas condições correspondem à metade dos casos de TEP no ciclo gravídico-puerperal. O quadro clínico apresenta algumas peculiaridades, além das habitualmente encontradas no estado não gravídico. A manifestação pode ser de dor abdominal, e a trombose venosa ocorre bem mais frequentemente na ilíaca esquerda, em decorrência do cruzamento da veia ilíaca esquerda por cima da artéria nessa região.

A cintilografia pulmonar pode ser realizada com segurança, bem como a tomografia helicoidal, já que a quantidade de radiação liberada nessas exames está dentro da margem de segurança para a gestante. A primeira libera mais radiação do que a segunda. O D-dímero pode estar aumentado em uma gravidez normal, sem complicações tromboembólicas, e não se constitui em bom marcador. A ultrassonografia por compressão é também uma ferramenta para diagnóstico de TEP. A anticoagulação pode ser feita com heparina não fracionada ou heparina de baixo peso molecular. O uso de varfarina para manutenção da gravidez traz os riscos já relatados neste capítulo. O rivaroxabano atravessa a barreira placentária e neste momento ainda não tem lugar na terapêutica. Trombólise é relativamente contraindicada na gravidez, podendo ser uma alternativa em pacientes com alto risco de choque ou hipotensão grave. O risco de hemorragia genital pode chegar a 8%.

DOENÇA ISQUÊMICA NA GRAVIDEZ

O diagnóstico de infarto do miocárdio na gravidez é semelhante ao de não grávidas e é estabelecido pela clínica, pelo traçado eletrocardiográfico e por biomarcadores cardíacos. Trata-se de um achado relativamente raro e, muitas vezes, de resultados catastróficos, com mortalidade estimada entre 19% e 37%. Esta é ainda maior quando a doença isquêmica ocorre no terceiro trimestre ou no período pós-parto. Os três previsores independentes, ou os mais fortes fatores associados a infarto agudo do miocárdio (IAM) foram: HAS, *diabetes mellitus* (DM) e idade materna avançada. Levando em conta que muitas mulheres de 50 a 60 anos de idade se submetem à reprodução assistida, e estão se tornando grávidas regularmente, as possibilidades de IAM aumentam nessa população.

A presença cada vez maior das mulheres no mercado de trabalho, acirrando a competição, a gravidez em fase mais tardia, a obesidade e o estresse, aliados ao crescente número de mulheres que adquiriram o hábito de fumar, aumentaram a incidência dessa doença, a qual é mais frequente na parede anterior e tende a acometer mais comumente a artéria descendente anterior. A troponina I não está presente em uma gravidez normal, só se elevando na presença de IAM. De qualquer maneira, a síndrome coronariana aguda ainda é um diagnóstico raro na gestação, acometendo de 3 a 6 pacientes por 100 mil partos.

Em uma série de 859 casos, angiografia coronariana foi feita em metade e aterosclerose foi encontrada em apenas 43%, trombo em 21%, artéria coronária saudável em 29% e dissecção da artéria coronária em 16% dos casos.

A angioplastia primária seria a melhor opção, por permitir o tratamento, ajudar na definição dos vasos acometidos e possibilitar o diagnóstico diferencial com outras patologias que evoluem com dor torácica.

O tratamento é semelhante, evitando-se o uso de IECA e BRA. Betabloqueadores e ácido acetilsalicílico em baixa dose podem ser considerados relativamente seguros. O clopidogrel deverá ser utilizado quando estritamente necessário e pelo menor tempo possível, como nos primeiros 30 dias após a colocação de *stent* não farmacológico. O uso de fibrinolítico é relativamente contraindicado, em razão do risco potencial de hemorragia materna, também tendo sido descrita a propagação de dissecção espontânea de artéria coronariana. Retardo no diagnóstico e abstenção terapêutica explicam a alta mortalidade IAM na gravidez. O parto passa a apresentar risco menor quando realizado de 14 a 21 dias após o evento.

ARRITMIAS CARDÍACAS

A gravidez concorre para a presença de arritmias, com extrassístoles e taquiarritmias sustentadas tornando-se mais frequentes ou manifestando-se pela primeira vez nessa fase. As arritmias na gravidez são conduzidas, do ponto de vista terapêutico, de maneira semelhante às de mulheres não grávidas. Procura-se tratar de modo conservador, com as menores doses efetivas de medicação e no menor tempo possível. As taquiarritmias, quando presentes, principalmente na presença de EM, são um fator de descompensação. Muitas vezes, quando há repercussão hemodinâmica, torna-se necessária a realização de cardioversão, que é um procedimento seguro na gravidez. Os casos menos comuns de taquicardia ventricular, com o uso de cardiodesfibrilador implantável, evoluem sem maiores riscos na gravidez. As bradiarritmias, quando necessitam de marca-passo, não se constituem em risco maior nesse período.

OUTRAS DOENÇAS CARDÍACAS

Outras doenças podem acometer o coração na gravidez, porém são menos comuns. As doenças do pericárdio e do endocárdio podem afetar a gestante e seu tratamento é semelhante, ressalvando-se a necessidade de avaliação dos riscos teratogênicos dos fármacos em questão. A síndrome de Marfan é a doença de caráter hereditário mais séria, afetando vários sistemas, principalmente olhos, coração e esqueleto. Oitenta por cento das pacientes com Marfan apresentam envolvimento cardíaco, sendo o achado mais frequente a valva mitral com presença de prolapso. Ruptura de aneurisma e dissecção aórtica ainda são as causas mais comuns de morte.

VIA DE PARTO E ANESTESIA

De modo geral, as gestantes com cardiopatias devem, em sua esmagadora maioria, submeter-se a parto normal e anestesia epidural. O segundo estágio do trabalho de parto pode ser facilitado com fórceps de alívio ou aspiração a vácuo. A paciente deve manter-se em decúbito semielevado e receber criteriosa reposição volêmica, procurando-se evitar sobrecarga hídrica, hemorragia ou hipotensão. A via de parto preferencial é a normal, sempre de indicação obstétrica. A cesariana tem indicações mais restritas do ponto de vista cardiológico, por apresentar risco maior e ser recomendada em casos de hipertensão arterial pulmonar, Marfan com dilatação de raiz da aorta, coarctação da aorta e, segundo alguns autores, em casos de estenose aórtica cerrada. As recomendações terapêuticas na gestação têm sido propostas com base em estudos observacionais ou na verificação do uso habitual de condutas pelas pacientes, uma vez que não se pode realizar estudo em grávidas, o que poderia implicar problemas de natureza ética.

Bibliografia

Alexander JM, Wilson KL. Hypertensive emergencies of pregnancy. Obstetrics and Gynecology Clinics of North American 2013; 40: 89-101.

Andrade J, Elmec AR, Champ MGR. Conduta em gestantes portadoras de valvopatias. In: Piegas LS, Armaganijan D, Timerman A. Condutas terapêuticas do Instituto Dante Pazzanese de Cardiologia. São Paulo: Atheneu, 2006:667-71.

Carabello BA. Modern management of mitral stenosis. Circulation 2005; 112:432-7.

Chari RS, Frangieh AY, Sibai BM. Hypertension during pregnancy: Diagnosis, pathophysiology, and management. In: Elkaiam U, Gleicher N (eds.) Cardiac problems in pregnancy. 3. ed. New York: Wiley-Liss, 1998:257-73.

Dadelzen PV, Magee LA. Antihypertensive medications in management of gestational hypertension – Preeclampsia. Clin Obstet Gynecol 2005; 48:441-59.

Diretriz da Sociedade Brasileira de Cardiologia para Gravidez na Mulher Portadora de Cardiopatia. Volume 93, Nº 3, Supl. X, 2009.

Domènech AP, Gatzoulis MA. Pregnancy and heart disease. Rev Esp Cardiol 2006; 59(9):1-14.

Elkaiam U, Bitar F. Valvular heart disease and pregnancy: Part I: Native valves. J Am Cardiol 2005; 46:223-30.

Elkaiam U, Gleicher N. Hemodynamics and cardiac function during normal pregnancy and the puerperium. In: Elkaiam U, Gleicher N (eds.) Cardiac problems in pregnancy. 3. ed. New York: Wiley-Liss, 1998:3-19.

Elkaiam U, Tummala PP, Rao K et al. Maternal and fetal outcomes of subsequent pregnancies in women with peripartum cardiomyopathy. N Engl J Med 2001; 344:1567-71.

Elkaiam U. Pregnancy and cardiovascular disease. In: Braunwald E (ed.) Heart disease: A textbook of cardiovascular medicine. 5. ed., New York: WB Saunders, 1997:1843-64.

Essop MR, Nkomo VT. Rheumatic and nonrheumatic valvular heart disease: Epidemiology, management, and prevention in Afrika. Circulation 2005; 112:3584-91.

European Society of Cardiology. Expert consensus document on management of cardiovascular diseases during pregnancy. European Heart Journal 2003; 24:761-81.

Hung L, Rahimtoola SH. Prosthetic heart valves and pregnancy. Circulation 2003; 107:1240-6.

James AH, Jamisson MG, Biswas MS et al. Acute myocardial infarction in pregnancy. A United States population-based study. Circulation 2006; 113:1-8.

Ladner HE, Danielsen B, Gilbert WM. Acute myocardial infarction in pregnancy and the puerperium: A population-based study. Obstetrics and Gynecology 2005; 105:480-4.

McLaren MJ, Markowitz M, Gerber MA. Rheumatic heart disease in developing countries. Ann Intern Med 1994; 120:243-5.

Nallamothu BK, Saint M, Saint S, Mukherjee D. Double Jeopardy. N Engl J Med 2005; 353:75-80.

Perloff JK, Waksmonsky CA, Foley MR. Pregnancy in women with congenital heart disease: General principles. UpToDate 2013.

Piña I.L. Cardiovascular disease in women. Cardiology in Review 2011; 19:71-5.

Prasad AK, Ventura HO. Valvular heart disease and pregnancy. Postgraduate Medicine 2001; 110:69-88.

Ramanathan J, Dalessio JG, Geller E et al. Analgesia and anesthesia during pregnancy. In: Elkaiam U, Gleicher N. Cardiac problems in pregnancy. 3. ed. New York: Wiley-Liss, 1998:285-313.

Regitz-Zagrosek V, Lundgvist CB, Borghi C et al. ESC Guidelines on the management of cardiovascular diseases during pregnancy. Eur Heart J 2011; 32(24):3147-97.

Reimold SC, Rutherford JD. Valvular heart disease in pregnancy. N Engl J Med 2003; 349:52-9.

Roth A, Elkaiam U. Acute myocardial infarction and pregnancy. In: Elkaiam U, Gleicher N. Cardiac problems in pregnancy. 3. ed. New York: Wiley-Liss, 1998:131-53.

Sardilli MHMD. Cardiomiopatia periparto. In: Andrade J, Ávila WS (eds.) Doença cardiovascular, gravidez e planejamento familiar. 1. ed. São Paulo: Atheneu, 2003:211-5.

Sellman JS, Holman RL. Thromboembolism durig pregnancy. Risks, challenges, and recommendations. Postgraduate Medicine 2000; 108:71-84.

Silversides C K, Colman JM. Physiological changes in pregnancy. In: Oakley C, Warnes C.A. Heart disease in pregnancy. Blakwell Publishing, 2007.

Sociedade Brasileira de Cardiologia. Consenso Brasileiro sobre Cardiopatia e Gravidez. Arq Bras Cardiol 1999; 72(Suppl 3): 5-26.

Solomon CG, Seely EW. Preeclampsia – Searching for the cause. N Engl J Med 2004; 350:641-2.

Waksmonski CA, LaSala A, Foley MR. Acquired heart disease and pregnancy. UpToDate 2013.

Waksmonski CA, LaSala A, Foley MR. Pregnancy in women with congenital heart disease: Specific lesions. UpToDate 2013.

15

Laura Olinda Bregieiro Fernandes Costa

Doenças Cardiovasculares em Mulheres Climatéricas

INTRODUÇÃO

As doenças cardiovasculares (DCV) permanecem como a principal causa de morbimortalidade entre as mulheres em vários países, como EUA e Brasil, especialmente naquelas com mais de 50 anos de idade. Entre as doenças do aparelho circulatório, a doença cerebrovascular é a principal causa de óbito na população, sendo a primeira entre as mulheres e a segunda entre os homens. A doença isquêmica é a segunda causa de óbito entre as doenças do aparelho circulatório, sendo a primeira entre os homens e a segunda entre as mulheres. A tendência de morte por doença do aparelho circulatório apresentou um declínio, na maioria dos estados do Brasil, no período de 2000 a 2010, para ambos os sexos e em todas as faixas etárias, exceto para os estados de Pernambuco e Mato Grosso (DATASUS, 2012).

Vários fatores parecem estar envolvidos na gênese e no desenvolvimento da doença aterosclerótica entre as mulheres. A alta prevalência do tabagismo entre as mulheres brasileiras, a obesidade, a hipertensão e as questões próprias do sexo feminino, como a deficiência estrogênica, parecem ser fatores determinantes das altas taxas de mortalidade e morbidade observadas no Brasil. Embora os dados demonstrem que o número de cateterismos cardíacos e o diagnóstico de doença isquêmica do coração, não fatal, dobraram entre as mulheres, a doença arterial coronariana (DAC) ainda é identificada com menos frequência, em estágios mais avançados, e tratada menos agressivamente, em comparação com os homens.

As mulheres com DAC apresentam pior prognóstico, em comparação a seu equivalente masculino, sugerindo que diferenças relacionadas com o sexo podem influenciar a detecção e o prognóstico da doença. A falta de conhecimento ou entendimento das diferenças da fisiopatologia da doença, de sua apresentação e prognóstico, associada ao número insuficiente de diretrizes para diagnóstico e tratamento adaptadas às diferenças fenotípicas das mulheres, pode justificar essa discrepância.

CLIMATÉRIO: CONCEITO E EPIDEMIOLOGIA

O climatério corresponde à fase de transição da vida da mulher do período reprodutivo (menacme) para a senectude (senescência ou senilidade), com a menopausa significando o último ciclo menstrual, que ocorre em torno dos 50 anos de idade. Segundo a Organização Mundial da Saúde (OMS), o climatério compreende, em geral, a faixa etária dos 40 aos 65 anos. Mais recentemente, o climatério tem sido dividido em período de transição menopausal e pós-menopausa.

ALTERAÇÕES HORMONAIS

Antes da menopausa, por um período variável de meses a anos, já podem ser observados sinais de falência ovariana, a qual se manifesta, principalmente, por queda não acentuada dos níveis de estrogênios e progesterona e a consequente elevação dos níveis do hormônio folículo-estimulante (FSH). À medida que se aproxima a idade da menopausa, os níveis de estradiol e progesterona sofrem diminuição mais marcante, mesmo que os ciclos ainda sejam ovulatórios. Após a instalação da menopausa, os níveis de estradiol permanecem baixos, mas nos primeiros anos pode haver algumas elevações transitórias, reflexo da atividade funcional de folículos residuais. Esses valores declinam ainda mais nos anos seguintes à menopausa. Assim como o estradiol, os níveis de estrona também diminuem próximo à menopausa. O padrão dessa queda é similar ao do estradiol, mas a proporção de estrona em relação ao estradiol aumenta, ao contrário do que ocorre com a mulher na fase reprodutiva. Sua origem passa a ser principalmente a aromatização periférica da androstenediona de origem ovariana e da suprarrenal.

Os níveis circulantes de androgênios de origem ovariana também diminuem após a menopausa, mas há inversão de seu metabolismo, com maior produção de testosterona a partir da androstenediona periférica. Assim, em muitas mulheres na pós-menopausa, a secreção ovariana de testosterona é mantida em níveis próximos aos da fase reprodutiva, mas a secreção de androstenediona cai, o que acaba se refletindo em diminuição da testosterona e androstenediona circulantes.

A maioria dos sinais e sintomas típicos do climatério resulta da diminuição dos níveis de estrogênios circulantes. São mais frequentemente citados a instabilidade vasomotora, caracterizada pelos fogachos e sudorese, os distúrbios menstruais (sangramento menstrual irregular), os sintomas psicológicos e a atrofia geniturinária, com diminuição da umidade vaginal e do tamanho do útero e das mamas. Fogachos frequentes têm forte influência sobre a qualidade de vida da mulher, pois estão habitualmente associados a queixas psicossomáticas, como tensão, irritabilidade, cefaleia, dores musculares e ósseas e depressão. Além disso, o hipoestrogenismo persistente pode, a longo prazo, aumentar o risco de osteoporose e alterações cardiovasculares.

EFEITOS DO HIPOESTROGENISMO NO SISTEMA CARDIOVASCULAR

O hipoestrogenismo pode induzir alterações vasculares que levam à diminuição do fluxo sanguíneo tecidual, principalmente em consequência da redução da luz do vaso por processo orgânico (placa ateromatosa) ou funcional (vasoespasmo). Essas alterações podem ser causadas por influência indireta ou direta da ação estrogênica no vaso, as quais podem ser observadas na Tabela 15.1.

Efeitos mediados pelo receptor estrogênico endotelial

Sabe-se que o estrogênio tem importante ação direta nos vasos, modulando o tônus vasomotor e aumentando o fluxo sanguíneo arterial. Essa ação direta se faz através da ligação como receptor estrogênico presente no endotélio e na musculatura lisa vascular de todo o sistema arterial. A ação direta do estrogênio sobre a célula muscular lisa vascular promove o influxo de potássio para seu interior, com efeito vasorrelaxante, tendo como consequência a vasodilatação.

Síntese de peptídeos vasoativos

O estrogênio modula a liberação de neurotransmissores vasoativos na camada adventícia, por ação direta nas células nervosas, no vaso ou em ambos, promovendo vasodilatação e melhorando o fluxo sanguíneo tecidual. Regula a liberação de neurotransmissores, principalmente adrenalina, noradrenalina, histamina, 5-hidroxitriptamina e peptídeo vasoativo intestinal (VIP). O estrogênio pode estimular a síntese e a liberação do fator de relaxamento derivado do endotélio (EDRF), conhecido como óxido nítrico, em resposta à acetilcolina. O EDRF promove o relaxamento da musculatura lisa ou atua diretamente nesta, produzindo vasodilatação. O estradiol pode causar vasodilatação por supressão da endotelina-1, que induz a vasoconstrição. Os níveis do gene relacionado com o peptídeo calcitonina (CGRP), um dos mais potentes vasodilatadores naturais conhecidos no ser humano, estão aumentados na gestação. A modulação do CGRP pelos esteroides sexuais pode ser importante nas mulheres na pós-menopausa. A estrogenioterapia controla a liberação de catecolaminas na junção pré-sináptica. Em estado de hipoestrogenismo, há interrupção desse mecanismo de controle, causando a instabilidade vasomotora, que é evidenciada pelo aumento repentino na concentração plasmática de adrenalina e pela redução na de noradrenalina quando a mulher apresenta os sintomas vasomotores.

Síntese de prostaglandinas

O estrogênio tem ação direta na parede do vaso, aumentando o fluxo sanguíneo, através da produção local de prostaciclina, resultando em vasodilatação e antiagregação plaquetária, opondo-se aos efeitos do tromboxano A2, produzido pela plaqueta. Assim, dependendo da capacidade do estrogênio de induzir a síntese hepática dos substratos da renina e angiotensina, os quais induzem ativação do tromboxano plaquetário, os vários tipos podem provocar graus variáveis de aumento da relação prostaciclina/tromboxano e, portanto, vasodilatação. O hipoestrogenismo da mulher climatérica pode causar perda desse mecanismo e diminuição do fluxo sanguíneo tecidual.

Metabolismo do tecido conjuntivo

O estrogênio pode influenciar a composição da parede arterial, modulando a produção de colágeno e de glicosaminoglicano e, desse modo, atuar na elasticidade da parede do vaso. O hipoestrogenismo da pós-menopausa pode levar à alteração desse efeito e comprometer a vasodilatação.

Tabela 15.1 Mecanismos de alteração vascular por efeito do hipoestrogenismo no climatério

Efeitos mediados pelo receptor estrogênico endotelial
Síntese de peptídeos vasoativos
Síntese de prostaglandinas
Metabolismo do tecido conjuntivo
Alteração da pressão arterial sistêmica
Alteração do metabolismo dos lipídios e das lipoproteínas
Alteração do metabolismo dos carboidratos e da insulina
Alteração do sistema hemostático

Alteração da pressão arterial sistêmica

Antes da menopausa, a mulher apresenta níveis pressóricos menores do que os homens de mesma idade, porém, após a menopausa, os níveis de pressão sistólica e diastólica feminina ultrapassam os dos homens da mesma faixa etária. Portanto, o hipoestrogenismo do período pós-menopausa pode ter importante papel na tendência de aumento da pressão arterial (PA) e, consequentemente, no aumento do risco de DCV. Entretanto, existem controvérsias se a presença do estrogênio é um fator de proteção contra o aumento da PA na mulher na pré-menopausa ou se o hipoestrogenismo contribui para o aparecimento da hipertensão na mulher na pós-menopausa.

O estradiol pode agir de modo similar aos agentes bloqueadores de canais de cálcio na membrana celular, importante mecanismo de manutenção da PA.

Na pré-menopausa, o estradiol estimula a produção de óxido nítrico mediante a ativação da óxido nítrico-sintetase, promovendo vasodilatação e regulando a PA sistêmica. Há evidências de que o hipoestrogenismo pode, em qualquer idade, contribuir para a disfunção endotelial refletida no comprometimento da dilatação mediada por fluxo, frequentemente observada em mulheres hipertensas. Entretanto, o papel do hipoestrogenismo no aparecimento da hipertensão arterial endotélio-dependente ainda não está totalmente elucidado.

O estrogênio parece reduzir o número de receptores de angiotensina I e a atividade da enzima conversora da angiotensina, dificultando a ativação do sistema renina-angiotensina e a consequente vasoconstrição. Portanto, o hipoestrogenismo na pós-menopausa pode ativar o sistema renina-angiotensina, sendo um dos mecanismos relacionados com o aumento da PA nesse período. De fato, as mulheres menopausadas apresentam aumento na atividade plasmática de renina, o que sugere uma ativação do sistema renina-angiotensina. Além disso, parece haver um componente genético relacionado com a atividade do sistema renina-angiotensina, já que um polimorfismo genético da renina está associado a hipertensão arterial nas mulheres entre 40 e 70 anos de idade, mas não em homens.

Apesar de estudos experimentais sugerirem a relação entre o hipoestrogenismo e a regulação da PA na mulher no climatério, ainda não há estudos que comprovem, por meio de uma avaliação longitudinal dos níveis tensionais, as alterações da PA na mulher durante o período de transição menopausal, independente dos outros fatores de risco para hipertensão arterial sistêmica (HAS).

Alteração do metabolismo dos lipídios e das lipoproteínas

As evidências sobre o risco cardiovascular associado às alterações no perfil lipídico que ocorrem no período da pós-menopausa são provenientes de estudos comparativos sobre as diferenças quanto ao sexo e em mulheres em uso de terapia hormonal.

O hipoestrogenismo na pós-menopausa parece aumentar o colesterol total (CT) e a lipoproteína de baixa densidade (LDL-c) e, em geral, reduz a lipoproteína de alta densidade (HDL-c), tendo como consequência o aumento no risco de DAC.

Sabe-se que a estrogenioterapia diminui o CT e o LDL-c, por aumento dos receptores hepáticos de LDL-c, e aumenta o HDL-c, por bloqueio da lipase hepática e diminuição do *clearance* do HDL-c, reduzindo a deposição de colesterol na camada íntima-média das artérias.

Atuando como antioxidante e impedindo a oxidação do LDL-c, o estrogênio é benéfico em relação à formação da placa aterosclerótica, pois o LDL-c oxidado, sendo mais captado pela parede arterial, piora ou inicia o processo aterosclerótico.

Alguns autores relataram que o aumento dos níveis de colesterol sérico em mulheres na pós-menopausa parece ocorrer independentemente da idade ou do índice de massa corporal (IMC). Entretanto, outros autores observaram que as diferenças nas taxas de CT pré e pós-menopausa não são estatisticamente significativas quando ajustadas pela idade e o IMC.

As taxas de CT e LDL-c parecem aumentar em mulheres com menopausa induzida cirurgicamente, tendo sido registrado aumento dos níveis de CT em mulheres submetidas à ooforectomia total. Estudos prospectivos observaram que mulheres submetidas à menopausa cirúrgica apresentavam níveis elevados de CT semelhantes àquelas menopausadas naturalmente.

O estudo de Framingham demonstrou que as alterações no LDL-c estão relacionadas tanto com sua quantidade como com sua qualidade. Observou-se que mulheres na pós-menopausa apresentam número significativamente maior de partículas densas e pequenas de LDL-c, quando comparadas a mulheres na pré-menopausa com a mesma idade. Essas partículas, ricas em apoproteína B, foram associadas a maior risco de doença coronariana precoce.

Em relação ao HDL-c, a grande maioria dos estudos observou diminuição de seus níveis na pós-menopausa. Assim, verificou-se que as taxas de HDL-c começam a diminuir gradualmente 2 anos antes da interrupção completa dos ciclos menstruais. No entanto, outros estudos referem que as alterações no HDL-c estão relacionadas com a idade da mulher e não com a deficiência estrogênica. A falta de estudos observacionais que comprovem a associação entre diminuição de HDL-c e pós-menopausa é conflitante em comparação com estudos que comprovam o benefício do aumento dos níveis de HDL-c em mulheres sob hormonioterapia. Essa discrepância poderia ser explicada pelo efeito hepático direto das doses farmacológicas do estrogênio oral sobre o metabolismo lipídico. Esses efeitos parecem ser atenuados com o uso da estrogenioterapia transdérmica, que mantém níveis hormonais semelhantes aos fisiológicos e que não estimulam o processo de absorção pelo fígado.

A lipoproteína(a) já foi considerada como fator de risco para doença coronariana, embora sua relação com a pós-menopausa ainda não esteja bem esclarecida, não tendo sido observadas diferenças nos níveis dessa lipoproteína em mulheres na pré e na pós-menopausa. Outros estudos, no entanto, demonstraram taxas significativamente maiores de lipoproteína(a) em mulheres na pós-menopausa. Alguns chegaram a demonstrar a relação entre o aumento dos níveis de triglicerídeos e as mulheres na pós-menopausa.

Acreditava-se que o mecanismo de proteção cardiovascular promovido pelo estrogênio fosse totalmente dependente da melhora do perfil lipídico. No entretanto, sabe-se hoje que o efeito sobre as lipoproteínas contribui apenas com 10% desse benefício, existindo outros mecanismos pelos quais o estrogênio protege a mulher contra a DCV.

Alteração do metabolismo dos carboidratos e da insulina

Sabe-se que mulheres pós-menopáusicas apresentam risco maior de alteração do metabolismo dos carboidratos, com aumento da intolerância à glicose e da resistência à insulina, o que aumenta o risco de doença vascular. As alterações hormonais no período da perimenopausa contribuem substancialmente para o aumento da gordura abdominal e para as alterações no metabolismo dos ácidos graxos, podendo criar um estado de resistência à insulina, responsável pelas alterações no metabolismo dos carboidratos. O estrogênio natural melhora a tolerância à glicose, diminuindo a resistência à insulina e a hiperinsulinemia compensatória. A hiperinsulinemia, associada ao hipoestrogenismo, pode promover a proliferação das células musculares lisas dos vasos e sua migração da camada média para a íntima, além da vacuolização dos macrófagos (células espumosas repletas de colesterol), facilitando a aterogênese e a redução da fibrinólise, por aumentar a síntese e a liberação do inibidor da ativação do plasminogênio-1 (PAI-1) nos hepatócitos. Pode ainda afetar adversamente a HAS por aumentar a reabsorção renal de sódio ou a atividade do sistema nervoso simpático e o perfil lipídico, com aumento dos triglicerídeos e da lipoproteína de muito baixa densidade (VLDL) e diminuição do HDL-c, contribuindo para a aterogênese.

Alteração do sistema hemostático

Elevações no fibrinogênio plasmático e no fator VII são associadas ao aumento do risco de doença coronariana. Há evidências de que as alterações nesses fatores de coagulação sejam influenciadas diretamente pelos estrogênios. Sabe-se que os níveis de fibrinogênio aumentam com a idade e, nas mulheres, essas alterações se iniciam após a quinta década de vida. Estudos que analisaram os níveis de fibrinogênio na gestação ou durante o ciclo menstrual sugeriram a influência do estrogênio endógeno no aumento dessa substância. Além disso, o uso de estrogênios, isolados ou associados a progestogênios, foi associado à diminuição das concentrações de fibrinogênio.

Outros estudos prospectivos também demonstraram aumento dos níveis do fator VII em mulheres na pós-menopausa, quando comparadas a mulheres na pré-menopausa, o que poderia estar relacionado com o aumento dos triglicerídeos nessa fase. Além disso, a atividade do fator VII parece aumentar com a estrogenioterapia não antagonizada por progestogênios. Estudos prospectivos demonstraram aumento progressivo dos níveis de fibrinogênios circulantes em mulheres na pós-menopausa, de acordo com o tempo de menopausa. Outras alterações ocorrem no sistema de coagulação nas mulheres na pós-menopausa, além do aumento do fibrinogênio e do fator VII, como o aumento da atividade da antitrombina III e do PAI-1.

FATORES DE RISCO CARDIOVASCULARES NA MULHER CLIMATÉRICA

Tabagismo

Em estudo transversal da Sociedade de Cardiologia do Estado de São Paulo (1999), as taxas de prevalência de tabagismo alcançaram 17%, após avaliação de aproximadamente 20 mil indivíduos em 19 cidades. O risco de morte por DCV aumenta 31% entre as mulheres expostas ao tabaco no trabalho ou no lar, sendo este considerado o principal fator de risco modificável de morbimortalidade cardiovascular. Um estudo realizado em Recife, em pacientes usuárias do serviço público de saúde, relatou prevalência de cerca de 10% de tabagismo não associado ao espessamento da íntima-média da artéria carótida em mulheres climatéricas. O *Nurses' Health Study* demonstrou que o risco de morte por DAC dobrou em tabagistas de 1 a 4 cigarros/dia e foi 5,5 vezes maior em mulheres que fumavam 25 cigarros/dia, em relação às não fumantes.

Sedentarismo

Um estudo que avaliou a atividade física habitual e o risco cardiovascular na pós-menopausa observou prevalência de 83,3% de atividade física em mulheres na pós-menopausa. Esses resultados foram bem maiores do que os observados na população adulta dos EUA, que mostram um índice de 45,4% de pessoas ativas, e na população de 30 a 69 anos de idade no estado de São Paulo segundo estudo de Matsudo e cols., que mostrou que menos de 50% das mulheres são ativas. Entretanto, estudo realizado por Hallal e cols., utilizando a versão curta do questionário IPAQ para avaliar o nível de atividade física em homens e mulheres de Pelotas-RS, relatou prevalência de aproximadamente 60% de pessoas ativas. Dentre as mulheres na pós-menopausa, 62% daquelas com idade entre 40 e 59 anos e 57% entre 60 e 69 anos eram ativas. O risco de DAC relacionada com sedentarismo é de 1,5 a 2,4, comparado ao de HAS, dislipidemia e tabagismo.

Dislipidemia

Níveis de triglicerídeos ≥ 150mg/dL e HDL-c ≤ 50mg/dL são dois componentes independentes da síndrome metabólica que interferem na incidência de DCV, com maior impacto em mulheres do que em homens, especialmente naquelas na fase da menopausa, segundo o *National Cholesterol Education Program* (NCEP) *Adult Treatment Panel* (ATP) *III* (Fernandes e cols., 2008).

Os níveis séricos de CT avaliados nas principais capitais do Brasil e em cidades de grande porte do estado de São Paulo, em cerca de 40 mil mulheres na peri e pós-menopausa, mostrou uma proporção de 42% e 15% de mulheres com CT > 200 e 240mg/dL, respectivamente. Um estudo realizado em Recife, em pacientes usuárias do serviço público de saúde, relatou prevalência de 30% de algum tipo de dislipidemia, sendo observada uma associação significativa e independente entre os níveis de LDL-c e o espessamento da íntima-média da artéria carótida em mulheres climatéricas.

Diversos estudos demonstram risco elevado de DCV em mulheres com idade inferior a 65 anos e CT e fração de LDL-c elevados. Entretanto, níveis baixos de HDL-c passam a ser um fator de risco independente de DAC para mulheres, quando < 50mg/dL, e com níveis de triglicerídeos elevados, especialmente na faixa etária de 50 a 69 anos e em pacientes diabéticas.

Dados recentes da American Heart Association (AHA) demonstram que cerca de 50% das mulheres americanas apresentam dislipidemia e que, embora cerca de 30% delas relacionem a elevação de colesterol como causa de DCV, somente 1% relaciona a elevação de triglicerídeos como fator de risco.

Sobrepeso, obesidade e síndrome metabólica

Dados do Ministério da Saúde revelam que, pela primeira vez, o percentual de pessoas com excesso de peso ultrapassa a metade da população brasileira. A Vigilância de Fatores de Risco e Proteção para Doenças Crônicas por Inquérito Telefônico (Vigitel), em 2012, mostrou que 51% da população adulta estão acima do peso ideal. Em 2006, o índice era de 43%. Entre os homens, o excesso de peso atinge 54% e entre as mulheres, 48%. No climatério, o aumento de peso parece estar relacionado com redução do metabolismo basal e da atividade física regular, aumento na ingestão de alimentos calóricos e depressão.

Inúmeros estudos mostram uma associação causal entre menopausa, obesidade e os componentes da síndrome metabólica (SM), embora outros atribuam o maior risco de aparecimento da SM apenas ao processo de envelhecimento. A prevalência da SM em mulheres brasileiras climatéricas parece estar em torno de 40%, sendo maior na pós-menopausa do que na pré-menopausa. No Brasil, entretanto, especialmente nas regiões Norte e Nordeste, os estudos sobre a prevalência da SM na população geral são escassos, e mais raros ainda são os estudos que associam a SM ao período do climatério. Estudos latino-americanos com mulheres na pós-menopausa demonstraram que idade, sedentarismo, tempo de menopausa, obesidade e hipertensão aumentam o risco de aparecimento da SM. O risco de DAC associado à SM parece ser especialmente elevado no sexo feminino, e estima-se que a metade dos eventos coronarianos em mulheres esteja associada à SM.

Diabetes mellitus

Embora bastante defasado, no último Censo Nacional de Diabetes, de 1980, a prevalência ajustada por idade (30 a 69 anos) foi de 7,6%, com variação de 5% a 10% de acordo com a capital brasileira avaliada, com distribuição igual entre os sexos. Um recente estudo de base populacional, que avaliou a morbidade e os fatores associados em mulheres brasileiras com 50 ou mais anos de idade, revelou uma frequência de 22,7% de diabetes nessa população. Nos EUA, a prevalência de *diabetes mellitus* (DM) atingiu níveis de 7,3% em 2002, tendo aumentado 54% entre 1994 e 2002, cerca de 61% desde 1990 e em aproximadamente 8,2% entre 2000 e 2001, tendo, ainda, apresentado impacto muito maior para DCV no sexo feminino.

O DM confere um risco três a sete vezes maior de DAC para mulheres, quando comparadas às não diabéticas, diferentemente dos homens, cujo risco é somente duas a três vezes maior. Confere ainda um risco de 1,8 a seis vezes maior para acidente vascular encefálico e doença vascular periférica. Não só o quadro estabelecido de DM, mas também a intolerância à glicose, a resistência insulínica e a hiperinsulinemia aumentam a ocorrência de DCV, sendo o nível sérico de insulina identificado como fator de risco independente para DAC.

A presença de DCV, ajustada para a idade, em mulheres com diabetes é duas vezes maior do que em mulheres sem diabetes; a taxa de hospitalização é quatro vezes maior, e a taxa de morte cardíaca, três a sete vezes maior.

Hipertensão arterial

A estimativa de hipertensão arterial (HA) na população brasileira adulta, de acordo com o Ministério da Saúde (1991) e o IBGE (Censo Populacional de 1991), foi de 15%. Entretanto, taxas bem mais elevadas de HA referida (59%) ou clinicamente diagnosticada (75%) entre idosos foram encontradas em estudos recentes transversais no Nordeste do Brasil. Em São Paulo, cerca de 60% das mulheres climatéricas reportavam HA.

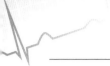

A prevalência da HA aumenta progressivamente com a idade, sendo superior a 50% entre os idosos. Até os 55 anos de idade, maior percentual de homens tem HA; dos 55 aos 74 anos, o percentual de mulheres é discretamente maior; e acima dos 75 anos, o predomínio no sexo feminino é significativo. Assim, cerca de 80% das mulheres eventualmente desenvolverão HA na fase de menopausa, e a incidência de HAS aumenta tanto com a idade como com o início da fase pós-menopausa.

A HA contribui para cerca de 40% de todos os eventos cardiovasculares e cerca de 50% dos casos de infarto não diagnosticados em mulheres, elevando o risco de DAC em quatro vezes, em comparação ao de mulheres normotensas.

A presença da associação de fatores de risco à HA, muitas vezes na SM, como dislipidemia, resistência insulínica, intolerância à glicose e obesidade abdominal, aumenta o potencial aterogênico e tem sido considerada um dos mecanismos mais importantes da DCV em mulheres.

Outros fatores

Na última década, outros fatores têm demonstrado influência marcante no sexo feminino, como a proteína C reativa ultrassensível (PCR-us), a homocisteína, a lipoproteína(a) e o fibrinogênio. Entretanto, não está claro se o controle desses fatores reduz o risco cardiovascular.

ESTRATIFICAÇÃO DE RISCO CARDIOVASCULAR

O clássico *Framingham Heart Study* estimou o risco de "morte ou de apresentar um evento coronariano nos próximos 10 anos" com base na presença de fatores de risco, como idade, nível de CT e LDL-c, nível de PA e presença de tabagismo, e o classificou como elevado (> 20%), intermediário (entre 10% e 20%) ou baixo (< 10%). O estudo de Framingham mostrou que o diabetes tem um papel mais relevante como fator de risco para as mulheres, nas quais o risco relativo aumenta cerca de cinco vezes, do que para homens, nos quais o aumento é de duas vezes, comparados aos não portadores dessa doença. A presença de diabetes classifica os pacientes como de alto risco para eventos cardiovasculares independente da presença ou não de outros fatores de risco. A IV Diretriz Brasileira de Prevenção da Aterosclerose recomendou a adoção de fatores agravantes que, quando presentes, reclassificariam o risco de DCV para a categoria imediatamente superior (Tabela 15.2). Com as evidências do estudo JUPITER, seria razoável propor que o valor de corte da PCR seja mudado de 3 para 2mg/L.

Reynold's Risk Score (RRS)

O RRS foi concebido com a finalidade de corrigir a subestimativa para mulheres obtida com o FRS. Sua criação foi baseada na análise de 35 variáveis em 24.558 mulheres

Tabela 15.2 Fatores agravantes para o risco de DCV

História familiar de doença coronariana prematura (parente de primeiro grau do sexo masculino < 55 anos ou feminino < 65 anos)
Síndrome metabólica
Micro ou macroalbuminúria (> 30mg/min)
Hipertrofia ventricular esquerda
Insuficiência renal crônica (creatinina ≥ 1,5mg/dL ou *clearance* de creatinina <60 mL/min)
Proteína C reativa de alta sensibilidade > 2mg/L (na ausência de etiologia não aterosclerótica)
Exame complementar com evidência de doença aterosclerótica subclínica
Escore de cálcio coronário > 100 ou > percentil 75 para idade ou sexo
Espessamento de carótida (IMT) máximo > 1mm
Índice tornozelo-braquial (ITB) < 0,9

Fonte: adaptada da IV Diretriz Brasileira de Prevenção da Aterosclerose.

com pelo menos 45 anos de idade e seguimento mediano de 10,2 anos, arroladas na coorte *Women's Health Study* (WHS). Para esse algoritmo, os desfechos escolhidos foram infarto agudo do miocárdio (IAM), acidente vascular encefálico isquêmico (AVEi), revascularização do miocárdio e morte por causas cardiovasculares. As variáveis identificadas no modelo foram idade, pressão sistólica, concentração plasmática de hemoglobina glicosilada nos casos das pacientes diabéticas, tabagismo, concentração plasmática de CT, HDL-c e proteína C reativa (PCR), medida por método de alta sensibilidade, bem como história familiar de IAM antes de 60 anos. Apesar da inclusão da história familiar e da PCR, ainda existem algumas limitações no RRS.

Nas últimas décadas, importantes estudos epidemiológicos, como o *Inter Heart Study*, identificaram outros fatores de risco considerados determinantes independentes de elevado risco cardiovascular tanto em homens como em mulheres, como inatividade física, obesidade e consumo excessivo de álcool. Destacam ainda que os fatores de risco modificáveis representaram 94% do risco de um infarto do miocárdio na população de mulheres do estudo.

DOENÇA ARTERIAL CORONARIANA E CLIMATÉRIO

Aproximadamente 30% das pacientes com dor torácica submetidas à angiografia coronariana para investigação de coronariopatias têm as artérias coronárias normais ou minimamente comprometidas. A dor torácica sugestiva de isquemia miocárdica transitória, com depressão do segmento ST durante a dor, na presença de artérias coronárias angiograficamente normais, tem sido referida como síndrome cardíaca X e parece ser um diagnóstico relativamente comum nas mulheres na pós-menopausa. Caracteristicamente, a síndrome X é mais comum em mulheres do que em homens, e a observação de que as portadoras frequentemente estão na pós-menopausa parece indicar que a deficiência de estrogênio pode ter um papel relevante na fisiopatologia da síndrome X. Apesar do prognóstico favorável, a síndrome X é considerada um dos maiores desafios diagnósticos e terapêuticos da cardiologia na mulher climatérica.

Patogênese da síndrome X: isquemia miocárdica e disfunção microvascular

A síndrome X resulta de vários mecanismos patogênicos que se manifestam clinicamente por dor torácica tipicamente sugestiva de aterosclerose coronariana. A isquemia miocárdica, causada por redução da capacidade de vasodilatação da microcirculação coronariana e aumento da resistência coronariana, reconhecida como angina microvascular, parece ser um dos mecanismos envolvidos na fisiopatologia da síndrome X. Estudos utilizando técnicas de imagem com radionuclídeos têm mostrado objetivamente a presença de anormalidades na perfusão miocárdica em aproximadamente 30% das pacientes com síndrome X.

Em pacientes portadoras de angina microvascular, a disfunção endotelial pode ser a causa da resposta microvascular anormal. Um desequilíbrio entre o efeito vasodilatador, como o do óxido nítrico, e o vasoconstritor, como o da endotelina 1, pode exercer importante papel na gênese da síndrome X. Já foi demonstrado que os níveis plasmáticos de endotelina 1 são mais altos e os níveis de óxido nítrico e a relação óxido nítrico/endotelina 1 mais baixos em portadoras da síndrome X, quando comparadas a controles. A resistência à insulina também está associada à disfunção endotelial e à angina microvascular, e a inflamação subclínica endotelial, relacionada com a resistência à insulina, pode ter um importante papel nesse contexto. A elevação da PCR, reconhecido marcador da inflamação endotelial, está relacionada com isquemia miocárdica em pacientes com dor torácica e angiogramas coronarianos normais.

Deficiência estrogênica e disfunção endotelial

A maior prevalência da síndrome X em mulheres na pós-menopausa sugere que o hipoestrogenismo pode ter um papel relevante na etiopatogenia dessa síndrome. De fato, durante o período da pós-menopausa, mulheres saudáveis podem desenvolver disfunção endotelial, e a administração de estradiol aumenta o fluxo sanguíneo periférico nessas mulheres. Do mesmo modo, mulheres pós-menopausadas com a síndrome X apresentam melhora da disfunção endotelial com a administração de estrogênios naturais exógenos. Se o efeito benéfico do estrogênio na melhora da disfunção endotelial está relacionado com seu efeito vasodilatador direto sobre as artérias coronárias ou um efeito indireto, endotélio-dependente, ainda não foi totalmente demonstrado. Os receptores de estrogênio estão presentes nas células de todo o sistema cardiovascular e modulam o tônus vasomotor como resultado de um rápido efeito vasodilatador que ocorre alguns minutos após a administração de estrogênio natural e é independente da expressão de genes e de um efeito a longo prazo que é dependente da expressão de genes específicos.

Sintomas vasomotores e doença cardiovascular

As ondas de calor e os suores noturnos são referidos como sintomas vasomotores decorrentes da reatividade vascular caracterizada, inicialmente, por uma vasodilatação e uma subsequente vasoconstrição. Os mecanismos envolvidos no aparecimento das ondas de calor não são completamente compreendidos, mas parecem resultar de uma alteração no centro termorregulador do hipotálamo, desencadeada pelo declínio dos estrogênios em mulheres previamente sensibilizadas pela ação estrogênica. Acredita-se que a flutuação dos níveis estrogênicos altere a produção de noradrenalina e serotonina pelo sistema nervoso central, levando à vasodilatação e à consequente onda de calor.

Estudos têm mostrado que as mulheres climatéricas com ondas de calor apresentam um perfil de risco cardiovascular adverso, embora não se saiba como se dá a associação entre as ondas de calor e os fatores de risco cardiovasculares. Os sintomas vasomotores parecem estar associados a maior grau de estresse oxidativo, IMC, PA, maiores níveis da molécula de adesão intercelular e de CT e menor nível de HDL-c. Foi observado, também, comprometimento da dilatação mediada por fluxo da artéria braquial em mulheres menopausadas com sintomas vasomotores moderados ou intensos, o que também sugere risco cardiovascular maior, já que a redução da reatividade vascular arterial reflete uma disfunção endotelial.

Da mesma maneira, alterações vasculares estruturais, como espessamento da íntima-média da artéria carótida ou calcificação coronariana, parecem ser mais frequentes em mulheres com ondas de calor, especialmente em mulheres obesas ou com sobrepeso. Estudos clínicos mostram que os sintomas vasomotores presentes no período da perimenopausa estão associados a menor risco de AVE e eventos cardiovasculares. Contudo, foi observado maior risco de infarto do miocárdio e taxa de mortalidade geral em mulheres que apresentaram os sintomas vasomotores mais tardiamente, no período da pós-menopausa.

Por conseguinte, mais estudos serão necessários para que se chegue a conclusões definitivas sobre a associação entre os sintomas vasomotores e o risco cardiovascular em mulheres climatéricas.

TERAPIA DE REPOSIÇÃO HORMONAL E DOENÇAS CARDIOVASCULARES

As indicações atuais da terapia de reposição hormonal (TRH) são: correção da disfunção menstrual na perimenopausa, melhoria dos sintomas climatéricos, prevenção e tratamento da osteoporose e prevenção e tratamento da atrofia urogenital. Ao se indicar a TRH, é importante considerar a bioequivalência dos estrogênios e progestogênios sobre os diferentes órgãos e tecidos-alvo e os aspectos metabólicos. Os efeitos observados são dependentes da dose, do tempo de uso, da associação e das vias de administração. As vias de administração da TRH são basicamente a via vaginal, utilizada principalmente para o tratamento da atrofia urogenital, a via oral e a via transdérmica. Apesar de as vias oral e transdérmica serem igualmente eficazes no tratamento das ondas de calor e na prevenção da perda óssea, a via oral tem como vantagens uma administração mais fácil e efeitos mais favoráveis no perfil lipídico, pela primeira passagem hepática. Entretanto, por essa característica farmacodinâmica, pode apresentar efeitos indesejáveis, como aumento de triglicerídeos, marcadores inflamatórios e fatores de coagulação, como fibrinogênio, fator VII e PAI-1. Na administração transdérmica, além de não ocorrer a primeira passagem hepática, o estrogênio é liberado continuamente, evitando-se os picos nos níveis plasmáticos do esteroide que ocorrem em 3 a 4 horas após a administração do estrogênio via oral. Os princípios básicos da TRH são: utilização de estrogênios naturais e em doses fisiológicas, esquemas terapêuticos com estrogênios e progestogênios em mulheres com útero, com a finalidade de evitar a proliferação excessiva do endométrio pelo estrogênio isolado e a utilização, preferencialmente, da via transdérmica.

Os efeitos cardiovasculares da TRH, usada largamente para aliviar os sinais e sintomas relacionados com o hipoestrogenismo, têm sido exaustivamente debatidos nas últimas décadas. Na década de 1980, trabalhos importantes, como o *Nurses' Health Study*, mostraram redução significativa (60%) das taxas de mortalidade por doenças coronarianas fatais em usuárias de TRH. Posteriormente, com poucas exceções, a maioria dos estudos observacionais, de caso-controle ou de coorte, reforçou o efeito cardioprotetor da TRH. Uma meta-análise de 25 estudos observacionais, na década de 1990, relatou redução de 30% no risco de coronariopatias em usuárias de estrogenioterapia e de 34% em usuárias de estrogênios associados aos progestogênios, quando comparadas às não usuárias. Esses achados aumentaram a popularidade e as taxas de uso da TRH como medida terapêutica para os sintomas climatéricos e fizeram com que passasse a ser recomendada nas diretrizes da prática clínica como medida preventiva das doenças cardiovasculares.

Entretanto, na última década, resultados de dois ensaios clínicos randomizados e controlados, o *Heart and Estrogen/Progestin Replacement Study* (HERS), que avaliou o efeito da TRH na prevenção secundária de eventos cardiovasculares, e o *Women's Health Initiative* (WHI), cujo objetivo principal foi avaliar o efeito da TRH na prevenção primária das doenças cardiovasculares, não conseguiram demonstrar os benefícios da terapia hormonal na prevenção dos eventos cardiovasculares. No estudo HERS, que utilizou a associação de 0,625mg de estrogênios conjugados equinos a 2,5mg de acetato de medroxiprogesterona, ambos por via oral de maneira contínua, durante 4,1 anos, em mulheres cuja média de idade era de 67 anos, foi observado aumento de 52% no risco de novos eventos cardiovasculares no primeiro ano de uso após a randomização, com redução do risco do terceiro ao quinto ano. Por esse motivo, esse estudo foi estendido pelo período adicional de 2,7 anos, perfazendo um total de 6,8 anos (HERS II), também não mostrando benefício da TRH na prevenção secundária de doença cardiovascular.

Em 2002, foi publicado o WHI, o primeiro ensaio clínico randomizado e controlado que teve como objetivo primário a avaliação da TRH na prevenção primária das DCV em mulheres no climatério. O estudo incluiu 16 mil mulheres na pós-menopausa, com média de idade de 63 anos, randomizadas para receber estrogênios isolados (estrogênios equinos conjugados, 0,625mg/dia) ou placebo, se fossem histerectomizadas, ou estrogênios associados aos progestogênios (estrogênios equinos conjugados, 0,625mg/dia, e acetato de medroxiprogesterona, 2,5mg/dia) ou placebo, na presença do útero. Planejado para um acompanhamento de 8 anos, o braço do estudo que incluía mulheres com útero e que usavam a terapia hormonal combinada (estrogênios e progestogênios) foi interrompido precocemente após 5,2 anos, devido ao aumento no risco de câncer de mama entre as usuárias de TRH. Em análises paralelas, também foi observado, no mesmo grupo, aumento de 29% no risco de doenças coronarianas, de 41% no risco de AVE e de 113% no risco de tromboembolismo venoso profundo, em comparação aos riscos do grupo placebo. Embora discreto, o aumento observado no risco de coronariopatias ainda não havia sido referido por meio de estudos observacionais. O braço do estudo que incluía mulheres sem útero e que usavam apenas a estrogenioterapia não foi interrompido e continuou até completar 7,1 anos de acompanhamento. Nesse grupo foram observados redução do risco de eventos coronarianos, aumento no risco de tromboembolismo venoso, porém não significativo, e aumento significativo (de 39%) no risco de AVE. Os principais resultados do WHI estão apresentados nas Tabelas 15.3 e 15.4.

Discussão de aspectos metodológicos

Alguns aspectos metodológicos analisados tentam explicar a discrepância entre os achados dos estudos observacionais e do WHI. O efeito protetor da estrogenioterapia sobre o sistema cardiovascular, observado nos estudos epidemiológicos, pode ter sido superestimado, já que as usuárias da TRH eram comprovadamente mulheres com hábitos de vida mais saudáveis, perfil de risco cardiovascular menos significativo e menor prevalência de obesidade, diabetes e hipertensão. No estudo WHI, a ocorrência de sangramento uterino durante o uso da TRH dificultou a manutenção da análise cega dessas pacientes e pode ter criado um viés no diagnóstico dos even-

Tabela 15.3 Principais resultados do estudo WHI nas usuárias de estrogênios e progestogênios (2002)

Desfecho	RR	IC (95%)	RA/10.000
Doença coronariana	1,29	1,02 a 1,63	+ 7 casos
AVE	1,41	1,07 a 1,85	+ 8 casos
Tromboembolismo	2,13	1,39 a 3,25	+ 8 casos
Câncer de mama	1,26	1,00 a 1,59	+ 8 casos
Câncer colorretal	0,63	0,43 a 0,95	– 5 casos
Fratura de quadril	0,66	0,45 a 0,98	– 6 casos
Riscos excederam os benefícios	1,15	1.03 a 1.28	+ 19 casos

RR: risco relativo; IC: intervalo de confiança; RA: risco absoluto; AVE: acidente vascular encefálico.

Tabela 15.4 Principais resultados do estudo WHI nas usuárias de estrogênios (2004)

Desfecho	RR	IC (95%)	RA/10.000 mulheres
Doença coronariana	0,91	0,75 a 1,12	–
AVE	1,39	1,10 a 1,77	+12 casos
Embolia pulmonar	1,34	0,87 a 2,06	–
Câncer de mama	0,77	0,59 a 1,01	–
Câncer colorretal	1,08	0,75 a 1,55	–
Fratura de quadril	0,61	0,41 a 0,91	– 6 casos
Riscos excederam os benefícios	1,01	0,91 a 1.12	–

tos coronarianos, uma vez que essas pacientes, usuárias da TRH, provavelmente foram submetidas mais vezes a eletrocardiogramas na presença de sintomas típicos ou atípicos de infarto do miocárdio. Além disso, como as mulheres incluídas no WHI apresentavam, em média, 63,2 anos de idade, é provável que uma proporção significativa das mulheres incluídas no estudo já fosse portadora assintomática de lesões ateroscleróticas subclínicas consequentes ao envelhecimento e ao tempo decorrido desde a menopausa e, desse modo, o efeito trombogênico precoce da TRH possivelmente prevaleceu sobre o efeito antiaterogênico. Portanto, os resultados do estudo WHI têm validade externa para a associação estroprogestativa administrada, para as mulheres da mesma faixa etária e com as características clínicas da pesquisa em questão. Esses resultados, porém, não podem ser extrapolados para o grupo de mulheres mais jovens na pré-menopausa em uso de outros esquemas de TRH, seja por outras vias de administração, doses ou associações hormonais estroprogestativas.

Assim, na tentativa de avaliar o efeito da TRH em esquemas distintos do que foi utilizado no WHI e no HERS, e principalmente o efeito da idade de início da TRH sobre o risco cardiovascular em mulheres no climatério, inúmeras pesquisas começaram a ser desenvolvidas, algumas das quais ainda se encontram em andamento.

Novas evidências

Análises dos resultados de subgrupos de mulheres que participaram do WHI encontraram uma interação não significativa e entre o tempo de menopausa no momento do início da TRH e o risco de desfechos cardiovasculares. Este fato tem motivado a reanálise do WHI e do *Nurses' Health Study* (NHS) e a realização de meta-análises, revisões sistemáticas e o desenvolvimento de novos ensaios clínicos com o objetivo de avaliar o efeito cardiovascular da TRH em função da idade, da dose e via de administração dos estrogênios, do tipo de progestogênio e do intervalo de tempo entre a menopausa e o início da TRH.

TRH e coronariopatias

O efeito da TRH sobre o risco cardiovascular foi reanalisado nas pacientes incluídas nos dois braços do WHI, de acordo com a idade ou o tempo de menopausa. A análise dos subgrupos em conjunto (estrogênios isolados e estrogênios associados aos progestogênios) mostrou redução não significativa no risco de DCV em mulheres entre 50 e 59 anos de idade e com até 10 anos de menopausa, risco que demonstrou tendência a aumento com o tempo de menopausa, tornando-se significativo quando maior do que 20 anos (Rossow e cols., 2007). Em relação ao AVE, foi observada, em qualquer faixa etária ou tempo de menopausa, uma tendência a aumento nas usuárias de TRH, porém o número de pacientes após a estratificação foi muito pequeno para conclusões definitivas. Os principais resultados dessa análise estão representados nas Tabelas 15.5 e 15.6.

Em meta-análise de 23 ensaios clínicos randomizados, a TRH reduziu em 32% o risco de doença coronariana em mulheres com até 10 anos de menopausa ou com idade inferior a 60 anos, efeito não observado em mulheres mais velhas ou com mais tempo de menopausa.

A espessura da camada íntima-média da artéria carótida (IMT), um reconhecido fator preditor de eventos cardiovasculares, aumenta com a idade e a gravidade da doença coronariana. Nos primeiros anos após a menopausa, aumento na espessura da íntima-média da carótida pode indicar lesões ateroscleróticas subclínicas. Estudos não controlados têm observado redução significativa na espessura da íntima-média e na quantidade de placas durante o uso de TRH em mulheres na perimenopausa. Portanto, a época do início da TRH pode afetar o impacto da terapia hormonal na DCV.

Um subgrupo de mulheres participantes do estudo WHI, entre 50 e 59 anos de idade, usuárias de estrogenioterapia isolada, foi submetido a tomografia computadorizada (TC) para avaliação do escore de cálcio coronariano no momento da randomização e após 7,4 anos de tratamento. Após esse período de acompanhamento, o escore de cálcio observado nas usuárias de TRH (estrogênio isolado) foi significativamente menor, quando comparado ao escore das mulheres que usaram placebo, sugerin-

Tabela 15.5 Efeito da TRH (estrogênios isolados e estrogênios associados aos progestogênios) (WHI)

	\multicolumn{9}{c}{Idade no momento da randomização}	
	50 a 59 anos			60 a 69 anos			70 a 79 anos			
	Nº casos			Nº casos			Nº casos			
	TRH (4.476)	Placebo (4.356)	RR IC95%	TRH (6.240)	Placebo (6.122)	RR IC95%	TRH (3.100)	Placebo (3.063)	RR IC 95%	p
DC	59	61	0,93 (0,65 a 1,33)	174	178	0,98 (0,79 a 1,21)	163	131	1,26 (1,00 a 1,59)	0,16
AVE	60	37	1,13 (0,73 a 1,76)	156	102	1,50 (1,17 a 1,92)	127	100	1,21 (0,93 a 1,58)	0,97
IG	278	278	0,96 (0,81 a 1,14)	717	661	1,08 (0,97 a 1,20)	606	528	1,14 (1,02 a 1,29)	0,09

DC: doença coronariana; AVE: acidente vascular encefálico; IG: riscos × benefícios.

Tabela 15.6 Efeito da TRH (estrogênios isolados e estrogênios associados aos progestogênios) (WHI)

	\multicolumn{9}{c}{Tempo de menopausa no momento da randomização}	
	< 10 anos			10 a 19 anos			> 20 anos			
	Nº casos			Nº casos			Nº casos			
	TRH (3.608)	Placebo (3.529)	RR IC95%	TRH (4.483)	Placebo (4.494)	RR IC95%	TRH (4.081)	Placebo (4.122)	RR IC95%	p
DC	39	51	0,76 (0,50 a 1,16)	113	103	1,10 (0,84 a 1,45)	194	158	1,28 (1,03 a 1,58)	0,02
AVE	41	23	1,77 (1,05 a 2,98)	100	79	1,23 (0,92 a 1,66)	142	113	1,26 (0,98 a 1,62)	0,36
IG	222	203	1,05 (0,86 a 1,27)	482	440	1,12 (0,98 a 1,27)	675	632	1,09 (0,98 a 1,22)	0,82

DC: doença coronariana; AVE: acidente vascular encefálico; IG: riscos × benefícios.

do um efeito biológico protetor do estrogênio no sistema cardiovascular, quando usado no período de transição menopausal.

Assim, com base nas recentes reanálises, tem aumentado o número de evidências, ainda não definitivas, de que a estrogenioterapia pode ter efeitos variados no sistema cardiovascular de acordo com a idade ou com o tempo decorrido entre a menopausa e o início da TRH. Enquanto parece não haver dúvidas de que a TRH aumenta o risco de eventos coronarianos em mulheres com mais de 60 a 65 anos de idade, os estudos ainda são insuficientes para que se tirem conclusões a respeito do efeito dessa terapia em mulheres mais jovens.

Um ensaio clínico controlado, ainda em andamento, o estudo ELITE (*Early versus Late Intervention Trial with Estradiol*) tem como objetivo primário avaliar o efeito do estradiol na progressão da aterosclerose subclínica, por meio da medida da espessura mediointimal da artéria carótida, e o escore de cálcio, por meio da TC das artérias coronárias, em mulheres com menos de 6 anos de menopausa. Esse estudo trará informações adicionais sobre os efeitos cardiovasculares da TRH iniciada precocemente, nos primeiros anos após a menopausa.

TRH e tromboembolismo venoso

Em algumas meta-análises e em análises posteriores do WHI, no braço que utilizou estrogênios e progestogênio, o risco de tromboembolismo venoso (TEV) aumentou progressivamente com a idade, embora o aumento tenha sido significativo mesmo em mulheres na faixa etária entre 50 e 59 anos. Nas mulheres que usaram apenas o estrogênio, não foi observado aumento significativo do risco de doença tromboembólica (LaCroix, 2011).

O estudo ESTHER (*EStrogen and THromboEmbolism Risk*), multicêntrico e de caso-controle, avaliou mulheres pós-menopausadas e, após ajuste pelo peso corporal, história familiar de tromboembolismo e varizes em membros inferiores, observou aumento do risco de TEV associado ao uso da TRH via oral, mas não transdérmica (Tabela 15.7). Dados de estudos epidemiológicos e meta-análises de ensaios clínicos controlados também têm sugerido maior risco de eventos tromboembólicos com o uso da TRH via oral, e não com a via transdérmica.

Na TRH, recomenda-se, de preferência, o uso de estrogênios considerados naturais, isto é, aqueles biologicamente menos ativos. Podem ser usados, sobretudo, por

Tabela 15.7 Risco de TEV de acordo com a via de administração e o tipo de progestogênio da TRH

Via administração/ progestogênios	Casos (n = 259)	Controles (n = 603)	OR ajustado (IC95%)
Não usuária	146	384	1
Via de administração			
Estrogênio oral	45	39	4,0 (1,6 a 10,1)
Estrogênio transdérmico	67	180	0,8 (0,4 a 1,8)
Tipo de progestogênio			
Progesterona micronizada	19	63	0,9 (0,4 a 2,2)
Derivados do pregnano	39	79	0,9 (0,4 a 2,2)
Outros	40	37	4,0 (1,7 a 9,4)

Fonte: Canonico, 2007.

via oral, parenteral ou vaginal. Apesar de as vias oral e transdérmica serem igualmente eficazes no tratamento das ondas de calor e na prevenção da perda óssea, a via oral tem como vantagens uma administração mais fácil e efeitos mais favoráveis no perfil lipídico, em razão da primeira passagem hepática. Entretanto, por essa característica farmacodinâmica, pode ter efeitos indesejáveis no aumento de triglicerídeos, marcadores inflamatórios e fatores de coagulação, como o fibrinogênio, fator VII e PAI-1.

Na administração transdérmica, além de não ocorrer a primeira passagem hepática, o estrogênio é liberado continuamente, evitando-se os picos nos níveis plasmáticos do esteroide, que ocorre de 3 a 4 horas após a administração oral do estrogênio. Portanto, as evidências disponíveis sugerem que a estrogenioterapia via transdérmica associa-se a risco de TEV substancialmente menor do que as preparações orais e, portanto, tem sido considerada a via de administração de primeira escolha na TRH da mulher na pós-menopausa.

A dose utilizada no esquema de TRH parece ter influência significativa no risco de TEV. O aumento do risco está fortemente associado a doses de estrogênios conjugados de 0,625mg, VO, antes tidas como a dose padrão, não sendo observado em esquemas que utilizaram doses baixas (0,3mg VO).

Os progestogênios parecem interferir também no risco de tromboembolismo. O acetato de medroxiprogesterona, em virtude de sua atividade mineralocorticoide, estimula a produção de fatores tissulares induzida pela trombina e induz a resistência da proteína C. Novos progestogênios desenvolvidos para contracepção e TRH têm estrutura e função semelhantes às da progesterona natural e, portanto, promovem menos efeitos adversos nos marcadores de risco cardiovascular. A progesterona micronizada não tem efeito negativo no perfil lipídico e parece não interferir nos mecanismos de coagulação, sendo considerada a primeira escolha para a TRH em mulheres climatéricas.

TRH e acidente vascular encefálico

O AVE é considerado uma das principais causas de mortalidade no mundo e a maior causa de incapacitação da população na faixa etária acima de 50 anos. A incidência aumenta com o avançar da idade e significativamente após a menopausa. O risco de AVE isquêmico pode aumentar durante o uso da TRH, seja com estrogênio isolado, seja com a associação de estrogênio e progestogênio. O risco de AVE hemorrágico, entretanto, não parece aumentar durante o uso da TRH, resultado observado tanto no *Nurses' Health Study* como no WHI. O aumento do risco de AVE isquêmico, observado no estudo WHI, foi independente da idade, de outros fatores de risco associados e do uso de ácido acetilsalicílico ou estatinas. Na fase pós-intervenção do estudo, durante acompanhamento de até 7 anos, o risco de AVE não foi superior nas usuárias de TRH, quando comparadas às que usaram placebo. Em pelo menos três meta-análises de ensaios clínicos, o risco de AVE isquêmico não fatal e das sequelas com incapacitação ou seguidas de morte foi maior em usuárias de TRH. Entretanto, o uso da TRH não esteve associado ao aumento do risco de AVE hemorrágico ou ataques isquêmicos transitórios (Bath, 2005; Magliono, 2006, Sare, 2008).

A dose utilizada no esquema de TRH também parece ter influência significativa no risco de AVE. O aumento do risco está fortemente associado a doses de estrogênios conjugados de 0,625mg, VO, antes tida como dose padrão, não sendo observado em esquemas que utilizaram baixas doses (0,3mg VO) ou preparações para administração via transdérmica. Portanto, a TRH parece estar associada a aumento do risco de AVE isquêmico, mas não de AVE hemorrágico, que não persiste após a interrupção do tratamento. Como para o TEV, o aumento do risco de AVE está associado ao efeito pró-coagulante, dose-dependente, do estrogênio via oral e, portanto, às doses mais altas de estrogênio.

TRH e proteína C reativa

Tem sido sugerido que a proteína C reativa (PCR) pode ser um marcador de inflamação endotelial subclínica e, por isso, também tem sido estudada como preditor de risco coronariano, juntamente com a interleucina 6 (IL-6), uma importante citocina que atua na cascata inflamatória, induzindo a produção hepática da PCR. O aumento da PCR induzido pela estrogenioterapia tem sido observado em vários estudos e poderia estar associado ao aumento do risco de eventos coronarianos, pois o estrogênio aumenta a expressão das enzimas metaloproteinases (MMP), que promovem a ruptura da cápsula fibrosa e, posteriormente, da própria placa de ateroma. As MMP degradam a matriz extracelular da placa ateromatosa, mediam a migração e a proliferação celular e atuam como sinalizadores para a produção e secreção de fatores de crescimento e citocinas como a IL-6, que induz a produção hepática da PCR. Assim, as MMP, induzidas pelos estrogênios, parecem desempenhar um papel importante na gênese de processos vasculares patológicos, como a progressão da placa aterosclerótica, síndromes coronarianas agudas e infarto do miocárdio.

O efeito indireto dos estrogênios na desestabilização das placas de ateroma, em razão do aumento da expressão das MMP, obviamente só pode ser observado se o processo aterosclerótico já estiver estabelecido. Ao contrário, os estrogênios naturais parecem reduzir o risco de doença aterosclerótica, em parte por seu efeito benéfico no metabolismo lipídico, que reduz a deposição de gordura no endotélio, prevenindo, assim, o início do desenvolvimento das placas ateroscleróticas. Isso poderia explicar, em parte, os resultados contraditórios observados entre os estudos observacionais que incluíram mulheres na perimenopausa até 55 anos de idade e os ensaios clínicos que incluíram mulheres na pós-menopausa com média de 67 anos de idade e demonstraram redução e aumento do risco de eventos coronarianos, respectivamente.

Entretanto, os efeitos da terapia estrogênica nos níveis de PCR ainda são incertos, podendo estar relacionados com a via de administração, a dose de estrogênio, a associação com progestogênios, ou simplesmente representar uma manifestação não específica do aumento da síntese hepática de proteínas induzido pela estrogenioterapia. Atualmente, a maioria dos estudos observacionais e ensaios randomizados demonstra aumento significativo da PCR em mulheres submetidas à terapia estrogênica oral. Entretanto, baixas doses de estrogênios, associadas aos progestogênios, ou estrogenioterapia via transdérmica, parecem não afetar os níveis de PCR ou IL-6.

É muito improvável, pelas características metodológicas, que os estudos observacionais sejam isentos de vieses para gerar evidências científicas definitivas e que sejam fortemente recomendáveis. É possível que meta-análises dos dados oriundos dos ensaios clínicos controlados e randomizados com estratificação por idade e tempo de menopausa das participantes sejam o único caminho para a obtenção de conclusões mais robustas sobre o efeito da TRH no risco cardiovascular em mulheres na pós-menopausa.

Atualmente, a TRH não está indicada para prevenção primária ou secundária de DCV na mulher climatérica. Para as mulheres menopausadas que têm indicação de usar a TRH, o risco cardiovascular deve ser cuidadosamente avaliado antes do início do tratamento, independente da idade ou do tempo de menopausa.

ALTERNATIVAS À TRH

Atualmente, em algumas situações, têm sido utilizados medicamentos diferentes dos estrogênios/progestogênios para tratamento das alterações provocadas pelo hipoestrogenismo; dentre esses, os principais são: tibolona e os moduladores seletivos dos receptores estrogênicos (SERM – raloxifeno e tamoxifeno). A tibolona tem efeitos teciduais específicos estrogênicos que controlam os sintomas vasomotores e urogenitais próprios do climatério, além de prevenir e tratar a osteoporose. Seus efeitos progestogênicos/androgênicos impedem a proliferação endometrial e melhoram o humor e a libido. Sobre o metabolismo dos lipídios, seus efeitos incluem redução no nível dos triglicerídeos, HDL-c e apolipoproteína A1. Sobre o metabolismo dos carboidratos, apresenta efeito misto, não alterando os níveis do perfil glicêmico.

Os SERM produzem efeitos benéficos semelhantes aos estrogênios em relação ao metabolismo ósseo e têm ação antagonista aos estrogênios no tecido mamário. Além disso, o raloxifeno age como antagonista estrogênico no endométrio, ao contrário do tamoxifeno, que induz o espessamento endometrial. Em relação às DCV, estudos preliminares mostram que os SERM têm ação semelhante aos estrogênios sobre o metabolismo dos lipídios, porém faltam estudos longitudinais, com maior tempo de seguimento, para avaliar suas ações sobre o metabolismo dos carboidratos, óxido nítrico, epitélio vascular, PA, contratilidade cardíaca e sistema de coagulação.

CONSIDERAÇÕES FINAIS

A primeira Diretriz Brasileira sobre Prevenção de Doenças Cardiovasculares em Mulheres Climatéricas e a Influência da Terapia de Reposição Hormonal elaborada pela Sociedade Brasileira de Cardiologia (SBC) e pela Associação Brasileira do Climatério (SOBRAC), com base na análise das evidências atuais, estabelece em consenso que:

- A TRH não está recomendada com a finalidade exclusiva de reduzir o risco de DCV em mulheres no período de transição menopáusica ou de pós-menopausa (classe III, nível de evidência A).
- Existem evidências não definitivas sobre os benefícios cardiovasculares quando a TRH é iniciada na transição menopáusica ou nos primeiros anos de pós-menopausa (chamada de janela de oportunidade) (classe IIa, nível de evidência B) e de riscos cardiovasculares, quando iniciada tardiamente (classe III, nível de evidência B).
- Deve ser lembrado que a TRH empregada no tratamento do alívio dos sintomas climatéricos em mulheres na pós-menopausa (classe I, nível de evidência A) compreende inúmeras possibilidades de formulações com diferentes estrogênios, progestogênios e androgênios que, por seu turno, podem ser administradas em diferentes regimes terapêuticos, associações de hormônios, doses e vias de administração.
- Existem numerosas lacunas de evidências quanto aos distintos regimes de TRH empregados, particularmente com relação a estudos que envolvam resultados cujos eventos finais considerados sejam os desfechos clínicos (infarto do miocárdio, AVE e eventos tromboembólicos).
- Não existem estudos especificamente delineados, com desfecho final para DCV, em usuárias de terapêutica estrogênica isolada ou estroprogestativa com menos de 60 anos de idade.

- Não se pode falar de "efeito de classe" da TRH sobre o risco das DCV. É recomendável que se especifiquem o regime terapêutico, a dose e a via de administração empregados.
- Os inúmeros progestogênios existentes e empregados em TRH têm origem, propriedades e ações distintas e particulares. Por atuarem no organismo feminino como um todo, os progestogênios promovem ações sobre a saúde da usuária, particularmente sobre o processo aterogênico e o risco cardiovascular que, naturalmente, vão além de seu objetivo primário de proteção endometrial. Os progestogênios podem interagir com diferentes receptores hormonais (receptores de progesterona, estrogênios, androgênios, glicocorticoides e mineralocorticoides) e promover ações específicas próprias a cada progestogênio, agregando benefícios ou riscos à TRH formulada. Não se pode falar de efeito de classe para os progestogênios indistintamente. Cada progestogênio tem efeitos próprios e singulares.
- Não existem estudos com o uso de testosterona ou outros androgênios em terapêutica combinada com estrogênios ou com formulações estroprogestativas.
- Não existem estudos em DCV, com desfecho final, para terapêutica hormonal de baixa dose e para tibolona.
- Novos estudos precisam ser realizados com delineamento correto, com desfechos finais bem definidos, especificando-se o tempo de pós-menopausa decorrido, a dose de hormônios, a formulação terapêutica, o regime terapêutico dos progestogênios utilizados e as vias de administração empregadas.

Bibliografia

Allison M, Manson JE, Aragaki A et al. Vasomotor symptoms and coronary artery calcium in postmenopausal women. Menopause 2010; 17:1136-45.

Anderson GL, Limacher M, Assaf AR et al. Women's Health Initiative Steering Committee. Effects of conjugated equine estrogen in postmenopausal women with hysterectomy: the Women's Health Initiative randomized controlled trial WHI steering committee JAMA 2004; 291(14):1701-12.

Arnal JF, Fontaine C, Billon-Galés A et al. Estrogen receptors and endothelium. Arterioscler Thromb Vasc Biol 2010 Aug; 30(8):1506-12.

Ashley KE, Geraci SA. Ischemic heart disease in women. South Med J 2013 Jul; 106(7):427-33.

Barrett-Connor E, Grady D. Hormone replacement therapy, heart disease, and other considerations. Annu Rev Public Health 1998; 19:55-72.

Bath PM, Gray LJ. Association between hormone replacement therapy and subsequent stroke: a meta-analysis. BMJ 2005; 330(7487):342.

Bechlioulis A, Kalantaridou SN, Naka KK. Endothelial function, but not carotid intima-media thickness, is affected early in menopause and is associated with severity of hot flushes. J Clin Endocrinol Metab 2010; 95:1199-206.

Canonico M, Oger E, Plu-Bureau G et al. Hormone therapy and venous thromboembolism among postmenopausal women impact of the route of estrogen administration and progestogens: the ESTHER study. Circulation 2007; 115:840-5.

Christodoulakos GE, Lambrinoudaki IV, Botsis DC. The cardiovascular effects of selective estrogen receptor modulators. Ann N Y Acad Sci 2006 Dec; 1092:374-84.

Collaborative Group for Research of the Climacteric in Latin America. The US National Cholesterol Education Program's Adult Treatment Panel III (NCEP-ATP III): prevalence of the metabolic syndrome in postmenopausal Latin American women. Climacteric 2007; 10 (2):164-70.

DATASUS: Doenças cardiovasculares. Disponível em: http://www.brasil.gov.br/saude/2011/09/doencas-cardiovasculares.

Davey DA. Update: estrogen and estrogen plus progestin therapy in the care of women at and after the menopause. Women's Health. Mar 2012; 8(2):169-89.

Davis SR, Castelo-Branco C, Chedraui P et al. Writing Group of the International Menopause Society for World Menopause Day 2012. Understanding weight gain at menopause. Climacteric 2012 Oct; 15(5):419-29.

de Menezes TN, Oliveira EC, de Sousa Fischer MA. Validity and concordance between self-reported and clinical diagnosis of hypertension among elderly residents in Northeastern Brazil. Am J Hypertens 2013 Oct 11. [Epub ahead of print].

Fernandes CE, Pinho-Neto JSL, Gebara OCE et al. I Diretriz Brasileira sobre Prevenção de Doenças Cardiovasculares em Mulheres Climatéricas e a Influência da Terapia de Reposição Hormonal (TRH) da Sociedade Brasileira de Cardiologia (SBC) e da Associação Brasileira do Climatério (SOBRAC). Arq Bras Cardiol 2008; 91(1 supl.1):1-23.

Fernandez-Vega F, Abellan J, Vegazo O et al. Angiotensin II type 1 receptor blockade to control BP in postmenopausal women: influence of hormone replacement therapy. Kidney Int 2002; (Suppl):S36-S41.

Figueiredo Neto JA, Figuerêdo ED et al. Metabolic syndrome and menopause: cross-sectional study in gynecology clinic. Arq Bras Cardiol 2010 Sep; 95(3):339-45.

Grady D, Herrington D, Bittner V et al. HERS Research Group. Cardiovascular disease outcomes during 6.8 years of hormone therapy: Heart and Estrogen/progestin Replacement Study follow-up (HERS II). JAMA 2002 Jul 3; 288(1):49-57. Erratum in: JAMA 2002 Sep 4;288(9):1064.

Grodstein F. Nurses Health Study. Hormone therapy and coronary heart disease: the role of time since menopause and age at hormone initiation. Journal of Women's Health 2006; 15(1).

Hallal PC, Victora CG, Wells JCK, Lima RC. Physical inactivy: Prevalence and associated variables in brazilian adults. Med Sci Sports Exerc 2003; 35:1894-900.

Heiss G, Wallace R, Anderson GL et al.; WHI Investigators. Health risks and benefits 3 years after stopping randomized treatment with estrogen and progestin. JAMA 2008; 299:1036-45.

Hulley S, Grady D, Bush T et al. Randomized trial of estrogen plus progestin for secondary prevention of coronary heart disease in postmenopausal women. Heart and Estrogen/progestin Replacement Study (HERS) Research Group. JAMA 1998 Aug 19; 280(7):605-13.

Jones E, Eteiba W, Merz NB. Cardiac syndrome X and microvascular coronary dysfunction. Trends Cardiovasc Med 2012 Aug; 22(6):161-8.

Kaski JC. Cardiac syndrome X in women: the role of oestrogen deficiency. Heart 2006; 92(Suppl III):iii5-iii9.

LaCroix AZ, Chlebowski RT, Manson JE et al. Health outcomes after stopping conjugated equine estrogens among postmenopausal women with prior hysterectomised: a randomized controlled trial.JAMA 2011; 305:1305-14.

Lakoski SG, Herrington DM. Effects of hormone therapy on C-reactive protein and IL-6 in postmenopausal women: a review article. Climacteric 2005; 8:317-26.

Lima R, Wofford M, Reckelhoff JF. Blood pressure through aging and menopause. Climacteric 2009; 12(Suppl 1):36-40.

Lima R, Wofford M, Reckelhoff JF. Hypertension in postmenopausal women. Curr Hypertens Rep 2012 June; 14(3):254-60.

Lotufo PA. Doenças cardiovasculares no Brasil: por que altas taxas de mortalidade entre mulheres? Rev Soc Cardiol Estado de São Paulo 2007; 4:294-8.

Machado VSS, Valadares AL, Costa-Paiva LH, Osis MJ, Sousa MH, Pinto-Neto AM: Aging, obesity, and multimorbidity in women 50 years or older: a population-based study. Menopause 2013 Aug; 20(8):818-24.

Magliono DJ, Rogers SL. Abramson MJ, Tonkin AM. Hormone therapy and cardiovascular disease: a systematic review and meta-analysis. BJOG 2006; 113:5-14.

Manson JE, Allison MA, Rossouw JE et al; WHI and WHI-CACS Investigators: Estrogen therapy and coronary-artery calcification. N Engl J Med June 21, 2007; 356(25):2591-602.

Masci PG, Laclaustra M, Lara JG et al. Brachial artery flow-mediated dilation and myocardial perfusion in patients with cardiac syndrome X. Am J Cardiol 2005; 95:1478-80.

Matsudo SSM, Matsudo VKR, Araújo T. Nível de atividade física da população do Estado de São Paulo: Análise de acordo com o gênero, idade, nível sócio-econômico, distribuição geográfica e de conhecimento. Rev Bras Cienc Mov 2002; 10:41-50.

Mendelsohn ME, Karas RH. The protective effects of oestrogen on the cardiovascular system. N Engl J Med 1999; 340:1801-11.

Merz CN, Kelsey SF, Pepine CJ et al. The Women's Ischemia Syndrome Evaluation (WISE) study: protocol design, methodology and feasibility report. Am Coll Cardiol May 1999; 33:1453-461.

Rossouw JE, Anderson GL, Prentice RL et al. Writing Group for the Women's Health Initiative Investigators, 2002 Writing Group for the Women's Health Initiative Investigators. Risks and benefits of estrogen plus progestin in healthy postmenopausal women. Principle results from the Women's Health Initiative randomized controlled trial. JAMA 2002; 288:321-33.

Rossouw JE, Prentice RL, Manson JE et al. Postmenopausal hormone therapy and risk of cardiovascular disease by age and years since menopause. JAMA 2007 Apr 4; 297(13):1465-77.

Salpeter SR, Walsh JM, Greyber E, Salpeter EE. Brief report: Coronary heart disease events associated with hormone therapy in younger andolder women. A meta-analysis. J Gen Intern Med 2006 Apr; 21(4):363-6. Erratum in: J Gen Intern Med 2008 Oct; 23(10):1728.

Sare GM, Gray LJ, Bath P. Association between hormone replacement therapy and subsequent arterial and venous vascular events: a meta-analysis. Eur Heart J 2008; 29:2031-41.

Sassarini J, Fox H, Ferrell W, Sattar N, Lumsden MA. Vascular function and cardiovascular risk factors in women with severe flushing. Clin Endocrinol (Oxf) 2011; 74:97-103.

Shaw LJ, Bairey Merz CN, Pepine CJ et al.; WISE Investigators: Insights From the NHLBI-Sponsored Womens Ischemia Syndrome Evaluation (WISE) Study: Part I: Gender differences in traditional and novel risk factors, symptom evaluation, and gender-optimized diagnostic strategies. J Am Coll Cardiol Feb 2006; 47:S4-S20.

Signorelli SS, Sciacchitano S, Anzaldi M et al. Effects of long-term hormone replacement therapy: results from a cohort study. J Endocrinol Invest 2011 Mar; 34(3):180-4.

Silva RB, Costa-Paiva L, Pinto Neto AM, Braga AA, Morais, SS. Atividade física habitual e risco cardiovascular na pós-menopausa. Rev Assoc Med Bras. São Paulo July./Aug. 2006; 52(4).

Simoncini T. Mechanisms of action of estrogen receptors in vascular cells: relevance for menopause and aging. Climacteric 2009; 12 Suppl 1:6-11.

Szmuilowicz ED, Manson JE, Rossouw JE. Vasomotor symptoms and cardiovascular events in postmenopausal women. Menopause 2011; 18:603-10.

Thurston R, Sutton-Tyrrell K, Everson-Rose SA, Hess R, Powell LH, Matthews KA. Hot flashes and carotid intima media thickness among midlife women. Menopause 2011; 18:352-8.

Virdis A, Ghiadoni L, Taddei S. Human endothelial dysfunction: EDCFs. Pflugers Arch 2010 May; 459(6):1015-23.

Wang X, Magkos F, Mittendorfer B. Sex differences in lipid and lipoprotein metabolism: it's not just about sex hormones. J Clin Endocrinol Metab 2011 Apr; 96(4):885-93.

Weiner CP, Lizasoain I, Baylis SA, Knowles RG, Charles IG, Moncada S. Induction of calciumdependent nitric oxide synthases by sex hormones. Proc Natl Acad Sci USA 1994; 91:5212-6.

Wyatt AW, Steinert JR, Mann GE. Modulation of the L-arginine/nitric oxide signaling pathway in vascular endothelial cells. Biochem Soc Symp 2004; 71:143-56.

16

Isaac Vieira Secundo • Rodrigo Pedrosa

Apneia Obstrutiva do Sono e Doença Cardiovascular

INTRODUÇÃO

A apneia obstrutiva do sono (AOS) é uma condição clínica muito comum e subdiagnosticada. Caracteriza-se pela presença de obstrução parcial (hipopneia) ou completa (apneia) e recorrente do fluxo aéreo nas vias aéreas superiores (VAS) durante o sono. Quando associada a sintomas diários, principalmente sonolência, denomina-se síndrome da apneia obstrutiva do sono. A interrupção da ventilação resulta em dessaturação da oxi-hemoglobina ou pode estar associada a despertares noturnos frequentes e tem como consequência a sonolência excessiva.

Uma vez levantada a suspeita da doença, deve-se optar pela realização da polissonografia completa, considerada o padrão-ouro para complementação do diagnóstico. Esse exame consiste na monitorização simultânea do eletroencefalograma, eletro-oculograma, eletromiograma, saturação de oxigênio, fluxo de ar, esforço respiratório e frequência cardíaca. A polissonografia domiciliar, que avalia a saturação de oxigênio, o fluxo de ar, o esforço respiratório e a frequência cardíaca, é uma alternativa para o diagnóstico de AOS nos pacientes de alta probabilidade clínica após consulta médica ou para aqueles que não podem ir ao laboratório de sono por imobilidade ou situação clínica crítica. A AOS vem sendo cada vez mais considerada fator de risco independente para morbimortalidade cardíaca, metabólica, neurológica e perioperatória.

EPIDEMIOLOGIA

A síndrome da AOS é uma condição clínica com prevalência subestimada em adultos. Punjabi, em 2008, encontrou uma prevalência de 3,1% a 7,5% para os indivíduos do gênero masculino e em torno de 1,2% a 4,5% para o gênero feminino. Outro estudo que merece destaque foi realizado na cidade de São Paulo por Tufik e cols., em 2010. Foi evidenciada prevalência de 32,8% de AOS em uma população geral na faixa etária de 20 a 80 anos, sendo de 40,6% nos homens e 26,15% nas mulheres. Todos os pacientes foram submetidos à polissonografia completa, e foram usados os novos critérios recomendados pela Academia Americana de Medicina do Sono (American Academy of Sleep Medicine, 2005). A prevalência da AOS entre pacientes com doenças cardiovasculares é ainda maior, chegando a aproximadamente dois terços dos pacientes com hipertensão arterial sistêmica resistente.

ETIOLOGIA/FATORES DE RISCO

Algumas condições clínicas estão associadas ao aumento do risco de desenvolvimento de AOS. As principais são obesidade, gênero masculino e idade acima dos 50 anos. Outras condições que devem ser levadas em consideração são: alterações físicas documentadas, como edema ou fibrose de tecidos das VAS, macroglossia, hipertrofia de tonsilas ou adenoides, hipertrofia de úvula, raça amarela e anormalidades craniofaciais (micrognatia, retrognatia, palato em ogiva). Circunferência cervical > 40cm no gênero masculino é preditor importante para a presença de AOS.

Alguns hábitos de vida, como consumo de bebidas alcoólicas e tabagismo, são considerados prováveis fatores de risco para AOS. A inflamação crônica das VAS pode ocasionar danos estruturais e neurais, possibilitando a predisposição ou o agravamento da AOS. O álcool consumido antes de dormir resulta em hipotonia dos músculos da orofaringe e aumenta a a probabilidade de colapso das VAS.

Dentre as alterações endocrinológicas, destacam-se hipotireoidismo, acromegalia e síndrome de Cushing, seja pelas alterações hormonais na fisiologia muscular, seja pelo ganho de peso. Algumas síndromes genéticas também são relacionadas, como síndrome de Down e síndrome de Pierre Robin.

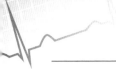

FISIOPATOLOGIA

A AOS é resultado direto da obstrução recorrente da faringe durante o sono. Esse colapso pode ocorrer tanto por mecanismos anatômicos como funcionais. Os pacientes portadores de AOS têm uma faringe de tamanho reduzido, passando da forma elíptica laterolateral para a circular, o que a torna mais suscetível ao colapso. Pode ainda ocorrer diminuição da eficiência motora dos músculos dilatadores da faringe, com consequente aumento da aderência das superfícies mucosas, e assim atuar com sinergismo para o colapso das VAS.

Funcionalmente, a pressão crítica de fechamento das VAS pode ser positiva nos indivíduos com AOS, quando deveria ser negativa, como em pessoas normais. O colapso vai acontecer quando houver um desequilíbrio entre as pressões luminais da faringe por causa do aumento da pressão extraluminal, associado à pressão intraluminal negativa gerada pela caixa torácica.

QUADRO CLÍNICO/CLASSIFICAÇÃO

Os sinais e sintomas mais comuns na AOS são roncos, sonolência excessiva e pausas respiratórias durante o sono. Pode haver comprometimento cognitivo leve (esquecimentos ou dificuldades de concentração) ou da função executiva. Outras alterações menos comuns, como oscilações de humor, irritabilidade, depressão e ansiedade, podem estar presentes. A Tabela 16.1 lista os principais sinais e sintomas encontrados na AOS.

O principal sinal noturno é o ronco, geralmente notado pelo companheiro de cama ou familiares próximos. As apneias testemunhadas também são comuns durante as pausas ventilatórias. Como o movimento da caixa torácica é mantido, o observador tem a sensação de que o doente está sufocando. Embora tenha uma boa correlação com AOS, não prediz a gravidade da doença. Ainda há aqueles que chegam a perceber a dificuldade de respirar e se queixam de insônia.

Tabela 16.1 Sinais e sintomas encontrados na AOS

Queixas diurnas	Queixas noturnas
Sonolência excessiva	Apneias testemunhadas
Sensação de sono não reparador	Ronco ressuscitativo
Boca seca ao despertar	Sono agitado
Cefaleia ao despertar	Engasgos noturnos
Alterações de humor	Pirose e regurgitação
Dificuldade de memória e de concentração	Sede durante o sono
	Salivação excessiva durante o sono
Diminuição da libido ou impotência	Despertares frequentes
Fadiga	Despertar com angina do peito
	Sudorese excessiva
	Noctúria
	Insônia

Tabela 16.2 Escala de sonolência de Epworth

Situações	Chance de cochilar
Sentado e lendo	
Vendo televisão	
Sentado em lugar público sem atividades, como sala de espera, cinema, teatro, igreja	
Como passageiro de carro, trem ou metrô, andando por 1h sem parar	
Deitado para descansar à tarde	
Sentado e conversando com alguém	
Sentado após uma refeição sem álcool	
No carro, parado por alguns minutos, durante o trânsito	
Total	

0 Nenhuma chance de cochilar.
1 Pequena chance de cochilar.
2 Moderada chance de cochilar.
3 Alta chance de cochilar.

Durante a manhã, o paciente sente-se cansado, com a "boca seca", e alguns podem se queixar de cefaleias, que podem durar até 2 horas. Contudo, a sonolência excessiva diurna é o principal sintoma matutino, principalmente quando o doente se encontra em situações mais tediosas, monótonas e passivas. A sonolência pode ser confundida com cansaço e fadiga e, por isso, deve ser bem caracterizada.

A queixa de sonolência é rotineiramente avaliada e quantificada por meio da escala de Epworth, que sugere sonolência excessiva quando a soma dos pontos é > 10 (Tabela 16.2).

Outro questionário utilizado na avaliação de AOS é o de Berlim, no qual a presença de três dos cinco domínios indica alta probabilidade de AOS, merecendo investigação complementar (Tabela 16.3).

EXAME FÍSICO

Além do exame físico convencional, devem ser documentadas medidas antropométricas, como altura e peso (calcular o índice de massa corporal), circunferência do pescoço, pressão arterial e avaliação da cavidade nasal e da orofaringe.

Além disso, é fundamental a avaliação das alterações da morfologia craniofacial, já que oclusões dentárias (mordida cruzada, mordida aberta, má oclusão), presença de palato ogival e alterações no desenvolvimento da maxila (hipoplastia) e da mandíbula (retroposição) predispõem à obstrução das vias aéreas.

O exame da cavidade oral e da orofaringe deve contemplar a descrição da proporção relativa da língua, do palato (classificação de Mallampati modificada), das tonsilas, da úvula e das paredes da laringe (graduação das tonsilas palatinas) em relação ao espaço da via aérea.

Os principais achados ao exame físico em caso de AOS estão apresentados na Tabela 16.4.

Tabela 16.3 Questionário de Berlim

Categoria 1				
1. Você ronca?	SIM	Não	Não sei	–
2. Seu ronco é:	Pouco mais alto do que sua respiração	Tão alto quanto sua respiração	Mais alto do que falar	Tão alto que pode ser ouvido nos quartos próximos
3. Com que frequência você ronca?	PRATICAMENTE TODOS OS DIAS	3 a 4×/SEMANA	1 a 2×/semana	Nunca ou praticamente nunca
4. Seu ronco incomoda alguém?	SIM	Não		
5. Alguém notou que você para de respirar enquanto dorme?	PRATICAMENTE TODOS OS DIAS	3 a 4×/SEMANA	1 a 2×/semana	Nunca ou praticamente nunca
Categoria 2				
6. Quantas vezes você se sente cansado ou com fadiga depois de acordar?	PRATICAMENTE TODOS OS DIAS	3 a 4×/SEMANA	1 a 2×/semana	Nunca ou praticamente nunca
7. Quando você está acordado, você se sente cansado, fatigado ou não se sente bem?	PRATICAMENTE TODOS OS DIAS	3 a 4×/SEMANA	1 a 2×/semana	Nunca ou praticamente nunca
8. Alguma vez você cochilou ou caiu no sono enquanto dirigia?	SIM	Não	–	–
Categoria 3				
9. Você tem pressão alta?	SIM	Não	Não sei	–
IMC=				

Pontuação das perguntas: qualquer resposta em letras maiúsculas é considerada positiva.

Pontuação das categorias:
Categoria 1 = é positiva com duas ou mais respostas positivas para as questões de 1 a 5.
Categoria 2 = é positiva com duas ou mais respostas positivas para as questões de 6 a 8.
Categoria 3 = é positiva se a resposta para a questão 9 é positiva ou IMC > 30.

Resultado final: duas ou mais categorias indicam alto risco para AOS.

Fonte: adaptada de Pneumologia Paulista 2008; 21(3).

Tabela 16.4 Achados físicos sugestivos de AOS

Obesidade (IMC > 30kg/m²)
Circunferência do pescoço > 42cm em homens e > 38cm em mulheres
Circunferência abdominal > 95cm em homens e > 85cm em mulheres
Classificação de Mallampati modificada de classes III e IV
Hipertrofia de tonsilas palatinas nos graus III e IV
Presença de palato ogival
Hipertensão arterial sistêmica, especialmente se refratária ao tratamento medicamentoso ou com persistência dos níveis elevados durante o sono
Sinais de hipertensão pulmonar ou de *cor pulmonale*

DIAGNÓSTICO

O diagnóstico da síndrome da AOS deve ser realizado com a associação de história clínica, exame físico e exames complementares durante o sono. Atualmente, existem quatro modalidades de monitorização durante o sono.

A polissonografia completa é realizada com a captação de, no mínimo, sete canais, entre os quais: eletroencefalograma, eletromiograma mentoniano e tibial, eletro-oculograma, fluxo aéreo, esforço respiratório, saturação de oxigênio, eletrocardiograma, posição corporal e sensor de ronco. Realizada em um laboratório de sono, assistida por um técnico de polissonografia com registro mínimo de 6 horas de monitorização, é considerada o exame padrão-ouro para o diagnóstico de AOS. Os dados coletados podem ser analisados por técnicos especializados, e a interpretação dos dados deve ser fornecida por um médico habilitado em medicina do sono. Dentre os resultados derivados, destaca-se o índice de apneia e hipopneia (IAH), representando o número de eventos respiratórios por hora. Esse índice é um dos parâmetros usados para estratificar a gravidade da doença. Quando o IAH é de 5 a 14, considera-se apneia leve, de 15 a 29, moderada, e quando acima de 30 eventos respiratórios por hora, grave.

Dados clínicos como sonolência diurna excessiva e o grau de comprometimento da função social ou ocupacional podem ser incorporados ao IAH, obtendo-se uma estratificação de gravidade mais dinâmica, como demonstrado na Tabela 16.5.

A polissonografia domiciliar é realizada por aparelhos portáteis. Esse tipo de exame pode ser ou não assistido por técnico em polissonografia, possibilitando, assim, a realização dos registros dos canais no domicílio do paciente. As limitações que se impõem nesses tipos de monitorização são a falha na captação dos canais ou soltura dos sensores e a variabilidade de equipamentos e tecnologias disponíveis atualmente. Além disso, é necessário que o paciente durma de maneira satisfatória por 4 horas para possibilitar um exame satisfatório, já que não se conta com o eletroencefalograma para editar os períodos em vigília. Alguns aparelhos permitem que a montagem seja realizada pelo próprio paciente em seu domicílio, sem a necessidade de auxílio técnico, sendo seu uso validado na população brasileira.

Os aparelhos portáteis utilizados na polissonografia domiciliar durante o sono têm ganhado mais espaço para o diagnóstico de AOS naqueles pacientes com alta probabilidade clínica da doença, definidos pelo exame clínico e a aplicação de questionários de risco. A importância dos aparelhos portáteis aumentou após a Academia Americana de Medicina do Sono e o sistema de saúde suplementar dos EUA aceitarem seus laudos para liberação do tratamento de AOS por aparelhos de pressão positiva, assim como o monitoramento após o início da terapia. Recentemente, a Sociedade Canadense de Sono passou a seguir a mesma orientação da Sociedade Americana.

De acordo com a Classificação Internacional das Doenças do Sono, terceira edição, o diagnóstico da síndrome da AOS é confirmado quando se preenche um dos critérios abaixo:

1) Ocorrência de cinco ou mais eventos respiratórios predominantemente obstrutivos (apneia e/ou hipopneia e/ou despertar relacionado com esforço respiratório) por hora de sono (dados obtidos por polissonografia) em um paciente associado um ou mais dos seguintes sinais ou sintomas:
   a) Sonolência, sono não reparador, fadiga ou insônia;
   b) Sensação de sufocação ao acordar, despertar com respiração ofegante, ou engasgo noturno;
   c) Ronco habitual, interrupções de respiração (apneia ou hipopneias), ou ambos observado por um parceiro de cama ou outro observador;
   d) hipertensão, distúrbio de humor, disfunção cognitiva, doença da artéria coronária, acidente vascular cerebral, insuficiência cardíaca congestiva, fibrilação atrial, ou diabetes mellitus tipo 2.

2) Ocorrência de 15 ou mais eventos respiratórios predominantemente obstrutivos (apneia e/ou hipopneia e/ou despertar relacionado com esforço respiratório) por hora de sono (dados obtidos por polissonografia), independentemente da presença de sintomas ou co-morbidades associadas.

TRATAMENTO

A higiene do sono e mudanças nos hábitos de vida, como perda de peso, suspensão ou substituição de substâncias que interferem diretamente na musculatura das VAS (benzodiazepínicos, barbitúricos, narcóticos), diminuição do consumo de álcool, principalmente durante o período vespertino, cessação do tabagismo e mudança da posição do corpo durante o sono (evitar o decúbito dorsal), devem ser sempre incentivadas.

O tratamento de escolha da AOS de intensidade moderada a grave consiste no uso da CPAP, que promove remissão dos eventos respiratórios (roncos e apneias e hipopneias) e, consequentemente, diminui a queixa de sonolência excessiva diurna, aumenta a saturação de oxi-hemoglobina noturna e melhora a estrutura do sono (diminui os despertares relacionados com eventos respiratórios) e a qualidade de vida dos pacientes.

O uso de aparelhos intraorais tem o objetivo de prevenir o colapso entre os tecidos da orofaringe e da base da língua durante o sono. Assim, espera-se redução dos eventos respiratórios obstrutivos nas VAS. Os aparelhos reposicionadores mandibulares ou de avanço mandibular são os mais utilizados atualmente. Eles são indicados no tratamento da AOS de menor intensidade e nos roncos primários. Podem ser recomendados ainda para aqueles que são intolerantes ou se recusam a usar a CPAP. São contraindicados em pacientes com predomínio de apneias centrais e naqueles com condições odontológicas inapropriadas, como doença periodontal ativa, e disfunção temporomandibular.

As cirurgias para AOS já foram muito utilizadas em passado recente, mas estão em desuso devido ao retorno dos sintomas alguns meses após a cirurgia. Exceto em casos de alterações faciais importantes ou em indivíduos jovens com grande hipertrofia tonsilar, a cirurgia vem sendo utilizada apenas no intuito de melhorar a respiração nasal para adaptação da máscara de CPAP.

EVOLUÇÃO/PROGNÓSTICO

A AOS de moderada a acentuada é considerada fator de risco para mortalidade de qualquer causa. A doença aumenta o risco de coronariopatias, *diabetes mellitus* tipo 2, acidente vascular encefálico, hipertensão, hospitalização e mortes por exacerbação de doença pulmonar obstrutiva crônica (DPOC). Em alguns casos, há ainda alterações de

Tabela 16.5 Classificação de gravidade da AOS

AOS leve	AOS moderada	AOS grave
SDE ao ler, ver TV ou como passageiro de veículo	SDE em eventos socioculturais	SDE ao comer, conversar, andar ou dirigir
Alterações discretas das funções sociais e profissionais	Alterações moderadas das funções sociais ou profissionais	Alterações marcantes das funções sociais e ocupacionais
IAH: 5 a 15/h	IAH: 15 a 30/h	IAH: > 30/h

SDE: sonolência diurna excessiva.

humor e comprometimento neurocognitivo. Além disso, a sonolência diurna excessiva, sintoma comum da síndrome da (SAOS), tem relação direta com o aumento de acidentes de trabalho e de trânsito.

SITUAÇÕES ESPECIAIS

AOS e hipertensão arterial sistêmica (HAS)

Atualmente, há dados suficientes na literatura para considerar a AOS uma causa secundária da HAS. A prevalência de AOS é muito maior em pacientes hipertensos do que a verificada na população em geral, variando entre 38% e 56% e chegando a 64% em indivíduos com HAS resistente. Muitas correlações iniciais são provenientes de estudos epidemiológicos. Em um desses estudos, 709 indivíduos que trabalhavam na Universidade de Wisconsin responderam a um questionário sobre hábitos de vida e história médica, além de submeter-se a aferição de pressão arterial, peso, altura e estudo polissonográfico. Após seguimento de 4 anos, foi demonstrada associação causal entre presença de AOS na avaliação inicial e surgimento de HAS no seguimento, independente de outros fatores de risco. Adicionalmente, os autores observaram uma relação dose-resposta entre o IAH e o risco de aparecimento de hipertensão arterial. Outras coortes que se seguiram mostraram resultados semelhantes.

Outro ponto importante é que a maioria dos pacientes hipertensos com AOS não tratados apresenta níveis pressóricos elevados, a despeito do uso de muitos agentes anti-hipertensivos. Desse modo, em pacientes com hipertensão resistente, a AOS pode se constituir em uma das principais causas de ausência de resposta ao tratamento anti-hipertensivo. Vários estudos demonstraram redução da pressão arterial após o tratamento da AOS com CPAP. A redução, mesmo que modesta, pode contribuir para redução do risco cardiovascular, especialmente nas populações de maior risco. Após esses resultados, a AOS foi incluída como fator causal para HAS em várias diretrizes internacionais.

AOS e arritmias

A arritmia mais frequentemente observada em pacientes com AOS consiste na variação cíclica da frequência cardíaca. Essa arritmia é caracterizada por bradicardia progressiva durante o período de apneia com subsequente taquicardia durante o período de retorno da respiração. A bradicardia geralmente começa com o início da apneia, com intensidade proporcional ao grau de hipoxemia, e reflete uma mudança no tônus autonômico. Evidências mostram que cerca de 80% das bradicardias associadas à apneia acontecem durante o sono REM, revelando a vulnerabilidade do coração às influências autonômicas durante essa fase do sono. O mecanismo de taquicardia pós-apneia é provavelmente causado pela combinação do microdespertar e com a inibição do vago pelo reflexo de insuflação pulmonar, do qual resultam aumento da frequência cardíaca, diminuição da resistência vascular periférica e broncodilatação. A taquicardia não é sustentada provavelmente por retorno da influência parassimpática assim que a respiração retorna.

Evidências consistentes sugerem que pacientes com AOS desenvolvem mais fibrilação atrial do que pessoas sem AOS, independente de qualquer outro fator de risco, incluindo a obesidade. Dentre os possíveis mecanismos responsáveis pela maior ocorrência de fibrilação atrial, destaca-se a evidência de remodelamento atrial promovido pela AOS. Pacientes com AOS, mesmo na ausência de hipertensão arterial, apresentam aumento no tamanho atrial, conhecido fator que aumenta a predisposição para a ocorrência de arritmias. Estudos recentes mostram que os pacientes submetidos a cardioversão elétrica ou ablação da fibrilação atrial e que eram portadores de apneia do sono apresentaram maior taxa de recorrência da arritmia, demonstrando a necessidade de investigação sistemática da AOS nesses pacientes.

AOS e insuficiência cardíaca (IC)

A relação entre AOS e IC começou a ser notada a partir dos achados de importantes estudos epidemiológicos. No *Sleep Heart Study*, estudo que envolveu mais de 6.000 homens e mulheres, evidenciou-se que a presença da AOS aumentou em 2,38 vezes a probabilidade de um indivíduo ter IC, independentemente de outros fatores de risco. Um estudo recente mostrou que a presença da AOS em pacientes com IC estabelecida está associada a aumento da mortalidade no seguimento médio de 3 anos. O substrato fisiopatológico para o estabelecimento dessa relação baseia-se no impacto da ativação simpática persistente em detrimento da inibição vagal do sistema cardiovascular em geral, bem como nos efeitos deletérios do aumento da sobrecarga e da hipoxia sobre o miocárdio. Nesse sentido, as consequências da ativação crônica do sistema simpático incluem necrose do miócito, apoptose, *downregulation* e dessensibilização do receptor beta-adrenérgico, arritmogênese e aumento das taxas de mortalidade. Estímulo nos nervos simpáticos do território renal promove a ativação do sistema renina-angiotensina-aldosterona, bem como a retenção de sódio e líquido. O comprometimento do barorreflexo e do controle da frequência cardíaca é achado adicional que coopera para o aumento do risco de morte súbita nesses pacientes. Em contraste com o que acontece em pacientes com IC isolada, a presença conjunta da AOS ajuda a amplificar os distúrbios do controle cardiovascular também durante o sono. Portanto, torna-se uma combinação altamente desfavorável para ocasionar a piora da função ventricular, o surgimento de arritmias e, por consequência, a piora da sobrevida.

Apesar de ainda ser controverso na literatura o papel do tratamento da AOS nos pacientes com IC, o tratamento com CPAP naqueles pacientes otimizados clinicamente reduz a pressão arterial sistólica e melhora a função sistólica do ventrículo esquerdo.

AOS e doença aterosclerótica

Recentemente, tem sido descrita na literatura a ocorrência de sinais precoces de aterosclerose (aumento da rigidez arterial, da espessura íntima-média da carótida e do diâmetro da carótida) em pacientes aparentemente saudáveis com AOS grave, isto é, que não apresentavam fatores de risco como hipertensão arterial, diabetes e tabagismo. Além disso, demonstrou-se uma correlação positiva entre a gravidade dos marcadores de aterosclerose e a gravidade da AOS. Após 4 meses de tratamento com CPAP, houve redução na espessura da camada íntima-média para valores semelhantes aos relatados em controles previamente saudáveis, além de redução de proteína C reativa e catecolaminas. Esses achados sugerem que o tratamento da AOS pode ser mais um fator a ser considerado para redução do risco cardiovascular, juntamente com as medidas clássicas já bem estabelecidas.

AOS e doença coronariana

No que diz respeito à doença coronariana, até o momento as evidências são relativamente escassas e baseadas em uma relação de associação e não em uma relação causal. Estima-se que a prevalência de doença coronariana nos pacientes com AOS esteja em torno de 25%, sendo essa porcentagem mais alta nos pacientes com AOS moderada e grave. Já a prevalência da AOS em pacientes com doença coronariana é estimada em 30%. A importância do reconhecimento da AOS é respaldada por evidências sugerindo que a AOS pode contribuir tanto para a progressão da doença coronariana como para a instabilização de uma doença coronariana estabelecida. Nesse sentido, estudos com registros simultâneos de polissonografia e eletrocardiograma demonstraram a ocorrência de episódios de isquemia noturna em pacientes com AOS, mais comumente durante o sono REM, fase em que os eventos respiratórios são mais frequentes. Curiosamente, o tratamento com CPAP promoveu redução dos eventos isquêmicos noturnos.

Outro dado interessante refere-se à carga aterosclerótica coronariana. O escore de Gensini, indicador da gravidade da aterosclerose coronariana, foi maior em apneicos com eventos de dessaturação > 5 eventos/hora de sono (evento de dessaturação definido como queda na saturação de O_2 > 3% com duração de no mínimo 10 segundos) do que nos não dessaturadores. Outro estudo que avaliou a relação entre AOS e doença coronariana foi o *Sleep Heart Health Study*, que revelou que a razão de chance para o desenvolvimento de insuficiência coronariana foi de 1,27 naqueles indivíduos com IAH > 11 eventos/hora, sugerindo ser a AOS um fator independente para doença coronariana.

AOS e doença cerebrovascular

Com relação ao acidente vascular encefálico (AVE), estudos têm sugerido que a AOS está associada à ocorrência de AVE e morte, podendo a prevalência dessa síndrome no AVE chegar a 70%, em comparação com 2% a 4% na população de meia-idade. Poucos estudos, no entanto, avaliaram o papel da AOS como fator de risco independente para esses desfechos após ajuste para outros fatores de risco. Yaggi e cols., em estudo observacional de coorte, incluíram 1.022 pacientes, 68% dos quais apresentavam AOS, com IAH > 5, e 32% eram os controles, com IAH < 5 eventos/hora. A AOS foi independentemente associada a AVE e morte (OR: 2,24) após ajuste para os fatores de confusão (idade, sexo, raça, IMC, *diabetes mellitus*, hiperlipidemia, fibrilação atrial e HAS).

AOS, morte súbita e mortalidade cardiovascular

O risco de eventos cardiovasculares na população em geral é significativamente maior nas primeiras horas da manhã, após o despertar (habitualmente entre as 6 horas e o meio-dia). Existem muitas explicações para justificar esse padrão. O aumento dos eventos durante a manhã pode ser explicado, em parte, por mudanças no comportamento da atividade simpática, alterações circadianas do barorreflexo e aumento da coagulabilidade e de anormalidades eletrofisiológicas. Evidências recentes mostraram que o padrão circadiano de eventos cardiovasculares na AOS é diferente da população em geral. Nesse sentido, Gami e cols. avaliaram 112 pacientes com AOS que apresentaram quadro de morte súbita de origem cardíaca. Diferente do que ocorre com a população em geral, esses autores observaram que pacientes com AOS morrem mais no período entre meia-noite e 6 horas do que no período da manhã. Além disso, esses autores observaram que, quanto mais grave a AOS, maior a chance de o indivíduo ter morte súbita de madrugada do que em outros períodos. Evidências de duas grandes coortes americanas e uma espanhola, com seguimento de mais de 10 anos, apontam para maior risco de morte cardiovascular nos pacientes com AOS grave, quando comparados a pacientes com formas mais leves ou pacientes tratados com CPAP. Esses dados apontam para um benefício do tratamento da AOS na redução da mortalidade, porém ensaios clínicos bem conduzidos ainda precisam confirmar os achados desses estudos observacionais.

CONSIDERAÇÕES FINAIS

O pleno conhecimento da fisiopatologia da AOS e suas múltiplas e variadas relações com o sistema cardiovascular contribuirá para o tratamento adequado de um número cada vez maior de pacientes, tendo em vista a "epidemia" de obesidade no mundo moderno. A busca ativa da AOS precisa começar a ser realizada a partir da incorporação de perguntas simples no interrogatório sintomatológico, como a presença de ronco e sonolência diurna, para a suspeição diagnóstica e o tratamento efetivo.

Bibliografia

Abrishami A, Khajehdehi A, Chung F. A systematic review of screening questionnaires for obstructive sleep apnea. Can J Anaesth 2010; 57:423-38.

Ahrens A, McGrath C, Hägg U. A systematic review of the efficacy of oral appliance design in the management of obstructive sleep apnoea. Eur J Orthod 2011; 33(3):318-24.

American Academy of Sleep Medicine – AASM. International Classification of Sleep Disorders. 3. ed. Darien, IL: American Academy of Sleep Disorders, 2014.

Aurora RN, Casey KR, Kristo D et al. Practice parameters for the surgical modifications of the upper airway for obstructive sleep apnea in adults. Sleep 2010; 33(10):1408-13.

Badr MS. Pathophysiology of upper airway obstruction during sleep. Clin Chest Med 1998; 19(1):21-32.

Basner RC. Continuous Positive Airway Pressure for obstructive sleep apnea. N Engl J Med 2007; 356:1751-8.

Becker HF, Jerrentrup A, Ploch T et al. Effect of nasal continuous positive airway pressure treatment on blood pressure in patients with obstructive sleep apnea. Circulation 2003; 107(1):68-73.

Berry RB, Brooks R, Charlene E et al. The AASM Manual for Scoring of Sleep and Associated Events: rules, terminology and technical specifications. Version 2.0. Westchester, IL: American Academy of Sleep Medicine, 2012.

Berry RB, Kouchi K, Bower J, Prosise G, Light RW. Triazolam in patients with obstructive sleep apnea. Am J Respir Crit Care Med 1995; 151(2 Pt 1):450-4.

Bertolazi AN, Fagondes SC, Hoff LS, Pedro VD, Menna Barreto SS, Johns MW. Portuguese-language version of the Epworth sleepiness scale: validation for usein Brazil. J Bras Pneumol 2009; 35:877-83.

Bittencourt LRA, Silva RS, Santos RF, Pires MLN, Mello MT. Sonolência excessiva. Revista Brasileira de Psiquiatria 2005; 27(Supl. 1), 16-21.

Bittencourt LRA. Academia Brasileira de Neurologia; Associação Brasileira de Otorrinolaringologia e Cirurgia Cervico-Facial; Associação Brasileira de Sono; Sociedade Brasileira de Pediatria; Sociedade Brasileira de Pneumologia e Tisiologia; Sociedade Brasileira de Neurofisiologia Clínica. Diagnóstico e tratamento da síndrome da apneia obstrutiva do sono. Guia prático. 2. ed. São Paulo: Livraria Médica Paulista Editora, 2008:1-100.

Bradley TD, Floras JS. Sleep apnea and heart failure: part I: obstructive sleep apnea. Circulation 2003; 107:1671-8.

Chervin RD. Sleepiness, fatigue, tiredness, and lack of energy in obstructive sleep apnea. Chest 2000; 118:372.

Chobanian AV, Bakris GL, Black HR et al. Joint National Committee on Prevention, Detection, Evaluation, and Treatment of High Blood Pressure. National Heart, Lung, and Blood Institute; National High Blood Pressure Education Program Coordinating Committee. Seventh report of the Joint National Committee on Prevention, Detection, Evaluation, and Treatment of High Blood Pressure. Hypertension 2003; 42(6):1206-52.

Cobanian AV, Bakris GL, Black HR et al. The Seventh Report of the Joint National Committee on Prevention, Detection, Evaluation, and Treatment of High Blood Pressure: the JNC 7 report. JAMA 2003; 289:2560-72.

Collop NA, Anderson WM, Boehlecke B et al. Clinical guidelines for the use of unattended portable monitors in the diagnosis of obstructive sleep apnea in adults patients. Portable Monitoring Task Force of the American Academy of Sleep Medicine. J Clin Sleep Med 2007; 3(7):737-47.

Corrêa da Silva, L. C. Pneumologia: princípios e práticas. 1. ed. Porto Alegre-RS: Artmed 2012.

Davies RJ, Ali NJ, Stradling JR. Neck circumference and other clinical features in the diagnosis of the obstructive sleep apnea syndrome. Thorax 1992; 47:101-5.

Doff MH, Hoekema A, Pruim GJ, Huddleston Slater JJ, Stegenga B. Long-term oral-appliance therapy in obstructive sleep apnea: a cephalometric study of craniofacial changes. J Dent 2010; 38(12):1010-8.

Drager LF, Bortolotto LA, Figueiredo AC, Krieger EM, Lorenzi-Filho G. Effects of continuous positive airway pressure on early signs of atherosclerosis in obstructive sleep apnea. Am J Respir Crit Care Med 2007; 176(7):706-12.

Drager LF, Bortolotto LA, Figueiredo AC, Silva BC, Krieger EM, Lorenzi-Filho G. Obstructive sleep apnea, hypertension and their interaction on arterial stiffness and heart remodeling. Chest 2007; 131:1379-86.

Drager LF, Bortolotto LA, Lorenzi MC, Figueiredo AC, Krieger EM, Lorenzi-Filho G. Early signs of atherosclerosis in obstructive sleep apnea. Am J Respir Crit Care Med 2005; 172(5):613-8.

Ebrahim IO, Shapiro CM, Williams AJ, Fenwick PB. Alcohol and sleep I: effects on normal sleep. Alcohol Clin Exp Res 2013; 37(4):539-49.

Epstein LJ, Kristo D, Strollo PJ et al. Clinical guideline for the evaluation, management and long-term care of obstructive sleep apnea in adults. J Clin Sleep Med 2009; 5(3):263-76.

Fleetham J, Ayas N, Bradley D et al. Canadian Thoracic Society 2011 guideline update: diagnosis and treatment of sleep disordered breathing. Can Respir J 2011; 18(1):25-47.

Gami AS, Howard DE, Olson EJ, Somers VK. Day-night pattern of sudden death in obstructive sleep apnea. N Engl J Med 2005; 352(12):1206-14.

Gaultier C. Upper airway muscles and physiopathology of obstructive sleep apnea syndrome. Neurophysiol Clin 1994; 24(3):195-206.

Giles TL, Lasserson TJ, Smith BH, White J, Wright J, Cates CJ. Continuous positive airways pressure for obstructive sleep apnoea in adults. Cochrane Database Syst Rev 2006; (3):CD001106.

Gula LJ, Krahn AD, Skanes AC, Yee R, Klein GJ. Clinical relevance of arrhythmias during sleep: guidance for clinicians. Heart 2004; 90(3):347-52.

Hayashi M, Fujimoto K, Urushibata K, Uchikawa S, Imamura H, Kubo K. Nocturnal oxygen desaturation correlates with the severity of coronary atherosclerosis in coronary artery disease. Chest 2003; 124(3):936-41.

Hoffstein V, Szalai JP. Predictive value of clinical features in diagnosing obstructive sleep apnea. Sleep 1993; 16:118-22.

Holty JE, Guilleminault C. Surgical options for the treatment of obstructive sleep apnea. Med Clin North Am 2010; 94(3):479-515.

Hung J, Whitford EG, Parsons RW, Hillman DR. Association of sleep apnoea with myocardial infarction in men. Lancet 1990; 336(8710):261-4.

Kaneko Y, Floras JS, Usui K, et al. Cardiovascular effects of continuous positive airway pressure in patients with heart failure and obstructive sleep apnea. N Engl J Med 2003; 348:1233.

Khoo SM, Tan WC, Ng TP, Ho CH. Risk factors associated with habitual snoring and sleep-disordered breathing in a multi-ethnic Asian population: a population-based study. Respir Med 2004; 98:557-66.

Krol RC, Knuth SL, Bartlett D Jr. Selective reduction of genioglossal muscle activity by alcohol in normal human subjects. Am Rev Respir Dis 1984; 129:247-50.

Kryger MH, Roth T, Dement WC. Principles and practice of sleep medicine. 5. ed. St. Louis: Elsevier, 2011.

Kryger MH. Pathophysiology of obstructive sleep apnea syndrome. In: Fabiani M (ed.) Surgery for snoring and obstructive sleep apnea syndrome.

Kuna ST. Portable-monitor testing: an alternative strategy for managing patients with obstructive sleep apnea. Respiratory Care 2010; 55:1196-215.

Kushida CA, Efron B, Guilleminault C. A predictive morphometric model for the obstructive sleep apnea syndrome. Ann Intern Med 1997; 127(8 Pt 1):581-7.

Lavie P, Herer P, Hoffstein V. Obstructive sleep apnoea syndrome as a risk factor for hypertension: population study. BMJ 2000; 320(7233):479-82.

Li W, Xiao L, Hu J. The comparison of CPAP and oral appliances in treatment of patients with OSA: a systematic review and metaanalysis. Respir Care 2013; 58(7):1184-95.

Lim J, Lasserson TJ, Fleetham J, Wright J. Oral appliances for obstructive sleep apnea. Cochrane Database Syst Rev 2006; (1):CD004435.

Lin HC, Friedman M, Chang HW, Gurpinar B. The efficacy of multilevel surgery of the upper airway in adults with obstructive sleep apnea/hypopnea syndrome. Laryngoscope 2008; 118(5): 902-8.

Lurie A. Cardiovascular disorders associated with obstructive sleep apnea. Adv Cardiol 2011; 46:197-266.

Maekawa M, Shiomi T, Usui K, Sasanabe R, Kobayashi T. Prevalence of ischemic heart disease among patients with sleep apnea syndrome. Psychiatry Clin Neurosci 1998; 52(2):219-20.

McEvoy RD, Anderson CS, Antic NA et al. The sleep apnea cardiovascular endpoints (SAVE) trial: Rationale and start-up phase. J Thorac Dis 2010; 2(3):138-43.

McNicholas WT. Impact of sleep on respiratory muscle function. Monaldi Arch Chest Dis 2002; 57(5-6):277-80.

Ng SS, Chan TO, To KW et al. Validation of Embletta portable diagnostic system for identifying patients with suspected obstructive sleep apnoea syndrome (OSAS). Respirology 2010; 15:336-42.

Nieto FJ, Young TB, Lind BK et al. Association of sleep-disordered breathing, sleep apnea, and hypertension in a large community-based study. Sleep Heart Health Study. JAMA 2000; 283(14):1829-36.

Olson LG, Cole MF, Ambrogetti A. Correlations among Epworth Sleepiness Scale scores, multiple sleep latency tests and psychological symptoms. J Sleep Res 1998; 7:248-53.

Park JG, Ramar K, Olson EJ. Updates on definition, consequences and management of obstructive sleep apnea. Mayo Clin Proc 2011; 86(6):549-54.

Pedrosa RP, Drager LF, de Paula LK et al. Effects of OSA treatment on bp in patients with resistant hypertension: a randomized trial. Chest 2013; 144:1487-94.

Pedrosa RP, Drager LF, Gonzaga CC et al. Obstructive sleep apnea: the most common secondary cause of hypertension associated with resistant hypertension. Hypertension 2011; 58:811-7.

Peled N, Abinader EG, Pillar G, Sharif D, Lavie P. Nocturnal ischemic events in patients with obstructive sleep apnea syndrome and ischemic heart disease: effects of continuous positive air pressure treatment. J Am Coll Cardiol 1999; 34(6):1744-9.

Permut I, Diaz-Abad M, Chatila W et al. Comparison of positional therapy to CPAP in patients with positional obstructive sleep apnea. J Clin Sleep Med 2010; 6(3):238-43.

Polese JF, Santos-Silva R, Kobayashi RF et al. Monitorização portátil no diagnóstico da apneia obstrutiva do sono: situação atual, vantagens e limitações. J Bras Pneumol 2010; 36(4)498-505.

Punjabi NM. The epidemiology of adult obstructive sleep apnea. Proc Am Thorac Soc 2008; 5:136-43.

Romero E, Krakow B, Haynes P, Ulibarri V. Nocturia and snoring: predictive symptoms for obstructive sleep apnea. Sleep Breath 2010; 14:337-43.

Ross SD, Sheinhait MA, Harrison KL et al. Systematic review and meta-analysis of the literature regarding the diagnosis of sleep apnea. Sleep 2000; 23:1-14.

Santos-Silva R, Sartori DE, Truksinas V et al. Validation of a portable monitoring system for the diagnosis of obstructive sleep apnea syndrome. Sleep 2009; 32:629-36.

Schäfer H, Koehler U, Ewig S, Hasper E, Tasci S, Lüderitz B. Obstructive sleep apnea as a risk marker in coronary artery disease. Cardiology 1999; 92(2):79-84.

Scrima L, Broudy M, Nay KN, Cohn MA. Increased severity of obstructive sleep apnea after bedtime alcohol ingestion: diagnostic potential and proposed mechanism of action. Sleep 1982; 5(4):318-28.

Sériès F, Cormier Y, La Forge J. Physiopathology of obstructive sleep apneas. Rev Mal Respir 1989; 6(5):397-407.

Sforza E, Roche F. Sleep apnea syndrome and cognition. Front Neurol 2012; 3:87.

Shahar E, Whitney CW, Redline S et al. Sleep-disordered breathing and cardiovascular disease: cross-sectional results of the Sleep Heart Health Study.Am J Respir Crit Care Med 2001; 163(1): 19-25.

Sharma SK, Vasudev C, Sinha S, Banga A, Pandey RM, Handa KK. Validation of the modified Berlin questionnaire to identify patients at risk for the obstructive sleep apnea syndrome. Indian J Med Res 2006; 124:281-90.

Shepertycky MR, Al-Barrak M, Kryger MH. Morbidity and mortality in obstructive sleep apnea syndrome. 1. Effect of treatment on cardiovascular morbidity. Sleep Biol Rhythms 2003; 1(1):15-28.

Soler EP, Ruiz VC. Epidemiology and risk factors of cerebral ischemia and ischemic heart diseases: similarities and differences. Curr Cardiol Rev 2010; 6(3):138-49.

Stradling JR, Crosby JH. Predictors and prevalence of obstructive sleep apnoea and snoring in 1001 middle aged men. Thorax 1991; 46(2):85-9.

Sundaram S, Bridgman SA, Lim J, Lasserson TJ. Surgery for obstructive sleep apnoea. Cochrane Database Syst Rev 2005 Oct 19; (4):CD001004.

Tufik S, Santos-Silva R, Taddei JA, Bittencourt LRA. Obstructive sleep apnea syndrome in the Sao Paulo epidemiologic sleep study. Sleep Med 2010; 11(5):441-6.

VI Diretrizes Brasileiras de Hipertensão. Arq Bras Cardiol [online] 2010; 95(1, suppl. 1):I-III.

Viner S, Szalai JP, Hoffstein V. Are history and physical examination a good screening test for sleep apnea? Ann Intern Med 1991; 115:356-9.

Wang H, Parker JD, Newton GE et al. Influence of obstructive sleep apnea on mortality in patients with heart failure. J Am Coll Cardiol 2007; 49(15):1625-31.

Wheaton AG, Perry GS, Chapman DP, Croft JB. Sleep disordered breathing and depression among U.S. adults: National Health and Nutrition Examination Survey, 2005-2008. Sleep 2012; 35:461.

Yaggi HK, Concato J, Kernan WN, Lichtman JH, Brass LM, Mohsenin V. Obstructive sleep apnea as a risk factor for stroke and death. N Engl J Med 2005; 353(19):2034-41.

Young T, Shahar E, Nieto FJ et al. Predictors of sleep-disordered breathing in community-dwelling adults: the Sleep Heart Health Study. Arch Intern Med 2002; 162:893-900.

Zamarron C, Garcia Paz V, Riveiro A. Obstructive sleep apnea syndrome is a systematic disease. Current evidence. Eur J Int Med 2008; 19(6):390-8.

Zonato AI, Bittencourt LR, Martinho FL, Júnior JF, Gregório LC, Tufik S. Association of systematic head and neck physical examination with severity of obstructive sleep apnea-hypopnea syndrome. Laryngoscope 2003; 113:973-80.

Zonato AI, Bittencourt LR, Martinho FL, Júnior JF, Gregório LC, Tufik S. Association of systematic head and neck physical examination with severity of obstructive sleep apnea-hypopnea syndrome. Laryngoscope 2003; 113:973-80.

Zonato AI, Martinho FL, Bittencourt LR, de Oliveira Campones Brasil O, Gregorio LC, Tufik S. Head and neck physical examination: comparison between nonapneic and obstructive sleep apnea patients. Laryngoscope 2005; 115:1030-4.

17

Patrícia Nunes Mesquita • Rafael José Coelho Maia

Endocrinologia e o Coração

INTRODUÇÃO

O excesso de secreção hormonal, assim como a deficiência de secreção por diversas glândulas endócrinas, tem correlação direta com alterações cardiovasculares. Neste capítulo iremos descrever algumas das principais correlações existentes entre essas duas grandes áreas da ciência médica. Como a maioria das mudanças no sistema cardiovascular é reversível com o tratamento, é importante o diagnóstico precoce.

ACROMEGALIA

Acromegalia se caracteriza pela secreção excessiva do hormônio do crescimento (GH) pelas células somatotróficas da adeno-hipófise. O GH exerce seu efeito celular por duas vias principais: primeiramente, por meio de sua ligação com receptores específicos nas células-alvo, os quais também foram identificados no coração; o outro efeito é mediante a estimulação da síntese do fator de crescimento insulina-*like* tipo I (IGF-I).

A acromegalia associa-se a aumento da morbidade e da mortalidade devido, principalmente, a doença cardiovascular. Os efeitos cardiovasculares e hemodinâmicos da acromegalia são variáveis e diferem entre os pacientes, dependendo de sua idade e da gravidade e duração da doença, geralmente aparecendo de maneira crônica e insidiosa. A alteração cardiovascular mais frequente é a hipertensão, seguida por aterosclerose e doença arterial coronariana (DAC). Entretanto, cardiomegalia, insuficiência cardíaca (IC) e acidentes vasculares encefálicos (AVE) também podem ser encontrados. A gravidade da hipertensão e das anormalidades cardíacas está relacionada com a duração da hipersecreção do GH.

A exposição crônica a altos níveis de GH e IGF-I conduz ao desenvolvimento da "cardiomiopatia acromegálica", caracterizada por hipertrofia concêntrica biventricular, disfunção diastólica e, além disso, alteração progressiva da função sistólica, levando a IC declarada. Doença nas valvas cardíacas e arritmias também foram documentadas e podem contribuir para a deterioração da função cardíaca. A piora da função cardíaca é a causa principal de mortalidade nos pacientes com acromegalia. Associado ao controle rigoroso dos fatores de risco cardiovasculares, o tratamento precoce do excesso de GH e IGF-I, por terapia cirúrgica ou farmacológica, tem promovido melhora nas anormalidades cardíacas e metabólicas, o que leva à redução significativa da hipertrofia ventricular esquerda e à melhora consistente do desempenho cardíaco; entretanto, a hipertrofia e a dilatação cardíaca podem ser irreversíveis, se já houver insuficiência cardíaca congestiva (ICC) manifesta.

SÍNDROME DE CUSHING

A síndrome de Cushing endógena resulta da exposição crônica ao excesso de glicocorticoides produzidos pelo córtex da suprarrenal. Essa secreção pode ser ACTH-dependente, quando causada pela produção crônica de hormônio adrenocorticotrófico (ACTH), em 80% a 85% dos casos, geralmente por adenoma hipofisário (doença de Cushing), por um tumor extra-hipofisário (síndrome ectópica do ACTH) ou, muito raramente, por um tumor secretante de corticotrofina (síndrome ectópica do CRH). Quando ACTH-independente, resulta da secreção adicional de cortisol por tumores adrenocorticais unilaterais, benignos ou malignos, ou pela hiperplasia ou displasia suprarrenal bilateral.

Clinicamente, caracteriza-se pelo surgimento de obesidade central, pele fina, estrias violáceas, fraqueza muscular proximal, fadiga, elevação da pressão arterial (PA), intolerância à glicose, acne, hirsutismo e irregularidade menstrual, além de alterações neuropsicológicas, como alteração do sono, irritabilidade, depressão e déficit cognitivo.

A hipertensão, na síndrome de Cushing, é causada por produção aumentada de angiotensina II, pela atividade vascular mediada por glicocorticoides, pela diminuição da recaptação dos produtos degradados das catecolaminas ou pela inibição dos vasodilatadores, como cininas e prostaglandinas.

A elevada morbimortalidade cardiovascular na síndrome de Cushing pode ser explicada, em grande parte, por doença vascular cerebral e periférica, DAC com infarto agudo do miocárdio (IAM) e ICC crônica. Estudos sobre a estrutura e função do ventrículo esquerdo (VE) relataram hipertrofia e comprometimento da contratilidade em 40% dos pacientes. Alguns autores sugerem que a duração da patologia, mais do que a quantidade de hormônio e o nível da PA, possa ser o fator mais relevante para hipertrofia cardíaca. A síndrome de Cushing também pode se apresentar com cardiomiopatia dilatada. Além disso, a importante fraqueza muscular resultante da miopatia esquelética induzida pelo corticoide contribui para diminuição da tolerância ao esforço.

Pode vir associada ao mixoma cardíaco, geralmente em átrio esquerdo, e a lesões dérmicas pigmentares (manchas café com leite), caracterizando o complexo de Carney.

HIPERALDOSTERONISMO

O hiperaldosteronismo primário é caracterizado por produção excessiva e autônoma (independente do eixo renina-angiotensina) de aldosterona, com supressão da atividade plasmática de renina, hipertensão arterial e, em 50% dos casos, hipopotassemia e alcalose.

O aumento da retenção de sódio causa hipertensão, eleva a perda real de magnésio e potássio e diminui a complacência arterial, com consequente aumento da resistência vascular sistêmica e alteração da regulação neural simpática e parassimpática.

Muitas das alterações no coração e no sistema cardiovascular que ocorrem no hiperaldosteronismo resultam da hipertensão associada. O grau de hipertrofia do VE, entretanto, é desproporcional ao esperado pela hipertensão isoladamente, talvez devido a sobrecarga de volume e pressórica causada pela maior ação da aldosterona. A hipopotassemia mediada pela aldosterona e grande parte da hipertensão associada respondem à remoção cirúrgica do adenoma suprarrenal benigno unilateral (ou, ocasionalmente, bilateral).

DOENÇA DE ADDISON

Decorrente de atrofia com perda da função das glândulas suprarrenais, que sintetizam e secretam glicocorticoides e mineralocorticoides, geralmente resulta de doenças que determinam destruição de 90% ou mais do córtex da suprarrenal e de condições que reduzem a síntese de esteroides suprarrenais, levando à produção subnormal de cortisol, aldosterona e androgênios.

Existe descrição na literatura de cardiomiopatia reversível com a administração de glicocorticoides e de tamponamento cardíaco precedendo a insuficiência suprarrenal crônica.

A crise addisoniana aguda é caracterizada por hipovolemia, hipotensão e colapso cardiovascular agudo, ocasionado pela perda renal de sódio, hiperpotassemia e perda do tônus vascular.

HIPERPARATIREOIDISMO

O hiperparatireoidismo primário (HPTP) é um distúrbio comum do metabolismo mineral ósseo caracterizado por regulação incompleta e secreção excessiva do hormônio paratireóideo (PTH) a partir de uma ou mais das glândulas paratireoides, diagnosticado facilmente pela medida do PTH inapropriadamente elevado com hipercalcemia.

Está associado a aumento da doença cardiovascular, com anormalidades cardíacas estruturais e funcionais e morte prematura. Há relato de associação de HPTP com hipertensão arterial, hipertrofia ventricular esquerda, função cardíaca alterada, DAC, anormalidades vasculares, desordens de condução e calcificação miocárdica e valvar. O mecanismo dessa relação permanece incerto. A paratireoidectomia diminui o risco cardiovascular, mesmo na forma leve da doença; desse modo, a cirurgia está indicada nos pacientes com HPTP e outros fatores de risco cardiovasculares.

HIPERTIREOIDISMO

Hipertireoidismo é um estado clínico caraterizado pelo excesso de produção de T3, T4, ou ambos. Sua causa mais comum é a doença de Graves (bócio difuso), a qual é mais frequente em mulheres entre a terceira e quarta décadas de vida.

As manifestações cardiovasculares estão entre os achados mais comuns e característicos da doença. Palpitações, resultantes do aumento na frequência e na força da contratilidade cardíaca, estão presentes na maioria dos pacientes. Alguns podem desenvolver também dor torácica semelhante a angina, inclusive com alterações sugestivas de isquemia no eletrocardiograma (ECG), mas com cateterismo cardíaco normal. Outras alterações também encontradas são dispneia e hipertensão sistólica isolada.

As anormalidades cardiovasculares em pacientes com hipertireoidismo incluem arritmias e ICC, regurgitação mitral e tricúspide, prolapso de valva mitral e hipertensão pulmonar. Esses achados demonstram reversibilidade após tratamento da doença tireoidiana.

O exame físico se caracteriza por precórdio hiperativo, com primeira bulha hiperfonética, acentuação do componente pulmonar da segunda bulha, presença de B3 e, ocasionalmente, um clique de ejeção sistólico. Sopros mesossistólicos em borda esternal esquerda também são comuns.

A alteração do ritmo mais comum em pacientes com hipertireoidismo é a taquicardia sinusal, cujo impacto clínico permanece incerto. A prevalência de fibrilação atrial e formas de taquicardia supraventricular menos comuns varia de 2% a 20%. Estudos confirmam que a fibrilação atrial vinculada ao hipertireoidismo é mais comum com o avançar da idade. Todo paciente com quadro recente ou inexplicável de fibrilação atrial ou de outras arritmias supraventriculares deve dosar o TSH.

O hipertireoidismo subclínico é definido por concentração sérica de TSH baixa com níveis normais de T4 e T3 circulantes. Alguns estudos demonstraram alterações cardiovasculares nesse grupo de pacientes, como aumento da frequência cardíaca de repouso, da massa do VE e do diâmetro diastólico do VE, menor tolerância ao exercício e maior incidência de fibrilação atrial, principalmente em maiores de 60 anos de idade. Um estudo populacional com mais de 1.000 pacientes com hipertireoidismo subclínico que não recebiam tratamento demonstrou que um nível de TSH < 0,5 se associou a aumento de duas vezes na mortalidade, com risco relativo de 2,3 a 3,3 para todas as causas, principalmente por aumento da mortalidade cardiovascular. Embora as alterações cardiovasculares sejam, em grande parte, reversíveis após a restauração do eutireoidismo, seu tratamento permanece controverso.

HIPOTIREOIDISMO

Hipotireoidismo ocorre quando há secreção deficiente de T3 e T4, podendo ser consequente à destruição da glândula por processo autoimune, como na tireoidite de Hashimoto, ou à secreção deficiente de TSH, causada por doença na hipófise ou no hipotálamo. É mais frequente no gênero feminino, entre 30 e 60 anos de idade.

Clinicamente, caracteriza-se por pele seca, intolerância ao frio, fraqueza muscular e de memória, dispneia, rouquidão, constipação intestinal, disfunção menstrual, mudança de personalidade e, ocasionalmente, IC.

Os achados cardiovasculares no hipotireoidismo são mais sutis do que no hipertireoidismo. São característicos: graus leves de bradicardia, hipertensão diastólica, diminuição da pressão de pulso, precórdio relativamente inocente e intensidade reduzida do impulso apical.

Derrame pericárdico, raramente complicado com tamponamento cardíaco, pode ser observado em até um terço dos pacientes, uma vez que o mixedema está associado a aumento da permeabilidade capilar e tende a regredir com a reposição hormonal.

O hipotireoidismo também produz elevação do colesterol total e da lipoproteína de baixa densidade (LDL), proporcional ao aumento do TSH sérico.

Também em virtude da influência do hipotireoidismo sobre outros fatores de risco cardiovasculares, incluindo hipercolesterolemia, hipertensão e níveis elevados de homocisteína, pacientes com hipotireoidismo podem ter alto risco de aterosclerose e doença vascular coronariana e sistêmica.

Hipotireoidismo subclínico é caracterizado por níveis elevados de TSH com valores normais de T3 e T4. Também acarreta alterações cardiovasculares, porém menos intensas do que na doença manifesta. Altera o metabolismo lipídico, a aterosclerose, a contratilidade cardíaca e a resistência vascular sistêmica, com aumento da morbimortalidade. De modo geral, do ponto de vista cardiovascular, parece apropriado tratar os pacientes com hipotireoidismo subclínico, uma vez que os benefícios superam os riscos da terapia.

DISFUNÇÃO TIREOIDIANA SECUNDÁRIA À CARDIOPATIA

O metabolismo dos hormônios tireoidianos encontra-se alterado em pacientes com cardiopatia aguda ou crônica. Pacientes com ICC apresentam baixa concentração sérica de T3, sendo seu valor proporcional ao grau da ICC, e sua reposição parece melhorar a dinâmica cardíaca. Nos casos de IAM não complicados, a concentração sérica de T3 total e livre diminui, atingindo o patamar mais baixo no quarto dia após o infarto. Nos pacientes que são submetidos à revascularização, também há queda de T3 total e livre no período pós-operatório imediato.

AMIODARONA E DISFUNÇÃO TIREOIDIANA

A amiodarona é um agente antiarrítmico cuja composição é rica em iodo. O iodo presente no fármaco acarreta inibição da conversão da tiroxina em T3 na maioria dos tecidos e pode, também, inibir diretamente a síntese e a secreção do hormônio tireoidiano, causando hipotireoidismo. Em uma minoria dos casos, pode induzir hipertireoidismo.

FEOCROMOCITOMA

Os feocromocitomas são tumores originários das células cromafins do eixo simpático adrenomedular e caracterizados por excesso de produção de catecolaminas. Mais comumente localizados em região medular da suprarrenal (90%), são mais frequentes entre a terceira e quinta décadas de vida. Mais de 90% são benignos e unilaterais.

A apresentação clínica do feocromocitoma é caracterizada por cefaleia, palpitações, sudorese excessiva, tremores, dor torácica, perda de peso e outras queixas constitucionais. A hipertensão é a manifestação clínica mais comum. Pode ser episódica, mas costuma ser constante, e pode estar associada a hipotensão ortostática de ocorrência matinal. As crises paroxísticas e os sintomas clássicos resultam de excessos episódicos da secreção de catecolaminas.

Há relatos de comprometimento da função ventricular esquerda e cardiomiopatias em pacientes com feocromocitoma. Em raros casos, o feocromocitoma pode surgir dentro do coração, presumivelmente das células cromafins, que fazem parte dos paragânglios adrenérgicos autônomos.

DIABETES E O CORAÇÃO

Epidemiologia

O *diabetes mellitus* (DM), sobretudo o tipo 2, é importante fator de risco para as doenças cardiovasculares (DCV). Segundo estudos epidemiológicos, o risco de morte por DCV em diabéticos é duas a seis vezes maior do que o observado na população não diabética. A doença aterosclerótica, compreendendo DAC, doença vascular periférica (DVP) e doença cerebrovascular, é responsável por três em cada quatro mortes entre diabéticos tipo 2. As DCV são responsáveis por 75% das mortes em portadores de diabetes tipo 2 (DM2), com pelo menos 50% destas sendo causadas por DAC. Dados de estudo observacional, com 10 anos de seguimento em população americana, sinalizaram que enquanto a mortalidade por DAC reduziu-se significativamente em não diabéticos, na proporção de 36,4% e 27% para homens e mulheres, respectivamente, na população diabética, por outro lado, foram observados decréscimo menos significativo em homens (13,1%) e surpreendente aumento da mortalidade em mulheres (23%). Uma série de estudos tem evidenciado, também, alta prevalência de diabetes em pacientes com DAC estabelecida. Estudo detectou que aproximadamente 25% dos acometidos de IAM apresentavam diabetes estabelecido ou recentemente diagnosticado.

A origem das complicações cardiovasculares em pacientes com DM2 parece estar situada em um longo tempo antes do diagnóstico da doença. No *United Kingdom Prospective Diabetes Study* (UKPDS), cerca de 20% a 25% dos diabéticos recentemente diagnosticados já apresentavam evidências de aterosclerose. No *Bedford Diabetes Study*, diabéticos com pouco tempo de diagnóstico apresentavam virtualmente a mesma morbimortalidade por DCV, quando comparados a diabéticos de longa data. Em outro ensaio clínico, conduzido por Haffner e cols., foi constatado que os indivíduos diabéticos sem história de infarto prévio do miocárdio apresentavam risco similar de infarto subsequente, quando comparados aos não diabéticos. Esses achados podem refletir, dentre outros fatores causais, o importante papel da resistência insulínica na patogênese dessa condição. Essa resistência se inicia uma ou mais décadas antes do diagnóstico, podendo estar associada ao estado de risco multifatorial conhecido como síndrome metabólica.

Diabetes e doença macrovascular

A patogênese da aterosclerose no diabético é complexa e multifatorial. Vários mecanismos estão envolvidos nesse processo. O primeiro, caracterizado por fatores metabólicos, baseia-se na hiperglicemia, que, por sua vez, decorre de deficiência insulínica e resistência insulínica. A resistência insulínica é entidade fortemente correlacionada com eventos aterotrombóticos. É fator determinante de síndrome caracterizada por aumento de fluxo de ácidos graxos livres (AGL), dislipidemia, hiperinsulinemia e hipertensão. A disfunção endotelial, importante precursor fisiopatológico da aterosclerose, está associada não somente à dislipidemia e à hipertensão, mas também à hiperglicemia. Por outro lado, a hiperglicemia desencadeia glicação e oxidação, com consequente acúmulo dos produtos finais de glicação não enzimática, processo também ligado ao fenômeno aterosclerótico.

O processo de inflamação está provavelmente exacerbado nos pacientes com diabetes. Isso pode ser explicado, em parte, pela concentração excessiva de tecido adiposo, sobretudo visceral, uma importante fonte de produção de interleucinas, particularmente interleucina 6, que possibilita a geração de proteína C reativa. As citocinas não só contribuem para o metabolismo oxidativo dos tecidos, como também produzem fatores de crescimento que são importantes para a resposta à lesão da parede arterial. Os fatores de crescimento estimulam a proliferação e a migração das células da musculatura lisa, bem como induzem a agregação plaquetária. O diabetes, portanto, também é considerado doença com *status* pró-trombótico.

A isquemia miocárdica decorrente da aterosclerose coronariana frequentemente ocorre sem sintomas em diabéticos. Resulta de aterosclerose em multivasos, presente mesmo antes de seu diagnóstico. O retardo no reconhecimento das várias formas de DAC indiscutivelmente piora o prognóstico de sobrevida desses indivíduos.

Uma razão para o prognóstico reservado em diabéticos com DAC parece estar vinculada à taxa acelerada de ICC. Vários fatores interferem nesse processo, incluindo aterosclerose coronariana grave, hipertensão prolongada, hiperglicemia crônica, doença microvascular, glicação de proteínas no miocárdio e neuropatia autonômica.

As doenças cerebrovasculares são também mais frequentes em diabéticos. O sítio mais comum de comprometimento está localizado nas pequenas artérias paramediais. Diabetes também aumenta o risco de aterosclerose carotídea grave, podendo ocasionar dano cerebral irreversível por êmbolo carotídeo. Cerca de 13% dos diabéticos com mais de 65 anos de idade têm histórico de AVE.

As principais indicações para o rastreamento de DAC em diabéticos são:

- ECG de repouso anormal; evidências de doença aterosclerótica em outros sítios.
- Presença de macroalbuminúria.
- Presença de neuropatia autonômica.
- Pacientes que apresentam dois ou mais fatores de risco associados (além do DM).
- Pacientes sedentários que irão iniciar programa de exercícios físicos.

A avaliação inicial deverá ser realizada com testes não invasivos, como o ergométrico. Segundo Heller, o ecocardiograma de estresse também é um procedimento útil. Contudo, a experiência com essa tecnologia ainda é limitada na população diabética. A cintilografia miocárdica representa um importante preditor independente de eventos cardíacos subsequentes, uma vez que fornece informações sobre perfusão e função miocárdicas, que são de extrema importância para o diagnóstico e a estratificação de risco desses pacientes. A indicação para realização de coronariografia vai depender, sobretudo, da positividade desses exames.

Diabetes e doença cardiovascular: fatores de risco e tratamento

Síndrome metabólica

Segundo a I Diretriz Brasileira de Diagnóstico e Tratamento da Síndrome Metabólica, essa síndrome representa um transtorno complexo, associado a um conjunto de fatores de risco cardiovasculares, decorrente de deposição central de gordura e consequente resistência insulínica. Os portadores apresentam risco relativo de desenvolverem doenças aterotrombóticas duas a três vezes maior do que o da população geral. Seu tratamento demanda uma abordagem terapêutica conjunta, envolvendo modificações do estilo de vida e tratamento medicamentoso. As principais opções serão discutidas adiante, ao considerarmos isoladamente os principais fatores de risco.

Hiperglicemia

A hiperglicemia é acompanhada de aumento de risco para as complicações diabéticas. Evidências clínicas demonstram que o grau de hiperglicemia dos diabéticos correlaciona-se com o risco e a gravidade das complicações microvasculares. Em adição, o aperfeiçoamento no conhecimento dos mecanismos pelos quais a hiperglicemia causa danos diretos tissulares, dentre os quais o processo de glico-oxidação, a ativação da proteína cinase C e a depleção celular de mioinositol, induz o raciocínio de que o descontrole glicêmico estaria relacionado com mecanismos capazes de causar danos cardíacos, além de outras alterações macrovasculares. A hiperglicemia ocasiona a glicação de todas as proteínas, induzindo ligação cruzada do colágeno com outras matrizes proteicas extracelulares na parede arterial. A exposição por longo tempo a níveis elevados de glicose isoladamente pode causar disfunção endotelial em pacientes diabéticos.

No UKPDS, que incluiu diabéticos tipo 2 recentemente diagnosticados entre 25 e 65 anos de idade, glicemia de jejum e HbA1c foram significativamente associadas ao risco de DAC (IAM fatal e não fatal, além de angina do peito) durante o seguimento.

Um importante braço fisiopatológico da hiperglicemia, o binômio resistência insulínica/hiperinsulinemia, tem sido diretamente correlacionado com o risco para eventos cardiovasculares. Essa alteração se liga a fatores de risco cardiovasculares, como dislipidemia, hipertensão e distúrbios de coagulação, dentre outros. Em situações fisiológicas, a insulina apresenta sensíveis propriedades antiateroscleróticas; no entanto, estas são perdidas quando na presença de resistência insulínica. Junta-se a isso o fato de que a presença de hiperinsulinemia *per se* leva a quadro pró-aterosclerótico e pró-trombótico.

A hiperglicemia é o sinal cardinal da presença de diabetes. Foi demonstrado que o controle glicêmico intensivo reduz a incidência das complicações microvasculares da doença. No entanto, no tocante às complicações macrovasculares, ainda não existem evidências contundentes de que o controle glicêmico melhore os resultados cardiovasculares. O estudo UKPDS mostrou que não houve redução estatisticamente significativa nos eventos cardiovasculares com terapia utilizando sulfonilureias ou insulina. Apenas o braço de pacientes fazendo uso de metformina demonstrou benefício macrovascular.

Outros estudos, entretanto, apontam para benefícios com o ajuste da glicemia, os quais podem ser subdivididos entre os que analisam o desenvolvimento da aterosclerose e aqueles que observam os desfechos clínicos. Estudo seccional envolvendo 2.060 indivíduos diabéticos demonstrou que a hiperglicemia, através dos níveis de HbA1c, está relacionada com a espessura da camada íntima da carótida, um marcador de DCV, independentemente de outros fatores de risco tradicionais, como dislipidemia, hipertensão e adiposidade. Outro estudo mostrou que o controle da hiperglicemia pós-prandial esteve associado a redução da espessura da íntima-média da artéria carótida em diabéticos tratados com repaglinida e glibenclamida, que obtiveram reduções similares na HbA1c. No tocante a desfechos cardiovasculares, no estudo DCCT/EDIC, a insulinoterapia intensiva reduziu em 42% o risco de eventos cardiovasculares em diabéticos tipo 1, em 17 anos de seguimento. Estudos observacionais sinalizam que a alteração glicêmica, sobretudo a hiperglicemia pós-prandial, parece constituir-se em fator de risco independente para DCV.

O tratamento da hiperglicemia baseia-se em modificações comportamentais, passando por abordagem dietoterápica e atividade física, além de eventual complementação com farmacoterapia.

No que se refere às modificações comportamentais, a perda de peso pode em algumas situações, desde que devidamente acompanhada de exercícios sistemáticos, levar ao controle adequado da glicemia. Esse procedimento pode inclusive levar a prevenção ou postergação do início do diabetes.

Quanto ao tratamento medicamentoso da hiperglicemia, estão disponíveis os secretagogos de insulina (sulfonilureias e glinidas), os redutores de absorção de hidratos de carbono (acarbose), os sensibilizadores de insulina (glitazonas e biguanidas), inibidores da DPP-4 (vildagliptina, sitagliptina, linagliptina, saxagliptina e alogliptina), os análogos do *glucagon-like peptide-1* (GLP-1 – exenatida, liraglutida e exenatida-LAR), inibidores do cotransportador 2 de sódio e glicose (SGLT2), canaglifozina, dapaglifozina e empaglifozina. Existem ainda alguns não comercializados no Brasil, como sequestrantes de ácidos biliares (colesevelam), miméticos da anilina (pranlintida), agonistas dopaminérgicos (bromocriptina de liberação rápida) e glifozinas (dapaglifozina e outros).

Em relação aos eventos cardiovasculares, os secretagogos de insulina não apresentaram, até o momento, benefícios adicionais além da redução da glicemia, não sendo demonstrada redução de eventos macrovasculares em estudos como o UKPDS e o ADVANCE. Quanto às glinidas (repaglinida e nateglinida), não existem estudos que comprovem ação benéfica no tocante aos eventos cardiovasculares.

A acarbose, redutor de absorção de hidratos de carbono, em portadores de tolerância diminuída à glicose, mostrou-se eficaz na prevenção do DM2, eventos cardiovasculares e hipertensão. A desvantagem encontra-se em sua pequena capacidade de redução da glicemia, comparada à dos demais antidiabéticos orais.

A metformina destaca-se por sua capacidade potencial de reduzir a glicemia. Age em vários sítios, principalmente na redução da produção hepática de glicose. Complementa a ação pela capacidade de aumentar a sensibilidade insulínica, além de aumentar o *turnover* esplâncnico da glicose, com isso reduzindo a demanda de glicose circulante. A metformina foi o único antidiabético oral que promoveu redução de risco cardiovascular no estudo UKPDS. Ela está contraindicada em pacientes com ICC de moderada a grave. Acidose lática pode ocorrer nos pacientes que forem realizar cateterismo cardíaco com uso de contraste, principalmente naqueles com insuficiência renal concomitante. Em procedimentos eletivos, o fármaco deve ser suspenso 48 horas antes da administração do contraste e só deve ser reiniciado 2 dias após o procedimento.

As tiazolidinedionas, ou as comumente chamadas glitazonas (rosiglitazona e pioglitazona), atuam, sobretudo, aumentando a sensibilidade à insulina mediante a ativação do *peroxisome proliferator-activated receptor gamma* (PPAR-γ), um receptor nuclear que regula o metabolismo glicídico e lipídico no músculo esquelético e nos adipócitos. Além disso, têm ação secundária não só na redução da produção hepática de glicose, como também estabelecendo melhora na capacidade das células beta pancreáticas de secretar e liberar insulina. O PPAR-γ parece ter também algum grau de atividade anti-inflamatória, e alguns estudos têm demonstrado ação antiaterosclerótica das glitazonas independente da resposta a seus efeitos antidiabéticos. Estudos têm sinalizado para melhora da pressão arterial, redução das partículas pequenas e densas da LDL, elevação discreta do HDL-c e melhora da disfunção endotelial, dentre outras ações. Por outro lado, estudos também mostram aumento no risco de ICC, IAM (rosiglitazona), perda de visão, risco de fraturas em mulheres pré e pós-menopausa e câncer de bexiga (pioglitazona), tendo a rosiglitazona sido retirada do mercado. O estudo PROactive evidenciou que pioglitazona nos pacientes com DM2 com pelo menos um evento macrovascular prévio propiciou redução de mortalidade geral, do risco de IAM não fatal e de AVE.

Os inibidores da DPP-4 atuam estimulando o sistema das incretinas (GLP-1 e GIP), ao inibirem seu metabolismo pela DPP-4, levando ao aumento do GLP-1, com consequente estímulo glicose-dependente da secreção de insulina pelas células beta e inibição da secreção de glucagon pelas células alfa pancreáticas, com redução da glicemia de jejum e pós-prandial. Estudos em andamento vêm avaliando os benefícios cardiovasculares desses fármacos.

Os agonistas do receptor do GLP-1 são medicamentos resistentes à degradação do GLP-1 pela enzima DPP-4. O GLP-1 é um hormônio liberado pelas células L enteroendócrinas do íleo e do cólon que estimula a secreção de insulina de maneira glicose-dependente, inibe a secreção de glucagon e o débito hepático de glicose, retarda o esvaziamento gástrico, provoca saciedade, reduz o apetite e promove perda ponderal. Os agonistas do receptor do GLP-1 são administrados em associação à metformina e/ou a uma sulfonilureia, ou também com pioglitazona e insulina basal, e são representados, atualmente, pela exenatida e pela liraglutida. Estudos recentes mostram prováveis efeitos cardioprotetores, com redução significativa na área de infarto cardíaco e melhora da captação de glicose pelo miocárdio e da função ventricular esquerda. O GLP-1 também melhora a disfunção endotelial e atenua a progressão de placas ateroscleróticas. Os efeitos na PA ainda são incertos, com alguns estudos evidenciando pequena redução na pressão arterial sistólica (PAS) e diastólica (PAD) e outros sem mostrar benefícios.

A redução da HbA1c para níveis ≤ 7% tem demonstrado reduzir complicações microvasculares no diabetes e, se implementada assim que ocorre o diagnóstico de diabetes, associa-se a redução a longo prazo de doença macrovascular. Dessa maneira, é razoável a meta de < 7% em adultos não gestantes.

Também são sugeridas metas mais severas de HbA1c (em torno de 6,5%) para indivíduos selecionados, se forem atingidas sem hipoglicemia ou outros efeitos adversos medicamentosos significativos. Os pacientes relacionados devem ser aqueles com diabetes de início recente, longa expectativa de vida e sem DCV significativa.

Meta de HbA1c menos rigorosa (como 8%) pode ser apropriada para pacientes com história de hipoglicemia intensa, expectativa de vida limitada, complicação microvascular ou macrovascular avançada e extensa condição de comorbidade, e naqueles com diabetes de longa duração, nos quais, em geral, é difícil alcançar a meta, apesar de monitoramento glicêmico adequado e do uso de múltiplos agentes hipoglicemiantes, inclusive de insulina.

O estudo DCCT, um ensaio clínico randomizado prospectivo de controle glicêmico intensivo *versus* padrão em pacientes com diagnóstico relativamente recente de diabetes tipo 1, mostrou definitivamente que a melhora do controle glicêmico está associada a diminuição significativa de complicações microvasculares (retinopatia e nefropatia) e neuropáticas. O seguimento de coortes do DCCT (*Diabetes Control and Complications Trial*) no estudo EDIC (*Epidemiology of Diabetes Interventions and Complications*) demonstrou persistência desses benefícios microvasculares em indivíduos antes tratados intensivamente.

Os estudos Kumamoto e UKPDS confirmaram que o controle glicêmico intensivo foi significativamente associado a diminuição das taxas de complicações microvasculares e neuropáticas em diabéticos tipo 2. Seguimento a longo prazo de coortes do UKPDS mostrou efeitos duradouros de um controle glicêmico precoce na maioria das complicações microvasculares. Três grandes e decisivos ensaios (ACCORD, ADVANCE e VADT) foram concebidos para analisar os resultados do impacto do controle intensivo de HbA1C em DCV e mostraram que níveis menores de A1C foram associados à redução no início ou na progressão de complicações microvasculares. Análises epidemiológicas do DCCT e do UKPDS sugerem que, em nível populacional, o número maior de complicações será evitado proporcionando aos pacientes, em vez de um controle muito pobre, um justo ou bom controle. Essas análises também sugerem que maior redução de A1C (7% ou 6%) está associada a maior redução do risco de complicações microvasculares, embora a redução de risco absoluto se torne bem menor. Devido ao risco substancialmente aumentado de hipoglicemia nos estudos com diabéticos tipo 1, e agora visto nos estudos recentes com DM2, os riscos de alvos glicêmicos mais baixos podem superar os benefícios potenciais em complicações microvasculares no nível populacional. A preocupação com os achados de mortalidade no estudo ACCORD e um esforço relativamente maior para atingir a euglicemia também devem ser considerados quando da definição de metas glicêmicas.

No entanto, com base no julgamento médico e nas preferências do paciente, pacientes selecionados, especialmente aqueles com pouca comorbidade e longa expectativa de vida, podem se beneficiar da adoção de alvos glicêmicos mais intensivos (p. ex., alvos de A1C = 6,5%), desde que hipoglicemia tão significativa não se torne uma barreira.

Hipertensão arterial

A hipertensão é importante fator de risco para o desenvolvimento das complicações diabéticas. A prevalência de hipertensão está aumentada em pacientes com diabetes, estimando-se que seja de 1,5 a duas vezes maior do que nos indivíduos não diabéticos. Fatores que contribuem para a hipertensão incluem obesidade, resistência insulínica, hiperinsulinemia e, em alguns casos, a doença renal. A microalbuminúria freqüentemente acompanha a hipertensão, mas provavelmente é um fator de risco independente para as DCV.

Análises epidemiológicas mostram que PA > 115 × 75mmHg está associada a aumento na taxa de eventos cardiovasculares e mortalidade em indivíduos com diabetes e que PAS > 120mmHg prediz doença renal em estágio terminal a longo prazo. Estudos clínicos randomizados têm demonstrado benefícios (redução de eventos cardiovasculares, AVE e nefropatia) com a redução da PAS para < 140mmHg e a PAD < 80mmHg em diabéticos. As evidências sobre o potencial benefício de alvos de PAS mais baixos são limitadas.

O estudo ACCORD avaliou se uma PAS < 120mmHg promoveria maior proteção cardiovascular do que níveis de PAS de 130 a 140mmHg em pacientes com DM2 com alto risco para DCV. Apenas AVE fatal e não fatal foram significativamente reduzidos com o tratamento intensivo, mas as taxas de eventos adversos sérios (incluindo síncope e hiperpotassemia) foram mais elevadas com o tratamento intensivo (3,3 *vs.* 1,3; p = 0,001). As taxas de albuminúria foram reduzidas com tratamento mais intensivo da PA, mas não houve diferenças na função renal ou em outra complicação microvascular.

O estudo ADVANCE (tratamento com inibidor da angiotensina e um diurético tiazídico) mostrou redução na taxa de morte, mas não nos resultados de eventos macrovasculares. Entretanto, o ADVANCE não tinha alvos específicos de comparação randomizada e a média de PAS no grupo intensivo (135mmHg) não era tão baixa quanto a média da PAS no grupo de tratamento padrão do ACCORD. Análise *post hoc* da PA encontrada em vários estudos sobre o tratamento da hipertensão tem sugerido ausência de benefício na obtenção de uma PAS mais baixa.

Uma meta-análise recente de estudos randomizados em adultos com DM2, comparando alvos pré-especificados de PA, não encontrou redução significativa nas taxas de mortalidade e infarto do miocárdio não fatal. Houve redução relativa estatisticamente significativa de 35% para AVE, mas redução de risco absoluta de apenas 1%. Essa meta-análise não analisou complicações microvasculares.

Outra meta-análise que incluiu estudos que comparavam metas de PA e estudos que comparavam estratégias de tratamento concluiu que é aceitável a meta de tratamento da PAS entre 130 e 135mmHg. Com metas < 130mmHg, houve maior redução de AVE e redução de 10% na mortalidade, mas sem redução de outros eventos cardiovasculares e com aumento na taxa de eventos adversos sérios. PAS < 130mmHg foi associada a redução no início e na progressão de albuminúria. Entretanto, houve heterogeneidade na medida, as taxas de doença renal de evolução mais avançada não foram afetadas e não houve mudanças significativas na retinopatia ou neuropatia.

Fica claro, a partir da quantidade de evidências, que a PAS > 140mmHg é prejudicial, e recomenda-se que os médicos comecem a titular a terapia imediatamente de maneira contínua para alcançar e manter a PAS < 140mmHg em praticamente todos os pacientes diabéticos. Adicionalmente, pacientes com expectativa de vida longa (nos quais pode haver benefícios renais a longo prazo com o controle mais rigoroso da PA), ou naqueles cujo risco de AVE é uma preocupação, podem de modo adequado, como parte de uma decisão compartilhada, ter alvos de PAS inferiores, como < 130mmHg. Isso é especialmente verdadeiro se puder ser conseguido com poucos medicamentos e sem efeitos secundários da terapia.

Estratégias de tratamento

As mudança no estilo de vida consistem na redução da ingesta de sódio (1.500mg/dia) e do excesso de peso e no aumento do consumo de frutas, vegetais (oito a 10 porções por dia) e laticínios com baixo teor de gordura (duas a três porções por dia), em evitar o consumo excessivo de álcool (não mais do que duas doses por dia para os homens e não mais do que uma porção por dia para as mulheres) e no aumento do nível de atividade física. Essas medidas não farmacológicas também podem afetar positivamente a glicemia e o controle de lipídios e devem ser encorajadas em pessoas mesmo com aumento leve da PA.

Terapia não farmacológica é razoável em indivíduos diabéticos com PA ligeiramente elevada (PAS > 120mmHg ou PAD > 80mmHg). Em caso de PAS ≥ 140mmHg confirmada e/ou PAD ≥ 80mmHg, terapia farmacológica deve ser iniciada juntamente com a terapia não farmacológica.

Vários estudos têm sugerido que inibidores da enzima conversora da angiotensina (IECA), bloqueadores do receptor da angiotensina (BRA), betabloqueadores, diuréticos e bloqueadores de canal de cálcio (BCC) são efetivos em reduzir eventos cardiovasculares. Muitos estudos sugerem que os IECA podem ser superiores aos BCC diidropiridínicos em reduzir eventos cardiovasculares.

Em pacientes com diabetes, IECA ou BRA podem ter vantagens únicas para o tratamento inicial ou precoce da hipertensão. Em um estudo com indivíduos de alto risco não hipertensos, incluindo um grande subconjunto com diabetes, o uso de IECA reduziu os resultados de DCV. Em pacientes com ICC, incluindo o subgrupo de diabéticos, tem sido mostrado que os BRA reduzem eventos cardiovasculares maiores, e em diabéticos tipo 2 com nefropatia significativa, os BRA se mostram superiores aos BCC em reduzir a ICC.

Apesar de as evidências sobre as vantagens distintas dos IECA e dos BRA nos resultados cardiovasculares em diabéticos serem conflitantes, o alto risco cardiovascular associado ao diabetes e a alta prevalência de DCV não diagnosticada podem favorecer recomendações para sua utilização como terapia anti-hipertensiva de primeira linha nos diabéticos.

O braço de PA do estudo ADVANCE demonstrou que a administração rotineira da combinação fixa de um IECA, perindopril, com o diurético indapamida reduziu significativamente os resultados micro e macrovasculares combinados, assim como DCV e mortalidade total. A melhora nos resultados também pode ter sido decorrente da diminuição da PA no braço perindopril-indapamida. Outro estudo demonstrou diminuição da morbidade e da mortalidade naqueles pacientes que receberam benazepril e anlodipino vs. benazepril e hidroclorotiazida (HCTZ). Os benefícios atraentes dos IECA e dos BRA nos diabéticos com albuminúria e insuficiência renal ratificam o uso desses agentes. Se necessários para se atingir o alvo da PA, anlodipino, HCTZ ou clortalidona podem ser adicionados. Em caso de taxa de filtração glomerular < 30mL/min/m^2, um diurético de alça deverá ser prescrito.

Um estudo randomizado recente, com 448 participantes com DM2 e hipertensão, demonstrou redução de eventos cardiovasculares e mortalidade, com média de seguimento de 5,4 anos, quando ao menos uma medicação anti-hipertensiva era dada antes de dormir.

Alteração na coagulação

O diabetes também está associado a hipercoagulação. As plaquetas de diabéticos são frequentemente hipersensíveis a agentes agregantes plaquetários. O principal mecanismo para essa alteração é o aumento na produção de tromboxano, um potente vasoconstritor e agregante plaquetário. O tromboxano é liberado em excesso em diabéticos com DCV. Indivíduos diabéticos apresentam ainda produção elevada do fator tecidual e de alguns fatores de coagulação, como o fator VII. Por outro lado, a formação de antitrombina III e proteína C está diminuída. Níveis elevados do inibidor 1 do ativador de plasminogênio (PAI-1) são frequentemente encontrados e estão associados a maior risco de IAM. As concentrações de PAI-1 (*plasminogen activator inhibitor-1*) estão elevadas quando o *status* de resistência insulínica está presente, o que pode justificar a redução na capacidade de fibrinólise. Em adição, a disfunção endotelial, que tem sido descrita tanto em diabéticos como em não diabéticos com resistência insulínica, pode reduzir as propriedades anticoagulantes do endotélio. A redução na síntese de prostaglandinas I2 e na ação do óxido nítrico pode diminuir os efeitos protetores do endotélio contra a adesão plaquetária.

O aumento da glicose intraplaquetária leva a alterações semelhantes às do endotélio: ativação da proteína cinase C, diminuição de óxido nítrico e formação de oxidantes. Observa-se correlação entre níveis glicêmicos e trombose dependente de plaquetas. Em diabéticos, verifica-se ainda alteração na homeostase do cálcio intraplaquetário, que é modulador da atuação na secreção e agregação plaquetárias, incluindo a formação de tromboxano A2. Diabéticos apresentam, ainda, maior expressão dos receptores GpIb e GpIIb/IIIa na superfície. O primeiro liga-se ao fator de von Willebrand, e o segundo, à fibrina. Talvez seja essa a razão para a maior resposta dos diabéticos aos inibidores da GpIIb/IIIa.

O fármaco mais utilizado nessa disfunção é o ácido acetilsalicílico (AAS). Estudos demonstram que o AAS é efetivo em reduzir a morbidade e mortalidade cardiovasculares em pacientes de alto risco com infarto do miocárdio ou AVE prévio (prevenção secundária). O benefício na prevenção primária entre os pacientes sem eventos cardiovasculares prévios é controverso, tanto para aqueles com como para os sem diabetes. Dois estudos randomizados controlados com AAS em pacientes com diagnóstico de diabetes falharam em mostrar redução significativa em desfecho cardiovascular, levantando o questionamento sobre a eficácia do AAS na prevenção primária em diabéticos.

Com base nas evidências atualmente disponíveis, o AAS parece ter um efeito modesto sobre eventos vasculares isquêmicos, com diminuição absoluta dependendo do risco cardiovascular basal. O principal efeito adverso parece ser o aumento no risco de hemorragia gastrointestinal. Esse aumento pode ser tão elevado como de 1 a 5 por 1.000 pessoas por ano em contextos do mundo real. Em adultos com risco de DCV >1 % ao ano, o número de eventos cardiovasculares prevenidos é semelhante ou maior do que o de episódios de sangramento induzido, embora essas complicações não exerçam os mesmos efeitos na saúde longo prazo.

Em 2010, uma declaração de posição da ADA, da American Heart Association (AHA) e do American College of Cardiology Foundation (ACCF) recomendou que, em baixa dose (75 a 162mg/dia), o uso de AAS é razoável na prevenção primária para adultos com diabetes e sem história prévia de doença vascular que estão sob risco maior de DCV (risco em 10 anos de eventos cardiovasculares > 10%) e que não estão sob risco maior de sangramento. Isso inclui, geralmente, a maioria dos homens com mais de 50 anos e mulheres com mais de 60 anos de idade que também têm um ou mais dos seguintes fatores de risco: tabagismo, hipertensão, dislipidemia, história familiar de DCV prematura e albuminúria. No entanto, o AAS não está recomendado para aqueles com baixo risco de DCV (mulheres com menos de 60 anos e homens com menos de 50 anos de idade sem nenhum grande fator de risco cardiovascular – risco de DCV em 10 anos < 5%), devido ao baixo benefício possível superado pelos riscos de sangramento significativo. O julgamento clínico deve ser usado naquelas situações de risco intermediário (pacientes mais jovens com um ou mais fatores de risco ou pacientes mais velhos sem fatores de risco – aqueles com risco de DVC em 10 anos de 5% a 10%) até que mais pesquisas estejam disponíveis. O uso de AAS em pacientes com menos de 21 anos é contraindicado devido ao risco associado de síndrome de Reye.

As doses médias diárias utilizadas na maioria dos ensaios clínicos, envolvendo pacientes com diabetes, variaram de 50 a 650mg, mas principalmente entre 100 e 325mg/dia. Há pouca evidência para a recomendação de qualquer dose específica, mas a utilização da menor dose possível pode ajudar a reduzir os efeitos secundários.

Um antagonista do receptor P2Y12, em combinação com AAS, deve ser usado durante pelo menos 1 ano em pacientes após síndrome coronariana aguda. Evidências sustentam o uso de clopidogrel ou ticagrelor caso nenhuma intervenção coronariana percutânea (ICP) tenha sido realizada e a utilização do clopidogrel, ticagrelor ou prasugrel, se foi realizada ICP.

Bibliografia

Adler AI, Stratton IM, Neil HA et al. Association of systolic blood pressure with macrovascular and microvascular complications of type 2 diabetes (UKPDS36): prospective observational study. BMJ 2000; 321:412-9.

Afzal A, Khaja F. Reversible cardiomyopathy associated with Addison's disease. Can J Cardiol 2000; 16:377-9.

Auer J, Scheibner P, Mische T et al. Subclinical hyperthyroidism as a risk factor for atrial fibrilation. Am Heart J 2001; 142:838.

Baigent C, Blackwell L, Collins R et al. Antithrombotic Trialists' (ATT) Collaboration. Aspirin in the primary and secondary prevention of vascular disease: collaborative meta-analysis of individual participant data from randomised trials. Lancet 2009; 373:1849-60.

Bandeira F, Gharib H, Golbert A, Griz L, Faria M. Endocrinology and diabetes. A problem-oriented approach. In: Oral therapies for type 2 diabetes. New York: Springer, 2014:375-84.

Bandeira F, Griz L, Chaves N et al. Diagnosis and management of primary hyperparathyroidism – A scientific statement from the Department of Bone Metabolism, the Brazilian Society for Endocrinology and Metabolism. Arq Bras Endocrinol Metab 2013:57/6.

Bangalore S, Kumar S, Lobach I, Messerli FH. Blood pressure targets in subjects with type 2 diabetes mellitus/impaired fasting glucose: observations from traditional and bayesian random-effects meta-analyses of randomized trials. Circulation 2011; 123:2799-810.

Basson CT. Case records os Massachussetts General Hospital, case 11-2002. N Eng J Med 2002; 346:1152.

Belch J, MacCuish A, Campbell I et al. Prevention of Progression of Arterial Disease and Diabetes Study Group; Diabetes Registry Group; Royal College of Physicians Edinburgh. The Prevention of Progression of Arterial Disease and Diabetes (POPADAD) trial: factorial randomised placebo controlled trial of aspirin and antioxidants in patients with diabetes and asymptomatic peripheral arterial disease. BMJ 2008; 337:a1840.

Berl T, Hunsicker LG, Lewis JB et al. Irbesartan Diabetic Nephropathy Trial. Collaborative Study Group. Cardiovascular outcomes in the Irbesartan Diabetic Nephropathy Trial of patients with type 2 diabetes and overt nephropathy. Ann Intern Med 2003; 138:542-9.

Bertagna X, Raux-Demay MC, Giulhaume B et al. Cushing's disease. In: Melmed S (ed.) The pituitary. 2. ed. Malde, MA: Blackwell, 2002:592-612.

Bilezikian JP, Silverberg SJ. Normocalcemic primary hyperparathyroidism. Arq Bras Endocrinol Metabol 2010 March; 54(2):106-9.

Braunwald. Tratado de doenças cardiovasculares. Doenças Endócrinas e Cardiopatia. Rio de Janeiro: Elsevier, 2010:2033-47.

Bravo EL. Pheochromocytoma. Cardiol Rev 2002; 10:44.

Bruch C, Herrmann B, Schmermund A et al. Impact of disease activity on left ventricular performance in patients with acromegaly. Am Heart J 2002; 144:538.

Campbell CL, Smyth S, Montalescot G, Steinhubl SR. Aspirin dose for the prevention of cardiovascular disease: a systematic review. JAMA 2007; 297:2018-24.

Canaris GJ, Manowitz NR, Mayor G et al. The Colorado thyroid disease prevalence study. Arch Intern Med 2000; 160:526.

Cappola AR, Fried LP, Arnold AM et al. Thyroid status, cardiovascular risk, and mortality in older adults. JAMA 2006; 295:1033.

Cappola AR, Ladsenson PW. Hypothiroidism and atherosclerosis. J Clin Endocrinol Metab 2003; 88:2438.

Channick BJ, Adlin EV, Marks AD. Hyperthyroidism and mitral valve prolapse. N Eng J Med 1981; 305:497-500.

Chiasson JL, Josse RG, Gomis R, Hanefeld M, Karasik A, Laakso M; STOP-NIDDM Trial Research Group. Acarbose for prevention of type 2 diabetes mellitus: the STOPNIDDM randomised trial. Lancet 2002; 359:2072-7.

Chobanian AV, Bakris GL, Black HR et al. National Heart, Lung, and Blood Institute Joint National Committee on Prevention, Detection, Evaluation, and Treatment of High Blood Pressure; National High Blood Pressure Education Program Coordinating Committee. The Seventh Report of the Joint National Committee on Prevention, Detection, Evaluation, and Treatment of High Blood Pressure: the JNC 7 report. JAMA 2003; 289:2560-72.

Clayton RN. Cardiovascular function in acromegaly. Endocr Rev 2003; 24:272.

Coloa A, Pivonello R, Spiezia S et al. Persistence of increased cardiovascular risk in patients with Cushing`s disease after five years of successful cure. J Clin Endocrinol Metab 1999; 84:2664.

Cushman WC, Evans GW, Byington RP et al. ACCORD Study Group. Effects of intensive blood-pressure control in type 2 diabetes mellitus. N Engl J Med 2010; 362:1575-85.

Dolmatch B, Nesbitt S, Vongpatanasin W. Primary hyperaldosteronism: Effect of adrenal vein sampling on surgical outcome. Arch Surg 2006; 141:497.

Duckworth W, Abraira C, Moritz T et al. VADT Investigators. Glucose control and vascular complications in veterans with type 2 diabetes. N Engl J Med 2009; 360:129-39.

Estacio RO, Jeffers BW, Hiatt WR, Biggerstaff SL, Gifford N, Schrier RW. The effect of nisoldipine as compared with enalapril on cardiovascular outcomes in patients with non-insulin-dependent diabetes and hypertension. N Engl J Med 1998; 338:645-52.

Fallo F, Budano S, Sonino N et al. Left ventricular structural characteristics in Cushing's syndrome. J Hum Hypertens 1994; 8:509-13.

Funder JW, Carey RM, Fardella C et al. Case detection, diagnosis, and treatment of patients with primary aldosteronism: an Endocrine Society clinical practice guideline. J Clin Endocrinol Metabol 2008; 93:3266-81.

Gerstein HC, MillerME, Byington RP et al. Action to Control Cardiovascular Risk in Diabetes Study Group. Effects of intensive glucose lowering in type 2 diabetes. N Engl J Med 2008; 358:2545-59.

Goswami S, Ghosh S. Hyperparathyroidism: cancer and mortality. Indian J Endocrinol Metabal 2012 Dec; 16(Suppl 2):S217-20.

Granger CB, McMurray JJ, Yusuf S et al. CHARM Investigators and Committees. Effects of candesartan in patients with chronic heart failure and reduced leftventricular systolic function intolerant to angiotensin-converting-enzyme inhibitors: the CHARM-Alternative trial. Lancet 2003; 362:772-6.

Hansson L, Zanchetti A, Carruthers SG et al. HOT Study Group. Effects of intensive blood-pressure lowering and low-dose aspirin in patients with hypertension: principal results of the Hypertension Optimal Treatment (HOT) randomised trial. Lancet 1998; 351:1755-62.

Heart Outcomes Prevention Evaluation Study Investigators. Effects of ramipril on cardiovascular and microvascular outcomes in people with diabetes mellitus: results of the HOPE study and MICRO-HOPE substudy. Lancet 2000; 355:253-9.

Hedback M, Odén S. Cardiovascular disease, hypertension and renal function in primary hyperparathyroidism. J Intern Med 2002; 251:476-83.

Holman RR, Paul SK, Bethel MA,Matthews DR, Neil HA. 10-year follow-up of intensive glucose control in type 2 diabetes. N Engl J Med 2008; 359:1577-89.

Ismail-Beigi F, Craven T, Banerji MA et al. ACCORD trial group. Effect of intensive treatment of hyperglycaemia on microvascular outcomes in type 2 diabetes: an analysis of the ACCORD randomised trial. Lancet 2010; 376:419-30.

Klein I, Danzi S. The cardiovascular system in thyrotoxicosis. In: Braverman LE, Utiger RD (eds.) Werner & Ingbar's The thyroid: a fundamental and clinical text. 9. ed. Philadelphia: Lippincott Williams & Wilkins, 2005:559.

Klein I, Ojamaa K. Thyroid hormone and the cardiovascular system. N Engl J Med 2001; 344:501.

Klein I. Thyroid hormone and the cardiovascular system. Am J Med 1990; 88:631-7.

Lenders JW, Pacak K, Eisenhofer G. New advances in the biochemical diagnosis of pheochromocytoma: moving beyond catecholamines. Ann N Y Acad Sci 2002; 970:29.

Lindholm LH, Ibsen H, Dahlöf B et al.; LIFE Study Group. Cardiovascular morbidity and mortality in patients with diabetes in the Losartan Intervention For Endpoint reduction in hypertension study (LIFE): a randomised trial against atenolol. Lancet 2002; 359:1004-10.

Marazuela M, Aguilar-Torres R, Benedicto A et al. Dilated cardiomyopathy as a presenting feature of Cushing's syndrome. Int J Cardiol 2003; 88:331.

Marcocci C, Cetani F. Primary hyperparathiroidsm. N Engl J Med 2011; 365:2389-97.

Martin CL, Albers J, Herman WH et al. DCCT/EDIC Research Group. Neuropathy among the diabetes control and complications trial cohort 8 years after trial completion. Diabetes Care 2006; 29:340-4.

Matsumura K, Fujii K, Oniki H et al. Role of aldosterone in left ventricular hypertrophy in hypertention. Am J Hypertens 2006; 19:13.

McBrien K, Rabi DM, Campbell N et al. Intensive and standard blood pressure targets in patients with type 2 diabetes mellitus: systematic review and metaanalysis. Arch Intern Med 2012; 172:1296-303.

McManus RJ, Mant J, Bray EP et al. Telemonitoring and self-management in the control of hypertension (TASMINH2): a randomised controlled trial. Lancet 2010; 376:163-72.

McMurray JJ, Ostergren J, Swedberg K et al. CHARM Investigators and Committees. Effects of candesartan in patients with chronic heart failure and reduced left-ventricular systolic function taking angiotensin-converting-enzyme inhibitors: the CHARM-Added trial. Lancet 2003; 362:767-71.

Monticone S, Viola A, Tizzani D et al. Primary aldosteronism: Who should be screened? Horm Metab Res 2012; 44:163-9.

Mosca S, Paolillo S, Colao A et al. Cardiovascular involvement in patients affected by acromegaly: an appraisal. Int J Cardiol 2013 Sep 1; 167(5):1712-8.

Ogawa H, Nakayama M, Morimoto T et al. Japanese Primary Prevention of Atherosclerosis With Aspirin for Diabetes (JPAD) Trial Investigators. Low-dose aspirin for primary prevention of atherosclerotic events in patients with type 2 diabetes: a randomized controlled trial. JAMA 2008; 300:2134-41.

Ohkubo Y, Kishikawa H, Araki E et al. Intensive insulin therapy prevents the progression of diabetic microvascular complications in Japanese patients with non-insulin-dependent diabetes mellitus: a randomized prospective 6-year study. Diabetes Res Clin Pract 1995; 28:103-17.

Orth DN. Cushing's syndrome. N Engl J Med 1995; 332:791-803.

Patel A, MacMahon S, Chalmers J et al. ADVANCE Collaborative Group. Intensive blood glucose control and vascular outcomes in patients with type 2 diabetes. N Engl J Med 2008; 358:2560-72.

Patel A, MacMahon S, Chalmers J et al. ADVANCE Collaborative Group. Intensive blood glucose control and vascular outcomes in patients with type 2 diabetes. N Engl J Med 2008; 358:2560-72.

Patel A, MacMahon S, Chalmers J et al. ADVANCE Collaborative Group. Effects of a fixed combination of perindopril and indapamide on macrovascular and microvascular outcomes in patients with type 2 diabetes mellitus (the ADVANCE trial): a randomised controlled trial. Lancet 2007; 370:829-40.

Patel A, MacMahon S, Chalmers J et al. ADVANCE Collaborative Group. Effects of a fixed combination of perindopril and indapamide on macrovascular and microvascular outcomes in patients with type 2 diabetes mellitus (the ADVANCE trial): a randomised controlled trial. Lancet 2007; 370:829-40.

Perk J, De Backer G, Gohlke H et al. European Association for Cardiovascular Prevention & Rehabilitation (EACPR); ESC Committee for Practice Guidelines (CPG). European guidelines on cardiovascular disease prevention in clinical practice (version 2012). The Fifth Joint Task Force of the European Society of Cardiology and Other Societies on Cardiovascular Disease Prevention in Clinical Practice (constituted by representatives of nine societies and by invited experts). Eur Heart J 2012; 33:1635-701.

Pfeffer MA, Swedberg K, Granger CB et al. CHARM Investigators and Committees. Effects of candesartan on mortality and morbidity in patients with chronic heart failure: the CHARM-Overall programme. Lancet 2003; 362:759-66.

Pignone M, Alberts MJ, Colwell JA et al. American Diabetes Association; American Heart Association; American College of Cardiology Foundation. Aspirin for primary prevention of cardiovascular events in people with diabetes: a position statement of the American Diabetes Association, a scientific statement of the American Heart Association, and an expert consensus document of the American College of Cardiology Foundation. Diabetes Care 2010; 33:1395-402.

Pignone M, Earnshaw S, Tice JA, Pletcher MJ. Aspirin, statins, or both drugs for the primary prevention of coronary heart disease events in men: a cost-utility analysis. Ann Intern Med 2006; 144:326-36.

Psaty BM, Smith NL, Siscovick DS et al. Health outcomes associated with antihypertensive therapies used as firstline agents. A systematic review and metaanalysis. JAMA 1997; 277:739-45.

Rajasoorya C, Holdaway IM, Wrightson P et al. Determinants of clinical outcome and survival in acrimegaly. Clin Endocrinol (Oxf) 1994; 41:95-102.

Sacks FM, Svetkey LP, Vollmer WM et al. DASH-Sodium Collaborative Research Group. Effects on blood pressure of reduced dietary sodium and the Dietary Approaches to Stop Hypertension (DASH) diet. N Engl J Med 2001; 344:3-10.

Schrier RW, Estacio RO, Mehler PS, Hiatt WR. Appropriate blood pressure control in hypertensive and normotensive type 2 diabetes mellitus: a summary of the ABCD trial. Nat Clin Pract Nephrol 2007; 3:428-38.

Shimizu T, Koid S, Noh JY et al. Hyperparathyroidism and the management of atrial fibrilation. Thyroid 2002; 12:489.

Shirani J, Barron MM, Pierre-Louis ML et al. Congestive heart failure, dilated cardiac ventricles and sudden death in hyperthyroidism. Am J Cardiol 1993; 72:365-8.

Standards of Medical Care in Diabetes. American Diabetes Association. Diabetes Care 2014; 37(Sup 1).

Stratton IM, Adler AI, Neil HA et al. Association of glycaemia with macrovascular and microvascular complications of type 2 diabetes (UKPDS35): prospective observational study. BMJ 2000; 321:405-12.

Suzuki T, Shibata H, Ando T et al. Risk factors associated with persistent postoperative hypertention in Cushing's syndrome. Endocr Res 2000; 26:791.

Tatti P, Pahor M, Byington RP et al. Outcome results of the Fosinopril Versus Amlodipine Cardiovascular Events Randomized Trial (FACET) in patients with hypertension and NIDDM. Diabetes Care 1998; 21:597-603.

The Diabetes Control and Complications Trial Research Group. The effect of intensive treatment of diabetes on the development and progression of long term complications in insulin-dependent diabetes mellitus. N Engl J Med 1993; 329:977-86.

The Diabetes Control and Complications Trial Research Group. The effect of intensive treatment of diabetes on the development and progression of long term complications in insulin-dependent diabetes mellitus. N Engl J Med 1993; 329:977-86.

The Diabetes Control and Complications Trial/Epidemiology of Diabetes Interventions and Complications Research Group. Retinopathy and nephropathy in patients with type 1 diabetes four years after a trial of intensive therapy. N Engl J Med 2000; 342:381-9.

Torfss D, Von de Lippe E, Jacobsen D. Cardiac tamponed preceding adrenal insufficiency – an unusual presentation of Addison's disease: a report of two cases. J Intern Med 1997; 241:525-8.

UK Prospective Diabetes Study (UKPDS) Group. Effect of intensive blood-glucose control with metformin on complications in overweight patients with type 2 diabetes (UKPDS 34). Lancet 1998; 352:854-65.

UK Prospective Diabetes Study (UKPDS) Group. Intensive blood--glucose control with sulphonylureas or insulin compared with conventional treatment and risk of complications in patients with type 2 diabetes (UKPDS 33). Lancet 1998; 352:837-53.

UK Prospective Diabetes Study Group. Tight blood pressure control and risk of macrovascular and microvascular complications in type 2 diabetes: UKPDS 38. BMJ 1998; 317:703-13.

Vandvik PO, Lincoff AM, Gore JM et al. Primary and secondary prevention of cardiovascular disease: Antithrombotic Therapy and Prevention of Thrombosis. 9. ed. American College of Chest Physicians Evidence-Based Clinical Practice Guidelines. Chest 2012; 141:e637S-e668S.

Vilar L. Endocrinologia clínica. Insuficiência adrenal. Diagnóstico e tratamento. 5. ed. Rio de Janeiro: Guanabara Koogan, 2013:399-414.

Vilar L. Endocrinologia clínica. Tratamento farmacológico do diabetes tipo 2. 5. ed. Rio de Janeiro: Guanabara Koogan, 2013:633-60.

Walsh JP, Bremmer AP, Bulsara MK et al. Subclinical thyroid dysfunction as a risk factor for cardiovascular disease. Arch Intern Med 2005; 165:2467.

Wright AD, Hill DM, Lowy C et al. Mortality in acromegaly. QJ Med 1970; 39:1-16

Yu N, Donnan PT, Flynt RWV et al. Increased mortality and morbidity in mild primary hyperparathyroid patients. The parathyroid epidemiology and audit research study (PEARS). Clin Endocrinol 2010; 73:30-4.

Yu N, Donnan PT, Leeset GP. A Record linkage study of outcomes in patients with mild primary hyperparathiroidism: the parathyroid epidemiology and audit research study (PEARS). Clin Endocrinol 2011; 75:160-76.

18

Mário Henriques de Oliveira Júnior • Simone Cruz Andrade

Síndrome Cardiorrenal

INTRODUÇÃO

Estima-se que 23 milhões de pessoas sejam portadoras de insuficiência cardíaca (IC) e que sua incidência corresponda a 2 milhões de novos casos por ano no mundo. No Brasil, cerca de 6,4 milhões de indivíduos sofrem de IC, uma complicação responsável por grande número de internações hospitalares, elevadas morbidade e mortalidade e um custo alto para o sistema de saúde (cerca de 1% a 2% de toda a verba destinada à saúde), além da perda de qualidade de vida. Do mesmo modo, a doença renal crônica (DRC) constitui problema de saúde pública, com a estimativa de que 91 mil pacientes se submetam atualmente à terapia de substituição renal no Brasil, segundo censo da Sociedade Brasileira de Nefrologia (2012). Ambas as entidades clínicas apresentam como fatores etiológicos comuns a hipertensão arterial sistêmica e o *diabetes mellitus* do tipo 2 que, associados à aterosclerose, levam a doença coronariana isquêmica, hipertrofia do ventrículo esquerdo, proteinúria e redução no ritmo de filtração glomerular. Concomitantemente, o envelhecimento da população emerge como fator de risco traduzido pela própria fisiologia da senilidade.

As relações entre o rim e o coração são bem estabelecidas, e na presença de disfunção de um desses órgãos, tanto aguda como crônica, o outro também será afetado, configurando-se uma dupla via fisiopatológica nessa interação. Essa relação pode ser exemplificada pelo aumento da mortalidade entre os pacientes portadores de IC que apresentam redução no ritmo de filtração glomerular. Os afetados pela DRC têm incidência elevada de doença coronariana e arritmias (cerca de 50% dos registros de morte são decorrentes de comprometimento cardiovascular).

A fisiopatologia da elevação da creatinina é pobremente compreendida e provavelmente multifatorial, refletindo a presença de comorbidades, terapias agudas, perfusão renal reduzida, hiperatividade simpática, lesão oxidativa e disfunção endotelial, e talvez por isso não existam guias ou padronizações para o tratamento das disfunções renais na presença de IC agudamente descompensada.

A terapêutica pode ser iniciada com otimização das medidas para disfunção cardíaca, seguida por otimização da dose de diuréticos, agentes vasodilatadores e inotrópicos positivos, ou a utilização de máquinas específicas para ultrafiltração isolada.

DEFINIÇÃO E EPIDEMIOLOGIA

A síndrome cardiorrenal (SCR) é definida, de maneira ampla, como desordens agudas ou crônicas, do coração ou dos rins, que podem levar a disfunção aguda ou crônica no outro órgão.

Aproximadamente 14% a 34% dos pacientes que são internados com IC apresentarão alteração na função renal. Essa ampla variação no percentual de incidência se deve, inicialmente, ao valor limítrofe da creatinina utilizado no estudo e às características da população avaliada, assim como aos valores basais da função renal (creatinina) antes da internação.

Para descrever uma alteração subaguda ou aguda na função renal durante uma internação por disfunção do miocárdio ou síndrome coronariana aguda, a maioria dos estudos utiliza como marcador a creatinina, atualmente aceitando-se como indicativo de lesão renal o incremento de 0,3mg/dL no valor basal, definido por Mehta 2007 (AKIN – *Acute Kidney Injury Network*), correspondendo ao estágio I da classificação de lesão renal aguda como menor limiar associado à evolução clínica desfavorável. Outros se baseiam na elevação absoluta de 0,5mg/dL na creatinina.

A classificação AKIN para disfunção renal aguda (Tabela 18.1) leva em consideração a elevação da creatinina e a redução do volume de diurese no período de 6 a 12 horas, tentando contemplar todo o espectro da lesão renal. Deve-se levar em consideração a provável presença de mecanismos diferentes nos pacientes que desenvolvem lesão renal nas primeiras 48 horas em relação aos que apresentam elevação lenta da creatinina durante a internação ou mesmo após a alta hospitalar.

Outra definição considerada para SCR leva em consideração a presença de tratamento para os sintomas da IC, promovendo redução da função renal independentemente da melhora dos sintomas de congestão. Obviamente, esse padrão clínico difere daqueles encontrados nos tratamentos bem-sucedidos da disfunção miocárdica associada a discreta disfunção renal, assim como das elevações da creatinina nas síndromes cardíacas isquêmicas.

Vale salientar que a prevalência da disfunção renal mostra-se semelhante na IC com e sem redução da fração de ejeção. A presença de redução da função renal em casos de disfunção miocárdica, tanto a curto como a longo prazo, encontra-se associada a aumento de todas as causas de mortalidade cardiovascular, assim como acelera a evolução da doença renal.

Alguns fatores são identificados como de risco para SCR:

- Função renal basal reduzida.
- Idade.
- Hipotensão.
- Anemia.
- *Diabetes mellitus*.
- Hipertensão arterial sistêmica.
- Hiponatremia.
- Disfunção diastólica grave.
- Hipertensão pulmonar secundária.
- Disfunção ventricular direita.
- Importante regurgitação mitral ou tricúspide.
- Uso associado de diurético de alça e tiazídico.
- Internação prévia por IC.
- História de insuficiência renal aguda na vigência de IC aguda.
- História de ultrafiltração ou diálise transitória previamente.

Levando em consideração esse contexto, os estudos para tratamento da IC agudamente descompensada têm valorizado a diminuição da função renal como ponto-chave na efetividade e segurança de novas terapias. Contudo, reduções transitórias no ritmo de filtração glomerular não irão impactar necessariamente no prognóstico clínico.

CLASSIFICAÇÃO

Consenso realizado pela ADQI (*Acute Dialysis Quality Initiative*), em Veneza, em 2008, avaliou as revisões sistemáticas e as melhores práticas baseadas em evidências e definiu a classificação para SCR, estabelecendo cinco categorias que identificam o mecanismo fisiopatológico predominante e o tempo de instalação da insuficiência renal ou cardíaca.

Assim, os pacientes que apresentam insuficiência renal secundária a um distúrbio cardíaco agudo ou crônico são considerados dos tipos 1 e 2 e os portadores de doença renal primária aguda ou crônica que ocasiona disfunção cardíaca são classificados nos tipos 3 e 4. No tipo 5, o coração e o rim são afetados simultaneamente por condição clínica sistêmica (Tabela 18.2).

Essa classificação representa a complexa e bidirecional interação entre o sistema cardiovascular e o rim; no entanto, sua aplicabilidade se revela modesta para o gerenciamento e o prognóstico da disfunção cardíaca que leva a lesão renal.

FISIOPATOLOGIA

A base fisiopatológica da SCR permanece não totalmente compreendida. Um modelo para explicar essa correlação complexa entre esses órgãos leva em consideração: o sistema renina-angiotensina-aldosterona (SRAA), a hiperatividade simpática, a inflamação e o equilíbrio na produção e remoção de espécies reativas ao oxigênio e ao nitrogênio.

Na presença de disfunção importante o débito cardíaco será reduzido e comprometerá a perfusão tecidual periférica, incluindo diminuição no fluxo renal e concomitante redução do ritmo de filtração glomerular. No entanto, é interessante informar que o glomérulo, por meio de mecanismos de regulação nos capilares aferentes e eferentes, consegue manter o ritmo de filtração mesmo com índices cardíacos $< 1,5L/m^2$. Desse modo, o conceito de baixa perfusão renal (pré-renal) não pode explicar isoladamente muitas nuanças da SCR. O estudo ESCAPE (*The Evaluation Study of Congestive Heart Failure and Pulmonary Artery Catheterization Efectiveness*) avaliou 400 indivíduos com IC por meio de cateterismo da artéria pulmonar e não encontrou correlação entre índice cardíaco e função renal basal. Esta observação tem interesse clínico no tocante ao tratamento da IC avançada com baixo débito cardíaco, uma vez que a terapia com agentes inotrópicos pode não prevenir ou aliviar a perda da função renal.

O aumento da pressão venosa central (PVC) tem sido associado à redução da função renal, mediante a transmissão dessa pressão venosa elevada para a árvore vascular renal, diminuindo a pressão de filtração intracapilar e, com isso, reduzindo o ritmo de filtração glomerular. O aumento da pressão venosa renal induz uma elevação da pressão in-

Tabela 18.1 Classificação AKIN (*Acute Kidney Injury Network* – Mehta, 2007)

Estágio	Creatinina	Diurese
AKIN estágio 1	Aumento de 0,3mg/dL ou 1,5 a 2×	< 0,5mL/kg/h por > 6h
AKIN estágio 2	Aumento de 2 a 3×	< 0,5mL/kg/h por > 12h
AKIN estágio 3	Aumento > 3× ou > 4,0mg/dL ou aumento agudo de 0,5mg/dL	< 0,3mL/kg/h por > 24h ou anúria ≥ 12h

Tabela 18.2 Classificação da síndrome cardiorrenal

Síndrome	Definição	Evento primário	Evento secundário
Tipo 1 Cardiorrenal aguda	Piora aguda da função cardíaca, levando a disfunção ou lesão renal aguda	Insuficiência cardíaca aguda, síndrome coronariana aguda ou choque cardiogênico	Lesão renal aguda
Tipo 2 Cardiorrenal crônica	Anormalidade crônica na função cardíaca, levando a disfunção ou lesão renal aguda	Doença cardíaca crônica (disfunção e remodelamento do VE, disfunção diastólica, cardiomiopatia, anormalidades crônicas da função cardíaca)	Doença renal crônica
Tipo 3 Renal-cardíaca aguda	Piora aguda da função renal, levando a disfunção ou lesão cardíaca aguda	Lesão renal aguda	Insuficiência cardíaca aguda, síndrome coronariana aguda, arritmias, choque cardiogênico
Tipo 4 Renal-cardíaca crônica	Doença renal crônica, levando a disfunção, lesão ou doença cardíaca	Doença renal crônica	Doença cardíaca crônica (disfunção e remodelamento do VE, disfunção diastólica, anormalidades crônicas da função cardíaca), insuficiência cardíaca aguda, síndrome coronariana aguda
Tipo 5	Condições sistêmicas levando concomitantemente, disfunção ou lesão renal e cardíaca	Doença sistêmica (sepse, amiloidose etc.)	Insuficiência cardíaca aguda, síndrome coronariana aguda, lesão renal aguda, doença cardíaca crônica, doença renal crônica

VE: ventrículo esquerdo

tersticial. Por tratar-se de órgão encapsulado, a congestão intersticial e o aumento da pressão promovem compressão dos túbulos e tensão na cápsula do Bowman, contribuindo com a diminuição da filtração glomerular. Paralelamente, o aumento da pressão intersticial pode levar a inflamação e esclerose tubular, afetar o *feedback* tubuloglomerular e estimular o sistema neuro-hormonal.

O SRAA é ativado em situações de baixa perfusão renal, sendo um mecanismo protetor para condições de risco de morte, como no choque hipovolêmico. A renina é produzida no aparelho justaglomerular renal e catalisa a transformação do angiotensinogênio I em angiotensinogênio II que, sob a ação da enzima conversora da angiotensina (ECA), produz a angiotensina II.

A elevação da angiotensina II provoca inúmeros efeitos adversos nos portadores de IC, aumentando a pré e a pós-carga e ocasionando aumento da demanda de oxigênio pelo miocárdio. Descobertas recentes evidenciaram a angiotensina II como um agente de inflamação vascular, ativando a enzima NADPH oxidase nas células endoteliais, musculares lisas vasculares, tubulares renais e no cardiomiócito e promovendo, assim, a produção de radicais óxidos livres, principalmente superóxidos, os quais estão envolvidos com o envelhecimento, a inflamação e a progressão da disfunção do órgão. Além disso, os superóxidos são antagonistas e reduzem a biodisponibilidade de óxido nítrico, o qual está envolvido na vasodilatação e na natriurese, contribuindo para o controle do volume extracelular. O estresse oxidativo danifica o DNA, as proteínas e os carboidratos e estimula a síntese de mediadores pró-inflamatórios, como interleucina 1, interleucina 6 e fator alfa de necrose tumoral. A interleucina 6, por sua vez, estimula a produção de fibroblastos e, com isso, o processo cicatricial cardíaco e renal (Figura 18.1).

Semelhante ao SRAA, o sistema nervoso simpático (SNS) inicialmente é ativado para proteção miocárdica e apresenta efeitos cronotrópicos e inotrópicos positivos, na tentativa de manter o débito cardíaco. No entanto, sua ativação crônica ocasionará complicações cardíacas e renais. A hiperatividade simpática está envolvida na resistência vascular periférica, no controle de quimiorreceptores centrais e periféricos, na contratilidade cardiovascular, na frequência e ritmo cardíacos, no manuseio do sódio e água corporal total através do rim e no controle do volume sanguíneo vascular circulante, por meio da atuação nos vasos esplâncnicos de estocagem.

A hiperatividade autonômica crônica levará à redução da densidade de receptores beta-adrenérgicos no miocárdio e, ao mesmo tempo, à redução da sensibilidade dos receptores alfa-adrenérgicos na disfunção renal e cardíaca. O excesso de catecolaminas auxiliará a hipertrofia do ventrículo esquerdo observada em alguns pacientes.

Os efeitos da ativação crônica do SRAA e do SNS sinalizam para balanço positivo de água corporal e sódio, podendo culminar com congestão sistêmica e pulmonar. Os peptídeos natriuréticos são considerados marcadores de sobrecarga de volume e atuam de modo a compensar as consequências antinatriuréticas promovidas pelo sistema nervoso simpático renal e os demais mecanismos vasoconstritores. Esses mecanismos neurogênicos podem explicar alguns quadros clínicos frustrantes, em que os pacientes apresentam piora da dispneia ou congestão pulmonar na ausência da sobrecarga de volume

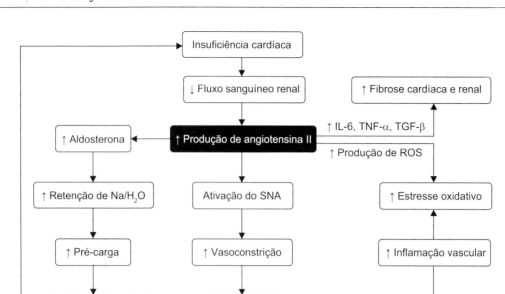

Figura 18.1 Fisiopatologia da síndrome cardiorrenal. (IL-6: interleucina 6; TNF-α: fator de necrose tumoral alfa; TGF-β: fator de crescimento tecidual beta; SNA: sistema nervoso autônomo.)

ou alteração da função ventricular. Nesses casos, haveria mudanças de volume circulante mediadas pelo sistema simpático (Figura 18.2).

Uma grande sobrecarga de volume extracelular poderá levar a edema de vísceras abdominais e aumento da pressão intra-abdominal (PIA), que está envolvida na gênese de lesão renal aguda nos pacientes em terapia intensiva. O valor normal da PIA varia de 4 a 7mmHg, sendo considerados patológicos níveis sustentados de PIA ≥ 12mmHg. A PIA elevada determina vários efeitos deletérios no rim, alguns semelhantes à congestão venosa. Há compressão direta dos órgãos abdominais, levando à redução do fluxo plasmático renal.

A PIA é transmitida para o tórax através do diafragma, provocando aumento da pressão intratorácica e, com isso, compressão cardíaca e redução do volume diastólico final. A pré-carga também se encontra diminuída devido ao retorno venoso abdominal menor. Em virtude do comprometimento circulatório no portador de disfunção miocárdica crônica, alterações discretas na PIA podem levar ao quadro de insuficiência cardíaca congestiva. Estudo de Mullens e cols. em 40 pacientes com IC mostrou que 24 (60%) tinham PIA elevada e em 4 (10%), apesar de não apresentarem sintomas ou sinais abdominais, a PIA estava acima do normal. A PIA aumentada estava correlacionada com lesão renal aguda, e a recuperação acompanhava sua redução.

TRATAMENTO

O desenvolvimento de alteração na função renal na presença de disfunção cardíaca ou durante seu tratamento é frequente e seu manejo é difícil, sendo a terapêutica na maior parte dos casos empírica, sem suporte em evidência científica.

Didaticamente, a abordagem da síndrome cardiorrenal pode ser estratificada conforme se segue:

1. Profilaxia (antecipação de medidas antes da piora do quadro renal).
2. Otimizar terapia da disfunção miocárdica.
3. Otimizar dose de diurético.
4. Agentes inotrópicos.
5. Vasodilatadores.
6. Terapia renal específica.
    a. Dopamina – dose "renal".
    b. Neseritida.
    c. Ultrafiltração e/ou hemodiálise, diálise peritoneal.

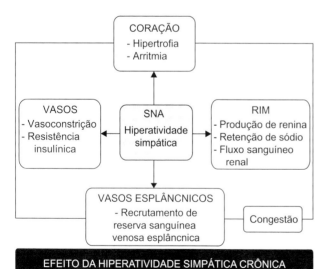

Figura 18.2 Participação do sistema nervoso autônomo na síndrome cardiorrenal.

7. Terapias em investigação:
   a. Salina hipertônica + diurético de alça em dose elevada.
   b. Antagonista da vasopressina.
   c. Antagonista da adenosina.
8. Correção da anemia cardiorrenal.

Profilaxia

A grande maioria dos pacientes que desenvolvem SCR já é portadora de disfunção miocárdica de longa data e apresenta episódios de congestão com mais frequência e de manejo difícil, descompensa com mais facilidade e necessita de doses maiores de diuréticos, apesar da medicação otimizada para a disfunção miocárdica.

Em alguns pacientes, a presença da SCR é um indicativo da progressão para IC terminal (estágio D da classificação ACC/AHA – American College of Cardiology/American Heart Association). É importante atentar para a presença de alteração da função renal no intuito de programar terapia de suporte avançado para o miocárdio, como marca-passo de assistência ventricular esquerda, transplante cardíaco e, se necessário, terapia dialítica. Evidentemente, ao mesmo tempo, procura-se otimizar a terapia padrão para disfunção miocárdica e as manobras de proteção renal.

Apesar das várias estratégias para preservação da função renal, ainda não se sabe se afetarão o prognóstico da SCR.

Otimização da terapia da disfunção miocárdica

Na presença de disfunção miocárdica aguda, o uso de diurético ganha destaque inicial, sendo importante para o controle da hipervolemia; no entanto, não se pode esquecer de revisar cuidadosamente o arsenal terapêutico para IC: adequação dos vasodilatadores, controle da pressão arterial sistêmica e o uso de terapias adjuvantes (digital, nitrato, terapia de ressincronização cardíaca).

Otimização da dose de diurético

O diurético é a terapia padrão inicial para o tratamento da disfunção miocárdica aguda. Entretanto, o uso de doses elevadas pode conduzir a uma cascata de eventos que culminam com a piora da função renal. Depleção de volume independentemente de hipotensão arterial estimula o SRAA, que promove vasoconstrição sistêmica, além de retenção de sódio e piora da função renal. Atenção redobrada deve ser dada aos parâmetros hemodinâmicos, especialmente pressão de perfusão renal, perda de peso corporal e edema durante o tratamento.

Um conceito também importante, relacionado com o uso de diurético de alça, refere-se à reabsorção ávida de sódio no túbulo distal, que ocorre após uma simples dose de diurético, denominada resistência ao diurético, e que está presente em cerca de 33% dos pacientes. Consequentemente, haverá uma resposta inadequada à terapia, que não aumentará o volume de diurese e perpetuará a congestão. Na tentativa de solucionar esse problema, pode-se tentar o uso de diurético em infusão contínua em vez da administração em *bolus*, além da associação de diurético tiazídico, que bloqueará a reabsorção de sódio no túbulo distal.

Um número limitado de trabalhos mostra o benefício na mortalidade com o uso de diurético na SCR, o qual, porém, vem sendo usado por muito tempo e ajudado no controle da congestão nesses pacientes. Dados do *Acute Decompensated Heart Failure National Registry* (ADHERE) revelam que 81% dos pacientes internados com IC descompensada utilizaram diurético.

Estudos direcionados para insuficiência renal aguda mostraram aumento da mortalidade relacionado com o uso de diurético em pacientes internados em terapia intensiva. No entanto, esses estudos não levam em consideração a presença concomitante de IC. Desse modo, na ausência de evidências nessa população, os diuréticos não devem ser descontinuados nos casos de hipervolemia.

Importante lembrar que a curva de resposta da furosemida não é linear, tornando necessário alcançar um patamar de excreção da droga para que ocorra a ação desejada. Dessa maneira, quando não há resposta adequada a 40mg de furosemida, deve-se duplicar a dose para 80mg em vez de aumentar os horários de administração. Para auxiliar a resposta ao diurético, deve ser orientada a redução da ingestão de sal, o que facilitará a perda hídrica. Na presença de disfunção miocárdica, pode ser encontrada biodisponibilidade reduzida ao diurético administrado pela via oral, uma vez que o fluxo sanguíneo e o peristaltismo gastrointestinal estarão reduzidos, além de ocorrer edema intersticial na mucosa desses órgãos, sendo indicada a mudança para a administração endovenosa.

Uma meta-análise realizada por Salvador e cols., comparando o uso em *bolus* e a infusão contínua de diurético, envolvendo oito ensaios clínicos e contabilizando 254 pacientes, observou maior volume de diurese com o uso da infusão contínua e não encontrou diferença nos distúrbios eletrolíticos entre as duas formas de infusão (risco relativo de 1,47; IC95%: 0,52 a 4,15; p = 0,5). Outros estudos também mostraram a superioridade da infusão contínua tanto no quesito aumento de volume urinário como no perfil de segurança da medicação. Esses são estudos com pequeno número de pacientes, transversais e com amostras relativamente heterogêneas, não proporcionando evidências para indicação de uma forma específica de administração do diurético.

Não existe, na prática, uma definição aceita universalmente para "resistência diurética verdadeira". Alguns autores sugerem como limite para uso de diurético valores de 240 a 320mg de furosemida por dia, associado a outros fármacos que atuem nos diversos segmentos do néfron. Eshagian e cols. publicaram em 2006 estudo que mostrava aumento da mortalidade e necessidade três vezes maior de terapia dialítica para os pacientes que necessitaram de doses de furosemida ≥ 160mg/dia, quando comparados aos que usaram doses menores.

A otimização da dose de furosemida e a associação de outros diuréticos com mecanismos de ação distintos, monitorizando o volume urinário, o balanço hídrico e a perda de peso corporal, além do acompanhamento da função renal, constituem a primeira abordagem em caso de congestão encontrada na disfunção miocárdica. Não se encontrando a resposta adequada, serão avaliados outros recursos terapêuticos, como ultrafiltração, hemodiálise e diálise peritoneal.

Agentes inotrópicos

Terapia com agentes inotrópicos positivos é geralmente associada ao diurético na disfunção miocárdica descompensada, uma vez que eles promovem rapidamente mudanças hemodinâmicas favoráveis e aumento do débito cardíaco, ocasionando melhora clínica. No entanto, o uso rotineiro dos agentes inotrópicos na disfunção miocárdica tem sido questionado em razão de uma coletânea de estudos que tem mostrado perda de eficácia, aliada a aumento da mortalidade, com essa terapia. Uma análise dos dados do *Flolan International Randomized Survival Trial* (FIRST) evidenciou que o uso de dobutamina em infusão contínua representava um fator preditivo independente de aumento da mortalidade em 6 meses, em relação aos que não fizeram uso, assim como não houve aumento na qualidade de vida nessa população (p = 0,0001). O estudo ESCAPE (*Evaluation Study of Congestive Heart Failure and Pulmonary Artery Catheterization Efectiveness*), que incluiu 433 pacientes, relatou um risco de morte (p = 0,032) e uma composição de desfechos entre internação e morte (p < 0,001) associado à terapia ionotrópica. Uma análise de mais de 150 mil registros do ADHERE corrobora esses relatos, sugerindo aumento da mortalidade intra-hospitalar nos pacientes que utilizem agentes inotrópicos, em comparação ao uso de outras medicações vasoativas, incluindo a nitroglicerina e a neseritida (p ≤ 0,005 para ambas).

Em virtude dos riscos e das limitações do uso dessa classe terapêutica, as diretrizes da Sociedade Americana de Cardiologia restringem sua aplicabilidade para tratamento paliativo no portador de IC avançada. Contudo, sua utilização ainda é reservada para disfunção miocárdica que apresenta sobrecarga de volume associada a baixo índice cardíaco, especialmente nos pacientes mais gravemente enfermos.

Vasodilatadores

Os representantes dessa classe terapêutica mais comumente usados são a nitroglicerina e o nitroprussiato de sódio, os quais têm a capacidade de reduzir efetivamente a pré-carga e a pressão de enchimento capilar pulmonar (PCWP), restabelecendo o estado hemodinâmico na presença de sobrecarga de volume. Os vasodilatadores são extremamente úteis quando associados a baixas doses de diuréticos. Estudo de Cotter que avaliou 104 pacientes com edema agudo de pulmão mostrou que a associação de doses elevadas de dinitrato de isossorbida a baixas doses de furosemida foi superior no controle dos sintomas, em relação a doses elevadas de diurético com doses baixas desse nitrato. A capacidade de os nitrovasodilatadores reduzirem a alta pressão de enchimento acompanha-se de diminuição da ativação neuro-hormonal, evidenciada por trabalho que avaliou o uso de nitroprussiato e diurético, demonstrando redução dos níveis de neuro-hormônios (endotelina e noradrenalina), associada a melhora hemodinâmica.

A nitroglicerina endovenosa também reduz a pressão de perfusão transrenal devido à redução da pressão venosa; no entanto, não está claro se a longo prazo a nitroglicerina melhora a função renal ou a sobrevida. Em uma pesquisa não randomizada, a utilização de nitroprussiato de sódio em portadores de disfunção cardíaca aguda demonstrou prognóstico clínico favorável independentemente da disfunção renal ou do uso de agente ionotrópico. Não se pode esquecer do tiocianato, metabólito do nitroprussiato de sódio, e sua toxicidade, principalmente nos portadores de alteração da função renal.

Existem limitações quanto ao uso da terapia com nitrato, caracterizadas por taquifilaxia precoce e hipotensão, sendo necessários acompanhamento próximo e titulação da dose para controle desses sintomas indesejados.

Terapia renal específica

Dopamina em "dose renal"

O uso de dopamina em "dose renal", habitualmente < 5μg/kg/min (2 a 4μg/kg/min), foi proposto no passado para prevenir ou tratar a insuficiência renal aguda e aumentar o volume de diurese nos pacientes com IC e resistência à terapia com diurético de alça.

Fisiologicamente, haveria aumento da vasodilatação renal, levando ao aumento do fluxo sanguíneo renal, atenuando os efeitos da noradrenalina e da aldosterona e promovendo natriurese por meio dos efeitos dos receptores dopaminérgicos 1 e 2. Apesar de alguns pequenos estudos terem demonstrado benefício do uso de dopamina em dose baixa no aumento da diurese e na estabilização ou melhora da função renal, meta-análise consistente, realizada por Kellun e Decker em 2001, concluiu que "o uso de baixa doses de dopamina para prevenção ou tratamento de insuficiência renal aguda não pode ser justificado pelas evidências e deve ser abandonado da rotina clínica".

Neseritida

A neseritida consiste em um peptídeo natriurético humano tipo B sintético que exerce ação vasodilatadora importante, tendo sido usada para controle de congestão em caso de disfunção miocárdica aguda, promovendo redução da pressão de enchimento e melhora da dispneia. Embora seus efeitos sejam promissores, é questionável o uso de neseritida no tratamento da disfunção cardíaca.

Meta-análise realizada por Sackner-Bernstein e cols., na qual foram avaliados cinco estudos randomizados, contemplando 1.269 pacientes, todos randomizados, duplo-cegos, pareados com placebo ou terapia ativa, observou piora da função renal, caracterizada por elevação de 0,5mg/dL na creatinina.

Apesar dos estudos com resultados negativos, novas observações têm sugerido que, em doses menores, a neseritida talvez promova proteção renal. Rither e cols. relataram que baixas doses de neseritida (0,005 ou 0,0025µg/kg/min sem *bolus* inicial), em contraponto às dose padrões propostas pelo FDA (*bolus* de 2µg/kg, seguido por 0,01µg/kg/min), no tratamento da disfunção renal aguda, provocaram menos episódios de hipotensão, além de melhora da função renal e da diurese, à semelhança da associação de baixas doses de diurético.

Desse modo, o uso de neseritida para proteção renal e indução da diurese no portador de disfunção cardíaca permanece promissor, mas ainda necessita um maior número de estudos.

Ultrafiltração/hemodiálise e diálise peritoneal

Ultrafiltração/hemodiálise

Quando a terapêutica medicamentosa habitual falha ou o paciente se torna resistente ao diurético, são necessárias outras terapias na tentativa de corrigir a sobrecarga de volume. Como opções, encontram-se a ultrafiltração (UF), a hemodiálise e a diálise peritoneal. Essas terapias apresentam os seguintes benefícios: melhora do débito cardíaco devido aos mecanismos de Frank-Starling, aumento do enchimento diastólico do ventrículo esquerdo e aumento da complacência pulmonar, após a retirada do excesso de líquido.

Ultrafiltração isolada

A retirada de volume por meio de mecanismo extracorpóreo presente na hemodiálise vem sendo usada para tratamento da hipervolemia no portador de doença renal crônica dependente de diálise e na IC não responsiva a diurético. Caracteriza-se pela remoção mecânica de líquidos através de gradiente conectivo criado na membrana de filtro específico, retirando água sem afetar a composição de eletrólitos do plasma e evitando o risco de distúrbios metabólicos, diferentemente do diurético. A geração de ultrafiltrado isotônico é acompanhada de redução sustentada da pressão hidrostática, evitando a ativação do SRAA e do sistema nervoso autônomo.

Múltiplos estudos retrospectivos de caso-controle têm avaliado o efeito da UF na resistência diurética associada a IC refratária, apresentando resultados variados. Alguns mostram melhora dos sintomas, recuperação da resposta ao diurético e não comprometimento da função renal, enquanto outros observam efeitos apenas transitórios. Na realidade, quando se avaliam a morbidade e a mortalidade com o uso da UF na disfunção miocárdica, não há relato de melhora, e a morbimortalidade se mantém elevada.

Em 2007, Constanzo e cols. estudaram a UF, comparando-a com a terapia diurética endovenosa na IC descompensada agudamente em pacientes hospitalizados (UNLOAD). Foram formados dois grupos randomizados nas primeiras 24 horas de atendimento para tratamento com UF isolada (Aquadex System 100) ou diurético administrado endovenosamente de maneira contínua ou em *bolus*. Nas primeiras 48 horas de hospitalização, o grupo submetido à UF apresentou perda maior de peso e líquido do que o grupo de controle; no entanto, não houve diferença na avaliação do escore de dispneia. A re-hospitalização (18% UF vs. 32% terapia padrão) e a permanência hospitalar (123 dias UF vs. 330 terapia padrão) foram significativamente menores no grupo da UF. Uma reavaliação dos resultados do estudo UNLOAD evidenciou que não houve diferença no incremento da creatinina na comparação dos grupo submetido à UF com o que utilizou diurético no período de tempo de 24 horas, 48 horas e na alta. Também não foi demonstrado efeito protetor da UF na função renal, e grandes volumes de ultrafiltrado estão associados a elevação da creatinina. A quantidade de remoção de líquido, seja pela UF, seja por diurético, não se correlaciona com a piora da função renal, sinalizando que existem outros fatores associados à perda de volume que participam na lesão renal durante o tratamento da disfunção cardíaca congestiva.

O custo elevado e a complexidade do procedimento de UF isolada limitam o uso dessa terapia como primeira linha para o portador de IC descompensada. Ainda é necessário demonstrar a superioridade da terapia com UF sobre o uso de diurético para que esta possa ser utilizada rotineiramente.

O estudo CARRESS-HF-2012 (*Cardiorenal Rescue Study in Acute Decompensated Heart Failure*), que compara estratégias de tratamento (UF × tratamento farmacológico) da disfunção renal em portadores de IC descompensada, concluiu que a UF foi inferior ao tratamento farmacológico habitual e ocasionou complicações, entre elas a elevação significativa da creatinina, além de não promover perda hídrica maior. Dessa maneira, questiona-se o uso dessa modalidade terapêutica no tratamento de síndrome cardiorrenal no portador de IC descompensada.

Diálise peritoneal (DP)

Diálise peritoneal na maneira contínua (CAPD) ou automatizada (DPA) na cicladora é amplamente aceita como alternativa à hemodiálise nos portadores de doença renal crônica terminal. Por ser realizada no domicílio do paciente, promove mais conforto e associa-se a benefícios psicossociais, além de apresentar custo mais baixo e efetividade semelhante à hemodiálise.

No portador de SCR tipo II, a diálise peritoneal representa um novo e único nicho no tratamento dessa enfermidade. A DP remove o excesso de água e sal através da UF osmótica. Comumente, utilizam-se soluções de diálise com concentrações de glicose diferentes, criando um gradiente osmótico, o que resulta na transferência de água entre a rede capilar peritoneal e o dialisado.

A UF peritoneal foi utilizada pela primeira vez em portadores de IC em 1949, por Schneierson, no trabalho intitulado "Continuous peritoneal irrigation in the treatment of intractable edema of cardiac origin". De 1960 a 1980, a diálise peritoneal intermitente foi usada como terapia de resgate em caso de IC refratária ao uso de diurético. A diálise peritoneal é uma alternativa à hemodiálise hábil para manter UF lenta e contínua, o que melhora a qualidade de vida em caso de disfunção cardíaca resistente ao diurético.

Em 2010, Sanchez e cols. relataram a eficácia da DP no tratamento de 17 portadores de IC refratária acompanhados por 15 ± 9 meses. Treze pacientes submeteram-se apenas a uma troca de icodextrina noturna, enquanto os demais tiveram ajustes diversos na prescrição da DP, dependendo do grau de disfunção renal. Todos os pacientes melhoraram de classe funcional com base na classificação da NYHA (New York Heart Association) (65% tiveram incremento em duas classes e os demais em uma classe; $p < 0,001$), associado a melhora importante da pressão sistólica da artéria pulmonar (PSAP) (44 ± 12mmHg vs. 27 ± 9mmHg), porém sem mudança na fração de ejeção do ventrículo esquerdo. Houve redução do tempo de internação e aumento da expectativa de vida com o tratamento com DP = 82% após 12 meses de tratamento, 70% e 56% após 18 e 24 meses, respectivamente. Os autores também concluíram que a DP se mostrou custo-efetiva, em comparação com o tratamento conservador.

O importante prognóstico da redução da PASP foi mostrado pelo grupo de Cappola e cols., que avaliaram 1.134 pacientes com disfunção miocárdica por meio de estudo hemodinâmico e biópsia endomiocárdica, em seguimento de 4,4 anos. A elevação da PASP foi o mais importante preditor hemodinâmico de morte nessa população. A diminuição da PASP nos pacientes com IC conduzidos com diálise peritoneal pode dar esperança de sua qualificação para a lista de transplante cardíaco.

Terapias em investigação

Salina hipertônica + diurético de alça em doses elevadas

O mecanismo que justifica o uso de salina hipertônica para o tratamento da IC está correlacionado com o efeito osmótico elevado, promovendo uma mobilização de líquidos do meio extracelular para o intravascular e, consequentemente, para a circulação renal, o que pode facilitar a ação do diurético. Além disso, o efeito do excesso de sódio na célula tubular poderá inibir o *rebound* de sódio nos túbulos distais e, com isso, minimizar a resistência diurética. Além disso, poderá ser evidenciada sua atuação no aparato neuro-hormonal, com redução da ativação do SRAA. O aumento de volume intravascular diminui o estímulo nos barorreceptores e, consequentemente, reduz a produção do hormônio antidiurético (vasopressina), culminando com a redução da absorção de água livre nos túbulos coletores proveniente dos canais de aquasporina.

No entanto, apenas Paterna e cols. descreveram com sucesso esse modo terapêutico em 94 pacientes com IC refratária, com fração de ejeção < 35%, creatinina sérica < 2,0mg/dL, débito urinário < 500mL/dia e sódio urinário < 60mEq/dia. Esses pacientes foram randomizados em dois grupos: um recebendo furosemida em altas doses (500 a 1.000mg/dia) + solução salina hipertônica por 30 minutos, duas vezes ao dia, e o outro, furosemida (500 a 1.000mgdia), duas vezes ao dia, durante 4 a 6 dias. O grupo que recebeu salina hipertônica apresentou aumento da diurese e natriurese, além de melhora no peptídeo B natriurético e redução no período de internação e reinternações. A existência de pequenos estudos e o uso raro de salina hipertônica deixam sem definição o uso dessa terapia em casos de SCR.

Antagonistas da vasopressina

Os antagonistas da vasopressina representam outra classe terapêutica promissora que pode auxiliar a perda de água livre e o controle da hiponatremia na população cardiopata.

A vasopressina, também conhecida como arginina-vasopressina ou hormônio antidiurético é um hexapeptídeo cíclico produzido no hipotálamo e liberado de grânulos da região posterior da pituitária, tendo com estímulos a produção e liberação de hiperosmolaridade, hipovolemia, angiotensina II e estímulo simpático. A vasopressina promove vasoconstrição e reabsorção renal de água mediante sua ação nos receptores V1a (vascular), encontrados no músculo liso vascular e nos rins, levando à vasoconstrição, V2 (renal), presentes nas células principais dos túbulos coletores, ocasionando a reabsorção de água através dos canais de aquaporina 2 na membrana luminal celular, e V3 (pituitária), responsáveis pelo estímulo para secreção dos hormônios adrenocorticotróficos.

O antagonismo de V1a e V2 na IC pode ser benéfico, pois o bloqueio de V1a aumenta o débito cardíaco, reduz a resistência periférica global, diminui a pressão arterial média e inibe a hipertrofia dos cardiomiócitos mediada pela vasopressina. O bloqueio de V2 resulta em aumento da perda de água livre e, com isso, aumento do sódio sérico e melhora da pré-carga cardíaca.

Dois antagonistas da vasopressina têm mostrado resultados promissores, o conivaptano, antagonista de V1a/V2 com administração oral ou endovenosa, e o tolvaptano, antagonista específico do V2 em apresentação oral.

O estudo EVEREST (*The Efficacy of Vasopressin Antagonist in Heart Failure Outcome Study with Tolvaptan*) investigou 4.133 pacientes com disfunção cardíaca aguda e observou que a administração precoce do tolvaptano promoveu menor ganho de peso corporal e melhora na dispneia. Embora a comparação de tolvaptano com placebo não tenha mostrado diferença a longo prazo, benefícios foram observados no grupo de pacientes com hiponatremia e oligúria. Apesar desses resultados, quando avaliados todos os desfechos no tocante a todas as causas de mortalidade, mortalidade cardiovascular, hospitalização e piora da função cardíaca, não houve diferenças entre os grupos.

Antagonista da adenosina

A adenosina plasmática encontra-se elevada nos portadores de IC, e seus níveis aumentam concomitantemente à piora da função cardíaca. A adenosina liga-se ao receptor A1 e ocasiona vasoconstrição da arteríola aferente e diminuição do fluxo sanguíneo renal e do ritmo de filtração glomerular, promovendo maior reabsorção de sódio em nível tubular. Dessa maneira, o antagonista da adenosina promoveria melhora da função renal e resposta adequada ao diurético. Estudos como o PROTECT e o REACH-UP, utilizando Rolofylline®, antagonista seletivo do receptor A1, infelizmente não mostraram benefício na melhora da função renal nos portadores de IC, assim como não promoveram modificações na mortalidade e no período de internação por patologia cardiovascular ou renal.

Ainda são necessários estudos mais amplos para melhor definição da utilização dos antagonistas da adenosina na síndrome cardiorrenal.

Correção da anemia cardiorrenal

A anemia tem múltiplas causas, tanto na insuficiência renal crônica como na IC congestiva, porém a deficiência de ferro parece desempenhar papel importante em ambas as patologias. O estudo FAIR-HR (*The Ferinject Assessment in patients with Iron deficiency and chronic Heart Failure Study*), que utilizou ferro endovenoso em 459 pacientes sintomáticos com deficiência de ferro e ICC, demonstrou que o grupo tratado apresentou melhora dos sintomas da disfunção cardíaca, capacidade de exercitar-se e qualidade de vida, independente de terem anemia ou não. São esperados dados que avaliem novas preparações de ferro livre de dextrana; no entanto, a terapia com ferro endovenoso parece emergir como uma alternativa importante no tratamento da anemia cardiorrenal.

O papel dos agentes estimulantes da eritropoetina (EAS) é controverso devido à presença de evidências conflitantes. Produzida no rim, a eritropoetina é uma citocina que estimula a medula óssea a produzir glóbulos vermelhos. Na insuficiência renal, a eritropoetina encontra-se diminuída, porém está aumentada na IC.

Estudos têm mostrado que o aumento da eritropoetina na IC associa-se a menor sobrevida independentemente do nível de hemoglobina. Apesar de pequenos estudos iniciais demonstrarem benefícios com a reposição de eritropoetina, três grandes estudos de fase III, *Cardiovascular Risk Reduction by Early Anemia Treatment with Epoetin Beta* (CREATE), *Trial to Reduce Cardiovascular Events with Arenesp Therapy* (TREAT) e *Correction of Hemoglobin and Outcomes in Renal Insufficiency* (CHOIR), apresentaram prognósticos negativos e colocaram em questionamento o uso dessa terapêutica. Consequentemente, o uso rotineiro de EAS para otimizar o nível de hemoglobina nos pacientes com ICC não tem sustentação baseada em evidências.

CONSIDERAÇÕES FINAIS

A síndrome cardiorrenal apresenta-se como patologia atual e de incidência crescente, com progressivo entendimento de sua patologia, porém com medidas terapêuticas controversas e pouco efetivas. É evidente a necessidade de maior número de estudos para a produção de evidências que guiem a prática clínica. Por ser complexa e multifacetada, classificada em vários tipos, sua abordagem deve ser multiprofissional, com o esforço conjunto de cardiologistas, nefrologistas e intensivistas para o manejo mais efetivo e a tentativa de mudar seu prognóstico.

Bibliografia

Adams Jr. KF, Fonarow GC, Emerman CL et al. Characteristics and outcomes of patients hospitalized for heart failure in the United States: rationale, design and preliminary observations from the first 100,000 cases in the Acute Decompensated Heart Failure National Registry (ADHERE). Am Heart J 2005; 149:209-16.

Anker SD, Comin Colet J, Filippatos G et al. Ferric carboxymaltose in patients with heart failure and iron deficiency. N Engl J Med 2009; 361:2436-48.

Bellomo R, Ronco C, Kellum JA, Mehta RL, Palevsky P. Acute Dialysis Quality Initiative Workgroup. Acute renal failure: Definition, outcome measures, animal models, fluid therapy and information technology needs. Second International Consensus Conference of the Acute Dialysis Quality Initiative (ADQI) Group. Crit Care 2004; 8:R204-R212.

Bilora F, Petrobelli F, Boccioletti V et al. Treatment of heart failure and ascites with ultrafiltration in patients with intractable alcoholic cardiomyopathy. Panminerva Med 2002; 44:23-5.

Binanay C, Califf RM, Hasselblad V et al. Evaluation study of congestive heart failure and pulmonary artery catheterization effectiveness: The ESCAPE trial. JAMA 2005; 294:1625-33.

Bristow MR, Ginsburg R, Minobe W et al. Decreased catecholamine sensitivity and β-adrenergic-receptor density in failing human hearts. New Engl J Med 1982; 307(4):205-11.

Cappola TP, Felker GM, Kao WH et al. Pulmonary hypertension and risk of death in cardiomyopathy: patients with myocarditis are at higher risk. Circulation 2002; 105(14):1663-8.

CENSO 2012 – Sociedade Brasileira De Nefrologia. Disponível em: www.sbn.org.br/censo. Acesso em: 04 de fevereiro de 2014.

Chabrashvili T, Kitiyakara C, Blauetal J. Efects of ANG II type 1 and 2 receptors on oxidative stress, renal NADPH oxidase, and SOD expression. American Journal of Physiology – Regulatory Integrative and Comparative Physiology 2003; 285(1):R117-R124.

Costanzo MR, Guglin ME, Saltzberg MT et al. Ultrafiltration versus intravenous diuretics for patients hospitalized for acute decompensated heart failure. J Am Coll Cardiol 2007; 49(6):675-83.

Cotte G, Metzkor E, Kaluski E et al. Randomized trial of high-dose isosorbida-dinitrate plus low-dose of furosemide versus high-dose de furosemide plus low-dose de isosorbida-dinitrate in severe pulmonary edema. Lancet 1998; 351:389-93.

Damman K, van Deursen VM, Navis GA, Voors AA, van Veldhuisen DJ, Hillege HL. Increased central venous pressure is associated with impaired renal function and mortality in abroad spectrum of patients with cardiovascular disease. J Am Coll Cardiol 2009; 53(7):582-8.

Den Uil CA, Lagrand WK, Spronk PE et al. Low-dose nitroglycerin improves microcirculation in hospitalized patients with acute heart failure. Eur J Heart Fail 2009; 11:386-90.

Drueke TB, Locatelli F, Clyne N et al. Normalization of hemoglobin level in patients with chronic kidney disease and anemia. New Engl J Med 2006; 355:2071-84.

Ellison DH. Diuretic therapy and resistance in congestive heart failure. Cardiology 2001; 96:132-43.

Eshaghian S, Horwich TB, Fonarow GC. Relation of loop diuretic dose to mortality in advanced heart failure. Am J Cardiol 2006; 97:1759-64.

Fonarow GC: ADHERE Scientific Advisory Committee, The Acute Decompensated Heart Failure National Registry (ADHERE): opportunities to improve care of patients hospitalized with acute decompensated heart failure. Rev Cardiovasc Med 2003; 4(Suppl.7):S21-30.

Forman DE, Butler J, Wang Y et al. Incidence, predictors at admission, and impact of worsening renal function among patients hospitalized with heart failure. J Am Coll Cardiol 2004; 43(1):61-7.

Gheorghiade M, Orlandi C, Burnett JC et al. Rationale and design of the multicenter, randomized, double-blind, placebo-controlled study to evaluate the Efficacy of Vasopressin antagonism in Heart Failure: Outcome Study with Tolvaptan (EVEREST). J Card Fail 2005; 11:260-9.

Gottlieb SS, Givertz MM, Metra M et al. The effects of adenosine A_1 receptor antagonism in patients with acute decompensated heart failure and worsening renal function: the REACH UP study. J Card Fail 2010; 16(9):714-9.

Grapsa E, Alexopoulos GP, Margari Z et al. Ultrafiltration in the treatment of severe congestive heart failure. Int Urol Nephrol 2004; 36:269-72.

Heywood JT. The cardiorenal syndrome: lessons from the ADHERE database and treatment options. Heart Failure Reviews 2005; 9(3):95-201.

Hillege HL, Girbes ARJ, de Kam PJ et al. Renal function, neurohormonalactivation, and survival in patients with chronic heart failure. Circulation 2000; 102(2):203-10.

Jackson G, Gibbs CR, Davies MK, Lip GY. ABC of heart failure. Pathophysiology. Brit Med J 2000; 320(7228):167-70.

Johnson W, Omland T, Hall C et al. Neurohormonal activation rapidly decreases after intravenous therapy with diuretics and vasodilators for class IV heart failure. J Am Coll Cardiol 2002; 39:1623-9.

Kazory A, Ross EA. Contemporary trends in the pharmacological and extracorporeal management of heart failure: a nephrologic perspective. Circulation 2008; 117:975-83.

Kellum JA, Decker J. Use of dopamine in acute renal failure: A meta-analysis. Crit Care Med 2001; 29:1526-31.

Kellum JA, Mehta RL, Levin A et al., for the Acute Kidney Injury Network (AKIN): Development of a clinical research agenda for acute kidney injury using an international, interdisciplinary, three-step modified Delphi process. Clin J Am Soc Nephrol 2008; 3:887-94.

Krishnan A, Oreopoulos DG. Peritoneal dialysis in congestive heart failure. Adv Perit Dial 2007; 23:82-9.

Leineweber K, Heinroth-Homann I, Pönicke K, Abraham G, Osten B, Brodde OE. Cardiac β-adrenoceptor desensitization due to increased-adrenoceptor kinase activity in chronic uremia. J Am Soc Nephrol 2002; 13(1):117-24.

Li L, Lee EW, Ji H, Zukowska Z. Neuropeptide Y-induced acceleration of post angioplasty occlusion of rat carotid artery. Arteriosclerosis, Thrombosis, and Vascular Biology 2003; 23(7):1204-10.

Liang KV, Williams AW, Greene EL, Redfield MM. Acute decompensated heart failure and the cardiorenal syndrome. Crit Care Med 2008; 36(suppl 1):S75-S88.

Liu PP. Cardiorenal syndrome in heart failure: a cardiologist's perspective. Can J Cardiol 2008; 24(suppl B):25B-29B.

Lloyd-Jones D, Adams RJ, Brown TM et al. American Heart Association Statistics Committee and Stroke Statistics Subcommittee. Executive summary: heart disease and stroke statistics – 2010 update: a report from the American Heart Association. Circulation 2010; 121:948-54.

Malbrain MLNG, Cheatham ML, Kirkpatrick A et al. Results from the international conference of experts on intra-abdominal hypertension and abdominal compartment syndrome. I. Definitions. Intens Care Med 2006; 32(11):1722-32.

McAlister FA, Ezekowitz J, Tonelli M, Armstrong PW. Renal insufficiency and heart failure: prognostic and therapeutic implications from a prospective cohort study. Circulation 2004; 109(8):1004-9.

Miyata T, Maeda K, Kurokawa K, and van Ypersele de Strihou C. Oxidation conspires with glycation to generate noxious advanced glycation end products in renal failure. Nephrology Dialysis Transplantation 1997; 12(2):255-58.

Mullens W, Abrahams Z, Francis GS et al. Importance of venous congestion for worsening of renal function in advanced decompensated heart failure. J Am Coll Cardiol 2009; 53(7):589-96.

Mullens W, Abrahams Z, Francis GS et al. Sodium nitroprusside for advanced low-output heart failure. J Am Coll Cardiol 2008; 52:200-7.

Mullens W, Abrahams Z, Skouri HN et al. Elevated intra-abdominal pressure in acute decompensated heart failure. A potential contributor to worsening renal function? J Am Colle Cardiol 2008; 51(3):300-6.

National Institutes of Health. National Institute of Diabetes and Digestive and Kidney diseases. Annual Data Report, USRDS, Bethesda, Md, USA, 1997. Disponível em: http://www.usrds.org/.

NHLBI Working Group. Cardiorenal connections in heart failure and cardiovascular disease. National Heart, Lung and Blood Institute Website, October 2009. Disponível em: http://www.nhlbi.nih.gov/meetings/workshops/cardiorenal-hf-hd.htm.

Nohria, Hasselblad V, Stebbins A et al. Cardiorenal interactions. Insights from the ESCAPE trial. J Am Coll Cardiol 2008; 51(13):1268-74.

O'Conner CM, Erthis WA, Uretsky BF et al., for The First Investigators Continuous Dobutamine is associated with an increased risk of death in patients with advanced heart failure: insights from the Flolan International Randomized Survival Trial (FIRST). Am Heart J 1999; 138(pt 1):75-86.

Okonko DO, Grzeslo A, Witkowski T et al. Effect of intravenous iron sucrose on exercise tolerance in anemic and non-anemic patients with symptomatic chronic heart failure and iron deficiency FERRIC-HF: a randomized, controlled, observer-blinded trial. J Am Coll Cardiol 2008; 51(2):103-12.

Paterna S, Di Pasquale P, Parrinello G et al. Changes in brain natriuretic peptide levels and bioelectrical impedance measurements after treatment with highdose furosemide and hypertonic saline solution versus high- dose furosemide alone in refractory congestive heart failure: A double-blind study. J Am Coll Cardiol 2005; 45:1997-2000.

Pfeffer MA, Burdmann EA, Chen CY et al. A trial of darbepoetin alfa in type 2 diabetes and chronic kidney disease. New Engl J Med 2009; 361(21):2019-32.

Pueyo ME, Gonzalez W, Nicoletti A, Savoie F, Arnal JF, Michel JB. Angiotensin II stimulates endothelial vascular cell adhesion molecule-1 via nuclear factor-κB activation induced by intracellular oxidative stress. Arteriosclerosis, Thrombosis, and Vascular Biology 2000; 20(3):645-51.

Riter HG, Redfield MM, Burnett JC et al. Nonhypotensive low--dose nesiritide has differential renal effects compared with standard-dose nesiritide in patients with acute decompensated heart failure and renal dysfunction. J Am Coll Cardiol 2006; 47:23345.

Ronco C, Haapio M, House AA, Anavekar N, Bellomo R. Cardiorenal syndrome. Journal Am Coll Cardiol 2008; 52(19):1527-39.

Ronco C, House AA, Haapio M. Cardiorenal syndrome: refining the definition of a complex symbiosis gone wrong. Intens Care Med 2008; 34:957-62.

Ryan J, Mery S. Is there still a role for ultrafiltration in the management of acute heart failure? CARRESS and beyond. Curr Heart Fail Rep 2013 Sep; 10(3):185-9.

Sackner-Bernstein JD, Skopicki HA, Aaronson KD. Risk of worsening renal function with nesiritide in patients with acutely decompensated heart failure. Circulation 2005; 111:1487-91.

Salvador DR, Rey NR, Ramos GC et al. Continuous infusion versus bolus injection of loop diuretics in congestive heart failure. Cochrane Database Syst Rev 2005; (3):CD003178.

Sánchez JE, Ortega T, Rodríguez C et al. Efficacy of peritoneal ultrafiltration in the treatment of refractory congestive heart failure. Nephrol Dial Transplant 2010; 25(2):605-10.

Sheppard R, Panyon J, Pohwani AL et al. Intermittent outpatient ultrafiltration for the treatment of severe refractory congestive heart failure. J Card Fail 2004; 10:380-3.

Shlipak MG, Massie BM. The clinical challenge of cardiorenal syndrome. Circulation 2004; 110(12):1514-7.

Singh AK, Szczech L, Tang KL et al. Correction of anemia with epoetin alfa in chronic kidney disease. New Eng J Med 2006; 355(20):2085-98.

Smith GL, Lichtman JH, Bracken MB et al. Renal impairment and outcomes in heart failure: Systematic review and meta-analysis. J Am Coll Cardiol 2006; 47:1987-96.

Tonelli M, Wiebe N, Culleton B et al. Chronic kidney disease and mortality risk: a systematic review. J Am Soc Nephrol 2006; 17(7):2034-47.

Ushio-Fukai M, Zafari AM, Fukui T, Ishizaka N, Griendling KK. p22 (phox) is a critical component of the superoxide-generating NADH/NADPH oxidase system and regulates angiotensin II-induced hypertrophy in vascular smooth muscle cells, Journal of Biological Chemistry 1996; 271(38):23317-21.

Voors AA, Dittrich HC, Massie BM et al. Effects of the adenosine A1 receptor antagonist rolofylline on renal function in patients with acute heart failure and renal dysfunction: results from PROTECT(Placebo-Controlled Randomized Study of the Selective Adenosine A1 Receptor Antagonist Rolofylline for Patients Hospitalized with Acute Decompensated Heart Failure and Volume Overload to Assess Treatment Effect on Congestion and Renal Function). J Am Coll Cardiol 2011; 57:1899-907.

Wankowicz Z. Peritoneal dialysis – 40 years of own experiences. Pol Arch Int Med 2004; 112(Spec No):19-24.

Weinfeld MS, Chertow GM, Stevenson LW. Aggravated renal dysfunction during intensive therapy for advanced chronic heart failure, Am Heart J 1999; 138(2):285-90.

Witko-Sarsat V, Friedlander M, Capeillere-Blandin C et al. Advanced oxidation protein products as a novel marker of oxidative stress in uremia. Kidney International 1996; 49(5):1304-13.

19

Creso Abreu Falcão • Romero Henrique de Almeida Barbosa

Doenças do Colágeno e o Coração

INTRODUÇÃO

As colagenoses podem acometer diferentes regiões do sistema cardiovascular. A frequência de cardiopatia nas diferentes doenças do tecido conjuntivo varia de acordo com os métodos de investigação utilizados, uma vez que quase sempre o acometimento cardíaco é assintomático ou oligossintomático nessa condição. Neste capítulo, tentaremos abordar as peculiaridades de como se apresenta o acometimento cardiovascular nas diversas doenças autoimunes, como lúpus eritematoso sistêmico (LES), artrite reumatoide (AR), esclerose sistêmica, espondilite anquilosante e nas miopatias inflamatórias (Tabela 19.1).

LÚPUS ERITEMATOSO SISTÊMICO

O LES é considerado a mais comum entre as doenças do tecido conjuntivo. No Brasil, a doença do colágeno mais comumente responsável por acometimento cardíaco é a febre reumática, com o LES vindo logo a seguir.

O conceito de LES progressivamente mudou de doença rara com alta mortalidade para uma condição benigna, compatível com expectativa de vida e capacidade de trabalho praticamente normais. O prognóstico apresentou melhora nas últimas décadas, devido à identificação precoce da doença, à antibioticoterapia nas complicações infecciosas e ao tratamento imunossupressor mais eficiente. Em virtude da redução da mortalidade, aspectos como manifestações cardiovasculares, comorbidades, complicações terapêuticas e qualidade de vida têm merecido atenção especial.

Lúpus e o coração

Ainda que os rins sejam classicamente considerados os principais órgãos lesionados em caso de LES, o coração e a

Tabela 19.1 Manifestações clínicas e cardiovasculares comuns nas doenças autoimunes sistêmicas

Doença	Distribuição por sexo	Manifestações clínicas	Manifestações cardiovasculares
Artrite reumatoide	F > M	Poliartrite inflamatória, nódulos reumatoides, FR, anti-CCP	Pericardite, doença arterial, cardiomiopatia, insuficiência cardíaca congestiva coronariana
Lúpus eritematoso sistêmico	F > M	Rash malar, artrite, fotossensibilidade, serosites, nefrite + ANA; pode ter APS concomitante	Pericardite, endocardite de Libman-Sacks, doença arterial coronariana, hipertensão
Miopatias inflamatórias	F > M	Fraqueza muscular proximal, DM com pápulas de Gottron, sinal de xale, mecânica das mãos	Pericardite, anormalidades no sistema de condução, insuficiência cardíaca congestiva e miocardite
Esclerose sistêmica	F > M	A forma limitada é referida como CREST. A forma difusa envolve pele proximal e órgãos viscerais	Hipertensão pulmonar, pericardite, cardiomiopatia, doença do sistema de condução
Espondiloartropatias soronegativas	M > F	Envolvimento da coluna vertebral ou das articulações sacroilíacas, entesite, ausência de fator reumatoide, alta incidência de HLA-B27	Aortite, doença do sistema de condução

FR: fator reumatoide; anti-CCP: anticorpo antipeptídeos citrulinado cíclico; ANA: anticorpo antinuclear; APS: síndrome dos anticorpos antifosfolípides; DM: diabetes mellitus; CREST: síndrome composta por calcinose, fenômeno de Raynaud, dismotilidade esofágica, esclerodactilia e telangiectasias.

circulação cardiopulmonar também podem ser seriamente acometidos. O reconhecimento clínico da agressão cardiovascular pode ser dificultado pela corriqueira coexistência de múltiplos problemas clínicos em pacientes com lúpus, como infecções e insuficiência renal. O acometimento cardíaco próprio da doença (cardite lúpica) exige identificação adequada, visto tratar-se de uma situação específica em que, geralmente, se impõe o emprego da terapia de imunossupressão, ao lado da terapêutica cardiológica convencional. Pericardite, miocardite, endocardite de Libman-Sacks, hipertensão arterial pulmonar e coronariopatia são consideradas as principais complicações cardiovasculares associadas às alterações autoimunes do LES. Os anticorpos antifosfolípides, os quais são usualmente identificados por testes para pesquisa do "anticoagulante lúpico" e dos anticorpos anticardiolipina, têm sido descritos em associação a diversas modalidades de acometimento cardíaco do lúpus.

O LES é doença autoimune de origem desconhecida, caracterizada por acometimento inflamatório de múltiplos sítios orgânicos (rins, cérebro, coração, fígado, pulmões, articulações, músculos, pele e outros), ao longo de uma evolução que costuma ser marcada por remissões e recidivas. A gravidade da doença é variável, estando compreendida em um espectro que envolve desde apresentações clínicas leves e frustras, com acometimento cutâneo e artrite, até formas rapidamente fulminantes, com insuficiência renal e graves distúrbios do sistema nervoso central.

Alguns indivíduos seriam geneticamente predispostos ao LES. Sob a influência de múltiplos genes, possivelmente deflagrados por estímulos ambientais e influenciados pelo sexo, esses indivíduos podem desenvolver diversas doenças clínicas distintas que preenchem os critérios diagnósticos do LES. A etiologia dessas síndromes é complexa e provavelmente difere entre os pacientes.

O termo lúpus é derivado do latim (*lupus*, lobo) e reporta-se às clássicas ulcerações eritematosas por sobre a face – "uma doença que corrói, morde e destrói" – conforme as primeiras observações médicas sobre a doença, que datam de pelo menos sete séculos. O LES é a mais comum das doenças autoimunes sistêmicas, com prevalência estimada entre 4 e 250 casos por 100 mil indivíduos da população geral, ocorrendo com maior frequência no sexo feminino e surgindo usualmente na faixa etária de 16 a 55 anos. O aspecto mais marcante e característico do LES é um estado autoimune caracterizado pelo desenvolvimento de anticorpos para múltiplos antígenos derivados do núcleo, citoplasma e membranas celulares.

Muito embora os rins ainda sejam os órgãos mais estudados no lúpus, sabe-se há pelo menos um século que o coração também pode ser seriamente lesionado nessa condição, podendo contribuir de modo igualmente significativo para a morbidade e a mortalidade da doença. Ainda que na prática clínica – e mesmo na literatura relacionada – seja eventualmente difícil diferenciar a "cardiopatia própria do LES" da "cardiopatia que ocorre no LES" em decorrência de outras causas, como a hipertensão arterial e a endocardite infecciosa, considera-se que o acometimento cardíaco é a terceira causa mais comum de morte em caso de lúpus, logo abaixo das infecções e da nefropatia.

No entanto, as causas de morte no LES variam em diferentes estágios da doença. Conforme um padrão bimodal de mortalidade descrito por Urowitz, em 1976, os óbitos mais precoces ocorreriam por atividade lúpica e/ou infecção intercorrente e, durante a evolução, como resultado de doença cardiovascular por aterosclerose. A doença cardiovascular foi relatada como a mais frequente causa de morbidade prematura em mulheres jovens com LES. A prevalência da doença arterial coronariana em LES parece estar aumentando, sendo bem documentada maior incidência de infarto agudo do miocárdio em pacientes jovens do sexo feminino.

Esta revisão procurará dar ênfase ao acometimento cardíaco considerado próprio do LES, o qual decorre das alterações autoimunes da doença, parece ser mais facilmente detectável durante períodos de exacerbação (atividade) da doença e é mais comumente referido como cardiopatia lúpica ou cardite lúpica.

William Osler, a partir de 1895, foi o primeiro a considerar a lesão cardíaca como parte do lúpus sistêmico, ao lado de outras complicações. Por sua vez, Libman e Sacks chamaram a atenção para uma forma de acometimento cardíaco que consideraram específica do lúpus, ao descreverem achados *post-mortem* de uma forma de endocardite não infecciosa, denominada endocardite verrucosa atípica, em quatro pacientes com dados clínicos sugestivos de LES. Gross, de 1932 a 1940, descrevendo detalhadamente os achados patológicos da cardite lúpica, concluiu que o acometimento cardíaco do lúpus era na realidade uma pancardite. Como um todo, o acometimento cardíaco no LES teria prevalência estimada entre 30% e 50%, ou até entre 52% e 89%, quando se inclui a hipertensão pulmonar. Diferenças nos diversos relatos são provavelmente influenciadas pelos métodos de detecção utilizados, mencionando-se uma frequência de aproximadamente 57% quando se empregam a ecocardiografia bidimensional e o Doppler. Pacientes com LES podem apresentar mais de uma forma de cardiopatia simultaneamente.

Apesar de as lesões cardíacas consideradas próprias do LES serem presumivelmente decorrentes da deposição de imunocomplexos no pericárdio, no miocárdio ou nas paredes dos vasos, e de vários estudos procurarem definir uma associação entre a cardite lúpica e os anticorpos antifosfolípides, a patogênese da doença cardíaca no LES ainda não está esclarecida. O modelo tradicionalmente considerado para a patogênese da cardite lúpica é bastante similar ao de outros sítios de acometimento do lúpus, acreditando-se que a deposição de imunocomplexos e a ativação do complemento levariam à inflamação aguda, crônica ou recorrente no endotélio vascular, no pericárdio, no miocárdio, no endocárdio, no sistema de condução e nos folhetos valvares, o que pode ser respaldado pelo achado comum de imunocomplexos, complemento e anticorpos antinucleares nos tecidos afetados. Também é possível que os complexos imunes encontrados nos tecidos não sejam patogênicos, mas lá se depositem passivamente em seguida a uma lesão tecidual prévia, de modo similar aos imunocomplexos encontrados na junção derme-epiderme da pele normal de diversos pacientes com lúpus. De qualquer modo, verifica-se que o achado de cardiopatia em pacientes com lúpus é mais comum à necropsia do que na prática clínica. O quadro patológico usualmente observado à necropsia de diversos pacientes que faleceram com LES é de uma pancardite afetando pericárdio, miocárdio, endocárdio e coronárias, podendo o acometimento de uma das camadas, como o pericárdio, ser predominante em determinado indivíduo, ao passo que o coração pode ser difusamente afetado em outro.

Pericardite

A pericardite é a forma mais comum de acometimento cardíaco no LES e, assim como em outras formas de acometimento cardíaco no lúpus, sua prevalência também é maior em amostras de casos que são submetidos à necropsia, indicando que o acometimento pericárdico assintomático é comum. Avaliando diversos estudos clínicos na literatura, Doherty e Siegel encontraram uma prevalência de pericardite de 25,6% dentre 1.194 pacientes com LES, mas uma prevalência de 62,1% nos 254 casos submetidos à necropsia. A avaliação ecocardiográfica em pacientes com LES pode evidenciar uma frequência de pericardiopatia que varia de 24% a 49%, um grande número dos quais pode ser constituído por pequenos derrames, em pacientes assintomáticos. A pericardite aguda, com ou sem derrame, pode ser a manifestação inicial do LES, e na vigência desta condição a hipótese de lúpus deverá ser sempre considerada, especialmente em mulheres.

O quadro clínico é geralmente típico, podendo manifestar-se por meio de febre, taquicardia, dor subesternal (que se agrava com o ato de respirar, tossir ou curvar-se para frente) e pela presença de atrito pericárdico à ausculta; a avaliação eletrocardiográfica, com ondas T apiculadas e elevação do segmento ST, também não costuma diferir de outras causas de pericardite. A inflamação poderá atingir o nó sinoatrial ou o nó atrioventricular e provocar arritmias.

O líquido pericárdico de pacientes com LES frequentemente contém células LE e baixos níveis de complemento, em comparação com os valores séricos. Anticorpos antinucleares, anticorpos anti-DNA e fator reumatoide também podem ser encontrados em casos de derrame pericárdico. O achado eventual de anticorpos antinucleares é considerado virtualmente patognomônico de pericardite associada ao LES. A ecocardiografia modo M e a bidimensional são atualmente consideradas os métodos complementares de escolha para o diagnóstico do derrame pericárdico. No entanto, a ausência de efusões pericárdicas à ecocardiografia não deverá excluir a possibilidade de uma pericardite suspeitada clinicamente. Já nos casos de constrição pericárdica, a tomografia computadorizada (TC) e a ressonância nuclear magnética (RNM) se mostram superiores à ecocardiografia para visualização do espessamento pericárdico e das calcificações. No entanto, apesar da frequência elevada de pericardite e efusão, o tamponamento cardíaco e a constrição pericárdica raramente ocorrem na evolução do LES.

Para os pacientes sintomáticos com efusões discretas, o tratamento deve incluir o uso de anti-inflamatórios não esteroides, como a indometacina, com ou sem a adição de antimaláricos. Nos casos mais graves, ou que não responderam às medidas citadas, geralmente são utilizados corticoides, em doses que variam de 0,5 a 1mg/kg/dia de prednisona, de acordo com a gravidade do acometimento. A drenagem pericárdica e a pericardiectomia raramente necessitam ser empregadas.

Miocardite e cardiomiopatia

A doença miocárdica no lúpus teria três causas distintas: a primeira, considerada a mais frequente, seria a miocardite, aguda ou crônica, responsável pela cardiomiopatia própria do lúpus; a segunda seria a isquemia miocárdica, provocada por arterite coronariana, aterosclerose coronariana, trombose ou embolia coronariana; a última causa seria a disfunção miocárdica decorrente de insuficiência mitral ou aórtica. Acredita-se que o reconhecimento da existência de um acometimento miocárdico diretamente decorrente do lúpus eritematoso sistêmico tenha sido consideravelmente impulsionado quando dos achados hemodinâmicos e ecocardiográficos de disfunção sistólica e diastólica em diversos pacientes com lúpus que não se apresentavam com dados clínicos de cardiopatia. Na verdade, o envolvimento miocárdico primário no lúpus foi considerado incomum, citando-se frequências de 8% a 10%, quando reconhecido unicamente por meio da avaliação clínica. No entanto, pode ser observada maior frequência de miocardite, de 40% a 80%, nos casos necropsiados. Uma tendência à descrição de menores frequências de miocardite nas séries de necropsias mais recentemente estudadas poderia ser atribuída à disseminação do uso de corticosteroides entre os pacientes com LES.

O reconhecimento clínico de miocardite lúpica pode ser dificultado pela frequente presença no LES de outros fatores potencialmente responsáveis por dano miocárdico, como anemia, hipertensão, infecção sistêmica, doença valvar e retenção hídrica secundária a doença renal ou uso de corticosteroides. Os casos que se apresentam com miocardite aguda geralmente estão associados à pericardite, na maioria das vezes também se manifestando com febre, taquicardia – a qual pode ser desproporcional à febre – e dor torácica, só ocasionalmente estando presentes sinais de insuficiência cardíaca (IC), arritmias e/ou distúrbios das conduções intraventricular e atrioventricular.

De todo modo, a disfunção ventricular decorrente da miocardite lúpica não costuma ser de grande magnitude e, assim sendo, a cardiomiopatia própria do lúpus seria de leve intensidade, com sintomas escassos ou ausentes. Um quadro de insuficiência cardíaca poderá apresentar-se de modo ocasional, geralmente em associação a grave cardiomiopatia dilatada, sendo esta decorrente de uma miocardite isolada ou de vários episódios repetidos de miocardite. No entanto, a insuficiência cardíaca congestiva (ICC), como evento independente, é relatada em menos de 5% dos pacientes com lúpus, considerando-se ser ela secundária a uma combinação de fatores – a hipertensão arterial decorrente de insuficiência renal e/ou uso de corticosteroides parece ser o fator mais importante. Por outro lado, a disfunção miocárdica assintomática no lúpus parece ser uma ocorrência frequente e, assim, a detecção da cardiomiopatia lúpica costuma depender da realização de métodos complementares de diagnóstico, como o estudo hemodinâmico por cateterismo cardíaco, ou de métodos não invasivos, como a ecocardiografia bidimensional com Doppler e a ventriculografia com radionuclídeos, os quais se apresentam com sensibilidade similar à angiocardiografia e são preferencialmente empregados na atualidade. De modo geral, o eletrocardiograma (ECG) – que pode mostrar extrassístoles atriais e ventriculares, com alterações inespecíficas do segmento ST e das ondas T – e a radiografia do tórax – que somente em casos de acentuada disfunção sistólica mostra alargamento da silhueta cardíaca – são avaliações de baixa especificidade na miocardite lúpica, trazendo usualmente resultados semelhantes aos de outras causas de cardiomiopatia. Elevação de enzimas musculares pode estar presente em pacientes com miocardite lúpica, a qual seria uma condição eventualmente associada a uma miosite periférica, sendo certamente úteis as dosagens de creatina cinase total (CPK) e da fração músculo-cérebro da creatina cinase (CK-MB) nesses pacientes.

A miocardite aguda lúpica com grave repercussão clínica e hemodinâmica é tratada com prednisona em altas doses (1mg/kg/dia), recomendando-se um período mínimo de tratamento de 7 a 14 dias; diuréticos, vasodilatadores e digitálicos podem ser utilizados. Agentes imunossupressores citotóxicos, como azatioprina e ciclofosfamida, também têm sido ocasionalmente empregados.

Endocardite de Libman-Sacks e doença cardíaca valvar

A endocardite de Libman-Sacks foi descrita inicialmente em 1924 como uma condição marcada por vegetações valvares livres de bactérias. Posteriormente, a condição foi relatada como uma manifestação associada ao LES. Também chamada endocardite verrucosa atípica, é considerada um achado característico, ou até mesmo patognomônico, do LES. A denominação se refere a vegetações verrucosas, em geral com diâmetro que varia de 1 a 4mm, que se apresentam isoladas ou em conglomerados, muitas vezes fortemente aderidas ao endocárdio das superfícies valvares, mas também às cordas tendíneas, aos músculos papilares e ao endocárdio mural atrial ou ventricular. As quatro valvas podem ser acometidas, sendo as localizações mais comuns a valva mitral (folheto posterior) e, a seguir, a aórtica. A observação da presença de imunoglobulinas e complemento nas paredes dos vasos das lesões verrucosas sugere um papel dos imunocomplexos circulantes no crescimento e na proliferação das vegetações. A endocardite de Libman-Sacks é antes um achado anatomopatológico do que clínico. As lesões desse tipo de acometimento costumam ser silentes, e os problemas clínicos ocasionais associados estão mais relacionados com fenômenos embólicos ou infecção bacteriana sobreposta do que com disfunções valvares ou insuficiência cardíaca.

A verdadeira prevalência desse tipo de acometimento seria de difícil aferição ao exame clínico isoladamente, observando-se que a maioria dos sopros auscultados no lúpus – mais comumente decorrentes de febre, anemia, taquicardia e cardiomegalia – não demonstra associação a doença valvar orgânica. Por outro lado, a endocardite de Libman-Sacks é frequentemente relatada em necropsias de pacientes sem quaisquer indícios de sopros, ao exame clínico, ainda que a prevalência desse tipo de lesão nas necropsias tenha variado consideravelmente nas séries descritas, com relatos de amplos intervalos de frequência, de 15% a 60% ou até 13% a 74%. As vegetações, ordinariamente pequenas, costumam ser de difícil detecção à ecocardiografia, ainda que este método possa ser útil quando as vegetações são > 2mm. A incidência desse tipo de endocardite vem declinando progressivamente nas últimas quatro décadas, imputando-se tal declínio à utilização de medidas terapêuticas mais eficazes para o LES em anos mais recentes, em comparação com o período inicial (anos 1920 e 1930) em que as lesões foram descritas. O papel específico dos corticosteroides nesse campo é controverso, havendo quem atribua a possível redução na incidência dessas lesões no lúpus à maior difusão do uso de corticoides. Também se atribui aos corticosteroides uma possível indução no surgimento de disfunções valvares, por promoverem cicatrização das lesões verrucosas, as quais resultariam em retração fibrótica das cúspides valvares. Outra possível explicação para a menor frequência de endocardite verrucosa nos últimos anos seria o fato de o diagnóstico de LES ter passado a ser efetuado *antemortem*, por critérios clínicos, e não mais pelo achado *post-mortem* das vegetações, como no passado, quando o reconhecimento da alta especificidade das lesões e a ausência de outros critérios diagnósticos para LES estimulavam a busca criteriosa dessas vegetações nas necropsias.

Embora a endocardite de Libman-Sacks raramente resulte em comprometimento hemodinâmico apreciável, encontram-se eventuais relatos de complicações, como ruptura de cordoalha tendinosa, estenose aórtica, trombose localizada e embolia cerebral. A endocardite infecciosa pode complicar a endocardite de Libman-Sacks, ficando demonstrado, em revisão de 15 relatos efetuada por Doherty e Siegel, que 4,9% dos casos de endocardite verrucosa identificados à necropsia e 1,3% dos casos clinicamente diagnosticados tiveram endocardite infecciosa como complicação, sendo essas frequências consideravelmente maiores do que na população geral ou mesmo em pacientes com outras doenças do tecido conjuntivo. Portanto, o uso profilático de antibióticos quando da realização de procedimentos cirúrgicos e dentários está indicado em pacientes com endocardite de Libman-Sacks. Espessamentos valvares decorrentes ou não de endocardite de Libman-Sacks podem ser observados em cerca de metade dos pacientes com LES, por meio da ecocardiografia modo M ou bidimensional, e afetam predominantemente as valvas aórtica e mitral, podendo, em alguns casos, ser identificada correlação dos espessamentos valvares à ecocardiografia com achados cirúrgicos de endocardite verrucosa.

A disfunção valvar mais comum no lúpus seria a regurgitação, a qual, na maioria das vezes, é de pequena magnitude, sem expressão clínica. No entanto, disfunções valvares com consideráveis repercussões clínica e hemodinâmica, a ponto de exigirem substituição cirúrgica por próteses, podem ocorrer em determinados pacientes. A insuficiência aórtica, a qual pode ser decorrente de endocardite de Libman-Sacks, valvulite, fibrose, degeneração mucoide, endocardite bacteriana e dissecção aórtica, é considerada a disfunção valvar mais comumente associada a grave repercussão hemodinâmica no LES. Casos graves de insuficiência mitral também têm sido relatados, embora com menor frequência, podendo essa disfunção ser causada por fibrose, espessamento e calcificação dos folhetos mitrais e cordas tendíneas, ruptura das cordas tendíneas e necrose fibrinoide dos músculos papilares. Casos de estenose aórtica, estenose mitral e estenose tricúspide decorrentes de tromboses in situ – alguns necessitando troca valvar – também foram descritos, embora também em número reduzido.

A avaliação da valvopatia no lúpus inclui os achados convencionais do exame clínico e do ECG, radiografia de tórax e ecocardiograma, mas o ecocardiograma transtorácico (ETT) ainda é o método mais comumente empregado na atualidade para o diagnóstico da doença valvar associada ao LES. O ecocardiograma transesofágico começa naturalmente a ser utilizado, tanto na abordagem clínica como em estudos para avaliação da frequência de valvopatia nessa condição, tendo Roldan e cols. detectado uma frequência de valvopatia de 74% no LES por meio desse método. Uma maior frequência de regurgitação em câmaras direitas em relação às câmaras esquerdas, como identificado em pacientes com LES pela ecocardiografia com Doppler, tem sido associada a lesões vasculares pulmonares, as quais trariam como consequência a hipertensão arterial pulmonar.

No presente momento, ainda não há dados suficientes indicando que corticoides ou outras modalidades de terapia imunossupressora sejam benéficos no tratamento da valvopatia associada ao LES. A substituição valvar tem sido recomendada regularmente aos pacientes com doença valvar sintomática e com repercussões clínica e hemodinâmica de grande magnitude, ainda que a mortalidade associada à troca valvar em pacientes com LES tenha sido considerada duas vezes mais elevada do que a de pacientes sem lúpus, estando estreitamente associada à presença de grave insuficiência renal. Recentemente, Morin e cols. revisaram 25 casos de insuficiência mitral secundária a LES que necessitavam troca valvar e observaram que os dados relacionados com a mortalidade pós-operatória eram sugestivos de que o risco cirúrgico para esses pacientes parecia ser igual ao da população sem lúpus, podendo ser consideravelmente mais elevado apenas nos pacientes idosos e naqueles nos quais a doença compromete gravemente outros órgãos, sobretudo os rins. Alguns autores têm utilizado a anticoagulação quando da concomitância da endocardite de Libman-Sacks com a síndrome do anticorpo antifosfolípide, relatando regressão das vegetações após a instituição da terapia por um período de 6 semanas a 4 meses.

Hipertensão arterial pulmonar

A associação de hipertensão arterial pulmonar (HAP) com doenças do tecido conjuntivo tem sido mais frequentemente descrita na doença mista do tecido conjuntivo e na esclerodermia (nesta última particularmente na modalidade CREST – calcinose, fenômeno de Raynaud, esclerodactilia, acometimento esofágico e telangiectasias). Nos pacientes com LES, embora a HAP grave continue sendo considerada uma manifestação rara, casos subclínicos e de leve intensidade são considerados comuns, observando-se na atualidade um amplo reconhecimento da HAP como complicação do LES.

HAP pode ser definida pela presença de pressão sistólica pulmonar e pressão média pulmonar > 30 e 25mmHg, respectivamente, em repouso, ou pela presença de pressão sistólica pulmonar > 35mmHg e pressão média pulmonar > 30mmHg durante o esforço, com pressão de átrio esquerdo < 15mmHg.

O estabelecimento das verdadeiras prevalência e magnitude de HAP no LES foi, durante muitos anos, dificultado pelo fato de o único método de considerável sensibilidade para aferição das pressões pulmonares e confirmação da existência de HAP ser o cateterismo de câmaras direitas com aferição direta das pressões pulmonares, método invasivo que geral naturais relutâncias quanto a seu emprego antes que apareçam sintomas e sinais de doença avançada.

O advento do ecocardiograma bidimensional associado ao Doppler, método considerado de sensibilidade similar ao cateterismo de câmaras direitas para aferição das pressões pulmonares, tornou possível o estudo de maior número de pacientes, sintomáticos ou não. Estudo recente para avaliar 117 pacientes com lúpus revelou que 14% apresentavam pressão sistólica em artéria pulmonar (PSAP) ≥ 40mmHg e 37% entre 30 e 39mmHg à ecocardiografia com Doppler, sugerindo que a HAP é evento comum no LES. Apesar de alguns autores definirem hipertensão pulmonar como PSAP ≥ 40mmHg, são pertinentes os achados de que alguns pacientes com PSAP entre 35 e 40mmHg já apresentem sinais de insuficiência cardíaca direita. A hipertensão pulmonar no lúpus tem caráter gradualmente progressivo, como demonstrado por Winslow e cols.

Embora vários mecanismos estejam envolvidos em sua patogênese, as causas reais da HAP no LES ainda são desconhecidas. São consideradas as hipóteses de vasculite pulmonar, com deposição de imunocomplexos e complemento nas paredes das artérias pulmonares, alterações oclusivas tromboembólicas nos vasos pulmonares, possivelmente relacionadas com anticorpos antifosfolípides, e vasoespasmo, sugerido pela maior frequência de fenômeno de Raynaud nesses pacientes.

No lúpus, as raras formas graves de HAP produzem sintomas que costumam desenvolver-se insidiosamente e progredir gradualmente. Tosse seca, dor torácica e dispneia são citados como os primeiros sintomas, os quais podem não chamar a atenção porque o exame físico e a radiografia do tórax são frequentemente normais na fase inicial. Posteriormente, a segunda bulha no foco pulmonar se acentua, a radiografia do tórax passa a mostrar aumento dos vasos pulmonares, e o ECG demonstra sobrecarga de câmaras direitas. Nesse estágio, a avaliação ecocardiográfica com Doppler ou o cateterismo de câmaras direitas facilmente revela a existência de HAP.

O prognóstico das formas graves é sombrio: mais de 50% dos pacientes falecem no período de 2 anos. A maior parte dos pacientes tem sido tratada com vasodilatadores, anticoagulantes, corticosteroides e agentes citotóxicos. Recentes estudos nessa área têm demonstrado efeito significativo sobre variáveis hemodinâmicas, capacidade funcional e sobrevida com o uso de substâncias vasodilatadoras. Terapêutica suportiva, com suplementação de oxigênio, diuréticos e anticoagulação, está indicada para aqueles casos com insuficiência cardíaca. O transplante conjunto coração-pulmão ou pulmonar isolado tem sido realizado com sucesso em alguns pacientes.

Doença coronariana e infarto do miocárdio

Dois mecanismos principais estariam implicados na patogênese da doença coronariana em pacientes com lúpus: a aterosclerose, que seria o processo patológico mais comum, invariavelmente acelerado pelo uso contínuo de corticosteroides, e a vasculite coronariana, hipótese reforçada por estudos demonstrando um componente inflamatório no processo de aterosclerose na população geral. À semelhança do que ocorre na população geral, nesse grupo de pacientes hipertensão, tabagismo, níveis de colesterol > 200mg/dL e obesidade têm desempenhado papel epidemiológico igualmente importante como fatores de risco para doença coronariana. Excepcionalmente, a obstrução coronariana aguda pode ser devida a embolia proveniente de endocardite de Libman-Sacks, trombose intracoronariana *in situ* ou vasoespasmo.

Embora a doença coronariana tenha sido considerada rara no lúpus antes do uso de corticosteroides, a incidência de coronariopatia nessa doença tem se elevado nitidamente nos últimos anos. A aterosclerose coronariana mostra-se acelerada em pacientes com LES que recebem corticosteroides por longos períodos, tendo Bulkley e Roberts observado estreitamentos coronarianos > 50% com uma frequência de 42% em necropsias de pacientes lúpicos que utilizaram corticosteroides por mais de 12 meses, não sendo encontrados estreitamentos coronarianos > 50% nos pacientes que receberam corticosteroides por um período inferior a 12 meses.

De qualquer modo, o lúpus está associado a risco consideravelmente aumentado de doença arterial coronariana (DAC), independentemente dos tradicionais fatores de risco cardiovasculares. A incidência de infarto agudo do miocárdio (IAM) é cinco vezes maior em pacientes lúpicos do que na população geral, chegando a ser 52 vezes maior em mulheres jovens, entre 35 e 44 anos de idade. Embora as evidências clínicas de DAC possam ser reconhecidas em menos de 10% dos pacientes com lúpus, a prevalência de aterosclerose subclínica é bem maior. Estudos utilizando TC miocárdica e relatos de necropsias demonstraram frequência de até 53% de doença coronariana.

Imunoglobulinas e componentes do complemento têm sido identificados nas paredes das artérias coronárias extramurais de pacientes lúpicos com vasculite coronariana, sendo sugerido que lesão vascular imunologicamente mediada também seria responsável pelo desenvolvimento de aterosclerose *a posteriori*. Essa ideia pode ser reforçada pela maior frequência de acometimento pericárdico e valvar em pacientes lúpicos com graves lesões ateroscleróticas, o que mais uma vez sugere a possível contribuição de fatores imunológicos para o surgimento de doença coronariana nesses pacientes.

O acometimento coronariano no LES costuma apresentar-se de maneira inespecífica, compreendendo fundamentalmente os quadros clássicos de angina de esforço, angina instável e infarto miocárdico transmural ou não transmural, eventualmente sendo detectada insuficiência cardíaca secundária a disfunção ventricular esquerda de origem isquêmica. Os testes clássicos utilizados para avaliação da doença coronariana, como ECG em repouso, teste de esforço (com ou sem estudo cintilográfico de perfusão miocárdica), ecocardiograma e cinecoronariografia, podem ser regularmente empregados em pacientes com LES, apresentando valor diagnóstico bastante similar ao da população geral. O uso de contrastes iônicos pode complicar a evolução da nefropatia lúpica, desencadeando insuficiência renal aguda, o que deve ser considerado quando da necessidade de investigação diagnóstica com cineangiocoronariografia.

Embora a arterite coronariana seja bem menos frequente como causa de doença coronariana nos pacientes com LES do que a aterosclerose, e somente alguns poucos casos tenham sido adequadamente documentados, é importante diferenciar clinicamente os dois processos, visto que altas doses de corticosteroides podem estar indicadas em pacientes com vasculite coronariana e podem ser potencialmente deletérias, ao menos a longo prazo, em pacientes com aterosclerose. Nenhuma das técnicas diagnósticas, no entanto, incluindo a coronariografia, tem se mostrado capaz de diferenciar claramente a arterite da aterosclerose coronariana, embora os achados coronariográficos de lesões focais planas, dilatações aneurismáticas e passagem abrupta de fluxo normal para obstrução grave possam sugerir a presença de arterite.

De todo modo, se a arterite coronariana é suspeitada, corticosteroides em altas doses (prednisona, 1mg/kg/dia ou mais) deverão ser utilizados por um período ainda não claramente definido, ressaltando-se que persiste a controvérsia sobre o emprego de corticoterapia nos casos de infarto do miocárdio recente em pacientes com lúpus, devido ao risco possivelmente maior de ruptura do miocárdio.

De maneira geral, a abordagem terapêutica da doença coronariana no LES é similar à dos pacientes da população geral, aqui devendo ser lembrada a necessidade de esforços redobrados para prevenção secundária ou mesmo primária de coronariopatia nos pacientes lúpicos, utilizando-se medidas dietéticas, agentes hipolipemiantes, programas para abandono do tabagismo e tratamento agressivo da hipertensão arterial. Embora alguns tenham dado preferência ao uso de nifedipina em pacientes com lúpus, devido à possibilidade de associação da coronariopatia com fenômeno de Raynaud e vasoespasmo, outros vasodilatadores coronarianos podem ser utilizados normalmente. O uso de inibidores da enzima de conversão da angiotensina poderá estar inviabilizado em alguns pacientes, devido à presença de insuficiência renal. A angioplastia e a cirurgia de revascularização miocárdica têm sido empregadas, havendo diversos relatos de resultados satisfatórios.

Para o uso prolongado de corticosteroides em pacientes lúpicos, recomenda-se o máximo de cautela. Em altas doses, os corticoides produzem intolerância à glicose, hipertensão, obesidade central e dislipidemia. Entretanto, doses baixas de corticoides e outros fármacos, como antimaláricos e agentes imunossupressores, poderiam diminuir o risco de aterosclerose por reduzirem a inflamação e o dano vascular. A identificação de marcadores biológicos de atividade de doença associados a aterosclerose pode ser benéfica para otimização da terapêutica dessa importante complicação do LES.

Anticorpos antifosfolípides e coração no lúpus

Os anticorpos antifosfolípides (aPL) foram descobertos em 1952, quando Conley e Hartman detectaram a existência de um inibidor da coagulação em pacientes com lúpus, em seguida denominado anticoagulante lúpico (LA). Constatou-se posteriormente que a inibição da coagulação decorria de imunoglobulinas IgG e/ou IgM dirigidas contra fosfolípides naturais da cascata da coagulação, e também que os distúrbios hemorrágicos não eram frequentes, o que na realidade ocorria era uma elevação paradoxal da frequência de tromboses nos pacientes portadores do LA – por mecanismos ainda não bem explicados, mas que podem incluir a lesão do endotélio pelos aPL.

Nos últimos anos, um amplo espectro de acometimento cardíaco tem sido relatado em várias séries de portadores de aPL, o que sugere a possibilidade de os aPL também serem responsáveis pelos eventos imunológicos básicos relacionados com o surgimento de cardiopatia e de que certas manifestações cardíacas possam, na realidade, fazer parte da forma primária ou secundária da assim chamada síndrome do anticorpo antifosfolípide (síndrome aPL), que seria definida como o conjunto de manifestações clínicas associadas à presença desses anticorpos.

Embora alguns autores não tenham encontrado qualquer associação entre manifestações cardíacas no lúpus e a presença de aPL, outros estudos demonstram frequências significativas de aPL em pacientes lúpicos portadores de variadas formas de cardiopatia. Dentre as manifestações cardíacas no LES, a endocardite de Libman-Sacks e particularmente as disfunções e os espessamentos valvares são as mais frequentemente relatadas como associadas aos aPL, o que é reforçado pelo fato de que lesões valvares semelhantes às encontradas no lúpus têm sido observadas em pacientes com síndrome aPL primária.

Se os aPL seriam a causa das lesões valvares, ou simples epifenômenos acompanhando outros distúrbios imunológicos, é desconhecido. No entanto, devem ser ressaltados os achados de depósitos seletivos de imunoglobulinas e complemento ao longo das vegetações em pacientes com endocardite de Libman-Sacks, sugerindo um papel para os complexos imunes no surgimento e no crescimento dessas lesões, e os mais recentes e sugestivos achados de depósitos de anticorpos anticardiolipina na camada subendotelial das valvas de pacientes com síndrome aPL.

Por sua vez, vários casos de infarto do miocárdio têm sido documentados em pacientes com a síndrome aPL primária ou associada ao lúpus. Os anticorpos antifosfolípides poderiam, assim, constituir-se em fatores de risco adicionais para doença coronariana em pacientes com LES, além da arterite e da aterosclerose precoce clássicas. A observação de que anticorpos contra lipoproteínas de baixa densidade (LDL) oxidadas – os quais também são considerados aPL, devido à presença de fosfolípides e apolipoproteína B na molécula das LDL – poderiam encontrar-se mais claramente associados a fenômenos ateroscleróticos do que aos fenômenos trombóticos em si sugere a interessante possibilidade de que os aPL sejam responsáveis diretamente pelo desenvolvimento de aterosclerose em pacientes com LES.

Algumas evidências da possível relação entre os aPL e o infarto do miocárdio também são oriundas de estudos em pacientes não portadores de LES ou de síndrome aPL. Hamsten e cols. avaliaram 62 sobreviventes do primeiro infarto do miocárdio com menos de 45 anos de idade e encontraram níveis elevados de anticorpos anticardiolipina (aCL) em 13 (21%), e oito dos 13 pacientes com níveis de aCL persistentemente elevados apresentam eventos cardiovasculares adicionais em um seguimento de 36 a 64 meses, o que sugere que os aCL devam ser interpretados como fatores de risco para eventos cardiovasculares recorrentes, após o primeiro infarto do miocárdio. Por sua vez, Morton e cols. observaram a evolução, ao longo de 12 meses, de 83 pacientes submetidos a enxerto aortocoronariano e constataram que níveis elevados de aCL estavam relacionados com incidência significativa de oclusão tardia do enxerto.

Mais recentemente, Zuckerman e cols. avaliaram 124 pacientes não lúpicos sobreviventes de IAM com menos de 65 anos de idade e, de modo similar, verificaram que a incidência de eventos tromboembólicos e reinfarto do miocárdio, ao longo de um seguimento que variou de 12 a 27 meses, foi significativamente mais elevada naqueles pacientes positivos para anticorpos anticardiolipina.

A HAP no LES também tem sido eventualmente associada à presença de aPL. Asherson e cols. encontraram uma frequência de aPL de 68% em 24 pacientes com HAP, sendo 22 desses portadores de LES, um portador de síndrome aPL primária e um portador de síndrome de sobreposição LES/esclerodermia. Miyata e cols. estudaram a correlação entre títulos de aCL e o grau de HAP em um grupo de 22 pacientes que apresentavam doença mista do tecido conjuntivo ou LES, encontrando uma correlação significativa entre os níveis de aCL e a pressão arterial pulmonar média dos pacientes com doença mista do tecido conjuntivo.

A disfunção miocárdica mostrou-se significativamente associada à presença de aPL em pelo menos um estudo. Leung e cols. avaliaram 75 pacientes portadores de LES por meio de ecodopplercardiografia, ELISA para aCL e vários testes para pesquisa do LA, constatando que, de cinco pacientes apresentando disfunção miocárdica global ou segmentar do ventrículo esquerdo, quatro (80%) eram positivos para aPL (p < 0,05). Oclusões trombóticas da microcirculação miocárdica, na ausência de vasculite (microvasculopatia cardíaca), seriam uma possível explicação para esse tipo de anormalidade em pacientes com aPL.

Outras manifestações cardíacas no lúpus, como endocardite pseudoinfecciosa – que seria uma espécie de forma aguda trombótica da endocardite de Libman-Sacks, relacionada com períodos de exacerbação (atividade) do LES, com achados clínicos bastante semelhantes aos da endocardite bacteriana – e trombos intracavitários, também têm sido associadas à presença de aPL, o que pode se correlacionar com a maior frequência de eventos isquêmicos cerebrais encontrada em pacientes portadores de aPL.

O tratamento permanece controverso em relação ao nível de anticoagulação necessário para prevenção de tromboses recorrentes. Ensaios clínicos sugerem que, para a maioria dos pacientes com trombose venosa recorrente, um INR de 2 a 3 oferece proteção razoável contra trombose com baixo risco de sangramento. Pacientes de alto risco para trombose arterial recorrente podem precisar de INR mais alta, em torno de 3 a 4,5. O controle preciso da anticoagulação nem sempre é fácil de ser atingido, e esses pacientes precisam ser acompanhados com muito rigor.

Considerações finais

A concomitância habitual de problemas clínicos múltiplos nos pacientes lúpicos, os quais costumam apresentar simultaneamente envolvimento visceral múltiplo e infecções diversas, pode dificultar a detecção do acometimento cardíaco no LES, o qual nem sempre é de fácil identificação à avaliação clínica. De todo modo, a frequência elevada de distúrbios cardíacos no LES – os quais também podem ser observados independentemente da presença de marcadores de atividade lúpica – justifica um grau elevado de suspeição para a existência de cardiopatia na rotina de avaliação de todos os pacientes com a doença.

Os anticorpos antifosfolípides, sabidamente envolvidos em diversas manifestações clínicas do LES, podem também estar associados a várias modalidades de acometimento cardíaco dessa condição. Estudos contínuos com o objetivo de avaliar a existência dessa associação poderão contribuir para a elaboração de novos modelos patogenéticos relacionados com a doença cardiovascular e outras importantes afecções do LES.

ARTRITE REUMATOIDE

Considerações gerais

A AR é uma doença inflamatória crônica imunomediada que se caracteriza por rigidez matinal, artralgia ou artrite, predominantemente das articulações metacarpofalangianas e interfalangianas proximais, nódulos reumatoides, fator reumatoide positivo (IgM ou IgG) e erosões articulares em radiografia simples das mãos ou dos pés.

Sua prevalência é de cerca de 1%, e a doença afeta mais mulheres do que os homens, com uma proporção de 2-4:1. A expectativa de vida média diminui em 7 anos nos homens e em 3 anos nas mulheres. As causas mais comuns de morte são complicações articulares e extra-articulares, como subluxação atlantoaxial, sinovite cricoaritenóidea, sepse, complicações cardiopulmonares e vasculite difusa.

Os pacientes com AR de pior prognóstico são aqueles com fator reumatoide positivo, doença nodular e sexo masculino.

Na AR, as manifestações cardiovasculares mais comuns são pericardite, doença valvar, cardiomiopatia, vasculite coronariana, doença cardíaca isquêmica e ICC.

Os preditores de doença cardiovascular clinicamente aparente variam entre os diferentes estudos e incluem sexo masculino, idade avançada no início da doença, hipertensão, terapia com corticosteroide no início da doença, doença de longa duração, acometimento extra-articular, acometimento poliarticular com erosões e doença nodular, vasculite sistêmica e altos títulos séricos de fator reumatoide, taxas elevadas de velocidade de hemossedimentação (VSH) e níveis mais elevados de haptoglobina, fator de von Willebrand e fator inibidor do ativador do plasminogênio. Esses achados sugerem processos inflamatórios e pró-trombóticos que conduzem a doença cardiovascular. A doença cardíaca é a terceira principal causa de morte em pacientes com AR e é responsável por quase 40% das mortes.

Pericardite

A prevalência de pericardite é maior em pacientes internados com doença ativa. Pericardite geralmente segue o diagnóstico de AR. Existe forte associação entre pericardite e altos títulos de fator reumatoide, doença nodular reumatoide e VSH > 55mm/h.

A pericardite reumatoide ocorre por três mecanismos: um processo inflamatório por deposição de imunocomplexos, vasculite e, menos frequentemente, granulomatose ou doença nodular.

A pericardite reumatoide costuma ser simples e é mais frequentemente evidenciada por dor pleurítica. Cerca de um terço dos pacientes é assintomático.

Ao exame físico, é comum a presença de atrito pericárdico. Raramente, evolui para tamponamento cardíaco. Pericardite constritiva pode ocorrer, geralmente em pacientes adultos com doença ativa e grave, de duração prolongada, e naqueles com envolvimento extra-articular.

O líquido pericárdico é exsudativo e serossanguinolento, com alto teor de proteína e de desidrogenase lática (DHL), e caracteristicamente com glicose baixa, além de poder ser detectado fator reumatoide. O conteúdo celular costuma ser > 2.000 células, predominantemente neutrófilos. Na biópsia do pericárdio (por imunofluorescência), depósitos granulares de IgG, IgM, C3 e C1q são vistos no interstício e nas paredes dos vasos sanguíneos do pericárdio.

O ECG geralmente mostra segmento ST e alterações inespecíficas da onda T, clássica elevação difusa do segmento ST e possível depressão de PR. Baixa voltagem ou alternância elétrica podem ser observadas com grandes derrames pericárdicos.

A radiografia de tórax é geralmente normal. Cardiomegalia é vista em pacientes com grandes derrames pericárdicos, enquanto calcificações pericárdicas raramente são vistas.

A ecocardiografia é o exame diagnóstico mais importante para detectar doenças do pericárdio. Os achados mais comuns são derrame pericárdico e espessamento do pericárdio. Compressão atrial direita ou compressão diastólica do ventrículo direito pode ser vista com grandes derrames pericárdicos, o que pode indicar tamponamento.

A presença de espessamento do pericárdio e calcificação sem derrame significativo, além de sintomas ou sinais de compressão cardíaca, sugere pericardite constritiva, o que pode ser confirmado pelo cateterismo cardíaco.

No entanto, a ausência de anormalidades pericárdicas à ecocardiografia não exclui a presença de pericardite em pacientes com sintomas típicos ou atrito pericárdico. Contudo, o ecocardiograma é comumente usado para orientar a pericardiocentese.

TC e RNM revelam-se superiores à ecocardiografia na detecção de espessamento do pericárdio e calcificação em pacientes com suspeita de pericardite constritiva.

Tratamento

O uso de corticosteroides, na maioria das vezes, promove bons resultados. Se estão presentes grandes efusões pericárdicas ou tamponamento, a pericardiocentese está indicada. Em caso de pericardite constritiva crônica, a pericardiectomia pode ser indicada. O uso de corticosteroides intrapericárdicos no momento da pericardiocentese é controverso. O prognóstico do AR na presença de doenças do pericárdio é inalterado quando o envolvimento pericárdico é leve. Grandes derrames pericárdicos com tamponamento ou pericardite constritiva crônica, no entanto, aumentam a morbimortalidade entre os pacientes com AR.

Doença valvar

Doença valvar clinicamente significativa é relativamente incomum na AR. Em revisões de necropsia, apenas 3% a 5% dos pacientes com AR apresentaram envolvimento valvar na forma de nódulos reumatoides.

Pacientes com nódulos reumatoides subcutâneos apresentam taxas maiores de insuficiência valvar mitral do que aqueles sem nódulos, mas, ao contrário dos pacientes com cardiopatia reumática, doença valvar mitral associada a AR não leva a estenose valvar.

A doença cardíaca valvar reumatoide é mais comumente subclínica e pode se manifestar de quatro formas:

- Valvulite curada com fibrose residual do folheto e regurgitação e, raramente, estenose.
- Nódulos valvares.

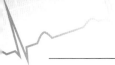

- Valvulite aguda ou crônica, com graus variáveis e regurgitação e vegetações semelhantes às de Libman-Sacks.
- Raramente, com aortite com dilatação da raiz da aorta e regurgitação aórtica.

Valvulite aguda e crônica, resultando em espessamento e fibrose de folhetos, é indistinguível daquela observada no LES. Em contraste, os nódulos valvares parecem ocorrer exclusivamente na AR.

Em uma série recente não foi encontrada correlação entre a doença valvar e a duração, atividade, gravidade, padrão de aparecimento e evolução, presença de doença extra-articular, sorologia ou terapia da AR. Portanto, ainda não foi definido um preditor clínico ou laboratorial ou marcador de doença valvar reumatoide.

O ETT é o teste mais utilizado para detecção e avaliação da gravidade da doença valvar na AR: no entanto, a ecocardiografia transesofágica (ETE) é método mais sensível e específico para a detecção de alterações valvares.

Em uma série recente usando ETE em 34 pacientes com AR, 20 pacientes (59%) tiveram a doença, principalmente acometendo as valvas do lado esquerdo (mitral e aórtica), nódulos valvares foram observados em 11 (32%), espessamento valvar em 18 (53%), pelo menos regurgitação aórtica leve em sete (21%) e estenose valvar em um (3%). Os nódulos valvares eram geralmente únicos e pequenos (4 a 12mm), de ecorrefringência homogênea e formato oval com contornos regulares, normalmente localizados em porções basais ou mediais nos folhetos e acometendo as valvas aórtica e mitral.

Tratamento

Até o momento, não foi estabelecido nenhum tipo de terapia anti-inflamatória específica para a doença reumatoide valvar. O uso de corticosteroides, outros agentes imunossupressores ou inibidores do fator de necrose tumoral resultou em melhora significativa em casos de valvulite aguda grave. Além disso, em pacientes com vegetações Libman-Sacks-símiles, a terapia anticoagulante e anti-inflamatória resultou em melhora das massas das valvas e prevenção de eventos embólicos recorrentes.

Miocardite reumatoide

A miocardite reumatoide é observada em até 30% dos pacientes em série *post-mortem*, mas é rara em relatórios clínicos e ecocardiográficos. A miocardite reumatoide é mais comum em pacientes com doença ativa e extra-articular, com fator reumatoide altamente positivo e naqueles com vasculite sistêmica. Pode resultar de autoimunidade, vasculite ou deposição de granulomas, sendo raramente decorrente de infiltração amiloide.

A apresentação clínica da miocardite reumatoide é semelhante à da miocardite por outras causas. Mais comumente é leve, assintomática e clinicamente não reconhecida. Quando sintomática, podem estar presentes sintomas inespecíficos de fadiga, dispneia, palpitações e dor no peito.

Febre e taquicardia são comuns. O primeiro e segundo sons cardíacos estão normais, e uma terceira ou quarta bulha raramente pode estar presente. Sopros sistólicos funcionais são comuns. Se a miopericardite está presente, um atrito pericárdico pode ser detectado.

A miocardite tem sido associada à presença de autoanticorpos anti-SS-A/anti-SS-B. Em alguns casos, pode ser observada elevação das isoenzimas do miocárdio, como troponina I e CK-MB.

O ECG geralmente mostra segmentos ST inespecíficos e anormalidades da onda T. Distúrbios da condução atrioventricular e ectopia atrial ou ventricular podem ser detectados. Como resultado de fibrose intersticial do miocárdio residual, os pacientes apresentam maior dispersão da repolarização, manifestada pelo prolongamento dos intervalos QT corrigidos.

Séries recentes, utilizando parâmetros ecocardiográficos em pacientes assintomáticos e em jovens normotensos, têm demonstrado alta prevalência de disfunção diastólica, predominantemente alteração no relaxamento. Além disso, séries longitudinais demonstraram elevada incidência (40%) de insuficiência cardíaca diastólica clínica independentemente dos fatores de risco cardiovasculares tradicionais para disfunção diastólica.

Menos comumente, a ecocardiografia pode mostrar alterações da motilidade segmentar ou difusa do ventrículo esquerdo, disfunção contrátil e dilatação das cavidades, em casos de miocardite grave.

As características ecocardiográficas da amiloidose decorrente da AR são inespecíficas, mas podem coexistir ou imitar pericardite constritiva.

Cintilografia miocárdica com índio-111, gálio-67 ou tecnécio-99 pode mostrar captação miocárdica irregular ou difusa focal, o que indica inflamação do miocárdio, necrose, ou ambos.

Tratamento

Estão disponíveis poucos dados sobre o tratamento de miocardite na AR. Poucos pacientes têm demonstrado benefício com doses orais ou endovenosas elevadas de corticosteroides em casos graves. Além disso, a incidência de IC diminui com os inibidores do fator de necrose tumoral. O valor de agentes citotóxicos é indefinido. Terapia inespecífica inclui repouso, uso de analgésicos e monitoramento cardíaco por pelo menos 48 a 72 horas. A história natural e o prognóstico da miocardite reumatoide são desconhecidos.

Doença coronariana

A mortalidade geral é aumentada em pacientes com AR, em comparação com a população geral. Infelizmente,

40% das mortes são atribuíveis a doença cardiovascular. Em estudo recente, a prevalência de DCV em pacientes com AR foi comparável à dos doentes com diabetes. Sabe-se que uma proporção significativa de pacientes com AR, considerada em remissão clínica da atividade da doença, ainda apresenta um nível elevado de proteína C reativa (> 3mg/L), um conhecido fator de risco para mortalidade cardiovascular futura. Crescentes evidências embasam uma forte ligação entre AR e aterosclerose acelerada, destacando-a como importante fator de risco para DCV.

A aterosclerose é um processo inflamatório impulsionado por muitos dos mesmos mediadores associados à inflamação na artrite, e a inflamação sistêmica em AR pode explicar a aceleração da aterosclerose, bem como o comprometimento de outros tecidos, como fígado, músculo e gordura, o que influencia outros fatores de risco cardiovasculares.

Além disso, a AR parece ser um fator de risco independente para DAC multiarterial, como mostrado em alguns estudos. As taxas de infarto do miocárdio são duas vezes maiores em mulheres com AR do que nos controles.

Outros estudos sugerem que pacientes com AR estão menos propensos a apresentar sintomas de doenças isquêmicas do coração, em relação aos controles, e duas vezes mais propensos a apresentar morte súbita e infarto do miocárdio não reconhecido, contribuindo para a maior incidência de morte por doença aterosclerótica coronariana.

Tratamento

Embora a experiência nessa área seja limitada, arterite coronariana grave e sintomática inicialmente pode ser tratada com doses elevadas de corticosteroides e micofenolato, ciclofosfamida endovenosa ou oral, em conjunto com heparina, ácido acetilsalicílico, nitratos e bloqueadores de canais de cálcio ou betabloqueadores. Não existem dados disponíveis sobre o uso de PCI em arterite coronária.

Os pacientes sintomáticos devem ser tratados clinicamente ou por meio de algum procedimento de revascularização miocárdica, de acordo com a melhor indicação. Corticosteroides em doses baixas, inibidores do fator de necrose tumoral ou estatinas podem reduzir os efeitos da inflamação e disfunção vascular e, consequentemente, dos eventos coronarianos. Além disso, os inibidores seletivos da ciclo-oxigenase 2, que inibem a prostaglandina I-2 (um vasodilatador e inibidor de agregação plaquetária), e os anti-inflamatórios não esteroides (AINE) aumentam o risco de síndromes coronarianas agudas em pacientes com artrite reumatoide.

Vasculite coronariana

Embora até 20% dos pacientes com AR mostrem evidências histológicas de vasculite coronariana nas necropsias, a significância desse achado é mal compreendida, pois raramente ocorre como complicação clínica.

O diagnóstico de vasculite coronariana com envolvimento dos vasos epicárdicos pode ser sugerido pelos achados angiográficos de áreas intercaladas de estenose de paredes lisas e ectasia, bem como aneurismas focais. No entanto, essas características angiográficas são relativamente inespecíficas e o achado pode ser decorrente de aterosclerose.

O reconhecimento da vasculite coronariana é importante porque exige tratamento com terapia imunossupressora, como doses elevadas de corticosteroides e, eventualmente, outros agentes.

Insuficiência cardíaca congestiva

A ICC também contribui para o excesso de mortalidade cardiovascular na AR. Em estudos ecocardiográficos recentes, disfunção sistólica ventricular esquerda foi três vezes mais comum em pacientes com AR do que na população em geral. Tanto a disfunção diastólica do ventrículo esquerdo como a do direito têm sido documentadas nessa população, apesar da ausência de doenças cardiovasculares clinicamente evidentes. Os mecanismos pelos quais os pacientes com AR desenvolvem IC não estão claros. Embora alguns pacientes com ICC possam desenvolver a doença secundária a doença isquêmica do coração, a maioria dos casos de IC associados à AR é menos propensa a apresentar histórico de doença isquêmica do coração, obesidade ou hipertensão, mas com aumento significativo da mortalidade.

Atualmente, não há diretrizes baseadas em evidências para gestão e prevenção de doença cardiovascular em pacientes com AR.

Tratamento

O objetivo principal no tratamento da AR é o controle rigoroso de inflamação das articulações, o que é feito usando agentes antirreumáticos modificadores da doença, como o metotrexato, assim como terapia biológica (inibidores do fator de necrose tumoral, os quais, porém, são geralmente evitados em portadores de AR com história de IC em razão do aumento da morbidade e mortalidade em pacientes sem AR com ICC e que foram tratados com esses inibidores).

Em geral, os fatores de risco cardiovasculares tradicionais devem ser agressivamente geridos em pacientes com AR até que novos estudos avaliem os benefícios e os riscos relativos a essa abordagem.

ESCLERODERMIA

Esclerodermia ou esclerose sistêmica é uma desordem generalizada caracterizada pelo acúmulo excessivo de tecido conjuntivo e fibrose e alterações degenerativas de pele, músculos esqueléticos, sinóvia, vasos sanguíneos, trato gastrointestinal, rins, pulmão e coração. Fenômeno de Raynaud, disfunção esofágica e pele esclerótica caracterizam a doença e estão presentes em mais de 90% dos pacientes.

As duas variantes clínicas principais são doença cutânea difusa (20% dos casos) e doença cutânea limitada (80%). O tipo difuso, menos comum, é caracterizado por espessamento da pele das extremidades proximal e distal e no tronco, com o frequente envolvimento de rins, pulmões ou coração.

No tipo limitado, mais comum, que inclui a síndrome CREST (calcinose, fenômeno de Raynaud, disfunção esofágica, esclerodactilia e telangiectasia), as alterações são limitadas à pele da face, dedos e porções distais das extremidades.

Uma terceira variante, a síndrome de sobreposição, é incomum, e inclui a associação de esclerodermia a outras doenças do tecido conjuntivo.

A incidência de esclerodermia é de 10 a 20 por milhão de habitantes por ano. A doença afeta todas as raças, é três vezes mais comum em mulheres do que em homens e geralmente ocorre entre as idades de 30 e 50 anos.

O tipo cutâneo difuso tem prognóstico pior do que o tipo limitado. As taxas de sobrevida global cumulativas após 3, 6 e 9 anos são de 86%, 76% e 61%, respectivamente. O prognóstico é pior para os homens com mais de 50 anos de idade com acometimento renal, pulmonar ou cardiológico. Doença pulmonar, incluindo hipertensão pulmonar, e doenças renais são as principais causas de morte, as quais são seguidas por doenças do coração, com sobrevida acumulada em 7 anos de apenas 20%.

Doença cardíaca em casos de esclerodermia é geralmente menos comum e menos grave no tipo limitado do que no tipo difuso.

Doenças do pericárdio

A doença do pericárdio é geralmente benigna em caso de esclerose sistêmica. Com base nos resultados de necropsias, a incidência de envolvimento pericárdico é de aproximadamente 50%, mas apenas a pericardite sintomática manifesta-se em cerca de 16% dos pacientes com esclerodermia difusa e em torno de 30% dos pacientes com esclerodermia limitada.

O acometimento pericárdico raramente ocasiona sintomas, embora estes possam ser detectados em cerca de 40% dos pacientes pela ecocardiografia. Na maioria dos casos, o derrame é relativamente pequeno e não tem consequências clínicas.

Tratamento

Pericardite sintomática ou derrame pericárdico significativos podem ser tratados com AINE. Em caso de suspeita de tamponamento, pericardiocentese é geralmente bem-sucedida. Os corticosteroides não são eficazes em pacientes com grandes derrames pericárdicos e crônicos.

Prognóstico

Os pacientes com pericardite e derrame pericárdico moderado têm sobrevida acumulada de apenas 25% após 6 ou 7 anos, sendo maiores as taxas de mortalidade no primeiro ano após o diagnóstico. Essas altas taxas de mortalidade estão relacionadas com a insuficiência renal progressiva em pacientes com derrame pericárdico crônico e com a morte súbita de pacientes com miopericardite aguda associada ou miocardite.

Miocardite

Foram descritos dois tipos de acometimento dos miocárdios em casos de esclerodermia: o mais comum é devido à isquemia intramiocárdica recorrente, levando a fibrose, enquanto o segundo, menos comum, é decorrente de miocardite inflamatória aguda.

Pacientes com esclerodermia que têm miopatia esquelética apresentam o dobro da prevalência de doenças do miocárdio, em comparação com aqueles pacientes sem miopatia periférica. Doença miocárdica também é mais comum e grave em pacientes com doença cutânea difusa, com altos títulos de anticorpos anti-Scl-70 e com mais de 60 anos de idade.

Miocardite clinicamente aparente é rara, mas séries *post-mortem* relatam alta prevalência. Fibrose miocárdica focal ou difusa e bandas típicas de necrose são comuns. Esses achados diferem da doença aterosclerótica do miocárdio pela ausência de relação com artérias coronárias e envolvimento frequente do ventrículo direito e subendocárdico.

Fibrose miocárdica focal ou difusa pode resultar em significativa disfunção ventricular esquerda sistólica ou diastólica, arritmias e distúrbios de condução. Os doentes com miopatia esquelética associada à miocardite mais comumente têm insuficiência cardíaca clínica. Sintomas insidiosos são os mais comuns, e a tolerância aos esforços físicos relacionada com a IC é semelhante à encontrada em outras condições. Raramente ocorrem sintomas agudos de IC e morte súbita.

Se há evidência clínica ou laboratorial de miosite, está justificada a triagem diagnóstica para comprovar envolvimento cardíaco assintomático.

Ao ECG, pode ser encontrado um padrão de infarto septal em alguns pacientes, correlacionando-se com defeitos de perfusão com tálio ou anterosseptal, apesar da presença de artérias coronárias epicárdicas normais. Isso pode representar a fibrose septal.

Ao ETT, disfunção sistólica ventricular esquerda é incomum em pacientes assintomáticos, mas, quando associada a IC, prenuncia taxa de mortalidade de 80% em 1 ano. Em contraste, prevalência elevada (30% a 50%) de disfunção diastólica do VE é vista tanto em pacientes com doença cutânea difusa como limitada, em comparação com menos de 10% nos controles.

Da mesma maneira, tem sido relatada prevalência elevada (40%) de disfunção diastólica do VD, independentemente da hipertensão pulmonar. Disfunção diastólica do VE se correlaciona com níveis elevados de moléculas solúveis de adesão celular vascular 1 e VHS, bem como com a duração e a gravidade do fenômeno de Raynaud. Além disso, a disfunção do VD em pacientes com pressão arterial pulmonar normal melhora com a terapia com nicardipina. Esses dados corroboram a doença arterial coronariana funcional microvascular como a causa da disfunção diastólica. No entanto, outras evidências recomendam que a deposição de colágeno intersticial e a fibrose também sejam adicionadas como outras causas de disfunção miocárdica.

A cintilografia de perfusão miocárdica demonstra fração de ejeção de repouso anormal em 15% dos pacientes. Digitalização de perfusão miocárdica é um método sensível para diagnóstico e acompanhamento da doença do miocárdio e para avaliação das respostas terapêuticas.

Biópsia endomiocárdica tem sido ocasionalmente utilizada para diagnosticar a doença miocárdica na esclerodermia; no entanto, o padrão heterogêneo e inespecífico de envolvimento miocárdico limita a sensibilidade e a especificidade dessa técnica.

Tratamento

Bloqueadores do canal de cálcio podem suprimir ou diminuir a frequência e a gravidade de episódios de isquemia e, consequentemente, da fibrose do miocárdio, mas essa hipótese ainda não foi testada longitudinalmente. O uso de metilprednisolona endovenosa na miocardite inflamatória aguda é controverso. A IC sistólica ou diastólica sintomática é tratada com a terapia padrão atual.

Prognóstico

A presença de B3 em galope é indicativa de disfunção sistólica do VE e aumenta em mais de 500% o risco de morte. Pacientes com IC têm taxa de mortalidade de 100% em 7 anos, a maior parte (80%) ocorrendo durante o primeiro ano após o diagnóstico.

Doença arterial coronariana

Na esclerodermia, as artérias e arteríolas coronárias intramiocárdicas são afetadas pelo aumento da vasoconstrição anormal dos pequenos vasos devido à lesão imunomediada das células endoteliais e ao aumento da produção do fator de crescimento derivado das plaquetas, o que prejudica a resposta endotelial à vasodilatação.

As artérias coronárias intramiocárdicas e arteríolas também são afetadas pela degranulação de mastócitos de histamina, prostaglandina D2 e leucotrienos C4 e D4, levando à vasoconstrição coronariana. Além disso, a doença microvascular obstrutiva ocorre devido a inflamação imunomediada pelos complexos miointimal, necrose fibrinoide, estimulação de fibroblastos, deposição de colágeno e, finalmente, trombose do vaso. Além disso, quase todos os pacientes com evidência de DAC apresentam o fenômeno de Raynaud.

Dor no peito é incomum e, quando presente, é mais comumente relacionada com pericardite ou refluxo esofágico do que com a isquemia miocárdica. A maioria dos pacientes, mesmo com defeitos na cintilografia de perfusão miocárdica em repouso ou induzida por estresse ou anormalidades de movimento de parede, é assintomática.

Embora vasoespasmo coronariano costume ser a regra, vasoespasmo grave das artérias coronárias epicárdicas, levando a IAM transmural, tem sido raramente relatado.

O teste ergométrico tem sensibilidade limitada, pois a prevalência de DAC epicárdica em pacientes com esclerodermia é baixa.

Na cintilografia de perfusão miocárdica, anormalidades de perfusão multissegmentares em repouso ou induzida pelo exercício são comuns, sendo frequentemente revertidas ou melhoradas com nifedipina ou dipiridamol, o que sugere episódios vasoespásticos recorrentes que levam a isquemia ou fibrose miocárdica.

A maioria dos pacientes apresenta função normal do VE em repouso, apesar da alta frequência de defeitos de perfusão, mas quase metade apresenta resposta anormal do VE (incapacidade de aumentar a fração de ejeção > 5% do valor basal) durante o exercício na ventriculografia radioisotópica.

Devido ao envolvimento predominante das artérias coronárias intramiocárdicas, são incomuns defeitos ecocardiográficos típicos da contratilidade segmentar. Em uma série de 27 pacientes sem evidência clínica de doença isquêmica do coração, o ETT com contraste demonstrou redução da reserva de fluxo coronariano na artéria coronária descendente anterior esquerda durante a infusão de adenosina em 52% dos pacientes, em comparação com 4% dos controles. Redução da reserva de fluxo coronariano é mais comum na forma difusa de esclerodermia e está relacionada com a duração e a gravidade da doença. Como resultado funcional secundário à doença microvascular obliterante, invariavelmente pode ocorrer disfunção diastólica e sistólica tanto do VE como do VD.

A angiografia coronariana geralmente mostra artérias coronárias epicárdicas normais. O fluxo lento do contraste é indicativo de aumento da resistência coronariana intramiocárdica, enquanto o fluxo reduzido de sangue no seio coronariano é indicativo de reserva de fluxo coronariano anormal.

Tratamento

A nifedipina e a nicardipina melhoraram a curto prazo o número e a gravidade dos defeitos de perfusão, mas é desconhecido seu benefício a longo prazo. O captopril demonstrou efeitos benéficos semelhantes.

Distúrbios da condução e arritmias

Defeitos de condução ocorrem em até 20% dos pacientes com esclerodermia, com maior prevalência em pacientes com miocardite evidente ou defeitos de perfusão miocárdica. Substituição fibrosa dos nós sinoatrial e AV e ramos do feixe de His e em torno do miocárdio é vista na série *post-mortem* de pacientes com distúrbios da condução.

As arritmias são comuns e frequentemente associadas a miocardite ativa. Contrações atriais e ventriculares prematuras, taquicardias supraventriculares e taquicardia ventricular não sustentada também são comuns. Ectopias ventriculares e supraventriculares são mais comuns em pacientes com doença cutânea difusa do que naqueles com o tipo limitado. Palpitações ocorrem em 50% dos pacientes.

Eletrocardiografia

A maioria dos pacientes tem ECG normal, o qual é altamente preditivo de função de VE normal.

A presença de bloqueio de ramo esquerdo ou direito ou bloqueio bifascicular geralmente se correlaciona com disfunção sistólica do VE induzida pelo exercício. Além disso, arritmias atriais e ventriculares complexas ou anormalidades de condução no ECG são comuns e se correlacionam com disfunção ventricular esquerda ou defeitos de perfusão miocárdica.

Estudos eletrofisiológicos são recomendados apenas para pacientes com síncope de origem indefinida, para aqueles com taquicardia ventricular sustentada ou para os sobreviventes de morte súbita cardíaca.

Tratamento

O uso de marca-passo está indicado para os pacientes com distúrbios de condução de alto grau sintomáticos, enquanto a terapia com cardioversor-desfibrilador implantável está indicada para aqueles que apresentam arritmias sintomáticas.

Prognóstico

A presença de arritmia ventricular e arritmia supraventricular no Holter de 24 horas prediz risco de mortalidade de duas a seis vezes maior do que nos pacientes sem arritmias. Como essas arritmias são fortes preditores independentes de morte súbita cardíaca, monitorização com Holter de 24 horas deve ser considerada em pacientes com esclerodermia, para identificação daqueles com alto risco de morte súbita cardíaca. Defeitos de condução cardíaca no ECG em repouso também têm prognóstico pobre, com taxa de mortalidade de 50% em 6 anos após o diagnóstico.

Valvopatia

A verdadeira prevalência de doença cardíaca valvar em pacientes com esclerodermia é desconhecida, uma vez que raramente é reconhecida clinicamente. Séries *post-mortem* relatam uma prevalência de até 18%.

Hipertensão arterial pulmonar

A hipertensão arterial pulmonar (HAP) é uma complicação cardiorrespiratória grave da esclerose sistêmica. Arteriopatia pulmonar primária ocorre mais comumente em pacientes com a forma cutânea limitada de esclerose sistêmica. Embora as necropsias de 65% a 80% dos pacientes com esclerose sistêmica apresentem alterações histopatológicas consistentes com HAP, menos de 10% podem desenvolver a doença clinicamente aparente.

Na esclerose sistêmica, a possibilidade de HAP deve ser sempre considerada no contexto de dispneia ou IC direita. O prognóstico parece ser pior nos pacientes com HAP associada a esclerose sistêmica do que naqueles com HAP idiopática, apresentando taxa de mortalidade de até 40% em 2 anos sem tratamento.

Apesar do número crescente de estudos clínicos demonstrando os benefícios da terapia, e provavelmente melhora no prognóstico, pacientes com HAP relacionada com esclerodermia ainda apresentam resultados menos favoráveis do que aqueles com HAP idiopática.

Os ensaios clínicos randomizados em pacientes com HAP sempre incluíram pacientes com HAP idiopática e HAP associada a esclerose sistêmica. Esses estudos levaram à aprovação de três prostaciclinas (epoprostenol, treprostinil e iloprost), dois antagonistas do receptor da endotelina (bosentana e ambrisentana) e dois inibidores da 5-fosfodiesterase (sildenafila e tadalafila) pelo Food and Drug Administration (FDA) dos EUA.

Estudos utilizando o teste de caminhada de 6 minutos como parâmetro demonstram melhora clínica com o uso dessa terapêutica, enquanto outros relataram ainda benefícios adicionais na hemodinâmica pulmonar e na qualidade de vida. O maior estudo prospectivo e randomizado que se concentrou em HAP na esclerose sistêmica foi um estudo com 111 pacientes que apresentavam hipertensão pulmonar de moderada a grave. Esse estudo demonstrou que a terapia endovenosa contínua com epoprostenol durante 12 semanas melhorou a capacidade de exercício e a hemodinâmica cardiopulmonar.

Apesar das controvérsias, transplantes de pulmão ou coração e pulmão têm sido realizados em pacientes com HAP grave devido a esclerose sistêmica ou HAP idiopática intersticial. Vários estudos sugerem que os resultados nos pacientes com esclerose sistêmica submetidos a transplante de pulmão não foram significativamente diferentes dos encontrados nos pacientes transplantados por outras doenças pulmonares durante o mesmo período. Além disso, alterações associadas na motilidade gastrointestinal e no refluxo gastroesofágico são preocupações importantes, como broncoaspiração, e têm sido relacionadas com rejeição crônica do enxerto.

ESPONDILITE ANQUILOSANTE

A espondilite anquilosante, também conhecida como doença de Marie-Strümpell ou doença de Bekhterev, é uma doença inflamatória que afeta, principalmente, as articulações vertebrais e sacroilíacas. Manifesta-se como dor crônica lombar e limitação de movimento para trás e para expansão do tórax. Menos frequentemente, afeta as articulações periféricas e os órgãos extra-articulares, como o coração. Estima-se que possa afetar 1 em cada 2.000 pessoas na população em geral, predominantemente homens brancos com menos de 40 anos de idade; a relação homem-mulher é de 3 a 12:1. Mais de 90% dos pacientes apresentam positividade para o antígeno de histocompatibilidade HLA-B27.

Embora as manifestações da doença cardiovascular geralmente sigam a síndrome artrítica por 10 a 20 anos, às vezes elas a precedem.

Nos EUA, até 10% dos caucasianos saudáveis apresentam resultados positivos para o HLA-B27, sendo a incidência muito mais baixa nos afrodescendentes americanos e asiáticos. As manifestações cardiovasculares mais importantes da doença são aortite, com ou sem regurgitação aórtica, distúrbios da condução, insuficiência mitral, disfunção do miocárdio e doenças do pericárdio.

A prevalência clínica de doença cardiovascular na espondilite anquilosante varia amplamente. As taxas são mais elevadas em pacientes com mais de 20 anos de duração da doença, em pessoas com mais de 50 anos de idade e naquelas com acometimento articular periférico.

Aortite e regurgitação aórtica

Doenças da raiz aórtica e doença valvar estão relacionadas com a duração da espondilite anquilosante, mas não com sua atividade, gravidade ou com a terapia.

A patogênese da aortite ainda é indefinida. O aumento da atividade de agregação plaquetária e do fator de crescimento derivado das plaquetas é considerado fator patogênico na endarterite proliferativa, característica da doença da raiz da aorta. O processo inflamatório também é mediado pelas células plasmáticas e os linfócitos. Ocorre na íntima, média e adventícia da parede proximal da aorta e no seio de Valsalva e resulta em acentuada resposta fibroblástica reparadora, espessamento fibroso e calcificação, especialmente da adventícia e da íntima. Esse processo se estende proximalmente para o anel aórtico, as cúspides valvares e as comissuras adjacentes. A consequente dilatação e espessamento da raiz da aorta e do anel e o espessamento ou retração das cúspides da valva aórtica chegam a causar regurgitação aórtica, geralmente de grau leve a moderado. A regurgitação aórtica grave é rara.

Na radiografia de tórax, a aparência da silhueta cardíaca e dos grandes vasos costuma ser normal. Em caso de doença da raiz aórtica grave ou regurgitação aórtica, a aorta ascendente pode aparecer dilatada ou alongada e, em estágios mais avançados, pode ser observada dilatação das câmaras esquerdas.

Ao ET, espessamento da raiz aórtica, aumento da rigidez e dilatação são observados em 60%, 60% e 25% dos pacientes, respectivamente.

Espessamento da valva aórtica, detectado em 40% dos pacientes, manifesta-se principalmente como inflamação dos nódulos das cúspides da aorta. A regurgitação valvar é vista em quase 50% dos pacientes, sendo de grau moderado em um terço dos casos.

Tratamento

Não existem dados disponíveis sobre o papel dos corticosteroides na doença da raiz da aorta e na doença valvar associada a espondilite anquilosante.

Vasodilatadores podem ser usados em pacientes com insuficiência aórtica significativa.

Substituição da valva aórtica foi realizada com sucesso em pacientes com insuficiência aórtica grave e sintomática.

Distúrbios da condução

Distúrbios da condução representam o segundo tipo mais comum de acometimento cardíaco associado, embora sua patogênese seja desconhecida. Ainda que a prevalência do HLA-B27 esteja aumentada em pacientes com espondilite anquilosante que implantaram marca-passo definitivo, esse marcador pode estar ausente nesses pacientes. Além disso, o HLA-B27 pode estar presente em 6% dos pacientes normais, não podendo ser implicado como fator patogênico primário na espondilite anquilosante associada a distúrbios da condução.

Os distúrbios da condução podem ser o resultado do processo fibrótico subaórtico, estendendo-se para o septo basilar, levando à destruição ou à disfunção do nódulo AV, da porção proximal do feixe de His, de ramos do feixe e dos fascículos.

Achados clínicos

A prevalência de distúrbios de condução varia significativamente, mas pelo menos 20% dos pacientes são acometidos.

Bloqueio atrioventricular (de primeiro, segundo e, raramente, terceiro grau) é o distúrbio mais frequente, seguido por disfunção do nó sinusal (arritmia sinusal, bloqueio sinoatrial e sinusal e síndrome do nó sinusal), bloqueio de ramo ou bloqueio fascicular.

Bradiarritmias graves são detectadas clinicamente quando os pacientes são sintomáticos; caso contrário, os distúrbios de condução são geralmente detectados incidentalmente com ECG.

ECG, Holter de 24 horas e monitoramento de eventos podem detectar os distúrbios de condução descritos.

Tratamento

O tratamento anti-inflamatório não tem sido benéfico em pacientes com distúrbios da condução. Implante de marca-passo definitivo está indicado mais comumente nos casos de bloqueio atrioventricular total (BAVT) e disfunção do nódulo sinusal.

Doença da valva mitral

A prevalência da doença da valva mitral é de cerca de 30%, mas geralmente não é significativa e, muitas vezes, não é reconhecida. Doença da valva mitral costuma ser assintomática e, muitas vezes, detectada por acaso pelo ecocardiograma. A patogênese da doença da valva mitral está relacionada com a extensão da fibrose da raiz da aorta na porção basilar subaórtica do folheto mitral anterior, produzindo uma turbulência subaórtica característica devido a um choque do fluxo regurgitante nessa região (*subaortic-bump*).

Doença miocárdica primária

Trata-se de doença rara, embora sua patogênese seja desconhecida. É causada por aumento difuso no tecido conjuntivo intersticial do miocárdio. Pode-se manifestar como disfunção sistólica e dilatação em até 20% dos pacientes. Estudos que avaliaram ecocardiogramas em pacientes com menos de 50 anos de idade sem doença cardíaca clínica apresentaram baixa prevalência de disfunção sistólica do VE, por outro lado, cerca de 35% dos pacientes têm disfunção diastólica, predominantemente por déficit de relaxamento. A disfunção diastólica não está relacionada com a idade e a duração ou a atividade da doença.

Doenças do pericárdio

Embora sua verdadeira prevalência seja desconhecida, as doenças do pericárdio são raras na espondilite anquilosante e sua patogênese ainda está indefinida. Geralmente assintomáticas, costumam ser detectadas pelo ecocardiograma como espessamento do pericárdio ou pequenos derrames pericárdicos. Nenhuma terapia específica se encontra disponível.

Prognóstico

O prognóstico de pacientes com espondilite anquilosante é favorável e quase comparável ao da população em geral.

No passado, a presença de doença cardiovascular grave diminuía significativamente a sobrevida desses pacientes. Atualmente, melhores tecnologias diagnósticas e terapêuticas têm possibilitado o diagnóstico precoce, o acompanhamento regular e, no momento adequado, a substituição da valva ou o implante de marca-passo definitivo. Esses fatores melhoraram consideravelmente o prognóstico de espondilite anquilosante relacionada com a doença cardiovascular nas últimas décadas.

DERMATOMIOSITE/POLIMIOSITE

Polimiosite ou dermatomiosite é uma miopatia crônica adquirida, inflamatória, que se apresenta clinicamente como fraqueza muscular proximal simétrica das extremidades, tronco e pescoço. Dermatomiosite difere da polimiosite pela presença de erupção cutânea na face, no pescoço, no tórax e nas extremidades, mais comumente nas superfícies extensoras, principalmente no dorso das mãos e dedos. A incidência de polimiosite e dermatomiosite é estimada em um a cinco novos casos por milhão de habitantes por ano nos EUA. Adultos entre a quarta e sexta décadas de vida são mais comumente afetados. Mulheres negras são predominantemente afetadas. Têm sido relatadas taxas de sobrevivência cumulativa de 50% a 75% após 6 a 8 anos.

As principais causas de morte (em ordem descendente) são: malignidade, sepse e doenças cardiovasculares. Indicadores de mau prognóstico da doença incluem idade superior a 45 anos, doença cardiopulmonar e lesões necróticas cutâneas.

Polimiosite/dermatomiosite associada a doença cardíaca não é incomum e se manifesta predominantemente como miocardite e arritmias ou distúrbios da condução. Cardiomiopatia dilatada, pericardite, vasculite coronariana, hipertensão pulmonar com *cor pulmonale*, prolapso da valva mitral e síndrome do coração hipercinético também têm sido relatados.

Doença cardíaca clinicamente evidente é menos comum do que a encontrada em séries *post-mortem*. Doença cardíaca clínica é mais comum em casos de polimiosite e síndrome de sobreposição do que de dermatomiosite, câncer e polimiosite/dermatomiosite na infância.

A presença de doença cardíaca não se correlaciona com a idade, a atividade, a gravidade ou a duração da doença e não difere entre homens e mulheres.

Miocardite

Em uma série de casos *post-mortem*, miocardite foi observada em metade dos pacientes e se manifesta igualmente como miocardite ativa ou fibrose miocárdica focal. Aproximadamente 10% a 20% dos pacientes têm cardiomiopatia dilatada. Miocardite aguda foi relatada como a principal manifestação da polimiosite em apenas dois casos, um simulando IAM e o outro levando a arritmias cardíacas fatais.

Foi demonstrada alta correlação entre miocardite e miosite ativa, e alguns estudos relataram que cerca de metade dos pacientes com miosite periférica encontrava-se com fração de ejeção deprimida e movimento anormal da parede (mostrado pela ventriculografia radioisotópica), o que é mais favorável à inflamação do miocárdio.

A miocardite pode manifestar-se clinicamente como ICC ou como cardiomiopatia dilatada.

Arritmias e distúrbios da condução

Podem ocorrer bloqueio de ramo direito, hemiqueio anterior fascicular, bloqueio bifascicular, bloqueio de condução intraventricular inespecífico, bloqueio do ramo esquerdo e bloqueio AV. Ocasionalmente, os distúrbios da condução podem evoluir para formas mais graves, apesar da remissão da doença, e marca-passo definitivo foi necessário em alguns casos.

A prevalência de arritmias é variável. As mais comuns são extrassístoles ventriculares e batimentos atriais. Taquiarritmias supraventriculares e taquicardia ventricular são raras. Morte cardíaca súbita pode ocorrer em pequeno número de pacientes. Miocardite ativa ou degeneração do miocárdio residual e fibrose que se estende ao nódulo sinoatrial, nódulo AV e ramos explicam as arritmias e os distúrbios da condução.

Arterite coronariana

Sua prevalência clínica é desconhecida. Uma série *post-mortem* demonstrou a presença de arterite coronariana em 30% dos pacientes, a qual se manifesta como vasculite ativa com proliferação da íntima ou como necrose medial com calcificação.

Valvopatia

Exceto quanto a uma maior prevalência de prolapso da valva mitral, doença valvar específica não tem sido relatada. A causa de prolapso mitral ainda não foi determinada.

Pericardite

Há a descrição de casos de pericardite aguda não complicada com derrame pericárdico, de grau pequeno a moderado, enquanto pericardite aguda com tamponamento cardíaco e pericardite constritiva crônica raramente foram descritas.

A pericardite afeta menos de 20% dos adultos, sendo sua prevalência ligeiramente maior do que em crianças. A ecocardiografia, no entanto, mostra prevalência de derrame pericárdico geralmente menor em adultos (até 25%) do que em crianças (50%). Em uma grande série de casos foi relatada maior prevalência de pericardite em casos de síndrome de sobreposição do que nos de polimiosite ou dermatomiosite isoladas. Apenas raramente a pericardite faz parte do quadro clínico inicial da polimiosite/dermatomiosite.

Hipertensão pulmonar, *cor pulmonale*, e síndrome do coração hipercinético

Há relatos de hipertensão pulmonar secundária a doença pulmonar intersticial e vascular pulmonar primária, levando a *cor pulmonale*.

Síndrome do coração hipercinético, que consiste no desempenho anormalmente aumentado do VE, foi relatada em até um terço dos pacientes com polimiosite. A causa dessa anormalidade assintomática é desconhecida.

Tratamento e prognóstico

O benefício da corticoterapia em pacientes com distúrbios de condução, miocardite ou pericardite é incerto. Os dados disponíveis sobre a história natural, o efeito da terapia e o prognóstico em casos de polimiosite/dermatomiosite associados a doenças do coração são limitados.

Bibliografia

Artrite reumatoide

Ahern M, Lever JV, Cosh J. Complete heart block in rheumatoid arthritis. Ann Rheum Dis 1983; 42(4):389-97.

Arslan S et al. Diastolic function abnormalities in active rheumatoid arthritis evaluation by conventional Doppler and tissue Doppler: relation with duration of disease. Clin Rheumatol 2006 May; 25(3):294-9.

Bhatia GS, Sosin MD, Patel JV et al. Left ventricular systolic dysfunction in rheumatoid disease: an unrecognized burden? J Am Coll Cardiol 2006; 47(6):1169-74.

Bonfiglio T, Atwater EC. Heart disease in patients with seropositive rheumatoid arthritis; a controlled autopsy study and review. Arch Intern Med 1969; 124(6):714-9.

Bortolotti U, Gallucci V, Russo R et al. Aortic valve replacement in rheumatoid aortic incompetence. Thorac Cardiovasc Surg 1981; 29(1):62-3.

Cauduro SA et al. Echocardiographically guided pericardiocentesis for treatment of clinically significant pericardial effusion in rheumatoid arthritis. J Rheumatol. 2006 Nov; 33(11):2173-7.

Chung CP et al. Increased coronary-artery atherosclerosis in rheumatoid arthritis: relationship to disease duration and cardiovascular risk factors. Arthritis Rheum 2005 Oct; 52(10):3045-53.

Cruickshank B. Heart lesions in rheumatoid disease. J Pathol Bacteriol 1958; 76(1): 223-40.

Davis JM 3rd, Roger VL, Crowson CS et al. The presentation and outcome of heart failure in patients with rheumatoid arthritis differs from that in the general population. Arthritis Rheum 2008; 58(9):2603-11.

Douglas KM et al. Excess recurrent cardiac events in rheumatoid arthritis patients with acute coronary syndrome. Ann Rheum Dis 2006 Mar; 65(3):348-53.

Dubrey SW, Cha K, Simms RW et al. Electrocardiography and Doppler echocardiography in secondary (AA) amyloidosis. Am J Cardiol 1996; 77(4):313-5.

Escalante A, Kaufman RL, Quismorio FP Jr et al. Cardiac compression in rheumatoid pericarditis. Semin Arthritis Rheum 1990; 20(3):148-63.

Franco AE, Levine HD, Hall AP. Rheumatoid pericarditis. Report of 17 cases diagnosed clinically. Ann Intern Med 1972; 77(6):837-44.

Gabriel SE. The epidemiology of rheumatoid arthritis. Rheum Dis Clin North Am 2001; 27(2):269-81.

Gabriel SE. Why do people with rheumatoid arthritis still die prematurely? Ann Rheum Dis 2008; 67(suppl 3):iii30-iii34.

Gerli R et al. Cardiovascular involvement in rheumatoid arthritis. Lupus 2005; 14(9):679-82.

Giles JT, Post W, Blumenthal RS et al. Therapy Insight: managing cardiovascular risk in patients with rheumatoid arthritis. Nat Clin Pract Rheumatol 2006; 2(6):320-9.

Gordon DA, Stein JL, Broder I. The extra-articular features of rheumatoid arthritis. A systematic analysis of 127 cases. Am J Med 1973; 54(4):445-52.

Graf J, Scherzer R, Grunfeld C et al. Levels of C-reactive protein associated with high and very high cardiovascular risk are prevalent in patients with rheumatoid arthritis. PLoS One 2009; 4(7):e6242.

Hara KS, Ballard DJ, Ilstrup DM et al. Rheumatoid pericarditis: clinical features and survival. Medicine (Baltimore) 1990; 69(2):81-91.

Hurd ER. Extraarticular manifestations of rheumatoid arthritis. Semin Arthritis Rheum 1979; 8(3):151-76.

Iveson JM, Thadani U, Ionescu M et al. Aortic valve incompetence and replacement in rheumatoid arthritis. Ann Rheum Dis 1975; 34(4):312-20.

Lebowitz WB The heart in rheumatoid arthritis (rheumatoid disease). A clinical and pathological study of sixty-two cases. Ann Intern Med 1963; 58:102-23.

Libby P. Role of inflammation in atherosclerosis associated with rheumatoid arthritis. Am J Med. 2008; 121(10 suppl 1):S21-S31.

Mahrholdt H, Wagner A, Judd RM et al. Delayed enhancement cardiovascular magnetic resonance assessment of non-ischaemic cardiomyopathies. Eur Heart J 2005; 26(15):1461-74.

Maradit-Kremers H, Crowson CS, Nicola PJ et al. Increased unrecognized coronary heart disease and sudden deaths in rheumatoid arthritis: a population-based cohort study. Arthritis Rheum 2005; 52(2):402-11.

Mitchell DM, Spitz PW, Young DY et al. Survival, prognosis, and causes of death in rheumatoid arthritis. Arthritis Rheum. 1986; 29:706-714.

Nicola PJ et al. Contribution of congestive heart failure and ischemic heart disease to excess mortality in rheumatoid arthritis. Arthritis Rheum 2006 Jan; 54(1):60-7.

Nicola PJ, Maradit-Kremers H, Roger VL et al. The risk of congestive heart failure in rheumatoid arthritis: a population-based study over 46 years. Arthritis Rheum 2005; 52(2):412-20.

Ohta A, Yamaguchi M, Kaneoka H et al. Adult Still's disease: review of 228 cases from the literature. J Rheumatol 1987; 14(6):1139-46.

Reilly PA, Cosh JA, Maddison PJ et al. Mortality and survival in rheumatoid arthritis: a 25 year prospective study of 100 patients. Ann Rheum Dis 1990; 49(6):363-9.

Rexhepaj N, Bajraktari G, Berisha I et al. Left and right ventricular diastolic functions in patients with rheumatoid arthritis without clinically evident cardiovascular disease. Int J Clin Pract 2006; 60(6):683-8.

Roldan CA et al. Characterization of valvular heart disease in rheumatoid arthritis by transesophageal echocardiography and clinical correlates. Am J Cardiol 2007 Aug 1; 100(3):496-502.

Roman MJ, Moeller E, Davis A et al. Preclinical carotid atherosclerosis in patients with rheumatoid arthritis. Ann Intern Med 2006; 144(4):249-56.

Scott DG, Bacon PA. Intravenous cyclophosphamide plus methylprednisolone in treatment of systemic rheumatoid vasculitis. Am J Med 1984; 76(3):377-84.

Solomon DH, Karlson EW, Rimm EB et al. Cardiovascular morbidity and mortality in women diagnosed with rheumatoid arthritis. Circulation 2003; 107(9):1303-7.

Vallbracht I, Rieber J, Oppermann M et al. Diagnostic and clinical value of anti-cyclic citrullinated peptide antibodies compared with rheumatoid factor isotypes in rheumatoid arthritis. Ann Rheum Dis 2004; 63(9):1079-84.

van Halm VP, Peters MJ, Voskuyl AE et al. Rheumatoid arthritis versus diabetes as a risk factor for cardiovascular disease: a cross-sectional study, the CARRE Investigation. Ann Rheum Dis 2009; 68(9):1395-400.

Warrington KJ, Kent PD, Frye RL et al. Rheumatoid arthritis is an independent risk factor for multi-vessel coronary artery disease: a case control study. Arthritis Res Ther 2005; 7(5):R984-R991.

Wislowska M, Sypula S, Kowalik I. Echocardiographic findings and 24-h electrocardiographic Holter monitoring in patients with nodular and non-nodular rheumatoid arthritis. Rheumatol Int 1999; 18(5-6):163-9.

Wolfe F, Mitchel DM, Sibley JT et al. The mortality of rheumatoid arthritis. Arthritis Rheum 1994; 37(4):481-94.

Young A et al. Early Rheumatoid Arthritis Study (ERAS) group. Mortality in rheumatoid arthritis. Increased in the early course of disease, in ischaemic heart disease and in pulmonary fibrosis. Rheumatology (Oxford) 2007 Feb; 46(2):350-7.

Dermatomiosite/polimiosite

Allanore Y et al. Effects of corticosteroids and immunosuppressors on idiopathic inflammatory myopathy related myocarditis evaluated by magnetic resonance imaging. Ann Rheum Dis 2006 Feb; 65(2):249-52.

Finsterer J et al. Restrictive cardiomyopathy in dermatomyositis. Scand J Rheumatol 2006 May-Jun; 35(3):229-32.

Lundberg IE. Cardiac involvement in autoimmune myositis and mixed connective tissue disease. Lupus 2005; 14(9):708-12.

Esclerodermia

Ferri C et al. Heart involvement in systemic sclerosis. Lupus 2005; 14(9):702-7.

Maione S et al. Echocardiographic alterations in systemic sclerosis: a longitudinal study. Semin Arthritis Rheum 2005; 34(5):721-7.

Meune C et al. Myocardial contractility is early affected in systemic sclerosis: a tissue Doppler echocardiography study. Eur J Echocardiogr 2005 Oct; 6(5):351-7.

Tarek el-G et al. Coronary angiographic findings in asymptomatic systemic sclerosis. Clin Rheumatol 2006 Jul; 25(4):487-90.

Vacca A et al. Absence of epicardial coronary stenosis in patients with systemic sclerosis with severe impairment of coronary flow reserve. Ann Rheum Dis 2006 Feb; 65(2):274-5.

Espondilite anquilosante

Brunner F et al. Ankylosing spondylitis and heart abnormalities: do cardiac conduction disorders, valve regurgitation and diastolic dysfunction occur more often in male patients with diagnosed ankylosing spondylitis for over 15 years than in the normal population? Clin Rheumatol 2006 Feb; 25(1):24-9.

Divecha H et al. Cardiovascular risk parameters in men with ankylosing spondylitis in comparison with non-inflammatory control subjects: relevance of systemic inflammation. Clin Sci (Lond) 2005 Aug; 109(2):171-6.

Han C et al. Cardiovascular disease and risk factors in patients with rheumatoid arthritis, psoriatic arthritis, and ankylosing spondylitis. J Rheumatol 2006 Nov; 33(11):2167-72.

Lúpus eritematoso sistêmico

Alves JA, Hydalgo L, Rolim LF et al. Avaliação clínica e laboratorial da cardiopatia no lúpus eritematoso sistêmico. Arq Bras Cardiol 1997; 68:79-83.

Asanuma Y et al. Premature coronary-artery atherosclerosis in systemic lupus erythematosus. N Engl J Med 2003; 349:2407-15.

Asherson RA, Cervera R, Piette JC et al. The antiphospholipid syndrome: History, definition, classification, and differential diagnosis. In: Asherson R, Cervera R, Piette JC et al. (eds.) The antiphospholipid syndrome. Boca Raton: CRC Press, 1996: 3-12.

Asherson RA, Cervera R. Antiphospholipids and the heart – Lessons and pitfalls for the cardiologist. Circulation 1991; 84:920-3.

Asherson RA, Higenbottam TW, Dihn Xuan AT et al. Pulmonary hypertension in a lupus clinic: Experience with twenty-four patients. J Rheumatol 1990; 17:1291-8.

Asherson RA, Oakley CM. Pulmonary hypertension and systemic lupus erythematosus. J Rheumatol 1986; 13:1-5.

Azevedo AB et al. Prevalence of pulmonary hypertension in systemic sclerosis. Clin Exp Rheumatol 2005; 23:447-54.

Bessant R et al. Risk of coronary heart disease and stroke in a large British cohort of patients with systemic lupus erythematosus. Rheumatology 2004; 43:924-9.

Bevra HH. Lúpus eritematoso sistêmico. In: Harrison medicina interna. 15. ed., Mc Graw Hill Company, 2001:2037-8.

Borenstein DG, Fye WB, Arnett FC et al. The myocarditis of systemic lupus erythematosus. Ann Int Med 1978; 89(parte 1):619-4.

Bulkley HB, Roberts WC. The heart in systemic lupus erythematosus and the changes induced in it by corticosteroid therapy – a study of 36 necropsy patients. Am J Med 1975; 58:243-64.

Carette S. Cardiopulmonary manifestations of systemic lupus erythematosus. Rheum Dis Clin North Am 1988; 14:135-47.

Castier MB, Meneses ME, Albuquerque EM et al. O envolvimento cardíaco no lúpus eritematoso sistêmico. Uma avaliação eletro cardiográfica. Arq Bras Cardiol 1994; 62:407-12.

Cervera R, Font J, Ingelmo M. Cardiac manifestations in the antiphospholipid syndrome. In: Asherson R, Cervera R, Piette JC et al. (eds.) The antiphospholipid syndrome. Boca Raton: CRC Press, 1996: 151-60.

Cervera R, Font J, Paré C et al. Cardiac disease in systemic lupus erythematosus: Prospective study of 70 patientes. Ann Rheum Dis 1992; 51:156-9.

Cervera R, Garcia-Carrasco M, Asherson RA. Pulmonary manifestations in the antiphospholipid syndrome. In: Asherson R, Cervera R, Piette J-C et al. (eds.) The antiphospholipid syndrome. Boca Raton: CRC Press, 1996:161-7.

Chartash EK, Lans DM, Paget SA et al. Aortic insufficiency and mitral regurgitation in patients with systemic lupus erythematosus and the antiphospholipid syndrome. Am J Med 1989; 86:407-12.

Chauvaud S, Kalangos A, Berrebi A et al. Systemic lupus erythematosus valvulitis: Mitral valve replacement with a homograft. Ann Thorac Surg 1995; 60:1803-5.

Coblyn JS, Weinblat ME. Rheumatic diseases and the heart. In: Braunwald E (ed.) Heart disease. 5. ed., Philadelphia: WB Saunders Company, 1997:1776-83.

D'Cruz DP. Systemic lupus erythematosus. BMJ 2006; 332:890-4.

Dajee H, Hurley EJ. Szarnicki RJ. Cardiac valve replacement in systemic lupus erythematosus – A review. J Thorac Cardiovasc Surg 1983; 85:718-26.

Demircin M, Dogan R, Peker O et al. Aortic insufficciency and enterococcal endocarditis complicating systemic lupus erythematosus. Thorac Cardiovasc Surg 1995; 43:302-4.

Diretrizes Brasileiras para Manejo da Hipertensão Pulmonar – 2005. J Bras Pneumol 2005; 31(supl. 2): S1-S12.

Doherty NE, Siegel RJ. Cardiovascular manifestations of systemic lupus erythematosus. Am Heart J 1985; 110:1257-65.

Elaine MCS, Domingos SN, Emília IS. Manifestações cardiovasculares no lúpus eritematoso sistêmico. Rev Bras Reumatol 1999; 39:161-7.

El-Magadmi M et al. Systemic lupus erythematosus: An independent risk factor for endothelial dysfunction in women. Circulation 2004; 110:399-404.

Esdaile JM, Abrahamowicz M, Grodzicky T et al. Traditional Framingham risk factors fail to fully account for accelerated atherosclerosis in systemic lupus erythematosus. Arthritis Rheum 2001; 44:2331-7.

Fabiano AB, Magali LMCT, Fábio AT et al. Endocardite de Libmann-Sacks e anticoagulação oral. Arq Bras Cardiol 2004; 82:378-80.

Farhey Y, Hess EV. Accelerated atherosclerosis and coronary disease in SLE. Lupus 1997; 6:572-7.

Galeazzi M, Bellisai F, Sebastiani GD et al. Association of 16/6 and SA1 anti-DNA idiotypes with anticardiolipin antibodies and clinical manifestations in a large cohort of SLE patients. Clin Exp Rheumatol 1998; 16:717-20.

Galiè N. et al. Pulmonary arterial hypertension associated to connective tissue diseases. Lupus 2005; 14:713-7.

Galiè N. Rubin LJ (eds.) Pulmonary arterial hipertension: epidemiology, pathobiology, assessment and therapy. J Am Coll Cardiol 2004; 43(supl.):1S-90S.

Galiè N, The Task Force on Diagnosis and Treatment of Pulmonary Arterial Hypertension of the European Society of Cardiology. Guidelines on diagnosis and treatment of pulmonary arterial hypertension. Eur Heart J 2004; 25:2243-78.

Gladman DD, Urowitz MB. Systemic lupus erythematosus – Clinical features. In: Klippel JH, Dieppe PA (eds.) Rheumatology. 2. ed., London: Mosby, 1998; sec. 7: 1.1-1.18.

Gross L. The cardiac lesion in Libman-Sacks disease with a consideration of its relationship to acute lupus erythematosus. Am J Pathol 1940; 16:375.

Hamstem A, Björkholm M, Norberg R et al. Antibodies to cardiolipin in young survivors of myocardial infarction: an association with recurrent cardiovascular events. Lancet 1986; 1:113-6.

Johnson SR et al. Pulmonary hypertension in systemic lupus. Lupus 2004; 13:506-9.

Khamashta MA, Cervera R, Asherson RA et al. Association of antibodies against phospholi-pids with heart valve disease in systemic lupus erythematosus. Lancet 1990; 335:1541-4.

Kim MH, Abrams GD, Pernicano PG et al. Sudden death in a 55-year-old woman with systemic lupus erythematosus. Circulation 1998; 98:271-5.

Klippel JH, Decker JL. Systemic lupus erythematosus. In: Stein JH et al. (eds.) Internal medicine. 2. ed., Boston/Toronto: Little, Brown and Company, 1987:1270-8.

Klippel JH. Systemic lupus erythematosus: Demographics, prognosis and outcome. J Rheumatol 1997; 24(suppl. 48):67-71.

Lahita RJ. Clinical presentation of systemic lupus erythematosus. In: Kelley WN et al. (eds.) Textbook of rheumatology. 5 ed., Philadelphia: WB Saunders Company, 1997:1028-39.

Leung WH, Wong KL, Lau CP et al. Association between antiphospholipid antibodies and cardiac abnormalities in patients with systemic lupus erythematosus. Am J Med 1990; 89:411-9.

Libman E, Sacks B. A hitherto undescribed form of valvular and mural endocarditis. Arch Int Med 1924; 33:701-37.

Lopes AA (ed.) Diagnóstico, avaliação e terapêutica da hipertensão pulmonar: diretriz da Sociedade Brasileira de Cardiologia. Disponível em: http://publicacoes.cardiol.br/consenso/2005/039.asp.

MacGregor AJ et al. Pulmonary hypertension in systemic sclerosis: Risk factors for progression and consequences for survival. Rheumatology 2001; 40:453-9.

Manzi S, Meilahn EN, Rairie JE et al. Age-specific incidence rates of myocardial infarction and angina in women with systemic lupus erythematosus: Comparison with the Framingham study. Am J Epidemiol 1997; 145:408-15.

Medsger Jr TA. Pulmonary manifestations. In: Schur PH (ed.) The clinical management of systemic lupus erythematosus. 2. ed., Philadelphia: Lippincott- Raven, 1996:87-93.

Miyata M, Suzuki K, Sakuma F et al. Anticardiolipin antibodies are associated with pulmonary hypertension in patients with mixed conective tissue disease or systemic lupus erythematosus. Int Arch Allergy Immunol 1993; 100:351-4.

Morin AM, Boyer AS, Nataf P et al. Mitral insufficiency caused by systemic lupus erythematosus requiring valve replacement: Three case reports and a review of the literature. Thorac Cardiovasc Surg 1996; 44:313-6.

Morton KE, Gavaghan TP, Krilis SA et al. Coronary artery bypass graft failure – An autoimune phenomenon? Lancet 1986; 1:1353-7.

Moyniham T, Hansen R, Troup P et al. Simultaneous aortic and mitral valve replacement for lupus endocarditis: Report of a case and review of the literature. J Thorac Cardiovas Surg 1988; 95:142-5.

Mukerjee D et al. Echocardiography and pulmonary function as screening tests for pulmonary hypertension in systemic sclerosis. Rheumatology 2004; 43:461-6.

Nihoyannopoulos P, Gomez PM, Joshi J et al. Cardiac abnormalities in systemic lupus erythematosus: Association with raised anticardiolipin antibodies. Circulation 1990; 89:369.

Ong ML, Veerapen K, Chambers JB et al. Cardiac abnormalities in systemic lupus erythematosus: prevalence and relationship with disease activity. Int J Cardiol 1992; 34:69-74.

Osler W. On the visceral complications of the erythema group of skin diseases [third paper]. Ann J Med Sci 1904; 127:1-23.

Pan TLT et al. Primary and secondary pulmonary hypertension in systemic lupus erythematosus. Lupus 2000; 9:338-42.

Pisetsky DS, Gilkeson G, St Clair W. Systemic lupus erythematosus – Diagnosis and treatment. Med Clin North Am 1997; 81:113-28.

Quismorio Jr FP. Cardiac abnormalities in systemic lupus erythematosus. In: Wallace DJ, Hahn BH (eds.) Dubois' lupus erythematosus. 4. ed., Malvern: Lea & Febiger, 1993:332-42.

Quismorio Jr FP. Pulmonary manifestations. In: Wallace DJ, Hahn BH (eds.) Dubois' lupus erythematosus. 4. ed., Malvern: Lea & Febiger, 1993:343-55.

Ridker PM, Buring JE, Shih J et al. Prospective study of C-reactive protein and the risk of future cardiovascular events among apparently healthy women. Circulation 1998; 98:731-3.

Ridker PM, Hennekens CH, Roitman-Johnson B et al. Plasma concentration of soluble intercellular adhesion molecule 1 and risks of future myocardial infarction in apparently healthy men. Lancet 1998; 351:88-92.

Roldan CA, Crawford MH. Connective tissue diseases and the heart. In: Crawford MH (ed.) Current diagnosis & treatment in cardiology. Rio de Janeiro: Prentice Hall do Brasil, 1995:428-47.

Roldan CA, Shively BK, Crawford MH. An echocardiographic study of valvular heart disease associated with systemic lupus erythematosus. N Engl J Med 1996; 335:1424-30.

Roldan CA, Shively BK, Lau CC et al. Systemic lupus erythematosus valve disease by transesophageal echocardiography and the role of antiphospholipid antibodies. J Am Coll Cardiol 1992; 20:1127-34.184 u Cardiologia na Prática Diária

Roman MJ et al. Prevalence and correlates of accelerated atherosclerosis in systemic lupus erythematosus. N Engl J Med 2003; 349:2399-406.

Rothfield NF. Cardiac aspects. In: Schur PH (ed.) The clinical management of systemic lupus erytemathosus. 2. ed., Philadelphia: Lippincott-Raven, 1996:83-93.

Rubin LJ. American College of Chest Physicians. Diagnosis and management of pulmonary arterial hypertension: ACCP evidence-based clinical practice guidelines. Chest 2004; 126(supl.): 1S-92S.

Schönbeck U, Varo N, Libby P et al. Soluble CD40L and cardiovascular risk in women. Circulation 2001; 104:2266-8.

Schur PH. Systemic lupus erythematosus. In: Bennet JC, Plum F (eds.) Cecil textbook of medicine. 20. ed., Philadelphia: WB Saunders Company, 1996:1475-83.

Simonson JS, Schiller NB, Petri M et al. Pulmonary hypertension in systemic lupus erythematosus. J Rheumatol 1989; 16:918-25.

Sitbon O et al. Long-term intravenous epoprostenol infusion in primary pulmonary hypertension. J Am Coll Cardiol 2002; 40: 780-8.

Stevens MB. Lupus carditis. N Engl J Med 1988; 319:861-2.

Takahaski C, Kumagai S, Tsubata R et al. Portal hypertension associated with anticardiolipin antibodies in a case of systemic lupus erythematosus. Lupus 1995; 4:232-5.

Talbott JH. Historical background of discoid and systemic lupus erythematosus. In: Wallace DJ, Hahn BH (eds.) Dubois' lupus erythematosus. 4. ed., Malvern: Lea & Febiger, 1993:3-10.

Tripplet DA, Brandt J. Laboratory identification of the lupus anticoagulant. Br J Haematol 1989; 73:139-42.

Tripplet DA. New diagnostic strategies for lupus anticoagulants and antiphospholipid antibodies. Haemostasis 1994; 24:155-64.

Vaarala O. Antiphospholipid antibodies and atherosclerosis. Lupus 1996; 5:442-7.

Winslow TM, Ossipov MA, Fazio GP et al. Five-year follow-up study of the prevalence and progression of pulmonary hypertension in systemic lupus erythematosus. Am Heart J 1995; 129:510-5.

Zuckerman E, Toubi E, Shiran A et al. Anticardiopin antibodies and acute myocardial infarction in non-systemic lupus erythematosus patients: A controlled prospective study. Am J Med 1996; 101:381-6.

20

Sílvia Marinho Martins • Paula Araruna B. de Andrade Lima

Neoplasias e o Coração

INTRODUÇÃO

Nas últimas décadas houve grande avanço tanto nos métodos complementares, facilitando o diagnóstico do câncer, como no arsenal terapêutico, proporcionando ao paciente oncológico redução na mortalidade, além de melhor qualidade de vida.

Os progressos no tratamento oncológico resultaram, por outro lado, em maior exposição a efeitos colaterais inerentes (efeitos tóxicos dos quimioterápicos e da radioterapia), contribuindo para tornar as doenças cardiovasculares mais frequentes nesse grupo de pacientes.

Surgiu, assim, a necessidade de maior interação entre as especialidades cardiologia e oncologia, a fim de identificar os pacientes de maior risco para o desenvolvimento de alterações cardiovasculares e promover prevenção, diagnóstico e tratamentos.

É válido ressaltar que a cardio-oncologia, por se tratar de ciência relativamente nova, é uma área ainda repleta de incertezas. Muitos trabalhos foram publicados nos últimos anos, grande parte constituída de estudos observacionais ou ensaios clínicos pequenos, com pobre rigor metodológico. As recomendações para diagnóstico e terapêutica, em sua maioria, estão pautadas nas opiniões de especialistas. Desse modo, muito ainda está por ser definido.

DEFINIÇÃO

A cardio-oncologia engloba tanto efeitos da progressão da própria doença oncológica no sistema cardiovascular (entre eles, invasão tumoral do pericárdio e miocárdio e derrames pericárdicos tumorais) como efeitos do tratamento oncológico realizado (cardiotoxicidade), seja por quimioterapia ou radioterapia. Neste capítulo, optamos por enfocar os efeitos do tratamento oncológico no coração.

Existem várias classificações propostas para cardiotoxicidade, porém nenhuma delas contempla outros aspectos além da disfunção ventricular pelo ecocardiograma e de manifestações clínicas de insuficiência cardíaca (IC). Sabe-se que arritmias e hipertensão, por exemplo, podem significar danos ao coração sem, entretanto, permitir que o paciente seja incluído nesses critérios. Como até o momento não há uma classificação ideal que contemple o potencial de pacientes que deveriam ter o diagnóstico, é provável que a real frequência de cardiotoxicidade esteja sendo subestimada.

A classificação proposta pelo Comitê de Revisão e Avaliação dos Estudos Clínicos de Trastuzumabe é uma das mais aceitas. Contempla quatro critérios, listados a seguir, e a presença de qualquer um deles é suficiente para confirmar o diagnóstico de cardiotoxicidade:

1. Sintomas associados à IC.
2. Sinais associados à IC, como B3, taquicardia ou ambos.
3. Cardiomiopatia com redução da fração de ejeção ventricular esquerda (FEVE), seja global, seja segmentar, acometendo mais gravemente o septo interventricular.
4. Redução na FEVE, em comparação com a basal, de pelo menos 5% até menos de 55%, com sinais ou sintomas de IC concomitantes, ou redução na FEVE na faixa de pelo menos 10% até menos de 55%, sem sinais ou sintomas concomitantes.

Outra classificação bastante utilizada, por ser muito didática, é a proposta pelo Instituto Nacional de Saúde, que se baseia na FEVE:

- **Grau I:** redução assintomática da FEVE entre 10% e 20%.
- **Grau II:** redução da FEVE < 20% ou abaixo do normal.
- **Grau III:** IC sintomática.

EPIDEMIOLOGIA

Apesar de a taxa de mortalidade relacionada com o câncer se manter em declínio nos EUA (em torno de 1,5%

ao ano no período de 2000 a 2009), a doença oncológica permaneceu como a segunda causa de mortalidade mais frequente naquele país.

No Brasil, vive-se um período de transição demográfica e epidemiológica. A população está vivendo mais e, com isso, as doenças cronicodegenerativas, como o câncer, têm se tornado mais incidentes e prevalentes. Em paralelo, o país vem apresentando diminuição dos óbitos por doenças infectoparasitárias e aumento na proporção de mortes relacionadas com doenças cardiovasculares, causas externas e doença maligna. Esta última apresentou crescimento de mais de 500% em sua mortalidade proporcional, ao passar de 2,5% em 1930/1940 para 15,4% em 2007. Além do componente demográfico, mudanças no estilo de vida e no ambiente, decorrentes do desenvolvimento socioeconômico, da industrialização e da urbanização, vêm contribuindo para o aumento do risco de desenvolvimento de alguns tipos de câncer na população.

Segundo levantamento do Instituto Nacional do Câncer, foram estimados cerca de 580 mil casos novos da doença para 2014. De acordo com a publicação *Estimativa 2014 – Incidência de Câncer no Brasil*, os cânceres mais incidentes na população brasileira nesse ano são: pele não melanoma (182 mil), próstata (69 mil) e mama (57 mil). Os dois últimos são atualmente os mais frequentes nos homens e nas mulheres, respectivamente.

Na população infantil, o câncer também é frequente, sendo diagnosticado em mais de 12 mil crianças todos os anos, nos EUA. Nos últimos 25 anos, a sobrevida dessa população aumentou substancialmente, de menos de 50% na década de 1970 para quase 80% nos dias atuais. Com o envelhecimento dessa população, há o risco de aparecimento de complicações relacionadas com o tratamento da doença oncológica, as quais podem comprometer bastante a qualidade de vida. Desse modo, é importante o monitoramento frequente.

A partir de robusto banco de dados, foi identificado que, nos primeiros 30 anos após o diagnóstico do câncer, 75% das crianças sobreviventes irão sofrer de condições cardíacas crônicas (Figura 20.1). Os sobreviventes têm oito vezes mais chances do que a população em geral de morrer de causa cardíaca, 15 vezes mais de desenvolver IC (proporcional à dose cumulativa de antraciclina), risco superior a 10 vezes de apresentar doença arterial coronariana (DAC) e risco superior a nove vezes de acidente vascular encefálico. As antraciclinas estão entre as principais causas desses eventos cardiovasculares, cujo risco pode persistir até 45 anos após o tratamento. As doenças cardíacas crônicas se configuram como a segunda causa mais comum de óbito, assumindo uma posição inferior, apenas, em relação à malignidade secundária.

Alguns quimioterápicos recebem destaque tanto pela frequência de uso como pelo potencial cardiotóxico. As antraciclinas constituem os principais representantes desse grupo. São potentes para o tratamento de alguns cânceres, mas têm uso limitado em virtude do potencial de cardiotoxicidade.

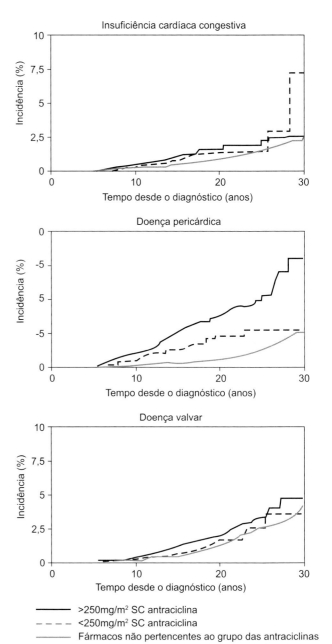

Figura 20.1 Incidência cumulativa (incidência) das doenças cardíacas em sobreviventes de câncer na infância. (Adaptada de Franco VI, Henkel JM, Miller TL, Lipshultz SE. Cardiovascular effects in childhood cancer survivors treated with anthracyclines. Cardiol Res Pract 2011 Feb 10; 2011:134679.)

Mais recentemente, outro fármaco que tem sido alvo de atenção em razão do potencial de cardiotoxicidade é o trastuzumabe. Trata-se de um anticorpo monoclonal que age bloqueando o receptor HER2 nas células. Tem muita utilidade no câncer de mama, uma vez que em 30% dos casos existe expressão desse receptor, o que confere maior agressividade à doença oncológica e pior prognóstico ao paciente. Esse medicamento modificou o prognóstico de pacientes com câncer de mama HER2-positivos. A incidência de cardiotoxicidade por esse fármaco é variável nos diferentes estudos.

A doença oncológica pode comprometer, por contiguidade, o pericárdio ou o miocárdio, chegando a ocorrer em 10% dos pacientes. Um terço desses pacientes morre em consequência desse envolvimento. Em contraste, tumores primários do pericárdio são muito raros. O acometimento secundário ou metastático é muito mais frequente, principalmente nos cânceres de mama, melanoma ou hematológicos. Muitas vezes, é difícil diferenciar se o acometimento pericárdico é decorrente da doença oncológica, dos efeitos da radioterapia ou de infecção oportunista. Nesses casos, apenas o estudo do líquido pode esclarecer o diagnóstico. Pode ocorrer tamponamento cardíaco.

É valido lembrar que os quimioterápicos podem ser tóxicos ao sistema cardiovascular, mas nem todos os pacientes submetidos a um mesmo esquema desenvolvem alterações. Além das características particulares do próprio medicamento, alguns fatores parecem aumentar a predisposição à cardiotoxicidade, entre eles: extremos de idade, disfunção ventricular prévia, hipertensão arterial sistêmica (HAS), *diabetes mellitus* (DM), associação de quimioterápicos, radioterapia mediastinal e suscetibilidade genética. É importante o acompanhamento com especialista para um seguimento mais adequado.

ETIOLOGIA

Dentre os possíveis efeitos dos quimioterápicos no sistema cardiovascular, há o desenvolvimento de IC, HAS, isquemia miocárdica, arritmias cardíacas e eventos tromboembólicos. Conforme apresentado na Tabela 20.1, o cardiologista deve conhecer as principais indicações dos medicamentos usados no tratamento oncológico e os efeitos cardiovasculares mais frequentes, assim como seus mecanismos e o potencial de reversibilidade (Tabela 20.2). Por sua maior frequência e relevância clínica, a IC merece mais atenção.

Como salientado previamente, os antracíclicos e o trastuzumabe são agentes de extrema importância no contexto da cardiotoxicidade, tanto pelo uso frequente como pelas alterações cardiovasculares que podem causar. Sendo assim, os cardiologistas devem conhecer bem seus efeitos no sistema cardiovascular.

Atualmente, registra-se como algo positivo que a prevalência de complicações relacionadas com o pericárdio vem diminuindo nos últimos anos, provavelmente em razão dos avanços no diagnóstico precoce do derrame pericárdico, assim como no tratamento do câncer.

Tabela 20.1 Importantes efeitos cardiovasculares dos agentes antineoplásicos

	Classe/medicamento	Indicação	Importantes efeitos cardiovasculares

Quimioterápicos citostáticos	Antraciclinas e análogos
	  Doxorrubicina
	  Daunorrubicina
	  Epirrubicina
		Linfoma
		Leucemia
		Câncer de mama
		Câncer de ovário
		Sarcoma
			Disfunção cardíaca/insuficiência cardíaca

	Mitoxantrona	Leucemia Esclerose múltipla	

	Análogos piridínicos
	  5-Fluorouracil
	  Capecitabina
		Câncer colorretal
		Câncer de mama
			Espasmo coronariano/isquemia

	Agentes alquilantes
	  Cisplatina
	  Ciclofosfamida
		Câncer de mama
		Câncer geniturinário
			Miocardite (rara)
			Trombose

	Agentes antimicrotúbulos Paclitaxel	Câncer de mama Câncer colorretal	Bradicardia

Inibidores da sinalização	Anti-HER2
	  Trastuzumabe
	  Lepatinibe
		Câncer de mama
		Câncer gástrico
			Disfunção cardíaca

	Inibidores de angiogênese
	  Bevacizumabe
	  Sunitinibe
	  Sorafenibe
		Câncer gastrointestinal
		Carcinoma de células renais
		Carcinoma hepatocelular
			Hipertensão
			Dano endovascular

	Inibidores BCR-ABL Imatinibe	Leucemia	Edema/disfunção cardíaca (raro)

Fonte: adaptada de Suter TM, Ewer MS. Cancer drugs and the heart: importance and management. Eur Heart J 2013 Apr; 34(15):1102-11.

Tabela 20.2 Efeitos colaterais dos quimioterápicos

Efeito cardíaco	Medicamento	Frequência	Mecanismo	Reversibilidade
Disfunção contrátil/ insuficiência cardíaca	Antraciclinas	Dose cumulativa-dependente	Morte do miócito	Mínima
	Ciclofosfamida	Rara	Miocardite	Parcial
	Cisplatina	Rara	Desconhecida	Desconhecida
	Trastuzumabe	Variável[a]	Disfunção da proteína de contração	Elevada
	Lepatinibe			Relatada
	Bevacizumabe	Baixa	Hipertensão (?)	Relatada
	Sunitinibe	Baixa	Disfunção mitocondrial	Parcial
	Sorafenibe	Rara		Desconhecida
	Imatinibe	Rara		Elevada
Hipertensão arterial	Todos os inibidores da angiogênese	Moderada/dose-dependente	Disfunção endotelial	Desconhecida
Isquemia miocárdica	Análogos piridínicos	Moderada	Vasoespasmo direto	Elevada
Tromboembolismo	Cisplatina	Moderada	Disfunção endotelial	Variável
	Inibidores da angiogênese	Moderada	Disfunção endotelial	Variável
Arritmia/ prolongamento do QT	Trióxido de arsênico	Moderada	Bloqueio do HERG K+	Elevada
	Lapatinibe	Rara	Bloqueio do HERG K+	Desconhecida
	Sunitinibe	Rara	Bloqueio do HERG K+	Desconhecida

[a]Frequente em combinação com antraciclina.
Fonte: adaptada de Suter TM, Ewer MS. Cancer drugs and the heart: importance and management. Eur Heart J 2013 Apr; 34(15):1102-11.

FISIOPATOLOGIA

A cardiotoxicidade pode se apresentar de três formas: aguda, subaguda ou crônica. A cardiotoxicidade aguda e a subaguda podem ocorrer desde o início até 14 dias após o término do tratamento. Caracterizam-se por alterações na repolarização ventricular, arritmias supraventriculares e ventriculares, alterações no intervalo QT, síndromes coronarianas agudas (SCA), pericardite e miocardite. A forma crônica pode ser dividida em dois subtipos: o primeiro ocorre dentro de 1 ano após o término do tratamento, e o segundo, geralmente após esse período. A manifestação mais típica da forma crônica é a disfunção ventricular sistólica ou diastólica, que pode ocasionar desde IC até morte cardiovascular.

O efeito do tratamento oncológico no coração pode ocorrer de duas maneiras, dependendo do tipo de agressão miocárdica encontrada. Essa classificação é baseada na alteração histopatológica e na evolução clínica descritas nos pacientes acometidos. São elas:

- **Tipo I** – lesão miocárdica irreversível, em que há destruição de sarcômeros e necrose. Existe relação com a dose utilizada de quimioterápico. O protótipo de medicamentos com esse mecanismo de lesão é o grupo das antraciclinas.
- **Tipo II** – geralmente ocorre disfunção miocárdica transitória e reversível após suspensão do fármaco. Não há destruição celular ou relação com a dose de quimioterápico utilizada. Apresenta melhor prognóstico. Observada nos pacientes que utilizam agentes anti-HER2 (trastuzumabe) e inibidores de angiogênese (bevacizumabe, sunitinibe, sorafenibe) (Figura 20.2).

QUIMIOTERAPIA

Os quimioterápicos afetam o miocárdio por diferentes mecanismos. A seguir, serão descritos os efeitos cardiovasculares dos principais deles.

Antraciclinas

Estão entre os quimioterápicos de uso mais frequente em oncologia, com eficácia comprovada em vários tumores sólidos e hematológicos. Merecem destaque pela sua elevada incidência. Fazem parte desse grupo: doxorrubicina, epirrubicina e idarrubicina.

O mecanismo fisiopatológico da toxicidade cardíaca é complexo e mal compreendido. Entre eles, temos: lesão do retículo sarcoplasmático e das mitocôndrias; modificação estrutural e funcional de miofibrilas; perda total ou parcial da matriz intercalada com placas de colágeno no interstício; modificação do acoplamento excitação-contração e do fluxo do cálcio; apoptose; alterações do metabolismo do ferro e perda da capacidade de regeneração do músculo cardíaco e de células endoteliais coronarianas. O gatilho comum desses eventos parece estar ligado ao estresse oxidativo, causado pela produção de espécies reativas de oxigênio, resultando em fibrose e necrose miocárdica.

Sabe-se que o dano miocárdico é proporcional à dose utilizada: quanto maior a dose cumulativa, maior a chance de ocorrer lesão. Disfunção diastólica por toxicidade cumulativa dose-dependente pode ser observada com dose cumulativa equivalente a 200mg/m² de doxorrubicina, enquanto disfunção sistólica é observada usualmente com doses > 400mg/m², com variabilidade segundo o limiar individual.

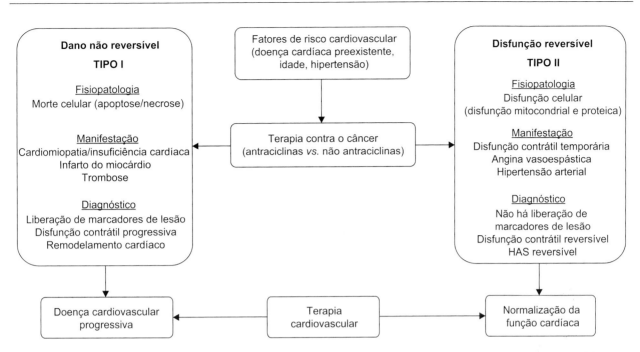

Figura 20.2 Principais diferenças entre os tipos de agressão cardíaca (tipos I e II). O dano não reversível é associado à perda celular e tem relação com a dose cumulativa do fármaco utilizado. A disfunção reversível pode resultar da desordem dos elementos contráteis, sendo maior a chance de recuperação. (Adaptada de Suter TM, Ewer MS. Cancer drugs and the heart: importance and management. Eur Heart J 2013 Apr; 34[15]:1102-11.)

Agentes alquilantes

A cardiotoxicidade nesse grupo é descrita com ciclofosfamida, ifosfamida, cisplatina, mitomicina e bussulfano.

Ciclofosfamida

O risco está relacionado com a dose (> 150mg/kg e 1,5g/m²/dia) e pode ser precoce ou tardio. O mecanismo preciso é desconhecido. Sugere-se a hipótese de lesão endotelial, seguida de extravasamento dos metabólitos tóxicos, resultando em dano aos cardiomiócitos, hemorragia intersticial e edema. O achado de miocardite hemorrágica é o mais característico da toxicidade por esse fármaco.

Antimetabólitos

A isquemia miocárdica é o efeito cardiotóxico mais frequente nesse grupo, que tem o 5-fluorouracil como principal representante. Também faz parte desse grupo a capecitabina.

5-Fluorouracil (5-FU)

A cardiotoxicidade está entre os efeitos adversos mais frequentes do fármaco. A manifestação mais comum é a isquemia miocárdica. A patogênese da cardiotoxicidade é desconhecida. Trombose coronariana, arterite, vasoespasmo, toxicidade direta por ativação endotelial, ativação da coagulação, depleção dos fosfatos de alta energia e apoptose dos miócitos e das células endoteliais são os mecanismos propostos.

Trastuzumabe

Esse fármaco se liga especificamente ao domínio extracelular do HER2, resultando em inibição da transdução do sinal para o crescimento celular. Assim, a presença do HER2 é o substrato dessa terapia biológica.

A toxicidade atribuída ao trastuzumabe também não é bem esclarecida, mas se sabe que, em parte, se deve ao bloqueio do receptor HER2, uma vez que esses receptores são fisiologicamente expressos nos miócitos, exercendo funções essenciais de cardioproteção. Dados de estudos experimentais e clínicos indicam a importância da sinalização HER2 no coração normal e sustentam a teoria de uma relação entre a cardiotoxicidade do trastuzumabe e o bloqueio do HER2.

É importante enfatizar que, na maioria dos casos, a disfunção ventricular é assintomática e reversível – cardiotoxicidade tipo II. Entretanto, o uso concomitante ou imediatamente após o antracíclico aumenta o risco de cardiotoxicidade, sugerindo que esse medicamento tenha ação como um modulador da toxicidade por antracíclico. Foi sugerido que, quando o intervalo entre os dois fármacos (antraciclina-trastuzumabe) é de pelo menos 3 meses, a incidência de dano miocárdico é mais baixa, semelhante à dos pacientes que não usaram antracíclicos.

RADIOTERAPIA

A radioterapia também tem potencial cardiotóxico. Radiação externa sobre o tórax se associa a dano cardiovascular, incluindo IC e doença coronariana. O espectro das alterações inclui pericardite crônica, derrame pericárdico, pericardite constritiva, cardiomiopatia restritiva, disfunção sistólica, doença valvar, alterações do sistema de condução e doença coronariana acelerada. O mecanismo fisiopatológico subjacente predominante consiste em doença isquêmica de pequenos vasos e fibrose. Cardiomiopatia restritiva pode ser de difícil diferenciação de pericardite constritiva, e ambas podem estar presentes no mesmo paciente.

A ocorrência e as manifestações da doença cardíaca relacionadas com a radiação dependem, especialmente, da dose de radiação, do volume do coração exposto e de técnicas específicas de aplicação. Com o aperfeiçoamento das máquinas e da técnica de irradiação, a incidência de efeitos vem diminuindo. O risco de DAC é significativamente maior quando o paciente é irradiado antes dos 20 anos de idade.

Doença valvar é comum, mas frequentemente não é grave. De qualquer modo, pode contribuir para morbidade substancial, que acompanha o coração irradiado. As lesões mais comuns são insuficiências tricúspide, mitral e aórtica, que, em alguns casos, podem ser a causa da IC. Em geral, essas alterações ocorrem tardiamente.

QUADRO CLÍNICO/CLASSIFICAÇÃO

A cardiotoxicidade pode se apresentar de maneira bastante variada, desde manifestações clínicas de leve intensidade até formas graves e bastante sintomáticas. As apresentações possíveis são:

- Disfunção ventricular esquerda assintomática.
- IC.
- DAC.
- Arritmias.
- Tromboembolismo venoso (TEV) e pulmonar.
- Doença pericárdica.
- HAS.

A IC se destaca por sua alta frequência e o risco de mortalidade, quando comparada a outras manifestações de cardiotoxicidade. Pode apresentar-se oligossintomática ou, até mesmo, em quadros graves e muito limitantes. O aparecimento dessa complicação pode determinar interrupção do tratamento quimioterápico e comprometer a cura ou o controle adequado do câncer. A IC pode ter prognóstico mais reservado do que muitas neoplasias.

Os sinais e sintomas de IC são definitivos para o diagnóstico, mas, muitas vezes, podem ser semelhantes às complicações do próprio câncer, dificultando o diagnóstico diferencial. É importante definir a classe e o quimioterápico utilizado, a dose cumulativa, o uso prévio ou associado de quimioterápicos e a presença de outros fatores de risco cardiovasculares, já que esses fatores interferem na manifestação da cardiotoxicidade.

A DAC pode estar presente durante o tratamento oncológico e manifestar-se como estável ou instável em qualquer paciente.

A apresentação clínica é semelhante à observada na população em geral, porém uma série de fatores adicionais aumenta a gravidade e a frequência de coronariopatia, dentre eles, maior incidência de trombogênese, coagulopatia e plaquetopenia. Tudo isso leva a peculiaridades no manejo desses pacientes.

Portadores de câncer que se apresentam na emergência com SCA devem ser tratados de acordo com as diretrizes existentes. A recomendação é que a estratégia invasiva seja aplicada aos pacientes sem "comorbidades graves", mantendo-se subjetividade se o câncer é uma comorbidade significativa. Assim, o diagnóstico de câncer não representa uma contraindicação à estratégia invasiva; entretanto, esses pacientes devem ter os escores de risco calculados (TIMI, Grace etc.) para auxiliar a decisão quanto à conduta mais adequada.

A prevalência de HAS nos pacientes com câncer antes da introdução dos inibidores de angiogênese era semelhante à da população adulta em geral. Entretanto, com a maior sobrevida dessa população e o aumento da utilização desses quimioterápicos, o diagnóstico tornou-se mais frequente. De acordo com meta-análise publicada em 2010, a incidência de hipertensão relacionada com o bevacizumabe é superior a 23%, quase 8% com hipertensão grave. Quando se compara o sunitinibe com o sorafenibe, a incidência parece similar.

O desenvolvimento de HAS nos pacientes tratados com sunitinibe demonstra relação com a eficácia da terapia oncológica, sugerindo que o aumento da pressão pode ser um marcador da eficácia terapêutica.

A HAS, na maioria das vezes, é doença de curso assintomático, assim como nos pacientes sem o diagnóstico de câncer, porém, quando aparecem manifestações clínicas, há elevação da morbimortalidade e piora da qualidade de vida. O nível da pressão arterial considerado adequado no paciente oncológico é semelhante ao utilizado para a população adulta sem essa comorbidade.

A incidência de arritmias no paciente oncológico ainda não está bem determinada e varia de acordo com o quimioterápico utilizado. O câncer por si só gera um ambiente pró-arritmogênico, independentemente de outros fatores de risco do paciente. Dentre as arritmias, a mais frequentemente encontrada é a fibrilação atrial, responsável por significativa morbidade após cirurgia oncológica, com relatos de incidência de até 12,6%.

Alterações eletrocardiográficas foram registradas em até 38,6% dos pacientes em uso de antraciclinas, como alterações no segmento ST, extrassístoles supraventriculares e ventriculares e prolongamento do intervalo Q. Taquicardia ventricular e fibrilação ventricular são raras. No entanto, casos de *torsade de pointes* foram descritos em pacientes com distúrbio hidroeletrolítico associado (hipomagnesemia ou hipopotassemia).

O TEV é uma complicação grave em pacientes com câncer, sendo uma das principais causas de óbito nesses pacientes. As neoplasias são associadas a aumento do risco de trombose devido à interação entre as células tumorais e os macrófagos, que ativam plaquetas, fator XII e fator X, ocasionando a produção de trombina.

Algumas medicações predispõem a eventos trombóticos, como agentes antiangiogênicos (bevacizumabe), cisplatina, talidomida e o uso de terapias hormonais (tamoxifeno).

DIAGNÓSTICO

Todos os pacientes oncológicos que serão submetidos à quimioterapia cardiotóxica merecem avaliação cardiológica inicial e durante o tratamento. Esses objetivos estão discriminados na Tabela 20.3.

Para o diagnóstico adequado da cardiotoxicidade, pode-se, além da avaliação clínica, lançar mão de alguns métodos complementares, que serão abordados a seguir:

Eletrocardiograma

O eletrocardiograma deve ser realizado rotineiramente na avaliação e no seguimento do paciente com fatores de risco para cardiotoxicidade. A detecção de arritmias ventriculares e supraventriculares, assim como outras alterações, como sobrecargas ventriculares ou atriais, deve alertar o clínico para a presença de lesão estrutural cardíaca.

Biomarcadores

Nas últimas décadas, vários estudos utilizaram biomarcadores cardioespecíficos, como troponina e peptídeo natriurético cerebral (BNP), no acompanhamento de pacientes que estavam sob quimioterapia cardiotóxica, sugerindo que podem representar ferramentas úteis na identificação precoce de lesão cardíaca.

Estudos revelam que a troponina pode ser um marcador sensível e específico de lesão miocárdica nos pacientes em uso de doses elevadas de quimioterápicos cardiotóxicos. Cardinalle e cols. realizaram estudo de referência no assunto, demonstrando que a troponina mostrou-se capaz de predizer o desenvolvimento de disfunção ventricular, pois, nessa situação, seu nível sérico pode manter-se elevado até 1 mês após o uso de antraciclina. Aqueles pacientes com troponina elevada 1 mês após quimioterapia com antracíclico apresentaram probabilidade de 85% de evento cardíaco maior no seguimento. Por sua vez, troponinas persistentemente indetectáveis tiveram alto valor preditivo negativo, identificando subgrupo de muito baixo risco de cardiotoxicidade. Apesar de esse estudo ter recebido algumas críticas em virtude da alta frequência de troponina elevada, foi um marco na cardio-oncologia por ter identificado um biomarcador como preditor de risco.

O mesmo grupo avaliou novamente o valor da troponina no tratamento oncológico, dessa vez entre pacientes usando trastuzumabe para o tratamento do câncer de mama, e confirmou o benefício desse marcador na identificação de pacientes sob risco maior. Cardiotoxicidade foi mais frequente nas pacientes com níveis elevados de troponina I, e a recuperação da FEVE foi maior nas que apresentavam valores normais desse marcador. Na análise multivariada, troponina alterada foi o único preditor independente de cardiotoxicidade.

Não existe consenso quanto aos intervalos em que a mensuração de troponina deve ser realizada nesse cenário, embora a maioria dos estudos tenha realizado dosagens sequenciais precoces e alguns protocolos incluam dosagem 1 mês após a finalização da quimioterapia. A recomendação da diretriz de cardio-oncologia da Sociedade Brasileira de Cardiologia é que a dosagem de troponina seja realizada precocemente (0, 24 e 72 horas após cada ciclo) e repetida 1 mês após a quimioterapia nos pacientes com alto risco de cardiotoxicidade (classe IIa).

O BNP, liberado em resposta à sobrecarga de pressão e volume e ao aumento da tensão parietal do ventrículo esquerdo (VE), também é preditor da gravidade da lesão miocárdica. Aumenta mesmo sem sinais e sintomas de IC, o que demonstra alta sensibilidade em predizer cardiotoxicidade. No entanto, poucos ensaios avaliaram seu uso como *screening* inicial. Pichon e cols. avaliaram pacientes com neoplasia de mama submetidas à quimioterapia com antracíclicos. Essas pacientes eram submetidas a dosagens seriadas de BNP e à avaliação da função ventricular por ventriculografia radioisotópica. Os autores concluíram que a cardiotoxicidade subclínica com antraciclinas, representada pelo aumento do BNP, é frequente, embora, na maioria, seja reversível. Pacientes que desenvolveram IC apresentaram aumento permanente nessa dosagem (> 100ng/mL).

Com a dosagem de biomarcadores, como troponina e BNP, constatamos que a agressão miocárdica com os diferentes quimioterápicos ocorre precocemente e com maior frequência do que aquela reportada pela análise de FEVE reduzida. Assim, há sinais indicativos de que a ocorrência de cardiotoxicidade deve estar subestimada quando analisada apenas a queda da fração de ejeção (FE). Essa dosagem permite identificar dano precoce e subclínico, proporcionando janela terapêutica para o uso de medidas potencialmente cardioprotetoras, além de acompanhamento clínico intensivo, incluindo rastreamento ativo de disfunção ventricular.

A recomendação da Diretriz Brasileira de Cardio-oncologia para dosagem do BNP é semelhante à da troponina (classe IIa).

Tabela 20.3 Objetivos da avaliação cardiológica no paciente oncológico

Identificar os pacientes com evidências clínicas, laboratoriais e radiológicas de dano miocárdico antes do início do tratamento quimioterápico
Identificar os pacientes que, durante a quimioterapia, têm maior chance de desenvolver disfunção ventricular, associada ou não a sintomas
Identificar os pacientes que desenvolvem outros sintomas ou sinais ligados a alterações do aparelho cardiovascular

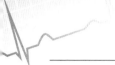

Métodos de imagem

Antes do início da quimioterapia cardiotóxica, são necessárias avaliação e quantificação da função ventricular por métodos de imagem. Essa mensuração deve ser feita por meio do ecodopplercardiograma (ECO) ou da ventriculografia radioisotópica. O método escolhido deve ser mantido por todo o seguimento e repetido em intervalos preestabelecidos de acordo com o esquema quimioterápico utilizado e outros fatores de risco relacionados com o paciente. Novas técnicas realizadas pelo ECO vêm aumentando sua sensibilidade, dentre elas, o *strain* circunferencial, que tem mostrado indícios de disfunção ventricular, mesmo em pacientes usando doses baixas de antracíclicos. O real significado clínico dessa alteração ainda não está bem definido.

A proposta sugerida pelo MD Anderson e pela Diretriz Brasileira de Cardio-oncologia para seguimento dos pacientes que estão realizando tratamento com antracíclicos ou outros fármacos tipo I encontra-se na Tabela 20.4.

A ressonância nuclear magnética apresenta alta sensibilidade para avaliar o volume e a função do VE. Pode avaliar possíveis mecanismos de disfunção miocárdica, como isquemia e miocardite, entretanto, é de alto custo e não está amplamente disponível.

Biópsia endomiocárdica

A biópsia é um método altamente sensível e específico na detecção da cardiomiopatia induzida por antraciclina, mostrando alteração irreversível da arquitetura celular, mas não deve ser utilizada de rotina, tanto por seu caráter invasivo e riscos associados como pela alta acurácia obtida pelos métodos de imagem na avaliação da função cardiovascular.

PREVENÇÃO DA CARDIOTOXICIDADE

Ensaios com discutíveis metodologias vêm sugerindo o benefício do uso de inibidores da enzima de conversão da angiotensina (IECA) e betabloqueadores nos pacientes com alteração na dosagem de biomarcadores ou nos métodos de imagem com o objetivo de prevenir cardiotoxicidade. A evidência que respalda o uso dessas medicações é muito limitada, baseada em pequenos estudos intervencionistas, que demonstraram benefício com a terapêutica precoce.

Inibidores da enzima de conversão da angiotensina

Cardinale e cols. selecionaram pacientes com elevação de troponina I logo após quimioterapia em altas doses com antracíclicos e evidenciaram que o uso de enalapril, com dose-alvo de 20mg/dia, por pelo menos 1 ano, preveniu o surgimento de disfunção ventricular esquerda e IC. Enquanto houve 43% de incidência de disfunção ventricular (definida como queda > 10% na FE) nos controles, não houve relato de disfunção ventricular no grupo com enalapril, o que explica o benefício desse medicamento nesse contexto, por atuar no remodelamento ventricular e no antagonismo neuro-humoral da IC.

Betabloqueadores

Alguns estudos experimentais demonstraram que o uso profilático de carvedilol previne a cardiomiopatia induzida pelas antraciclinas. Estudos clínicos que testaram a eficácia dessa medicação ainda são escassos. Kalay e cols. realizaram estudo placebo-controlado envolvendo 25 pacientes submetidos à quimioterapia com antracíclico. O grupo de intervenção utilizou carvedilol, 12,5mg/dia, por 6 meses.

Tabela 20.4 Esquema de monitoramento cardiológico* para pacientes recebendo antraciclinas ou outros agentes do tipo 1 (MD Anderson)

Dose acumulada de antraciclina (mg/m²)**	Antes do tratamento	Durante o tratamento	Ao final do tratamento	Primeiro ano após o tratamento	2º ao 5º ano após o tratamento	> 5º ano após o tratamento
< 200	Sim	Quando clinicamente indicado	Sim	Controle com 1 ano	Controle com 2 e 5 anos	Quando clinicamente indicado
200 a 300	Sim	Após 200mg/m²	Sim	Controle com 6 meses e 1 ano	Controle com 2, 3 e 5 anos	Quando clinicamente indicado
300 a 400	Sim	Após 200, 300 e 350mg/m²	Sim	Controle com 6 meses e 1 ano	Controle anual	Controle a cada 2 anos
> 400	Sim	Após 200, 300, 350 e 400mg/m²	Sim	Controle com 3 meses, 6 meses e 1 ano	Controle anual	Controle anual

*Monitoramento cardíaco inclui: consulta cardiológica, monitoramento da função ventricular e dosagens de troponinas (estas apenas durante o tratamento quimioterápico).

**As doses cumulativas são referentes à doxorrubicina; para a mitoxantrona, multiplica-se por 0,2; para epirrubicina e preparações lipossomais, multiplica-se por 1,5.

As disfunções ventriculares sistólica e diastólica, analisadas pelo ECO, foram menos frequentes no grupo tratado.

Kalay e cols. também identificaram efeito benéfico com o uso profilático do nebivol, 5mg/dia, nas pacientes com câncer de mama que seriam submetidas à quimioterapia com antracíclicos. O grupo do nebivolol apresentou, 6 meses após a quimioterapia, menores diâmetros ventriculares pelo ECO, assim como níveis mais baixos de BNP.

Dexrazoxane

Trata-se de um medicamento quelante do ferro. Como o estresse oxidativo faz parte do mecanismo de lesão miocárdica dos antracíclicos e o ferro é um íon envolvido nesse processo, o uso desse fármaco pode minimizar os efeitos tóxicos da quimioterapia sobre o coração. Conforme orientação da Sociedade Americana de Oncologia, não deve ser usado de maneira rotineira, sendo seu uso recomendado para pacientes com CA de mama metastático que já utilizaram dose > 300mg/m^2 subcutânea de doxorrubicina e ainda apresentam benefício em continuar tratamento com antracíclico.

TRATAMENTO

Insuficiência cardíaca

Os grandes ensaios que consagraram a terapêutica atual para IC não incluíram pacientes oncológicos. Diante da escassez de evidências e da expressiva resposta em portadores de IC de outras etiologias à terapêutica preconizada, é racional que esses conceitos sejam extrapolados para essa população em especial. Ensaio recente, utilizando o tratamento clássico para IC em pacientes com cardiopatia antracíclico-induzida, mostrou que o início precoce da "terapêutica clássica" foi o fator determinante para o sucesso da recuperação da função ventricular.

Nesse contexto, IECA, betabloqueadores e bloqueadores da aldosterona são agentes de primeira linha, respeitando os mesmos critérios nas indicações e contraindicações do tratamento da IC.

O uso de ressincronizador está bem estabelecido a partir de grandes ensaios clínicos entre portadores de IC de outras etiologias; entretanto, mais uma vez, a população oncológica não foi contemplada nesses estudos. Rickard e cols. avaliaram 18 pacientes com IC refratária, induzida por adriamicina, com indicação de ressincronizador e os compararam com portadores de cardiopatia de outras etiologias. Houve melhora na FEVE, nos diâmetros diastólicos e sistólicos finais e na regurgitação mitral em ambos os grupos, sem diferenças entre eles. Assim, o uso de ressincronizador na população oncológica pode ser, também, alternativa nos casos refratários, desde que respeitadas as indicações existentes para as outras etiologias.

Doença cardíaca isquêmica

O manejo da doença coronariana em pacientes com câncer deve levar em consideração os seguintes aspectos: a incidência elevada de cirurgias não cardíacas, o potencial aumentado de ocorrência de plaquetopenia durante a evolução, a predisposição para trombose e o potencial da interação medicamentosa entre fármacos utilizados no manejo da doença coronariana e oncológica.

O manejo da angina estável e da SCA, em geral, segue as recomendações das Diretrizes da Sociedade Brasileira de Cardiologia. Pacientes com SCA que apresentam escore TIMI (*Thrombolysis in Myocardial Infarction risk index*) ≥ 3 devem ser considerados para angiografia precoce (idealmente em menos de 24 horas), com possibilidade de intervenção percutânea ou programação de cirurgia.

No paciente com DAC estável, a definição da terapêutica adequada deve levar em consideração a possibilidade de postergar o início da quimioterapia, a necessidade de procedimento cirúrgico, a resposta ao tratamento clínico, a anatomia coronariana e o prognóstico da doença oncológica.

Pacientes usando análogos piridínicos (5-FU e capecitabina) podem apresentar espasmos de artérias coronárias. Nitroglicerina e bloqueadores de canais de cálcio são geralmente efetivos na prevenção e no tratamento da isquemia. Em casos raros, pode ocorrer progressão para infarto.

Na prática clínica, muitos pacientes têm se beneficiado do tratamento da DAC com o implante de *stents*. As diretrizes vigentes para a população em geral recomendam a manutenção da antiagregação dupla por 4 semanas, no caso de *stent* convencional, e por um período de aproximadamente 1 ano, quando o *stent* é farmacológico. No paciente submetido à quimioterapia, ainda não se sabe a duração ideal. O período de endotelização do *stent* está teoricamente retardado nesses pacientes, em decorrência da ação dos quimioterápicos. Isso poderia expor o paciente a um período ainda mais prolongado de risco trombótico, tanto com o *stent* convencional como com o farmacológico, exigindo terapia antiplaquetária por período mais prolongado. Por outro lado, manter por mais tempo a dupla antiagregação aumenta o risco de sangramentos.

Assim, o benefício dos *stents* farmacológicos no paciente com câncer ainda é bastante discutível. Há poucos estudos na literatura que abordam esse tópico; a maioria advém de relatos de casos e opiniões de grandes centros. Além da necessidade de administração prolongada do clopidogrel, há risco aumentado de trombogenicidade de alguns quimioterápicos, como talidomida, cisplatina e lenalidomida. Portanto, deve-se individualizar cada caso, pesando os riscos e benefícios, para a escolha da melhor terapêutica possível. A Diretriz de Cardio-oncologia ainda recomenda como primeira escolha no paciente com câncer a angioplastia com *stent* convencional, por apresentar menor risco de trombose.

Hipertensão arterial

Conforme as considerações de estratificação de risco, as metas devem ser sempre buscadas, pois o controle da HAS permite que os pacientes tolerem a dose máxima efetiva de tratamento com quimioterápicos e, assim, se beneficiem do controle do crescimento tumoral por um longo período, melhorando a qualidade e a duração da vida.

As modificações higienodietéticas devem ser sempre incentivadas, enfatizando-se a recomendação de atividade física regular. Entretanto, estratégias não farmacológicas nem sempre são suficientes para atingir os resultados desejados, inclusive em virtude do comprometimento do *status performance* de muitos pacientes com neoplasia avançada. Assim, nesse grupo, deve-se considerar intervenção farmacológica precoce.

Algumas particularidades na hipertensão estão relacionadas com o uso de inibidores da angiogênese. Os bloqueadores de canais de cálcio não diidropiridínicos (verapamil e diltiazem) inibem o CYP3A4, via de metabolização desses quimioterápicos, devendo ser evitados. Além disso, os inibidores de angiogênese podem ocasionar diarreia e desidratação; desse modo, os diuréticos também não têm sido indicados como agentes de primeira linha. Na prática, há boa experiência com o uso de IECA, betabloqueadores e bloqueadores de cálcio diidropiridínicos.

O Instituto Americano de Câncer recomenda que a pressão arterial a ser alcançada deva ser < 140 × 90mmHg.

Tromboembolismo venoso

Pacientes com trombose venosa profunda ou tromboembolismo pulmonar devem ser anticoagulados. Muitas vezes, é difícil o manejo da anticoagulação nesses pacientes. Apesar do estado pró-trombótico existente, há risco elevado de sangramentos, principalmente pela propensão ao desenvolvimento de alteração da função renal e/ou hepática durante o curso da doença oncológica.

Os novos anticoagulantes (dabigatrana, rivaroxabana e apixabana) nesses pacientes tornam-se medicamentos perigosos, uma vez que faltam estratégias para reversão de seu efeito. Muitos agentes quimioterápicos têm interações significativas com a enzima CYP3A4 e/ou o transportador da glicoproteína P, que podem alterar o nível de anticoagulação desses fármacos e, com isso, predispor a hemorragias ou complicações trombóticas. Assim, esses agentes devem ser usados com cautela, e somente após avaliação criteriosa dos riscos e benefícios. Deve-se dar prioridade aos antagonistas da vitamina K e às heparinas.

A anticoagulação profilática só é recomendada para pacientes de alto risco que estão hospitalizados ou foram submetidos a procedimento cirúrgico e, em alguns casos, para portadores de mieloma múltiplo. Não existem, até o momento, diretrizes orientando profilaxia em pacientes oncológicos. Assim, seu uso deve seguir as recomendações existentes para a população em geral.

CONSIDERAÇÕES FINAIS

Como a sobrevida da população oncológica vem aumentando nas últimas décadas, a presença de cardiopatia nesses pacientes vem se tornando mais frequente tanto em razão do maior percentual de diagnóstico dessa comorbidade antes do tratamento oncológico como também em consequência deste.

É importante reconhecer que os fármacos que compõem o arsenal terapêutico para tratamento oncológico são diferentes e apresentam mecanismos distintos de agressão ao sistema cardiovascular. Cabe ao cardiologista e ao oncologista conhecer os principais.

Deve-se sempre buscar maior interação entre essas especialidades para que a identificação dos pacientes sob risco de desenvolver cardiotoxicidade seja feita de maneira precoce, sem comprometer o tratamento cardiológico e oncológico do paciente. Desse modo, será possível proporcionar melhores sobrevida e qualidade de vida a esses pacientes.

Bibliografia

Albini A, Pennesi G, Donatelli F, Cammarota R, De Flora S, Noonan DM. Cardiotoxicity of anticancer drugs: the need for cardio-oncology and cardio-oncological prevention. J Natl Cancer Inst 2010; 102(1):14-25.

Anderson JL, Adams CD, Antman EM et al. ACC/AHA 2007 guidelines for the management of patients with unstable angina/non ST-elevation myocardial infarction: a report of the American College of Cardiology/American Heart Association Task Force on Practice Guidelines (Writing Committee to Revise the 2002 Guidelines for the Management of Patients With Unstable Angina/Non ST-Elevation Myocardial Infarction): developed in collaboration with the American College of Emergency Physicians, the Society for Cardiovascular Angiography and Interventions, and the Society of Thoracic Surgeons: endorsed by the American Association of Cardiovascular and Pulmonary Rehabilitation and the Society for Academic Emergency Medicine. Circulation 2007; 116(7):e148-e304.

Arozal W, Watanabe K, Veeraveedu PT et al. Protective effect of carvedilol on daunorubicin-induced cardiotoxicity and nephrotoxicity in rats. Toxicology 2010; 274(1-3):18-26.

Bick RL. Cancer-associated thrombosis. (editorial). N Engl J Med 2003; 349(2):109-11.

Cardiac Society of Australia and New Zealand. Guidelines for the management of antiplatelet therapy in patients with coronary stents undergoing non-cardiac surgery. Heart Lung Circ 2010; 19(1):2-10.

Cardinale D, Colombo A, Lamantia G et al. Anthracycline-induced cardiomyopathy: clinical relevance and response to pharmacologic therapy. J Am Coll Cardiol 2010; 55(3):213-20.

Cardinale D, Colombo A, Sandri MT et al. Prevention of high-dose chemotherapy-induced cardiotoxicity in high-risk patients by angiotensin-converting enzyme inhibition. Circulation. 2006 Dec 5; 114(23):2474-81.

Cardinale D, Colombo A, Torrisi R et al. Trastuzumab-induced cardiotoxicity: clinical and prognostic implications of troponin I evaluation. J Clin Oncol 2010 Sep 1; 28(25):3910-6.

Cardinale D, Sandri MT, Colombo A et al. Prognostic value of troponin I in cardiac risk stratification of cancer patients undergoing high-dose chemotherapy. Circulation 2004 Jun 8; 109(22):2749-54.

Cardinale D, Sandri MT. Role of biomarkers in chemotherapy-induced cardiotoxicity. Prog Cardiovasc Dis 2010; 53(2):121-9.

Chien KR. Herceptin and the heart - a molecular modifier of cardiac failure. N Engl J Med 2006; 354(8):789-90.

Chu TF, Rupnick MA, Kerkela R et al. Cardiotoxicity associated with tyrosine kinase inhibitor sunitinib. Lancet 2007; 370(9604):2011-9.

Cohn JN, Johnson G, Ziesche S et al. A comparison of enalapril with hydralazine-isosorbide dinitrate in the treatment of chronic congestive heart failure. N Engl J Med 1991; 325(5):303-10.

Crone SA, Zhao YY, Fan L et al. ErbB2 is essential in the prevention of dilated cardiomyopathy. Nat Med 2002; 8(5):459-65.

Daugaard G, Lassen U, Bie P et al. Natriuretic peptides in the monitoring of anthracycline induced reduction in left ventricular ejection fraction. Eur J Heart Fail 2005 Jan; 7(1):87-93.

Dolci A, Dominici R, Cardinale D, Sandri MT, Panteghini M. Biochemical markers for prediction of chemotherapy-induced cardiotoxicity: systematic review of the literature and recommendations for use. Am J Clin Pathol 2008; 130(5):688-95.

Dolci A, Dominici R, Cardinale D, Sandri MT, Panteghini M. Biochemical markers for prediction of chemotherapy-induced cardiotoxicity: systematic review of the literature and recommendations for use. Am J Clin Pathol 2008; 130(5):688-95.

Drafts BC, Twomley KM, D'Agostino R Jr et al. Low to moderate dose anthracycline-based chemotherapy is associated with early noninvasive imaging evidence of subclinical cardiovascular disease. JACC Cardiovasc Imaging 2013 Aug; 6(8):877-85.

Eidem BW. Identification of anthracycline cardiotoxicity – left ventricular ejection fraction is not enough. J Am Soc Echocardiogr 2008; 21(12):1290-2.

Fallah-Rad N, Lytwyn M, Fang T, Kirkpatrick I, Jassal DS. Delayed contrast enhancement cardiac magnetic resonance imaging in trastuzumab induced cardiomyopathy. J Cardiovasc Magn Reson 2008 Jan 22; 10:5.

Fraker TD Jr, Fihn SD, Gibbons RJ et al. 2007 chronic angina focused update of the ACC/AHA 2002 guidelines for the management of patients with chronic stable angina: a report of the American College of Cardiology/American Heart Association Task Force on Practice Guidelines Writing Group to develop the focused update of the 2002 guidelines for the management of patients with chronic stable angina. J Am Coll Cardiol 2007; 50(23):2264-74.

Franco VI, Henkel JM, Miller TL, Lipshultz SE. Cardiovascular effects in childhood cancer survivors treated with anthracyclines. Cardiol Res Pract 2011 Feb 10; 2011:134679.

Gagliardi G, Constine LS, Moiseenko V et al. Radiation dose-volume effects in the heart. Int J Radiat Oncol Biol Phys 2010; 76(3 Suppl):S77-85.

Geiger S, Lange V, Suhl P, Heinemann V, Stemmler HJ. Anticancertherapy induced cardiotoxicity: review of the literature. Anticancer Drugs 2010; 21(6):578-90.

Granger CB. Prediction and prevention of chemotherapy-induced cardiomyopathy: can it be done? Circulation 2006 Dec 5; 114(23):2432-3. Erratum in Circulation 2007 Jan 16; 115(2):e31.

Gross CM, Posch MG, Geier C et al. Subacute coronary stent thrombosis in cancer patients. J Am Coll Cardiol 2008; 51(12):1232-3.

Guglin M, Aljayeh M, Saiyad S, Ali R, Curtis AB. Introducing a new entity: chemotherapy-induced arrhythmia. Europace 2009; 11(12):1579-86.

Hancock SL, Tucker MA, Hoppe RT. Factors affecting late mortality from heart disease after treatment of Hodgkin's disease. JAMA 1993; 270:1949-55.

Hardy D, Liu CC, Cormier JN, Xia R, Du XL. Cardiac toxicity in association with chemotherapy and radiation therapy in a large cohort of older patients with non-small-cell lung cancer. Ann Oncol 2010; 21(9):1825-33.

Hensley ML, Hagerty KL, Kewalramani T et al. American Society of Clinical Oncology 2008 clinical practice guideline update: use of chemotherapy and radiation therapy protectants. J Clin Oncol 2009 Jan 1; 27(1):127-45.

Hunt SA, Abraham WT, Chin MH, Feldman AM, Francis GS, Gaaniats TG, et al./American College of Cardiology Foundation/American Heart Association. 2009 Focused update incorporated into the ACC/AHA 2005 Guidelines for the Diagnosis and Management of Heart Failure in Adults. A Report of the American College of Cardiology Foundation/American Heart Association Task Force on Practice Guidelines Developed in Collaboration With the International Society for Heart and Lung Transplantation. J Am Coll Cardiol 2009; 53(15):e1-e90.

Iliescu C, Kumar R, Kim C. Cardiac intervention in cancer patient. In: Ewer SM, Yeh ETH (eds.) Cancer and the heart. People's Medical Publishing House-USA, 2013:230-7.

Instituto Nacional de Câncer. Rio de Janeiro: INCA; INCA e Ministério da Saúde apresentam estimativas de câncer para 2014 (acesso em dezembro 2013). Disponível em: http://www2.inca.gov.br/wps/wcm/connect/agencianoticias/site+/home+/noticias/2013/inca_ministerio_saude_apresentam_estimativas_cancer_2014.

Izzedine H, Ederhy S, Goldwasser F et al. Management of hypertension in angiogenesis inhibitor-treated patients. Ann Oncol 2009; 20(5):807-15.

Kalay N, Basar E, Ozdogru I et al. Protective effects of carvedilol against anthracycline-induced cardiomyopathy. J Am Coll Cardiol 2006 Dec 5; 48(11):2258-62.

Kalil Filho R, Hajjar LA, Bacal F et al. I Diretriz Brasileira de Cardio-Oncologia da Sociedade Brasileira de Cardiologia. Arq Bras Cardiol 2011; 96(2 supl.1):1-52.

Karanth NV, Roy A, Joseph M, de Pasquale C, Karapetis C, Koczwara B. Utility of prechemotherapy echocardiographical assessment of cardiac abnormalities. Support Care Cancer 2011 Dec; 19(12):2021-6.

Kaya MG, Ozkan M, Gunebakmaz O et al. Protective effects of nebivolol against anthracycline-induced cardiomyopathy: a randomized control study. Int J Cardiol 2013 Sep 1; 167(5):2306-10.

Khakoo AY, Yeh ET. Therapy insight: management of cardiovascular disease in patients with cancer and cardiac complications of cancer therapy. Nat Clin Pract Oncol 2008; 5(11):655-67.

Khorana AA, Francis CW, Culakova E, Kuderer NM, Lyman GH. Thromboembolism is a leading cause of death in cancer patients receiving outpatient chemotherapy. J Thromb Haemost 2007; 5(3):632-4.

Kirova YM. Recent advances in breast cancer radiotherapy: evolution or revolution, or how to decrease cardiac toxicity? World J Radiol 2010; 2(3):103-8.

Kishi S, Yoshida A, Yamauchi T et al. Torsade de pointes associated with hypokalemia after anthracycline treatment in a patient with acute lymphocytic leukemia. Int J Hematol 2000; 71(2):172-9.

Krone RJ. Managing coronary artery disease int hecancer patient. Prog Cardiovasc Dis 2010; 53(2):149-56.

Kushner FG, Hand M, Smith SC Jr et al. 2009 focused updates: ACC/AHA guidelines for the management of patients with ST-elevation myocardial infarction (updating the 2004 guideline and 2007 focused update) and ACC/AHA/SCAI guidelines on percutaneous coronary intervention (updating the 2005 guideline and 2007 focused update) a report of the American College of Cardiology Foundation/American Heart Association Task Force on Practice Guidelines. J Am Coll Cardiol 2009; 54(23):2205-41.

Lenihan D, Massey MR, Baysinger KB. Superior detection of cardiotoxicity during chemotherapy using biomarkers. J Cardiac Fail 2007; 13[(Suppl.2):S151.

Li T, Singal PK. Adriamycin-induced early changes in myocardial antioxidant enzymes and their modulation by probucol. Circulation 2010; 102(17):2105-10.

Luizaga CTM, Oliveira BZ, Pastorelo EF. Estatísticas sobre o câncer. In: Hoff PMG, Katz A. Tratado de oncologia. Rio de Janeiro: Atheneu, 2013:53-63.

Maisch B, Ristic A, Pankuweit S. Evaluation and management of pericardial effusion in patients with neoplastic disease. Prog Cardiovasc Dis 2010 Sep-Oct; 53(2):157-63.

Manisty CH, Francis DP. Ejection fraction: measure of desperation? (editorial) Heart.2008 Apr; 94(4):446-9.

Mattos LA, Lemos Neto PA, Rassi A Jr et al. Diretrizes da Sociedade Brasileira de Cardiologia – Intervenção Coronária Percutânea e Métodos Adjuntos Diagnósticos em Cardiologia Intervencionista (II Edição – 2008). Arq Bras Cardiol 2008; 91(6 supl.1):1-58.

Meinardi MT, van der Graaf WT, van Veldhuisen DJ, Gietema JA, de Vries EG, Sleijfer DT. Detection of anthracycline-induced cardiotoxicity. Cancer Treat Rev 1999; 25(4):237-47.

Monsuez JJ, Charniot JC, Vignat N, Artigou JY. Cardiac side-effects of cancer chemotherapy. Int J Cardiol 2010; 144(1):3-15.

Mukai K, Shinkai T, Tominaga K et al: The incidence of secondary tumours of the heart and pericardium: a 10 year study. Jpn J Clin Oncol 1988; 18:195-201.

Nagy AC, Cserep Z, Tolnay E, Nagykalnai T, Forster T. Early diagnosis of chemotherapy-induced cardiomyopathy: a prospective tissue Doppler imaging study. Pathol Oncol Res 2008; 14(1):69-77.

Nicolau J, Timerman A, Piegas L, Marin-Neto J, Rassi A Jr. Brazilian Society of Cardiology. Guidelines for unstable angina and non-ST-segment elevation myocardial infarction (II Edition, 2007). Arq Bras Cardiol 2007; 89(4):e89-e131.

Oeffinger KC, Mertens AC, Sklar CA et al. Chronic health conditions in adult survivors of childhood cancer. 2006; 355(15):1572-82.

Onaitis M, D'Amico T, Zhao Y, O'Brien S, Harpole D. Risk factors for atrial fibrillation after lung cancer surgery: analysis of the Society of Thoracic Surgeons general thoracic surgery database. Ann Thorac Surg 2010; 90(2):368-74.

Patel JD, Krilov L, Adams S et al. Clinical cancer advances 2013: annual report on progress against cancer from the american society of clinical oncology. J Clin Oncol 2014 Jan 10; 32(2):129-60.

Pichon MF, Cvitkovic F, Hacene K et al. Drug-induced cardiotoxicity studied by longitudinal B-type natriuretic peptide assays and radionuclide ventriculography. In Vivo 2005 May-Jun; 19(3):567-76.

Piegas L, Feitosa G, Mattos L et al. Sociedade Brasileira de Cardiologia. IV Diretriz brasileira sobre tratamento do infarto agudo do miocárdio com supradesnível do segmento ST. Arq Bras Cardiol 2009; 93(6 suppl 2):e179-e264.

Rampura V, Pulipati B, Chu D, Zhu X, Wu S. Incrised risk of high-grade hypertension with bevacizumab in câncer patients: a meta-analysis. Am J Hypertens 2010; 23 (5)460-8.

Rickard J, Kumbhani DJ, Baranowski B, Martin DO, Tang WH, Wilkoff BL. Usefulness of cardiac resynchronization therapy in patients with adriamycin-induced cardiomyopathy. Am J Cardiol 2010 Feb 15; 105(4):522-6.

Salvatici M, Cardinale D, Spaggiari L et al. Atrial fibrillation after thoracic surgery for lung cancer: use of a single cut-off value of N-terminal pro-B type natriuretic peptide to identify patients at risk. Biomarkers 2009; 15(3):259-65.

Sawyer DB, Peng X, Chen B, Pentassuglia L, Lim CC. Mechanisms of anthracycline cardiac injury: can we identify strategies for cardioprotection? Prog Cardiovasc Dis 2010; 53(2):105-13.

Scartozzi M, Galizia E, Chiorrini S et al. Arterial hypertension correlates with clinical outcome in colorectal cancer patients treated with first-line bevacizumab. Ann Oncol 2009; 20(2):227- 30.

Seidman A, Hudis C, PierriM K et al. Cardiac dysfunction in the trastuzumab clinical trials experience. J Clin Oncol 2002; 20(5): 1215-21.

Senkus E, Jassem J. Cardiovascular effects of systemic cancer treatment. Cancer Treat Rev 2011 Jun; 37(4):300-11.

Short NJ, Connors JM. New oral anticoagulants and the cancer patient. Oncologist 2014; 19(1):82-93.

Stewart S, MacIntyre K, Hole DJ, Capewell S, McMurray JJ. More 'malignant' than cancer? Five-year survival following a first admission for heart failure. Eur J Heart Fail 2001; 3(3):315-22.

Suter TM, Ewer MS. Cancer drugs and the heart: importance and management. Eur Heart J 2013 Apr; 34(15):1102-11.

Wells QS, Lenihan DJ. Reversibility of left ventricular dysfunction resulting from chemotherapy: can this be expected? Prog Cardiovasc Dis 2010; 53(2):140-8.

Yeh ET, Bickford CL. Cardiovascular complications of cancer therapy: incidence, pathogenesis, diagnosis, and management. J Am Coll Cardiol 2009; 53(24):2231-47.

Yeh ET, Tong AT, Lenihan DJ et al. Cardiovascular complications of cancer therapy: diagnosis, pathogenesis, and management. Circulation 2004; 109(25):3122-31.

Yeh ET. Cardiotoxicity induced by chemotherapy and antibody therapy. Annu Rev Med 2006; 57:485-8.

Yusuf SW, Razeghi P, Yeh ET. The diagnosis and management of cardiovascular disease in cancer patients. Curr Probl Cardiol 2008 Apr; 33(4):163-96.

21

Demétria Fernanda Campelo Valença • Paulo Roberto Pinto Ferreira Filho

Cuidados Perioperatórios em Cirurgias não Cardíacas

INTRODUÇÃO

A avaliação pré-operatória consiste em um conjunto de cuidados médicos que objetiva a preparação do paciente, da melhor maneira possível, para o procedimento proposto, uma vez que nenhuma intervenção médica é totalmente isenta de riscos e o binômio anestesia-cirurgia pode levar à descompensação de doenças preexistentes, principalmente cardiopulmonares e endocrinometabólicas. Nesse processo encontram-se a estimativa do "risco cirúrgico", a "liberação" para a cirurgia, mediante a aplicação de um algoritmo adequado, bem como as condutas para minimização de possíveis danos.

Avanços na avaliação do risco cirúrgico (pré-operatório) e no manejo das técnicas anestésicas e cirúrgicas (intraoperatório), além do aprimoramento da terapia médica (com destaque para cuidados pós-operatórios), contribuíram para redução da frequência de complicações cardiovasculares relacionadas com as cirurgias não cardíacas. Todavia, complicações cardiovasculares são consequências adversas graves e comuns de cirurgias não cardíacas. Os pacientes que desenvolvem infarto do miocárdio sintomático após a cirurgia têm aumento marcante do risco de morte (40% a 70%).

O intervalo que engloba os períodos pré, intra e pós-operatório (até 30 dias) consiste no período perioperatório.

A publicação pela Organização Mundial da Saúde de uma sequência obrigatória de controles (*check-list*), antes da operação, mostrou-se efetiva em reduzir as taxas de complicações.

ETAPAS DA AVALIAÇÃO PERIOPERATÓRIA

- **Etapa I** – Verificar as condições clínicas do paciente.
- **Etapa II** – Avaliar a capacidade funcional.
- **Etapa III** – Estabelecer o risco intrínseco associado ao tipo de procedimento.
- **Etapa IV** – Decidir sobre a necessidade de testes para avaliação complementar.
- **Etapa V** – Adequar o tratamento.
- **Etapa VI** – Efetuar acompanhamento perioperatório.
- **Etapa VII** – Planejar terapêutica a longo prazo.

Existem algoritmos para estimativa do risco de complicações perioperatórias, como do American College of Physicians (ACP), da American College of Cardiology/American Heart Association (ACC/AHA), o brasileiro "EMAPO" (Estudo Multicêntrico de Avaliações Perioperatórias para Operações não cardíacas) e o índice cardíaco revisado de Lee. Apesar de imperfeitos, o uso de um desses algoritmos é melhor do que o acaso para predizer complicações perioperatórias. O algoritmo complementa a opinião pessoal do avaliador.

Ao longo deste capítulo, que não esgota o assunto, blocos temáticos específicos serão abordados, acompanhados de diagramas e tabelas a eles relacionados. Será enfocado o sistema cardiovascular. Os graus de recomendação e os níveis de evidência das diretrizes da Sociedade Brasileira de Cardiologia encontram-se expostos ao fim de cada tópico.

Etapa I – Verificar as condições clínicas do paciente

A coleta da história clínica consiste no primeiro ato. A anamnese pode fornecer informações sobre as condições clínicas determinantes para estimativa do risco cirúrgico. Os dados da avaliação clínica deverão ser datados e registrados, bem como o dia e o horário de recebimento do pedido e da redação da avaliação, com os tópicos relevantes sublinhados. O parecer poderá não ser concluído no primeiro momento. A anamnese e o exame físico devem ser globais (não limitados ao sistema cardiovascular). Assim, devem ser pesquisados, também, hepatopatias, nefropatias, tireoideopatias, coagulopatias, gravidez, uso de medicações ou álcool, presença de próteses, alergias, intervenções e intercorrências prévias, bem como sinais e sintomas, incluindo a condição febril, entre outros.

É fundamental excluir condições cardíacas e vasculares agudas, como:

- **Condições cardíacas:** o paciente com angina instável, infarto agudo do miocárdio (IAM), choque cardiogênico, edema agudo dos pulmões e bradiarritmia ou taquiarritmia grave, apresenta risco espontâneo muito elevado e a operação não cardíaca deve, sempre que possível, ser cancelada e reconsiderada somente após estabilização cardíaca (Tabela 21.1).
- **Condições vasculares:** em caso de risco iminente de acidente vascular encefálico (AVE) por doença carotídea, ruptura de aneurisma ou perda de membro, deve-se proceder à avaliação do risco cardíaco para indicar farmacoproteção e monitorização, sem exames complementares que adiem o tratamento vascular.

Etapa II – Avaliar a capacidade funcional

Na ausência de ergoespirometria, torna-se válida a estimativa empírica pelo conhecimento das atividades físicas habitualmente realizadas (Tabela 21.2).

Tabela 21.1 Condições cardíacas agudas que contraindicam cirurgia não cardíaca eletiva

Síndromes coronarianas instáveis
Angina instável ou grave (CCS classe III ou IV)*
IM recente**
IC descompensada (NYHA classe IV, IC evoluindo com piora ou nova IC)
Arritmias graves
Bloqueio atrioventricular de alto grau
Bloqueio atrioventricular de segundo grau Mobitz tipo II
Arritmias ventriculares sintomáticas
Arritmias supraventriculares com frequência ventricular não controlada (FC > 100bpm em repouso)
Bradicardia sintomática
Taquicardia ventricular nova identificada
Doença valvar grave
Estenose aórtica grave (gradiente de pressão médio > 40mmHg, área valvar < 1,0cm² ou sintomática)
Estenose mitral grave (dispneia progressiva aos esforços, pré-síncope com esforço ou IC)

CCS: Canadian Cardiovascular Society; NYHA: New York Heart Association; IC: insuficiência cardíaca; FC: frequência cardíaca; IM: infarto do miocárdio; bpm: batimentos por minuto.
*Inclui angina estável em pacientes sedentários.
**A American College of Cardiology National Database Library define IM recente como aquele ocorrido há > 7 dias e ≤ 30 dias.

Tabela 21.2 Avaliação do estado/capacidade funcional

Equivalente metabólico	Tipo de atividade física
> 10MET (excelente)	Exercícios extenuantes: natação, tênis individual, basquete, futebol, trabalhos pesados
4 a 10MET (moderada a boa)	Subir um lance de escadas; caminhar 6,4km/h; atividades recreativas moderadas, como dançar, jogar tênis em dupla; correr pequenas distâncias; limpar assoalhos ou móveis
< 4 MET (ruim)	Caminhadas curtas (dois quarteirões) com velocidade até 4,8km/h, caminhar dentro de casa; comer, vestir-se, usar o banheiro, cuidar de si próprio, lavar pratos, recolher o lixo

MET: o consumo de oxigênio (VO₂) de um homem de 40 anos de idade, com 70kg, em repouso, é de 3,5mL/kg/min ou o correspondente a 1MET.

Etapa III – Estabelecer o risco intrínseco associado ao tipo de procedimento

Durante a década de 1960, a Sociedade Americana de Anestesiologia (ASA) criou uma das primeiras classificações do risco perioperatório, a qual previa a estratificação dos pacientes, de acordo com seu estado físico, em cinco categorias, posteriormente atualizadas para seis classes. A mortalidade varia de aproximadamente 0,01%, para pacientes ASA 1, a 50%, para os ASA 5.

Classificação da ASA – American Society of Anesthesiologists

- **Classe I:** nenhum distúrbio orgânico, fisiológico ou psiquiátrico (p. ex., indivíduo saudável com boa tolerância ao exercício).
- **Classe II:** com distúrbio sistêmico de leve a moderado, por condição clínica ou cirúrgica compensada (p. ex., hipertensão arterial controlada, *diabetes mellitus* [DM] compensado e sem complicações, tabagismo sem doença pulmonar obstrutiva crônica [DPOC], anemia, obesidade leve, idade < 1 ano ou > 70 anos, gestantes).
- **Classe III:** com doença sistêmica grave; por distúrbio clínico ou cirúrgico que limite as atividades, mas não cause incapacidade ao paciente (p. ex., insuficiência cardíaca congestiva [ICC] compensada, angina estável, infarto agudo do miocárdio [IAM] prévio, hipertensão arterial sistêmica [HAS] não controlada, asma, insuficiência renal crônica [IRC], obesidade mórbida).
- **Classe IV:** com doença sistêmica grave, por distúrbio clínico ou cirúrgico incapacitante, com constante risco de morte (p. ex., angina instável, DPOC sintomática, ICC descompensada, síndrome hepatorrenal).
- **Classe V:** moribundo/difícil sobrevivência por 24 horas, com ou sem operação (p. ex., falência de vários órgãos, sepse grave, coagulopatia grave não controlada).

- **Classe VI:** paciente em morte encefálica declarada, candidato a transplante/doação de órgãos.

Acrescenta-se "E" em caso de cirurgia de emergência.

Índice de Goldman

Goldman e cols. criaram o primeiro escore baseado em variáveis clínicas após análise de regressão multivariável de 1.001 pacientes em 1977. Essa classificação, ainda utilizada, fundamentou a criação de outros índices (Tabela 21.3).

Preditores clínicos

Os principais preditores clínicos são as condições cardíacas agudas que contraindicam as cirurgias não cardíacas eletivas, demandam atraso na operação eletiva (não urgente) e exigem abordagem agressiva e invasiva: síndrome coronariana aguda, IC descompensada, arritmias significativas e valvopatia importante (citadas na etapa I).

Os preditores clínicos intermediários são marcadores de aumento do risco cardiovascular: angina classe I/II da ACC, infarto prévio, IC compensada, DM e insuficiência renal (creatinina > 2mg%).

Os preditores clínicos menores são: idade > 65 anos, ECG anormal (bloqueio completo de ramo esquerdo [BCRE], hipertrofia ventricular esquerda [HVE] e alterações da repolarização ventricular [ARV]) ou de ritmo não sinusal, baixa capacidade funcional, história de AVE e HAS não controlada e tabagismo.

Tabela 21.3 Índice de Goldman

Antecedentes pessoais	Idade > 70 anos – 5 pontos IAM < 6 meses – 10 pontos
Exame físico	B3 ou PVJ elevado – 11 pontos Estenose aórtica grave – 3 pontos Mais de 5 E-V/min – 7 pontos
ECG	Ritmo não sinusal ou ESSV – 7 pontos
Dados laboratoriais	PO_2 < 60mmHg ou PCO_2 > 50mmHg; HCO_2 < 20mEq/L; K < 3,0mEq/L; ureia > 50mg/dL; creatinina > 3mg/dL; transaminases elevadas; qualquer dado de deterioração importante – 3 pontos
Tipo de cirurgia	Intraperitoneal, intratorácica, cirurgia de aorta – 3 pontos
Cirurgia de emergência	4 pontos

Classe	Risco	Pontos	Taxa de complicações
I	Muito baixo	0 a 5	1%
II	Baixo	6 a 12	7%
III	Muito alto	13 a 25	14%
IV	Excessivo	> 25	78%

IAM: infarto agudo do miocárdio; B3: terceira bulha; PVJ: pressão venosa jugular; E-V/ESSV: extrassístoles ventriculares; ECG: eletrocardiograma.

Estratificação de risco cardíaco para procedimentos não cardíacos

- **Alto** (risco cardíaco ≥ 5%):
  - Cirurgias vasculares (aórtica, grandes vasos, ilíaca e *bypass* periférico).
  - Cirurgias de urgência ou emergência, particularmente no idoso.
  - Cirurgias prolongadas e associadas a grande perda sanguínea ou transudação para o terceiro espaço.
  - **Exemplos de cirurgia de alto risco:** aneurisma ou tumor intracraniano, ressecção hepática ou pulmonar, esofagectomia, reoperação em grandes articulações, algumas cirurgias de coluna, grandes cirurgias abdominais etc.
- **Intermediário** (risco cardíaco ≥ 1% e < 5%):
  - Endarterectomia de carótida/correção endovascular de aneurisma de aorta abdominal.
  - Cirurgia de cabeça e pescoço.
  - Cirurgias intraperitoneais e intratorácicas.
  - Cirurgias ortopédicas.
  - Cirurgias prostáticas.
  - **Exemplos de cirurgia de risco intermediário:** laminectomia, lipoaspiração, biópsia pulmonar, histerectomia, colecistectomia, toracoscopia, prostatectomia aberta, cirurgias de quadril e de joelho, transplante hepático, bariátricas de ressecção do estômago (derivações) e *bypass* gástrico etc.
- **Baixo** (risco cardíaco < 1%):
  - Procedimentos endoscópicos.
  - Procedimentos superficiais.
  - Cirurgia de catarata/ocular.
  - Cirurgia de mama.
  - Cirurgia ambulatorial.
  - Cirurgia plástica e reconstrutora.
  - **Exemplos de cirurgia de baixo risco:** miringotomia, herniorrafia umbilical, laqueadura tubária, tireoidectomia, vasectomia, esclerose de varizes periféricas etc.

As Figuras 21.1 e 21.2 apresentam dois algoritmos clássicos.

Os fatores de risco considerados são:

- Cardiopatia isquêmica.
- IC compensada.
- Insuficiência renal.
- Doença cerebrovascular.

Etapa IV – Decidir sobre a necessidade de testes para avaliação complementar

Para procedimentos de baixo risco, em pacientes de baixo risco clínico, sem condições clínicas descompensadas, a operação poderá ser realizada sem exames pré-operatórios.

SEÇÃO I Cardiologia na Prática Diária

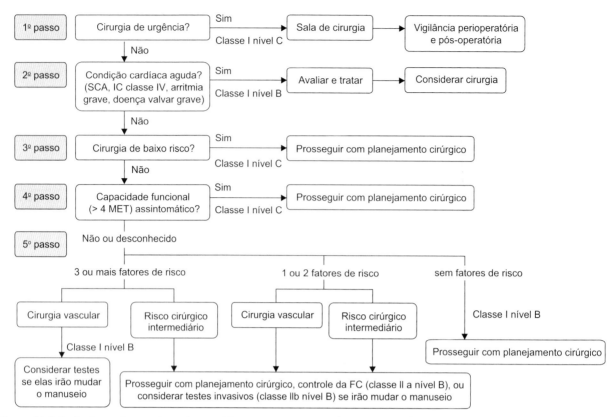

Figura 21.1 Avaliação cardiovascular perioperatória para cirurgia não cardíaca. (SCA: síndrome coronariana aguda; IC: insuficiência cardíaca; MET: equivalente metabólico; FC: frequência cardíaca.) (Adaptada de Reisher et al.)

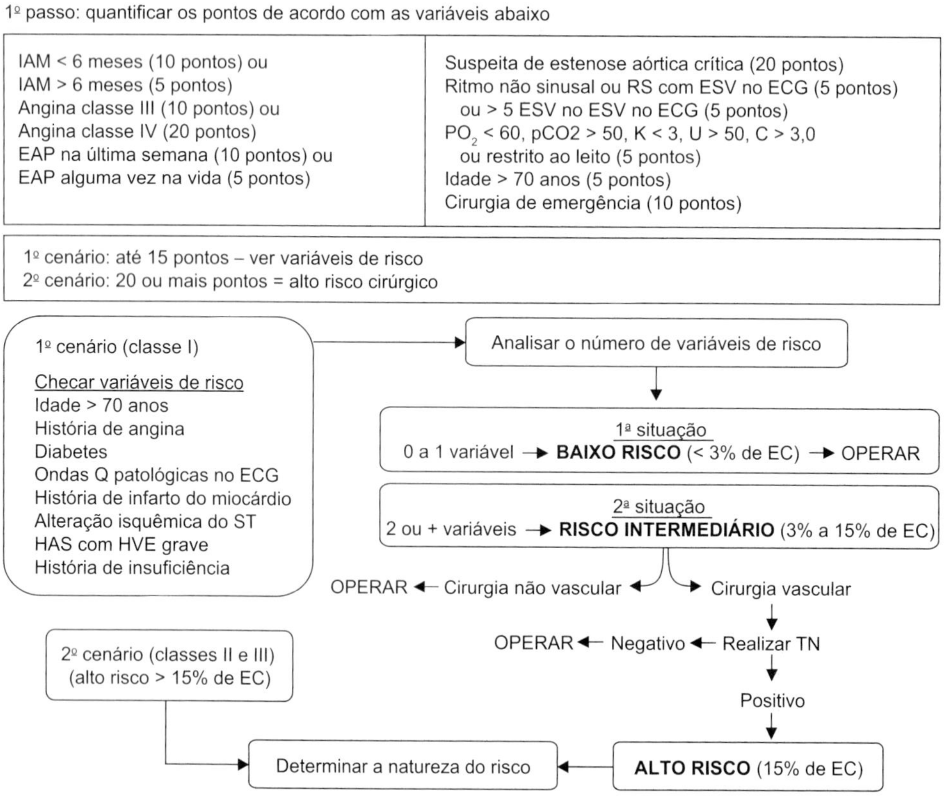

Figura 21.2 Avaliação de risco cardiovascular para cirurgias não cardíacas. (Algoritmo baseado no American College of Physicians.) (IAM: infarto agudo do miocárdio; EAP: edema agudo de pulmão; RS: ritmo sinusal; ESV: extrassístole ventricular; TN: teste não invasivo; HAS: hipertensão arterial sistêmica; HVE: hipertrofia ventricular esquerda; EC: evento cardiovascular.)

A análise do ECG complementa a avaliação cardiológica e um traçado eletrocardiográfico basal é importante para avaliação comparativa no perioperatório.

Recomendações para solicitação de ECG

- **Grau de recomendação I, nível de evidência B:** todos os pacientes que serão submetidos a operações vasculares arteriais.
- **Grau de recomendação I, nível de evidência C:**
  - Pacientes com história e/ou anormalidades ao exame físico sugestivas de doença cardiovascular.
  - Pacientes com episódio recente de dor torácica isquêmica ou considerados de alto risco no algoritmo ou pelo médico assistente.
  - Pacientes com DM.
- **Grau de recomendação IIa, nível de evidência C:**
  - Pacientes obesos.
  - Todos os pacientes com mais de 40 anos de idade.

Os estudos que avaliaram o emprego rotineiro de radiografia de tórax na avaliação pré-operatória mostraram que o resultado raramente interfere na técnica anestésica e não é preditor de complicações perioperatórias.

Recomendações para solicitação de radiografia de tórax

- **Grau de recomendação I, nível de evidência C:** pacientes com história ou propedêutica sugestivas de doenças cardiorrespiratórias.
- **Grau de recomendação IIa, nível de evidência C:**
  - Pacientes com mais de 40 anos de idade.
  - Intervenções de médio a grande porte, principalmente cirurgias intratorácicas e intra-abdominais.

Recomendações para solicitação de exames laboratoriais

A. **Hemograma completo:**
  - **Grau de recomendação I, nível de evidência C:**
    - História de anemia ou outras doenças hematológicas ou doenças hepáticas.
    - Suspeita clínica de anemia ao exame físico ou presença de doenças crônicas associadas à anemia.
    - Intervenções de médio e grande porte com previsão de sangramento e necessidade de transfusão.
  - **Grau de recomendação IIa, Nível de evidência C:** todos os pacientes com mais de 40 anos de idade.

B. **Hemostasia/testes da coagulação:**
  - **Grau de recomendação I, nível de evidência C:**
    - Pacientes em uso de anticoagulação.
    - Pacientes com insuficiência hepática.
    - Portadores de distúrbios de coagulação (história de sangramento).
    - Intervenções de médio e grande porte.

C. **Dosagem da creatinina sérica:**
  - **Grau de recomendação I, nível de evidência C:**
    - Portadores de nefropatia, DM, HAS, insuficiência hepática, IC, e se não houver um resultado desse exame nos últimos 12 meses.
    - Intervenções de médio e grande porte.
  - **Grau de recomendação IIa, nível de evidência C:** todos os pacientes com mais de 40 anos de idade.

Avaliação da função ventricular

A função ventricular esquerda é avaliada com ótima acurácia pela ecocardiografia transtorácica bidimensional, que estuda ainda a estrutura e a dinâmica das valvas e a geometria ventricular, dentre outros parâmetros.

Uma meta-análise demonstrou que fração de ejeção do ventrículo esquerdo (FEVE) < 35% apresentava sensibilidade de 50% e especificidade de 91% para previsão de eventos não fatais; portanto, a avaliação da função ventricular esquerda é altamente específica para predizer risco de eventos cardiovasculares maiores durante o período perioperatório de cirurgias vasculares.

Recomendações para realização do ecocardiograma transtorácico no pré-operatório

- **Grau de recomendação I, nível de evidência B:**
  - Suspeita de valvopatias com manifestações clínicas importantes.
  - Avaliação pré-operatória de transplante hepático.
- **Grau de recomendação IIa, nível de evidência C:** pacientes com IC sem avaliação prévia da função ventricular.
- **Grau de recomendação IIb:**
  - Pacientes que serão submetidos a operações de alto risco (nível de evidência B).
  - Avaliação pré-operatória de cirurgia bariátrica (nível de evidência C).
  - Presença de obesidade grau 3 (nível de evidência C).

Detecção de isquemia miocárdica no pré-operatório

O teste não invasivo para detecção de isquemia miocárdica está indicado em candidatos à revascularização miocárdica ou naqueles que, diante de resultados indicativos de alto risco cardíaco, deixarão de ser candidatos à operação não cardíaca. A estratificação deve apresentar custo-benefício favorável.

Pacientes com revascularização miocárdica completa, cirúrgica ou percutânea (há mais de 6 meses e menos de 5 anos, estáveis clinicamente), bem como aqueles com avaliação funcional normal nos últimos 2 anos (sem alterações na sintomatologia e/ou piora na capacidade funcional), não necessitam repetir o teste, pois raramente apresentarão alteração.

O teste ergométrico (TE) na avaliação perioperatória é exame de baixo custo, fácil execução, alta reprodutibilidade e adequado à realidade de vários municípios do Brasil.

O TE pode ser utilizado, desde que o paciente atinja a frequência cardíaca (FC) preconizada com as seguintes recomendações:

- **Grau de recomendação IIa, nível de evidência C:** pacientes com estimativa de risco intermediário de complicações e programação de cirurgia vascular.
- **Grau de recomendação IIb, nível de evidência C:** pacientes com estimativa de risco intermediário de complicações e programação de cirurgias de risco intermediário.

As indicações da cintilografia de perfusão miocárdica (CPM) com estresse associada ao *Gated* são semelhantes às do TE, sendo este preterido pela CPM devido à limitação física ou em virtude da impossibilidade de interpretação por alteração basal do segmento ST, e ainda naquelas situações em que se faz necessário esclarecimento diagnóstico, nas quais o resultado do TE foi interpretado como falso-positivo.

Recomendações para cintilografia de perfusão miocárdica ou ecocardiograma com estresse no pré-operatório

- **Grau de recomendação IIa, nível de evidência B:** pacientes com estimativa de risco intermediário de complicações e programação de cirurgia vascular.
- **Grau de recomendação IIb, nível de evidência C:**
  - Pacientes com estimativa de risco intermediário de complicações e programação de operações de risco intermediário.
  - Pacientes com baixa capacidade funcional em programação de operações de risco intermediário e alto.
- **Grau de recomendação III, nível de evidência C:** pacientes para os quais a operação vascular é de urgência ou emergência.

A ecocardiografia sob estresse pela dobutamina e a ecocardiografia pelo exercício apresentam acurácia diagnóstica semelhante e superior à do estresse com dipiridamol, respectivamente. Caso um ecocardiograma sob estresse pela dobutamina não demonstre a presença de isquemia residual no paciente com infarto prévio, o prognóstico é bom e a probabilidade de reinfarto, morte e edema pulmonar agudo é baixa no período transoperatório de uma cirurgia não cardíaca. O uso da ecocardiografia sob estresse pela dobutamina na avaliação do risco perioperatório está bem documentado na literatura: valor preditivo positivo variando de 25% a 55% e valor preditivo negativo de 93% a 100% para eventos cardíacos em pacientes submetidos a cirurgia não cardíaca.

A angiocoronariografia percutânea (cateterismo cardíaco) deverá ser indicada quando forem demonstradas áreas de isquemia induzida de moderadas a grandes e/ou características de alto risco e na suspeita de doença coronariana baseada em testes não invasivos (TE, cintilografia do miocárdio ou ecocardiografia de estresse pela dobutamina).

Em pacientes com indicação de cirurgia vascular e alta probabilidade de doença arterial coronariana (DAC), pode-se indicar, eventualmente, o cateterismo cardíaco, mesmo na ausência de testes não invasivos (ou se inconclusivos) conforme o estudo de Mônaco.

Recomendações para solicitação da cineangiocoronariografia no pré-operatório

- **Grau de recomendação I:**
  - Pacientes com síndromes coronarianas agudas de alto risco (nível de evidência A).
  - Pacientes com testes não invasivos indicativos de alto risco (nível de evidência C).
- **Grau de recomendação IIa:** pacientes com indicação do exame baseada nas diretrizes vigentes de doença arterial coronariana, independentemente do procedimento cirúrgico, em operações eletivas (nível de evidência C).

Etapas V/VI – Adequar o tratamento/ efetuar acompanhamento perioperatório

Como essas etapas são virtualmente contínuas, serão abordadas em conjunto.

Betabloqueadores

O uso dessas medicações tem como vantagens a redução da demanda miocárdica de oxigênio (por diminuição da pós-carga), o aumento da perfusão coronariana (pelo prolongamento do tempo da diástole) e o efeito antiarrítmico.

Um grande estudo retrospectivo sobre betabloqueadores no perioperatório de operações não cardíacas revelou que seu impacto variava com a estimativa do risco cardíaco: nos pacientes de alto risco, os betabloqueadores estavam associados a menor mortalidade, enquanto naqueles de baixo risco não havia benefício e observou-se, até mesmo, malefício. Para os pacientes de risco intermediário, observou-se tendência a benefício. Hipotensão e bradicardia associaram-se a maior mortalidade e também ao AVE.

As recomendações atuais sobre a segurança e a eficácia dos betabloqueadores no perioperatório são as seguintes:

- O início deve ser precoce, para que haja tempo de avaliar a resposta hemodinâmica de cada paciente e, assim, evitar bradicardia e hipotensão.
- Prescrever doses baixas, com titulação progressiva até a FC de 55 a 65bpm, sem hipotensão; pressão arterial sistólica (PAS) > 100mmHg.
- Manter a medicação por 30 dias pós-operatórios. Durante o período, monitorizar FC e pressão arterial (PA). Se ocorrer FC < 50bpm ou PAS < 100mmHg, suspender temporariamente o betabloqueador até restabelecer

o equilíbrio hemodinâmico e cronotrópico. O benefício do betabloqueador está associado ao controle da FC. Portanto, devemos ter como alvo FC de 55 a 65bpm no pré e no pós-operatório.
- Finalmente, não suspender betabloqueadores no perioperatório de usuários crônicos pelas mais diversas indicações. A suspensão aguda dos betabloqueadores associa-se a aumento da mortalidade pós-operatória.

Os betabloqueadores de estudos clássicos são o metoprolol (POISE Trial) e o bisoprolol (DECREASE-IV). Os betabloqueadores podem ser utilizados, com cautela, em portadores de doença arterial periférica.

As indicações de betabloqueadores no perioperatório são: cirurgias vasculares, pacientes isquêmicos, usuários crônicos e em caso de risco intermediário a alto.

Indicações para uso perioperatório de betabloqueador

- **Grau de recomendação I:**
  - Pacientes candidatos a operações vasculares arteriais com isquemia miocárdica sintomática ou evidenciada por prova funcional (nível de evidência B).
  - Pacientes candidatos a operações não vasculares com isquemia miocárdica sintomática ou evidenciada por prova funcional (nível de evidência C).
  - Pacientes que já recebem betabloqueadores cronicamente devem manter seu uso em todo o perioperatório (nível de evidência B).
- **Grau de recomendação IIa:** pacientes candidatos a operações vasculares com risco cardíaco intermediário (nível de evidência B).
- **Grau de recomendação IIb:** pacientes candidatos a operações não vasculares com risco cardíaco intermediário (nível de evidência B).
- **Grau de recomendação III:** pacientes com contraindicações para uso de betabloqueadores (nível de evidência B).

Um resumo adaptado das indicações perioperatórias dos betabloqueadores, segundo a AHA (2009), pode ser encontrado na Tabela 21.4.

Estatinas

O uso racional das estatinas promove estabilização de placas, efeitos anti-inflamatórios, redução dos níveis de proteína C reativa (PCR), melhora da função endotelial (elevação da produção de óxido nítrico) e adequação do perfil da coagulação.

O primeiro estudo randomizado, com 100 pacientes, mostrou que o uso de 20mg de atorvastatina associou-se à diminuição dos eventos cardiovasculares maiores (morte, IAM, AVE, angina instável) no perioperatório e ao final de 6 meses de seguimento. O efeito protetor ocorreu independentemente dos níveis de colesterol e foi adicional ao benefício do uso de betabloqueadores (semelhante entre os grupos).

Outra pesquisa demonstrou que o uso de 80mg de fluvastatina, em pacientes submetidos a operações vasculares, reduziu a incidência de isquemia miocárdica pós-operatória e o desfecho combinado de IAM e morte cardíaca em 30 dias, comparado ao grupo placebo.

Recomenda-se o início de atorvastatina 20mg (ou sinvastatina 40mg) em pacientes que serão submetidos a cirurgias vasculares, de preferência 2 semanas antes do procedimento e mantido durante 30 dias. Após esse período, ajustar a dose para a meta de LDL (*low density lipoproteins*) individual de cada paciente. A suspensão de estatina no perioperatório em usuários crônicos é um preditor independente de eventos cardiovasculares após operações vasculares.

As indicações de estatinas no perioperatório são: cirurgias vasculares, pacientes isquêmicos, usuários crônicos e em caso de risco intermediário a alto.

Recomendações para uso perioperatório das estatinas

- **Grau de recomendação I:**
  - Pacientes que serão submetidos a operações vasculares (nível de evidência A).
  - Pacientes sabidamente coronariopatas (nível de evidência C).
  - Manter em pacientes que já usam (nível de evidência B).
- **Grau de recomendação IIb:** pacientes de alto risco (classes II e III da ACP) (nível de evidência C).

Alfa-agonistas

Os alfa-2-agonistas modulam a resposta das catecolaminas à cirurgia e à anestesia, diminuindo a liberação de noradrenalina e reduzindo a PA e a FC.

Tabela 21.4 Recomendações para terapia perioperatória com betabloqueadores

Cirurgia	Ausência de fatores de risco	Um ou mais fatores de risco	Insuficiência coronariana	Uso prévio de betabloqueadores
Alto risco	Classe IIb, nível B	Classe IIa, nível B	Classe I, nível B	Classe I, nível B
Risco intermediário		Classe IIb, nível C	Classe I, nível B	Classe I, nível C
Baixo risco				Classe I, nível C

Fonte: adaptada da diretriz da AHA, 2009.

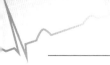

Uma meta-análise demonstrou que os alfa-2-agonistas reduziram a mortalidade e o IAM em pacientes submetidos a operações vasculares, mas não naqueles submetidos a operações não vasculares.

Em 2004, Wallace e cols. conduziram estudo prospectivo, duplo-cego, em pacientes com DAC ou sob risco de DAC. Eles determinaram que a administração de clonidina teve efeitos hemodinâmicos mínimos e reduziu a mortalidade pós-operatória após seguimento por 2 anos.

Recomendações para uso perioperatório da clonidina

- **Grau de recomendação IIa, nível de evidência A:** pacientes coronariopatas que serão submetidos a operações vasculares e apresentam contraindicação ao uso de betabloqueadores.

Antiagregantes plaquetários

Sabe-se da importância da terapia antiagregante contínua em coronariopatas, bem como do risco da interrupção aguda desses fármacos, visto que até 10,2% dos eventos cardiovasculares agudos são precedidos pela suspensão recente do ácido acetilsalicílico (AAS).

Todavia, há o receio de complicações cirúrgicas hemorrágicas em pacientes "antiagregados". Evidências sugerem que ocorre aumento de até 50% na taxa de sangramentos perioperatórios em usuários de AAS. Porém, não ocorre aumento de sangramentos graves, exceto em neurocirurgias e ressecção transuretral de próstata.

Em coronariopatas, especificamente aqueles submetidos à angioplastia com *stent*, a discussão é mais complexa. Sabe-se que, após o implante de *stent* coronariano ocorre aumento transitório do risco de trombose intra-*stent*, evento de alta morbimortalidade: 64,4% de infarto ou óbito.

Esse período de maior risco dura 30 dias após a implantação de *stent* convencional e pelo menos 1 ano após *stent* farmacológico, quando se faz a terapia antiagregante dupla com AAS e tienopiridínico (ticagrelor, clopidogrel ou prasugrel). O ticagrelor e o prasugrel são cada vez mais utilizados em pacientes tratados com *stents* coronarianos, os quais constituem parcela considerável daqueles que necessitam de operações vasculares. Ainda são escassas as evidências relacionadas com o perioperatório vascular, mas dados relacionados com cirurgias cardíacas apontam para risco aumentado de sangramento perioperatório, semelhante ou até maior do que com o clopidogrel. As orientações para seu manejo perioperatório seguem, portanto, as orientações para o clopidogrel, com a ressalva de que o prasugrel deve ser suspenso 7 dias antes da operação, enquanto o ticagrelor (assim como o clopidogrel) deve ser suspenso 5 dias antes.

A *Gingko biloba* é um fitoterápico que inibe a agregação plaquetária por meio da inibição do fator de ativação plaquetária. Deve ser suspenso antes de cirurgias.

No pré-operatório, respeitada a fase de revascularização/endotelização, deve-se manter o uso do AAS, 100mg/dia (exceto em neurocirurgias e ressecções transuretrais de próstata) e suspender o tienopiridínico nas operações de risco moderado e alto.

Recomendações para uso de antiagregantes plaquetários antes de operações não cardíacas

- **Grau de recomendação I:**
  - Em pacientes coronariopatas com programação de operações não cardíacas, manter o uso do AAS em dose reduzida para 75 a 100mg/dia, exceto em caso de neurocirurgias e ressecção transuretral de próstata (nível de evidência B).
  - Em pacientes em uso de dupla antiagregação por angioplastia com *stent* recente, manter o uso do AAS em todo o período perioperatório, com suspensão do tienopiridínico 5 dias antes da operação e reintrodução o mais rápido possível, idealmente antes que o paciente complete 10 dias de suspensão (nível de evidência C).
  - Em pacientes em antiagregação somente com tienopiridínico e proposta de operação de risco moderado a alto de sangramento, suspender 5 dias antes (nível de evidência C).
- **Grau de recomendação IIa:**
  - Manutenção de dupla antiagregação em procedimentos de baixo risco de sangramento (nível de evidência C).
  - Em pacientes em antiagregação somente com tienopiridínico e proposta de operação de baixo risco de sangramento, manter seu uso no perioperatório (nível de evidência C).

Revascularização miocárdica

A revascularização miocárdica pode, excepcionalmente, ser indicada antes da operação não cardíaca, com o objetivo de reduzir o risco cardiovascular perioperatório. Entretanto, são desfavoráveis as evidências quanto à utilização dessa estratégia rotineiramente.

O estudo randomizado *Coronary Artery Revascularization Prophylaxis* selecionou, aleatoriamente, 510 entre os 5.859 pacientes com estenose coronariana significativa agendados para cirurgia vascular. Estes foram submetidos (ou não) a cirurgia de revascularização do miocárdio (CRVM) antes do procedimento. Conclui-se que a CRVM em pacientes com sintomas cardíacos estáveis, antes de cirurgia vascular eletiva, não alterou significativamente os riscos de morte e infarto do miocárdio em longo e curto prazo.

O DECREASE-V selecionou pacientes que seriam submetidos a cirurgia vascular e os distribuiu aleatoriamente em um grupo com terapia medicamentosa otimizada e submetidos à CRVM e outro somente com terapia medicamentosa otimizada, sem CRVM. Não houve diferenças entre os grupos quanto aos resultados combinados de morte ou IM em 30 dias ou 1 ano, embora tenha sido alta a incidência de eventos cardíacos nos dois grupos. Essa pesquisa não foi dimensionada para responder definitivamente a questão referente ao valor da revascularização pré-operatória em pacientes de alto risco, de modo que as indicações são semelhantes àquelas que independem do contexto perioperatório antes de operações não cardíacas eletivas de risco alto e intermediário.

Revisão da literatura sugere que a intervenção coronariana percutânea (PCI) antes de cirurgia não cardíaca não tem valor na prevenção de eventos cardíacos, exceto naqueles pacientes nos quais ela está independentemente indicada, principalmente devido a uma síndrome coronariana aguda.

O intervalo entre a revascularização miocárdica e a operação não cardíaca é um fator importante, principalmente nos casos de angioplastia, em razão da antiagregação plaquetária, do risco de trombose ou reestenose de *stent versus* hemorragia perioperatória. Nessas situações, a depender da cirurgia, as opções de tratamento percutâneo incluem *stent* convencional ou mesmo angioplastia sem *stent*.

Recomendações para revascularização do miocárdio (cirúrgica ou percutânea) antes de operações não cardíacas

- **Grau de recomendação I:**
  - Pacientes com indicação de revascularização do miocárdio, independentemente do contexto perioperatório, em programação de operações não cardíacas eletivas (nível de evidência C).
  - Pacientes com evidência, durante a avaliação perioperatória, de grandes áreas isquêmicas, baixos limiar para isquemia e anatomia coronariana de alto risco: lesão de tronco de coronária esquerda ou padrão triarterial associado à disfunção ventricular (nível de evidência C).
- **Grau de recomendação IIa:** pacientes sem marcadores funcionais ou anatômicos de alto risco de complicação cardíaca perioperatória, porém com indicação de revascularização miocárdica, antes de operações não cardíacas de risco intermediário ou alto (p. ex., paciente com lesão uniarterial em artéria coronária direita, angina estável de classe funcional [CF] II e sem disfunção ventricular em programação de operações vasculares, intraperitoneais ou intratorácicas) (nível de evidência C).
- **Grau de recomendação IIb:** pacientes sem marcadores funcionais ou anatômicos de alto risco de complicação cardíaca perioperatória, porém com indicação de revascularização miocárdica, antes de operações não cardíacas de baixo risco (nível de evidência C).
- **Grau de recomendação III:** pacientes com necessidade de operação não cardíaca de emergência, independentemente da gravidade dos sinais, sintomas e grau de obstrução coronariana (nível de evidência C).

- Pacientes com grave limitação prognóstica por condições extracardíacas, em quem se planeja procedimento cirúrgico não cardíaco paliativo, como gastrostomias, derivações digestivas, traqueostomias etc. (nível de evidência C).

Recomendações para o intervalo de segurança entre revascularização miocárdica e cirurgia não cardíaca

- **Grau de recomendação I:**
  - Após revascularização miocárdica cirúrgica:
    - Tempo ideal: 30 dias (nível de evidência C).
    - Tempo mínimo: variável com as condições clínicas do paciente (nível de evidência C).
  - Após angioplastia com balão sem uso de *stent*:
    - Tempo ideal: 14 dias (nível de evidência B).
    - Tempo mínimo: 7 dias (nível de evidência C).
  - Após angioplastia com uso do *stent* convencional:
    - Tempo ideal: > 6 semanas (nível de evidência B).
    - Tempo mínimo: 14 dias (nível de evidência C).
  - Após angioplastia com *stent* farmacológico:
    - Tempo ideal: não estabelecido (nível de evidência C).
    - Tempo mínimo: 365 dias (nível de evidência B) – Figura 21.3.

Hipertensão arterial sistêmica (HAS)

HAS é a patologia mais frequente para o adiamento de uma cirurgia.

Evidências sugerem que o uso da clonidina no perioperatório de hipertensos mostrou redução significativa da variação da PA e da FC, além de reduzir a necessidade de anestésico e de suplementação de narcóticos.

Os níveis de PAS > 180mmHg e de pressão arterial diastólica (PAD) > 110mmHg devem ser controlados antes da operação. Os benefícios do adiamento de uma cirurgia devem ser avaliados com o objetivo de otimizar o efeito das medicações anti-hipertensivas e reduzir os riscos da

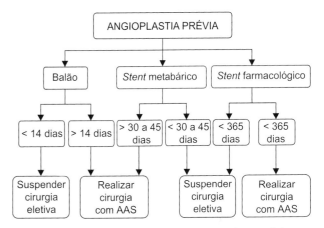

Figura 21.3 Conduta nos pacientes com angioplastia prévia candidatos a cirurgia não cardíaca eletiva.

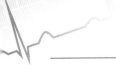

cirurgia com níveis pressóricos elevados. A utilização de agentes endovenosos de ação rápida pode ajudar a controlar adequadamente os níveis tensionais. Entretanto, não há evidências de benefícios no retardamento da operação diante de hipertensão leve ou moderada sem alterações metabólicas ou cardiovasculares.

- **Grau de recomendação I, nível de evidência C:**
  - Se a PA não está controlada e existe tempo hábil para tal, a terapêutica deve ser utilizada para reduzir os níveis de pressão.
  - As medicações anti-hipertensivas (incluindo os inibidores da enzima conversora da angiotensina [IECA]) devem ser mantidas no pré-operatório, inclusive no dia da operação.
  - Se o paciente está com pressão elevada e não há tempo para controle efetivo da PA, deve-se utilizar bloqueador beta-adrenérgico de curta ação (esmolol) para evitar a elevação da pressão no ato da intubação; nos pacientes nos quais o betabloqueador está contraindicado, clonidina pode ser usada por via oral.
  - O reinício da terapêutica anti-hipertensiva no pós-operatório, de preferência a que o paciente utilizava antes da cirurgia, deve ser realizado o mais rápido possível.
  - A otimização da volemia deve ser realizada durante todo o perioperatório.

Insuficiência cardíaca congestiva (ICC)

A ICC no período perioperatório é fator de risco maior para complicações cardiovasculares. Pacientes em CF III e IV da NYHA, quando submetidos a cirurgia de urgência, devem ser acompanhados em unidades de terapia intensiva (UTI) durante o pós-operatório. Em pacientes com história e sinais de IC, recomenda-se o ecocardiograma para quantificar a gravidade da disfunção sistólica e diastólica.

- **Grau de recomendação I, nível de evidência C:**
  - Pacientes com sintomas de IC devem ser avaliados com relação à etiologia e à repercussão funcional da disfunção miocárdica.
  - O tratamento deve estar otimizado previamente à cirurgia, mantendo as medicações no perioperatório (inclusive no dia da cirurgia).
  - Os agentes anestésicos depressores da contratilidade miocárdica devem ser evitados nos portadores de ICC.
  - O manejo de volume deve ser criterioso e, nos portadores de função cardíaca criticamente deprimida, monitorização invasiva pode ser útil tanto no intra como no pós-operatório imediato.
  - Evitar beta-adrenérgicos agonistas nos pacientes com cardiomiopatia hipertrófica.
  - Pacientes em CF III/IV da NYHA devem ter a operação eletiva adiada até otimização da medicação e melhora dos sintomas, se possível.

Valvopatias

Portadores de sopro cardíaco devem ser avaliados para confirmação de lesão orgânica valvar e, caso presente, devem ser quantificadas a gravidade anatômica, a geometria e a função ventricular. O método complementar de escolha é o ecodopplercardiograma.

Em geral, lesões estenóticas críticas apresentam mais complicações e dificuldades no manejo do que lesões regurgitantes importantes. Portadores de valvopatia anatomicamente importante e sintomáticos apresentam alta morbimortalidade na história natural da valvopatia e têm indicação de tratamento intervencionista valvar. Se o paciente for submetido a cirurgia não cardíaca sem correção valvar prévia, deve-se antes proceder à compensação possível da IC, por meio de medidas comportamentais e medicamentosas. Lesões regurgitantes são aliviadas com o uso de vasodilatadores e diuréticos. Estenose mitral beneficia-se de betabloqueio e diuréticos. Estenose aórtica é de difícil manejo medicamentoso, sendo possível o uso de diuréticos, porém medicações vasodilatadoras devem ser prescritas com cautela, em virtude do risco de baixo débito e síncope.

Deve-se evitar raquianestesia em portadores de estenose aórtica importante, em razão da vasodilatação consequente.

Não há estudos que tenham avaliado o uso de betabloqueadores no perioperatório de valvopatias. É possível exacerbação de IC com betabloqueadores em portadores de estenose aórtica, insuficiência aórtica e insuficiência mitral anatomicamente importantes. No entanto, betabloqueador pode ser parte do tratamento medicamentoso em portadores de estenose mitral.

Pacientes com próteses valvares merecem considerações: em caso de disfunção de prótese, conduzir conforme portador de valvopatia nativa equivalente. A prótese é fator de risco para endocardite infecciosa (EI), o que implica a necessidade de avaliação para profilaxia específica. Portadores de próteses mecânicas apresentam alto risco de eventos cardioembólicos e recebem anticoagulação oral crônica permanente. Em caso de cirurgia não cardíaca, deve-se realizar avaliação para descontinuação da anticoagulação oral e ponte com heparina no perioperatório.

Em pacientes que apresentam alto risco de complicações, está recomendado pós-operatório em UTI, além de monitorização eletrocardiográfica e dosagem seriada de marcadores de necrose miocárdica por 72 horas, na tentativa de estabelecer o diagnóstico de IAM.

- **Grau de recomendação I:**
  - Para pacientes portadores de valvopatias, principalmente se anatomicamente importantes, deve-se considerar avaliação cardiológica no pré-operatório de cirurgia não cardíaca (nível de evidência C).
  - Pacientes portadores de valvopatia com indicação de tratamento intervencionista valvar devem, prioritariamente, ser submetidos a tratamento cardíaco

e, posteriormente, à cirurgia não cardíaca proposta (nível de evidência B).
- Pacientes com valvopatia sintomática que serão submetidos a cirurgia não cardíaca devem estar sob o tratamento comportamental e medicamentoso otimizado, inclusive no dia da cirurgia (nível de evidência C).
- O manejo da volemia e o controle hidroeletrolítico devem ser rigorosos em portadores de valvopatia importante (nível de evidência C).
- Monitorização com PA invasiva pode ser usada em portadores de valvopatia importante (nível de evidência C).
- Não há indicação de betabloqueador, estatinas ou nitroglicerina de rotina em portadores de valvopatia (nível de evidência C).
- Todos os pacientes portadores de valvopatias devem ser avaliados quanto à necessidade de profilaxia para EI (nível de evidência B).
- Todos os pacientes portadores de valvopatia ou prótese valvar que fazem anticoagulação oral contínua devem ser avaliados quanto à necessidade de ajustes e ponte de anticoagulação com heparina no perioperatório (nível de evidência B).
- **Grau de recomendação IIa:** pacientes com estenose aórtica importante, assintomática, em programação de operações não cardíacas de risco intermediário e alto, deverão ser submetidos ao tratamento intervencionista da valvopatia antes da operação não cardíaca (nível de evidência C).

Arritmias cardíacas

Na avaliação pré-operatória dos indivíduos com antecedente de arritmias, deve-se averiguar a presença de sintomas e a associação a cardiopatia estrutural e dano funcional, especialmente coronariopatia e IC. A presença de extrassístoles ventriculares em assintomáticos sem cardiopatia estrutural não implica maior risco perioperatório.

Em pacientes sintomáticos e/ou portadores de cardiopatias associadas (isquemia miocárdica, disfunção ventricular) são necessários melhor estratificação e o reconhecimento da extensão do comprometimento da doença estrutural. Nesses casos, as arritmias atriais ou ventriculares poderão ser deletérias; há risco de isquemia miocárdica em virtude do aumento do consumo de oxigênio relacionado com a elevação da FC ou de sintomas de baixo débito, principalmente diante de disfunção ventricular de moderada a importante.

Em caso de fibrilação atrial (FA) permanente, recomenda-se o controle da FC de repouso para valores < 90bpm, pois o estresse perioperatório implica risco de aumento da FC e sintomas relacionados. O uso de betabloqueadores, como o metoprolol (100mg/dia), no perioperatório de cirurgias torácicas foi relacionado com menor frequência dessa arritmia, sem resultar em efeitos colaterais significativos.

Os distúrbios da condução ventricular e intraventricular são menos frequentes do que as arritmias secundárias à origem do impulso. Quando assintomáticos, frequentemente são condições benignas, sem risco adicional, inclusive no perioperatório. Entre essas situações, incluem-se: bloqueio atrioventricular (BAV) de primeiro e segundo graus do tipo Mobitz I e bloqueios intraventriculares uni ou bifasciculares.

Outros distúrbios da condução atrioventricular e intraventricular podem representar situações mais graves, principalmente se os indivíduos relatam sintomas de pré-síncope, síncope, astenia e/ou dispneia. São quadros de BAV de segundo grau do tipo II, BAV avançado e BAV total. Nessas situações, deve-se considerar o implante de marca-passos cardíacos.

Diante desses dispositivos implantáveis, medidas devem ser tomadas para evitar a interferência eletromagnética do uso do bisturi elétrico e outros equipamentos durante a intervenção cirúrgica.

Para cirurgias eletivas, o especialista em marca-passo fará uma verificação do sistema de estimulação, revendo uma programação especial e o relatório com os cuidados durante a intervenção cirúrgica. A maior preocupação refere-se àqueles que se submeterão a operações de grande porte com o uso de bisturi elétrico. Nesses casos, deverá ser elaborada uma programação de segurança. Se não for possível substituir o bisturi elétrico pelo ultrassônico, o relatório deverá conter pelo menos as recomendações descritas a seguir:

- Monitorização cardiológica contínua com monitor de ECG e capnógrafo.
- Uso de bisturi elétrico bipolar. Na impossibilidade, usar o unipolar, colocando o eletrodo dispersivo (placa do bisturi) longe do marca-passo.
- Aterrar bem o aparelho de bisturi elétrico, conectando-o a um bom fio terra, e usá-lo o mínimo possível.
- Caso ocorra bradicardia ou taquicardia durante a aplicação do bisturi elétrico (devido à interferência eletromagnética), colocar um ímã sobre o marca-passo, somente nos momentos da aplicação do bisturi elétrico, retirando-o logo em seguida.
- Em portadores de CDI, considerar o parecer do especialista e a estadia na UTI no pós-operatório.

Tromboprofilaxia

A tromboprofilaxia adequada nos pacientes cirúrgicos é custo-efetiva, com ótima relação custo-benefício.

Recomendações gerais

- **Grau de recomendação I:**
  - Não utilizar AAS isoladamente para tromboprofilaxia de tromboembolismo venoso (TEV) (nível de evidência A).

- Para procedimentos pequenos sem fatores de risco adicionais para TEV, recomenda-se somente deambulação precoce e frequente.
- Utilizar métodos de tromboprofilaxia mecânica (uso de botas de compressão intermitente pneumática) em pacientes com alto risco de sangramento (nível de evidência A).
- Diante de múltiplos fatores de risco para TEV, utilizar um método farmacológico. Com relação a cada agente antitrombótico, seguir as doses recomendadas nas diretrizes de cada fabricante (nível de evidência C): de modo geral, heparina não fracionada (HNF) profilática, na dose de 5.000UI SC a cada 12 ou 8 horas; heparina de baixo peso molecular (HBPM) profilática (enoxaparina, 40mg SC, uma vez ao dia).
- Com relação à duração da tromboprofilaxia em cirurgias gerais maiores, manter até a alta hospitalar (nível de evidência A).

Manejo da anticoagulação no perioperatório

Risco de tromboembolismo

- **Pacientes de alto risco:**
  - Próteses mecânicas: prótese mecânica mitral, prótese mecânica aórtica antiga ou com AVE ou acidente isquêmico transitório (AIT) nos últimos 6 meses.
  - Fibrilação atrial (FA) com escore "CHADS2" > 5, associada a doença valvar ou com AVE ou AIT nos últimos 3 meses.
  - TEV nos últimos 3 meses ou associado à trombofilia grave (deficiência de proteínas C e S, antitrombina ou presença de anticorpo antifosfolípide).
- **Pacientes de risco intermediário:**
  - Próteses mecânicas aórticas com FA, AVE ou AIT antigos, idade > 75 anos, IC, HAS ou diabetes.
  - FA com CHADS2 de 3 ou 4.
  - TEV nos últimos 3 a 12 meses, trombofilias leves (mutações heterozigóticas do fator V de Leiden ou do fator II), TEV recorrente, neoplasia ativa.
- **Pacientes de baixo risco:**
  - Próteses mecânicas aórticas sem fatores de risco para AVE.
  - FA com CHADS2 de 0 a 2, sem AVE ou AIT prévios.
  - TEV há mais de 12 meses sem outros fatores de risco.

Conduta em pacientes de baixo risco para tromboembolismo

- **Grau de recomendação IIa, nível de evidência C:**
  - Interromper a varfarina 5 dias antes da operação e aguardar INR < 1,5.
  - No pré-operatório, pode ser usada HNF ou HBPM profilática, se indicado.
  - No pós-operatório, se indicado, usar HNF ou HBPM profilática pelo tipo de procedimento e reiniciar a varfarina de 12 a 14 horas após o procedimento cirúrgico.

Conduta em pacientes de alto risco para tromboembolismo

- **Grau de recomendação I, nível de evidência C:**
  - Interromper a varfarina 5 dias antes da operação e aguardar INR < 1,5.
  - Iniciar HNF ou HBPM dose plena quando INR < 2,0.
  - Suspender a HNF EV 4 horas antes do procedimento e a HBPM subcutânea 24 horas antes.
  - No pós-operatório, reiniciar HNF ou HBPM em dose plena e a varfarina, 12 a 24 horas após o procedimento, e suspender a heparina somente quando o INR estiver dentro da faixa terapêutica.

Conduta em procedimentos com baixo risco de sangramento (catarata, dermatológicos e dentários)

- **Grau de recomendação I, nível de evidência C:**
  - Realizar o procedimento com INR dentro da faixa terapêutica – não é necessária suspensão do anticoagulante.
  - Se INR > 3, descontinuar o anticoagulante por 1 a 2 dias antes da cirurgia e reiniciar na noite seguinte à cirurgia.

Procedimentos de urgência

- Suspensão do agente anticoagulante, administração de vitamina K EV e reposição dos fatores deficientes com concentrado de complexo protrombínico ou plasma fresco congelado, de acordo com a disponibilidade desses produtos.

Novos anticoagulantes orais: dabigatrana e rivaroxabana

- **Grau de recomendação I, nível de evidência C:**
  - Pacientes em uso crônico de dabigatrana/rivaroxabana devem ter a medicação suspensa pelo menos 24 horas antes da cirurgia.
  - Nos casos de disfunção renal moderada ou de operações de alto risco de sangramento, a dabigatrana deve ser suspensa pelo menos 48 horas antes da operação.
- **Grau de recomendação IIb, nível de evidência C:** a reintrodução da anticoagulação plena com dabigatrana/rivaroxabana deve ocorrer pelo menos 24 horas após o término da cirurgia.

Indicações para profilaxia de endocardite

- **Grau de recomendação I:**
  - Profilaxia (antibiótico em dose única, 30 a 60 minutos antes do procedimento) para pacientes com risco elevado de EI grave e que serão submetidos a procedimentos odontológicos com alta probabilidade de bacteriemia significativa (procedimentos que envolvem a

manipulação de tecido gengival, região periodontal ou perfuração da mucosa oral) (nível de evidência C).
- Pacientes com risco de adquirir endocardite infecciosa grave:
  - Portador de prótese cardíaca valvar.
  - Valvopatia corrigida com material protético.
  - Antecedente de EI.
  - Valvopatia adquirida em paciente transplantado cardíaco.
  - Cardiopatia congênita cianogênica não corrigida.
  - Cardiopatia congênita cianogênica corrigida que evolui com lesão residual.
  - Cardiopatia congênita corrigida com material protético.
- **Grau de recomendação IIa:** profilaxia para pacientes com valvopatia ou cardiopatia congênita não enquadradas nas diretrizes internacionais.

Esquemas medicamentosos de proflaxia para endocardite infecciosa antes de procedimentos dentários

- Amoxicilina, 50mg/kg (crianças) e 2g (adultos) – VO é a opção mais comum.
- Azitromicina ou claritromicina, 15mg/kg (crianças) e 500mg (adultos) – algumas das opções de administração VO para alérgicos às penicilinas.
- Ampicilina, 50mg/kg (crianças) e 2g (adultos).
- Cefazolina ou ceftriaxona, 50mg/kg (crianças) e 1g (adultos).

Controle glicêmico
Momento ideal de suspensão das medicações

- **Grau de recomendação I, nível de evidência C:**
  - Biguanidas (metformina): 24 a 48 horas antes.
  - Sulfonilureias:
    - Primeira geração (clopropramida): 48 a 72 horas antes.
    - Segunda e terceira gerações (glicazida, glibemclamida, glipizida, glimepirida): no dia da operação.
  - Tiazolidinedionas (rosiglitazona, pioglitazona): no dia da intervenção.
  - Acarbose: 24 horas antes.
  - Glinidas (repaglinida, nateglinida): no dia da cirurgia.
  - Insulinas NPH, detemir e glargina: dose noturna pode ser mantida; administrar na manhã da cirurgia:
    - Dois terços da dose da insulina NPH ou lenta, se for operar no primeiro horário.
    - Metade da dose da insulina NPH ou lenta, se for operar pela manhã.
    - Um terço da dose da insulina NPH ou lenta, se for operar à tarde.
  - Insulina rápida ou ultrarrápida: suspender as doses prandiais fixas e manter esquema escalonado enquanto o paciente estiver em jejum.
  - O ajuste das doses das medicações, objetivando melhor controle glicêmico, pode necessitar do auxílio do especialista, principalmente nos usuários de insulinoterapia.

Considerações em cirurgia bariátrica

A administração da primeira dose de enoxaparina 40mg SC para tromboprofilaxia costuma ocorrer na própria sala de operação ou na de recuperação anestésica, ou na chegada ao leito do paciente.

- **Grau de recomendação I:** cessação do tabagismo 6 semanas antes da cirurgia (nível de evidência B).
- **Grau de recomendação IIa:**
  - Fisioterapia respiratória (nível de evidência C).
  - Se houver apneia do sono documentada por polissonografia, considerar a instalação de CPAP no pré-operatório dos pacientes que não fazem uso e não descontinuar os que já usam (nível de evidência B).

Considerações em procedimentos odontológicos

Os cuidados com os procedimentos odontológicos em pacientes cardiopatas se baseiam, principalmente, em profilaxia antibiótica, no uso de vasoconstritores e/ou no controle do sangramento pós-cirúrgico.

- **Grau de recomendação I, nível de evidência C:** em pacientes cardiopatas, o uso de pequena quantidade de anestésicos locais com vasoconstritor para procedimentos odontológicos é seguro e deve ser realizado preferencialmente. Lidocaína com adrenalina é o anestésico local mais utilizado. A administração de vasoconstritores combinados aos anestésicos locais colabora para o controle da dor e reduz a hemorragia. Em doses baixas, é bem tolerado pela maioria dos pacientes, inclusive hipertensos e coronariopatas, apresentando mais benefícios do que riscos.
- **Grau de recomendação I:**
  - Controle de INR pelo menos 24 horas antes de procedimento odontológico.
  - Em pacientes com controle de INR estável, é aceitável a avaliação 72 horas antes do procedimento (nível de evidência C).
  - Se INR < 3,0, não é necessário suspender o uso de anticoagulante oral para realização de procedimentos cirúrgicos simples (extração de ≤ 3 dentes, cirurgia gengival, raspagem periodontal). Em caso de INR ≥ 3,0, e se os procedimentos planejados forem mais extensos, discutir com o médico responsável (nível de evidência C).
  - Não interromper o uso de AAS para procedimentos odontológicos (nível de evidência B).

Considerações sobre manejo perioperatório imediato e anestesia

Em caso de emergência e instabilidade, efetuar adequação ventilatória, acesso venoso, reanimação volêmica, monitorização dos parâmetros hemodinâmicos, correção de distúrbios de coagulação e de eletrólitos, controle da glicemia e cobertura antibiótica (a antibioticoprofilaxia cirúrgica geralmente é feita pelo anestesista no centro cirúrgico).

A escolha da técnica anestésica e da monitorização intraoperatória cabe à equipe de anestesia. Regime de analgesia efetivo deve ser incluído no plano perioperatório. A maioria das complicações de ordem puramente anestésicas são, em geral, raras e, às vezes, imprevisíveis. Não há diferença na mortalidade cirúrgica quando se comparam a anestesia geral e os bloqueios axiais (p. ex., raquianestesia), enquanto os bloqueios regionais e as anestesias locais são associados a menor morbimortalidade.

Evidências sobre os benefícios do uso de cateter de artéria pulmonar em estudos controlados podem ser equivocadas, e a *ASA Task force on Pulmonary Artery Catheterization* chama a atenção, ainda, para os possíveis danos com sua utilização.

Deve-se proceder à transfusão de plaquetas quando < 50.000/mm^3 ou < 100.000/mm^3 para operações neurológicas ou oftalmológicas e hemotransfundir concentrados de hemácias se hemoglobina < 6g/dL, ou se hemoglobina < 10g/dL, nos pacientes vasculopatas, ou ainda em pacientes com sinais e sintomas de anemia, independente do valor da hemoglobina.

Para pneumopatas (asma ou DPOC de moderada a grave), deve-se considerar redução do tempo cirúrgico e o uso de relaxantes neuromusculares de longa ação, corticoide e broncodilatadores.

Evitar agentes nefro e hepatotóxicos para grupos selecionados.

O momento da avaliação pré-operatória é oportuno para fornecer informações sobre problemas prováveis no controle de uma via aérea durante uma cirurgia. A resolução 1.802/2006 do Conselho Federal de Medicina (CFM), sobre a prática do ato anestésico, no anexo 1, determina a médicos anestesiologistas que na ficha de avaliação pré-anestésica conste o exame físico, incluindo a avaliação das vias aéreas. Quando houver previsão de via aérea difícil, o paciente deverá ser esclarecido durante a obtenção do consentimento informado específico para a anestesia. O estudo pré-anestésico completo das vias aéreas e achados não desejáveis, com diferenciação entre crianças e adultos, ventilação sob máscara ou intubação orotraqueal, pode ser encontrado no *Practice Guidelines for the Management of the Difficult Airway* (ASA, 2003). Dentre alguns preditores ruins, citam-se: diabetes (pode haver síndrome de limitação da movimentação das articulações do pescoço em razão da glicosilação de proteínas tissulares nos pacientes com hiperglicemia crônica), hipotireoidismo (pode haver língua excessivamente grande), obesidade e variantes de "tórax em barril" e "pescoço de touro", dentição protrusa, limitação da abertura da boca, micrognatia, próteses dentárias, dentre outras peculiaridades anatômicas. Para este capítulo cabe relembrar o famoso exame de Mallampati e cols. (1985) e a classificação proposta em 1987 por Samsoon & Young para aqueles achados (classes I a IV), bem como a inclusão da "classe zero", por Ezri e cols. em 2001: para a avaliação, o paciente deve estar em posição sentada, com a boca totalmente aberta e a língua protraída, sem fonação. As classes baseiam-se nas estruturas visualizadas: classe 0 = parte da epiglote visível; classe I = palato mole, fauce, úvula e pilares visíveis; classe II = palato mole, fauce e úvula visíveis; classe III = palato mole e base da úvula visíveis; classe IV = palato mole totalmente visualizado (Figura 21.4).

IM perioperatório pode ser documentado a partir da avaliação de sintomas clínicos, ECG seriados, marcadores cardíacos específicos, estudos de ventriculografia comparativos antes e após a cirurgia, análises específicas de necrose miocárdica por ressonância nuclear magnética ou radioisótopos e estudos de necropsia.

No pós-operatório, deve-se dar atenção a pontos como: nutrição, parâmetros clínicos e patologias subjacentes, analgesia efetiva, fisioterapia motora e respiratória, tromboprofilaxia, cuidados com a ferida operatória, estado febril, prevenção de úlceras e uso de fármacos, dentre outros.

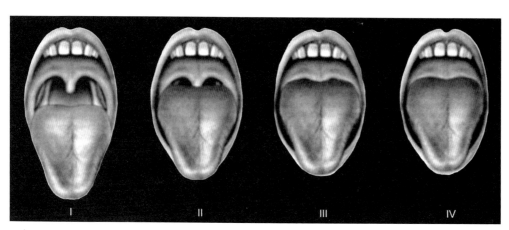

Figura 21.4 Classificação de Samsoon e Young para o teste de Mallampati.

Para os casos de risco intermediário e alto, está indicada monitorização para detecção precoce de eventos: ECG e marcadores de necrose miocárdica – até o terceiro dia de pós-operatório.

Algumas indicações comuns para o pós-operatório em UTI são: cirurgia cardiotorácica, cirurgia vascular (exceto amputações e safenectomias), neurocirurgias (craniotomias e operações de coluna), complicações perioperatórias maiores e presença de comorbidades graves ou potencialmente complicadas.

Aspectos ético-legais

Na resolução CFM 1.802/2006 constam determinações como, por exemplo:

"Antes da realização de qualquer anestesia, exceto nas situações de urgência, é indispensável conhecer, com a devida antecedência, as condições clínicas do paciente, cabendo ao médico anestesiologista decidir da conveniência ou não da prática do ato anestésico, de modo soberano e intransferível."

"Para os procedimentos eletivos, recomenda-se que a avaliação pré-anestésica seja realizada em consulta médica antes da admissão na unidade hospitalar."

"Na avaliação pré-anestésica, com base na condição clínica do paciente e no procedimento proposto, o médico anestesiologista solicitará ou não exames complementares e/ou avaliação por outros especialistas."

"A documentação mínima dos procedimentos anestésicos deverá incluir obrigatoriamente informações relativas a avaliação e prescrição pré-anestésicas, evolução clínica e tratamento intra e pós-anestésico."

"Após a anestesia, o paciente deve ser removido para a sala de recuperação pós-anestésica (SRPA) ou para o/a centro/unidade de terapia intensiva (CTI/UTI), conforme o caso."

"Enquanto aguarda a remoção, o paciente deverá permanecer no local onde foi realizado o procedimento anestésico, sob a atenção do médico anestesiologista."

"O médico anestesiologista que realizou o procedimento anestésico deverá acompanhar o transporte do paciente para a SRPA e/ou CTI."

"A alta da SRPA é de responsabilidade exclusiva do médico anestesiologista."

Outras determinações citadas na resolução CFM 1.886/2008:

"...Toda a investigação pré-operatória/pré-procedimento do paciente (realização de exames laboratoriais, radiológicos, consultas a outros especialistas etc.) para diagnóstico da condição pré-operatória/pré-procedimento do paciente é de responsabilidade do médico e/ou da equipe médica executante..."

"...A avaliação pré-operatória/pré-procedimento dos pacientes a serem selecionados para a cirurgia/procedimento de curta permanência exige no mínimo: ASA I: história clínica, exame físico e exames complementares; ASA II: história clínica, exame físico e exames complementares habituais e especiais, que cada caso requeira."

Etapa VII – Planejar terapêutica a longo prazo

Deve ser assegurada terapia médica geral e cardiovascular apropriada. O tratamento com estatinas, o controle da PA, a cessação do tabagismo, a terapia antiplaquetária e os demais parâmetros metabólicos guiados por metas reduzirão os riscos de eventos cardiovasculares e complicações tardias.

CONSIDERAÇÕES FINAIS

Os cuidados perioperatórios de cirurgias não cardíacas englobam os períodos pré, intra e pós-operatórios.

O parecer cardiológico pré-operatório consiste no exame especializado do paciente com a finalidade de elaboração de um documento médico destinado à equipe anestésico-cirúrgica, para atestar que o candidato encontra-se "apto" para o procedimento (Figura 21.5). Para esta conclusão, a aplicação de um algoritmo consagrado pelas diretrizes atuais deve ser complementada pela experiência do examinador. Este avaliará a necessidade de exames complementares que visam não apenas às informações para a fase de "liberação", mas também ao auxílio na condução clinicocirúrgica no intra e no pós-operatório. O cálculo da estimativa do "risco cirúrgico" faz parte desse processo. Saliente-se a importância da avaliação cardiológica pormenorizada, mas com uma visão clínica geral do cliente. Assim, a solicitação/sugestão de parecer de outras especialidades se inclui nesse rol de atividades. Por fim, são adotadas medidas para minimizar complicações inerentes ao procedimento proposto por meio de informações, sugestões, ajustes medicamentosos ou intervenções prévias.

O intraoperatório tem no anestesiologista o maestro para manutenção da estabilidade clínica que levará ao sucesso o trabalho do cirurgião.

No pós-operatório, os médicos assistentes atuam como figuras centrais para o êxito do processo. A equipe multidisciplinar hospitalar exerce papel ímpar nessa fase, e o cardiologista poderá ser convocado para dar prosseguimento à avaliação perioperatória.

A meta é, sempre, o bem-estar do paciente.

Nome:_____ Idade:_____ Registro:_____
Cirurgia proposta:_____
Data do recebimento da solicitação: _____/_____/_____

Dados significativos da anamnese e exame físico:
_____
_____

Exames complementares:
_____
_____

Risco cirúrgico:

ASA – American Society of Anesthesiologists ☐ Emergência

☐ **Classe I**   Nenhum distúrbio orgânico, fisiológico ou psiquiátrico
☐ **Classe II** Distúrbio sistêmico leve a moderado por condição clínica ou cirúrgica compensada
☐ **Classe III** Distúrbio sistêmico grave por condição clínica ou cirúrgica limitante/não incapacitante
☐ **Classe IV** Distúrbio sistêmico grave por doença clínica ou cirúrgica incapacitante/risco de morte
☐ **Classe V**   Moribundo/difícil sobrevivência por 24h com ou sem operação
☐ **Classe VI** Morte encefálica declarada; candidato a transplante/doação de órgãos

Goldman	Taxa de complicações	Preditores clínicos	Capacidade funcional
☐ Classe I (risco muito baixo)	1%	☐ Maior	☐ < 4 METS
☐ Classe II (risco baixo)	7%	☐ Intermediário	☐ > 4 METS
☐ Classe III (risco muito alto)	14%	☐ Menor	
☐ Classe IV (risco excessivo)	78%		

Estratificação de risco cardíaco para procedimentos não cardíacos:

☐ Baixo   (Risco cardíaco < 1,0%)
☐ Intermediário (Risco cardíaco ≥ 1,0% e < 5,0%)
☐ Alto   (Risco cardíaco ≥ 5,0%)

CONCLUSÃO
☐ APTO
☐ INAPTO

Sugestão/Conduta:

_____
Médico – CRM

Figura 21.5 Parecer cardiológico pré-operatório.

Bibliografia

Ahern TS, Luckett C, Ehrlich S, Pena EA. Use of bipolar eletrocautery in patients with implantable cardioverter-defibrilators: no reason to inactivate detection or therapies. Pacing Clin Electrophysiol 1999; 22:776.

American College of Physicians. Guidelines for assessing and managing the perioperative risk from coronary artery disease associated with major noncardiac surgery. Ann Intern Med 1997; 127(4):309-12.

Auerbach A, Goldman L. Assessing and reducing the cardiac risk of noncardiac surgery. Circulation 2006; 113(10):1361-76.

Bangalore S, Wetterslev J, Pranesh S, Sawhney S, Gluud C, Messerli FH. Perioperative beta blockers in patients having non-cardiac surgery: a meta-analysis. Lancet 2008; 372(9654):1962-76.

Boersma E, Poldermans D, Bax JJ et al. DECREASE Study Group (Dutch Echocardiographic Cardiac Risk Evaluation Applying Stress Echocardiography). Predictors of cardiac events after major vascular surgery: role of clinical characteristics, dobutamine echocardiography, and beta-blocker therapy. JAMA 2001; 285(14):1865-73.

Bonow RO, Carabello BA, Chatterjee K et al. ACC/AHA 2006 guidelines for the management of patients with valvular heart disease: a report of the American College of Cardiology/ American Heart Association Task Force on Practice Guidelines (writing Committee to Revise the 1998 guidelines for the management of patients with valvular heart disease) developed in collaboration with the Society of Cardiovascular Anesthesiologists endorsed by the Society for Cardiovascular Angiography and Interventions and the Society of Thoracic Surgeons. J Am Coll Cardiol 2006; 48(3):e1-148.

Brito FS, Vilas-Boas F, Castro I, Oliveira JA, Guimarães JI, Stein R. Sociedade Brasileira de Cardiologia. II Diretrizes sobre teste ergométrico. Arq Brás Cardiol 2002; 78(supl 2):3-17.

Brown RS, Rhodus NL. Epinephrine and local anesthesia revisited. Oral Surg Oral Med Oral Pathol Oral Radiol Endod 2005; 100(4):401-8.

Butler A, Costa C, Cardoso C et al. Risco cirúrgico: rotinas de avaliação. Rio de Janeiro: Guanabara Koogan, 2005:27, 175, 179, 214.

Calderaro D, Marques AC, Yu PC, Gualandro DM, Caramelli B. Bare metal stenting and noncardiac surgery, how long should we wait? Am J Cardiol 2010; 105(7):1040-1.

Christ M, Sharkova Y, Geldner G, Maisch B. Preoperative and perioperative care for patients with suspected or established aortic stenosis facing noncardiac surgery. Chest 2005; 128(4):2944-53.

Chung F, Yuan H, Yin L, Vairavanathan S, Wong DT. Elimination of preoperative testing in ambulatory surgery. Anesth Analg 2009; 108(2):467-75.

Dagianti A, Penco M, Agati L et al. Stress echocardiography: comparison of exercise, dipyridamole and dobutamine in detecting and predicting the extent of coronary artery disease. J Am Coll Cardiol 1995; 26(1):18-25.

Deheinzelin D, Braga AL, Martins LC et al. Incorrect use of thromboprophylaxis for venous thromboembolism in medical and surgical patients: results of a multicentric, observational and cross-sectional study in Brazil. J Thromb Haemost 2006; 4(6):1266-70.

Detsky AS, Abrams HB, McLaughlin JR et al. Predicting cardiac complications in patients undergoing non-cardiac surgery. J Gen Intern Med 1986; 1(4):211-9.

Devereaux PJ, Yang H, Yusuf S et al. POISE Study Group. Effects of extended-release metoprolol succinate in patients undergoing non-cardiac surgery (POISE trial): a randomised controlled trial. Lancet 2008; 371(9627):1839-47.

Dix P, Howell S. Survey of cancellation rate of hypertensive patients undergoing anaesthesia and elective surgery. Br J Anaesth 2001; 86(6):789-93.

Douketis JD, Berger PB, Dunn AS et al. The perioperative management of antithrombotic therapy: American College of Chest Physicians Evidence-Based Clinical Practice Guidelines (8th Edition). Chest 2008; 133(6 Suppl):299S-339S.

Dunkelgrun M, Boersma E, Schouten O et al. Dutch Echocardiographic Cardiac Risk Evaluation Applying Stress Echocardiography Study Group. Bisoprolol and fluvastatin for the reduction of perioperative cardiac mortality and myocardial infarction in intermediate-risk patients undergoing noncardiovascular surgery: a randomized controlled trial (DECREASE-IV). Ann Surg 2009; 249(6):921-6.

Durazzo AE, Machado FS, Ikeoka DT et al. Reduction in cardiovascular events after vascular surgery with atorvastatin: a randomized trial. J Vasc Surg 2004; 39(5):967-75.

Eagle KA, Berger PB, Calkins H et al. ACC/AHA guideline update for perioperative cardiovascular evaluation for noncardiac surgery – executive summary: a report of the American College of

Cardiology/American Heart Association Task Force on Practice Guidelines (Committee to Update the 1996 Guidelines on Perioperative Cardiovascular Evaluation for Noncardiac Surgery). J Am Coll Cardiol 2002; 39(3):542-53.

Eagle KA, Brundage BH, Chaitman BR et al. Guidelines for perioperative cardiovascular evaluation for noncardiac surgery. Report of the American College of Cardiology/American Heart Association Task Force on Practice Guidelines. Committee on Perioperative Cardiovascular Evaluation for Noncardiac Surgery. Circulation 1996; 93(6):1278-317.

Eagle KA, Rihal CS, Mickel MC, Holmes DR, Foster ED, Gersh BJ. Cardiac risk of noncardiac surgery: influence of coronary disease and type of surgery in 3368 operations. CASS Investigators and University of Michigan Heart Care Program. Coronary Artery Surgery Study. Circulation 1997; 96(6):1882-7.

Ellis JE, Drijvers G, Pedlow S et al. Premedication with oral and transdermal clonidine provides safe and efficacious postoperative sympatholysis. Anesth Analg 1994; 79(6):1133-40.

Fleisher LA, Beckman JA, Brown KA et al. 2009 ACCF/AHA focused update on perioperative beta blockade incorporated into the ACC/AHA 2007 guidelines on perioperative cardiovascular evaluation and care for noncardiac surgery: a report of the American College of Cardiology Foundation/American Heart Association Task Force on Practice Guidelines. Circulation 2009 Nov 24; 120(21):e169-276.

Fleisher LA, Beckman JA, Brown KA et al. ACC/AHA 2007 guidelines on perioperative cardiovascular evaluation and care for noncardiac surgery: a report of the American College of Cardiology/American Heart Association Task Force on Practice Guidelines (Writing Committee to Revise the 2002 Guidelines on Perioperative Cardiovascular Evaluation for Noncardiac Surgery): developed in collaboration with the American Society of Echocardiography, American Society of Nuclear Cardiology, Heart Rhythm Society, Society of Cardiovascular Anesthesiologists, Society for Cardiovascular Angiography and Interventions, Society for Vascular Medicine and Biology, and Society for Vascular Surgery. Circulation 2007; 116(17):e418-99.

Ghignone M, Calvillo O, Quintin L. Anesthesia and hypertension: the effect of clonidine on perioperative hemodynamics and isoflurane requirements. Anesthesiology 1987; 67(1):3-10.66.

Goldman L, Caldera DL, Nussbaum SR et al. Multifactorial index of cardiac risk in noncardiac surgical procedures. N Engl J Med 1977; 297(16):845-50.

Grines CL, Bonow RO, Casey DE Jr et al. Prevention of premature discontinuation of dual antiplatelet therapy in patients with coronary artery stents: a science advisory from the American Heart Association, American College of Cardiology, Society for Cardiovascular Angiography and Interventions, American College of Surgeons, and American Dental Association, with representation from the American College of Physicians. J Am Coll Cardiol 2007; 49(6):734-9.

Gualandro DM, Yu PC, Calderaro D et al. Atualização e enfoque em operações vasculares arteriais da II Diretriz de Avaliação Perioperatória da Sociedade Brasileira de Cardiologia/Sociedade Brasileira de Angiologia e Cirurgia Vascular. Arq Brás Cardiol 2013; 101(4 supl. 2):1-32.

Gualandro DM, Yu PC, Calderaro D et al. II Diretriz de Avaliação Perioperatória da Sociedade Brasileira de Cardiologia. Arq Brás Cardiol 2011; 96(3 supl.1):1-68.

Hassan SA, Hlatky MA, Boothroyd DB et al. Outcomes of noncardiac surgery after coronary bypass surgery or coronary angioplasty in the Bypass Angioplasty Revascularization Investigation (BARI). Am J Med 2001; 110(4):260-6.

Held C, Asenblad N, Bassand JP et al. Ticagrelor versus clopidogrel in patients with acute coronary syndromes undergoing coronary artery bypass surgery: results from the PLATO (Platelet Inhibition and Patient Outcomes) trial. J Am Coll Cardiol 2011; 57(6):672-84.

Hoeks SE, Scholte Op Reimer WJ et al. Increase of 1-year mortality after perioperative beta- blocker withdrawal in endovascular and vascular surgery patients. Eur J Vasc Endovasc Surg 2007; 33(1):13-9.

http://www.sba.com.br/normaseorientacoes/res1802_2006.asp

http://www.sba.com.br/normaseorientacoes/res1886_2008.asp

Jakobsen CJ, Bille S, Ahlburg P, Rybro L, Hjortholm K, Andresen EB. Perioperative metoprolol reduces the frequency of atrial fibrillation after thoracotomy for lung resection. J Cardiothorac Vasc Anesth 1997; 11(6):746.

Kayano D, Nakajima K, Ohtake H, Kinuya S. Gated myocardial perfusion SPECT for preoperative risk stratification in patients with noncardiac vascular disease. Ann Nucl Med 2009; 23(2): 173-81.

Kertai MD, Boersma E, Bax JJ et al. A meta-analysis comparing the prognostic accuracy of six diagnostic tests for predicting perioperative cardiac risk in patients undergoing major vascular surgery. Heart 2003; 89(11):1327-34.

Lee TH, Marcantonio ER, Mangione CM et al. Derivation and prospective validation of a simple index for prediction of cardiac risk of major noncardiac surgery. Circulation 1999; 100(10):1043-9.

Mangano DT, Goldman L. Preoperative assessment of patients with known or suspected coronary disease. N Engl J Med 1995; 333: 1750-6.

Ortenzi A. Como reconhecer uma via aéra difícil. In: Martins M, Moraes J, Pires O et al. In: Controle da via aérea. Rio de Janeiro: Sociedade Brasileira de Anestesia/SBA 2012. 21-29.

McFalls EO, Ward HB, Moritz TE et al. Coronary-artery revascularization before elective major vascular surgery. N Engl J Med 2004; 351(27):2795-804.

Monaco M, Stassano P, Di Tommaso L et al. Systematic strategy of prophylactic coronary angiography improves longterm outcome after major vascular surgery in medium-to high-risk patients: a prospective, randomized study. J Am Coll Cardiol 2009; 54(11):989-96.

Mukherjee D, Eagle KA. Perioperative cardiac assessment for noncardiac surgery: eight steps to the best possible outcome. Circulation 2003; 107(22):2771-4.

Munro J, Booth A, Nicholl J. Routine preoperative testing: a systematic review of the evidence. Health Technol Assess 1997; 1(12):i-iv; 1-62.

Nishimura RA, Carabello BA, Faxon DP et al. ACC/AHA 2008 Guideline update on valvular heart disease: focused update on infective endocarditis: a report of the American College of Cardiology/American Heart Association Task Force on Practice Guidelines endorsed by the Society of Cardiovascular Anesthesiologists, Society for Cardiovascular Angiography and Interventions, and Society of Thoracic Surgeons. J Am Coll Cardiol 2008; 52(8):676-85.

Norgren L, Hiatt WR, Dormandy JA et al. TASC II Working Group. Inter-society consensus for the management of peripheral arterial disease (TASC II). Eur J Vasc Endovasc Surg 2007; 33 Suppl 1:S1-75.

Palda VA, Detsky AS. Perioperative assessment and management of risk from coronary artery disease. Ann Intern Med 1997; 127(4): 313-28.

Pasternak LR. Preoperative evaluation: a systematic approach. ASA Annual Refresher Course Lectures. Atlanta: ASA; 1995. 421 p.

Pinho C, Figueiredo MJO. Abordagem perioperatória dos distúrbios do ritmo cardíaco. In: Machado FS, Martins MA, Caramelli B, editores. Perioperatório: procedimentos clínicos. São Paulo: Sarvier, 2004:61-71.

Pinho C, Grandini PC, Gualandro DM, Calderaro D, Monachini M, Caramelli B. Multicenter study of perioperative evaluation for noncardiac surgeries in Brazil (EMAPO). Clinics (Sao Paulo) 2007; 62(1):17-22.

Polanczyk CA, Rohde LE, Goldman L et al. Right heart catheterization and cardiac complications in patients undergoing noncardiac surgery: an observational study. JAMA 2001; 286(3):309-14.

Poldermans D, Schouten O, Vidakovic R et al. A clinical randomized trial to evaluate the safety of a noninvasive approach in high-risk patients undergoing major vascular surgery: the DECREASE-V Pilot Study. J Am Coll Cardiol 2007; 49:1763-9.

Practice guidelines for pulmonary artery catheterization: an updated report by the American Society of Anesthesiologists Task Force on Pulmonary Artery Catheterization. Anesthesiology 2003; 99:988-1014.

Proceedings of the Seventh ACCP Conference on Antithrombotic and Thrombolytic Therapy: evidence-based guidelines. Chest 2004; 126(3 Suppl):172S-696S.91.

Raby KE, Barry J, Creager MA, Cook EF, Weisberg MC, Goldman L. Detection and significance of intraoperative and postoperative myocardial ischemia in peripheral vascular surgery. JAMA 1992; 268(2):222-7.

Samsoon GLT, Young JRB. Difficult traqueal intubation: a retrospectivestudy. Anaesthesia 1987; 42(5):487-90.

Schein OD, Katz J, Bass EB et al. The value of routine preoperative medical testing before cataract surgery. Study of Medical Testing for Cataract Surgery. N Engl J Med 2000; 342(3):168-75.

Schouten O, Boersma E, Hoeks SE et al. Fluvastatin and perioperative events in patients undergoing vascular surgery. N Engl J Med 2009; 361(10):980-91

Schouten O, Hoeks SE, Welten GM et al. Effect of statin withdrawal on frequency of cardiac events after vascular surgery. Am J Cardiol 2007; 100(2):316-20.

Sicari R, Nihoyannopoulos P, Evangelista A et al. Stress Echocardiography Expert Consensus Statement – Executive Summary: European Association of Echocardiography (EAE) (a registered branch of the ESC). Eur Heart J 2009; 30(3):278-89.

Silvestri L, Gullo A. Pre-operative chest radiography: the challenge continues. Minerva Anestesiol 2004; 70(6):437-42.

Smith PK, Goodnough LT, Levy JH et al. Mortality benefit with prasugrel in the TRITON-TIMI 38 coronary artery bypass grafting cohort: risk-adjusted retrospective data analysis. J Am Coll Cardiol 2012; 60(5):388-96.

Stone JG, Foex P, Sear JW, Johnson LL, Khambatta HJ, Triner L. Myocardial ischemia in untreated hypertensive patients: effect of a single small oral dose of a beta-adrenergic blocking agent. Anesthesiology 1988; 68(4):495-500.

Vahanian A, Baumgartner H, Bax J et al. Task Force on the Management of Valvular Hearth Disease of the European Society of Cardiology. ESC Committee for Practice Guidelines. Guidelines on the management of valvular heart disease: The Task Force on the Management of Valvular Heart Disease of the European Society of Cardiology. Eur Heart J 2007; 28(2):230-68.

Van Klei WA, Bryson GL, Yang H, Kalkman CJ, Wells GA, Beattie WS. The value of routine preoperative electrocardiography in predicting myocardial infarction after noncardiac surgery. Ann Surg 2007; 246(2):165-70.

Wallace AW, Galindez D, Salahieh A et al. Effect of clonidine on cardiovascular morbidity and mortality after noncardiac surgery. Anesthesiology 2004; 101:284-93.

22

José Relder de Oliveira • Sandro Ivan Mendizabal Cabrera

Cuidados Pós-operatórios em Cirurgia Cardíaca

INTRODUÇÃO

O sucesso de um procedimento cirúrgico depende da avaliação pré-operatória cuidadosamente realizada, da destreza da equipe cirúrgica durante o ato operatório propriamente dito e dos cuidados pós-operatórios. Desse modo, exige-se uma avaliação multiprofissional desde o pré-operatório até o dia da cirurgia.

A introdução da circulação extracorpórea (CEC) no arsenal cirúrgico abriu caminho para o grande desenvolvimento da cirurgia cardíaca, possibilitando a abordagem direta de estruturas intracavitárias e a correção dos defeitos cardíacos; no entanto, o uso desse circuito é normalmente acompanhado por uma série de alterações metabólicas e inflamatórias, as quais podem influenciar, em maior ou menor grau, o desfecho desses procedimentos. O contato direto entre o sangue e as superfícies não endotelizadas do circuito desencadeia um poderoso estímulo de produção, liberação e circulação de grande número de substâncias vasoativas e citotóxicas, que afetam todos os órgãos e tecidos do corpo, sendo esta reação denominada síndrome de resposta inflamatória sistêmica (SRIS). Essa reação pode apresentar várias intensidades e manifestações, sendo a maioria de pequena intensidade e bem tolerada. Outros fatores inerentes à CEC, como tempo de isquemia tecidual e reperfusão, estresse mecânico gerado pelo fluxo não fisiológico da bomba, hipotermia, períodos de hipotensão, hemodiluição com anemia relativa, necessidade de heparina e sua neutralização com protamina, além do uso de derivados sanguíneos, também desencadeantes da SRIS.

RESPOSTA INFLAMATÓRIA

A resposta inflamatória, cujo principal efetor é o neutrófilo, é caracterizada por ativação do complemento e da cascata de coagulação, liberação de endotoxinas, ativação de leucócitos e plaquetas, ativação endotelial com expressão das moléculas de adesão leucocitárias, produção de citocinas, espécies reativas de oxigênio, óxido nítrico, derivados do ácido araquidônico e enzimas proteolíticas. Essa ativação resulta em aumento da permeabilidade capilar e extravasamento de líquidos, podendo conduzir à disfunção de órgãos e ao aparecimento da síndrome vasoplégica, com aumento da morbidade e mortalidade cirúrgicas.

ANTIBIOTICOPROFILAXIA

A profilaxia visa à prevenção de infecção de sítio cirúrgico (que ocorre em 5% a 7% dos pacientes em pós-operatório) e não tem eficácia comprovada na prevenção de pneumonia e infecção urinária, de cateteres ou drenos. Como sua eficácia é limitada, não podemos esquecer que a profilaxia antibiótica não substitui as demais medidas de prevenção. Recomenda-se que ela seja realizada no momento da indução anestésica ou 1 hora antes, o que garante o pico da concentração do antimicrobiano no momento da exposição dos tecidos. Quando iniciada 3 ou mais horas após o início da intervenção, é ineficaz, independente da duração do uso, e se mantida por mais de 24 horas, não aumenta a efetividade, apenas eleva o risco de efeitos adversos graves e outras complicações. A exceção seria a cirurgia para implante de próteses de grande porte, pois, neste caso, baixos inóculos bacterianos seriam suficientes para o desenvolvimento de infecção de sítio cirúrgico, devendo a profilaxia ser administrada por 48 a 72 horas.

As cefalosporinas de primeira e, ocasionalmente, de segunda geração são os antimicrobianos mais adequados para profilaxia cirúrgica. Seu maior inconveniente é a possibilidade de desenvolvimento de anafilaxia e diarreia, porém os principais eventos indesejados são seu potencial estímulo à produção de betalactamases e o desenvolvimento de resistência a múltiplos antimicrobianos.

Antimicrobiano com excelente ação contra cocos gram-positivos, a vancomicina representa a primeira linha no tratamento de infecções pós-operatórias, e um dos princípios básicos da profilaxia é poupar o uso de antimicrobianos que serão utilizados na terapêutica desses pacientes. Dessa maneira, a vancomicina está indicada em caso de hipersensibilidade do tipo imediato à penicilina, substituindo a cefazolina ou a cefuroxima. Caso seja indicada, a dose preconizada é de 15mg/kg, seguida de dose adicional de 7mg/kg para cada 6 horas de operação.

INSTABILIDADE HEMODINÂMICA

O baixo débito cardíaco é complicação frequente do pós-operatório (PO) de cirurgia cardíaca. As manifestações clínicas dessa síndrome no PO de cirurgia cardíaca incluem extremidades frias, diminuição da pressão sistólica (PAS < 90mmHg), diminuição do débito urinário (DU < 30mL/h), baixo índice cardíaco (IC < 2,0L/min/m²), baixa saturação venosa mista (SvO_2 < 50%) e acidose. Em geral, a função miocárdica diminui nas primeiras horas após a cirurgia cardíaca, provavelmente devido às lesões por isquemia e reperfusão, ocorrendo, na maioria dos casos, retorno às condições basais em um período de 24 a 48 horas. Nesse período, a utilização de inotrópicos pode ser benéfica para a otimização do estado hemodinâmico. Agentes vasoativos utilizados no intraoperatório devem ser mantidos no período PO inicial, podendo ser retirados quando o débito cardíaco estiver adequado.

A persistência de baixo débito cardíaco aumenta o risco de parada cardíaca, falências orgânicas, coagulação intravascular disseminada, sangramento gastrointestinal e alterações neurológicas e pode estar relacionada com:

- **Diminuição da pré-carga:** hipovolemia (resultante de sangramento); uso de vasodilatadores, opioides e benzodiazepínicos; tamponamento cardíaco, pneumotórax hipertensivo; utilização de ventilação com pressão positiva; disfunção do ventrículo direito (VD) por infarto e/ou hipertensão pulmonar.
- **Diminuição da contratilidade:** disfunção sistólica do ventrículo esquerdo (VE) prévia à cirurgia, isquemia ou infarto do miocárdio, revascularização miocárdica incompleta, problemas com enxertos venosos e arteriais, hipoxia, hipercarbia e acidose.
- **Taquicardia/bradicardia.**
- **Aumento da pós-carga:** vasoconstrição, hipervolemia, disfunção diastólica após utilização de parada circulatória total e hipotensão arterial sistêmica.

Desse modo, imediatamente após a chegada dos pacientes à unidade de tratamento intensivo (UTI), devem ser realizados eletrocardiograma, para avaliação do ritmo e da presença de isquemia, e radiografia de tórax, para verificar a posição do tubo endotraqueal e a presença de pneumotórax e hemotórax.

A redução do débito cardíaco determina o aparecimento de mecanismos de compensação iniciais, que incluem ativação do sistema nervoso simpático através de vasorregulação local e regulação hormonal e renal. Devem ser administrados líquidos para aumentar as pressões de enchimento atrial (pressão capilar pulmonar de 18 a 20mmHg). A presença de taquicardia no PO pode ser sinal indireto de isquemia ou infarto.

A administração de volume restabelece, na maioria dos casos, a pressão arterial (PA) a valores adequados. O uso de noradrenalina pode contribuir para recuperação mais efetiva da PA em situações que não respondem à reposição volêmica; por outro lado, se o débito cardíaco e a PA se mantiverem diminuídos após o uso de vasopressores, utilizam-se outros inotrópicos para melhorar a pressão de perfusão. Persistindo quadro de baixo débito cardíaco com PA sistêmica não adequada (PAM ≤ 80mmHg), pode ser necessário suporte com balão intra-aórtico.

Deve-se estar atento ao fato de que até 30% dos casos de vasoplegia no PO se devem a infecção, o que torna a instituição de tratamento precoce medida fundamental para evitar complicação do quadro.

Agentes vasoativos

Os agentes vasoativos devem ser utilizados como suporte hemodinâmico na presença de disfunção ventricular com sinais clínicos e laboratoriais de hipoperfusão, sendo a maioria deles catecolaminas, e seus efeitos dependem da interação com receptores alfa e beta-adrenérgicos:

- **Receptores cardíacos α_1:** aumentam a contratilidade e diminuem a frequência cardíaca.
- **Receptores cardíacos $\alpha_1 \alpha_2$:** promovem aumento na resistência sistêmica pulmonar.
- **Receptores cardíacos β_1:** aumentam a contratilidade (inotropismo), a frequência cardíaca (cronotropismo) e a condução (dromotropismo).
- **Receptores cardíacos β_2:** resultam em vasodilatação periférica e broncodilatação.

A dopamina é uma amina simpaticomimética. Em pequenas concentrações (1 a 3µg/kg), sua ação se faz em receptores dopaminérgicos de vasos renais, mesentéricos e coronarianos. Doses que variam de 5 a 7µg/kg ativam receptores adrenérgicos β_1, promovendo inotropismo. Há aumento da pressão sistólica e de pulso, com pouca ou nenhuma alteração diastólica. Em doses > 10µg/kg, promove ativação de receptores adrenérgicos α_1, com consequente vasoconstrição. Podem ocorrer arritmias, hipertensão, angina, vasoconstrição, cefaleia, náuseas e, com infusão prolongada, isquemia das extremidades dos dedos. Deve ser evitada em pacientes que recebem inibidores da monoaminoxidase (MAO) ou que fazem uso de antidepressivos tricíclicos.

A dobutamina é uma catecolamina sintética, potente alfa e beta-agonista, prinicipalmente β_1. Na dose de 2,5 a

20µg/kg, aumenta a contratilidade e o débito, cardíaco, sem alteração na resistência vascular periférica, em razão do provável equilíbrio entre vasoconstrição e vasodilatação mediado pelos agonistas α_1 e β_1, respectivamente. Doses > 20µg/kg determinam efeito cronotrópico.

A adrenalina é uma catecolamina endógena com efeitos alfa e beta-agonistas. Exerce sua ação, principalmente, em arteríolas e esfíncteres pré-capilares e age pouco sobre veias e grandes artérias. É um potente estimulador cardíaco que atua, sobretudo, em receptores β_1 do miocárdio, aumentando a frequência cardíaca, o débito cardíaco, a força contrátil e o consumo de oxigênio. O fluxo coronariano encontra-se aumentado por ação direta e pela estimulação simpática. Inicialmente ocorre aumento das PA sistólica, diastólica e média. Em baixas doses (< 0,1µg/kg), pode ocorrer hipotensão arterial, em virtude da maior sensibilidade dos vasodilatadores nos receptores β_2, comparados aos vasoconstritores nos receptores α_1. É principalmente indicada em casos de parada cardiorrespiratória e para reversão dos quadros de broncoespasmo e de reações anafiláticas.

A noradrenalina atua principalmente em receptores α e tem baixa ação em receptores β_1. Em virtude de sua ação alfa-adrenérgica, promove aumento da resistência vascular e da PA sistêmica, levando à queda do débito cardíaco, embora pela ação nos receptores β_1 no coração promova, também, aumento da contratilidade miocárdica e, consequentemente, do débito. Há aumento do fluxo coronariano, tanto pela vasodilatação coronariana como pela elevação da PA. Há também vasoconstrição nos territórios renal, cerebral, hepático e musculoesquelético. Ao contrário da adrenalina, em baixas doses, não causa vasodilatação e queda da PA. Deve ser lembrado que a noradrenalina pode levar a taquicardia e arritmia ventricular. Está indicada quando há baixo débito cardíaco na ausência de taquicardia ou ectopias ventriculares.

Inibidores da fosfodiesterase

Inicialmente classificados como inotrópicos positivos não glicosídeos e não catecolaminas, sua ação se dá pela inibição da enzima fosfodiesterase III, responsável pela quebra do AMP cíclico, havendo aumento deste no intracelular. Além disso, também antagonizam os efeitos da adenosina (um nucelotídeo endógeno com ação inotrópica negativa), inibem o reaproveitamento do cálcio pelo retículo sarcoplasmático e aumentam a sensibilidade das proteínas contráteis ao cálcio. Consequentemente, há aumento da contratilidade, vasodilatação periférica, aumento da distensibilidade ventricular esquerda e, portanto, aumento do débito cardíaco, queda da resistência vascular periférica e discreta diminuição ou nenhuma alteração na PAM. Também se observa vasodilatação coronariana e, em pacientes infartados, há melhora da função cardíaca, sem aumento da área do infarto.

A milrinona é utilizada na dose de 0,37 a 0,75µg/kg/min. Sua excreção é renal, sob a forma de agente não metabolizado. Em pacientes com insuficiência renal, deve-se dar atenção especial à dose utilizada. Em pacientes com *flutter* atrial, pode provocar aumento da frequência da resposta ventricular.

Digitálicos

Atuam aumentando a concentração de cálcio intracelular pela interação com a ATPase da bomba de sódio-potássio, inibindo-a e resultando em aumento da contratilidade miocárdica. Além disso, promovem vasoconstrição periférica por efeito direto na musculatura lisa dos vasos e ativação dos receptores α do sistema nervoso simpático.

A hipopotassemia pode ocasionar aumento da toxicidade, gerando arritmias, assim como hipomagnesemia, alcalose e hipoxia. A hiperpotassemia também aumenta a automaticidade ventricular. Pacientes em uso de quinidina e verapamil têm diminuída a eliminação da digoxina, sendo necessária menor dose, assim como em pacientes com insuficiência renal. A intoxicação digitálica tem sido revertida com colestiramina ou com anticorpos glicosídeos específicos. Os níveis séricos terapêuticos devem ser mantidos em torno de 1,0 a 2,0ng/mL.

Nitratos

São principalmente venodilatadores, mas, em doses altas, também reduzem a pós-carga. Agem também no nível da resistência pulmonar, baixando a pressão venosa e contribuindo para a redução da congestão pulmonar. Estão indicados em casos de disfunção ventricular esquerda isquêmica e edema agudo de pulmão com altas pressões de enchimento do VE. Devem ser contraindicados em pacientes hipotensos e com cardiomiopatia hipertrófica obstrutiva, falência ventricular direita e estenose mitral. Como efeitos colaterais, podem promover taquicardia, hipotensão, cefaleia e metaemoglobinemia. Dose em infusão contínua inicial de 0,15µg/kg/min até o máximo de 2,5µg/kg/min.

Nitroprussiato de sódio

Indicado em casos de falência cardíaca com baixo débito e altas pressões de enchimento do VE, edema agudo de pulmão em pacientes hipertensos, insuficiências mitral e aórtica agudas, aneurisma dissecante, baixo débito cardíaco pós-operatório com pressões de enchimento normais ou elevadas e comunicação interventricular após infarto agudo do miocárdio (IAM). Trata-se de um potente relaxante muscular liso que age em arteríolas e veias previamente vasoconstritas por noradrenalina, angiotensina II e vasopressina, não exercendo qualquer efeito na contratilidade. É, portanto, um vasodilatador balanceado ou misto. Está contraindicado em casos de estenose aórtica, hipertrofia ventricular esquerda grave com volume diastólico final normal ou diminuído, hipotensão e baixo débito secundário a infarto agudo de VD. Inicia-se com infusão de 0,15µg/kg/min até a dose máxima de 4,0µg/kg/min.

Óxido nítrico

Importante vasodilatador pulmonar seletivo, com desprezível ação na resistência vascular sistêmica, pode ser utilizado em casos de hipertensão pulmonar com disfunção do VD. Deve ser administrado por via inalatória na dose de 10 a 20ppm. O óxido nítrico diminui o efeito *shunt* e pode reverter a vasoconstrição hipóxica, a qual é frequente com a utilização de outros vasodilatadores pulmonares.

Suporte mecânico de baixo débito

O balão intra-aórtico (BIA) é um dispositivo de suporte mecânico ao VE e funciona por meio de dois mecanismos. Em sua insuflação, o BIA aumenta a pressão na aorta proximal; na desinsuflação, por mecanismo de vácuo, o BIA diminui a pressão nesse mesmo segmento da aorta. Em síntese, com sua insuflação o balão promove ganho na oferta de oxigênio ao miocárdio e com sua desinsuflação promove menor trabalho do miocárdio, diminuindo assim seu consumo de oxigênio. Está indicado em quase todas as situações de choque cardiogênico, principalmente como ponte para realização de outros procedimentos terapêuticos, como, por exemplo, na presença de insuficiência cardíaca refratária e no IAM e em suas complicações mecânicas (comunicação interventricular e insuficiência mitral).

ADMISSÃO NA UNIDADE DE TERAPIA INTENSIVA (UTI)

Com a chegada do paciente na UTI, a equipe multidisciplinar deve estar de prontidão, com leito montado, respirador ligado e testado, monitor no modo em espera e bombas de infusão suficientes para uso de agentes vasoativos, bem como material necessário para reanimação cardiopulmonar, medicações de uso regular no pós-operatório imediato (POI) e soros suficientes para intercorrências.

São consideradas informações importantes a serem repassadas ao médico plantonista pela equipe cirúrgica e anotadas posteriormente em prontuário: tipo de cirurgia realizada, uso de agentes vasoativos, balanço hídrico e uso de hemoderivados.

O exame físico inicial tem o objetivo de assegurar a estabilidade hemodinâmica e respiratória do paciente, bem como possibilitar intervenções precoces necessárias para situações de risco imediato. Assim, recomendam-se: avaliação da PAM, da FC e do ritmo cardíaco (logo, a monitorização cardiológica é o primeiro ato da equipe de enfermagem após a chegada do paciente); verificar os fios de marca-passo e dar atenção à temperatura (evitar hipotermia, que poderá contribuir na predisposição para arritmias, vasoconstrição periférica, aumento da resistência vascular periférica e disfunção plaquetária e prolongamento do efeito dos anestésicos, devendo ser usadas mantas térmicas para o aquecimento, se necessário). A seguir, deve-se proceder à monitorização respiratória com avaliação do posicionamento adequado do tubo orotraqueal (TOT), inspeção (amplitude dos movimentos, simetria torácica) e ausculta respiratória, avaliando a saturação de oxigênio com oximetria de pulso. Os parâmetros ventilatórios do respirador devem ser configurados previamente à chegada do paciente. Os drenos torácicos e mediastinal devem ser abertos e conectados à aspiração contínua a vácuo e ordenhados, a fim de evitar a formação de coágulos e a consequente obstrução. Informações como última gasometria realizada no bloco, balanço hídrico, intercorrências, eventuais transfusões, sangramentos, função ventricular e uso de protamina, entre outras, devem ser fornecidas ao médico que receberá o paciente na UTI. Finaliza-se com o exame do abdome (ruídos hidroaéreos, distensão abdominal) e neurológico (pupilas, nível de sedação, apneia).

EXAMES DO PÓS-OPERATÓRIO IMEDIATO

- Gasimetria arterial e venosa com lactato na admissão e a cada 1 hora nas primeiras 6 horas do POI, ou até o paciente estar extubado e hemodinamicamente estável e, posteriormente, a cada 6 horas, assim como dosagem de potássio (manter em torno de 4mEq/L), sódio, hematócrito e hemoglobina; no primeiro dia PO, coletar no mínimo a cada 12 horas. Objetivos: evitar acidose metabólica (que diminui a sensibilidade aos agentes vasoativos e aumenta a chance de sangramentos, além de ser causa de arritmias) – leve acidose metabólica é comum nas primeiras 24 horas; evitar alcalose respiratória (que é causa de vasodilatação e pode ser motivo de hipotensão arterial); evitar acidose respiratória (que é causa de vasoconstrição e de arritmias, podendo dificultar o desmame de ventilação mecânica por sonolência excessiva) e lembrar que alcalose metabólica é o distúrbio mais encontrado e resulta da depleção de potássio e de volume extracelular.
- Radiografia de tórax no leito em anteroposterior: avaliar posicionamento do TOT, cateter venoso central e dos drenos; afastar pneumotórax ou hidrotórax; avaliar mediastino e área cardíaca; expansibilidade e simetria pulmonar (atelectasia pode ocorrer em até 90% dos casos).
- ECG de 12 derivações: obter padrão inicial, diagnosticar alterações sugestivas de infartos e arritmias; lembrar que supradesnivelamento difuso de ST no POI deve ser secundário à pericardite. Deve ser repetido duas vezes ao dia no POI e no primeiro dia de PO; posteriormente, pelo menos uma vez ao dia.
- Coagulograma.
- Dosagem de cálcio e magnésio séricos.
- Troponina e CK-MB massa: o diagnóstico de IAM intraoperatório é feito com aumento de CK-MB ou troponina em cinco vezes o limite superior da normalidade nas primeiras 72 horas após a cirurgia cardíaca, acrescida de nova onda Q ou bloqueio de ramo esquerdo (BRE) ou angiografia mostrando coronária obstruída ou imagem que evidencia nova perda de viabilidade miocárdica. Nos

casos de IAM, deve-se manter $SO_2 > 95\%$, adequar a volemia do paciente, manter PAM entre 70 e 90mmHg e iniciar imediatamente nitroglicerina EV, titulando a dose conforme parâmetros hemodinâmicos. O nitroprussiato pode também ser necessário em condições de baixo débito associado à resistência vascular sistêmica elevada. Betabloqueadores podem ser utilizados com cautela em pacientes que não estejam dependentes de aminas vasoativas, em baixo débito e que não estejam hipovolêmicos. Utilizar naqueles hipertensos e taquicárdicos. Em caso de persistência das alterações eletrocardiográficas, e se o paciente se encontrar hemodinamicamente instável, deve-se discutir com a equipe cirúrgica a indicação de coronariografia de emergência para diagnóstico e provável intervenção terapêutica. Em casos de estabilidade hemodinâmica, considerar o início de inibidores da enzima conversora de angiotensina (IECA) e estatinas, além de discutir com a equipe cirúrgica a indicação de coronariografia.

MONITORIZAÇÃO NO POI

Vigilância continuada e cuidadosa

- **Drenagem torácica:** até 2mL/kg/h nas primeiras 2 horas, reduzindo progressivamente até 0,5mL/kg/h após a quarta hora. Consideram-se excessivos 3mL/kg/h nas primeiras 2 horas (cerca de 200mL/h) e 1,5mL/kg/h a partir da terceira hora (cerca de 100mL/h).
  São indicativos de reexploração cirúrgica:
  – 500mL em 1h.
  – 400mL/h em 2h.
  – 300mL/h em 3h.
  – 1.200mL em 5h.
  – > 1.500mL em 12h, ou se houver sinais de tamponamento cardíaco.
- **Manejo de sangramento no PO de cirurgia cardíaca:** deve-se manter a normotermia e o equilíbrio metabólico como medidas gerais; em casos de sangramento até 4 horas após a última dose de heparina, pode ser administrada protamina, 25 a 50mg EV, diluídos em 100mL de soro fisiológico, em 20 minutos; em caso de sangramento > 150mL/h, devem ser coletadas novas amostras para coagulograma e dosagem de plaquetas, além de avisar a equipe cirúrgica; em caso de sangramento associado a uremia ou disfunção plaquetária, administra-se desmopressina, 0,3µg/kg, diluído em 50mL de solução salina, e infundido em 15 minutos; em caso de TTPa ou TP prolongados, deve-se administrar de 2 a 4 unidades de plasma fresco; plaquetas < 100.000, transfundir 1U/10kg de peso; em caso de fibrinogênio < 100mg/dL, ou se TTPa persistir anormal apesar do plasma, ou em pacientes portadores de estenose aórtica, deve-se administrar crioprecipitado, 1U/10kg. Nos casos de suspeita de fibrinólise com consumo de fibrinogênio associado a aumento dos níveis dos produtos de degradação da fibrina, especialmente em reoperações, está indicado o uso do ácido épsilon-aminocaproico, 25mg/kg EV em 1 hora, seguidos de uma dose de 1g/h por 4 a 5 horas.

O estudo brasileiro TRACS demonstrou que a estratégia restritiva de hemotransfusão (transfusão com níveis de hematócrito < 24%) provou ter desfechos clínicos não inferiores aos da estratégia liberal (transfusão com níveis de hematócrito < 30%).
- **Diurese:** manter débito urinário 1mL/kg/h; caso se mantenha menor por mais de 2 horas consecutivas, deverá ter sua condição volêmica avaliada, procurando otimizar a pressão venosa central (PVC) até valores adequados. Persistindo oligúria, débito urinário poderá ser estimulado com furosemida. Oligúria é frequente, nem sempre traduzindo hipovolemia. Os pacientes que foram operados com CEC podem apresentar poliúria nas primeiras horas, pois é comum o uso de diuréticos após restituição da circulação normal. Não se deve esquecer que a hipervolemia é fator de risco para complicações pulmonares, infecção e isquemia miocárdica no POI.
- **PAM:** é dada pela fórmula PAM = 2 × PAD + PAS/3. Trata-se do método mais confiável (além de ser contínuo) para a monitorização de pacientes instáveis. O valor normal situa-se entre 70 e 100mmHg (ideal: 85 a 95mmHg). Nas primeiras horas, é fundamental o controle rigoroso da PA, quando é maior o risco de sangramento e complicações mecânicas com anastomoses em caso de PA muito elevada, além de ser a causa potencial de isquemia miocárdica e disfunção ventricular por aumento da pós-carga e da demanda miocárdica. Deve-se manter um boa analgesia no POI, o que também faz parte do controle da PA.
- **PVC:** a medida da PVC reflete a pressão diastólica final do VD; para sua medida o cateter deve estar posicionado na veia cava superior ou no átrio direito, e não deve haver valvopatia tricúspide. Valores baixos podem sugerir hipovolemia ou, quando altos, podem sugerir sobrecarga volumétrica ou falência ventricular.
- **Cateter de artéria pulmonar:** frequentemente utilizado no PO para avaliação do débito cardíaco, da pressão da artéria pulmonar e da pré-carga ventricular. Tipicamente, é inserido no pré-operatório em pacientes com maior risco de complicações, em especial portadores de disfunção ventricular, insuficiência renal, cirurgia combinada de valva e *bypass* coronariano, reoperação, hipertensão pulmonar e portadores de comorbidades graves. Nos pacientes com evolução desfavorável e que não possuam o dispositivo, a inserção poderá ser realizada.
- **Ecocardiograma:** ferramenta útil para o diagnóstico de complicações no PO, como disfunção ventricular, alterações segmentares sugestivas de isquemia, tamponamento cardíaco e disfunções valvares. Não deve, entretanto, ser indicado de rotina, mas apenas de acordo com a suspeita clínica.

VENTILAÇÃO MECÂNICA NO POI DE CIRURGIA CARDÍACA

A extubação deve ocorrer dentro das primeiras 8 a 12 horas após a cirurgia, levando à redução de complicações, além de possibilitar a mobilização precoce, com redução do tempo de internação e dos custos hospitalares.

Ao ingressar na UTI, se o paciente não estiver extubado, deverá ser acoplado a um respirador ciclado a volume nos modos assistido-controlado ou ventilação mandatória intermitente sincronizada.

De modo geral, os parâmetros iniciais a serem ajustados no ventilador são:

- Volume corrente: 8 a 10mL/kg.
- FiO_2: 100%.
- PEEP: 5cmH_2O.
- Pressão de suporte: 5 a 8cmH_2O.
- Relação inspiração:expiração (I:E): 1:2 a 1:3.

Para que não seja deletéria à recuperação do paciente, a extubação exige critérios bem definidos. Vejamos esses critérios no POI: paciente acordado sem estimulação, mecânica aceitável (força inspiratória > 25cmH_2O, volume corrente > 5mL/kg, capacidade vital > 10mL/kg, frequência respiratória < 24ipm), gasimetria arterial aceitável com PEEP (*positive end expiratory pressure*) fisiológica ou em CPAP (*continuous positive airway pressure*) (PaO_2 > 70mmHg – FiO_2 ≤ 50%, PCO_2 < 48mmHg, pH entre 7,32 e 7,42). Além da troca gasosa adequada, deve haver estabilidade hemodinâmica e ausência de sangramentos e complicações neurológicas (com nível adequado de consciência) para progressão de extubação.

As principais complicações pulmonares são SARA/edema pulmonar (4,9%) e pneumonia (0,8%), excluídos os casos de atelectasia. A presença dessas complicações está associada a maior tempo de ventilação mecânica e maiores taxas de mortalidade. O principal fator de risco é a disfunção ventricular pré-operatória, a qual é mais importante do que a disfunção pulmonar. Estudos observacionais sugerem que a cirurgia com circulação extracorpórea está associada a taxas maiores de complicações (SARA/edema pulmonar), quando comparada à cirurgia sem CEC. A explicação para este fato é multifatorial e inclui lesão endotelial pulmonar traumática, hipotermia, lesão de reperfusão na saída da CEC, cessação da ventilação durante a CEC e reações imunológicas secundárias ao uso da protamina e hemoderivados.

O manejo das disfunções pulmonares baseia-se em suporte ventilatório adequado, analgesia e fisioterapia respiratória. Não há evidências de superioridade na ventilação mecânica controlada a volume ou pressão, optando-se por esta última nos casos associados a pressões elevadas e complacência pulmonar reduzida.

MANEJO HIDROELETROLÍTICO E ÁCIDO-BÁSICO NO POI

Conforme mencionado previamente, a CEC leva a um estado que se assemelha à SRIS, com aumento da permeabilidade das membranas. Há ativação do sistema renina-angiotensina-aldosterona (SRAA), levando a vasoconstrição renal e mais retenção de sódio com excreção de potássio, associada a ativação do sistema simpático com consequente aumento da liberação de noradrenalina e adrenalina, resultando em aumento da resistência vascular periférica (RVP). Por fim, a CEC ainda aumenta o cortisol, retendo sódio e excretando potássio. Esses efeitos são contrabalançados temporariamente pela liberação de óxido nítrico e prostaciclina (ambos vasodilatadores). A hipotermia leva à vasoconstrição com diminuição do fluxo sanguíneo renal e alterações na ativação do SRAA. A hemodiluição da CEC acarreta ainda a redução da viscosidade sanguínea, com aumento do fluxo sanguíneo renal e alterações na excreção de sódio e potássio, aumentando o *clearance* de água livre e levando à diminuição da PAM.

A hipervolemia no POI está associada a aumento da morbimortalidade.

No PO, o uso do lactato como indicador de hipovolemia não é confiável, principalmente quando os pacientes são submetidos à CEC, dada a hipoxia tecidual a que é submetido o organismo durante curtos períodos, sendo esperado um lactato elevado nas primeiras horas do POI e preferível o uso da PVC (sua variação) e a saturação venosa central, que deve estar ≥ 70%. A reposição volêmica deve ser criteriosa para evitar complicações, como edema pulmonar, anasarca, hipernatremia e coagulopatia dilucional. Deve-se manter PAM > 65mmHg, FC < 100bpm e diurese > 0,5mL/kg/h. Além desses parâmetros da macro-hemodinâmica, os parâmetros da micro-hemodinâmica também devem servir de parâmetros na monitorização (saturação venosa central e lactato arterial, já mencionados, excesso de bases e diferença venoarterial de CO_2).

A hiponatremia é causada, principalmente, por sobrecarga hídrica. As manifestações são referentes ao sistema nervoso central – SNC (sonolência, torpor e crises convulsivas). Deve ser corrigida na velocidade de 0,5mEq/L/h, devendo ser evitada sua correção rápida, em virtude do risco de mielinólise pontina cerebral (desmielinização osmótica difusa).

A hipernatremia tem na reposição iatrogênica sua principal causa, e as manifestações estão principalmente relacionadas com o SNC, muito semelhante ao que acontece em casos de hiponatremia. Uma forma prática de reconhecer a iatrogenia consiste em avaliar o cloro; em caso de hipernatremia hiperclorêmica, possivelmente a causa é o uso excessivo de solução salina a 0,9%; se normoclorêmica, deve-se pensar em poliúria com perda excessiva de fluido, desproporcional à perda de íons, como no *diabetes mellitus* descompensado ou no *diabetes insipidus*.

A hipopotassemia é frequente no POI e deve ser prontamente corrigida, tendo como meta níveis entre 4,0 e 4,5mEq/L. As principais causas são diurese excessiva sem potássio suplementar adequado secundária a hemodiluição ou uso de diuréticos potentes, uso de insulina para corrigir hiperglicemia, alcalose metabólica ou respiratória e drenagem nasogástrica elevada. As manifestações são basicamente musculares (hipotonia, câimbras, dificuldade de desmame de AVM [assistência ventilatória mecânica]). As repercussões cardíacas podem incluir arritmias de reentrada por aumento da automaticidade e até diminuição da repolarização ventricular, com ectopias atriais, juncionais e ventriculares, taquicardias juncionais e atrial paroxística com bloqueio AV (átrio ventricular) e TV/FV (taquicardia ventricular/fibrilação ventricular). As alterações no ECG consistem em ST retificado, com onda T diminuída em amplitude e ondas U aumentadas em amplitude e duração, dando a impressão de intervalo QT prolongado.

Em relação à hiperpotassemia, as principais causas são as soluções cardioplégicas com alta concentração de potássio no bloco cirúrgico. A acidose lática leva a disfunção e lise celular com liberação de potássio da célula. A cetoacidose leva a hiperglicemia por disfunção da insulina e hiperpotassemia. Para cada diminuição de 0,2 no pH haverá aumento de 1,0mEq/L no nível do potássio. As manifestações são basicamente musculares. No coração, leva a menor excitabilidade da membrana. As alterações no ECG são progressivas e dependentes do nível do potássio. Podem iniciar com ondas T apiculadas e evoluir para infradesnivelamento do ST, diminuição da amplitude da onda R, elevação do segmento PR, desaparecimento da onda P, alargamento do QRS, bradicardia, assistolia ou fibrilação ventricular. O tratamento consiste no tratamento primário da causa. O gluconato de cálcio a 10% (1g), 10mL, diluídos em 10mL de AD e administrados lentamente, em 5 a 10 minutos, atua estabilizando a membrana celular e tem início de ação imediato e duração de 30 minutos, podendo ser repetido 15 minutos após a aplicação inicial.

O bicarbonato de sódio, na dose de 1mEq/kg (a solução de 8,4% tem concentração de 1mEq/1mL), tem início de ação em 30 minutos e duração de 1 a 2 horas. Os β_2-agonistas inalatórios agem na bomba de Na/ATPase e também podem ser usados com pico de ação em 90 minutos e duração de 2 a 3 horas. Outras opções são a furosemida, o sorcal, ou mesmo a hemodiálise, a qual deve ser indicada nos casos de pacientes anúricos e/ou com uremia.

A hipocalcemia e a hipomagnesemia são causas frequentes de arritmias no PO de cirurgia cardíaca, tendo como causa mais frequente a politransfusão de hemoderivados, e sua reposição deve ser realizada sempre que o paciente fizer uso de mais de dois concentrados de hemácias. A reposição de cálcio deverá ser realizada por meio da seguinte fórmula: gluconato de cálcio a 10% (1 ampola) diluído lentamente. Já a reposição de magnésio, quando necessária, deverá ser feita com sulfato de magnésio a 10% (1 ampola), diluído em 100mL de soro fisiológico ou glicosado e infundido em 1 hora.

De modo simplificado, as causas mais comuns de distúrbios ácido-básicos são agrupadas em:

- **Acidose respiratória:**
  - Aguda (por comprometimento do SNC e comprometimento anatômico ou funcional da caixa torácica).
  - Crônica (por lesões pulmonares, como no caso dos pacientes com DPOC).
- **Alcalose respiratória:**
  - Aguda (intoxicação por salicilatos, hipoxemia).
  - Crônica (vários mecanismos, assistência ventilatória, lesões do SNC, hipoxemia, hipertireoidismo).
- **Acidose metabólica:**
  - Adição de ácido forte:
    - aguda exógena, como no caso de acidose lática (os estados de choque, parada cardíaca e circulação extracorpórea se enquadram nessa categoria);
    - aguda endógena, como na acidose diabética e na azotemia por insuficiência renal aguda;
    - crônica, na azotemia por insuficiência renal crônica.
  - Perda de bicarbonato:
    - aguda (diarreia);
    - crônica (acidose tubular renal).
- **Alcalose metabólica:**
  - Perda de ácido forte:
    - aguda, como nos casos de vômitos;
    - crônica (associada à perda de potássio), como em casos de uso crônico de corticoides e diuréticos, de maneira excessiva.
  - Ganho de bicarbonato:
    - aguda exógena, tanto pela infusão em excesso de bicarbonato durante a CEC e/ou no pós-operatório como também pela perda excessiva de potássio durante a derivação cardiopulmonar;
    - aguda endógena, em razão do estresse metabólico pós-operatório;
    - crônica, devido à ingestão de antiácidos.

Deve ser lembrado que pode ocorrer alcalose metabólica tardia (48 a 72 horas de PO) devido ao metabolismo do citrato ou do lactato da solução de Ringer lactato no perfusato, com fortes evidências de que tenha como causas mais prováveis o citrato do anticoagulante do sangue politransfundido do que o uso de Ringer lactato.

De modo geral, como discutido anteriormente, o tratamento adequado dos distúrbios ácido-básicos segue a regra de qualquer outro paciente grave, com a correção do volume plasmático e da perfusão tecidual, realizando gasometrias seriadas e avaliando com critério as alterações encontradas. No tratamento da acidose respiratória, oxigenação e ventilação adequadas geralmente são suficientes para corrigir esse distúrbio, enquanto na alcalose respiratória o objetivo é combater a hiperventilação, mantendo uma boa sedação inicialmente e evitando agitação quando do "desmame" ventilatório. Em caso de acidose metabólica, deve-se repor o bicarbonato de sódio por meio da equação: dose de bicarbonato a ser infundido = Peso × 0,3 × BE (déficit de base). Na alcalose metabólica, pode-se lançar mão da hidratação com reposição de cloreto de potássio em associação à acetazolamida, o que inibiria a anidrase carbônica, aumentando a excreção urinária de bicarbonato.

CONTROLE GLICÊMICO

A hiperglicemia é um fator de risco bem estabelecido para morbidade e mortalidade em pacientes no pós-operatório de cirurgia cardíaca, provocando, direta ou indiretamente, desde disfunção endotelial, aumento da trombogênese, aumento na taxa de mediastinite e diminuição da resposta imune, até diversos distúrbios hidroeletrolíticos, entre outros. O controle glicêmico no POI segue, como regra geral, os mesmos parâmetros para tratamento desse distúrbio em qualquer paciente grave, tendo como objetivo manter a glicemia entre 80 e 100mg/dL, lembrando que, para os pacientes que estiverem em uso de insulina em bomba de infusão contínua, a monitorização deve ser mais rigorosa, devido à tendência de hipopotassemia. As Tabelas 22.1 e 22.2 mostram sugestões de protocolos para controle glicêmico.

Tabela 22.1 Nomograma para controle glicêmico no intra e no pós-operatório – Tratamento instituído após primeira glicemia

Glicemia (mg/dL)	Bolus (UI)	Infusão (UI/h)
50 a 110	0	0
111 a 130	0	0,5
131 a 150	0	1
151 a 200	0	1,5
201 a 250	2	2
251 a 300	3	3
301 a 350	4	4
351 ou mais	5	5

Tabela 22.2 Ajuste de insulinoterapia conforme medidas glicêmicas subsequentes

Glicemia (mg/dL)	Medida a ser adotada
< 50	Parar a infusão e administrar 20mL de glicose a 50%
50 a 70	Parar a infusão
71 a 80	Reduzir a infusão à metade
81 a 110	Manter a velocidade de infusão
111 a 130	Aumentar a infusão 0,5UI/h
131 a 150	Aumentar a infusão 1UI/h
151 a 200	Aumentar a infusão 1,5UI/h
201 a 250	Novo *bolus* de 2UI e aumentar a infusão 2UI/h
251 a 300	Novo *bolus* de 3UI e aumentar a infusão 3UI/h
301 a 350	Novo *bolus* de 4UI e aumentar a infusão 4UI/h
351 ou mais	Novo *bolus* de 5UI e aumentar a infusão 5UI/h

Observação: quando a glicemia for ≥ 111mg/dL, porém tiver apresentado queda de 20mg/dL ou mais em relação à última medição, deve-se manter a velocidade de infusão.

DISTÚRBIOS DO RITMO

Fibrilação atrial

Muito comum no PO de cirurgia cardíaca (principalmente entre o segundo e o quarto dia de PO), sua incidência varia de 30% a 50% dos casos. Está associada a aumento das taxas de morbimortalidade e predispõe maior risco de acidente vascular encefálico. O tratamento visa controlar a FC, reverter e manter o ritmo, além de corrigir distúrbios hidroeletrolíticos e ácido-básicos associados. Nos casos de instabilidade hemodinâmica, deve-se proceder à cardioversão elétrica sincronizada.

Arritmias ventriculares

Casos de extrassístoles ventriculares ou taquicardia ventricular não sustentada (TVNS) deverão receber terapêutica individualizada, devendo-se sempre corrigir a hipoxemia e os distúrbios hidroeletrolíticos e ácido-básicos associados. Nos casos de taquicardia ventricular sustentada (TVS), dependendo da presença ou não de instabilidade clínica e hemodinâmica, pode-se utilizar cardioversão elétrica, amiodarona EV ou *overdrive pacing*.

DISTÚRBIOS DE CONDUÇÃO

Bloqueios atrioventriculares (BAV) podem ser causados por *clearance* incompleto da solução cardioplégica ou uso de agentes antiarrítmicos, ou podem ser secundários ao procedimento cirúrgico. A cirurgia que mais comumente cursa com BAV é a troca da valva aórtica que, nesse contexto, tende a ser temporário. Devem ser suspensas as medicações que atuem negativamente na condução atrioventricular. A necessidade de utilização de marca-passo vai depender do mecanismo de escape e da adequação da FC. Na ausência de calcificação excessiva, deve-se esperar pela recuperação dos BAV por até 10 a 14 dias antes da indicação do implante do marca-passo definitivo.

CONSIDERAÇÕES FINAIS

A vigilância clínica e laboratorial intensiva é fundamental nos pacientes em PO de cirurgia cardíaca, e essa vigilância deverá incluir não só os médicos, mas todos os demais profissionais que fazem parte da equipe multiprofissional.

Bibliografia

Granjeiro BL et al. Manual de cuidados pós-operatórios em cirurgia cardíaca. In: Silva MC (ed.) Recife, 2012. 178.
Santos ECL, Figuinha FCR, Lima AGS, Henares BB, Mastrocola F. Manual de cardiologia cardiopapers. 1. ed. Rio de Janeiro: Atheneu.
Serrano Jr CV, Timerman A, Stefanini E (eds.) Tratado de cardiologia SOCESP 2. ed. Barueri, SP: Manole, 2009.

23

Paulo Borges Santana • Fernando Augusto Marinho dos Santos Figueira

Dispositivos de Assistência Circulatória Mecânica

INTRODUÇÃO

Iniciada há apenas 60 anos, a terapia de suporte circulatório mecânico se baseava no conceito de aumento da habilidade do músculo diafragmático para ajudar a contratilidade cardíaca.

Em 1959, de modo pioneiro, Adrian Kantrowicz escreveu sobre o uso do diafragma em um modo de contrapulsação, muito antes do desenvolvimento do balão intra-aórtico. As limitações ocasionadas pelo desafio da estimulação crônica do nervo frênico estimularam sua equipe a buscar dispositivos mecânicos, como um ventrículo artificial.

Um pesquisador japonês, recentemente integrado ao grupo, Yuki Nose, descobriu que esses dispositivos funcionariam de maneira mais eficiente se fossem colocados o mais próximo possível do coração nativo.

Simultaneamente, John Gibbon, Clarence Dennis e Walt Lillihei estavam desenvolvendo a máquina de circulação extracorpórea com oxigenador, enquanto Willem Kolff, Frank Hastings e Bret Kusserow buscavam a descoberta do coração total artificial.

Muitos dos dispositivos primordiais eram baseados no conceito de contrapulsação, com o sangue sendo removido de uma artéria femoral e devolvido à outra, o que levou Moulopoulis e cols., em 1962, a explorarem esse conceito usando um balão intra-aórtico.

Em 1960, Salisbury mostrou o valor do *bypass* ventricular esquerdo, demonstrando seu teórico benefício no tratamento da insuficiência cardíaca (IC). Dennis reportou uma técnica, a ser usada em casos de insuficiência ventricular aguda, em que uma cânula era posicionada, através do sistema venoso, em uma abordagem transeptal, dentro do átrio esquerdo, promovendo a descompressão do coração e a instalação de um *bypass* sem a necessidade de uma toracotomia. Até 1964, essa técnica havia sido usada em 12 pacientes.

Potenciais aplicações de um suporte ventricular esquerdo prolongado foram demonstradas por Kusserow, em 1962, utilizando uma bomba paracorpórea, justaposta à superfície externa da caixa torácica.

Outros estudos foram conduzidos por Domingo Liotta, Michael DeBakey e seus colegas, levando, em 1966, ao primeiro uso dessa bomba, por DeBakey, em uma mulher de 37 anos de idade, que não conseguia sair de circulação extracorpórea após cirurgia cardíaca convencional. A paciente recebeu o suporte desse dispositivo por 10 dias, recuperando a função cardíaca e recebendo alta hospitalar.

Ainda em 1962, Kolff e Clauss demonstraram, em estudos com cães, o benefício do aumento diastólico da pressão arterial sistêmica, utilizando uma bomba intra-aórtica, inflando o balão com dióxido de carbono e sincronizando o disparo com o eletrocardiograma (ECG), mas foram Kantrowickz e equipe que, em 1966, desenvolveram e fabricaram o balão intra-aórtico em seu laboratório. Rapidamente entenderam a vantagem do uso do gás hélio, em detrimento do dióxido de carbono, e em 1968 foi realizada a primeira aplicação em humanos.

Em 1964, um evento patrocinado pelo Comitê de Trauma, a Divisão de Ciências Médicas, a Academia Nacional de Ciências e o Conselho Nacional de Pesquisa, nos EUA, reuniu *experts* e pioneiros no campo da engenharia e cirurgia que demonstravam interesse pelo suporte circulatório mecânico. Mesmo em um período bastante inicial do desenvolvimento dessa tecnologia, Eiseman identificou dois princípios básicos para o uso desses dispositivos:

- IC reversível, na qual o uso temporário do suporte poderia levar à recuperação.
- IC irreversível, quando seria necessário o uso de dispositivos permanentes para dar suporte a um ou aos dois lados do coração.

O primeiro desafio era fazer cirurgiões e engenheiros trabalharem juntos para o desenvolvimento do *design* adequado. As discussões iniciais permanecem pertinentes até o momento atual:

- Biocompatibilidade.
- Efeitos do *shear stress* nos componentes sanguíneos.
- O fluxo deveria ser pulsátil ou não pulsátil?

Portanto, conceitos básicos foram observados para a criação de uma bomba sanguínea artificial "perfeita":

- Deveria ser capaz de oferecer suporte longo (semanas, meses, anos).
- Poderia ser usada com ou sem anticoagulantes.
- Deveria causar o menor trauma sanguíneo possível.
- Seria capaz de reduzir a pressão atrial esquerda para valores normais.
- Permitiria a manutenção da pressão de perfusão aórtica normal.
- Poderia ser retirada, sem grandes danos ao músculo cardíaco, caso ocorresse a recuperação da função nativa.
- Permitiria a sincronização efetiva com o ciclo cardíaco.
- Teria de ser de fácil implantação.

Mesmo com a passagem de meio século desde a realização desse evento, marco da história e do desenvolvimento dos dispositivos de assistência circulatória mecânica, as inquietações técnicas ainda levantam questionamentos, mostrando, indiscutivelmente, o quanto avançamos, mas também o quanto teremos de percorrer para superar os desafios apresentados pelo tratamento da IC avançada.

EPIDEMIOLOGIA

Embora considerado um procedimento com excelentes resultados, o transplante cardíaco vem se mantendo com números estáveis nos últimos 10 anos, com aproximadamente 4.000 casos/ano (Figura 23.1).

A oferta de doadores não mudou na última década e, embora novas técnicas de preservação tenham levantado a esperança de aumentar a recuperação de alguns corações marginais, seu impacto foi pequeno.

A expectativa de vida após o transplante cardíaco é estimada em 50% em 11 anos (Figura 23.2), e é pouco provável que seja alcançado acréscimo nessa expectativa de vida após o transplante. Novas terapias surgiram para melhorar a função ventricular nativa, como *stem cells* e terapia genética, mas o progresso ainda é lento.

Até recentemente, era limitado o uso dos dispositivos de assistência circulatória mecânica, quando houve um aumento expressivo em suas indicações, impulsionado pela introdução de uma nova geração de dispositivos de fluxo contínuo (Figura 23.3).

Esses dispositivos são menores e vêm se revelando capazes de demonstrar melhor sobrevida com melhora da capacidade funcional e da qualidade de vida dos pacientes submetidos a terapia, seja como uma etapa para a ponte para o transplante, seja como a terapia de destino (Miller et al., 2007).

O uso de dispositivos de fluxo contínuo vem aumentando ainda mais, já demonstrando sobrevida comparável à de transplante cardíaco em populações selecionadas (Starling, 2010).

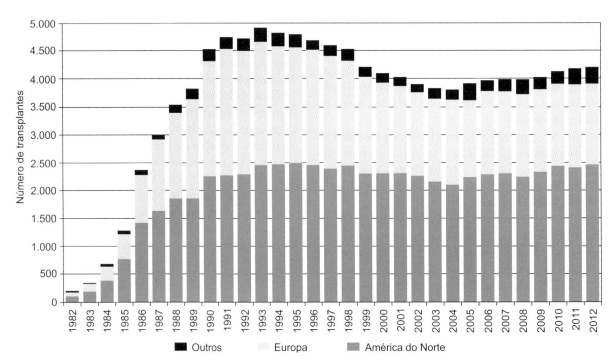

Figura 23.1 Número de transplantes cardíacos por ano (1982-2012) e região demográfica. (Lund et al., 2014.)

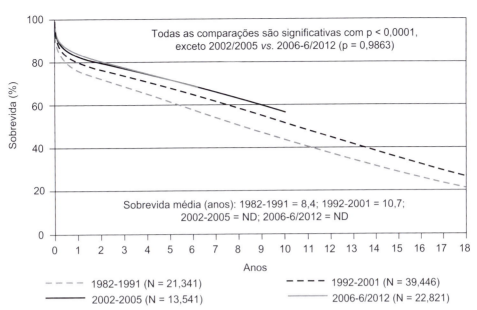

Figura 23.2 Curva de Kaplan-Meier de sobrevida por era na população adulta submetida a transplante cardíaco. (Lund et al., 2014.) (ND: não disponível.)

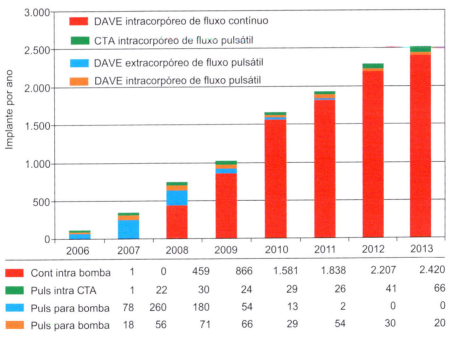

Figura 23.3 Registro do INTERMACS, por ano, de dispositivos de assistência circulatória mecânica. (DAVE: dispositivo de assistência ventricular esquerda; CTA: coração total artificial.) (Kirklin et al., 2014.)

Essas proposições levantam a seguinte pergunta: quantos pacientes com IC avançada podem ser candidatos a terapia com esses dispositivos agora e no futuro?

A estimativa da prevalência de IC sintomática avançada, em particular, nos potenciais candidatos ao implante de dispositivos é controversa e baseada em dados limitados.

Dados americanos estimam a população dos EUA em torno de 310 milhões de habitantes (Bureau, 2012), 75% com 20 anos ou mais – portanto, 240 milhões são adultos. Dados recentes da American Heart Association estimam em torno de 2,6% a prevalência de IC (Lloyd-Jones et al., 2010) na população adulta, resultando na prevalência de 6.240.000 americanos adultos portadores de IC.

Ammar e cols. (2007) publicaram trabalho que avalia a prevalência dos estágios da IC. Aproximadamente dois terços da população eram classificados como portadores de fatores de risco para IC (estágio A), portadores de IC assintomáticos (estágio B) ou portadores de IC sintomáticos (estágios C e D).

Entre estes últimos, 17% eram portadores de IC de baixa ou média intensidade de sintomas (estágio C) e 0,4% eram estratificados para o estágio D (sintomas graves de IC). Uma crítica a esse estudo é que os dados foram obtidos de uma população homogênea de uma região predominantemente rural, com características diferentes das populações de grandes centros urbanos, onde, notadamente, a prevalência de afro-americanos e portadores de hipertensão arterial é maior, levando a percentuais de até 5% de pacientes portadores de IC no estágio D.

Vários estudos europeus e japoneses mostram prevalência entre 5% e 6% de portadores de IC classe D (Ceia et al., 2002; Goda et al., 2009).

A confiança nas medidas subjetivas de avaliação da capacidade funcional, incluindo a classificação da New York Heart Association (NYHA) e da American College of Cardiology Foundation (ACCF/AHA Stage), não captura de maneira acurada diferentes nuanças entre os pacientes com IC avançada (Stevenson et al., 2009).

Justamente em razão dessa subjetividade, essas medidas não têm sido empregadas de modo regular nos estudos de pacientes com IC grave, levando a incertezas quanto às reais estimativas populacionais. Atualmente, é encorajado o uso mais corriqueiro da avaliação do perfil INTERMACS (*Interagency Registry for Mechanically Assisted Circulatory Support*), que classifica os pacientes em uma escala de perfis de acordo com a gravidade dos sinais e sintomas de IC (Tabela 23.1).

Inúmeros fatores dificultam uma avaliação precisa, incluindo a prevalência não conhecida em vários grupos populacionais minoritários, diferenças de prevalência entre populações urbanas e rurais e mudança na expectativa de vida da população.

Com o rápido envelhecimento da população no mundo industrializado, espera-se que a prevalência e a incidência de IC e de IC avançada aumentem, e, consequentemente, a terapia com dispositivos de assistência circulatória mecânica não deverá ficar restrita apenas à população de adultos jovens. Pacientes mais velhos costumam apresentar mais comorbidades e taxas de mortalidade mais elevadas quando submetidos a procedimentos cardíacos, e esse desafio deverá impulsionar o refinamento da terapia com ventrículos artificiais, preenchendo as necessidades dessa população em crescimento.

O número de pacientes que podem ser considerados candidatos aceitáveis ou bons para a terapia com ventrículos artificiais é difícil de ser obtido com base nas evidências correntes. Vários fatores devem ser considerados, como a expansão das indicações em mulheres e adultos menores ou em pacientes pediátricos e o uso mais apropriado desses dispositivos em uma população ainda não assistida com IC avançada, sugerindo que qualquer estimativa tenderá a ser modificada grosseiramente na próxima década. Essa mudança deverá ser bastante significativa se os estudos clínicos, atualmente conduzidos em populações portadoras de IC menos grave e expostas a terapia de assistência circulatória mecânica, mostrarem que esses pacientes serão beneficiados se forem referendados mais precocemente para essa modalidade terapêutica.

SELEÇÃO DE DISPOSITIVOS PARA ASSISTÊNCIA CIRCULATÓRIA MECÂNICA

Atualmente, encontra-se disponível uma grande variedade de dispositivos na prática clínica: desde ventrículos artificiais, introduzidos de maneira percutânea, para suporte temporário curto, até ventrículos cirurgicamente implantáveis, para suporte de longa duração ou, até mesmo, coração total artificial.

Como os dispositivos continuam a se desenvolver, verifica-se aumento nos cenários clínicos onde a IC pode ser conduzida "mecanicamente". Com a escolha apropriada, o

Tabela 23.1 Classificação INTERMACS

Nível	Descrição	Estado hemodinâmico	Tempo para intervenção
1	Choque cardiogênico grave	Hipotensão persistente apesar de inotrópicos e BIA e disfunção de órgãos	Horas
2	Declínio progressivo, apesar do inotrópico	Uso de inotrópicos em doses aceitáveis com deterioração da nutrição e da função renal e retenção hídrica	Dias
3	Estável à custa de inotrópicos	Estabilidade atingida com doses moderadas de inotrópicos, mas com falência de desmame	Eletivo, em semanas a meses
4	Sintomas no repouso	Possibilidade de desmame de inotrópicos, porém com sinais de retenção hídrica	Eletivo, em semanas a meses
5	Em casa, intolerante aos esforços	Limitação grave para atividade, porém confortável no repouso, com sinais de hipervolemia	Urgência variável, dependente da nutrição e disfunção orgânica
6	Limitação aos esforços	Limitação moderada aos esforços, sem sinais de hipervolemia	Urgência variável, dependente da nutrição e disfunção orgânica
7	NYHA III	Sem instabilidade do balanço de fluidos	Sem indicação

Fonte: Stevenson et al., 2009.
BIA: balão intra-aórtico.

tratamento pode ser individualizado para atender as necessidades de cada doente.

De maneira ampla, a assistência circulatória mecânica pode ser dividida em:

- Suporte de curta duração.
- Suporte de longa duração.

Suporte circulatório de curta duração

Os dispositivos circulatórios mecânicos de curta duração objetivam oferecer ao paciente com IC aguda descompensada um suporte temporário, até que a função cardíaca se recupere, ou até que outros dispositivos de longa duração venham a ser indicados.

O tempo de suporte pode ser de algumas horas ou vários dias, mas, geralmente, é limitado até 2 semanas. Mais comumente, dispositivos de curta duração são implantados em doentes em choque cardiogênico agudo e refratário. As indicações de suporte de curta duração estão listadas na Tabela 23.2.

Nesse grupo de pacientes, historicamente, estão incluídos aqueles que não obtêm sucesso com a saída de circulação extracorpórea ou aqueles com falência ventricular precoce no pós-operatório de cirurgia cardíaca. Mais recentemente, a assistência circulatória mecânica passou a ser habitualmente empregada em pacientes com choque cardiogênico agudo após infarto agudo do miocárdio (Garatti et al., 2007) ou miocardite fulminante (Acker, 2001). Ainda existe um número crescente de indicações para o uso da assistência circulatória mecânica de curta duração, como, por exemplo, durante um procedimento percutâneo coronariano de alto risco ou intervenções valvares (Thomas et al., 2010) e mesmo durante alguns procedimentos cirúrgicos (Akay & Frazier, 2010).

Suporte circulatório de longa duração

Embora o transplante cardíaco permaneça como o padrão-ouro para os pacientes em estágio final da IC, sua aplicação vem sendo limitada pela persistente escassez de doadores e o aumento na prevalência de pacientes portadores de IC. Além disso, a necessidade de uso contínuo de terapia imunossupressora expõe o paciente a uma variedade de eventos mórbidos. A terapia de assistência circulatória mecânica de longa duração é uma excitante solução para a crescente população portadora de IC e a baixa oferta de órgãos para transplante.

Ventrículos e corações totais artificiais vêm sido desenvolvidos desde a década de 1960 (Gemmato et al., 2005), mas seu uso a longo prazo tem sido limitado por complicações como tromboembolismo, infecção e falha mecânica. Com o contínuo aprimoramento no manejo e desenvolvimento dos dispositivos, seu uso clínico se ampliou rapidamente. Em 1994, o *HeartMate Implantable Pneumatic Left Ventricular Assist System* (HeartMate IP LVAS, Thoratec Corp, Pleasanton, CA) foi aprovado pelo Food and Drug Administration (FDA) para uso como ponte para transplante (PPT). Interações entre o HeartMate IP LVAS e outros dispositivos com conceitos similares fizeram surgir outras aprovações pelo FDA para terapia de PPT. O estudo REMATCH (*Randomized Evaluation of Mechanical Assistance for the Treatment of Congestive Heart Failure* – Rose et al., 2001) demonstrou benefício significativo em termos de sobrevida nos pacientes submetidos à terapia com dispositivos de assistência circulatória mecânica, quando comparados àqueles submetidos à terapia medicamentosa exclusiva, em portadores de IC crônica descompensada que não eram candidatos a transplante cardíaco. Atualmente, dois ventrículos artificiais (HeartMate XVE LVAS e HeartMate II LVAS – Thoratec Corp. Pleasanton, CA) são aprovados pelo FDA para terapia de PPT e mesmo para terapia de destino (TD). Determinar qual paciente é candidato para PPT ou TD é uma decisão complexa e exige considerações cuidadosas e uma equipe de IC experiente. Atualmente, indicações para suporte circulatório mecânico de longa duração são baseadas no estudo REMATCH, embora esses critérios sejam bastante conservadores e inúmeros doentes que não os preenchem possam se beneficiar dos dispositivos (Frazier et al., 1995; Rose et al., 2001).

Ponte para transplante

A assistência circulatória mecânica em pacientes portadores de IC crônica é definida, diretamente, pelos objetivos do tratamento para cada paciente. Independentemente da etiologia da IC, pacientes com IC crônica descompensada podem ser classificados em duas categorias: aqueles que são candidatos a transplante cardíaco e aqueles que não o são. Candidatos a transplante que provavelmente não terão tempo hábil para receber um coração compatível e que vão descompensando continuamente seu *status* cardíaco, a despeito da otimização medicamentosa plena, são, portanto, pacientes apropriados para a terapia de assistência circulatória mecânica com o objetivo de PPT. A terapia mecânica não apenas promove diminuição da mortalidade, quando comparada com a terapia medicamentosa exclusiva, mas oferece ao paciente a oportunidade do transplante, muitas vezes, em situações orgânicas melhores – a mortalidade

Tabela 23.2 Indicações comuns para suporte circulatório mecânico de curta duração

Indicação	Tipo de suporte
Choque cardiogênico agudo	LVAD, RVAD ou BiVAD
Choque pós-cardiotomia	LVAD, RVAD ou BiVAD
Falência cardiopulmonar	ECMO
Intervenções percutâneas de alto risco	LVAD

BiVAD: suporte biventricular; ECMO: membrana de oxigenação extracorpórea; LVAD: suporte ventricular esquerdo; RVAD: suporte ventricular direito.

naqueles pacientes que receberam suporte pré-transplante com ventrículos artificiais é menor (Frazier et al., 1995).

Uma vez um paciente sendo definido como candidato a transplante e encaminhado a PPT com suporte circulatório mecânico, é importante definir, com base em características pessoais, qual dispositivo é o mais adequado. Alguns doentes irão necessitar de suporte biventricular, enquanto outros irão necessitar apenas de suporte univentricular. O tamanho do doente, sua anatomia, a tolerância à terapia anticoagulante e a gravidade da disfunção cardíaca são fatores significativos na escolha do aparelho apropriado. O tempo ótimo para o implante é também fundamental, e os desfechos serão dependentes do tempo de suporte oferecido (Gammie et al., 2004).

Pacientes com disfunções orgânicas outras que não apenas a cardíaca não terão benefício extra, a despeito do uso dos dispositivos de assistência circulatória mecânica. Com o melhoramento contínuo das máquinas e a redução de suas morbidades, observa-se uma tendência cada vez mais precoce para o implante desses dispositivos.

No paciente candidato a terapia com assistência circulatória mecânica como PPT, considerações cuidadosas devem ser relacionadas com o tipo de dispositivo implantado. Esses aparelhos são classificados em gerações, de acordo com a época em que foram desenvolvidos. Portanto, bombas pulsáteis capazes de mobilizar quantidades fixas de volume são consideradas de primeira geração e as bombas axiais de fluxo contínuo são chamadas de segunda geração. Por fim, as bombas centrífugas, também de fluxo contínuo, seriam as de terceira geração.

A aprovação inicial do FDA foi dada para os dispositivos capazes de gerar fluxo sanguíneo pulsátil por meio de consoles pneumáticos ou elétricos e que poderiam oferecer suporte cardíaco pleno. Em geral, essas máquinas não são pequenas e exigem a confecção cirúrgica de um sítio de implante, seja extraperitoneal, seja intraperitoneal. Outros dispositivos são implantados com uma bomba extracorpórea e cânulas tunelizadas através da pele.

As bombas de segunda geração, axiais e de fluxo contínuo não pulsátil, são bem menores, o que torna possível seu uso em pacientes de estatura menor e mesmo em crianças. Alguns desses dispositivos podem oferecer apenas suporte circulatório parcial e, de fato, são verdadeiros dispositivos de assistência, já que parte do débito cardíaco ainda é nativa.

Mais recentemente, os dispositivos de terceira geração, bombas centrífugas de fluxo contínuo não pulsátil, foram aprovados pelo FDA para uso de longa duração como PPT. Essas máquinas se utilizam de princípios hidrodinâmicos similares a algumas máquinas de circulação extracorpórea e outros dispositivos de curta duração. Quando um dispositivo é escolhido e corretamente implantado, o paciente é suportado por ele até que um órgão se torne disponível, levando à manutenção orgânica, evitando disfunção sistêmica múltipla e melhorando, assim, o prognóstico pós-transplante.

Terapia de destino

Pacientes que não são candidatos ao transplante cardíaco podem ser candidatos à TD com suporte ventricular esquerdo ou coração total artificial. Em 2003, o HeartMate XVE (Thoratec Corp, Pleasanton, CA.) foi aprovado pelo FDA para TD e, mais recentemente, em 2010, o HeartMate II (Thoratec Corp, Pleasanton, CA) também recebeu autorização para uso como TD. Esses são, portanto, os únicos dois dispositivos disponíveis para uso, como TD, nos EUA. Inúmeros outros dispositivos têm oferecido suporte aos pacientes por longo período e vêm demonstrando seu potencial para TD. No entanto, obedecendo ao corrente processo regulatório, os dispositivos devem receber primeiro autorização para PPT, antes da obtenção de sua liberação para uso como TD.

A seleção de pacientes para TD torna necessárias considerações similares àquelas destinadas aos pacientes submetidos à terapia de PPT. No entanto, medidas consideradas adicionais devem ser tomadas, principalmente quanto a mudanças no estilo de vida, à avaliação psicossocial e à habilidade do paciente e da família em tolerar e manter a assistência circulatória mecânica como TD.

Além dos ventrículos artificiais, o coração total artificial também é disponibilizado como terapia de PPT ou TD. O primeiro coração total artificial a ser usado clinicamente foi o Abiocor TAH (Abiomed Inc, Danvers, MA), cuja investigação clínica foi iniciada em 2001 (Dowling et al., 2001). Desde o primeiro implante de um coração total artificial, por Cooley em 1969, vários dispositivos têm sido desenvolvidos com uma grande variedade de desfechos (Gemmato et al., 2005). Até a presente data, nenhum coração total artificial totalmente implantável atingiu uso clínico amplo, porém o CardioWest (Syncardia Systems Inc., Total Artificial Heart, Tucson, AZ) foi aprovado pelo FDA como PPT e vem sido submetido a uma extensa investigação clínica.

Ponte para recuperação

Com a crescente experiência no campo da assistência circulatória mecânica, uma terceira categoria de uso foi criada: ponte para recuperação (PR). Inicialmente, os dispositivos eram explantados, seja por falha mecânica, seja por complicações infecciosas, com inesperada recuperação da função cardíaca (Frazier & Myers, 1999). Com essas observações, vários autores têm investigado a possibilidade de explante do dispositivo após algum grau de recuperação miocárdica. Isso se baseia no conceito de remodelamento reverso, com regressão da fibrose e da hipertrofia, como evidenciado nos níveis celular e molecular (Frazier et al., 1996; Levin et al., 1995; Margulies, 2002). Embora alguns pesquisadores tenham desenvolvido certos algoritmos para orientar a retirada da assistência, ainda não existe uma série de doentes estudados que realmente seriam beneficiados com essa modalidade terapêutica. No momento, a PR é apropriada apenas para um pequeno substrato da população portadora de IC e que recebe suporte de assistência circulatória mecânica.

A terapia de PR deve representar um papel muito importante no futuro do tratamento da IC.

DISPOSITIVOS PARA ASSISTÊNCIA CIRCULATÓRIA MECÂNICA

Vários tipos de bombas sanguíneas foram desenvolvidos, todos com o objetivo de se tornarem menores, biocompatíveis e duráveis.

A mortalidade persistentemente elevada dos pacientes que desenvolvem choque cardiogênico vem tornando necessário que os dispositivos sejam implantados mais rapidamente e menos invasivamente, o que tem levado, nas últimas 6 décadas, a um constante aprimoramento desses aparelhos, com desfechos que se aproximam positivamente do transplante cardíaco, que ainda é a terapia de escolha ideal para o paciente cardiopata refratário terminal.

Dispositivos de assistência circulatória de curta duração

A terapia de assistência circulatória mecânica como ponte para decisão nos pacientes portadores de choque cardiogênico pode ser aplicada com o uso de dispositivos inseridos de maneira percutânea ou que exijam cirurgia.

Cada abordagem apresenta vantagens e desvantagens, e ainda não foi determinado se existe algum benefício, em termos de sobrevida, na comparação de um método com o outro. A implementação precoce da assistência circulatória diante do diagnóstico de choque cardiogênico é um fator importante, uma vez que evita a disfunção múltipla de órgãos e sistemas. A disponibilidade das diferentes tecnologias e a capacidade técnica para o implante dos dispositivos devem determinar o tipo de aparelho a ser usado. A técnica percutânea evita a cirurgia e suas potenciais complicações, porém o suporte é limitado apenas ao ventrículo esquerdo (VE) e o fluxo sanguíneo ofertado é geralmente menor do que o oferecido por dispositivos de implante cirúrgico, que têm a capacidade de oferecer suporte biventricular, mediante a obtenção de fluxo de 5 a 10L/min. Ainda não foi determinado se a manutenção do suporte em alto fluxo é vantajosa. A ECMO (membrana de oxigenação extracorpórea) é a opção preferida quando é necessário fornecer suporte a um doente com hipoxemia grave, secundária, por exemplo, a edema pulmonar, o que pode ocorrer no choque cardiogênico (Hoefer et al., 2006). Como todas as terapias de assistência circulatória mecânica necessitam de anticoagulação durante seu uso, complicações hemorrágicas são mais comuns quando são escolhidos dispositivos cirurgicamente implantáveis.

Dispositivos de assistência circulatória de curta duração de inserção percutânea

- **Principais vantagens:** rapidez e pouca morbidade durante o implante.
- **Principais desvantagens:** fluxo limitado (2,5 a 5L/min), o que pode ser insuficiente para pacientes com índice de massa corporal elevado. Como a canulação é feita por vasos periféricos, doença vascular periférica também pode inviabilizar a instalação, além de tornar necessária hospitalização com pouca mobilização do doente durante a exposição a essa terapia.

Balão intra-aórtico

O suporte circulatório com BIA tem sido o pilar do tratamento do choque cardiogênico nos últimos 47 anos. Desde o primeiro implante, em 1968 (Kantrowitz et al., 1968), mais de 42 mil implantes são realizados anualmente nos EUA (Hall et al., 2010). Embora inicialmente os primeiros BIA necessitassem de implante cirúrgico, desde a década de 1980 já são utilizados por via totalmente percutânea. Recentemente, o cateter-balão vem se tornando ainda menor, o que possibilita seu uso através de vasos de diâmetro menores e mais doentes. Seu aprimoramento o tem tornado um dos dispositivos preferidos pelos cardiologistas e cirurgiões cardíacos em todo o mundo para manejo da disfunção do ventrículo esquerdo.

O BIA consiste em balão de polietileno montado em cateter de duplo lúmen. A luz externa do cateter permite a rápida insuflação do balão com gás hélio, que apresenta pouca densidade e tem um coeficiente de difusão rápido, ou com dióxido de carbono, de alta taxa de solubilidade no sangue, o que reduz as consequências de uma embolização aérea. A luz central oferece acesso ao fio-guia, utilizado para inserção percutânea (Figura 23.4).

Inicialmente, esses cateteres apresentavam calibres muito mais grossos e eram introduzidos por cirurgia, mediante a dissecção da artéria femoral. Atualmente são mais finos, chegando a calibres de 7F ou 8F, e podem ser introduzidos por via percutânea. A punção da artéria femoral é geralmente a escolhida, e o cateter deve ser localizado na aorta torácica descendente (em geral, imediatamente abaixo da artéria subclávia esquerda e acima das artérias renais – Figura 23.5). Os diferentes tamanhos de BIA disponíveis se adaptam às diferentes estaturas dos pacientes (Figura 23.6).

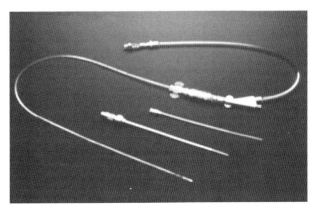

Figura 23.4 Modelo de cateter usado como BIA.

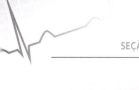

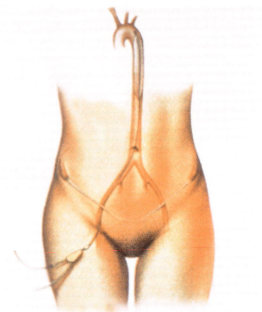

Figura 23.5 Localização usual do BIA.

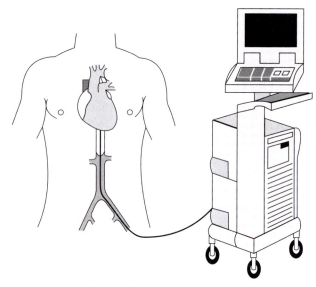

Figura 23.7 BIA e seu console.

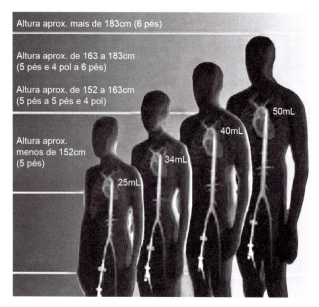

Figura 23.6 Modelos e tamanhos de BIA.

Após ser inserido na aorta torácica descendente, o BIA é conectado a um console externo, responsável pelo fornecimento do gás pressurizado, sendo seu disparo sincronizado pelo ECG, pela curva de pressão arterial ou mesmo, mais recentemente, com o fluxo sanguíneo (Figura 23.7). Idealmente, a coordenação da insuflação deve obedecer ao período da diástole e a desinsuflação, ao período da sístole cardíaca (Figura 23.8). A sincronização ocorre a partir do momento em que reconhecemos, de modo indireto, o exato momento de abertura e fechamento da valva aórtica. A curva de pressão arterial é a ideal para identificação desses dois momentos (Figura 23.9).

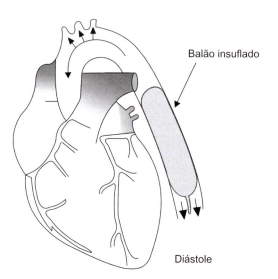

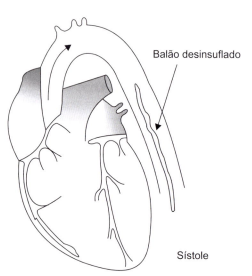

Figura 23.8 BIA insuflado (na diástole) e desinsuflado (na sístole).

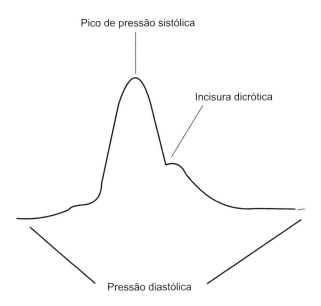

Figura 23.9 Exemplo de curva de pressão arterial.

No momento em que o ventrículo se esvazia, a pressão da aorta começa a cair rapidamente (curva descendente), seguida do fechamento da valva aórtica, e observa-se como resultante um entalhe denominado incisura dicrótica. É nesse momento que o balão tem de se insuflar, sendo esse ajuste realizado na tela do console. Por outro lado, como a abertura da valva aórtica se dá imediatamente antes da ascensão dessa curva, ajusta-se a desinsuflação do balão para esse exato momento. A Figura 23.10 mostra a resultante da curva de pressão arterial na vigência do uso do BIA.

Exatamente na incisura dicrótica, a curva de pressão, que normalmente deveria continuar na descendente, volta a se elevar, refletindo o aumento da pressão proximal da aorta promovido pela insuflação do balão, tendo como efeito resultante um maior fluxo de sangue aos vasos coronários. De acordo com o exposto, o principal efeito do BIA consiste em aumentar a oferta de oxigênio ao miocárdio e diminuir a demanda de oxigênio pelo cardiomiócito, mediante o aumento do fluxo sanguíneo coronariano durante a diástole. Efeitos secundários seriam a melhora do débito cardíaco e da fração de ejeção, além da diminuição da frequência cardíaca e da pressão capilar pulmonar (Cowley & Gutterman, 2006; Sarnoff et al., 1958).

Contraindicações ao uso do BIA incluem regurgitação aórtica grave, dissecção de aorta e doença arterial vascular periférica grave. Intolerância ao uso de heparina também deve ser considerada uma contraindicação relativa. Das diferentes complicações descritas, as vasculares, embólicas e hemorrágicas são consideradas as clinicamente mais relevantes. Isquemia de membro inferior ocorre em 2% a 5% dos casos, segundo algumas séries, devendo ser estabelecida a avaliação rotineira da perfusão dos membros (Ferguson et al., 2001).

Segundo meta-análise recente, são insuficientes as evidências de que o uso de BIA nos pacientes que sofreram IAM com supra de ST tenha levado à diminuição da mortalidade nos pacientes com choque cardiogênico (Sjauw et al., 2009).

O consenso europeu sobre revascularização miocárdica (Windecker et al., 2014) deu ênfase ao tratamento do paciente em choque cardiogênico, como visto na Figura 23.8.

Importante ressaltar a valorização do suporte circulatório mecânico de curta duração como medida precoce para manutenção da perfusão sistêmica, evitando, assim, a disfunção múltipla de órgãos e sistemas, enquanto a melhor terapia de revascularização é obtida. A eficácia do BIA no contexto do choque cardiogênico foi colocada em dúvida quando da publicação do estudo IABP-SHOCK II (Thiele et al., 2013). O uso corriqueiro do BIA não reduziu a mortalidade em 30 dias, resultando em ausência de benefício na avaliação de desfecho primário (mortalidade) e mesmo nas avaliações de desfechos secundários. Como resultado, o uso rotineiro do BIA não é recomendado em casos de choque cardiogênico isquêmico, porém sua aplicabilidade ainda existe, como mecanismo adjunto, nos pacientes com complicações mecânicas do infarto encaminhados para cirurgia (Windecker et al., 2014).

Três estudos clínicos randomizados demonstraram suporte hemodinâmico superior com dispositivos de assistência circulatória mecânica percutâneos, quando comparados com o BIA (Basra et al., 2013; Burkhoff et al., 2006; Subramaniam et al., 2012; Werdan et al., 2014).

Uma meta-análise que comparou a segurança e a eficácia dos dispositivos de assistência ventricular percutâneos *versus* BIA mostrou números iguais de sobrevida, porém menor incidência de complicações isquêmicas de membros inferiores e maior taxa de sangramento no grupo dos dispositivos (Cheng et al., 2009).

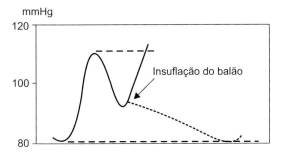 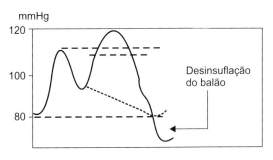

Figura 23.10 Resultante da curva de pressão arterial durante uso do BIA.

As novas evidências apresentadas levaram à seguinte recomendação: o uso de BIA no choque cardiogênico pós-angioplastia, em casos de IAM, passa a receber classe III de indicação para uso, sendo substituída a indicação para dispositivos de assistência circulatória por curto tempo (classe IIB) (Windecker et al., 2014).

Membrana de circulação extracorpórea (ECMO)

A ECMO é um mecanismo já bem estabelecido para promoção de suporte circulatório de curta duração a pacientes em choque cardiogênico. Inicialmente utilizada na década de 1970 em pacientes com falência pulmonar, o uso de ECMO rapidamente expandiu-se para as populações pediátrica e adulta, para pacientes em choque cardiogênico refratário à terapia medicamentosa (Park, Napolitano & Bartlett, 2011; Rodvien, 1978). Vem sendo utilizado como PR (Chen et al., 2006) e PPT (Pagani et al., 2000) ou, ainda, como ponte para ponte (Rastan et al., 2010), ou seja, como ponte até o implante de um dispositivo de mais longa duração. Algumas das patologias que podem ser conduzidas pela ECMO são: IAM, cardiomiopatia dilatada terminal, miocardite, incapacidade de saída de circulação extracorpórea e manejo de débito cardíaco durante parada cardíaca (Rastan et al., 2010).

A ECMO consiste em uma bomba centrífuga ou de rolete e um oxigenador de membrana que tem a capacidade de oferecer, rapidamente, suporte respiratório e hemodinâmico, gerando até 6L/min de fluxo não pulsátil. Sua capacidade de restabelecer disfunções orgânicas e promover suporte cardiopulmonar total a torna mais vantajosa do que outros dispositivos de suporte temporário (Figura 23.12).

O suporte de ECMO pode ser implementado via cirurgia (central), por meio de canulação venosa direta no átrio direito, com outra cânula arterial posicionada diretamente na aorta ascendente, sendo esta a maneira mais comum de uso em situações de choque intraoperatório pós-cardiotomia. A estratégia de uso periférico é mais comumente adotada em caso de colapso hemodinâmico agudo e em parada cardiocirculatória, e consiste na técnica de Seldinger (artéria e veia femoral) com cânulas que variam de 17 a 21Fr (arterial) e de 25 a 29Fr (venosa) em diâmetro.

A habilidade de oferecer suporte cardíaco e respiratório, aumentando a oxigenação, é o benefício adicional da ECMO, em comparação a outros dispositivos, especialmente em casos de hipoxemia grave e edema pulmonar. A facilidade de instalação, a capacidade de transporte e o custo relativamente baixo de seus componentes tornam a ECMO o aparelho de primeira linha, por exemplo, em reanimações cardiopulmonares (Haft et al., 2009). No entanto, é alta a taxa de complicações com o uso de ECMO, incluindo sangramentos, infecções e eventos tromboembólicos e vasculares, o que limita o uso de ECMO a períodos de 7 a 14 dias (Wu et al., 2010). Diversos avanços tecnológicos têm sido alcançados, incluindo o uso de bombas centrífugas magneticamente levitadas e oxigenadores de baixo gradiente e mais biocompatíveis, o que estimula o

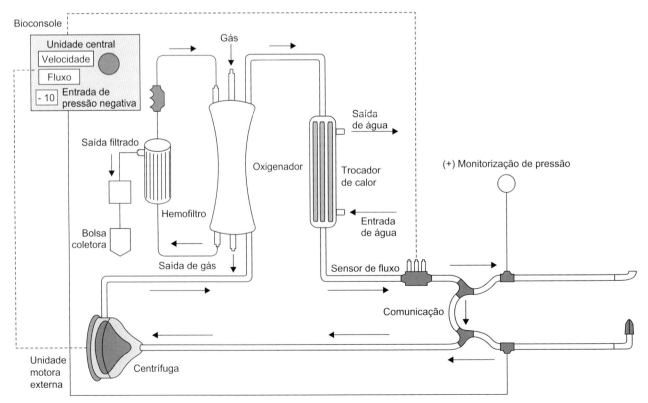

Figura 23.11 Ilustração esquemática de um circuito de ECMO.

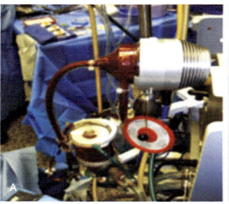 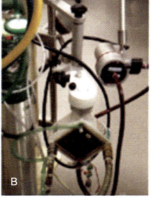 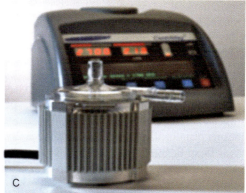

Figura 23.12 Diferentes modelos de bombas utilizadas nos circuitos de ECMO. **A** Biomedicus (Medtronic). **B** Rotaflow (Maquet). **C** CentriMag (Levitronix).

uso da ECMO e a posiciona como o dispositivo de escolha para estabilização rápida do doente agudamente descompensado.

Uma importante consideração deve ser feita quanto à incapacidade de descomprimir o VE na presença de disfunção cardíaca grave, quando se usa ECMO periférica, limitando as chances de recuperação miocárdica. A canulação central facilita o esvaziamento ventricular, especialmente nos casos de ausência de contratilidade cardíaca.

A despeito da crescente experiência e da melhora dos materiais, a taxa de sucesso com o uso de ECMO na presença do choque cardiogênico, quando avaliada a sobrevida hospitalar, é em torno de 15% a 50%, dependendo da experiência da equipe (Smedira et al., 2001).

Impella Recover

O Impella Recover (ABIOMED Inc, Danvers, MA) é utilizado para suporte hemodinâmico temporário em pacientes com IC aguda. Esse dispositivo utiliza uma pequena bomba axial de fluxo contínuo, que é posicionada na aorta ascendente, tendo sua porção mais distal colocada, através da valva aórtica, dentro do VE. Existem três versões desse aparelho: 2.5 (Figura 23.13), CP e 5.0 – que designam o fluxo máximo oferecido em cada modelo.

As versões 2.5 e CP podem ser inseridas por via percutânea ou cirúrgica, enquanto a versão 5.0 encontra-se disponível apenas por via cirúrgica, tendo em vista seu diâmetro maior.

Com o auxílio da fluoroscopia, os modelos percutâneos são inseridos através da artéria femoral, enquanto o modelo 5.0 é mais comumente inserido através da própria aorta ascendente, sendo utilizado como alternativa em caso de choque pós-cardiotomia.

A porção distal do cateter, posicionada no interior do VE, aspira o sangue, devolvendo-o à aorta ascendente e levando ao incremento do débito cardíaco sistêmico e descompressão do VE. O cateter é conectado a um console externo, que monitoriza e controla o fluxo do dispositivo.

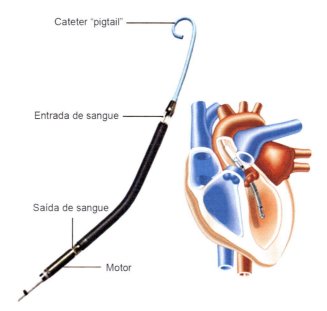

Figura 23.13 Cateter do Impella 2.5 e seu posicionamento dentro do sistema circulatório central.

Pacientes com índice cardíaco < 2L/min/m^2, pressão arterial sistêmica < 90mmHg e pressão capilar pulmonar ou de átrio esquerdo > 18mmHg e que apresentam etiologia presumivelmente reversível podem se beneficiar do uso desse dispositivo. O Impella 2.5, e mais recentemente o 4.5, tem oferecido suporte, com sucesso, a pacientes em choque cardiogênico pós-cardiotomia (Granfeldt et al., 2009; Jurmann et al., 2004), pós-IAM (Meyns et al., 2003) e com miocardite fulminante (Colombo et al., 2003; Garatti et al., 2005), além de disfunção grave de enxerto pós-transplante cardíaco (Beyer, Hui, Hauesslein, 2010; Rajagopal et al., 2010). Esse dispositivo também pode ser útil para estabilizar pacientes em fases descompensadas da IC crônica, como ponte para transplante ou para implantação de dispositivos de longa duração (Windecker, 2007).

Estudos randomizados que comparam o uso do Impella 2.5 com o BIA, em pacientes com choque cardiogênico, mostraram que os pacientes tratados com o Impella 2.5 obtiveram melhora hemodinâmica, porém essa melhora não foi significativa e a mortalidade em 30 dias não foi reduzida (Thiele et al., 2005). Embora o Impella 2.5 seja capaz de aumentar realmente o débito cardíaco e descomprimir o VE, o BIA é capaz de gerar melhor perfusão coronariana.

Impulsionado pelos resultados não tão animadores do Impella 2.5, foi desenvolvido o Impella CP que, através da mesma plataforma de implante do Impella 2.5, é capaz de gerar fluxo de até 4L/min, resultando em ganho hemodinâmico real e em vantagens, quando comparado ao BIA.

TandemHeart

O TandemHeart Percutaneous LVAD (CardiacAssist, Inc, Pittsburgh, PA) oferece suporte ao bombear o sangue do átrio esquerdo para a artéria femoral (Figura 23.14).

O fluxo de sangue é obtido através de uma bomba centrífuga. Essa bomba é capaz de fornecer de 3.000 a 7.000rpm, gerando fluxo de até 4L/min. A característica peculiar desse dispositivo reside na necessidade de inserção de cânula de aspiração dentro do átrio esquerdo por acesso transeptal, através do átrio direito. A canulação geralmente é realizada em sala de hemodinâmica, onde, mediante punção de veia femoral, chega-se ao átrio direito e são realizadas a atriosseptostomia e a passagem da extremidade distal da cânula com suas múltiplas fenestras para dentro do átrio esquerdo, onde o sangue é aspirado e devolvido perifericamente à artéria femoral. Um monitor, conectado à bomba, é capaz de monitorizar e controlar a rotação e o fluxo oferecido. Em situações ideais, o TandemHeart pode ser instalado em até 1 hora (Kar et al., 2006a).

O TandemHeart vem sendo utilizado para suporte temporário em pacientes com choque cardiogênico (Bruckner et al., 2008; Burkhoff et al., 2006; Gregoric et al., 2009; Solomon, Lim, Ragosta, 2008; Windecker, 2007) e para suporte curto em angioplastias coronarianas de alto risco (Aragon et al., 2005; Kar et al., 2006b; Vranckx et al., 2009). Em comparação ao BIA, o suporte do TandemHeart resultou em melhora hemodinâmica significativa, mediante a obtenção de índices cardíacos mais elevados, aumento da pressão arterial média e diminuição da pressão capilar pulmonar, porém a mortalidade em 30 dias não foi diferente (Cheng et al., 2009).

Contraindicações para suporte com o TandemHeart incluem falha ventricular direita isolada, além de presença de comunicação interventricular, em razão do risco potencialmente alto de *shunt* direita-esquerda, além de doença arterial periférica grave (Sarkar & Kini, 2010). Potenciais complicações relacionadas com o uso do dispositivo são: persistência de forame oval, isquemia de membros e tromboembolismo. Além disso, há o risco de deslocamento da cânula para o átrio direito e da criação de um *shunt* direita-esquerda, com perda do suporte oferecido. Os pacientes costumam ser sedados para evitar posicionamento acidental da cânula. Embora essas complicações tenham sido relatadas, a incidência é baixa e existe uma relação positiva quanto ao risco × benefício com o uso desse aparelho.

Dispositivos de assistência circulatória de curta duração de inserção cirúrgica

O suporte circulatório nos pacientes em choque cardiogênico pós-cardiotomia é mais preciso por meio do implante cirúrgico de um dispositivo mecânico como suporte uni ou biventricular. Naqueles pacientes que não conseguem suportar a descontinuação da circulação extracorpórea, a conversão para algum outro sistema de suporte artificial geralmente é possível, inclusive utilizando-se as mesmas cânulas da CEC convencional. O suporte pode ser necessário por alguns dias ou semanas, até que alguma parte significativa do miocárdio se recupere, possibilitando a remoção do dispositivo; na ausência de recuperação, pode ser necessária a instalação de suporte ventricular de longa permanência ou transplante cardíaco. A maioria dos pacientes em choque pós-cardiotomia é adequadamente mantida com suporte biventricular, mas alguns podem necessitar suporte pulmonar através de ECMO. A canulação da ECMO pode ser alcançada por via percutânea ou cirúrgica.

CentriMag Ventricular Assist System

O CentriMag é uma bomba sanguínea centrífuga que usa um impulsor magneticamente levitado, evitando qualquer contato físico entra as partes da bomba enquanto ela está girando. Essa levitação magnética elimina desgaste dos componentes mecânicos e qualquer calor gerado por fricção (Figura 23.15).

O sistema completo consiste em uma bomba, um motor eletromagnético, um sensor de fluxo e um console. A canulação para suporte biventricular é obtida mediante a

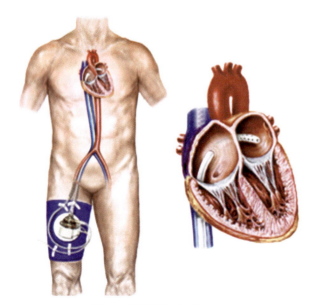

Figura 23.14 TandemHeart.

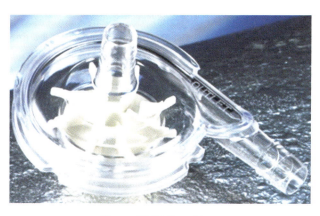

Figura 23.15 CentriMag.

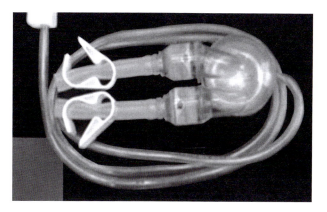

Figura 23.17 ABIOMED AB 500.

instalação cirúrgica de cânulas de drenagem nos átrios direito e esquerdo e de cânulas de retorno posicionadas na aorta ascendente e na artéria pulmonar (Figura 23.16).

A principal vantagem dessa tecnologia é a capacidade de gerar alto fluxo (até 10L/min) com o menor dano à célula sanguínea, resultando em menor formação de calor e trombogenicidade, e tornando possível o trabalho com níveis moderados de anticoagulação. A hemólise tem sido mínima nos pacientes que recebem suporte desse aparelho.

Trata-se de um dispositivo versátil, que pode ser usado em vários cenários clínicos, possibilitando, inclusive, a acoplagem de um ECMO em seu circuito. A experiência mundial registra seu uso em casos de choque pós-cardiotomia, rejeição cardíaca pós-transplante, cardiopatias congênitas, disfunção ventricular direita após implante de LVAD, choque cardiogênico pós-IAM e miocardite aguda (Bhama et al., 2009; Favaloro et al., 2008; Jaroszewski et al., 2009; Khan et al., 2008; Loforte et al., 2010; Santise et al., 2006; Shuhaiber et al., 2008).

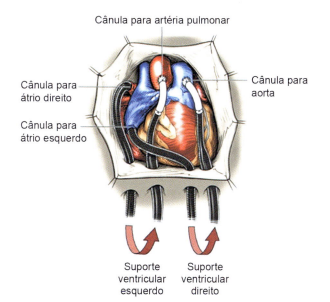

Figura 23.16 Estratégia típica de canulação para suporte biventricular.

ABIOMED BVS 5000 e AB 5000

O sistema de suporte biventricular da ABIOMED é um dispositivo disponível em duas versões: o BVS 5000 e o AB 5000 (Figura 23.17). Ambas são bombas pneumáticas com valvas contidas em uma armação plástica. Desenvolvidas para suporte de curta duração (< 2 semanas) com o objetivo inicial de serem utilizadas em pacientes com IC aguda, desde 1992 receberam a aprovação do FDA para uso como suporte pós-cardiotomia.

Os critérios gerais para implantação do ABIOMED são baseados nos parâmetros persistentes de choque cardiogênico a despeito do uso máximo de agentes vasopressores e inotrópicos na tentativa de restaurar a hemodinâmica. Estados de baixo débito cardíaco associados ao uso de altas doses de inotrópicos podem alcançar em torno de 80% de mortalidade (Hausmann et al., 2001); portanto, é imprescindível identificar os pacientes refratários à manipulação corriqueira e antecipar a instalação dos dispositivos de assistência circulatória mecânica, tendo em vista que a relação entre sobrevivência e tempo de implante é inversamente proporcional (Samuels & Darzé, 2003).

A demora na instalação do dispositivo resulta em disfunção múltipla de órgãos e sistemas, sem contar que mesmo uma disfunção univentricular pode levar a disfunção biventricular.

Dispositivos de assistência circulatória de longa duração

Dispositivos pulsáteis

Ventrículos artificiais implantáveis e pulsáteis são usados como ponte para transplante, ponte para recuperação e terapia de destino.

Esses dispositivos foram desenvolvidos nas décadas de 1970 e 1980, quando o conceito comum era de que as bombas sanguíneas artificiais deveriam imitar a função do coração.

O volume e a frequência de ejeção, além do débito sistólico total, eram fornecidos dentro da normalidade fisiológica de um coração real, tornando essas máquinas grandes e permitindo seu implante em pacientes com grande superfície corpórea, o que limitava o uso desses dispositivos.

Grandes implantes necessitavam grandes cirurgias e o uso de cânulas percutâneas, ocasionando complicações como sangramento e infecção. Eventos tromboembólicos, resultantes da grande área de contato do sangue com os componentes do dispositivo, também eram um fator limitante.

HeartMate XVE LVAD

O HeartMate XVE LVAD (Thoratec Corp, Pleasanton, CA – Figura 23.18) é uma bomba pulsátil, movida a eletricidade, que é implantada no quadrante superior esquerdo do abdome, bombeando sangue do VE para a aorta ascendente. A frequência de disparo pode ser ajustada para um modo fixo ou de acordo com o volume de enchimento da cavidade.

O XVE LVAD foi o primeiro dispositivo implantável aprovado tanto para PPT como para TD, tendo sido amplamente utilizado em todo o mundo (Frazier et al., 2001; Rose et al., 2001). O grande marco do REMATCH (Rose et al., 2001) foi o aumento significativo da sobrevida, além da melhora da qualidade de vida nos pacientes submetidos ao implante dos dispositivos.

Thoratec VAD

O Thoratec VAD (Thoratec Corp) é um aparelho elétrico pneumático, de uso paracorpóreo (PVAD) e intracorpóreo, utilizado para suporte uni ou biventricular. O console externo promove suporte ao paciente ambulatorial (Figura 23.19).

O dispositivo de assistência ventricular intracorpóreo da Thoratec (IVAD) é desenhado para promover os mesmos resultados do PVAD e para melhorar os resultados nos casos em que se fazia necessário o suporte por período mais prolongado, minimizando o risco de complicações infecciosas comumente associadas aos dispositivos paracorpóreos (Figura 23.20).

Coração total artificial

O coração total artificial foi projetado para substituir completamente as estruturas cardíacas, promovendo suporte de longo prazo para uma PPT (Sale & Smedira, 2012). Tem sido considerado uma alternativa para implante do LVAD em pacientes com dano miocárdico maciço, como, por exemplo, nas extensas comunicações interventriculares pós-infarto do miocárdio, arritmias ventriculares intratáveis e doenças valvares múltiplas. Inúmeros tipos de

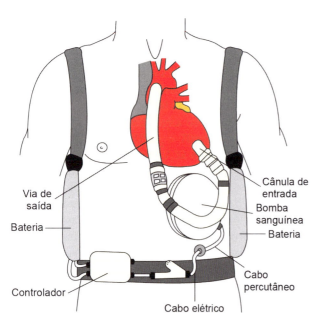

Figura 23.18 HeartMate XVE LVAD.

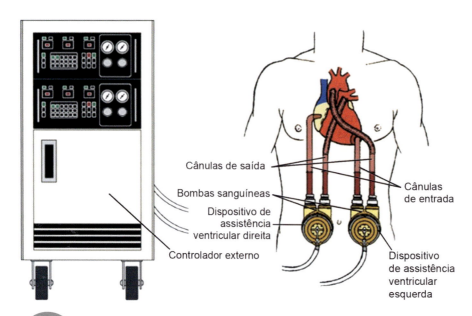

Figura 23.19 Esquema de posicionamento do Thoratec PVAD para suporte biventricular.

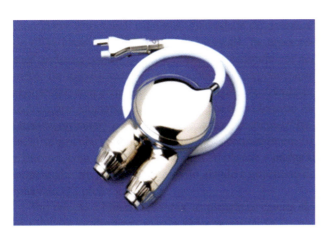

Figura 23.20 Thoratec IVAD (dispositivo de assistência ventricular esquerda).

corações artificiais totais foram desenvolvidos, com graus variáveis de sucesso. O SynCardia CardioWest C70 TAH (SynCardia Systems, Inc., Tucson, AZ) é aprovado nos EUA para uso clínico.

O SynCardia TAH consiste em suporte biventricular, pneumático, que substitui o ventrículo nativo e todas as quatro valvas cardíacas (Figura 23.21).

Dispositivos de fluxo contínuo

Mais recentemente, dispositivos de assistência ventricular esquerda totalmente implantáveis com fluxo contínuo têm sido desenvolvidos e usados como PPT e TD. Essas bombas axiais e centrífugas são menores e mais duráveis do que as pulsáteis. Diversos estudos com grande número de pacientes envolvidos têm indicado que esses novos dispositivos podem fornecer suporte de longo prazo com menos eventos adversos do que as bombas pulsáteis (Miller et al., 2007; Slaughter et al., 2009).

HeartMate II

O HeartMate II (Thoratec Corp) é uma LVAD de fluxo axial contínuo desenhado para suporte de longa duração como PPT e TD em pacientes portadores de IC crônica. Quando implantada, a bomba permanece em um bolsão pré-peritoneal abaixo da linha do hemidiafragma esquerdo, com a cânula de influxo anastomosada ao VE e a cânula de saída posicionada na aorta ascendente (Figura 23.22).

Em anos mais recentes, esse dispositivo tem sido o ventrículo artificial mais utilizado em todo o mundo. Grandes estudos clínicos de PPT e TD demonstraram que o uso desse dispositivo é seguro e efetivo (Miller et al., 2007). Dados do INTERMACS mostram taxa de sobrevida para pacientes sob suporte com o HeartMate II próxima a 90% (Kirklin et al., 2014).

Jarvik 2000

O Jarvik 2000 (Jarvik Heart Inc., New York, NY) é uma pequena bomba axial que vem sido avaliada em estudos clínicos há mais de uma década. Uma característica única desse aparelho é o posicionamento da bomba dentro do VE. A saída do sangue da bomba ocorre através de um enxerto que é anastomosado ou na aorta ascendente ou na aorta descendente (Figura 23.23).

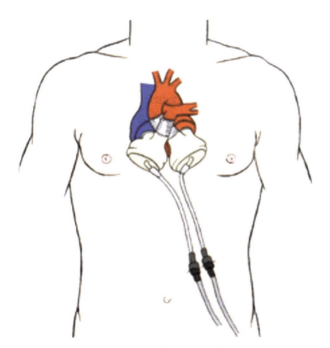

Figura 23.21 Coração total artificial da CardioWest – SynCardia.

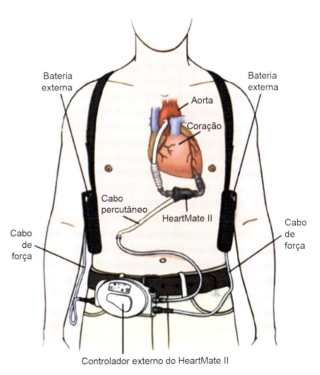

Figura 23.22 HeartMate II – ilustração esquemática da posição do dispositivo intracorpóreo e seu console externo, além das baterias.

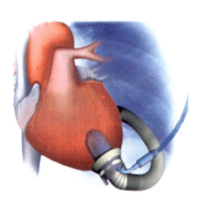

Figura 23.23 Jarvik 2000.

HVAD

O dispositivo de assistência ventricular do HeartWare (HVAD – HeartWare Inc., Framingham, MA) é uma bomba centrífuga de fluxo contínuo implantada no espaço pericárdico, na superfície apical ou diafragmática do VE (Figura 23.24).

O HeartWare é projetado para ser utilizado como PPT nos pacientes em estágio final de IC.

O HVAD é um dispositivo novo que vem sendo submetido a estudos clínicos internacionais para PPT e TD (Loforte et al., 2011). A potencial vantagem clínica desse aparelho é a diminuição na taxa de sangramentos e infecção. Ao evitar a confecção de bolsa abdominal, minimiza-se a cirurgia, eliminando complicações associadas ao implante abdominal dos LVAD.

Em 2012, o FDA aprovou o HeartWare como dispositivo de uso em pacientes com IC crônica como PPT.

DuraHeart

O Terumo DuraHeart LVAS (Terumo Heart, Inc, Ann Arbor, MI) consiste em uma bomba centrífuga magnética de fluxo contínuo (Figura 23.25). Feita de titânio, é o único dispositivo dessa categoria que utiliza tecnologia de levitação, diminuindo de maneira significativa o atrito gerado pela movimentação de suas partes (Griffith, Jenkins & Pagani, 2009).

INCOR

O INCOR LVAD (Berlin Heart AG, Berlin, Germany) é uma bomba implantável projetada para terapia de PPT e TD (Figura 23.26). Esse dispositivo tem sido utilizado na Europa e não foi testado em estudos clínicos, porém dados de registros têm demonstrado que o suporte hemodinâmico, a incidência de efeitos adversos e os desfechos são similares aos de outras bombas axiais de fluxo contínuo.

Synergy Micropump

A Synergy (Circulite, Inc, Saddle Brook, NJ) é um pequeno dispositivo de assistência capaz de gerar até 3L/min do átrio esquerdo para a artéria subclávia (Figura 23.27). Seu conceito básico consiste em fornecer débito cardíaco parcial àqueles doentes com IC crônica, mas que não necessitam suporte ventricular total. Candidatos ao uso desse dispositivo estão na classe funcional IIIb ou IV NYHA e na categoria de INTERMACS 2 ou maior.

Levacor

O Levacor VAD (Worldheart Corp, Salt Lake City, UT) é o mais recente dispositivo de assistência circulatória mecânica a ser introduzido no arsenal clínico (Figura 23.28). O estudo clínico inicial está em curso, mas poucos dados foram publicados.

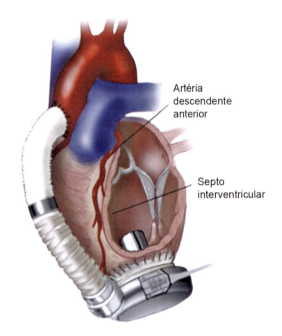

Figura 23.24 HeartWare LVAD totalmente implantável.

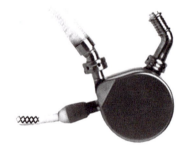

Figura 23.25 Terumo DuraHeart.

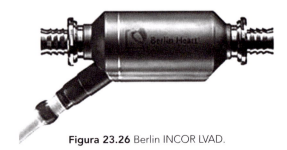

Figura 23.26 Berlin INCOR LVAD.

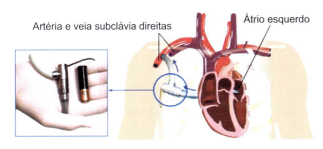

Figura 23.27 Circulite Synery LVAD.

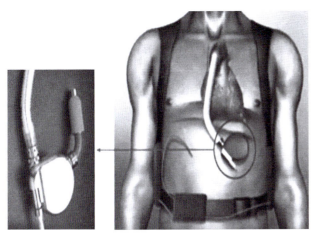

Figura 23.28 Levacor.

CONSIDERAÇÕES FINAIS

Desde o início dos programas para o desenvolvimento de um coração artificial, persiste o otimismo, o que faz com que milhares de pacientes com IC crônica possam ser tratados com substituição parcial ou completa da função cardíaca por aparelhos mecânicos. Entretanto, objetivos críticos devem ser alcançados para que os dispositivos de assistência circulatória mecânica possam se estabelecer como terapia padrão no tratamento dos pacientes com IC crônica. Dentre esses objetivos, podem ser destacados:

- Dispositivos menores e que possam ser implantados de maneira minimamente invasiva; preferencialmente, implantes periféricos sem necessidade de toracotomia.
- Estudos clínicos em pacientes de classe funcional III ou menores precisam ser completados e demonstrar maiores benefícios clínicos do que a terapia de ressincronização cardíaca e a terapia medicamentosa.
- Mecanismos para manejo e monitorização dos pacientes remotamente (p. ex., via Internet).
- Cardiologistas que lidam com IC e hemodinâmica precisam cada vez mais se habituar aos dispositivos de uso minimamente invasivo.

A despeito das dificuldades no avanço e na universalização das novas tecnologias, fica claro que o mercado de dispositivos de assistência circulatória mecânica está em fase de crescimento acelerado. A terapia de destino é uma realidade, assim como a ponte para recuperação. No entanto, é verdade que avanços tecnológicos adicionais ainda serão alcançados e, quando somados à bagagem de conhecimento – positiva e negativa – obtida nas últimas décadas, o uso corriqueiro dessas máquinas poderá, efetivamente, modificar o curso do cardiopata grave terminal.

Bibliografia

Acker MA. Mechanical circulatory support for patients with acute-fulminant myocarditis. Ann Thorac Surg 2001; 71:S73-S76; discussion S82-S85.

Akay MH, Frazier OH. Impella recover 5.0 assisted coronary artery bypass grafting. J Card Surg 2010; 25:606-7.

Ammar KA et al. Prevalence and prognostic significance of heart failure stages: Application of the American College of Cardiology/American Heart Association heart failure staging criteria in the community. Circulation 2007; 115:1563-70.

Aragon J et al. Percutaneous left ventricular assist device: "tandemheart" for high-risk coronary intervention. Catheterization and Cardiovascular Interventions 2005; 65:346-52.

Basra SS et al. Percutaneous assist devices for left ventricular shock Interventional Cardiology Clinics, 2013.

Beyer AT, Hui PY, Hauesslein E. The Impella 2.5 l for percutaneous mechanical circulatory support in severe humoral allograft rejection.The Journal of Invasive Cardiology, 2010.

Bhama JK et al. Clinical experience using the Levitronix Centrimag System for temporary right ventricular mechanical circulatory support. Journal Of Heart and Lung Transplantation 2009; 28:971-6.

Bruckner BA et al. Clinical experience with the Tandemheart percutaneous ventricular assist device as a bridge to cardiac transplantation. Texas Heart Institute journal/from the Texas Heart Institute of St. Luke's Episcopal Hospital, Texas Childrens Hospital 2008; 35:447-50.

Bureau UU.S. & World Population Clocks. Census.Gov, 2012.

Burkhoff D et al. Feasibility study of the use of the Tandemheart percutaneous ventricular assist device for treatment of cardiogenic shock. Catheterization and cardiovascular interventions: official journal of the Society for Cardiac Angiography & Interventions 2006; 68:211-7.

Ceia F et al. Prevalence of chronic heart failure in Southwestern Europe: The EPICA study. European Journal of Heart Failure 2002; 4:531-9.

Chen J-S et al. Analysis of the outcome for patients experiencing myocardial infarction and cardiopulmonary resuscitation refractory to conventional therapies necessitating extracorporeal life support rescue. Crit Care Med 2006; 34:950-7.

Cheng JM et al. Percutaneous left ventricular assist devices vs. intra-aortic balloon pump counterpulsation for treatment of cardiogenic shock: A meta-analysis of controlled trials. European Heart Journal 2009; 30:2102-8.

Colombo T et al. First successful bridge to recovery with the Impella Recover 100 left ventricular assist device for fulminant acute myocarditis. Italian Heart Journal: official journal of the Italian Federation of Cardiology, 2003.

Cooley DA et al. Orthotopic cardiac prosthesis for two-staged cardiac replacement. Am J Cardiol 1969; 24:723-30.

Dowling RD et al. Current status of the Abiocor implantable replacement heart Annals of Thoracic Surgery. Anais...2001.

Favaloro RR et al. Adequate systemic perfusion maintained by a Centrimag during acute heart failure. Texas Heart Institute journal/

from the Texas Heart Institute of St. Luke's Episcopal Hospital, Texas Children's Hospital, 2008.

Ferguson JJ et al. The current practice of intra-aortic balloon counterpulsation: Results from the benchmark registry. Journal of the American College of Cardiology 2001; 38:1456-62.

Frazier OH et al. Improved mortality and rehabilitation of transplant candidates treated with a long-term implantable left ventricular assist system. Annals of Surgery [S.L: S.N.].

Frazier OH et al. Improved left ventricular function after chronic left ventricular unloading. Ann Thorac Surg 1996; 62:672-5.

Frazier OH et al.Multicenter clinical evaluation of the HeartMate vented electric left ventricular assist system in patients awaiting heart transplantation. Journal of Thoracic and Cardiovascular Surgery 2001; 122:1186-95.

Frazier OH, Myers TJ. Left ventricular assist system as a bridge to myocardial recovery. Ann Thorac Surg. Anais...1999.

Gammie JS et al. Optimal timing of cardiac transplantation after ventricular assist device implantation. The Journal of Thoracic and Cardiovascular Surgery 2004; 127:1789-99.

Garatti A et al. Different applications for left ventricular mechanical support with the Impella Recover 100 microaxial blood pump. Journal of Heart and Lung Transplantation, 2005.

Garatti A et al. Mechanical circulatory support for cardiogenic shock complicating acute myocardial infarction: an experimental and clinical review. ASAIO Journal 2007; 53:278-87.

Gemmato CJ et al. Thirty-five years of mechanical circulatory support at the Texas Heart Institute: an updated overview. Texas Heart Institute journal/from the Texas Heart Institute of St. Luke's Episcopal Hospital, Texas Children's Hospital 2005; 32:168-77.

Goda A et al. Prevalence and prognosis of patients with heart failure in Tokyo: a prospective cohort of Shinken Database 2004-5. International Heart Journal 2009; 50:609-25.

Granfeldt H et al. Experience with the Impella recovery axial-flow system for acute heart failure at three cardiothoracic centers in Sweden. Scandinavian Cardiovascular Journal : SCJ 2009; 43:233-9.

Gregoric ID et al. Tandemheart as a rescue therapy for patients with critical aortic valve stenosis. Ann Thorac Surg 2009; 88:1822-6.

Griffith K, Jenkins E, Pagani FD. First American experience with the Terumo Duraheart left ventricular assist system. Perfusion. [s.l: s.n.].

Gutterman DD, Cowley AW. Relating cardiac performance with oxygen consumption: historical observations continue to spawn scientific discovery. American journal of physiology. Heart and Circulatory Physiology, 2006.

Haft JW et al. Short-and long-term survival of patients transferred to a tertiary care center on temporary extracorporeal circulatory support. Ann Thorac Surg 2009; 88:711-7.

Hall MJ et al. National Hospital Discharge Survey: 2007 summary. National Health Statistics Reports 2010; 1-20, 24.

Hausmann H et al. Predictors of survival 1 hour after implantation of an intra-aortic balloon pump in cardiac surgery. J Card Surg 2001; 16:72-7; discussion 78.

Hoefer D et al. Outcome evaluation of the bridge-to-bridge concept in patients with cardiogenic shock. Ann Thorac Surg 2006; 82:28-33.

Jaroszewski DE et al. Successive circulatory support stages: a triple bridge to recovery from fulminant myocarditis. Journal of Heart and Lung Transplantation 2009; 28:984-6.

Jessup M et al. 2009 Focused Update: ACCF/AHA Guidelines for the Diagnosis and Management of Heart Failure in Adults. Journal of the American College of Cardiology, 2009.

Jurmann MJ et al. Initial experience with miniature axial flow ventricular assist devices for postcardiotomy heart failure. Ann of Thorac Surg 2004; 77:1642-7.

Kantrowitz A et al. Initial clinical experience with intraaortic balloon pumping in cardiogenic shock. JAMA 1968; 203:113-8.

Kar B et al. Clinical experience with the Tandemheart percutaneous ventricular assist device. texas heart institute journal / from the Texas Heart Institute of St. Luke's Episcopal Hospital, Texas Children's Hospital 2006a; 33:111-5.

Kar B et al. Use of the tandemheart percutaneous ventricular assist device to support patients undergoing high-risk percutaneous coronary intervention. Journal of Invasive Cardiology 2006b; 18:93-6.

Khan NU et al. Early experience with the Levitronix Centrimag (R) device for extra-corporeal membrane oxygenation following lung transplantation. European Journal of Cardio-Thoracic Surgery 2008; 3:1262-4.

Kirklin JK et al. Sixth INTERMACS annual report: A 10,000-patient database. Journal of Heart and Lung Transplantation 2014; 33:555-64.

Levin HR et al. Reversal of chronic ventricular dilation in patients with end-stage cardiomyopathy by prolonged mechanical unloading. Circulation 1995; 91:2717-20.

Lloyd-Jones D et al. Executive summary: Heart disease and stroke statistics-2010 update: A report from the American Heart Association. Circulation, 2010.

Loforte A et al. Simultaneous temporary Centrimag right ventricular assist device placement in HeartMate II left ventricular assist system recipients at high risk of right ventricular failure. Interactive Cardiovascular and Thoracic Surgery 2010; 10:847-50.

Loforte A et al. Heartware third-generation implantable continuous flow pump as biventricular support: mid-term follow-up. Interactive Cardiovascular and Thoracic Surgery, 2011.

Lund LH et al. The Registry of the International Society for Heart and Lung Transplantation: Thirty-First Official Adult Heart Transplant Report-2014; Focus Theme: Retransplantation. The Journal of Heart and Lung Transplantation: the official publication of the International Society for Heart Transplantation out. 2014; 33(10):996-1008.

Margulies KB. Reversal mechanisms of left ventricular remodeling: lessons from left ventricular assist device experiments. Journal of Cardiac Failure 2002; 8:S500-S505.

Meyns B et al. Left ventricular support by catheter-mounted axial flow pump reduces infarct size. Journal of the American College of Cardiology 2003; 41:1087-95.

Miller LW et al. Use of a continuous-flow device in patients awaiting heart transplantation. New Engl J Med 2007; 357:885-96.

Owan TE et al. Trends In Prevalence And Outcome Of Heart Failure With Preserved Ejection Fraction. New Engl J Med 2006; 55:251-9.

Owan TE, Redfield MM. Epidemiology of diastolic heart failure. Progress in Cardiovascular Diseases 2005; 47:320-32.

Pagani FD et al. Assessment of an extracorporeal life support to LVAD bridge to heart transplant strategy. Annals of Thoracic Surgery 2000; 70:1977-85.

Park PK, Napolitano LM, Bartlett RH. Extracorporeal membrane oxygenation in adult acute respiratory distress syndrome. Critical Care Clinics, 2011.

Rajagopal V et al. A novel percutaneous mechanical biventricular bridge to recovery in severe cardiac allograft rejection. Journal of Heart and Lung Transplantation 2010; 29:93-5.

Rastan AJ et al. Early and late outcomes of 517 consecutive adult patients treated with extracorporeal membrane oxygenation for refractory postcardiotomy cardiogenic shock. Journal of Thoracic and Cardiovascular Surgery 2010; 139.

Rodvien R. Hematologic observations made in patients with acute respiratory distress syndrome in the cooperative ECMO project. Artificial organs. [s.l: s.n.].

Rose EA et al. Long-term mechanical left ventricular assistance for end-stage heart failure. N Engl J Med 2001; 345:1435-43.

Sale SM, Smedira NG. Total artificial heart. Best Practice & Research Clinical Anaesthesiology, 2012.

Samuels LE, Darzé ES. Management of acute cardiogenic shock. Cardiology Clinics, 2003.

Santise G et al. Levitronix as a short-term salvage treatment for primary graft failure after heart transplantation. Journal of Heart and Lung Transplantation 2006; 25:495-8.

Sarkar K, Kini AS. Percutaneous left ventricular support devices. Cardiology Clinics, 2010.

Sarnoff SJ et al. Hemodynamic determinants of oxygen consumption of the heart with special reference to the tension-time index. Am J Physiol 1958; 192:148-6.

Shuhaiber JH et al. The Papworth Experience With the Levitronix Centrimag Ventricular Assist Device. Journal of Heart and Lung Transplantation 2008; 27:158-64.

Sjauw KD et al. A systematic review and meta-analysis of intra-aortic balloon pump therapy in ST-elevation myocardial infarction: Should we change the guidelines? European Heart Journal 2009; 30:459-68.

Slaughter MS et al. Advanced heart failure treated with continuous-flow left ventricular assist device. New Engl J Med 2009; 361:2241-51.

Smedira NG et al. Clinical experience with 202 adults receiving extracorporeal membrane oxygenation for cardiac failure: Survival at five years. Journal of Thoracic and Cardiovascular Surgery 2001; 122:92-102.

Solomon H, Lim DS, Ragosta M. Percutaneous ventricular assist device to rescue a patient with profound shock from a thrombosed prosthetic mitral valve. The Journal of Invasive Cardiology, 2008.

Starling RC. Improved quantity and quality of life: a winning combination to treat advanced heart failure. journal of the American College of Cardiology abr. 2010; 27, 55(17):1835-6.

Stevenson LW et al. INTERMACS Profiles of Advanced Heart Failure: The current picture. Journal of Heart and Lung Transplantation 2009; 28:535-41.

Subramaniam K et al. Mechanical circulatory support for cardiogenic shock Best Practice & Research Clinical Anaesthesiology, 2012.

Thiele H et al. Randomized comparison of intra-aortic balloon support with a percutaneous left ventricular assist device in patients with revascularized acute myocardial infarction complicated by cardiogenic shock. European Heart Journal 2005; 26:1276-83.

Thiele H et al. Intra-aortic balloon counterpulsation in acute myocardial infarction complicated by cardiogenic shock (IABP-SHOCK II): final 12 month results of a randomised, open-label trial. Lancet 2013; 382:1638-45.

Thomas JL et al. Use of a percutaneous left ventricular assist device for high-risk cardiac interventions and cardiogenic shock. The Journal of Invasive Cardiology 2010; 22:360-4.

Vranckx P et al. Assisted circulation using the tandemheart® during very high-risk PCI of the unprotected left main coronary artery in patients Declined For Cabg. Catheterization And Cardiovascular Interventions 2009; 74:302-10.

Werdan K et al. Mechanical circulatory support in cardiogenic shock. European Heart Journal, 2014.

Windecker S. Percutaneous left ventricular assist devices for treatment of patients with cardiogenic shock. Current Opinion in Critical Care 2007; 13:521-7.

Windecker S. et al. 2014 ESC/EACTS Guidelines on myocardial revascularization: The Task Force on Myocardial Revascularization of the European Society of Cardiology (ESC) and the European Association for Cardio-Thoracic Surgery (EACTS) Developed with the special contribution of the European Association of Percutaneous Cardiovascular Interventions (EAPCI). European Journal of Cardio-Thoracic Surgery : official journal of the European Association for Cardio-thoracic Surgery 29 ago. 2014; 46:517-92.

Wu MY et al. Using extracorporeal life support to resuscitate adult postcardiotomy cardiogenic shock: Treatment strategies and predictors of short-term and midterm survival. Resuscitation 2010; 81:1111-6.

24

Sandra S. Mattos • Thamine de Paula Hatem

Cardiopatias no Período Neonatal

INTRODUÇÃO

Cardiopatias congênitas são malformações frequentes, responsáveis por aproximadamente 40% de todas as malformações congênitas graves em seres humanos. Acometem em torno de 6 a 10 de cada 1.000 nascidos vivos. Sua incidência chega a 12,5%, quando anomalias mais simples são consideradas, e é possível que seja ainda maior em regiões em desenvolvimento, onde a desnutrição e outras morbidades maternas são mais frequentes. As cardiopatias congênitas são ainda causa frequente de abortamento espontâneo, com incidência aproximada de 10%. Cerca de um terço de todas as cardiopatias observadas na vida extrauterina é considerada grave e necessita de tratamento clínico ou cirúrgico ainda no primeiro ano de vida.

Médicos pediatras devem estar preparados para realizar a triagem das cardiopatias congênitas no período neonatal, para otimizar as condições clínicas dos pacientes e para trabalhar junto aos cardiologistas pediátricos e cirurgiões cardíacos no manejo específico dessas crianças. Diretrizes atuais recomendam que a triagem para cardiopatias congênitas seja realizada no período neonatal com avaliação subsequente em torno de 6 a 8 semanas. Finalmente, uma equipe multidisciplinar deve estar pronta para apoiar e orientar a família do ponto de vista médico e psicossocial.

As cardiopatias congênitas são geralmente subdivididas em cianogênicas ou acianogênicas, de acordo com sua propensão para o desenvolvimento de cianose clínica.

As cardiopatias congênitas acianogênicas podem ser subdivididas em cardiopatias de *shunt*, ou desvio do sangue da circulação sistêmica para a pulmonar, e cardiopatias obstrutivas.

As cardiopatias congênitas cianogênicas podem ser obstrutivas, de circulação em paralelo ou de mistura comum (cardiopatias complexas).

Nove cardiopatias congênitas, sete delas acianogênicas (comunicação interatrial, comunicação interventricular [CIV], defeito do septo atrioventricular, persistência do canal arterial, estenose pulmonar, estenose aórtica e coarctação da aorta) e duas cianogênicas (tetralogia de Fallot e transposição dos grandes vasos), são responsáveis por 85% de todos os defeitos cardíacos. Dentre elas, só a comunicação interatrial não tem repercussão no período neonatal. As demais, dependendo da gravidade dos defeitos anatômicos, podem levar a cianose ou insuficiência cardíaca congestiva (ICC) e necessitar de tratamento clínico e/ou cirúrgico ainda nessa fase. Outras cardiopatias, como atresia tricúspide, drenagem anômala total das veias pulmonares, *truncus arteriosus*, hipoplasia do coração esquerdo, dupla via de entrada do ventrículo esquerdo (VE) e outras formas de coração univentricular, são responsáveis pelos 15% dos defeitos cardíacos restantes.

DIAGNÓSTICO INTRAUTERINO DAS CARDIOPATIAS CONGÊNITAS

A grande maioria das cardiopatias congênitas pode ser detectada com segurança por meio do estudo ecocardiográfico do coração fetal. Dois grupos de pacientes devem ser encaminhados para submeter-se a essa avaliação: gestantes ou fetos que apresentam fatores de risco e aqueles nos quais o ultrassom obstétrico sugere a presença de anomalia cardíaca.

O grupo de gestantes de risco inclui mulheres com história familiar de cardiopatia congênita, aquelas expostas às infecções congênitas, como a rubéola, no primeiro trimestre da gestação, as diabéticas, hipertensas graves, portadoras de doenças autoimunes, fenilcetonúria, as que fizeram uso de algumas substâncias, como indometacina, anticonvulsivantes, álcool e lítio, e as que realizaram fertilização *in vitro*. Obesidade e sobrepeso pré-gestacional também foram recentemente relacionados com cardiopatias congênitas. Um filho anterior com cardiopatia congênita confere risco de 2% às gestações subsequentes. Quando a mãe é portadora de cardiopatia congênita, esse risco aumenta para 6% e mantém-se em 2%, quando a cardiopatia congênita ocorre no pai. Esses números podem variar de acordo com a cardiopatia específica.

O grupo de risco fetal inclui aqueles com malformações estruturais não cardíacas e os que apresentam alterações no volume do líquido amniótico, hidropisia não imune ou suspeita de síndrome genética. As principais associações genéticas incluem anomalias cromossômicas, como as síndromes de Down, Edward, Patau e *cri-du-chat*, síndromes de genes contíguos, como William e Di-George, e defeitos gênicos isolados, como síndromes de Marfan e Noonan e os isomerismos.

A maioria dos bebês que nascem com cardiopatias congênitas não apresenta fatores de risco na vida intrauterina, o que enfatiza a importância do rastreio obstétrico dessas malformações. A inclusão rotineira da imagem de quatro câmaras no ultrassom obstétrico torna possível a suspeição de uma cardiopatia em 30% a 60% dos casos, e esse percentual pode aumentar para 85% se as imagens das vias de saída forem somadas à técnica de rastreio obstétrico.

A detecção precoce de uma malformação cardíaca possibilita a otimização das etapas do tratamento do paciente. A maioria dos bebês com cardiopatias estruturais graves permanece estável na vida intrauterina, porém deteriora muito rapidamente na vida intrauterina em consequência do fechamento do canal arterial. O conhecimento precoce da presença de uma dessas anomalias torna possível o planejamento do parto em um centro capaz de lidar com o neonato do ponto de vista médico-cirúrgico.

AVALIAÇÃO INICIAL DO NEONATO COM SUSPEITA DE CARDIOPATIA

Dados relevantes na história de um neonato com suspeita de cardiopatia congênita incluem a presença de fatores de risco como história familiar, uso materno de substâncias ou infecção congênita, dados pré-natais, como detecção ou suspeição de anomalia em exame obstétrico, dados perinatais, como a presença de fatores de risco para infecção, ou sinais de persistência do padrão fetal da circulação.

De maneira geral, os sinais e sintomas que nos levam a pensar na presença de uma cardiopatia no período pós-natal incluem: taquipneia com dificuldade para se alimentar, taquicardia, cianose, sopros ou outras alterações à ausculta, ganho de peso excessivo ou ausência da perda fisiológica de peso pós-natal.

A taquipneia com dificuldade de alimentação é um dado importante que pode sinalizar para ICC no período neonatal. Neonatos que levam mais de 30 minutos para se alimentar devem ser avaliados para afastar doença cardíaca. Outros dados associados à ICC neonatal incluem taquicardia, ritmo de galope, cardiomegalia e hepatomegalia.

Outro sinal importante de doença cardíaca neonatal é a cianose, a qual pode ser periférica (extremidades) ou central (mucosas). Para o diagnóstico diferencial de cianose de origem cardíaca ou não, pode-se realizar o teste de hiperóxia, coletando uma gasometria arterial em ar ambiente no membro superior direito, em seguida aplicando 100% de O_2 por cateter nasal durante 10 minutos e coletando nova gasometria arterial. Neonatos com PO_2 inalterada têm provável cardiopatia congênita cianogênica com hipofluxo ou circulação em paralelo; aqueles que elevam a PO_2 para 75 a 150mmHg podem ter cardiopatia congênita cianogênica com mistura comum (hiperfluxo pulmonar), aqueles que elevam a $PO_2 > 150$mmHg não devem ter cardiopatia congênita cianogênica.

Antes mesmo de estabelecer o diagnóstico de uma cardiopatia, é fundamental afastar possíveis fatores agravantes do quadro clínico, como hipoglicemia, distúrbios hidroeletrolíticos e ácido-básicos, hipo ou hipertermia, anemia e infecções respiratórias. Na maioria dos casos, o quadro clínico do paciente pode ser otimizado antes mesmo de se estabelecer o diagnóstico da cardiopatia.

Crianças com sinais clínicos de ICC devem ser mantidas em decúbito elevado e iniciar oxigenoterapia (se não houver suspeita de cardiopatia "canal-dependente"), diurético (furosemida), na dose de 1mg/kg/dose a cada 12 horas, e digital oral, na dose de ataque de 0,01 a 0,03mg/kg/dia, a cada 8 horas, ou EV (75% desta dose), ou manutenção de 0,01mg/kg/dia a cada 12 horas, de acordo com a gravidade do quadro.

O manejo da cianose é mais complexo e, por vezes, exige o estabelecimento de mais detalhes acerca da patologia cardíaca. Quando o teste da hiperóxia é positivo, geralmente é possível administrar oxigênio com segurança. Quando negativo, é melhor aguardar mais esclarecimentos sobre a cardiopatia, para evitar a utilização de O_2 em uma patologia "canal-dependente", o que poderá acelerar o fechamento do canal arterial com consequente agravamento do quadro clínico.

EXAME FÍSICO DO APARELHO CARDIOVASCULAR

Um exame clínico detalhado, de acordo com os preceitos da semiótica do aparelho cardiovascular, é fundamental na avaliação do neonato com suspeita de cardiopatia congênita.

Em particular, a palpação dos pulsos periféricos e a ausculta da segunda bulha cardíaca e de possíveis sopros associados fornecem importantes subsídios para o raciocínio clínico sobre a presença e o tipo de patologia cardíaca apresentada.

Palpação dos pulsos periféricos

Os pulsos periféricos nos dizem muito sobre a circulação em diversos setores do corpo e fornecem indícios da etiologia da malformação cardíaca observada. Os pulsos periféricos normais têm amplitude semelhante nos membros superiores e inferiores e são sincrônicos. No neonato, os pulsos distais, como pediosos ou tibiais posteriores, são facilmente comprimidos, por vezes dificultando sua palpação. Deve ser realizada a comparação entre cubitais e femorais. As situações clínicas mais frequentemente observadas são:

- **Pulsos de amplitude diminuída universalmente:** podem refletir um quadro de baixo débito cardíaco (sepse, disfunção miocárdica etc.) ou uma obstrução central, como estenose aórtica valvar.
- **Pulsos de amplitude aumentada universalmente:** geralmente refletem uma situação de hiperdinamia, de origem cardíaca (grande canal arterial, insuficiência da valva aórtica ou truncal, fístulas arteriovenosas) ou não (anemia).
- **Pulsos cubitais palpáveis e femorais impalpáveis:** refletem uma obstrução da circulação sistêmica após a emergência dos vasos da base, como na coarctação da aorta ou na interrupção do arco aórtico. Por vezes, a coarctação pode estar muito próxima do nível de emergência da artéria subclávia esquerda, fazendo com que o pulso esteja diminuído no braço esquerdo.
- **Pulsos cubitais impalpáveis e femorais palpáveis:** refletem uma situação extrema na qual não há praticamente nenhum fluxo através da aorta ascendente, como na atresia aórtica ou hipoplasia do coração esquerdo. A perfusão dos membros inferiores é mantida através de um grande canal arterial, motivo pelo qual os pulsos dos membros inferiores se mantêm de boa amplitude.

Ausculta da segunda bulha cardíaca

A segunda bulha cardíaca é o som do fechamento das valvas aórtica e pulmonar. Como as alterações da circulação pulmonar constituem um dos aspectos mais importantes das cardiopatias congênitas, a ausculta correta da segunda bulha fornece subsídios importantes para o diagnóstico diferencial dessas patologias. Na segunda bulha normal, o primeiro componente corresponde ao fechamento da valva aórtica e o segundo componente, ao fechamento da valva pulmonar.

O comportamento normal da segunda bulha depende do ciclo respiratório. Na inspiração, por haver aumento da pressão negativa intratorácica e maior drenagem de sangue das veias cavas para o átrio direito (AD), maior volume de sangue passa através do ventrículo direito (VD), "atrasando" em alguns milissegundos o fechamento da valva pulmonar e, consequentemente, "desdobrando a segunda bulha". Na expiração, em virtude da redução do volume de fluxo através dessa valva, seu fechamento se dá de maneira mais precoce, juntamente com o componente aórtico. Há, portanto, um desdobramento fisiológico da segunda bulha em crianças normais, acentuado pela inspiração profunda.

Os componentes aórtico e pulmonar têm amplitudes semelhantes, sendo o pulmonar um pouco menos intenso do que o aórtico:

- **Desdobramento fixo:** quando o volume de sangue que passa do VD para a artéria pulmonar está constantemente aumentado, como na comunicação interatrial, o componente pulmonar, sempre "atrasado", produz um desdobramento fixo da segunda bulha.
- **Hiperfonese da segunda bulha cardíaca:** os componentes aórtico e pulmonar podem elevar o som da segunda bulha. No caso do componente aórtico, ocorre quando esse vaso se encontra mais próximo à parede torácica (p. ex., transposição dos grandes vasos). O componente pulmonar, quando aumenta o som da segunda bulha, reflete um aumento na pressão arterial pulmonar e é um dado muito importante no exame físico de crianças com suspeita de cardiopatia congênita.
- **Segunda bulha única:** a segunda bulha é única na presença de estenose grave ou atresia de uma das vias de saída ventricular, mais frequentemente estenose pulmonar grave, tetralogia de Fallot ou atresia pulmonar.

Sopros cardíacos

A simples presença ou ausência de um sopro cardíaco é um dado de pouco significado clínico para o diagnóstico de uma cardiopatia no período neonatal, tendo em vista a frequência com que sopros transitórios são auscultados em bebês normais e o fato de que muitas cardiopatias graves, como a transposição dos grandes vasos, a coarctação da aorta ou a atresia pulmonar, podem cursar sem nenhum sopro cardíaco associado.

Na presença de um sopro, no entanto, seu tempo de aparecimento e suas características, além de outros dados da ausculta, como análise da segunda bulha cardíaca, são dados úteis para diferenciar os tipos de malformações.

Tipos de sopro em relação ao tempo de aparecimento

- **Sopro obrigatório:** está sempre presente, pois se origina em um local onde as pressões são sempre diferentes (p. ex., sopro através de uma valva cardíaca – estenose aórtica, estenose pulmonar etc.). Essas cardiopatias "sopram" desde intraútero e, consequentemente, são detectadas precocemente, muitas vezes já no exame físico na sala de parto.
- **Sopro dependente:** para aparecer, ou "desaparecer", depende de um diferencial de pressão entre as circulações sistêmica e pulmonar (p. ex., sopro de uma CIV – não é auscultado na sala de parto, pois as pressões entre a circulação pulmonar e a sistêmica são semelhantes). Aparece nos dias subsequentes com a queda da circulação pulmonar.

Sopros detectados nas primeiras 24 horas de vida têm maior probabilidade de corresponder a uma cardiopatia congênita (1:12) sendo, na maioria das vezes, um canal arterial patente. Sopros detectados nos primeiros 6 meses de vida têm 1:7 chances de corresponder a uma cardiopatia estrutural, ao passo que esta probabilidade cai para 1:50 naqueles detectados entre 6 e 12 meses de idade.

Tipos de sopro em relação à duração do ciclo cardíaco

- **Sopro sistólico:** acontece durante a sístole ventricular, podendo ser *ejetivo* (estenose aórtica, estenose pulmonar, CIV) ou *regurgitativo* (insuficiência mitral, insuficiência tricúspide). Sopros sistólicos suaves são comuns em crianças normais. Sopros rudes estão mais frequentemente associados a lesões estruturais.
- **Sopro diastólico:** acontece durante a diástole ventricular (insuficiência aórtica, insuficiência pulmonar, estenose mitral, estenose tricúspide).
- **Sopro contínuo:** acontece durante todo o ciclo cardíaco. Exemplos clássicos desses sopros são a persistência de canal arterial e as fístulas arteriovenosas em crianças maiores. No neonato, devido às pressões diastólicas semelhantes nas circulações sistêmica e pulmonar, o sopro do canal arterial apresenta apenas o componente sistólico. A presença de um sopro contínuo na fontanela alerta para o diagnóstico de malformação arteriovenosa (aneurisma da grande veia de Galeno). Ausculta abdominal também pode revelar sopros contínuos em região hepática por malformação arteriovenosa. Esses diagnósticos devem ser considerados e pesquisados em neonatos e lactentes jovens com ICC de alto débito sem causa cardíaca aparente.

DIAGNÓSTICO DIFERENCIAL DAS CARDIOPATIAS

A maioria dos pacientes com cardiopatias congênitas no período neonatal se apresenta com quatro situações clínicas, a saber: cianose, taquipneia e dificuldade à amamentação (ICC) sem cianose, ICC associada a cianose ou apenas sopro. A Tabela 24.1 lista as principais cardiopatias congênitas de acordo com a forma de apresentação, enquanto a Tabela 24.2 descreve as principais características clínicas das cardiopatias congênitas que cursam com repercussão no período neonatal.

Primeira possibilidade: quando cianose isolada é o principal sinal clínico

Nesses neonatos, devemos pensar em cardiopatias com obstrução à circulação pulmonar (funcionais ou estruturais) ou em cardiopatias com circulação em paralelo.

Entre as patologias com obstrução ao fluxo pulmonar destacam-se a tetralogia de Fallot e a atresia pulmonar, como defeitos anatômicos, e a persistência do padrão fetal da circulação pulmonar, como uma obstrução funcional ao fluxo. Como exemplo de circulação em paralelo temos a transposição dos grandes vasos, que é a principal cardiopatia congênita que causa cianose na primeira semana de vida.

Tabela 24.1 Diagnóstico diferencial das cardiopatias na infância

Apresentação principal	Pensar em situações com	Cardiopatia mais provável
Cianose	Circulação em paralelo Obstrução mecânica ao fluxo pulmonar Obstrução funcional ao fluxo pulmonar	Transposição dos grandes vasos Tetralogia de Fallot Estenose pulmonar Atresia pulmonar Persistência do padrão fetal
ICC	Obstrução mecânica ao fluxo sistêmico Hiperfluxo pulmonar	Coarctação da aorta Interrupção do arco aórtico Estenose valvar aórtica Canal arterial patente
Cianose + ICC	Cardiopatias complexas com mistura comum	*Truncus arteriosus* Atresia tricúspide Anomalia de Ebstein Displasia tricúspide Atresia mitral Drenagem anômala total das veias pulmonares Hipoplasia do coração esquerdo Dupla via de entrada de um ventrículo Outras cardiopatias complexas com mistura completa
Sopro sem cianose ou ICC	Hiperfluxo pulmonar Obstrução à circulação sistêmica Obstrução à circulação pulmonar	Comunicação interventricular Defeito do septo atrioventricular Canal arterial patente Estenose aórtica Estenose pulmonar Tetralogia de Fallot

ICC: insuficiência cardíaca congestiva.

Tabela 24.2 Características das cardiopatias congênitas mais frequentes, com repercussão no período neonatal

Cardiopatia	Principais características
Comunicação interventricular	Bebê nasce bem. Exame inicial normal ou SS suave. SS mais audível após a primeira semana de vida. Defeitos pequenos evoluem para sopros rudes, com frêmito, porém sem sintomatologia associada. Nos defeitos grandes, o sopro se associa a aparecimento de taquipneia e dificuldade de se alimentar. O precórdio é ativo, e a segunda bulha é desdobrada com componente pulmonar hiperfonético. Os pulsos periféricos são normais. O tratamento inicial é clínico. Pode haver fechamento espontâneo. A cirurgia é indicada naqueles que permanecem com grandes *shunts* E-D, ganho ponderal insatisfatório e/ou hipertensão pulmonar
Defeito do septo atrioventricular	Apresentação clínica semelhante à das comunicações interventriculares. Pode cursar com menos ICC devido à maior possibilidade de manutenção de uma pressão arterial pulmonar elevada. Frequentemente associado à trissomia do 21 (30% a 40%). O SS pode ser suave devido a um refluxo da valva atrioventricular. Não há sopro da CIV (pressões ventriculares semelhantes). Tratamento clínico inicial e cirurgia em torno dos 6 meses da vida
Persistência do canal arterial	Mais frequente em prematuros. O sopro em geral é apenas sistólico e aparece concomitantemente à deterioração do quadro clínico pulmonar. Os pulsos periféricos aumentam de amplitude. Cirurgia indicada naqueles que não respondem a tratamento clínico com indometacina ou ibuprofeno
Estenose pulmonar grave	Pode cursar com cianose ou ICC e ter fisiologia canal-dependente, quando estão indicadas a infusão de prostaglandina E e a valvoplastia pulmonar com cateter-balão. Os pulsos periféricos são normais. Há um SS ejetivo em bordo esternal esquerdo alto (BEEA)
Estenose aórtica grave	Causa de ICC no período neonatal. Pulsos periféricos diminuídos universalmente, sinais de baixo débito. SS ejetivo em bordo esternal direito alto (BEDA), irradiando para o pescoço. Manejo imediato com prostaglandinas e valvoplastia
Coarctação da aorta	Neonato em ICC com pulsos amplos nos membros superiores e diminuídos ou ausentes nos membros inferiores. O pulso do MSE também pode estar diminuído quando a coarctação está muito próxima à origem da artéria subclávia esquerda. Estão indicadas infusão de prostaglandinas e correção cirúrgica neonatal, nos casos mais graves
Tetralogia de Fallot	CIV com estenose pulmonar infundibulovalvar, cavalgamento da aorta e hipertrofia ventricular direita. O grau de estenose pulmonar determina o curso clínico. Quando crítica, a cardiopatia pode ser canal-dependente, necessitando infusão de prostaglandina e tratamento cirúrgico (*shunt* sistêmico-pulmonar) ou intervencionista (dilatação da via de saída) no período neonatal
Transposição das grandes artérias	Cardiopatia grave que cursa com circulação em paralelo e depende de *shunts* (CIA, CIV ou PCA) para mistura de sangue. Casos sem grandes *shunts* deterioram rapidamente e necessitam tratamento na primeira semana de vida. A correção anatômica do defeito (cirurgia de Jatene) é a melhor opção terapêutica e pode ser realizada primariamente ou após atriosseptostomia com cateter-balão

SS: sopro sistólico; E-D: esquerda-direita; CIV: comunicação interventricular; ICC: insuficiência cardíaca congestiva; MSE: membro superior esquerdo; CIA: comunicação interatrial; PCA: persistência do canal arterial.

O algoritmo diagnóstico básico para esses pacientes está sumarizado na Figura 24.1 e se utiliza de aspectos clínicos e de exames complementares básicos, como a radiografia do tórax e o eletrocardiograma.

A Figura 24.2A mostra a radiografia do tórax de um neonato com tetralogia de Fallot com os achados característicos de hipofluxo pulmonar, arco médio escavado e a ponta do VD levantada "em tamanco holandês". A Figura 24.2B mostra a imagem "em ovo" de um coração com o pedículo estreito, característico da transposição dos grandes vasos da base. A imagem ecocardiográfica correspondente às duas patologias está apresentada nas Figuras 24.2C e D, respectivamente.

Segunda possibilidade: quando a insuficiência cardíaca é manifestação clínica isolada

Nesses pacientes, nosso raciocínio clínico nos leva a pensar em cardiopatias com obstrução à circulação sistêmica, cardiopatias com hiperfluxo pulmonar ou cardiopatias com disfunção miocárdica.

A avaliação dos pulsos periféricos é um dado fundamental para guiar o raciocínio clínico e identificar cardiopatias graves com comprometimento circulatório e necessidade de manejo imediato, como coarctação ou interrupção do arco aórtico, hipoplasia do coração esquerdo e cardiomiopatias.

No período neonatal, a cardiopatia congênita com hiperfluxo pulmonar que mais leva à ICC é a persistência do canal arterial, principalmente em prematuros. Comunicações interventriculares amplas e defeitos do septo atrioventricular também podem ser causas de ICC precoce, geralmente a partir da segunda ou terceira semana de vida.

A Figura 24.3 apresenta imagens ecocardiográficas de uma coarctação da aorta (A), uma cardiomiopatia dilatada (B), um canal arterial patente (C) e um defeito completo do septo atrioventricular (D) no período neonatal, e o algoritmo diagnóstico básico para esse grupo de pacientes está descrito na Figura 24.4.

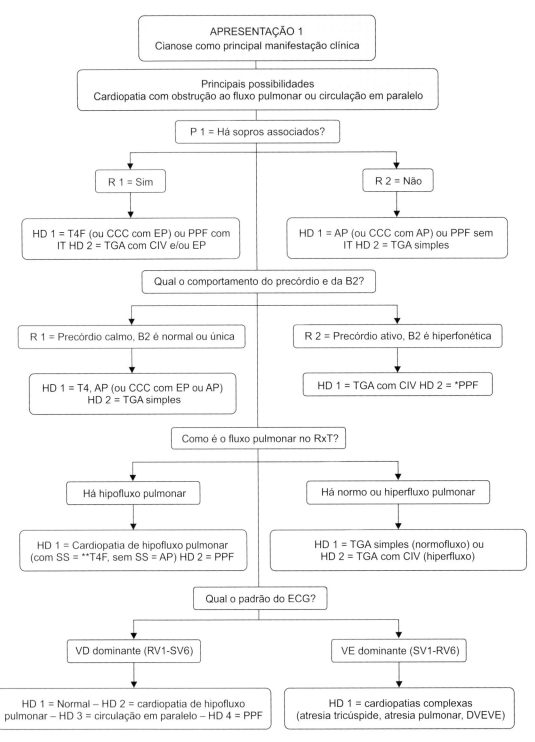

Figura 24.1 Algoritmo para o diagnóstico de recém-nascido com suspeita de cardiopatia. (T4F: tetralogia de Fallot; CCC: cardiopatia congênita complexa; EP: estenose pulmonar; PPF: persistência do padrão fetal; IT: insuficiência tricúspide; TGA: transposição dos grandes vasos; CIV: comunicação interventricular; AP: atresia pulmonar; SS: sopro sistólico; DVEVE: dupla via de entrada do ventrículo esquerdo.) *Dica diagnóstica: na persistência do padrão fetal, como a obstrução ao fluxo pulmonar se deve a uma hiper-resistência da circulação pulmonar, o teste de hiperóxia tende a ser positivo, com boa resposta à oxigenoterapia, que é a maior ferramenta terapêutica nesses pacientes. **Dica diagnóstica: outros dados da radiografia de tórax que corroboram esse diagnóstico são o escavamento do tronco pulmonar e, por vezes, o levantamento da ponta, dando a impressão de tamanco holandês, este último mais comum na tetralogia de Fallot.

CAPÍTULO 24 Cardiopatias no Período Neonatal

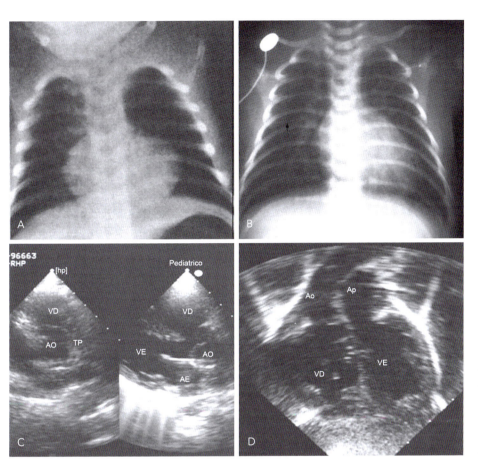

Figura 24.2 Cardiopatias congênitas que cursam primariamente com cianose. **A** RxT de tetralogia de Fallot, imagem "em tamanco holandês". **B** RxT de transposição dos grandes vasos, imagem de "ovo". **C** Ecocardiograma de tetralogia de Fallot. **D** Ecocardiograma de transposição dos grandes vasos.

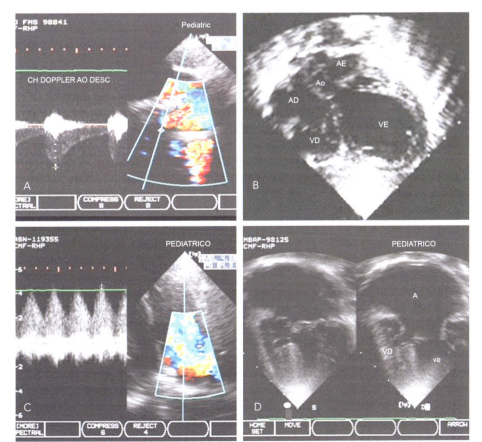

Figura 24.3 Imagens ecocarzaorta. **B** Cardiomiopatia dilatada. **C** Canal arterial patente. **D** Defeito completo do septo atrioventricular.

297

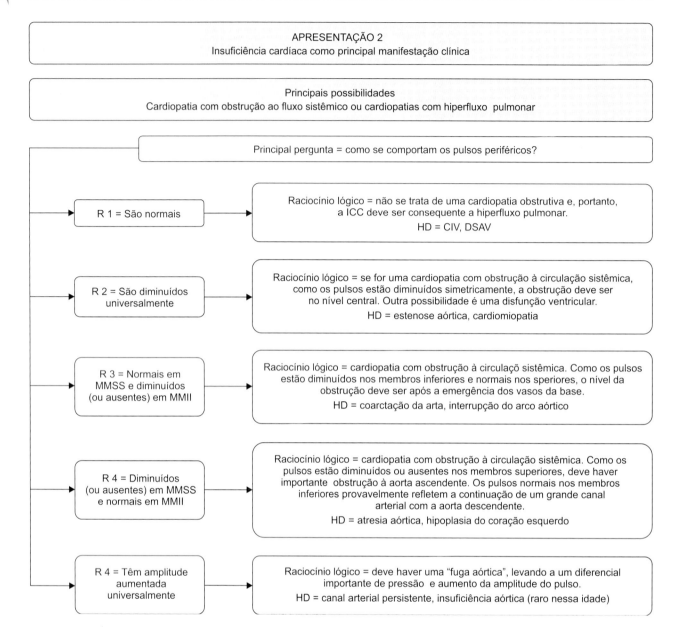

Figura 24.4 Algoritmo para o diagnóstico de recém-nascido com suspeita de cardiopatia. (CIV: comunicação interventricular; DSAV: defeito do septo atrioventricular; HD: hipótese diagnóstica; ICC: insuficiência cardíaca congestiva; MMSS: membros superiores; MMII: membros inferiores.)

Terceira possibilidade: quando cianose e insuficiência cardíaca estão associadas

Aqui se encontra a maioria das cardiopatias congênitas complexas, muitas de prognóstico mais reservado. Elas podem ser agrupadas pelo título de cardiopatias congênitas cianogênicas de mistura comum. Dentre elas destacam-se o *truncus arteriosus* (Figura 24.5A), a drenagem anômala total das veias pulmonares (Figura 24.5B), a atresia tricúspide (Figura 24.5C), a dupla via de entrada do VE (Figura 24.5D) e outras malformações com fisiopatologia de ventrículo único. A Figura 24.7 relaciona algumas das principais características diagnósticas dessas patologias.

Quarta possibilidade: quando apenas o sopro chama atenção no exame do neonato

O achado de um sopro isolado no exame clínico de um neonato é um dado pouco esclarecedor, pois podemos estar diante de uma criança com o coração completamente normal, com uma cardiopatia com leve repercussão hemodinâmica, ou até mesmo de uma cardiopatia grave, cuja manifestação clínica ainda não se deu devido à manutenção dos padrões da circulação fetal. Por este motivo, faz-se necessário investigar bem o paciente no sentido de afastar uma cianose ainda não evidente clinicamente, checar bem os pulsos periféricos nos quatro

CAPÍTULO 24   Cardiopatias no Período Neonatal

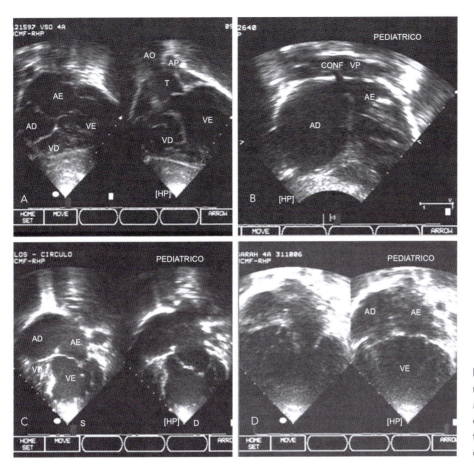

Figura 24.5 Cardiopatias congênitas complexas. A *Truncus arteriosus*. B Drenagem anômala total das veias pulmonares. C Atresia tricúspide. D Dupla via de entrada do VE.

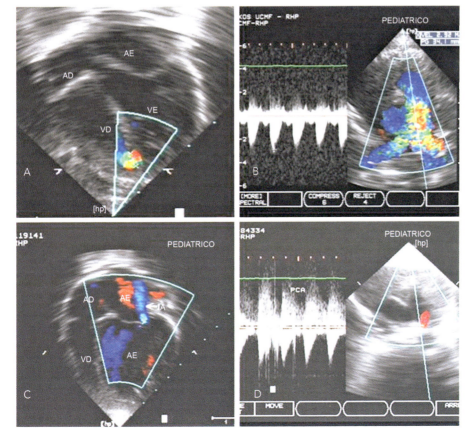

Figura 24.6 Condições simples que causam sopro sistólico no período neonatal. A CIV muscular apical pequena. B Estenose pulmonar. C Insuficiência da valva tricúspide. D Pequeno canal arterial patente.

299

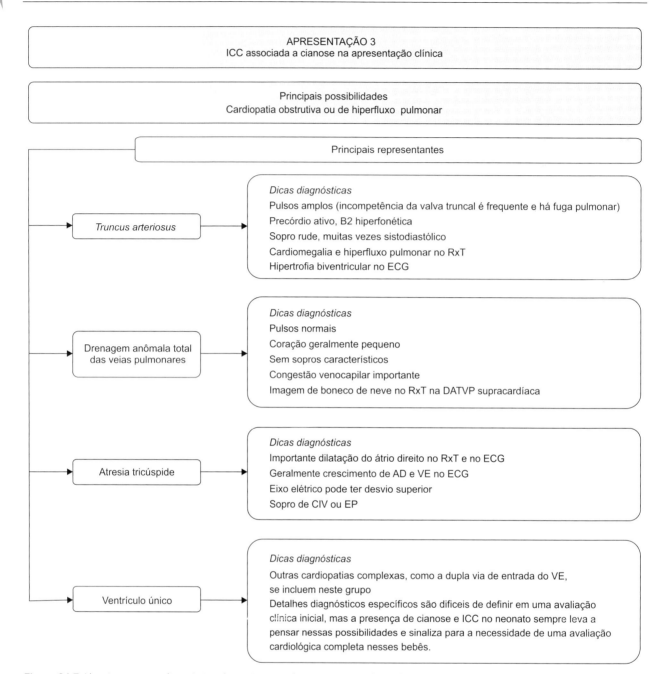

Figura 24.7 Algoritmo para o diagnóstico de recém-nascido com suspeita de cardiopatia. (B2: segunda bulha; DATVP: drenagem anômala total das veias pulmonares; AD: átrio direito; VE: ventrículo esquerdo; CIV: comunicação interventricular; EP: estenose pulmonar; ICC: insuficiência cardíaca congestiva.)

membros, avaliar a atividade precordial e auscultar cuidadosamente o coração, para avaliar as bulhas cardíacas e quaisquer outros ruídos.

Quando todos esses dados se confirmam como normais e persiste apenas o sopro, poderemos estar diante de um coração normal, uma cardiopatia obstrutiva ou hiperfluxo pulmonar. Sopros rudes são compatíveis com grandes diferenciais de pressão, o que acontece nas estenoses mais graves das valvas arteriais (aórtica e pulmonar) ou nas CIV de menor tamanho. Sopros mais suaves podem refletir graus menores de estenose nas vias de saída, CIV de maior tamanho ou situações em que a pressão pulmonar ainda está elevada ou sopros funcionais, sem substrato anatômico. Insuficiência da valva tricúspide também é causa frequente de sopro sistólico suave em neonatos.

A Figura 24.6 mostra algumas imagens ecocardiográficas típicas associadas a sopros sistólicos no período neonatal, com CIV muscular apical pequena (A), estenose de ramos das artérias pulmonares (B), insuficiência da valva tricúspide (C) e pequeno canal arterial patente (D), enquanto a Figura 24.8 resume o raciocínio diagnóstico na presença de um sopro como achado isolado no período neonatal.

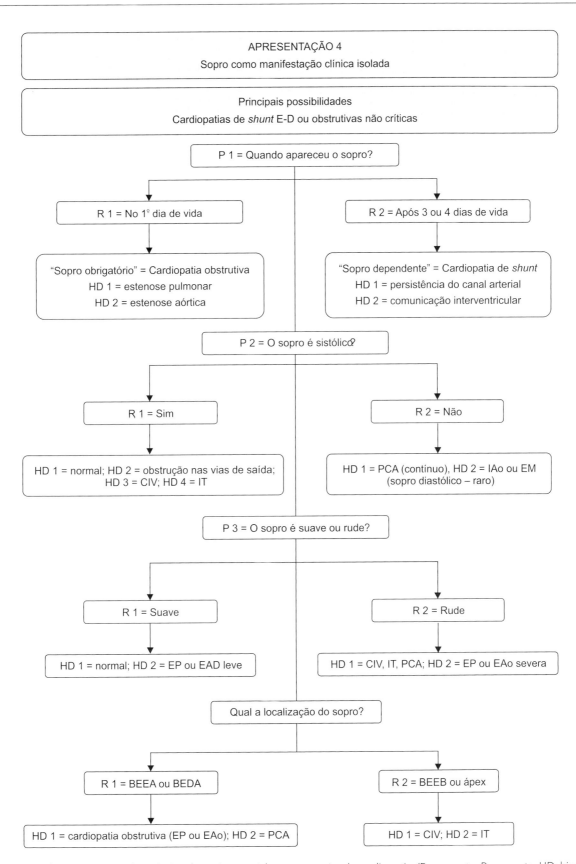

Figura 24.8 Algoritmo para o diagnóstico de recém-nascido com suspeita de cardiopatia. (P: pergunta; R: resposta; HD: hipótese diagnóstica; CIV: comunicação interventricular; IT: insuficiência tricúspide; PCA: persistência do canal arterial; IAo: insuficiência aórtica; EM: estenose mitral; EP: estenose pulmonar; EAo: estenose aórtica; BEEA: bordo esternal esquerdo alto; BEEB: bordo esternal esquerdo baixo; BEDA: bordo esternal direito alto.)

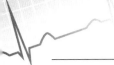

MANEJO DAS CARDIOPATIAS NO PERÍODO NEONATAL

O manejo cardiovascular do recém-nascido com suspeita de cardiopatia é complexo, pois idealmente só deveria ser iniciado após o estabelecimento do diagnóstico, o que nem sempre é possível.

Do ponto de vista pediátrico, é importante lembrar que geralmente é possível melhorar o estado clínico do paciente mesmo antes da avaliação cardiológica completa.

O controle clínico de comorbidades é aspecto fundamental na etapa inicial de avaliação do paciente e envolve o afastamento de possíveis fatores agravantes do quadro clínico, como hipoglicemia, distúrbios hidroeletrolíticos e ácido-básicos, hipo ou hipertermia, anemia e infecções respiratórias.

Se há sinais de ICC, seu manejo pode ser iniciado mantendo-se a criança em decúbito elevado, utilizando oxigenoterapia (se não houver suspeita de cardiopatia "canal-dependente"), diuréticos, digitálicos ou agentes inotrópicos (veja o Capítulo 25), de acordo com a gravidade do quadro.

O manejo da cianose é mais complexo e, por vezes, exige o estabelecimento de mais detalhes sobre a patologia cardíaca. Quando o teste da hiperóxia é positivo, geralmente é possível administrar oxigênio com segurança. Quando negativo, é melhor aguardar maior esclarecimento quanto à cardiopatia, para evitar a utilização de O_2 em uma patologia "canal-dependente", o que poderá acelerar o fechamento do canal arterial com consequente agravamento do quadro clínico.

O manejo cardiovascular específico das cardiopatias no neonato é cirúrgico na maioria dos pacientes que se apresentam com cianose. Naqueles com fisiopatologia canal-dependente, deve-se iniciar infusão de prostaglandina e otimizar o estado clínico. A cirurgia geralmente acontece nos primeiros dias de vida. Pacientes com ICC secundária à obstrução da circulação sistêmica também têm fisiopatologia canal-dependente e seguem, na maioria das vezes, o mesmo curso.

Pacientes com ICC secundária a hiperfluxo pulmonar muitas vezes podem ser manejados clinicamente, sendo possível adiar ou até evitar o procedimento cirúrgico, devido à possibilidade de fechamento espontâneo de algumas lesões.

Bibliografia

Berstein D. Congenital heart disease. In: Nelson, WE, Behrman RE, Kliegman RM, Arvin AM (eds.) Nelson textbook of pediatrics. 15. ed. Philadelphia: Saunders, 1996:1286.

Burn J, Brennan P, Little J et al. Recurrance risk of adults with major heart defects: results from first cohort of British collaborative study. Lancet 1998; 351:311-6.

Burton DA, Cabalka AK. Cardiac evaluation of infants. The first year of life. Pediatr Clin North Am 1994; 41:991-1015.

Clarke E, Kumar MR. Evaluation of suspected congenital heart disease in the neonatal period. Current Paediatrics 2005; 15:523-31.

Gadow EC, Otano L, Lippold SE. Congenital malformations. Curr Opin Obstet Gynecol 1996; 8:412-6.

Hall DMB, Elliman D. Health for all children. 4. ed. Oxford: Oxford University Press, 2003.

Hoffman JI, Kaplan S. The incidence of congenital heart disease. J Am Coll Cardiol 2002; 39:1890-900.

Hoffman JI. In: Yagel S, Silverman N, Gembruch U (eds.) Fetal cardiology: embryology, genetics, physiology, echocardiographic evaluation, diagnosis and perinatal management of cardiac diseases. London: Taylor and Francis 2002:79-87.

Rychik J, Ayres N, Cuneo B et al. American Society of Echocardiography guidelines and standards for performance of the fetal echocardiogram. J Am Soc Echocardiogr 2004; 17:803-10.

Rychik J. Frontiers in fetal cardiovascular disease. Pediatr Clin North Am 2004; 51:1489-502.

Silove ED. Assessment and management of congenital heart disease in the newborn by the district paediatrician. Arch Dis Child Fetal Neonatal Ed 1994; 70:71-4.

Stauffer NR, Murphy K. Prenatal diagnosis of congenital heart disease: the beginning. Crit Care Nurs Q 2002; 25:1-7.

Watkins ML, Rasmussen SA, Honein MA et al. Maternal obesity and risk for birth defects. Pediatrics 2003; 111(5 Part 2):1152-8.

25

Sandra S. Mattos

Insuficiência Cardíaca na Infância

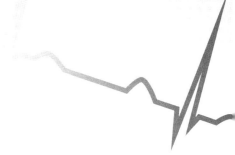

DEFINIÇÃO

Através de uma complexa rede neuro-hormonal e hemodinâmica, o coração supre as necessidades metabólicas do organismo, mantendo níveis pressóricos fisiológicos. Quando esse trabalho não é realizado adequadamente, insuficiência cardíaca (ICC) acontece, sendo definida como uma "síndrome clínica caracterizada pelo desempenho cardíaco inadequado em determinada situação". Na criança, devido às diferentes etiologias para IC, os mecanismos interativos que mantêm o débito cardíaco são ainda mais complexos do que nos adultos.

FISIOPATOLOGIA

O coração normal é uma bomba que se contrai e relaxa, impulsionando o fluxo sanguíneo para todo o sistema circulatório.

Quando as demandas metabólicas aumentam, o coração se utiliza de quatro mecanismos compensatórios básicos, envolvendo o sistema nervoso simpático e o sistema renina-angiotensina, que atuam para manter o fluxo e a pressão para os órgãos vitais através de aumento da *frequência cardíaca* e da *contratilidade ventricular*, da retenção renal de fluidos, aumentando o enchimento ventricular ou a *pré-carga*, e do aumento da vasoconstrição periférica para elevar a *pós-carga* ventricular.

Se a demanda ultrapassa os mecanismos compensatórios, ocorrem sinais de IC. Esses sinais incluem taquicardia, congestão venosa, elevação dos níveis de catecolaminas circulantes e, finalmente, baixo débito.

CLASSIFICAÇÃO

Dentre as muitas classificações para IC existentes, destacam-se:

- **Insuficiência cardíaca sistólica:** secundária à diminuição da contratilidade ventricular.
- **Insuficiência cardíaca diastólica:** secundária à redução na complacência ventricular.
- **Insuficiência cardíaca esquerda:** consequente à falência do ventrículo esquerdo.
- **Insuficiência cardíaca direita:** consequente à falência do ventrículo direito.
- **Insuficiência cardíaca de baixo débito:** que se acompanha de redução do débito cardíaco.
- **Insuficiência cardíaca de alto débito:** consequente ao aumento das demandas metabólicas, como na anemia ou nas cardiopatias de *shunt* esquerda-direita.
- **Insuficiência cardíaca compensada:** quando o débito cardíaco está preservado.
- **Insuficiência cardíaca descompensada:** quando há diminuição do débito cardíaco e a presença de sinais clínicos de IC.

ETIOLOGIA

De maneira geral, a IC pode resultar de uma carga excessiva de volume ou pressão sobre um miocárdio normal, como observado nas cardiopatias congênitas com obstrução na via de saída do ventrículo esquerdo (p. ex., estenose aórtica, hipertensão arterial sistêmica) ou nos grandes *shunts* da esquerda para a direita (p. ex., comunicação interventricular, canal arterial), ou pode ocorrer em consequência de uma anormalidade miocárdica primária (p. ex., miocardites ou cardiomiopatias). Distúrbios do ritmo cardíaco, anomalias pericárdicas ou uma combinação de outros fatores extracardíacos, como anemia ou sepse, podem também levar ao desenvolvimento de IC.

A etiologia da IC na infância pode ser estratificada de acordo com a idade do paciente (Tabela 25.1).

No feto, as etiologias mais frequentes para IC são: anemia (p. ex., sensibilização Rh, transfusão materno-fetal), arritmias (usualmente taquicardia supraventricular ou bloqueio

Tabela 25.1 Principais causas de ICC de acordo com a faixa etária

Faixa etária	Mecanismo subjacente	Etiologia da IC
Intraútero	Distúrbios do ritmo	Taquiarritmia, bloqueio atrioventricular total
	Sobrecarga volumétrica	Eritroblastose fetal, transfusão feto-fetal
	Malformações estruturais	Doença de Ebstein, displasia da valva tricúspide
	Malformações arteriovenosas	Aneurisma da grande veia de Galeno
	Anomalias miocárdicas	Miocardites/cardiomiopatias
Neonato	Cardiopatia canal-dependente	Hipoplasia do coração esquerdo, estenose aórtica crítica, coarctação ou interrupção do arco aórtico
	Cardiopatia não canal-dependente	Drenagem anômala total das veias pulmonares obstrutiva
	Distúrbios do ritmo	Taquiarritmias
	Comprometimento miocárdico	Miocardite/cardiomiopatia, sepse
	Malformação arteriovenosa	Grandes fístulas arteriovenosas
Lactente	Obstrução sistêmica	Coarctação da aorta, estenose aórtica
	Shunt E-D	Defeito do septo atrioventricular, comunicação interventricular, persistência do canal arterial
	Cardiopatias complexas	Drenagem anômala total das veias pulmonares
		Ventrículo único sem estenose pulmonar
		Transposição com comunicação interventricular, *truncus arteriosus*
	Anomalias miocárdicas/pericárdicas	Miocardites, pericardites, cardiomiopatias, origem anômala da coronária esquerda
	Arritmias	Taquiarritmias
Criança maior e adolescentes	Cardiopatias adquiridas	Miocardites, doença cardíaca reumática com lesão orovalvar
	Comprometimento miocárdico	Cardiomiopatia idiopática dilatada, doença neuromuscular, terapia com agentes cardiotóxicos
		AIDS, uso abusivo de substâncias, lesões cirúrgicas residuais, anemia, endocardite infecciosa, deterioração miocárdica nas cardiopatias congênitas

atrioventricular total) e disfunção miocárdica (miocardite ou cardiomiopatia). A maioria das cardiopatias congênitas estruturais, mesmo em suas formas mais graves, não leva ao desenvolvimento de IC na vida intrauterina, à exceção das cardiopatias congênitas que se associam à regurgitação de uma valva atrioventricular. A IC fetal não tratada geralmente progride para hidropisia, com derrame pericárdico, derrame pleural e ascite, levando a quadros de anasarca e óbito intrauterino.

Neonatos e lactentes jovens, até 2 meses de vida, constituem o grupo com maior probabilidade de apresentar IC relacionada com doença cardíaca estrutural. Especialmente se o paciente se apresenta com IC nas 2 primeiras semanas de vida, é mandatória avaliação cardíaca imediata, pois pode tratar-se de cardiopatia congênita canal-dependente, cujo prognóstico é reservado caso as medidas terapêuticas adequadas, inclusive a infusão de prostaglandinas, não sejam iniciadas precocemente. É importante salientar que, quando a IC já está presente no primeiro dia de vida, ela não costuma ser secundária à cardiopatia congênita, pois nesse período os *bypasses* da circulação fetal ainda estão amplamente abertos. Nesses casos, é importante pensar em disfunção miocárdica por hipoxia, hipoglicemia, hipocalcemia ou sepse perinatal.

A partir do final do primeiro mês de vida, a IC está mais frequentemente relacionada com cardiopatias congênitas de hiperfluxo pulmonar. Situações mais raras, como origem anômala da artéria coronária esquerda, também devem fazer parte do diagnóstico diferencial, pois são manejadas por cirurgia e, muitas vezes, são confundidas e manejadas clinicamente como uma cardiomiopatia dilatada.

Em crianças mais velhas e adolescentes, a IC pode ser a consequência de uma intercorrência em pacientes portadores de cardiopatias congênitas, como o agravo de uma disfunção valvar ou uma endocardite bacteriana, porém, com maior frequência, é secundária às doenças cardíacas adquiridas, como miocardites, doença reumática, hipertensão arterial sistêmica, insuficiência renal ou, mais raramente, arritmias ou isquemia miocárdica. O uso de substâncias como cocaína inalada e outros estimulantes vem se tornando uma causa precipitante mais frequente em adolescentes; por isso, a suspeita clínica de uso de drogas deve ser levantada em caso de IC sem causa aparente.

APRESENTAÇÃO CLÍNICA

Os sinais de IC variam com a idade da criança. Na ultrassonografia fetal, achados que podem alertar para a presença de IC são: cardiomegalia, presença de efusão pericárdica e refluxo da valva tricúspide. Com a ecocardiografia fetal, analisando aspectos anatômicos, funcionais e hemodinâmicos, é possível definir e quantificar a gravidade da IC e monitorar o tratamento.

Na vida extrauterina, excetuando-se os pacientes com anomalias de ritmo do tipo bloqueio atrioventricular, taquicardia e taquipneia são os achados mais frequentes em todas as faixas etárias, assim como dificuldade alimentar e ganho ponderal insatisfatório.

São sinais de congestão venosa pulmonar: taquipneia, dispneia e infecções respiratórias de repetição. A congestão venosa sistêmica manifesta-se com hepatomegalia e, menos frequentemente, edema periférico e turgência jugular.

Estágios tardios de IC são caracterizados por sinais e sintomas de baixo débito cardíaco, ou seja, palidez, sudorese e extremidades frias.

O desenvolvimento de edema pulmonar, também frequente em adultos, é incomum na faixa etária pediátrica, principalmente nos mais jovens.

Em lactentes, achados frequentes são a dificuldade para se alimentar e o refluxo gastroesofágico, que podem corresponder a aumento das catecolaminas circulantes em consequência ao estresse respiratório.

Em casos extremos, pode ser observada disfunção renal ou hepática associada.

Em crianças mais velhas, assim como nos adultos, queixas de fadiga, tontura, consciência alterada e até síncope podem estar presentes.

A Tabela 25.2 sumariza os achados clínicos mais frequentes da IC nas diversas faixas etárias.

DIAGNÓSTICO

A avaliação da criança com IC deve ser iniciada com história e exame clínico cuidadosos. O tempo de aparecimento e a gravidade dos sintomas, assim como sua correlação com outras morbidades, como quadros infecciosos, são informações importantes para o diagnóstico diferencial.

História materna de uso de medicamentos como anti-inflamatórios pode apontar para a possibilidade de IC fetal direita por constrição do canal arterial. A presença de outras morbidades maternas, como *diabetes mellitus*, ou anomalias fetais não cardíacas podem apontar para um possível comprometimento cardiovascular intraútero.

No neonato, a história clínica é limitada, porém os dados perinatais são de fundamental importância para exclusão da possibilidade de comprometimento miocárdico hipóxico-isquêmico.

Lactentes em IC geralmente apresentam dificuldade na amamentação, incluindo sudorese excessiva e engasgos. Nas crianças maiores, as queixas costumam incluir reduzida tolerância ao esforço, fadiga, dificuldade alimentar, ganho ponderal insatisfatório e dificuldade respiratória.

O exame físico do paciente em IC deve seguir os preceitos básicos da semiótica cardiovascular, iniciando-se pela inspeção do estado nutricional da criança, coloração das mucosas, frequência e padrão respiratórios e atividade precordial. A palpação do precórdio e a avaliação da perfusão, dos pulsos periféricos e da pressão arterial nos quatro membros revelam informações importantes sobre a função cardíaca, definindo quadros de baixo débito e alterações estruturais, como a coarctação da aorta, causa frequente de IC em neonatos e lactentes jovens. Juntamente com taquipneia, taquicardia e cardiomegalia, a hepatomegalia integra os achados clássicos da IC e, portanto, a palpação abdominal também é parte integrante do exame clínico cardiovascular. Finalmente, a ausculta cardíaca busca identificar, além da taquicardia, o ritmo de galope, comum na IC, alterações de bulhas, cliques e sopros cardíacos que possam direcionar para o diagnóstico etiológico do quadro. A ausculta de uma frequência cardíaca baixa em um paciente com os demais sinais clínicos de IC sugere um bloqueio atrioventricular como causa da IC.

A avaliação laboratorial inicial de uma criança em IC deve incluir hemograma completo com VSH, para avaliação da possibilidade de infecção ou anemia associada, uma gasometria arterial, para afastar hipoxia e acidose metabólica, e dosagem bioquímica, para afastar hiponatremia associada à retenção hídrica ou hiperpotassemia consequente a comprometimento renal. A avaliação da função renal também deve ser realizada, pois, nas formas mais crônicas de IC, o fluxo renal reduzido pode se expressar através de níveis elevados de ureia e creatinina.

Oximetria de pulso e, principalmente, o teste de hiperóxia podem ser úteis em neonatos, para afastar cardiopatias congênitas canal-dependentes ou ajudar a distinguir malformações de mistura comum intracardíaca de doença pulmonar na presença de hipoxia.

Tabela 25.2 Aspectos clínicos da ICC na infância

Faixa etária	História	Apresentação clínica
Intraútero	Redução da mobilidade, infecção materna	Cardiomegalia Derrame pericárdico Regurgitação tricúspide
Neonato	Pesquisar diabetes ou colagenose materna ou hipoxia perinatal	Apresentação aguda e grave Sofrimento perinatal
Lactente	História de dificuldade na amamentação	Sudorese excessiva e sono durante a amamentação Sibilos e tosse não produtiva
Crianças maiores	Tolerância reduzida ao esforço Fadiga, dificuldade alimentar, ganho ponderal insatisfatório	Dificuldade respiratória Acúmulo de fluidos

A radiografia de tórax e o eletrocardiograma (ECG) também são exames importantes na triagem das crianças com IC. A radiografia de tórax de pacientes com IC geralmente demonstra uma área cardíaca aumentada, o que pode ser útil no diagnóstico diferencial com doença respiratória primária. Exceções a essa regra são os pacientes com cardiomiopatia restritiva, obstrução venosa com drenagem anômala total das veias pulmonares (Figura 25.1A) e disfunção diastólica em consequência das pressões ventilatórias elevadas. Aumento do fluxo pulmonar pode estar presente em razão de edema pulmonar ou congestão venosa (Figura 25.1B).

O ECG pode revelar sinais de doença cardíaca estrutural, doença coronariana, taquiarritmias (Figura 25.1C) ou bloqueio atrioventricular completo (Figura 25.1D).

Embora o diagnóstico de IC seja primariamente clínico, o ecocardiograma está indicado em todas as crianças com IC para identificação das causas potenciais para essa condição, documentação de sua gravidade, definição de manejo e acompanhamento prospectivo dos resultados do tratamento instituído. A Figura 25.2 mostra imagens ecocardiográficas de quatro condições clínicas frequentemente associadas à IC na infância (miocardite, taquicardia paroxística supraventricular intraútero, coarctação da aorta e defeito do septo atrioventricular). É importante lembrar que crianças com baixo débito cardíaco podem ser dependentes dos níveis endógenos de catecolaminas para manter sua perfusão tecidual e que a utilização de sedação para realização do exame pode ocasionar a supressão dessa resposta e resultar em descompensação cardíaca.

MANEJO CLÍNICO

O conhecimento da etiologia da IC é etapa fundamental para o manejo adequado dessa condição clínica, embora, por vezes, isso não seja possível em um primeiro momento, tornando difíceis e arriscadas as condutas iniciais.

Outro aspecto importante do manejo consiste em afastar comorbidades e otimizar o estado clínico do paciente, mesmo antes que se estabeleça o diagnóstico etiológico e sejam iniciadas as medidas específicas.

Dentre as comorbidades mais frequentes estão anemia, infecções associadas e hipoglicemia ou hipotermia nos neonatos ou lactentes jovens.

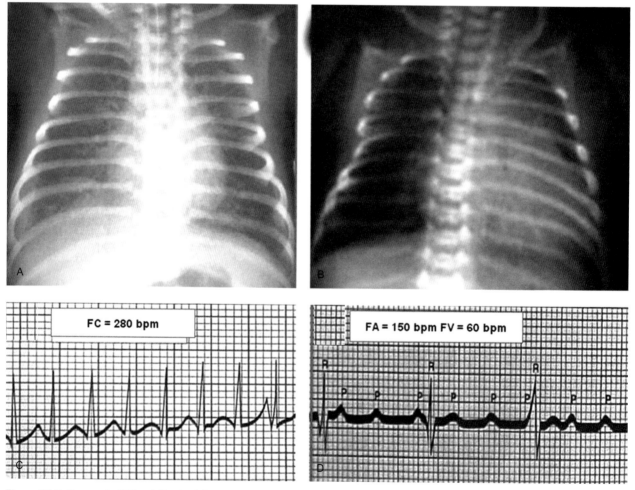

Figura 25.1 Causas de ICC na infância. **A** Drenagem anômala total das veias pulmonares, infracardíaca. **B** Cardiomegalia em paciente com defeito do septo atrioventricular. **C** ECG mostra taquicardia paroxística supraventricular. **D** Bloqueio atrioventricular completo.

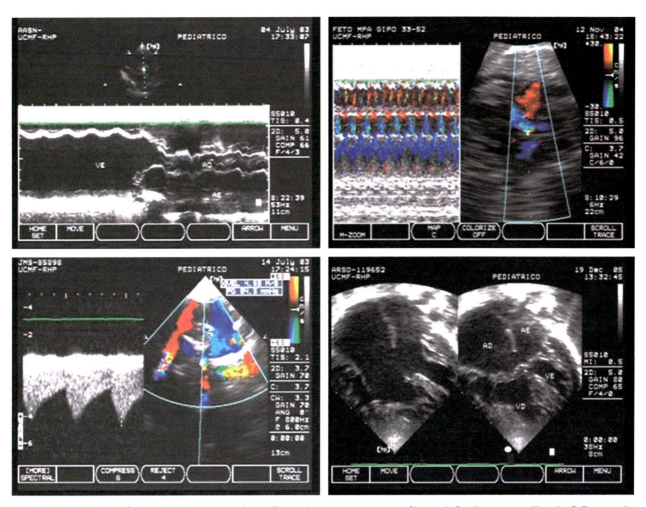

Figura 25.2 Condições frequentemente associadas à IC na vida intrauterina e na infância. **A** Cardiomiopatia dilatada. **B** Taquicardia paroxística supraventricular fetal. **C** Coarctação da aorta. **D** Defeito do septo atrioventricular.

O reconhecimento da gravidade do quadro de IC também é de fundamental importância para que as medidas adequadas sejam tomadas, como internamento em UTI para agilização de acesso venoso, monitorização da pressão venosa e do débito urinário, exames laboratoriais, medidas de suporte, correção da acidose, transfusão e até antibioticoterapia empírica, em caso de forte suspeição clínica de infecção. Cálcio deve ser dado se a hipocalcemia for documentada.

O objetivo da terapia medicamentosa é ajustar o débito cardíaco mediante melhora da contratilidade miocárdica, controle da frequência cardíaca, diminuição da pré e pós-carga, melhor oxigenação do sangue e melhor nutrição. Como previamente enfatizado, as causas de IC variam e se manifestam de maneiras diferentes em diferentes pacientes. Desse modo, o tratamento clínico para IC na infância deve ser moldado para os detalhes específicos de cada caso.

Diuréticos, como a furosemida e a hidroclorotiazida, podem ser utilizados para reduzir a pré-carga. Dilatadores venosos, como nitroglicerina, são utilizados com menor frequência para essa finalidade. Agentes inotrópicos endovenosos, como dopamina, e agentes mistos, como dobutamina e milrinona, são utilizados para otimizar a contratilidade miocárdica. Apesar de constantes questionamentos sobre o papel da digoxina na IC, sua utilização na prática diária é frequente, e o fármaco parece ter efeitos benéficos mesmo que seu mecanismo de ação ainda seja incerto. Para redução da pós-carga são utilizados os inibidores da enzima de conversão da angiotensina (IECA) ou outros agentes, como hidralazina, nitroprussiato e alprostadil.

Infusão de prostaglandina (PGE2) está indicada quando o diagnóstico é de cardiopatia congênita canal-dependente, ou quando esta não pode ser excluída rapidamente. Sempre que possível, um ecocardiograma deve ser realizado antes do início da infusão de prostaglandina, pois sua utilização, por exemplo, em um paciente com obstrução ao retorno venoso pulmonar, pode ter consequências desastrosas. No entanto, na total impossibilidade de realização do exame, a ausência de pulsos femorais sugerindo coarctação da aorta ou a inabilidade de elevar a $PaO_2 > 150mmHg$ após a inspiração de FiO_2 a 100% por mais de 10 minutos, sugerindo obstrução ao fluxo pulmonar, são indicações aceitáveis para o tratamento com prostaglandina.

Tabela 25.3 Agentes farmacológicos utilizados no tratamento da IC na infância

Agente/Ação	Dose pediátrica	Observações
Redução da pré-carga		
Furosemida	1mg/kg/dose VO ou EV de 12-12h	Máximo de 6-6h
Hidroclorotiazida	2mg/kg/dia VO de 12-12h	Máximo de 6-6h
Inotrópicos		
Digoxina	Prematuros: 0,005mg/kg/dia VO de 12-12h ou 75% desta dose EV < 10 anos: 0,010mg/kg/dia VO de 12-12h ou 75% desta dose EV > 10 anos: 0,005mg/kg/dia VO ou 75% desta dose EV	
Dopamina	5 a 28µg/kg/min EV	Ajuste progressivo até a obtenção dos resultados desejados
Dobutamina	5 a 28µg/kg/min EV	Ajuste progressivo até a obtenção dos resultados desejados
Milrinona	0,5 a 1µg/kg/min EV	Ataque: 50µg/kg EV lento em 15min
Redução da pós-carga		
Captopril	1 a 3mg/kg/dia VO de 8-8h	–
Enalapril	0,1mg/kg/dia VO dividido em 2 a 4 tomadas (não exceder 0,5mg/kg/dia)	Adultos: 2,5 a 5mg/dia VO em 2 a 4 tomadas, não exceder 40mg/dia
Nitroprussiato de sódio	0,5 a 10µg/kg/min EV	Monitorizar níveis de cianeto
Prostaglandina E1	0,05 a 0,1µg/kg/min EV	

VO: via oral, EV: endovenosa.

Nos últimos anos, a experiência com betabloqueadores, em especial o carvedilol, vem se acumulando em crianças com cardiomiopatia dilatada e IC. Embora o único estudo multicêntrico randomizado não tenha demonstrado efeito terapêutico do carvedilol, vários achados desse e de outros estudos sugerem um efeito benéfico de sua utilização nesses pacientes.

Outro fármaco recentemente utilizado no tratamento da IC na infância é o levosimendano, um agente sensibilizador do cálcio que melhora a contratilidade miocárdica sem aumentar o consumo de oxigênio miocárdico, alterar o relaxamento diastólico ou ocasionar aumento do cálcio intracelular.

Casos raros de cardiomiopatia de origem metabólica podem responder à terapia de reposição com carnitina na dosagem de 100mg/kg/dia em três tomadas. Em outras formas de cardiomiopatia dilatada, a eficácia da reposição da carnitina ainda não foi estabelecida.

Situações graves, refratárias a todas as medidas terapêuticas clínicas, têm como última alternativa a realização do transplante cardíaco que, na população pediátrica e em nosso meio, ainda não é um tratamento disponível para a maioria dos pacientes. O tratamento com transplante de células-tronco, embora promissor sob o ponto de vista teórico, ainda não é uma realidade para esse grupo de pacientes na atualidade.

Os agentes farmacológicos mais comumente utilizados no tratamento da IC estão sumarizados na Tabela 25.3.

Finalmente, a nutrição é aspecto fundamental no manejo da IC na infância, pois as demandas metabólicas estão aumentadas na IC, o que dificulta ainda mais o processo, sendo por vezes necessária a complementação da dieta com fórmulas ou a alimentação nasogástrica nos períodos mais críticos.

O sucesso do tratamento da IC na infância pode ser monitorizado pela capacidade de crescimento e desenvolvimento da criança. Se a criança não cresce, o tratamento não está adequado e precisa ser otimizado ou, quando a correção cirúrgica do defeito cardíaco é uma opção clínica, esta deve ser indicada.

Bibliografia

Balaguru D, Artman M, Auslender M. Management of heart failure in children. Curr Probl Pediatr 2000 Jan; 30(1):1-35.

Bruns LA, Chrisant MK, Lamour JM et al. Carvedilol as therapy in pediatric heart failure: an initial multicenter experience. J Pediatr 2001 Apr; 138(4):505-11.

Clark BJ 3rd. Treatment of heart failure in infants and children. Heart Dis 2000; 2(5):354-61.

Friedman WF. Congenital heart disease in infancy and childhood. In: Braunwald E (ed.) Heart disease. 4. ed. Philadelphia: WB Saunders Co, 1992:915.

Haikala H, Nissinen E, Etemadzadeh E et al. Troponin C-mediated calcium sensitization induced by levosimendan does not impair relaxation. J Cardiovasc Pharmacol 1995; 25:794-801.

Hutha JC. Fetal congestive heart failure. Seminars in Fetal & Neonatal Medicine 2005; 10:542-52

Kay JD, Colan SD, Graham TP Jr. Congestive heart failure in paediatric patients. Am Heart J 2001; 142(5):923-8.

Kothari SS, Sharma M. L-carnitine in children with idiopathic dilated cardiolmyopathy. Indian Heart J 1998; 50(1):59-61.

Lehmann A, Boldt J, Kirchner J. The role of Ca++-sensitizers for the treatment of heart failure. Curr Opin Crit Care 2003; 9:337-44.

Nydegger A, Bines JE. Energy metabolism in infants with congenital heart disease. Nutrition 2006; 22:697-704.

Rosenthal D, Chrisant MR, Edens E et al. International Society for Heart and Lung Transplantation: Practice guidelines for management of heart failure in children. J Heart Lung Transplant 2004 Dec; 23(12):1313-33.

Ross RD, Bollinger RO, Pinsky WW. Grading the severity of congestive heart failure in infants. Ped Cardiol 1992; 13:72-5.

Shaddy R, Boucek M, Hsu D et al., for the Pediatric Carvedilol Study Group. Multicenter, randomized, placebo-controlled, double--blind trial of carvedilol in children with heart failure. Apresentado na: ACC 55th Annual Scientific Session; Atlanta, GA: March 11-14, 2006.

Shaddy RE. Optimizing treatment for chronic congestive heart failure in children. Crit Care Med 2001 Oct; 29(10 Suppl): S237-40.

Wu KH, Cui B, Yu CT, Liu YL. Stem cells: New cell source for myocardial constructs tissue engineering. Medical Hypotheses 2006; 67:1326-9.

26

Jessica Myrian de Amorim Garcia • Laura Mendonça

Abordagem Cardiológica do Paciente Geriátrico

INTRODUÇÃO

O aumento da população idosa traduz-se, para a saúde pública, em maior número de problemas médicos, relacionados particularmente com o sistema cardiocirculatório. A incidência de doenças cardiovasculares (DCV) aumenta com o envelhecimento e representa importante causa de morbidade, mortalidade e pior qualidade de vida na população geriátrica.

Os idosos constituem uma parcela expressiva dos pacientes que procuram atendimento cardiológico e suas características precisam ser bem conhecidas, principalmente porque os efeitos do envelhecimento sobre o aparelho cardiovascular alteram os conceitos de normalidade atribuídos à população mais jovem.

As alterações estruturais e funcionais do sistema circulatório que ocorrem com o envelhecimento facilitam o desenvolvimento de DCV, que podem tornar o envelhecimento malsucedido. Desse modo, para a prática clínica, reveste-se de importância o conhecimento das peculiaridades das DCV nos idosos.

A necessidade de conhecimento sobre os aspectos cardiogeriátricos tornou-se reconhecida e publicações, livros e diretrizes passaram a incluir temas relacionados com cardiogeriatria.

EPIDEMIOLOGIA DO ENVELHECIMENTO

O envelhecimento populacional tem representado a mudança demográfica mais marcantemente observada na maioria dos países, ocorrendo de maneira mais acentuada naqueles em desenvolvimento.

A expectativa de vida do brasileiro aumentou 11,24 anos de 1980 (62,52 anos) a 2010 (73,76 anos). Para os brasileiros nascidos em 2013, a expectativa de vida é de 74,8 anos, sendo de 71,3 anos para os homens e de 78,5 anos para as mulheres. Segundo dados divulgados pelo Instituto Brasileiro de Geografia e Estatística (IBGE), a esperança de vida chegará a 80 anos em 2041.

O momento em que o indivíduo se torna idoso é de difícil definição. O processo de envelhecimento é contínuo, sem limites distintos entre a idade adulta e a velhice. Para a Organização Mundial da Saúde (OMS), pessoas idosas são aquelas com idade ≥ 60 anos, nos países em desenvolvimento (nos países desenvolvidos, considera-se a idade ≥ 65 anos).

As condições de saúde da população idosa podem ser determinadas a partir de seus perfis de morbidade e de mortalidade, da presença de déficits físicos e cognitivos e da utilização de serviços de saúde, entre outros indicadores mais específicos. O perfil de mortalidade dessa população pode ser facilmente estabelecido utilizando-se dados de domínio público fornecidos pelo Ministério da Saúde.

No Brasil, as doenças crônicas não transmissíveis (DCNT) concentram 72% do total de óbitos, segundo dados de 2009 do Sistema de Informação de Mortalidade, o que representa mais de 742 mil mortes por ano. As que mais matam são as DCV (31,3%), o câncer (16,2%), as doenças respiratórias crônicas (5,8%) e o *diabetes mellitus* (DM) (5,2%).

As DCV constituem a principal causa de morte de mulheres e homens no Brasil. Apesar de ser a principal causa de morte, a mortalidade por DCV vem caindo nas últimas décadas, principalmente nas regiões Sul e Sudeste e na faixa etária > 60 anos (Tabela 26.1).

Diante desse panorama do envelhecimento, a OMS adotou a expressão "envelhecimento ativo" para descrever o processo de otimização das oportunidades de saúde, participação e segurança com o objetivo de melhorar a qualidade de vida à medida que as pessoas ficam mais velhas.

A ideia de associar pessoas idosas a doença e dependência deve ser substituída por mudanças que as façam permanecer por mais tempo ativas e independentes.

Tabela 26.1 Número absoluto (N) e proporção (%) de óbitos segundo causas básicas – Brasil, 2009

Causas	Códigos CID-10	Óbitos Brutos N	Óbitos Brutos %	Corrigidos* %
Doenças crônicas não transmissíveis		742.779	66,6	72,4
Doenças cardiovasculares	I00-I99	319.066	28,6	31,3
Neoplasias	C00-C97	168.562	15,1	16,2
Doenças respiratórias	J30-J98	59.721	5,4	5,8
Diabetes mellitus	E10-E14	51.828	4,6	5,2

O estabelecimento de condutas terapêuticas para os idosos exige individualização cuidadosa, em virtude da possível discrepância entre a idade cronológica e a fisiológica. Assim, é necessária a adoção de prioridades para o tratamento das DCV na população idosa, devendo ser enfatizadas as medidas que preservem as funções.

ENVELHECIMENTO DO SISTEMA CARDIOVASCULAR

A idade constitui o principal fator de risco cardiovascular. É necessário conhecer as alterações anatômicas e funcionais que ocorrem com o envelhecimento e como essas alterações estão associadas a maior risco de ocorrência de DCV subsequente.

Além disso, é importante avaliar se o envelhecimento é bem ou malsucedido, estratificando, assim, o risco de desenvolvimento de doenças.

O enrijecimento arterial é um processo próprio do envelhecimento, decorrente do desgaste imposto ao longo dos anos, levando à ruptura das fibras de elastina na parede das artérias e sua substituição por colágeno menos distensível, o que resulta na redução da complacência arterial (Tabela 26.2).

O espessamento da íntima, a rigidez arterial e a disfunção endotelial em idosos aparentemente sadios, associados a elevação da pressão arterial sistólica (PAS) e da pressão de pulso, precedem a doença e são fatores de alto risco para o desenvolvimento de aterosclerose, hipertensão arterial e acidente vascular encefálico (AVE). Essas alterações em indivíduos assintomáticos são manifestações de um envelhecimento malsucedido.

A função de bomba cardíaca (fração de ejeção do ventrículo esquerdo e débito cardíaco) não se altera com o envelhecimento. A diminuição da reserva funcional torna-se evidente em situações que exijam aumento do débito cardíaco, como durante o esforço e em situações de estresse (Tabela 26.3).

As modificações que ocorrem no endotélio do idoso contribuem para o surgimento de doença aterosclerótica. A vasodilatação dependente do endotélio diminui progressivamente com a idade e influi no desenvolvimento de DCV. O principal mecanismo parece ser a redução da disponibilidade do óxido nítrico (NO). A lesão endotelial é cumulativa e dá origem a maior número de placas ateroscleróticas, caracterizando um comprometimento mais difuso. Essas placas têm menor conteúdo lipídico e capa fibrosa mais calcificada, o que diminui o risco de ruptura, porém o maior número de placas aumenta a probabilidade de eventos coronarianos.

O envelhecimento também leva a modificações autonômicas. Com o aumento da idade, ocorre uma progressiva dessensibilização dos receptores beta-adrenérgicos. Há diminuição da resposta vasodilatadora, o que contribui para o aumento da pós-carga e a diminuição da resposta cronotrópica e inotrópica. Desse modo, aumenta a dependência do mecanismo de Frank-Starling para o aumento do débito cardíaco em situações de maior necessidade (Tabela 26.4).

O envelhecimento está associado à hipertrofia do ventrículo esquerdo (VE). Esse espessamento da parede ventricular esquerda aumenta progressivamente com a idade e em ambos os sexos e se reflete em aumento moderado do peso do coração. Ocorre, também, aumento das dimensões dos miócitos cardíacos, apesar de seu número diminuir. O colá-

Tabela 26.2 Alterações arteriais do envelhecimento

Aumento da rigidez arterial
Aumento da luz dos vasos
Aumento da espessura da parede (principalmente da íntima)
Aumento da pressão sistólica e da pressão de pulso
Aumento da velocidade da onda de pulso
Disfunção endotelial

Efeito final: aumento da pós-carga

Tabela 26.3 Alterações anatômicas do coração no idoso

Diminuição do número dos miócitos (necrose e apoptose)
Aumento do volume dos miócitos
Alteração das propriedades do colágeno
Relação miócito/colágeno inalterada
Aumento da espessura e massa do ventrículo esquerdo
Aumento do átrio esquerdo

Tabela 26.4 Envelhecimento do sistema cardiovascular e suas implicações clínicas

Aumento da pressão arterial sistólica, diminuição da pressão arterial diastólica
Aumento da pressão de pulso
Aumento da velocidade da onda de pulso
Aumento da prevalência de fibrilação atrial
Aumento da prevalência de insuficiência cardíaca
Aumento da prevalência de bradiarritmias
Aumento do risco de síncope e quedas
Aumento da prevalência de doenças ateroscleróticas

geno torna-se mais proeminente devido ao aumento de seus depósitos locais e a seu aumento nas ligações cruzadas entre fibras adjacentes, o que dá origem a um processo generalizado de fibrose. No entanto, a relação miócito/colágeno no coração permanece constante em virtude do aumento do tamanho dos miócitos. Outra alteração observada no coração envelhecido consiste em degeneração parcial do fornecimento do nervo simpático cardíaco.

DOENÇA SUBCLÍNICA NO IDOSO

As DCV são a principal causa de morbidade e mortalidade no Brasil e no mundo. Suas manifestações clínicas geralmente ocorrem sob a forma de infarto agudo do miocárdio (IAM), AVE, angina ou morte súbita. A incidência aumenta com a idade, principalmente a das doenças subclínicas.

A ocorrência de DCV no idoso resulta da interação de três fatores: alterações anatômicas e fisiológicas próprias do envelhecimento saudável, estilo de vida inadequado, principalmente o sedentarismo, e a doença vascular propriamente dita.

O envelhecimento bem-sucedido, com o passar dos anos, predispõe ao surgimento de alterações indesejadas que, em associação aos fatores de risco, promove o aparecimento de doença clínica ou subclínica.

O *Cardiovascular Health Study* (CHS), em seguimento de 7 anos, estudou os indicadores de doença subclínica, verificando que a prática de atividade física, mesmo que leve, aumenta em 25% a 42% as chances de um envelhecimento sadio, seguido de aumento das taxas de HDL (7%). Por outro lado, o espessamento das carótidas diminui em 15% a probabilidade de envelhecer de maneira bem-sucedida.

As mudanças associadas à idade, bem como as alterações na estrutura e função vascular que acompanham o envelhecimento, podem alterar o substrato sobre o qual a DCV se dá de várias maneiras e, assim, alterar a ocorrência, a apresentação e as manifestações de doença cardíaca em pessoas mais idosas. Essas alterações na estrutura e função cardiovascular podem diminuir o limiar para os sinais e sintomas da doença (clinicamente significativos). Por exemplo, um grau leve de anormalidades no relaxamento induzido pela isquemia, que pode não ocasionar sintomas clínicos em um paciente mais jovem, pode causar dispneia em um mais idoso, em virtude da idade. Do mesmo modo, um declínio progressivo da complacência do VE com a idade pode passar despercebido por muitos anos (ou seja, disfunção diastólica subclínica); no entanto, em caso de estresse agudo, a disfunção subclínica poderá se tornar aguda e se manifestar como insuficiência cardíaca (IC). Um exemplo clássico consiste no desenvolvimento de fibrilação atrial (FA) com a perda de contração atrial, abreviado juntamente com o tempo de enchimento diastólico devido a taquicardia, que podem precipitar a congestão pulmonar.

A presença de doença arterial coronariana (DAC) subclínica implica risco elevado de eventos coronarianos. O CHS demonstrou que a prevalência de DAC é elevada nos indivíduos com mais de 65 anos de idade. A ocorrência de DAC subclínica foi identificada de maneira não invasiva pelos seguintes métodos: medida das espessuras das camadas íntima e média da artéria, relação da medida da pressão braço/tornozelo e alteração da motilidade da parede ventricular avaliada pelo ecocardiograma ou alterações no eletrocardiograma (ECG). No início do estudo, 39% dos homens e 36% das mulheres eram portadores de DAC subclínica. No seguimento clínico, foi demonstrado que a minoria dos indivíduos se apresentava sem DAC e que a forma subclínica era mais frequente do que a manifesta (Figura 26.1).

FATORES DE RISCO CARDIOVASCULARES NO IDOSO

Muitos estudos clínicos demonstraram que os fatores de risco cardiovasculares devem ser tratados até mesmo nos idosos octogenários. A decisão clínica de controle dos fatores de risco deve levar em conta a expectativa de vida do idoso, se há ou não comprovação científica para esse controle, qual a prevalência desse fator de risco e sua importância. A prevenção da aterosclerose no idoso, processo associado ao envelhecimento, levaria à diminuição da mortalidade.

DM, hipertensão arterial, tabagismo, obesidade, dislipidemia e sedentarismo são os principais fatores de risco cardiovasculares no idoso.

Diabetes mellitus

O diabetes, ao produzir lesões micro e macrovasculares, e, consequentemente, danos a múltiplos órgãos, como retina, rins, nervos periféricos, o coração e os grandes vasos, impõe-se como uma das doenças crônicas de mais alto custo individual e socioeconômico. Sua prevalência aumenta com a idade. As recomendações quanto ao DM são: hemoglobina glicada < 7% para idosos saudáveis e < 8% para idosos frágeis, glicemia pós-prandial < 180mg/dL e glicemia de jejum entre 90 e 130mg/dL. Dieta e exercício fazem parte do tratamento. Ainda não há um tratamento mais adequado destinado aos octogenários (Tabela 26.5).

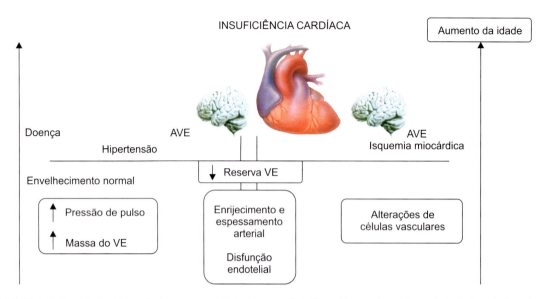

Figura 26.1 A idade é o principal fator de risco para morbidade e mortalidade cardiovascular. (Adaptada de Lakatta EG et al. Circulation 2003; 107:346-54.)

Tabela 26.5 Diabetes

Evidências	Controvérsias
Dieta e exercícios são eficazes no tratamento	O tratamento é mais adequado em octogenários
O tratamento agressivo da HAS em portadores de DM é mais eficaz na redução das complicações macrovasculares do que o controle glicêmico	O estabelecimento de metas de níveis glicêmicos em idosos

HAS: hipertensão arterial sistêmica; DM: *diabetes mellitus*.

Hipertensão arterial sistêmica

A hipertensão arterial está diretamente relacionada com a mortalidade por DCV, AVE, eventos coronarianos, IC, insuficiência renal e demência. O tratamento anti-hipertensivo nos maiores de 80 anos de idade promove resultados mais benéficos do que nos jovens, proporcionalmente ao risco cardiovascular. O tratamento deve ser individualizado e iniciado com baixas doses, e com a avaliação da interação com outras medicações usadas pelo idoso. Entretanto, ainda não existe uma meta ideal para o idoso com mais de 85 anos de idade. No exame físico, a pressão arterial (PA) deve ser aferida com o paciente sentado, deitado e em pé, em virtude da predisposição para hipotensão ortostática (tanto em razão do uso de alguns medicamentos como pela sensibilidade reduzida dos barorreceptores) (Tabela 26.6).

Tabagismo

O tabagismo é fator de risco modificável para DCV e seu abandono deve ser recomendado até mesmo aos idosos. Está comprovado que a mortalidade de ex-tabagistas idosos é semelhante à de idosos não tabagistas.

Tabela 26.6 Hipertensão

Evidências	Controvérsias
Tratamento reduz eventos cardiovasculares (IAM, AVE) e mortalidade cardiovascular	Meta ideal de PA em pacientes > 85 anos

IAM: infarto agudo do miocárdio; AVE: acidente vascular encefálico.

Obesidade

Mais frequente nos idosos jovens (60 a 74 anos), a obesidade está associada diretamente a vários outros fatores de risco e é avaliada pelo índice de massa corporal (IMC), que adota como critérios diagnósticos:

- **Peso normal:** IMC entre 18,5 e 27kg/m².
- **Sobrepeso:** IMC entre 27 e 29,9kg/m².
- **Obesidade:** IMC ≥ 30kg/m².

Dislipidemia

Em idosos, o tratamento da dislipidemia com hipolipemiantes teve sua eficácia comprovada em vários estudos, tanto para prevenção primária como secundária. Em idosos de alto risco, como diabéticos, com múltiplos fatores de risco ou doença subclínica, o uso de hipolipemiantes deve ser sempre estimulado (Tabela 26.7).

Sedentarismo

O sedentarismo é considerado fator de risco para morte súbita e está relacionado com as causas e o agravamento de várias doenças. Exercícios físicos executados de maneira sistemática levam ao controle da hipertensão arterial sistêmica (HAS), aumentam os níveis de HDL, reduzem a obesidade, reduzem os triglicérides, melhoram os níveis

Tabela 26.7 Recomendações

Grau de recomendação I, nível de evidência A:
a) Dieta e atividade física para dislipidemia
b) Estatina em LDL elevado para prevenção secundária e primária

Grau de recomendação IIa, nível de evidência C:
a) Atividade física e niacina em HDL-c reduzido isolado
b) Estatina em LDL-c elevado e triglicérides < 400mg/dL
c) Fibrato se triglicérides em jejum ≥ 400mg/dL

Meta de LDL-c em idosos com um fator de risco: ≤ 130mg/dL

→ Nível de LDL-c para modificação do estilo de vida, com tratamento farmacológico opcional: 130 a 159mg/dL
→ Nível de LDL-c para modificação do estilo de vida e tratamento farmacológico: ≥ 160mg/dL

Meta de LDL-c em idosos de alto risco: ≤ 100mg/dL

Idoso de alto risco é identificado pela presença de múltiplos fatores de risco:

→ Nível de LDL-c para modificação do estilo de vida e tratamento farmacológico: ≥ 100mg/dL

Meta de LDL-c em idosos de risco muito alto: ≤ 70mg/dL

Idoso de risco muito alto é identificado pela presença de DAC associada a um ou mais fatores de risco de difícil correção, como diabetes ou tabagismo, ou com síndrome coronariana aguda:
→ Nível de LDL-c para modificação do estilo de vida, com tratamento farmacológico opcional: 70 ou 99mg/dL
→ Nível de LDL-c para modificação do estilo de vida e tratamento: ≥ 100mg/dL

Meta de HDL-c: > 40mg/dL

Meta de triglicérides: ≤ 150mg/dL

---

glicêmicos, previnem doença coronariana e diminuem a mortalidade, melhoram a qualidade do sono, a cognição e a memória a curto prazo, reduzem ou atrasam o surgimento de demência, aumentam a densidade óssea, reduzem o risco de cânceres em geral e diminuem o grau de depressão. Recomenda-se a prática de, no mínimo, 150 minutos de atividade física semanalmente.

AVALIAÇÃO GERIÁTRICA AMPLA

O reconhecimento das particularidades da apresentação das doenças e do exame físico do idoso contempla a avaliação geriátrica ampla (AGA). A capacidade funcional, que corresponde à capacidade de executar tarefas de maneira dependente, é um dos principais componentes da saúde do idoso. A perda dessa capacidade e da autonomia está diretamente relacionada com a perda da qualidade de vida. Habilidades e independência são alguns dos principais responsáveis pela saúde do idoso.

A AGA sempre deve fazer parte do exame clínico do idoso, principalmente o portador de várias doenças crônicas e usuário de muitas medicações e que apresente um ou mais "gigantes da geriatria" (insuficiência cognitiva, instabilidade postural, incontinência, iatrogenia e imobilidade).

E como as DCV estão entre as causas mais frequentes de morbidade e mortalidade, o cardiologista deve conhecer as indicações e os princípios da AGA.

A melhor definição de AGA é: processo diagnóstico multidimensional, na maioria das vezes interdisciplinar, que determina as habilidades ou deficiências do ponto de vista funcional, médico e psicossocial, formulando o plano terapêutico e de acompanhamento desse idoso em longo prazo.

A OMS conceitua e classifica três diferentes domínios em que determinado dano ou lesão pode ocasionar disfunção no idoso:

1. **Deficiência (*impairment*):** anomalia ou perda da estrutura corpórea, aparência ou função de um órgão ou sistema.
2. **Incapacidade (*disability*):** restrição ou perda de habilidades.
3. **Desvantagem (*handicap*):** restrições ou perdas sociais e/ou ocupacionais experimentadas pelo indivíduo.

Na AGA são avaliados os seguintes parâmetros: equilíbrio e mobilidade; função cognitiva (miniexame do estado mental ou minimental); deficiências sensoriais; condições emocionais/presença de sintomas depressivos (GDS – *Geriatric Depression Scale* [Tabela 26.8]); disponibilidade e adequação de suporte familiar e social; ambiente; capacidade funcional – atividades da vida diária (AVD) e atividades instrumentais da vida diária (AIVD); estado e risco nutricionais.

Tabela 26.8 *Geriatric Depression Scale* (GDS)

1. Você está basicamente satisfeito com sua vida? S N
2. Você deixou muitos de seus interesses e atividades? S N
3. Você sente que sua vida está vazia? S N
4. Você se aborrece com frequência? S N
5. Você se sente de bom humor a maior parte do tempo? S N
6. Você tem medo de que algum mal possa lhe acontecer? S N
7. Você se sente feliz a maior parte do tempo? S N
8. Você sente que sua situação não tem saída? S N
9. Você prefere ficar em casa a sair e fazer coisas novas? S N
10. Você se sente com maiores problemas de memória do que a maioria? S N
11. Você acha maravilhoso estar vivo? S N
12. Você se sente inútil nas atuais circunstâncias? S N
13. Você se sente cheio de energia? S N
14. Você acha que sua situação é sem esperanças? S N
15. Você sente que a maioria das pessoas está melhor do que você? S N

Interpretação: contar 1 ponto para cada resposta negativa ou depressiva:
- De 0 a 5 pontos: exame normal
- De 5 a 10 pontos: indícios de quadro depressivo leve
- > 11 pontos: provável depressão grave

A AGA promove benefícios importantes na assistência ao idoso, como redução das reinternações hospitalares, redução do risco de morte, aumento das chances de voltar a residir na comunidade e mais oportunidades de melhora funcional e da cognição. O principal objetivo da AGA é detectar as deficiências, incapacidades e desvantagens dos pacientes idosos e quantificá-las, além de identificar os indivíduos frágeis e de alto risco para que sejam estabelecidas medidas preventivas, terapêuticas e reabilitadoras.

HIPERTENSÃO ARTERIAL SISTÊMICA

A PA elevada é um dos mais importantes fatores de risco das DCV e tem elevada prevalência nos indivíduos idosos, tornando-se, assim, um fator de risco associado à elevada morbitalidade dessa população.

A PA é determinada pela interação entre a resistência vascular periférica e a rigidez das artérias centrais. A rigidez das artérias centrais aumenta a PAS.

A PA elevada é um estímulo para o desenvolvimento futuro de hipertrofia e rigidez vascular. Com o envelhecimento, observa-se aumento da PAS. Por outro lado, a PA diastólica (PAD) parece aumentar até os 50 anos de idade, manter-se durante cerca de 10 anos e diminuir a partir daí. Como consequência do aumento da PAS e da diminuição da PAD, a pressão de pulso (a diferença entre a pressão sistólica e a diastólica) aumenta no idoso. A pressão de pulso traduz o componente pulsátil da PA e é considerada um indicador hemodinâmico útil da rigidez vascular das artérias. O aumento da rigidez vascular da aorta e de seus principais ramos e o aumento das resistências vasculares periféricas com a idade precedem, assim, o desenvolvimento da hipertensão arterial.

A hipertensão arterial sistêmica (HAS) nos idosos apresenta algumas características particulares, em comparação à encontrada em pessoas mais jovens. Destaca-se sua prevalência elevada nessa população, além da associação mais expressiva com AVE, DAC e IC.

Depois dos 50 anos de idade, o aumento tanto da PAS como da PAD está associado a risco cardiovascular. No entanto, a PAS tem sido considerada mais importante do que a PAD para o desenvolvimento de DCV. As alterações fisiológicas relacionadas com o envelhecimento explicam o maior desenvolvimento da hipertensão sistólica isolada (HSI).

Diagnóstico

O diagnóstico de HAS deve ser confirmado com pelo menos três medidas de PA em pelo menos duas visitas aos diferentes profissionais de saúde. A medida deve ser feita nos dois membros superiores, para descartar doença arterial, devendo ser considerada a maior. Recomenda-se a verificação da PA nas posições sentada, deitada e em pé, pois alterações

Tabela 26.9 Miniexame do estado mental (MEEM)

Orientação temporal (5 pontos)	Qual a hora aproximada?
	Em que dia da semana estamos?
	Que dia do mês é hoje?
	Em que mês estamos?
	Em que ano estamos?
Orientação espacial (5 pontos)	Em que local estamos?
	Que local é este aqui?
	Em que bairro nós estamos ou qual é o endereço daqui?
	Em que cidade nós estamos?
	Em que estado nós estamos?
Registro (3 pontos)	Repetir: CARRO, VASO, TIJOLO
Atenção e cálculo (5 pontos)	Subtrair: 100 – 7 = 93 – 7 = 86 – 7 = 79 – 7 = 72 – 7 = 65
Memória de evocação (3 pontos)	Quais os três objetos perguntados anteriormente?
Nomear 2 objetos (2 pontos)	Relógio e caneta
Repetir (1 ponto)	"Nem aqui, nem ali, nem lá"
Comando de estágios (3 pontos)	Apanhe esta folha de papel com a mão direita, dobre-a ao meio e coloque-a no chão
Escrever uma frase completa (1 ponto)	Escrever uma frase que tenha sentido
Ler e executar (1 ponto)	Feche seus olhos
Copiar diagrama (1 ponto)	Copiar dois pentágonos com interseção

TOTAL – Máximo 30 pontos
Pontuam-se as respostas certas:
ESCORE ≥ 26: normal; < 24: comprometimento cognitivo; 24 a 26: limítrofe.
Também são influenciados pelo nível de escolaridade do paciente. Considera-se com defeito cognitivo:
- analfabetos ≤ 15 pontos
- 1 a 11 anos de escolaridade ≤ 22 pontos
- com escolaridade superior a 11 anos < 27 pontos

Fonte: Costa EFA, Monego ET. Avaliação Geriátrica Ampla (AGA). Revista da UFG, dez 2003; 5(2) on line (www.proec.ufg.br).

ateroscleróticas nas regiões dos seios carotídeos podem reduzir a sensibilidade dos barorreceptores, ocasionando maior variabilidade da PA nos idosos e redução dos reflexos posturais, o que os predispõe à hipotensão ortostática.

Ainda sobre o diagnóstico, alguns exames complementares merecem destaque, como a monitorização ambulatorial da PA arterial (MAPA) e a monitorização residencial da PA (MRPA). Esses exames tornam possíveis o diagnóstico de hipertensão do avental branco e hipertensão mascarada e a avaliação da eficácia terapêutica e de hipertensão arterial resistente, além da avaliação da possibilidade de hipotensão arterial (Tabelas 26.10 e 26.11).

A avaliação clinicolaboratorial do paciente hipertenso tem como objetivos: identificar e tratar causas reversíveis de hipertensão, avaliar a presença de lesões em órgãos-alvo e investigar a presença de outros fatores de risco cardiovasculares, outras comorbidades e seu prognóstico. Essa avaliação inclui história clínica detalhada, exame físico e exames laboratoriais.

A decisão terapêutica deve levar em conta os valores de PA, a presença de lesões em órgãos-alvo e fatores de risco cardiovasculares.

Os pacientes podem ser classificados segundo o risco de evento cardiovascular em 10 anos: baixo (< 15%), moderado (15% a 20%), alto (20% a 30%) e muito alto (≥ 30%). Como a idade representa em si um fator de risco cardiovascular, deve-se considerar que não há hipertenso idoso sem fatores de risco adicionais. Isso implica pelo menos a condição de risco médio para todos os hipertensos com idade ≥ 65 anos (Tabela 26.12).

Tratamento

As evidências a favor do tratamento da hipertensão arterial no idoso tornaram-se claras ao longo dos anos. Grandes estudos mostraram esse benefício, e todos documentaram redução significativa na incidência de eventos cardiovasculares maiores nos grupos que receberam tratamento ativo.

As principais medidas a serem implementadas e que resultam em maior eficácia anti-hipertensiva são: redução do peso corporal, redução da ingesta de sódio, aumento da ingesta de potássio, redução do consumo de bebidas alcoólicas e prática regular de exercícios físicos.

Tabela 26.10 Peculiaridades na medida da PA e diagnóstico da HAS no idoso

Peculiaridades	Características	Como evitar erro
Pseudo-hipertensão	Medida falsamente elevada devido à rigidez arterial	Manobra de Osler Medida intra-arterial da PA
Hipertensão do avental branco	Medida elevada basicamente em serviços de saúde	Medidas repetidas no consultório Medida domiciliar MAPA, MRPA
Hiato auscultatório	Período silencioso entre a primeira e a terceira fase de Korotkoff	Inflar manguito 20 a 30mmHg acima da PAS, palpando pulso radial para garantir que está ouvindo o primeiro som de Korotkoff
Hipotensão ortostática	Redução ≥ 20mmHg na PAS e/ou 10mmHg na PAD	Medir sempre a PA em duas posições
Hipertensão mascarada	Medida normal no serviço de saúde, porém elevada no restante do tempo	Medida domiciliar MAPA, MRPA
Diferença entre os braços	Diferença > 20mmHg na PAS e > 10mmHg na PAD	Medir a PA em ambos os braços na primeira consulta
Variabilidade da PA	Idosos apresentam maior variabilidade da PA	Medir a PA ao menos duas vezes e considerar a média

Fonte: adaptada de Rev Bras Hipertens 2002; 9(3):293-300.

Tabela 26.11 Classificação da PA para adultos e idosos

PAD (em mmHg)	PAS (em mmHg)	Classificação
< 80	< 130	Normal
85 a 89	130 a 139	Normal/limítrofe
90 a 99	140 a 159	Hipertensão estágio 1
100 a 109	160 a 179	Hipertensão estágio 2
> 110	> 180	Hipertensão estágio 3
< 90	> 140	Hipertensão sistólica isolada

Quando a PAS e a PAD se situam em categorias diferentes, o paciente deve ser classificado pela mais alta.
Fonte: adaptada de Arq Bras Cardiol 2010; 95(1 supl.1):1-51.

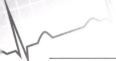

SEÇÃO I Cardiologia na Prática Diária

Tabela 26.12

Outros FR* e doenças	Normal	Normal limítrofe	HA Est. 1	HA Est. 2	HA Est. 3
1 FR	Risco baixo	Risco baixo	Risco moderado	Risco moderado	Risco muito alto
≥ 2 FR ou LOA ou DM	Risco moderado	Risco alto	Risco alto	Risco alto	Risco muito alto
Doenças associadas	Risco alto	Risco muito alto	Risco muito alto	Risco muito alto	Risco muito alto

Risco cardiovascular em 10 anos:
■ < 15%   □ 15% a 20%   ■ 20% a 30%   ■ > 30%

FR: fatores de risco; LOA: lesão em órgão-alvo; DM: *diabetes mellitus*.
Fonte: Arq Bras Cardiol 2010; 95(3 supl.2)1-112.

O tratamento anti-hipertensivo em idosos deve ser individualizado e seguir os princípios gerais do tratamento do idoso (grau de recomendação I, nível de evidência C).

O tratamento farmacológico deve ser iniciado, em associação a medidas não farmacológicas, em idosos com expectativa de vida ≥ 1 a 2 anos e PAS > 160mmHg, com ou sem PAD elevada (grau de recomendação IIa, nível de evidência A). Em pacientes com risco cardiovascular alto e muito alto (com comorbidades como *diabetes mellitus*, tabagismo, DAC, AVE prévio, doença arterial periférica, doença arterial carotídea, aneurisma de aorta, IC e nefropatia crônica ou que apresentem proteinúria > 1g), o tratamento ativo deve ser iniciado com níveis a partir de 140mmHg de PAS (grau de recomendação IIa, nível de evidência C). Entretanto, em alguns estudos, PAD < 70mmHg foi deletéria, especialmente em pacientes com HAS sistólica isolada, idade > 80 anos e portadores de DAC. Nesses pacientes, a redução da PA deve ser cautelosa.

O controle adequado do idoso hipertenso exige níveis de PA < 140 × 90mmHg (grau de recomendação I, nível de evidência B), com níveis ainda menores naqueles com risco cardiovascular mais elevado. Em pacientes com hipertensão estágio 3, com PAS muito elevada, pode-se admitir, inicialmente, meta de PAS de 160mmHg. Contudo, todos devem ter sua meta alcançada, idealmente, em 12 semanas.

O *Hypertension in the Very Elderly Trial* (HYVET) sugere que as metas de PA no paciente muito idoso seja de 150 × 80mmHg.

Os ajustes de dose devem ser feitos a cada 4 semanas no paciente idoso, para evitar reduções abruptas da PA (grau de recomendação IIa, nível de evidência C). A

Tabela 26.13 Benefícios do tratamento anti-hipertensivo no idoso

Estudo	Média de idade (± DP) anos	PA-alvo mmHg	Tratamento	Morte cardiovascular	Mortalidade total	AVE total	Evento cardiovascular	Eventos coronarianos
Systolic Hypertension in The Elderly (SHEP)	72	140	Clortalidona/ atenolol/ reserpina	41%	13%	36%	32%	27%
Systolic Hypertension in Europe (SYST-EUR)	70,2 (± 6,3)	150 (PAS)	Nitrendipina enalapril HCZ	27%	14%	42%	26%	30%
Systolic Hypertension in China	66,5 (± 5,5)	150 (PAS)	Nitrendipina captopril HCZ	38%	39%	38%	37%	–
European Working Party on High Blood Pressure in the Elderly Trial (EWPHE)	72	?	HCZ/metildopa	27%	9%	32%	38%/53%	–
Swedish Trial in old Patients with Hypertension (STOP-HYPERTENSION)	70-84	160 × 95	Atenolol, vetoprolol, pindolol/ HCZ-anlorida	–	43%	47%	40%	–
Coope & Warrender Trial in Elderly Hypertensives	65 (± 5,2)	170 × 105	Atenolol/ bendrufluozida/ metildopa	23%	Não altera	42%	25%	Não altera
Hypertension in the Very Elderly Trial (HYVET)	83,6 (± 3,2)	150 × 80	Perindopril	23%	21%	30%	34%/64%	28%

Fonte: Arq Bras Cardiol 2010; 95(3 supl.2):1-112.

Tabela 26.14 Metas a serem atingidas em conformidade com as características individuais

Categoria	Considerar
Hipertensos estágios 1 e 2 com risco cardiovascular baixo e médio	< 140 × 90mmHg
Hipertensos e comportamento limítrofe com risco cardiovascular alto e muito alto ou com 3 ou mais fatores de risco, DM, SM ou LOA	130 × 80mmHg
Hipertensos com insuficiência renal com proteinúria > 1,0g/L	130 × 80mmHg

DM: *diabetes mellitus*; SM: síndrome metabólica; LOA: lesões em órgãos-alvo
Fonte: Arq Bras Cardiol 2010; 95(1 supl.1):1-51.

maioria dos hipertensos não alcança suas metas de PA com monoterapia e frequentemente necessitam dois ou mais fármacos de classes diferentes. Por esse motivo, recomenda-se atualmente o início de monoterapia apenas nos pacientes com HAS estágio 1 e com risco cardiovascular médio. Deve-se preferir terapia combinada como tratamento inicial nos pacientes com HAS em estágio 2 ou 3 e naqueles com risco cardiovascular alto ou muito alto (grau de recomendação I, nível de evidência C). Os idosos com risco cardiovascular alto ou muito alto e HAS nos estágios 2 e 3 estão mais propensos a apresentar complicações com tratamento anti-hipertensivo rigoroso, como hipotensão postural e/ou pós-prandial, presente em 30% dos pacientes com hipertensão sistólica isolada. Isso pode limitar o controle adequado.

A redução de 10mmHg, independente do fármaco utilizado, diminui significativamente a ocorrência de AVE e eventos coronarianos.

Os fármacos de escolha para o idoso hipertenso com infarto prévio são os betabloqueadores e os IECA, por reduzirem novos eventos coronarianos (grau de recomendação I, nível de evidência A). Os betabloqueadores também estão indicados para pacientes com angina do peito, arritmias ventriculares e supraventriculares, IC sistólica e diastólica, hipertireoidismo e tremor essencial. Entre os betabloqueadores, o propranolol deve ser preferido para hipertensos com enxaqueca, hipertireoidismo e tremor essencial. Metoprolol, bisoprolol ou carvedilol devem ser usados nos pacientes com disfunção sistólica ventricular esquerda (grau de recomendação I, nível de evidência A). Deve-se evitar o atenolol por sua menor eficácia no controle da HAS no idoso e maior associação à mortalidade. Os betabloqueadores não devem ser usados como monoterapia, mas em combinação com diuréticos, bloqueadores de canais de cálcio ou IECA (grau de recomendação IB, nível de evidência B).

Nos pacientes com disfunção sistólica, o tratamento da HAS deve incluir obrigatoriamente IECA (ou bloqueadores dos receptores da angiotensina II [BRA]) e betabloqueador, seguidos de diurético para controle da PA ou se houver retenção hídrica (grau de recomendação I, nível de evidência A).

Os IECA/BRA são os fármacos de escolha nos portadores de nefropatia, proteinúria e *diabetes mellitus* (grau de recomendação I, nível de evidência B).

Diuréticos

Os diuréticos tiazídicos têm sido preferencialmente usados no tratamento da HAS, pois são de fácil absorção oral e boa tolerabilidade e apresentam poucos efeitos colaterais. Os diuréticos de alça, mais potentes e de meia-vida mais curta, devem ser utilizados em formas mais graves e refratárias de HAS, especialmente na presença de IC e/ou insuficiência renal. Os poupadores de potássio são empregados em combinações com outros fármacos, visando atenuar a hipopotassemia, efeito colateral importante dos outros diuréticos tiazídicos e de alça, que podem causar arritmias cardíacas e morte súbita. A espironolactona tem demonstrado boa resposta anti-hipertensiva quando utilizada em adição aos fármacos em uso ou nos casos de HAS refratária. Deve ser considerada, também, se houver IC classe III-IV da NYHA (estudo RALES). O *The Antihypertensive and Lipid-Lowering Treatment to Prevent Heart Attack* (ALLHAT) não mostrou diferença na mortalidade total ou cardiovascular com o tiazídico clortalidona, o antagonista do cálcio anlodipino e o IECA lisinopril. A eficácia anti-hipertensiva e a tolerabilidade foram semelhantes com os três fármacos. A segurança dos diuréticos também foi evidenciada no estudo *Hypertension in Very Elderly Trial* (HYVET), que randomizou 3.800 pacientes hipertensos com mais de 80 anos de idade para tratamento com indapamida isolada ou associada a perindopril *versus* placebo. O estudo foi interrompido precocemente em virtude dos benefícios do tratamento na redução da mortalidade total, AVE e desenvolvimento de IC. Os principais efeitos colaterais foram: aumento do colesterol total e do LDL-c, intolerância à glicose, alteração no metabolismo da insulina e hiperuricemia (grau de recomendação I, nível de evidência A).

Antagonistas do canal de cálcio (ACC)

Os ACC são utilizados com muita frequência em idosos em razão da prevalência elevada de coronariopatia, HAS e AVE. Além disso, a ação antioxidante dos ACC parece contribuir para menor progressão ou até regressão de ateromas.

As principais indicações dos ACC são:

- Tratamento inicial da HAS como alternativa aos diuréticos em baixa dose (grau de recomendação I, nível de evidência A): meta-análise comparando diurético em baixa dose *versus* ACC em relação aos principais desfechos (infarto do miocárdio, IC, AVE, eventos cardiovasculares maiores, mortalidade cardiovascular e total) não demonstrou a superioridade dos ACC.
- Tratamento da hipertensão arterial sistólica isolada do idoso (grau de recomendação I, nível de evidência A).

- Tratamento da insuficiência coronariana crônica e da angina vasoespástica, especialmente se os betabloqueadores (agentes anti-isquêmicos de primeira escolha) estiverem contraindicados.
- Taquiarritmias supraventriculares (verapamil e diltiazem).
- Doença vascular periférica e fenômeno de Raynaud.
- HAS pulmonar primária.
- IC com função sistólica preservada (verapamil e diltiazem) ou na IC por disfunção sistólica (apenas anlodipino ou felodipino), caso a PA não seja controlada com a associação de IECA (ou BRA), betabloqueador e diurético.

Betabloqueadores

Os benefícios dos betabloqueadores como monoterapia no tratamento da hipertensão arterial no idoso são menos evidentes. Controlam a PA em cerca de 50% dos pacientes, podendo chegar a 80%, quando associados a baixas doses de diuréticos. Os betabloqueadores reduzem a morbimortalidade cardiovascular, especialmente os casos de AVE, porém mais da metade dos pacientes tratados utilizou betabloqueador associado a diuréticos, o que dificulta a avaliação do real benefício de seu uso isolado. São recomendados em situações especiais, como IC, arritmias e insuficiência coronariana. Nos idosos hipertensos com antecedente de infarto do miocárdio, os betabloqueadores devem ser utilizados como primeira escolha, na ausência de contraindicações. Os betabloqueadores mais seletivos e menos lipossolúveis são os mais adequados por produzirem menor efeito sobre o sistema nervoso central, a musculatura brônquica e a circulação periférica. O atenolol, porém, é menos indicado, pois apresenta menor proteção contra o AVE. Devem ser evitados em portadores de apneia do sono, pois inibem a taquicardia reflexa que ocorre após apneia.

Alfabloqueadores

Os principais fármacos desse grupo são a prazosina e a doxazocina. Comparada com a clortalidona, a α-doxazocina mostrou maior risco de acidente AVE e IC em pacientes com mais de 55 anos de idade. Não é considerada, portanto, agente de primeira escolha no tratamento da HAS, apesar de sua ação favorável no perfil lipídico e glicídico (grau de recomendação III, nível de evidência B). Está indicada apenas em caso de hipertrofia prostática benigna sintomática.

Inibidores de enzima de conversão da angiotensina (IECA)

Os IECA são fármacos importantes no tratamento da HAS, podendo ser utilizados como monoterapia ou em combinação com outros fármacos de classes diferentes. Têm indicação especial em virtude de sua nefro e cardioproteção e de seu perfil metabólico favorável. Além disso, têm excelente tolerabilidade, apresentando tosse seca e irritativa como principais efeitos adversos. Estão associados à redução de mortalidade cardiovascular e AVE. Os pacientes diabéticos são especialmente beneficiados (grau de recomendação I, nível de evidência A).

Bloqueadores dos receptores da angiotensina II (BRA)

Os BRA bloqueiam especificamente os receptores AT1 da angiotensina II, promovendo bloqueio parcial do sistema renina-angiotensina-aldosterona. A ausência de bloqueio dos receptores AT2 parece ser benéfica porque esses receptores são contrarreguladores e modulam a produção de bradicinina (vasodilatador), óxido nítrico e prostaglandinas e promovem inibição da proliferação celular. Os estudos clínicos demonstram não haver diferença significativa quanto aos eventos ou à mortalidade entre os IECA e os BRA, bem como entre os vários BRA disponíveis. No idoso, são importantes em virtude da baixa incidência de efeitos adversos e por promoverem benefícios em várias comorbidades presentes nessa faixa etária (nefropatia, insuficiência cardíaca e coronariana, hipertrofia miocárdica, *diabetes mellitus*) (grau de recomendação I, nível de evidência A).

Distúrbios cognitivos e HAS

A relação entre HAS e função cognitiva foi demonstrada em vários ensaios clínicos. Esses estudos evidenciaram a importância do controle pressórico na prevenção de distúrbios cognitivos não só em relação à demência vascular, mas também na prevenção da doença de Alzheimer. Existem controvérsias, pois alguns estudos transversais não mostraram correlação entre PA e função cognitiva e estudos longitudinais, mais adequados para avaliar essa associação, confirmaram essa correlação. Os estudos SHEP e MRC não demonstraram esse benefício. No Syst-Eur houve redução de demência vascular e Alzheimer (7,7 vs. 3,8 casos por 1.000 pacientes-ano). No estudo PROGRESS, o tratamento anti-hipertensivo promoveu redução pouco significativa no risco de declínio cognitivo (de 12%) nos indivíduos estudados após seguimento de 4 anos. Entretanto, o tratamento reduziu em 34% o déficit cognitivo naqueles que apresentavam AVE recorrente. Mais recentemente, o estudo SCOPE não demonstrou benefícios evidentes do tratamento anti-hipertensivo em 4.937 pacientes com idades entre 70 e 89 anos. No estudo HYVET-COG houve redução não significativa de demência com o tratamento (38 por 1.000 pacientes-ano com placebo e 33 por 1.000 pacientes-ano no grupo ativo). Uma das prováveis causas da ausência de benefícios foi a interrupção precoce do estudo devido à redução dos desfechos cardiovasculares. Apesar da controvérsia, uma meta-análise de quatro estudos randomizados e placebo-controlados (SHEP, Syst-Eur, PROGRESS e HYVETCOG) mostrou redução de 13% na incidência de demência entre os pacientes tratados (IC: 0,76-1,00; p = 0,045).

DOENÇA ATEROSCLERÓTICA NÃO CORONARIANA

Compreende a doença carotídea, o aneurisma de aorta abdominal e a doença arterial periférica de membros inferiores.

Doença carotídea

A doença carotídea aumenta a incidência de AVE. Sabe-se que cerca de 75% dos casos de AVE acontecem em idosos e, dentre esses, 50% ocorrem em pessoas com mais de 75 anos de idade. Nos idosos portadores de doença carotídea assintomática, estudos concluíram que o tratamento conservador deve ser realizado quando a estenose é < 70%, já que o benefício de uma cirurgia é muito pequeno. A endarterectomia carotídea (EAC) tem bons resultados em pacientes com até 80 anos de idade e assintomáticos e nos quais a estenose é > 70%. No entanto, quando a oclusão da artéria carótida contralateral à artéria operada é total ou crítica, deve-se indicar angioplastia carotídea (AC) com colocação de *stent*.

Nos idosos sintomáticos que tiveram AVE ou acidente isquêmico traumático (AIT) há menos de 6 meses, procede-se a prevenção secundária por meio de EAC em pacientes com estenose grave da artéria carótida interna ipsilateral, a qual deve ser realizada, de preferência, nas primeiras 2 semanas após o evento agudo. A cirurgia não está indicada em pacientes com estenose carotídea < 50%. Trata-se de um procedimento que provoca menos complicações do que a AC, porém apresenta menos benefícios quando o AVE é lacunar. A AC é opção terapêutica intervencionista menos agressiva e está indicada para pacientes com estenose > 70% e de alto risco.

Aneurismas de aorta

Em geral, são descobertos de modo acidental e têm curso assintomático durante anos. Os aneurismas de aorta torácica (AAT) são mais frequentemente encontrados em homens com mais de 60 anos de idade e são classificados de acordo com o segmento acometido: tipo I ou verdadeiro, em segmento descendente; tipo II ou toracoabdominal, desde a artéria subclávia esquerda até a bifurcação da aorta; tipo III, quando a dilatação se amplia no sentido caudal; tipo IV ou abdominal, quando atinge o segmento infradiafragmático.

Os aneurismas de aorta do tipo I são mais frequentes em pacientes idosos, pois estão relacionados com processos ateroscleróticos. Quando assintomáticos, os pacientes devem ser mantidos em acompanhamento clínico, com monitorização por meio de ecocardiograma transtorácico e tomografia computadorizada, além de controle rigoroso da PA e da dislipidemia. Em caso de sintomas presentes ou expansão do aneurisma, recomenda-se cirurgia, para evitar ruptura. Nos idosos assintomáticos, recomenda-se cirurgia quando o aneurisma tem mais de 5,5cm de diâmetro ou a partir de 5,0cm com crescimento anual > 1,0cm ou semestral > 0,5cm.

Os aneurismas de aorta abdominal (AAA) têm evolução lenta e progressiva e acometem até 8% dos pacientes idosos. Mais frequentemente estão localizados na aorta abdominal isolada, e a maioria dos pacientes é assintomática (75%). Seu diagnóstico é estabelecido por meio de exames de imagem, como ultrassonografia, tomografia axial computadorizada de abdome e angiografia por ressonância magnética. O tratamento clínico consiste no controle dos fatores etiológicos: cessar tabagismo, controlar a PA e a dislipidemia e executar atividades físicas aeróbicas de baixo impacto. O tratamento cirúrgico consiste na utilização de endopróteses (cirurgia endovascular) ou cirurgia aberta, em caso de AAA > 5,5cm.

Doença arterial periférica de membros inferiores

Sua prevalência aumenta com a idade, acometendo até 36% dos octogenários. Fatores como hipertensão arterial, dislipidemia, tabagismo e diabetes contribuem para sua ocorrência. Na maioria das vezes sua evolução é benigna, podendo progredir para claudicação e necessidade de revascularização ou amputação, na minoria dos casos. Para rastreio, utiliza-se como padrão-ouro a medida do índice tornozelo-braquial (relação entre a PAS dos tornozelos e a PAS dos membros superiores), sendo a relação < 0,9 considerada isquemia.

DOENÇA ARTERIAL CORONARIANA AGUDA E CRÔNICA

A prevalência de doença arterial coronariana (DAC) vem aumentando progressivamente em todo o mundo, em consequência do aumento da expectativa de vida e da sobrevivência aos quadros agudos.

Sua prevalência aumenta exponencialmente com a idade, sendo maior no homem do que na mulher até a oitava década de vida, quando se torna equivalente. A idade é importante marcador de risco, e o aumento da vulnerabilidade do idoso com DAC é consequência de vários fatores: doença coronariana mais extensa e mais grave, alterações anatômicas e funcionais do envelhecimento, com consequente diminuição da reserva cardíaca, além de aumento da prevalência e associação de fatores de risco cardiovasculares, doença subclínica e comorbidades.

A lesão endotelial é acumulativa e dá origem a maior número de placas ateroscleróticas, caracterizando comprometimento mais difuso. A composição dessas lesões ateroscleróticas altera-se com a idade em razão da redução do núcleo mole de lípides e do aumento da calcificação e fibrose.

A obstrução progressiva do lúmen das artérias coronárias provoca perda do fluxo coronariano de reserva, tornando o paciente idoso mais suscetível do que o jovem à isquemia de demanda, ou seja, ao desenvolvimento de isquemia miocárdica durante os períodos de maior exigência de oxigênio, como hemorragia gastrointestinal, infecção, esforço excessivo ou outros fatores estressantes.

Angina estável

Define-se angina estável (AE) como aquela em que os sintomas, devido à isquemia, se apresentam de maneira inalterada há pelo menos 2 meses. Pode ser a primeira manifestação de DAC ou surgir após IAM ou angina instável (AI). Trata-se de uma das principais manifestações clínicas entre os idosos. Apesar de sua alta prevalência, há certa dificuldade em seu diagnóstico, possivelmente devido às variações nas manifestações clínicas da DAC em idosos e em não idosos. A angina típica de esforço é geralmente a primeira manifestação da AE em não idosos, sendo facilmente diagnosticada; em idosos, no entanto, a dor precordial típica ocorre em apenas metade dos pacientes. Pode ser menos intensa ou não ocorrer devido à atividade física limitada. Pode manifestar-se ainda sob a forma de "equivalentes anginosos", com maior frequência, em que a isquemia miocárdica apresenta-se sob a forma de dispneia (devido ao aumento transitório na pressão diastólica final de VE, causado por isquemia sobreposta à complacência ventricular diminuída pelo processo de envelhecimento), edema agudo de pulmão, arritmia cardíaca (palpitação, síncope), ou de maneira silenciosa (isquemia silenciosa) ou IAM ou, ainda, morte súbita. A dor no idoso pode ainda ser atípica e assumir diferentes formas, como dor nos ombros ou nas costas (levando à infusão com doença degenerativa), dor em região epigástrica (confundindo-se com úlcera péptica) ou dor pós-prandial ou noturna (sugerindo hérnia de hiato ou refluxo esofágico), tornando necessário o diagnóstico diferencial com refluxo e espasmo do esôfago, úlcera péptica, colelitíase, distúrbios neuromusculoesqueléticos e estados de ansiedade.

O exame físico para diagnóstico de DAC é limitado, uma vez que os achados clínicos associados à isquemia miocárdica, como quarta bulha (B4) ou sopro sistólico secundário a insuficiência mitral por disfunção isquêmica do músculo papilar, podem ser identificados em idosos sem cardiopatia estrutural. No entanto, tanto o surgimento como a exacerbação da intensidade do galope com B3 ou B4 ou sopro de regurgitação mitral durante desconforto precordial ou dispneia, ou que desaparece com o alívio desses sintomas, sugerem diminuição transitória da função diastólica ventricular, frequentemente desencadeada por DAC.

A propedêutica diagnóstica no idoso deve ser extensa, de modo a suprir as limitações da anamnese e do exame físico. Deve-se investigar a possibilidade de existirem fatores que agravam a insuficiência coronariana, como anemia, hipertireoidismo e infecção.

Exames complementares

- **Eletrocardiograma:** todo paciente com suspeita de AE, com base na presença de sintomas sugestivos da doença, deve submeter-se a um ECG de repouso, embora deva ser enfatizado que o exame é normal em cerca de 50% dos casos, o que pode ocorrer mesmo em portadores de doença coronariana grave.

- **Radiografia do tórax:** é frequentemente utilizada em pacientes com suspeita de cardiopatia. Na AE, esse exame não fornece informações específicas quanto a seu diagnóstico, podendo apresentar utilidade no diagnóstico diferencial com outras patologias que também provocam dor torácica, como pneumotórax, pneumomediastino, fraturas de costelas e infecções pulmonares agudas. A radiografia deve ser realizada nos pacientes com suspeita de ICC, valvopatia ou doença pulmonar. A detecção de cardiomegalia, congestão pulmonar, aumento atrial e calcificação da aorta tem sido associada a prognóstico desfavorável em portadores de AE.

- **Teste ergométrico (TE):** tem por objetivo submeter o paciente a estresse físico programado e personalizado a fim de avaliar a resposta clínica, hemodinâmica, eletrocardiográfica e metabólica ao esforço. Sua indicação de rotina inclui o fato de ser um exame simples e seguro. A instabilidade postural, a redução da mobilidade, a incapacidade cognitiva, as comorbidades, a pouca familiaridade com o ergômetro, o medo, a ansiedade e a falta de motivação podem dificultar a realização do TE no idoso.

- **Ecodopplercardiograma transtorácico de repouso:** tem papel importante por demonstrar a repercussão do comprometimento das artérias coronárias para o desempenho do coração, mediante análise de suas dimensões e das funções ventriculares, sistólica e diastólica. As anormalidades da movimentação parietal do VE tornam possível o diagnóstico de isquemia transitória aguda ou crônica e de anormalidades resultantes de fibrose miocárdica de qualquer natureza.

- **Ecocardiografia transtorácica de estresse:** realizada após exercício ou administração de dobutamina, é outra opção entre os exames não invasivos, com o intuito de estabelecer o diagnóstico e estratificar o risco da AE. As anormalidades parietais decorrentes do estresse estabelecem indiretamente o grau de comprometimento das artérias coronárias e a extensão das alterações parietais do VE. Trata-se de uma opção para idosos portadores de anormalidades eletrocardiográficas em repouso.

- **Cintilografia de perfusão miocárdica:** a adição das imagens cintilográficas perfusionais ao TE aumenta para 90% a sensibilidade para detecção de DAC, com especificidade de 87%. Adenosina e dipiridamol são os vasodilatadores coronarianos de escolha para o estresse farmacológico em cintilografias. Pacientes impossibilitados de submeter-se ao estresse farmacológico com adenosina ou dipiridamol (hipotensão, bloqueio atrioventricular avançado, broncoespasmo) têm como alternativa o uso de dobutamina, que também é inotrópica e cronotrópica-positiva, provocando vasodilatação coronariana secundária ao aumento do consumo miocárdico de oxigênio.

- **Ressonância nuclear magnética:** o emprego da RNM com a utilização de contraste paramagnético em registro de imagens em tempo quase real tem sido uma alternativa para o diagnóstico de isquemia miocárdica. Esse exame vem se revelando uma boa opção para o diagnóstico de isquemia miocárdica, e um trabalho recente demonstrou níveis de sensibilidade e especificidade em torno de 83% e 86%, respectivamente. Os protocolos utilizados empregam estímulo farmacológico com dobutamina ou, em geral, dipiridamol, para induzir isquemia miocárdica. Os compostos de gadolínio, base dos contrastes da RNM, são atualmente contraindicados aos pacientes com redução importante da função renal, nos quais pode ocorrer o desenvolvimento de fibrose nefrogênica sistêmica, doença rara mas com evolução grave e habitualmente fatal, sem tratamento estabelecido.
- **Angiotomografia computadorizada de artérias coronárias (ângio-TC):** muitos centros têm recomendado que a medida do escore de cálcio, utilizada na estratificação de risco, seja complementada com a injeção de contraste para realização da ângio-TC em casos selecionados. Estudos iniciais demonstram que a presença de obstruções coronarianas piora o prognóstico, em especial se localizadas no tronco da coronária esquerda ou na artéria descendente anterior. Especificamente para o paciente idoso, esse método pode ser útil por dispensar provas de esforço. Por outro lado, a calcificação coronariana que acompanha o processo de envelhecimento dificulta a visualização da luz vascular, diminuindo a sensibilidade e a especificidade do método. O elevado poder preditivo negativo desse exame torna a ângio-TC uma possibilidade para excluir a existência de DAC nesses casos.
- **Cinecoronariografia:** constitui modalidade diagnóstica invasiva, utilizada com o propósito de identificar a presença de doença coronariana e quantificar sua gravidade, auxiliando a decisão terapêutica do cardiologista. Por seu caráter invasivo, é um exame que acarreta riscos aos pacientes que a ele se submetem. É importante frisar que os pacientes com mais de 60 anos de idade, quando submetidos a esse procedimento diagnóstico invasivo, apresentam risco de óbito duas vezes maior do que a população em geral, independente da presença de outras comorbidades. Estudos recentes sobre a intervenção coronariana percutânea (ICP) têm demonstrado que a opção pela via radial tende a apresentar menores taxas de sangramento local e de complicações vasculares.

Tratamento farmacológico

O tratamento farmacológico da AE tem por objetivo melhorar o prognóstico, prevenindo IAM e morte súbita, e a qualidade de vida, reduzindo os sintomas. Os pacientes com DAC estável geralmente apresentam melhor prognóstico do que aqueles com síndromes coronarianas agudas, principalmente os idosos. O tratamento farmacológico do idoso ocupa papel de destaque, reservando-se a indicação de intervenções de revascularização para os pacientes de alto risco, principalmente aqueles que apresentam isquemia extensa ou disfunção ventricular esquerda ou com sintomas importantes e refratários. Nessa faixa etária, muitos pacientes podem optar por tratamento não invasivo, ou a presença de comorbidades pode aumentar muito o risco das intervenções.

A cirurgia de revascularização miocárdica (CRM) e a angioplastia transluminal coronariana (ATC) fazem parte do arsenal terapêutico da DAC nos idosos.

O estudo COURAGE comparou o tratamento clínico otimizado isoladamente com o associado à ATC em pacientes com DAC crônica estável submetidos à cineangiocoronariografia e que apresentaram evidência de isquemia miocárdica. O segmento médio foi de 4,6 anos e, exceto pela melhora inicial do quadro anginoso, maior no grupo ATC, não se observou qualquer diferença no risco de ocorrência de IAM ou de morte, mesmo em multiarteriais, com o tratamento clínico. Assim, o estudo demonstrou que o tratamento com ATC na DAC crônica estável não apresenta benefícios relevantes.

Tabela 26.15 Graus de recomendação/níveis de evidência no tratamento farmacológico da angina estável (AE)

Grau de recomendação I, nível de evidência C
a) Pacientes devem ser orientados quanto ao controle rigoroso de fatores de risco
b) AAS para todos os pacientes, sem contraindicações: 75 a 162mg/dia
c) Clopidogrel ou ticlopidina em pacientes intolerantes ou alérgicos ao AAS
d) Betabloqueadores como terapia inicial na ausência de contraindicações em portadores de IAM prévio ou sem antecedentes de IAM
e) IECA devem ser prescritos para pacientes com FE ≤ 40%, hipertensão arterial ou DM
f) Bloqueador de receptor de angiotensina II para pacientes intolerantes a IECA, FE ≤ 40%, hipertensão arterial ou DM
g) Estatina em pacientes com DAC para atingir meta de LDL-c ≤ 100mg/dL em idoso de alto risco (identificado pela presença de múltiplos fatores de risco) ou LDL-c ≤ 70mg/dL em idoso de risco muito alto (identificado pela presença de um ou mais FR de difícil correção, como DM ou tabagismo, ou com síndrome coronariana aguda)
h) Nitrato sublingual para alívio ou prevenção de sintoma anginoso
Grau de recomendação IIa, nível de evidência C
a) IECA para pacientes com DAC sem disfunção ventricular, HAS ou DM
b) Nitrato oral de longa duração para pacientes cuja angina não é controlada com betabloqueador
c) Diltiazem ou verapamil para pacientes com AE que não podem utilizar betabloqueador
d) Bloqueador de cálcio diidropiridínico de ação prolongada quando a monoterapia com betabloqueador não é suficiente para controlar AE
e) Agentes metabólicos (trimetazidina) em AE não controlada com agentes antianginosos convencionais

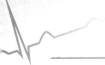

No entanto, um subestudo do COURAGE mostrou que pacientes com isquemia significativa à cintilografia miocárdica experimentaram redução significativa do risco de eventos coronarianos maiores quando submetidos à ATC.

A CRM em pacientes com disfunção sistólica significativa do VE e com miocárdio viável, demonstrado pela cintilografia ou por ECO de estresse, pode reduzir o risco de eventos cardiovasculares maiores em pacientes com lesões obstrutivas coronarianas significativas.

Visando à melhora da angina do peito, tanto a CRM como a ATC são igualmente eficazes. No entanto, esses procedimentos só devem ser indicados para esse fim em pacientes com CF III ou IV da CCS que não foram controlados satisfatoriamente por meio do tratamento clínico otimizado.

Síndromes isquêmicas miocárdicas instáveis sem supradesnível do segmento ST (SIMI-SEST)

As SIMI-SEST constituem, aproximadamente, 60% a 70% de todas as SIMI. Idosos apresentam maior incidência e pior prognóstico (três vezes mais óbitos intra-hospitalares) do que os mais jovens. Além disso, apresentam maior prevalência de DAC prévia, doença arterial periférica, *diabetes mellitus*, AVE, IC e hipertensão arterial. Por outro lado, apresentam níveis menos elevados de colesterol e menor prevalência de tabagismo. Em geral, o idoso apresenta-se mais tarde para o atendimento médico, após o início dos sintomas.

Diagnóstico

A história por si estratifica o paciente, sendo a idade uma variável importante e independente de pior prognóstico. Dentre as várias classificações para identificação da maior gravidade do quadro entre os pacientes atendidos na emergência com dor torácica, a que mais facilita o entendimento é a que considera o risco como alto, médio e baixo de acordo com as variáveis clínicas, uma adaptação que levou em consideração a classificação de Braunwald, como mostra a Tabela 26.17.

O clássico tripé em que se baseia o diagnóstico de IAM – quadro clínico, ECG, marcadores cardíacos bioquímicos – é bastante distinto nos idosos. Em relação à apresentação clínica, IC aparece como a manifestação mais comum.

A estratégia intervencionista precoce recomendada consiste em cinecoronariografia de rotina e revascularização do miocárdio, quando indicada. A estratégia conservadora recomenda observação na fase hospitalar e exames não invasivos para pesquisa de isquemia na alta hospitalar, sendo a cinecoronariografia indicada quando ocorre isquemia induzida ou espontânea. Embora não exista unanimidade quanto à melhor estratégia, as evidências mais recentes, majoritariamente, apoiam a adoção da estratégia invasiva para os pacientes de alto risco. O estudo TACTICS-TIMI 18, o estudo FRISC II (*Fast Revascularisation during InStability in Coronary artery disease*) e o estudo RITA 3 (*Randomized Intervention Trial of unstable Angina 3*) demonstraram os benefícios da estratégia intervencionista precoce, principalmente em idosos.

Tabela 26.16 Causas de prognóstico desfavorável nos idosos com SIMI

Atraso na chegada ao hospital
Dificuldade diagnóstica
Menor probabilidade de receber tratamento intervencionista
Menor uso de betabloqueadores
Insuficiência cardíaca prévia
Comorbidades

Tabela 26.17 Estratificação de risco de morte ou infarto em pacientes com SIMI-SEST

Características	Alto	Moderado	Baixo
História	Idade > 75 anos Dor progressiva, sintomas nas últimas 48h	Idade 70 a 75 anos Infarto prévio, doença vascular periférica, DM, cirurgia de revascularização, uso prévio de AAS	
Dor precordial	Prolongada (> 20min), em repouso	Prolongada (> 20min), em repouso, mas com alívio espontâneo ou nitrato	Sintomas novos de angina classe III ou IV da CCS nas últimas 2 semanas sem dor em repouso prolongado (> 20min)
Exame físico	Edema pulmonar, piora ou surgimento de sopro de regurgitação mitral, B3, hipotensão, bradicardia e taquicardia		
Eletrocardiograma	Infradesnível do segmento ST ≥ 0,5mm (associado ou não a angina), alteração dinâmica do ST, bloqueio completo de ramo, novo ou presumidamente novo, taquicardia ventricular sustentada	Inversão onda T > 2,0mm, ondas patológicas	Normal ou alterado durante episódio de dor
Marcadores séricos de isquemia	Acentuadamente elevados	Elevação discreta	Normais

Tratamento

Os princípios básicos do tratamento da SCA nos idosos não diferem dos preconizados para os pacientes mais jovens (Tabela 26.18).

Estratégia invasiva precoce versus conservadora

Alguns fatores são particularmente importantes na escolha da melhor estratégia para tratamento de idosos com SIMI-SEST. O mais importante é o reconhecimento de que os pacientes idosos apresentam risco mais alto e, portanto, os que mais tendem a se beneficiar de estratégia invasiva precoce, cujo benefício é tanto maior quanto maior é o risco do paciente, mas, ao mesmo tempo, são os que apresentam maior risco de sangramento com estratégias invasivas. A análise do estudo TACTICS-TIMI 18 demonstrou que, comparados aos mais jovens, os idosos são mais beneficiados pela estratégia invasiva precoce à custa de maior risco de sangramento. A maior prevalência de sintomas atípicos nessa faixa etária também dificulta a conduta baseada em sintomas, principalmente a isquemia. Por outro lado, a presença de comorbidades e as preferências do paciente são fatores particularmente relevantes para a decisão de adoção ou não de medidas mais invasivas.

Síndromes isquêmicas miocárdicas instáveis com supradesnível do segmento ST (SIMI-CEST)

A persistência da elevação do segmento ST geralmente reflete oclusão recente da artéria coronária.

Tabela 26.18 Conduta adotada nos pacientes de risco intermediário e alto

---

Oxigenoterapia
Analgesia e sedação
Nitratos
Betabloqueadores
Antagonistas dos canais de cálcio
AAS: 81 a 325mg ao dia (sem ajuste)
Derivados tienopiridínicos: 75mg ao dia (sem ajuste); se utilizar dose de ataque, dose máxima de 300mg
IECA
Estatinas
Bloqueadores dos receptores da glicoproteína IIb/IIIA
   Tirofiban: reduzir a dose de *bolus* e da infusão pela metade em pacientes com índice estimado de depuração de creatinina < 30mL/min
Heparina
   Heparina não fracionada:
     Dose máxima em *bolus*: 4.000U
     Dose máxima de manutenção: 900U/h
   HBPM (enoxaparina):
     Reduzir a dose em 25% (0,75mg/kg 12/12 horas) no idoso com idade de 75 anos ou mais; não utilizar dose de ataque
     Reduzir a dose pela metade em pacientes com índice estimado de depuração de creatinina < 30mL/min – 1,0mg/kg 24/24h; não utilizar dose de ataque

---

HBPM: heparina de baixo peso molecular.

Apesar dos avanços alcançados, ainda se observa maior risco no grupo de idosos, ou seja, naqueles pacientes com 65 anos ou mais de idade, quando comparados àqueles com menos de 65 anos. A mortalidade é três vezes maior em pacientes com mais de 85 anos de idade, em comparação à de pacientes com idade < 65 anos.

Diagnóstico

A avaliação do idoso com dor precordial suspeita de SIMI inclui anamnese detalhada, avaliação física minuciosa, ECG, radiografia de tórax e exames laboratoriais, com destaque para os marcadores de necrose miocárdica.

Enquanto nos adultos não idosos a queixa mais frequente consiste em desconforto ou dor precordial, esse sintoma se torna mais raro após os 80 anos de idade. Estado mental alterado, confusão, dor abdominal, dispneia e fadiga são queixas comuns em idosos com SIMI, além de náuseas, vômitos, sudorese, fraqueza, tontura, síncope e edema agudo de pulmão.

Tratamento

O principal objetivo do tratamento da SCA com supradesnivelamento do segmento ST é a rápida, precoce, completa e sustentada recanalização da artéria relacionada com o IAM. A reperfusão pode ser realizada com terapia fibrinolítica ou ICP:

- **Terapia fibrinolítica:** a terapia fibrinolítica no idoso baseia-se na análise de subgrupos de estudos randomizados, meta-análises e registros. Os dados sobre pacientes com idade > 80 anos são particularmente escassos, nos quais o maior risco de infarto está associado a maior risco de sangramento com o tratamento fibrinolítico.
- **Intervenção coronariana percutânea primária (ICPP):** a comparação de terapia fibrinolítica com ICPP em 7.739 pacientes revelou menor mortalidade e menores taxas de reinfarto não fatal e AVE no grupo submetido à ICPP. Entretanto, a maioria dos pacientes selecionados nos estudos era jovem, o que limita a transferência desses resultados para a população idosa. Aparentemente, a ICPP mostra-se superior à terapia fibrinolítica no idoso quanto à redução de isquemia recorrente, reinfarto, AVE e óbito, embora apresente mortalidade cinco vezes maior do que em pacientes jovens.
- **ICPP *versus* fibrinólise em idosos:** evidências na literatura apontam para resultados mais favoráveis com a ICPP em idosos, mas existem poucas informações sobre pacientes com mais de 80 anos de idade. O ajuste de dose na terapêutica antitrombínica associada diminui o risco de eventos hemorrágicos em idosos. Para a decisão quanto à estratégia de reperfusão a ser adotada deve ser avaliada a rapidez de sua instituição, e isso, obviamente, depende da disponibilidade dos recursos de reperfusão em cada serviço.

Em geral, a ICPP é preferível em pacientes com estratificação de risco mais elevada, particularmente naqueles pacientes em choque e idosos. ICPP e fibrinólise oferecem desfechos semelhantes, quando instituídas em até 3 horas de dor. A ICPP costuma ser preferível após 6 horas e ainda pode trazer benefício depois de até 12 horas de dor.

Graus de recomendação/níveis de evidência para reperfusão do miocárdio na SIMI com supradesnível de ST

- **Grau de recomendação I, nível de evidência C:**
  - Devem receber terapia fibrinolítica pacientes com até 80 anos de idade com SIMI-CEST com até 12 horas de evolução e critérios de elegibilidade para fibrinólise e que se apresentam para tratamento em local em que angioplastia primária não pode ser realizada em até 90 minutos.
  - ICP primária é o procedimento de excelência para reperfusão coronariana em hospitais que disponham dessa facilidade, desde que realizada por pessoal habilitado dentro de 90 minutos da apresentação.
  - Pacientes com até 12 horas de evolução de IAM devem ser submetidos à ICP primária, sempre que disponível.
- **Grau de recomendação IIa, nível de evidência C:**
  - Devem receber terapia fibrinolítica pacientes com idade de 80 anos ou mais com SIMI-CEST com até 12 horas de evolução e critérios de elegibilidade para fibrinólise e que se apresentam para tratamento em local em que a angioplastia primária não pode ser realizada em até 90 minutos.

Graus de recomendação/níveis de evidência para tratamento associado da SIMI com supradesnível do segmento ST em idosos

- **Grau de recomendação I, nível de evidência C:**
  - AAS deve ser utilizado em todos os pacientes com SIMI-CEST que não apresentem contraindicação.
  - Pacientes submetidos à ICPP devem receber dose de ataque de clopidogrel de 300mg, seguidos de 75mg/dia por pelo menos 1 mês após o implante de *stent* não farmacológico e 1 ano após implante de *stent* farmacológico.
  - Em pacientes com ≥ 75 anos que não receberam *stent* coronariano, o clopidogrel deve ser associado a AAS, na dose de 75mg/dia, sem dose de ataque, independente do uso de terapia fibrinolítica.
  - Heparina, com ajuste da dose no idoso, associada a AAS e outros antiplaquetários para pacientes que receberam fibrinolíticos fibrino-específicos e os submetidos à ICPP.
  - IECA deve ser administrado e mantido por tempo indeterminado em pacientes com SIMI-CEST e FEVE < 40%, infarto extenso, hipertensão arterial ou diabetes.
  - Estatina deve ser utilizada em todos os pacientes com SIMI-CEST.
- **Grau de recomendação IIa, nível de evidência C:**
  - Em pacientes com menos de 75 anos de idade que não receberam *stent* coronariano, o clopidogrel deve ser associado a AAS na dose de ataque de 300mg, seguidos de 75mg/dia, independentemente do uso de terapia fibrinolítica.
  - Bloqueadores de glicoproteína IIb/IIIa podem ser utilizados em pacientes submetidos à ICPP.
  - Heparina associada a AAS e outros antiplaquetários para idosos não reperfundidos.
  - Betabloqueador oral pode ser utilizado no idoso, titulando-se gradualmente a dose.
  - Nitrato está indicado em pacientes com dor, hipertensão arterial ou IC.
  - IECA para paciente não diabético, não hipertenso, com IAM não extenso e sem disfunção de VE.
- **Grau de recomendação III, nível de evidência C:**
  - Uso de betabloqueador EV no paciente com idade ≥ 75 anos.
  - Uso de nitratos em pacientes que usaram inibidores de fosfodiesterase-5 nas 48 horas anteriores.
  - Uso de bloqueadores de glicoproteína IIb/IIIa em associação à terapia fibrinolítica.

Cirurgia de revascularização do miocárdio (CRM) em idosos

O idoso apresenta alterações anatômicas e fisiológicas associadas ao envelhecimento e maior incidência de DPOC, doença renal e doença arterial em outros territórios, principalmente cerebral. É frequente a presença de déficit nutricional, diminuição da resposta imunológica celular e humoral e declínio da capacidade funcional e cognitiva. Todos esses fatores são avaliados no momento da indicação cirúrgica. Existem evidências de que a CRM apresenta vantagens em relação à ICP nos pacientes multiarteriais, mas no idoso a CRM associa-se a maior mortalidade hospitalar. Nessa faixa etária, a escolha do tratamento deve ser individualizada, considerando o risco da doença, a possibilidade ou não da ICP, o risco da CRM, a presença de comorbidades, a expectativa de vida e a preferência do paciente.

PECULIARIDADES DA INSUFICIÊNCIA CARDÍACA NO IDOSO

A IC, síndrome clínica que afeta preferencialmente indivíduos idosos, está associada a baixos índices de qualidade de vida, frequentes hospitalizações e elevada taxa de mortalidade.

Devido às alterações fisiológicas decorrentes do envelhecimento e à presença de múltiplas comorbidades, muitas características clínicas da IC diferem na população idosa, comparativamente aos outros grupos etários.

A mortalidade também é maior nos idosos. No estudo de Framingham, 92% das mortes por IC ocorreram em maiores de 65 anos, com aumento de 27% por década para os homens e de 61% para as mulheres.

Vários estudos multicêntricos confirmam aumento da morbi/mortalidade com o avançar da idade. No estudo SOLVD, por exemplo, entre os pacientes com FE < 35%, a frequência de hospitalizações e a mortalidade aumentaram paralelamente ao aumento da idade da população estudada.

As causas mais comuns de IC nos idosos são DAC e HAS, que frequentemente coexistem. Outras causas comuns em países em desenvolvimento são: cardiopatia valvar, cardiomiopatia hipertrófica, infecção, consumo de álcool, arritmias, cardiomiopatias infiltrativas, cardiomiopatia dilatada idiopática e endocrinopatias.

Dados do *Estudo Multicêntrico em Idosos* (EMI) mostram que, embora a IC não seja a principal causa de consulta dos idosos em ambulatórios (cerca de 10%), é a maior causa de hospitalização (31%), inclusive de urgência (18%).

Fisiopatologia

Algumas peculiaridades fisiopatológicas da IC nos idosos têm implicações clínicas. Assim, para a mesma intensidade de manifestação clínica, o idoso apresenta, em geral, menor grau de disfunção sistólica, menor dilatação ventricular e maior grau de disfunção diastólica, com relatos de função sistólica preservada em 30% a 50% dos casos. A frequência de IC com função sistólica normal aumenta com o aumento da idade, sendo de 22% nas idades de 70 a 74 anos, 34,1% na faixa de 75 a 84 anos e 49,1% nas idades ≥ 85 anos.

A estimulação neuro-humoral tem participação importante na evolução dos pacientes e sofre modificações com a idade. No início da IC, o aumento da estimulação neuro-humoral tem papel fundamental como mecanismo compensatório, especialmente por meio do aumento dos níveis dos neuro-hormônios de efeito vasodilatador, como o fator atrial natriurético, que facilita a função cardíaca e mantém o paciente assintomático. À medida que o dano miocárdico e a própria estimulação neuro-humoral aumentam, passam a predominar os neuro-hormônios com efeito vasoconstritor, que induzem aumento da resistência periférica e comprometem a função cardíaca, mantendo um ciclo vicioso de agravamento progressivo.

No idoso com IC, assim como no idoso sadio, os níveis de noradrenalina são maiores do que nos jovens. O papel da idade no comportamento neuro-humoral foi analisado no estudo SOLVD, no qual foram observados, em função do aumento da idade, aumento da noradrenalina e do fator atrial natriurético, redução dos níveis de renina e estabilidade dos níveis de arginina-vasopressina em portadores de disfunção sistólica grave (FE < 35%) (Tabela 26.19).

Tabela 26.19 Perfil fisiopatológico da insuficiência cardíaca nos idosos

↑ Resistência vascular sistêmica
↑ Noradrenalina plasmática
↑ Ureia e creatinina sérica
↓ Taxa de filtração glomerular
↑ Peptídeo natriurético B plasmático
↑ Endotelina plasmática
↓ Renina plasmática
↔ Aldosterona plasmática

Diagnóstico

O diagnóstico costuma ser mais difícil devido à influência dos hábitos ou da presença de condições concomitantes que podem mimetizar ou mascarar a IC, à medida que causam, por exemplo, tosse crônica, náusea, vômitos, fadiga, dispneia, estertores de base ou edema. Por outro lado, no idoso, a IC pode se exteriorizar por meio de manifestações atípicas, que incluem distúrbios do sono e do paladar e, até mesmo, alterações comportamentais.

A fadiga, o cansaço, a dispneia e a baixa tolerância aos esforços são manifestações frequentes, porém inespecíficas de IC. Por outro lado, dispneia paroxística noturna e ortopneia parecem constituir manifestações mais específicas de IC.

As recomendações atuais da Sociedade Europeia de Cardiologia para o diagnóstico da IC incluem a presença de sintomas, evidência ecocardiográfica de disfunção ventricular e, nos casos duvidosos, a resposta terapêutica (Tabela 26.20).

Exames complementares

Na ausência de evidências adequadamente documentadas, a relação de exames recomendados para o diagnóstico da IC reflete a opinião consensual de cardiologistas experientes (grau de recomendação I, nível de evidência C):

- **Radiografia de tórax:** grau de recomendação I, nível de evidência C.
- **Eletrocardiograma:** grau de recomendação I, nível de evidência C.
- **Ecocardiograma:** grau de recomendação I, nível de evidência B.
- **Ventriculografia radioisotópica:** grau de recomendação I, nível de evidência A.
- **Peptídeo natriurético tipo B:** grau de recomendação I, nível de evidência A; na IC diastólica: grau de recomendação IIa, nível de evidência A.

Exames laboratoriais

São recomendados na complementação da investigação diagnóstica da IC: hemograma completo e dosagens plasmáticas de creatinina, ureia, sódio, potássio, glicose, enzi-

Tabela 26.20 Classificação da IC a partir da presença de cardiopatias estruturais (ACC/AHA) ou de acordo com a capacidade funcional (NYHA)

ACC/AHA		Estágios NYHA: classes funcionais	
Estágio	Descrição	Classe	Descrição
A	Presença de fatores de risco para IC, como HAS, DM ou DAC, porém sem sintomas, sinais ou evidência de anormalidade estrutural	Sem correspondência	
B	Ausência de sintomas e/ou sinais de IC. Presença de cardiopatia estrutural correlacionada com IC	I	Sem limitação para atividades físicas Atividades habituais não causam dispneia, cansaço ou palpitações
C	Presença de sintomas e/ou sinais de IC associados à cardiopatia estrutural	II III	Discreta limitação para atividades físicas Atividades habituais causam dispneia, cansaço ou palpitações
D	Cardiopatia estrutural avançada, com sintomatologia exuberante, em repouso, apesar da terapêutica otimizada	IV	Limitação para qualquer tipo de atividade física, sintomas de IC em repouso

ACC/AHA: American College of Cardiology/American Heart Association; NYHA: New York Heart Association.

mas hepáticas, hormônio tireotrófico e ácido úrico. Esses exames podem identificar possíveis causas de IC, reforçar a suspeita clínica ou, até mesmo, orientar a melhor opção terapêutica.

Classificação

Confirmado o diagnóstico da IC, a estratificação segundo sua gravidade é estratégia útil para avaliação e orientação terapêutica, assim como para estimativa do prognóstico. A classificação funcional estabelecida pela New York Heart Association é a mais antiga e a mais empregada na prática clínica. No entanto, a baixa sensibilidade e a inespecificidade do quadro clínico, as comorbidades e a inatividade física são fatores que dificultam a identificação da classe funcional da IC nos pacientes idosos. O sistema classificatório desenvolvido pelas ACC/AHA enfatiza a presença de sintomas e de cardiopatias estruturais, estratificando a disfunção ventricular em estágios de acordo com sua evolução e sua progressão.

Disfunção sistólica

Tratamento (Tabela 26.21)

Tratamento farmacológico

Digitálicos. O coração senescente responde menos aos efeitos inotrópicos dos digitálicos, sem redução concomitante

Tabela 26.21 Medidas não farmacológicas – modificações do estilo de vida

Nutrição e monitorização do peso corpóreo
Restrição de sódio
Álcool
Atividade física
Imunização

dos efeitos tóxicos; ao contrário, idosos são mais suscetíveis à intoxicação digitálica. Os digitálicos têm índice terapêutico/tóxico muito baixo. Pequenos aumentos dos níveis séricos, acima do limite terapêutico, podem induzir efeitos colaterais. A concentração sérica terapêutica de digoxina é de 0,5 a 0,9ng/mL. Níveis mais altos associam-se a toxicidade aumentada, inclusive morte, sem benefício adicional.

Os estudos de retirada – PROVED e RADIANCE – evidenciaram a importância dos digitálicos no controle sintomático e na tolerância ao exercício dos pacientes com IC de classes funcionais II e III, em uso de diuréticos, ou de diuréticos e IECA, respectivamente. O grande ensaio clínico DIG38 mostrou que a digoxina não influenciou a mortalidade total em comparação com placebo, porém a mortalidade e as hospitalizações em decorrência da IC foram reduzidas.

No paciente geriátrico, a dose de digoxina é mais baixa do que nos adultos jovens e deve ser a metade em pacientes > 75 a 80 anos. A dose diária de digoxina não deve ultrapassar 0,25mg, e habitualmente situa-se ao redor de 0,125mg. A determinação da concentração sérica da digoxina – que no idoso deve oscilar entre 0,5 e 1,0ng/mL – é útil para o ajuste das doses e em caso de suspeita de intoxicação.

A digoxina é um fármaco de primeira linha no tratamento da IC associada à fibrilação atrial (grau de recomendação I, nível de evidência B). Em pacientes com ritmo sinusal, também é útil para melhorar os sintomas e a tolerância ao exercício, bem como reduzir as hospitalizações por IC (grau de recomendação IIa, nível de evidência A).

Inotrópicos não digitálicos. Muitos estudos foram realizados com diversos fármacos inotrópicos positivos não digitálicos em pacientes com IC de classe funcional III/IV e idades variando entre 50 e 74 anos. Esses medicamentos não devem ser utilizados no tratamento da IC crônica estável (grau de recomendação III, nível de evidência A).

Duas classes desses agentes – agonistas beta-adrenérgicos (p. ex., dobutamina) e inibidores da fosfodiesterase (p. ex., milrinona) –, que aumentam a contratilidade miocárdica por elevarem as concentrações miocárdicas do monofosfato de adenosina cíclico, utilizados EV, em curto prazo, podem ser úteis e necessários em algumas condições: IC aguda, síndrome de baixo débito, após IAM, após CRM e IC refratária ao tratamento convencional (grau de recomendação IIb, nível de evidência C).

Diuréticos. Os diuréticos desempenham papel crucial no manejo clínico da IC, por aliviarem o edema pulmonar e periférico em poucas horas ou dias, enquanto os efeitos dos digitálicos e dos IECA podem demandar vários dias ou semanas.

Diuréticos são os únicos fármacos capazes de controlar adequadamente a retenção de fluidos e o balanço de sódio na IC (grau de recomendação I, nível de evidência C).

Espironolactona. A espironolactona é um antagonista específico da aldosterona. O *Randomized Aldactone Evaluation Study* (RALES), realizado em pacientes com IC de classe funcional III/IV, mostrou que a adição de espironolactona, na dose de 25 a 50mg/dia, associou-se à redução de 27% na mortalidade total.

A utilização de espironolactona em doses baixas deve ser considerada nos pacientes com IC de classe funcional III/IV, com níveis séricos de potássio < 5,0mEq/L e creatinina < 2,5mg/dL para homens e < 2,0 para mulheres. Os níveis séricos de potássio devem ser monitorizados nas primeiras semanas de tratamento ou se houver aumento da dose do fármaco (grau de recomendação I, nível de evidência B para espironolactona em pacientes com IC, sintomáticos e com congestão venosa).

Inibidores da enzima conversora da angiotensina. Vários estudos randomizados, placebo-controlados, incluindo grande número de pacientes com IC de classe funcional II/IV, demonstraram melhora dos sintomas e da progressão da doença e diminuição da mortalidade e das hospitalizações por IC com o uso dos IECA. Esses benefícios foram observados também na disfunção ventricular sistólica assintomática. Deve-se salientar, entretanto, que são limitados os dados sobre o uso de IECA em pacientes com mais de 75 anos de idade (Tabela 26.22).

Bloqueadores dos receptores da angiotensina II (BRA). As informações provenientes dos estudos com BRA resultam em grande parte de análises de subgrupos, especialmente de pacientes que apresentaram intolerância aos IECA. Os principais estudos que analisaram o benefício dos BRA no tratamento da IC foram o VAL-HEFT e o CHARM. Vale assinalar que no estudo CHARM foram arrolados aproximadamente duas vezes mais pacientes com mais de 75 anos do que em todos os estudos sobre IECA combinados. Observou-se claro benefício com o uso de candesartano em pacientes com idade ≥ 75 anos. De modo geral, os BRA têm sua principal indicação em pacientes portadores de IC crônica com disfunção ventricular sistólica e que apresentem intolerância aos IECA, com resultados bem demonstrados quanto à redução da morbimortalidade (Tabela 26.23).

Betabloqueadores. A terapia crônica com betabloqueadores na IC reduz progressivamente o volume ventricular esquerdo e a massa miocárdica e aumenta a FEVE, em magnitude maior do que a observada com qualquer outro medicamento. Melhora a geometria do VE, que adquire formato menos esférico, e diminui a regurgitação mitral. Assim,

Tabela 26.22 Graus de recomendação e níveis de evidência para uso de IECA

Grau de recomendação	Indicações	Nível de evidência
I	IC e disfunção sistólica assintomática ou sintomática	A
	Disfunção ventricular esquerda pós-IAM	A
IIa	Sintomas de IC por disfunção diastólica	C
	Prevenção de IC, especialmente em presença de DAC, DM ou HAS	B
	Pode ser benéfico para pacientes com HAS e HVE, sem sintomas de IC	B
III	Pacientes com IC e estenose bilateral das artérias renais, hiperpotassemia e insuficiência renal não dialítica (Creat > 2,5mg/dL)	B

Tabela 26.23 Grau de recomendação e nível de evidência para uso de bloqueadores dos receptores de angiotensina (BRA) na IC crônica

Grau de recomendação	Indicação	Nível de evidência
I	Os BRA devem ser recomendados a pacientes portadores de IC intolerantes aos IECA	A
IIb	A adição do BRA pode constituir-se em opção terapêutica em pacientes que persistem sintomáticos a despeito do uso da terapia padrão (IECA e betabloqueadores)	B
III	A adição do BRA não deve ser recomendada em pacientes que já estão em uso da terapia padrão (IECA, betabloqueadores e antagonistas da aldosterona)	B

os betabloqueadores podem reverter todas as alterações associadas ao remodelamento ventricular. Esse processo manifesta-se geralmente após 2 meses de tratamento e continua por até 12 a 18 meses. Esses compostos aumentam o tônus parassimpático e reajustam a sensibilidade dos barorreceptores, restauram a variabilidade da FC, reduzem a dispersão do intervalo QT e previnem a hipopotassemia induzida por catecolaminas, exercendo efeitos antiarrítmicos. Múltiplos ensaios clínicos mostraram convincentemente que a adição de um betabloqueador à terapia convencional para IC com diuréticos, IECA e digital induz cronicamente a melhora dos sintomas, da classe funcional e da função ventricular esquerda, traduzida por aumento significativo da FE.

O tratamento com betabloqueador na IC deve ser iniciado com doses muito baixas: carvedilol, 3,125mg duas vezes ao dia; metoprolol de liberação sustentada, 12,5mg uma vez ao dia; bisoprolol, 1,25mg uma vez ao dia. Os aumentos devem ser graduais, duplicando-se a dose (se bem tolerada) a cada 2 a 4 semanas. Se ocorrerem efeitos colaterais, os aumentos deverão ser postergados até que esses efeitos tenham desaparecido. As doses-alvo preconizadas são: 25mg duas vezes ao dia para o carvedilol; 200mg uma vez ao dia para o metoprolol CR; e 10mg uma vez ao dia para o bisoprolol. Embora se deva procurar atingir as doses-alvo utilizadas nos grandes ensaios clínicos, doses menores devem ser mantidas se as maiores não forem toleradas. Pacientes com IC crônica, classe funcional II/IV, FE < 0,40, estáveis e com doses de manutenção adequadas de diuréticos, além de IECA, com ou sem digital, devem receber betabloqueador, exceto se incapazes de tolerá-lo ou em presença de contraindicação (grau de recomendação I, nível de evidência A).

Vasodilatadores – hidralazina e dinitrato de isossorbida. O uso do dinitrato de isossorbida (DNI) em associação à hidralazina (HID) para o tratamento da IC tem como base seus efeitos hemodinâmicos complementares: ação venodilatadora dos nitratos e vasodilatadora arterial da hidralazina na circulação periférica, reduzindo a pré e a pós-carga, além de efeitos favoráveis no remodelamento miocárdico e vascular, como também na progressão da IC.

Insuficiência cardíaca com fração de ejeção preservada (ICFEP)

Na prática clínica, o diagnóstico é feito com base na sintomatologia típica e nos sinais de IC em pacientes com FE normal e sem doença valvar ao ecocardiograma. Outras possíveis causas que apresentem manifestações clínicas, similares às da ICFEP, devem ser excluídas.

Em contraste com o tratamento da IC decorrente de FE reduzida, poucos ensaios clínicos estão disponíveis para orientar o manejo de pacientes com ICFEP. Alguns estudos controlados têm sido realizados utilizando digital, IECA, ARA II (antagonista do receptor da angiotensina II), betabloqueadores e bloqueadores de canais de cálcio. Em sua maioria, esses estudos apresentaram resultados inconsistentes. Apesar disso, muitos pacientes com ICFEP são tratados com esses fármacos devido às comorbidades, como FA, HAS, DM e DAC. O tratamento desses pacientes deve ter como base o controle de fatores fisiológicos, como PA, FC, volume circulatório e isquemia miocárdica, que são conhecidos por exercer efeitos importantes sobre o relaxamento ventricular.

Recomendações para o tratamento de pacientes com ICFEP:

- Controle adequado da hipertensão arterial sistólica e diastólica (grau de recomendação I, nível de evidência A).
- Controle da frequência ventricular em pacientes com FA (grau de recomendação I, nível de evidência B).
- Diuréticos para controle da congestão pulmonar e do edema periférico (grau de recomendação I, nível de evidência C).
- Revascularização miocárdica é aconselhável em pacientes com ICFEP e DAC cuja isquemia miocárdica comprovada seja a causa de alterações da função cardíaca (grau de recomendação IIa, nível de evidência C).
- A restauração e a manutenção do ritmo sinusal em pacientes com FA poderão melhorar os sintomas (grau de recomendação IIa, nível de evidência C).
- O uso de betabloqueadores, IECA, ARA II ou antagonistas do canal de cálcio em hipertensos controlados pode ser eficaz em minimizar os sintomas (grau de recomendação IIa, nível de evidência C).
- O uso de digital não está bem estabelecido, exceto em presença de FA com alta resposta ventricular (grau de recomendação IIb, nível de evidência C).

ARRITMIAS

As alterações cardíacas estruturais e funcionais do envelhecimento contribuem para algumas características das arritmias nos idosos. As bradiarritmias decorrem de alterações degenerativas dos nós sinusal e atrioventricular e do sistema His-Purkinje. As arritmias são mais frequentes na presença de cardiopatia estrutural.

As indicações de Holter com grau de recomendação I para os idosos são: avaliar síncopes inexplicadas, pré-síncope ou tonturas sem causa evidente; idosos com palpitações recorrentes de causa inexplicada; idosos portadores de marca-passo com sintomas frequentes de palpitação, síncope ou pré-síncope; e avaliar eficácia antiarrítmica em idosos cuja frequência de arritmias antes do tratamento era bastante significativa.

O teste de inclinação ou *tilt-test* (TT) é utilizado para avaliação de síncope inexplicada em idosos. Na população em geral, o TT é positivo em caso da presença de sintomas associados às alterações hemodinâmicas durante o exame. Nos idosos, apenas a presença de hipotensão ortostática já é um preditor de mortalidade, independente da presença ou não de sintomas (grau de recomendação I, nível de evidência B).

A massagem do seio carotídeo (também indicada para avaliação de síncope inexplicada) é habitualmente realizada ao final do TT, sendo contraindicada nos idosos que já apresentaram ataque isquêmico transitório ou AVE nos últimos 3 meses e nos que apresentam sopro carotídeo (grau de recomendação I, nível de evidência B).

O estudo eletrofisiológico (EEF) é muito útil devido ao grande número de arritmias documentadas na população idosa. Está indicado quando os estudos não invasivos não esclarecem o diagnóstico em pacientes com taquicardia sustentada recorrente, quando o paciente tem cardiopatia estrutural e a síncope permanece inexplicada após investigação não invasiva, quando pacientes com infarto do miocárdio antigo têm sintomas sugestivos de taquiarritmia ventricular com palpitações sustentadas, pré-síncope ou síncope, e na recuperação de parada cardiorrespiratória (PCR) não relacionada com a fase aguda do infarto, sem causas determinadas (grau de recomendação I, nível de evidência C).

A síncope costuma ser o sintoma de espectro mais amplo quanto à etiologia. No idoso, geralmente se caracteriza por multicausalidade (comorbidades, uso de medicamentos etc.) e seu prognóstico varia bastante. Pode ser causada por:

- **Hipersensibilidade do seio carotídeo:** responsável por até 10% dos casos de síncope, acontece sem pródromos, abruptamente e associada a trauma físico. Está associada a doença aterosclerótica, cirurgias em região cervical ou irradiação cervical prévia. Apresenta-se sob as formas cardioinibitória (pausa de 3 segundos ou mais ou bloqueio atrioventricular transitório durante massagem do seio carotídeo), vasodepressora (queda da PAS > 50mmHg durante massagem do seio carotídeo) e mista, quando os dois componentes estão associados.
- **Síncope neurocardiogênica ou vasovagal clássica:** é menos frequente em idosos do que nos jovens (Tabela 26.24).

Mesmo nos idosos, o tratamento não invasivo da fibrilação atrial (FA) ou *flutter* atrial (FLA) obedece a uma sequência: reversão ao ritmo sinusal mediante cardioversão farmacológica ou elétrica, manutenção do ritmo sinusal, controle de resposta ventricular em caso de falha no restabelecimento do ritmo sinusal e terapia antitrombótica:
   - **Cardioversão farmacológica:** uso de propafenona VO ou EV para reversão da FA na ausência de cardiopatia estrutural (deve ser evitado em idosos > 80 anos ou com disfunção grave do VE) e amiodarona EV para reversão da FA na presença de disfunção ventricular de moderada a grave (grau de recomendação I, nível de evidência C).
   - **Cardioversão elétrica:** na presença de FA com frequência ventricular rápida sem resposta às medidas farmacológicas ou associada a isquemia, hipotensão, angina ou IC; na FA associada a instabilidade hemodinâmica; na FA muito sintomática, mesmo não havendo instabilidade hemodinâmica (grau de recomendação I, nível de evidência C).

Tabela 26.24 Recomendações para tratamento da síncope no idoso

Síndromes neuromediadas	
Classe I	Educação sobre a benignidade, evitar eventos precipitantes, reconhecimento dos sintomas premonitórios, manobras para abortar o episódio (p. ex., assumir posição supina; manobra de contrapressão muscular)
Síncope vasovagal	
Classe I – NE C	Evitar depleção volêmica, longos períodos em ortostase, ambientes fechados e quentes, punções venosas
Classe IIa – NE B	Aumentar ingesta hidrossalina (na ausência de HAS)
Classe IIa – NE B	Exercício moderado, *Tilt-training* Fármacos (midodrine, fludrocortisona) Marca-passo AV (> 5 episódios; refratária)
Síndrome do seio carotídeo	
Classe I – NE B	Marca-passo cardíaco nas formas cardioinibitórias ou mistas Tratamento semelhante ao da síncope vasovagal
Síncope situacional	
Classe I – NE C	Evitar ou aliviar o evento deflagrador: tosse, defecação, micção, estresse emocional, dor intensa Quando não é possível evitar evento deflagrador: manter volemia adequada, evitar ortostase longa
Hipotensão ortostática	
Classe I – NE C	Evitar diuréticos, vasodilatadores e álcool
Classe II – NE B	Evitar mudança brusca de postura, período prolongado em posição supina, ambientes quentes, exercício extenuante, refeições copiosas, aumento da ingesta hidrossalina; elevar cabeceira da cama durante o sono Tratamento farmacológico (fludrocortisona, midodrine) em casos refratários a medidas gerais

NE: nível de evidência; AV: atrioventricular.

   - **Manutenção do ritmo sinusal:** não utilizar fármacos antiarrítmicos em pacientes com FA sem fatores de risco de recorrência e cujo fator desencadeante tenha sido corrigido (grau de recomendação I, nível de evidência C).
   - **Controle da FC:** em pacientes sem cardiopatia estrutural, com FA persistente ou permanente, deve-se utilizar betabloqueadores ou bloqueadores do cálcio não diidropiridínicos (verapamil ou diltiazem); administrar digital ou amiodarona EV para controle da FC em pacientes com FA e IC; uso de digoxina para controlar a FC e repouso em pacientes com FA e disfunção ventricular e em sedentários (grau de recomendação I, nível de evidência C).
   - **Terapia antitrombótica:** a anticoagulação oral (ACO) ainda é o tratamento mais efetivo para prevenir AVE isquêmico em pacientes com FA e a terapia exige ajuste

da INR, que deve ficar entre 2 e 3. Em geral, os idosos necessitam doses menores de anticoagulante devido às modificações decorrentes do envelhecimento. Deve-se identificar e estratificar os fatores de risco com base em escores de risco como o CHADS (Tabela 26.25).

O tratamento invasivo da FA e do FLA consiste em cirurgia e procedimentos ablativos (Tabela 26.26).

Bradiarritmias

Em idosos, encontra-se bloqueio atrioventricular de primeiro grau, assim como de segundo grau do tipo I (Wenckebach). Já o bloqueio de segundo grau tipo Mobitz, ou bloqueio de terceiro grau, tem pior prognóstico e geralmente necessita tratamento, o qual se restringe ao uso de marca-passo cardíaco definitivo.

Tabela 26.25 Estratificação de risco e uso de antitrombótico

Alto risco de AVEI	Tratamento – IA
Tromboembolismo prévio (AVEI, AIT, embolia sistêmica) Estenose mitral reumática > 1 FR: idade ≥ 75 anos, hipertensão arterial, IC, disfunção ventricular esquerda ou DM	Anticoagulante oral INR 2,5 (2,0-3,0)
Moderado risco de AVEI	
Apenas um FR: idade ≥ 75 anos, hipertensão arterial, IC, disfunção ventricular esquerda ou DM	Anticoagulante oral INR 2,5 (2,0-3,0) ou AAS 81 a 325mg/dia
Baixo risco de AVEI	
FA sem doença valvar ou cardiopatia (lone AF) e sem outros fatores de risco	AAS 81 a 325mg/dia

AVEI: acidente vascular encefálico isquêmico.
Fonte: modificada de Turpie AG. Eur Heart J 2008(2); 29:155-65.

Tabela 26.26 Recomendações para ablação de FLA e FA em pacientes idosos

Grau de recomendação I
a) Ablação do circuito do *flutter* típico, sintomático (nível de evidência C)

Grau de recomendação II
a) Ablação da FA (isolamento das veias pulmonares) sintomática refratária a agente antiarrítmico, sem comorbidades significativas (controle do ritmo) (nível de evidência C)
b) FA sintomática, refratária a tratamento clínico, evoluindo com taquicardiomiopatia: pode ser tratada com ablação do nó AV + implante de marca-passo (controle de frequência)

Grau de recomendação III
a) Ablação da FA com controle adequado da frequência ventricular com drogas, bem tolerada pelo paciente (nível de evidência C)

VALVOPATIAS

As doenças valvares no idoso são caracterizadas por degeneração com calcificação do tecido ou anel valvar típica do envelhecimento. Evoluem, na maior parte das vezes, para IC, HAS e DAC.

Valvopatia mitral

Insuficiência mitral (IM)

A IM aguda tem como etiologias: calcificação do anel mitral, degeneração mixomatosa com prolapso da valva mitral, cardiopatia isquêmica, doença reumática, endocardite infecciosa, isquemia e/ou ruptura de músculo papilar. A IM crônica: doenças degenerativas, doença reumática, osteogênese imperfeita, cardiomiopatia hipertrófica, insuficiência coronariana e cardiomiopatia dilatada (Tabela 26.28).

O quadro clínico pode apresentar: dispneia progressiva, fraqueza, tosse, edema de membros inferiores e palpitações. Nos casos agudos, apresenta-se como ICC (dispneia intensa, sudorese).

O exame físico revela sopro sistólico em foco mitral de intensidade variável, *ictus* deslocado, hiperfonese de B2 e sopro sistólico tricúspide (Tabela 26.29).

Pacientes com IM discreta ou moderada, assintomáticos, devem ser avaliados anualmente com anamnese, exame físico, radiografia de tórax, ECG e ecocardiograma transtorácico, podendo também ser utilizado o ecocardiograma transesofágico, que possibilita a quantificação do grau de regurgitação e da função ventricular. Os que apresentam IM grave e são assintomáticos devem ser avaliados a cada 6 meses.

Tratamento

- **Clínico:** na IM aguda, utilizam-se vasodilatadores EV, aminas vasopressoras e até mesmo balão intra-aórtico. Na IM crônica grave sintomática são utilizados vasodilatadores ou IECA. Na IM grave com disfunção de VE, mesmo que sem sintomas, o tratamento preferencial consiste em correção cirúrgica e, enquanto não há cirurgia, tratamento medicamentoso com IECA e betabloqueadores e marca-passo biventricular.
- **Cirúrgico:** a indicação de cirurgia nos idosos > 75 anos baseia-se nos sintomas. Nos assintomáticos com até 75 anos de idade, a cirurgia deve ser indicada em caso de disfunção de VE ou, em caso de IM grave, se houver indicação de revascularização miocárdica. A troca valvar por bioprótese está indicada no idoso para substituição valvar em razão do menor índice de disfunção protética e do risco de anticoagulação (Tabelas 26.30 a 26.32).

Estenose mitral

Menos prevalente em idosos, aumenta o risco de AVE por embolização, principalmente quando há FA. É causada por sequela de doença reumática ou calcificação do aparelho valvar mitral. Os sintomas variam desde dispneia e tosse até hemoptise e edema de membros inferiores (Tabelas 26.33 e 26.34).

Tabela 26.27 Recomendações para implante de marca-passo

Doença do nó sinusal (DNS)

Grau de recomendação I:
a) Espontânea, irreversível ou induzida por fármacos necessários e insubstituíveis, com manifestações documentadas de síncopes, pré-síncopes ou tonturas, ou com IC relacionadas com bradicardia (nível de evidência C)
b) Com intolerância aos esforços, claramente relacionada com incompetência cromotrópica (nível de evidência C)

Grau de recomendação IIa:
a) Espontânea irreversível ou induzida por fármacos necessários e insubstituíveis com manifestações de síncopes, pré-síncopes ou tonturas relacionadas com a bradicardia, mas não documentadas (nível de evidência C)
b) Síncope de etiologia indefinida, na presença de DNS documentada ao EEF (nível de evidência C)

Grau de recomendação IIb:
a) Bradiarritmia sinusal que desencadeia ou agrava IC, angina do peito ou taquiarritmias (nível de evidência C)
b) Pacientes oligossintomáticos com FC crônica < 40 minutos durante vigília (nível de evidência C)

Grau de recomendação III:
a) DNS assintomática ou com sintomas comprovadamente não relacionados com a bradicardia (nível de evidência C)
b) DNS na presença de bradicardia sintomática por uso de fármacos não essenciais ou substituíveis (nível de evidência C)

Bloqueio atrioventricular (BAV)

BAV 1º grau

Grau de recomendação IIa:
a) Irreversível, com síncopes, pré-síncopes ou tonturas de localização intra ou intra-His e com agravamento por estimulação atrial ou teste farmacológico (nível de evidência C)

Grau de recomendação IIb:
a) Com sintomas consequentes ao acoplamento AV anormal (nível de evidência C)

Grau de recomendação III:
a) Assintomático (nível de evidência C)

BAV 2º grau

Grau de recomendação I:
a) Permanente ou intermitente, irreversível ou causado por fármacos necessários e insubstituíveis, independente do tipo e localização, com sintomas definidos de baixo fluxo cerebral ou IC consequentes à bradicardia (nível de evidência C)
b) Tipo II, com QRS largo ou infra-His, assintomático, permanente ou intermitente e irreversível (nível de evidência C)
c) Com *flutter* atrial ou FA, com períodos de resposta ventricular baixa, em pacientes com sintomas definidos de baixo fluxo cerebral ou IC consequentes à bradicardia (nível de evidência C)

Grau de recomendação IIa:
a) Tipo avançado, assintomático, permanente ou intermitente e irreversível ou persistente 15 dias após cirurgia cardíaca ou IAM (nível de evidência C)
b) Tipo II, QRS estreito, assintomático, permanente ou intermitente e irreversível (nível de evidência C)
c) Com *flutter* atrial ou FA, assintomático, com frequência ventricular média < 40bpm em vigília, irreversível ou por uso de fármaco necessário e insubstituível (nível de evidência C)

Grau de recomendação IIb:
a) Tipo avançado, assintomático, permanente ou intermitente e irreversível, não relacionado com cirurgia cardíaca ou IAM (nível de evidência C)
b) Tipo 2:1, assintomático, permanente ou intermitente e irreversível, associado a arritmias ventriculares que necessitam de tratamento medicamentoso com fármacos insubstituíveis depressores da condução AV (nível de evidência C)
c) Tipo I: persistente, em vigília, com pausas significativas, que não pode ser controlado farmacologicamente em pacientes com claudicação de equilíbrio (nível de evidência C)

Grau de recomendação III:
a) Tipo I, assintomático, com normalização da condução AV com exercício ou atropina EV (nível de evidência C)

BAV do 3º grau (total)

Grau de recomendação I:
a) Permanente ou intermitente, irreversível, de qualquer etiologia ou local, com sintomas de hipofluxo cerebral ou IC consequentes à bradicardia (nível de evidência C)
b) Assintomático, consequente a IAM, persistente > 15 dias (nível de evidência C)
c) Assintomático, com QRS largo após cirurgia cardíaca, persistente > 15 dias (nível de evidência C)
d) Assintomático, irreversível, com QRS largo ou intra/infra-His, ou ritmo de escape infra-His (nível de evidência C)
e) Assintomático, irreversível, QRS estreito, com indicação de antiarrítmicos depressores do ritmo de escape (nível de evidência C)
f) Adquirido, irreversível, assintomático, com FC média < 40bpm na vigília, com pausas > 3 segundos e sem resposta adequada ao exercício (nível de evidência C)
g) Irreversível, assintomático, com assistolia > 3 segundos na vigília (nível de evidência C)
h) Irreversível, assintomático, com cardiomegalia progressiva (nível de evidência C)
i) Adquirido, assintomático, de etiologia chagásica ou degenerativa (nível de evidência C)
j) Irreversível, permanente ou intermitente, consequente à ablação da junção do nó AV (nível de evidência C)

(Continua)

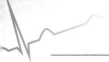

Tabela 26.27 Recomendações para o implante de marca-passo (*continuação*)

Bloqueio atrioventricular (BAV) (*continuação*)

Grau de recomendação IIa:
a) Consequente à cirurgia cardíaca, assintomático, persistente > 15 dias, com QRS estreito ou ritmo de escape nodal e boa resposta cronotrópica (nível de evidência C)
b) Consequente à cirurgia cardíaca, sem perspectiva de reversão < 15 dias (nível de evidência C)

Grau de recomendação IIb:
- Nenhum

Grau de recomendação III:
a) Transitório por ação medicamentosa, processo inflamatório agudo, cirurgia cardíaca, ablação ou outra causa reversível (nível de evidência C)

Cardiodesfibrilador implantável (CDI)

Grau de recomendação I:
a) Ressuscitados de FV/TV ou de TV monomórfica hemodinamicamente instável de causa não reversível FE ≤ 35% (nível de evidência A)
b) TV sustentada com comprometimento hemodinâmico em portador de cardiopatia estrutural e FE ≤ 35% (nível de evidência A)
c) Prevenção primária em portadores de infarto do miocárdio há mais de 40 dias com importante comprometimento da função ventricular, FE ≤ 35% e classe funcional (CF) II e III, ou FE ≤ 30% e CF I, II e III (nível de evidência A)
d) FE ≤ 40%, TVNS espontânea e TVS indutível ao EEF (nível de evidência B)

Grau de recomendação IIa:
a) TV sustentada com comprometimento hemodinâmico em portador de cardiopatia estrutural e FE ≤ 35% (nível de evidência A)
b) Prevenção secundária em pacientes recuperados de PCR de causa não reversível com FE ≥ 35% (nível de evidência A)
c) Síncope de origem indeterminada com indução de TVS hemodinamicamente instável (nível de evidência B)
d) Prevenção primária em pacientes com cardiomiopatia dilatada não isquêmica, CF II-III, com FEVE ≤ 35% e expectativa de vida de pelo menos 1 ano (nível de evidência A)
e) Prevenção primária em pacientes com cardiopatia isquêmica ou não isquêmica, CF III-IV, FEVE ≤ 35%, QRS ≥ 120ms, para os quais tenha sido indicado TRC e com expectativa de vida de pelo menos 1 ano (nível de evidência B)

Grau de recomendação III:
a) Presença de cardiopatia passível de correção cirúrgica ou percutânea (nível de evidência B)
b) Presença de cardiopatia isquêmica e FEVE ≥ 35% (nível de evidência B)
c) Presença de taquicardia ventricular incessante (nível de evidência C)

Tabela 26.28 Classificação de gravidade da insuficiência mitral (IM)

	IM discreta	IM moderada	IM grave
Área do jato	< 4,0cm^2	> 4,0cm^2 e < 10cm^2	> 10 cm^2
Rel. área jato/área AE	< 20%	> 20% e < 40%	> 40%
OER (PISA)	< 0,2cm^2	> 0,2cm^2 e < 0,39cm^2	> 0,4cm^2
Largura *vena contracta*	< 0,3cm	> 0,3cm e < 0,69cm	0,7cm
Fluxo sist. rev. VP	–	–	+
Fluxo reg. (mL/bat)	< 30	30 a 59	≥ 60

AE: átrio esquerdo; OER: orifício efetivo de refluxo (PISA); Rel.: relação; sist: sistólico; rev: reverso; VP: veia pulmonar; reg.: regurgitante.

Tabela 26.29 Insuficiência mitral – Diagnóstico

Grau I (NE C)

Eletrocardiograma – avaliar

  SAE, SVE, arritmias

  Evidências de outras morbidades (Q patológicas, alteração primária de repolarização ventricular, baixa voltagem, entre outras)

Radiografia de tórax – avaliar

  Área cardíaca (aumento ou não de câmaras cardíacas)

  Congestão pulmonar

  Comorbidades

Tabela 26.30 Insuficiência mitral – Diagnóstico

Grau I (NE C)

Ecocardiograma transtorácico

  Avaliação da gravidade e características do refluxo, dimensões e volume das cavidades, pressão da artéria pulmonar, função ventricular esquerda e etiologia

  Avaliação de outras valvopatias associadas

Tabela 26.31 Insuficiência mitral – Diagnóstico

Grau I (NE C)

Ecocardiograma transesofágico

  Indicado quando ecocardiograma transtorácico deixa dúvidas sobre a gravidade no mecanismo e na função ventricular

  Avaliação perioperatória quando se realiza plastia cirúrgica

Cateterismo cardíaco

  Ventriculografia esquerda e medidas hemodinâmicas estão indicadas quando testes não invasivos são inconclusivos na avaliação da gravidade da lesão

  Coronariografia está sempre indicada antes da correção cirúrgica da IM

Tabela 26.32 Recomendações para cirurgia em casos de insuficiência mitral (IM)

Indicação	Grau e nível de evidência (NE)
Pacientes em classe funcional (CF) III-IV da NYHA com IM aguda grave	I C
Pacientes em CF III-IV da NYHA com IM crônica grave e função ventricular esquerda normal (FE > 0,60 e diâmetro sistólico final < 40mm)	I C
Pacientes em CF II da NYHA com IM crônica grave e função ventricular esquerda normal definida como FE > 0,60 e diâmetro sistólico final < 40mm	IIa C
Pacientes assintomáticos com IM crônica grave e função ventricular esquerda preservada (FE > 0,60 e diâmetro sistólico final < 40 mm) e fibrilação atrial recente	IIa C
Pacientes com CF I da NYHA, IM crônica grave e disfunção ventricular esquerda discreta (FE entre 0,45 e 0,54 e diâmetro sistólico final ≥ 40mm)	IIa C
Pacientes assintomáticos, com IM crônica grave, função ventricular esquerda preservada (FE > 0,60 e diâmetro sistólico final < 40mm) e hipertensão pulmonar (pressão sistólica da artéria pulmonar ≥ 60mmHg em repouso)	IIa C
Pacientes assintomáticos com IM crônica grave, função ventricular esquerda preservada, fibrilação atrial recente e idade > 75 anos	IIb C
Pacientes assintomáticos com IM crônica grave, função ventricular esquerda preservada e hipertensão pulmonar (pressão sistólica da artéria pulmonar > 60mmHg em repouso) e idade > 75 anos	IIb C
Paciente assintomático com IM grave e função ventricular esquerda preservada (FE > 0,60 e diâmetro sistólico final < 40mm)	III C

Tabela 26.33 Estenose mitral – Diagnóstico

Grau I (NE C)

Anamnese funcional: avaliar detalhadamente repercussão nas atividades diárias

Exame físico: características do *ictus* e do sopro: intensidade, padrão de irradiação, hiperfonese B2 e SS tricúspide

SS: sopro sistólico.

Tabela 26.34 Estenose mitral – Diagnóstico

Grau I (NE C)

Eletrocardiograma – procura de

SAE, arritmias

Evidências de outras morbidades (Q patológicas, alteração primária de repolarização ventricular, baixa voltagem)

Radiografia de tórax – avaliação de

Área cardíaca (aumento ou não de câmaras cardíacas)

Congestão pulmonar

Comorbidades

Tratamento

- **Clínico:** deve ser feito com diuréticos e restrição hidrossalina para aliviar os sintomas congestivos, com betabloqueadores (de preferência o atenolol) ou antagonistas do cálcio (como verapamil ou diltiazem), para controle dos sintomas induzidos pelo aumento da FC. Quando o paciente estiver em ritmo de FA (apresentando pior prognóstico), a FC deve ser controlada com digoxina (Tabelas 26.35 e 26.36).
- **Intervencionista:** para os idosos que apresentarem sintomas, escore de Wilkins até 8 ao ecocardiograma e ausência de trombo em átrio esquerdo, é possível a realização de valvotomia percutânea (apesar de a taxa de sucesso nos pacientes > 65 anos ser menor do que nos pacientes jovens) (Tabelas 26.37 e 26.38).
- **Cirúrgico:** indicado para os pacientes sintomáticos que apresentam alguma contraindicação à valvotomia percutânea ou para os que apresentam doença associada e que necessitem correção cirúrgica (doença coronariana e lesões na aorta ascendente ou em outras valvas). Nunca deve ser postergada até o paciente alcançar a classe funcional IV (Tabela 26.39).

Tabela 26.35 Estenose mitral – Tratamento clínico

Grau I (NE C)

Betabloqueador em paciente sintomático em ritmo sinusal

Digoxina, diltiazem ou verapamil para controle de FC na presença de FA

Anticoagulante em pacientes com FA

Anticoagulante na presença de trombo ou de contraste espontâneo intenso (III/IV)

Tabela 26.36 Estenose mitral – Tratamento clínico

Grau IIb (NE C)

Betabloquedor em paciente assintomático com estenose mitral moderada/grave em ritmo sinusal

Anticoagulante no paciente com estenose mitral, ritmo sinusal e átrio esquerdo > 55mm

Tabela 26.37 Escore de Wilkins

Grau	Mobilidade	Subvalvar	Espessamento	Calcificação
1	Diminuição de mobilidade nas bordas dos folhetos	Espessamento discreto, logo abaixo do plano dos folhetos	Espessura dos folhetos próxima ao normal (4,0 a 5,0mm)	Uma única área de maior brilho de ecos
2	Diminuição de mobilidade nas bordas e porção média dos folhetos	Espessamento envolvendo o terço proximal das cordas	Espessamento das margens dos folhetos (5,0 a 8,0mm)	Áreas de maior intensidade de ecos nas margens dos folhetos
3	Redução da mobilidade de todo o folheto, porém, ainda móvel	Espessamento envolvendo até o terço distal das cordas	Espessamento de todo o corpo dos folhetos (5,0 a 8,0mm)	Intensidade de ecos aumentada na porção média dos folhetos
4	Folhetos com mobilidade extremamente reduzida	Espessamento e encurtamento de toda as cordas	Espessamento acentuado dos folhetos (> 8,0 a 10mm)	Intensidade de ecos aumentada em toda área dos folhetos

Tabela 26.38 Recomendações para valvotomia percutânea na estenose mitral (EM)

Indicação	Classe/NE
Pacientes em classe funcional III ou IV de NYHA, com EM grave (< 1,2cm^2), morfologia favorável e ausência de refluxo mitral moderado a grave	IA
Pacientes em classe funcional III ou IV da NYHA com EM moderada (1,2 a 1,5cm^2), morfologia favorável e ausência de refluxo mitral moderado	IA
Pacientes assintomáticos, com EM grave (< 1,2cm^2), morfologia favorável, ausência de refluxo mitral moderado a grave e hipertensão pulmonar	IA
Pacientes em classe funcional III-IV da NYHA, com EM moderada a grave (1,0 a 1,5cm^2), morfologia não favorável, sem refluxo mitral moderado a grave e alto risco cirúrgico	IIaC
Pacientes assintomáticos, com EM moderada a grave (1,0 a 1,5cm^2), fibrilação atrial recente, morfologia favorável e ausência de refluxo mitral	IIbC
Pacientes assintomáticos, com EM discreta (> 1,5cm^2), morfologia favorável e ausência de refluxo mitral moderado a grave	IIIC
Pacientes sintomáticos, com EM (< 1,0cm^2), com refluxo mitral moderado a grave	IIIC

Tabela 26.39 Recomendações para comissurotomia mitral cirúrgica para pacientes com estenose mitral (EM)

Indicação	Classe/NE
Pacientes em classe funcional III e IV da NYHA, EM moderada ou grave (área da valva mitral ≤ 1,2cm^2) e morfologia da valva favorável à correção, se não houver disponibilidade de valvotomia por cateter-balão	IC
Pacientes em classe funcional III e IV da NYHA, EM moderada ou grave (área da valva mitral ≤ 1,2cm^2) morfologia da valva favorável à correção na presença de trombo atrial esquerdo, apesar do uso adequado de anticoagulante oral	IC
Pacientes em classe funcional I da NYHA, EM moderada ou grave (área da valva mitral ≤ 1,2cm^2) e morfologia da valva favorável à comissurotomia cirúrgica ou substituição no ato operatório	IIaC

Valvopatia aórtica

Insuficiência aórtica (IAo)

Pode ser aguda ou crônica. A IAo aguda é causada por endocardite infecciosa com ruptura de folheto, prótese biológica com ruptura, aneurismas ou dissecção aórtica. As principais etiologias da IAo crônica compreendem febre reumática, endocardite infecciosa, traumatismo, congenitamente bicúspide, proliferação mixomatosa, associada a CIV e disfunção de prótese biológica, associada a doenças do colágeno.

Os sintomas de IAo no idoso são semelhantes aos dos jovens e estão relacionados com IC. O prognóstico piora à medida que surgem os sintomas.

Ao exame físico, o idoso apresenta sopro diastólico decrescente, aspirativo e de alta frequência em foco aórtico. O *ictus* desloca-se à esquerda em virtude da sobrecarga. As alterações periféricas (pressão de pulso aumentada, pulsação arterial das artérias do pescoço, pulsação sistólica da cabeça) podem ser mais acentuadas nos idosos, o que se justifica pela rigidez arterial.

O diagnóstico é realizado com anamnese, exame físico, radiografia de tórax e ecocardiograma transtorácico (Tabelas 26.40 e 26.41).

Tratamento

- **Clínico na forma aguda:** pode-se utilizar fármacos como nitroprussiato, dobutamina ou betabloqueador EV.
- **Clínico na forma crônica:** é realizado naqueles portadores de IAo de leve a moderada, assintomáticos e para aqueles com IAo com FE preservada. Utilizam-se vasodilatadores como hidralazina, nifedipina e IECA.
- **Cirúrgico:** deverá ser realizado nos pacientes sintomáticos (classe funcional III ou IV) com função ventricular de normal a grave ou quando houver indicação para outra cirurgia (p. ex., a revascularização miocárdica). Nos pacientes assintomáticos é controverso e recomenda-se para pacientes com diâmetro sistólico final > 55mm, mesmo que a FE seja normal.

Estenose aórtica (EAo)

Lesão valvar mais encontrada nos idosos, tem alta mortalidade na forma grave, quando não tratada. Apresenta-se por meio de angina, síncope e IC. Após o aparecimento dos sintomas, a média de sobrevida é inferior a 3 anos. O idoso tem maior risco e maior benefício com tratamento de troca valvar aórtica. A etiologia compreende: estenose calcificada ou degenerativa, valva aórtica calcificada e EAo reumática.

Ao exame físico, observam-se sopro ejetivo em foco aórtico, pulso carotídeo *parvus et tardus* e B2 hipofonética (Tabelas 26.42 a 26.45).

Tabela 26.40 Recomendações para substituição da valva mitral para estenose mitral (EM)

Indicação	Classe/NE
Pacientes com EM moderado ou grave (área da valva mitral ≤ 1,2cm²), com sintomas de classe funcional III e IV do NYHA que não são considerados candidatos para valvotomia por cateter-balão ou comissurotomia mitral	IC
Pacientes com EM grave (área da valva mitral ≤ 1,0cm²), hipertensão grave da artéria pulmonar > 80mmHg e sintomas de classe funcional e II da NYHA que não são considerados candidatos para valvotomia por cateter-balão ou comissurotomia da valva mitral	IIa

Tabela 26.41 Insuficiência aórtica – Diagnóstico

Grau I (NE C)

Eletrocardiograma – avaliação de
  SVE, arritmias
  Evidências de outras morbidades (Q patológicas, alteração primária de repolarização ventricular, baixa voltagem
Radiografia de tórax – avaliação de
  Área cardíaca (aumento ou não de câmara cardíaca, dilatação de aorta)
  Congestão pulmonar
  Comorbidades

Tabela 26.42 Insuficiência aórtica – Ecocardiograma

Grau de recomendação I, nível de evidência C

Avaliar a gravidade da IAo aguda ou crônica
Avaliar a causa da IAo crônica, incluindo morfologia valvar, morfologia e dimensões da raiz da aorta, e avaliar hipertrofia ventricular esquerda, dimensões e função ventricular esquerda
Avaliar a gravidade da IAo em pacientes com dilatação do arco aórtico

Tabela 26.43 Estenose aórtica – Diagnóstico

Grau I (NE C)

Anamnese: avaliar detalhadamente a repercussão nas atividades, com atenção especial à tríade de dispneia, síncope e dor precordial
Exame físico: características do *ictus*, grau de deslocamento, características do sopro: intensidade, padrão de irradiação, hiperfonese B2, B4 e B3 e características do pulso periférico – *parvus et tardus*

Tabela 26.44 Estenose aórtica – Diagnóstico

Grau I (NE C)

Eletrocardiograma – Procura de:
  SAE, SVE, arritmias
  Evidências de outras morbidades (Q patológicas, alteração primária de repolarização ventricular, baba voltagem, entre outras
Radiografia de tórax – Avaliação de:
  Área cardíaca (aumento ou não de câmaras cardíacas, dilatação de aorta
  Congestão pulmonar
  Comorbidades

Tabela 26.45 Estenose aórtica – Diagnóstico

Ecocardiograma

Grau de recomendação I, nível de evidência C
a) Avaliar diagnóstico e gravidade da EAo
b) Avaliar a causa da EAo, calcificação valvar, dimensões da raiz da aorta, hipertrofia, dimensões e função ventricular esquerda
c) Avaliação semestral da função ventricular esquerda em pacientes assintomáticos com EA grave
d) Avaliação anual da função ventricular esquerda em pacientes assintomáticos com EA moderada
e) Avaliação do paciente a qualquer momento, com mudanças de sinais e sintomas

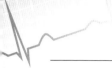

SEÇÃO I Cardiologia na Prática Diária

Os pacientes idosos com EAo discreta ou moderada, assintomáticos, devem submeter-se anualmente a anamnese, exame físico, radiografia de tórax, ECG e ecocardiograma; os que apresentam Eao grave, assintomáticos, devem se submeter à mesma avaliação, porém de frequência semestral (Tabela 26.46).

Tratamento

- **Clínico:** profilaxia com antibióticos deve ser realizada para prevenção de endocardite infecciosa. Está contraindicado o uso de vasodilatadores. A valvotomia com cateter-balão tem seu uso limitado em idosos, já que há reestenose e piora clínica em 12 meses após sua realização. Normalmente, a valvotomia é realizada como ponte para a cirurgia de troca valvar.
- **Cirúrgico:** nos pacientes assintomáticos com EAo grave, devem ser levados em consideração o risco cirúrgico e a evolução no pós-operatório, sendo ainda controverso; nos pacientes sintomáticos, deve-se proceder à troca valvar (Tabela 26.47).

Tabela 26.46 Classificação da estenose aórtica (EA)

	Área valvar normal – 4,0cm²		
	Discreta	Moderada	Grave
AV (cm²)	> 1,5	1,0 a 1,5	< 1
Índice de AV (cm²/m²)	> 0,8	0,4 a 0,8	< 0,4
GS VE-Ao (mmHg)	< 25	25 a 40	> 40
VE Máx jato VSVF (m/s)	> 25	3,0 a 4,0	> 4

AV (cm²): área valvar em centímetro quadrado; Vel. Máx. Jato VSVE velocidade máxima do jato na via de saída do VE, GS VE-Ao; gradiente sistólico médio VE-Ao; hipert; hipertrofia.

Tabela 26.47 Recomendações para substituição de valva aórtica na estenose aórtica (EA)

Indicação		Classe
1	Pacientes sintomáticos com EAo grave	IC
2	Pacientes assintomáticos com EAo grave com indicação cirúrgica de revascularização do miocárdio	IC
3	Pacientes assintomáticos com EAo grave com indicação de cirurgia para a aorta ou em outras valvas cardíacas	IC
4	Pacientes com EAo moderado com indicação de cirurgia de revascularização do miocárdio ou cirurgia da aorta, ou de outras valvas cardíacas	IIa
5	Pacientes assintomáticos com EAo grave e:	
	• disfunção sistólica do VE	IIb
	• resposta anormal a esforço (p. ex., hipotensão)	IIb
	• taquicardia ventricular	IIb
	• importante hipertrofia do VE (≥ 15mm)	IIb
	• área valvar < 0,6cm²	

ENDOCARDITE INFECCIOSA

Resulta da invasão de micro-organismo em tecido endocárdico ou material protético e ocorre, na maioria das vezes, em pacientes portadores de cardiopatia prévia. Os idosos apresentam alta mortalidade, possivelmente em razão do maior número de comorbidades, como diabetes, insuficiência renal crônica e neoplasias. O diagnóstico no idoso é mais tardio e mais difícil, pois os sintomas são confudidos com os do próprio envelhecimento: fadiga, perda de peso e confusão mental. Os idosos não costumam apresentar febre, e os fenômenos imunológicos são menos frequentes. Para o diagnóstico são usados os critérios de Duke (veja o Capítulo 6).

A principal porta de entrada no idoso é o foco dentário. No entanto, no idoso também há endocardite por manipulação geniturinária, gastrointestinal, cateteres e próteses. Estreptococos e estafilococos são as bactérias mais prevalentes.

O ecocardiograma transesofágico se faz necessário quando o ecocardiograma transtorácico não confirma ou quando o idoso é portador de prótese valvar.

O tratamento atualizado encontra-se descrito no Capítulo 6.

Bibliografia

ACCF/AHA 2011 Expert Consensus Document on Hypertension in the Elderly: A Report of the American College of Cardiology Foundation Task Force on Clinical Expert Consensus Documents. Circulation 2011; 123:2434-506.

ALLHAT Officers and Coordinators for the ALLHAT Collaborative Research Group. The Antihypertensive and Lipid-Lowering Treatment to Prevent Heart Attack Trial. Major outcomes in high--risk hypertensive patients randomized to angiotensin-converting enzyme inhibitor or calcium channel blocker vs diuretic: The Antihypertensive and Lipid-Lowering Treatment to Prevent Heart Attack Trial (ALLHAT). JAMA 2002; 288:2981.

American Heart Association/American College of Cardiology (AHA/ACC) – 2006 Bonow et al. ACC/AHA 2006 guidelines for the management of patients with valvular heart disease: a report of the American College of Cardiology/American Heart Association Task Force on Practice Guidelines. J Am Coll Cardiol 2006; 48(3):598-675.

Aronow WS, Fleg JL, Pepine CJ et al. ACCF/AHA 2011 expert consensus document on hypertension in the elderly: a report of the American College of Cardiology Foundation Task Force on Clinical Expert Consensus Documents. Circulation 2011; 123:2434.

Bonow RO, Carabello BA, Chatterjee K et al. ACC/AHA 2006 Guidelines for the management of patients with valvular heart disease. Task Force on Practice Guidelines developed in collaboration with SCA endorsed Society of Cardiovascular Angiography and Interventions and the Society of Thoracic Surgeons. J Am Coll Cardiol 2006; 48(3):e1-148.

Bourassa MG, Gurné O, Bangdiwala SI et al. Natural history and patterns of current practice in heart failure. J Am Coll Cardiol 1993; 22(suppl A):14A-19A.

Bratzler DW, Oehlert WH, Austelle A. Smoking in the elderly – it's never too late to quit. J Okla State Med Assoc 2002; 95(3):185-91.

Chronic Angina Focused Update of the ACC/AHA 2002 Guidelines for the Management of Patients With Chronic Stable Angina. Circulation 2007; 116:2762-72.

Consenso da Sociedade Brasileira de Diabetes: diagnóstico e classificação do diabetes melito e tratamento do diabetes melito tipo 2. Arq Bras Endocrinol Metab 2000; 44(supl. 1):S8-S35.

Costa EFA, Monego ET. Avaliação Geriátrica Ampla (AGA). Revista da UFG dez 2003; 5(2) on line (www.proec.ufg.br).

Eagle KA, Lim MJ, Dabbous OH et al. GRACE Investigators. A validated prediction model for all forms of acute coronary syndrome: estimating the risk of 6-month postdischarge death in an international registry. JAMA 2004; 291:2727-33.

ESC Guidelines for the diagnosis and treatment of acute and chronic heart failure 2008. The Task Force for the Diagnosis and Treatment of Acute and Chronic Heart Failure 2008 of the European Society of Cardiology. Developed in collaboration with the Heart Failure Association of the ESC (HFA) and endorsed by the European Society of Intensive Care Medicine (ESICM). Eur Heart J 2008; 29:2388-442.

Freitas EV. Epidemiologia e demografia do envelhecimento. In: Liberman A, Freitas EV, Neto FS, Gravina Taddei CF. Cardiologia geriátrica – DECAGE. Barueri, SP: Manole, 2005.

Fried LP, Borhani NO, Enright P et al. The Cardiovascular Health Study: design and rationale. Ann Epidemiol 1991 Feb; 1(3):263-76.

Gravina CF, Rosa RF, Franken RA. Sociedade Brasileira de Cardiologia. II Diretrizes em Cardiogeriatria da Sociedade Brasileira de Cardiologia. Arq Bras Cardiol 2010; 95(3supl.2):1-112.

Gregoratos G. Infective endocarditis in the elderly: diagnosis and management. Am J Geriatr Cardiol 2003; 12(3):183-9.

Instituto Brasileiro de Geografia e Estatística. Censo demográfico de 2010. Rio de Janeiro: IBGE, 2010.

Karen PA, Matthew TR, Chen AY et al. Evolution in cardiovascular care for elderly patients with non-ST segment elevation acute coronary syndromes. Results from the CRUSADE ST-segment National Quality Improvement Initiative. J Am Coll Cardiol 2005; 46(8):1479-87.

Lakatta EG, Levy D. Arterial and cardiac aging: major shareholders in cardiovascular disease enterprises. Part I: Aging arteries: a "set up" for vascular disease.Circulation 2003; 107: 139-46.

Lakatta EG, Levy D. Arterial and cardiac aging: major shareholders in cardiovascular disease enterprises: Part II: The aging heart in health: links to heart disease. Circulation 2003; 107(2):346-54.

Lakatta EG. Arterial and cardiac aging: major shareholders in cardiovascular disease enterprises. Part III: cellular and molecular clues to heart and arterial aging. Circulation 2003; 107:490-7.

Lakatta EG. Cardiovascular aging research: the next horizons. J Am Geriatr Soc 1999; 47:613-25.

Lakatta EG. Cardiovascular regulatory mechanism in advanced age. Physiol Rev 1993; 73:413-67.

Lima-Costa MFF, Guerra HL, Barreto SM, Guimarães RM. Diagnóstico de saúde da população idosa brasileira: um estudo da mortalidade e das internações hospitalares públicas. Informe Epidemiológico do SUS 2000; 9(1):23-41.

Liu L, Wang JG, Gong L, et al. Comparison of active treatment and placebo in older Chinese patients with isolated systolic hypertension. Systolic Hypertension in China (Syst-China) Collaborative Group. J Hypertens 1998; 16:1823.

Ministério da Saúde (Brasil). Plano de ações estratégicas para o enfrentamento das doenças crônicas não transmissíveis (DCNT) no Brasil. Disponível em: http://portal.saude.gov.br/portal/arquivos/pdf/cartilha_plano.pdf.

MRC/BHF Heart Protection Study of cholesterol lowering with simvastatin in 20536 high-risk individuals: a randomised placebo-controlled trial. Lancet 2002; 360:7-22.

Nagai Y, Metter EJ, Earley CJ et al. Increased carotid artery intimal – medial thickness in asymptomatic older subjects with exercise-induced myocardial ischemia. Circulation 1998; 98: 1504-9.

Ostchega Y, Dillon CF, Hughes JP, et al. Trends in hypertension prevalence, awareness, treatment, and control in older U.S. adults: data from the National Health and Nutrition Examination Survey 1988 to 2004. J Am Geriatr Soc 2007; 55:1056.

Peters R, Beckett N, Forette F et al., for the HYVET investigators. Incident dementia and blood pressure lowering in the Hypertension in the Very Elderly Trial cognitive function assessment (HYVET-COG): a double-blind, placebo controlled trial. Lancet Neurol 2008; 7:683-9.

PROGRESS Collaborative Group. Randomized trial of a perindopril-based blood pressure-lowering regimen among 6,105 individuals with previous stroke or transient ischaemic attack. Lancet 2001; 35:1033-41.

Rajala AS, Geiger UK, Haavisto MV, Kaltiala KS, Mattila KJ. Electrocardiogram, clinical findings and chest x-ray in persons aged 85 years or older. Am J Cardiol 1985; 55:1175-8.

Ramos AM, Pellanda LC, Gus I, Portal VL. Marcadores inflamatórios da doença cardiovascular em idosos. Arq Bras Cardiol 2009; 92(3): 233-40.

Ramos LR. Epidemiologia do envelhecimento. In: Freitas EV et al. Tratado de geriatria e gerontologia. Rio de Janeiro: Guanabara Koogan, 2002:72-8.

Sociedade Brasileira de Cardiologia. Diretriz de Angina Estável da Sociedade Brasileira de Cardiologia. Arq Bras Cardiol 2004; 83(supl II):1-44.

Sociedade Brasileira de Cardiologia. Diretrizes para avaliação e tratamento de pacientes com arritmias cardíacas Arq Bras Cardiol 2002; 79(suplemento 5):17.

Sociedade Brasileira de Cardiologia. Diretrizes sobre intervenção coronária percutânea e métodos adjuntos diagnósticos em cardiologia intervencionista. Rev Bras Cardiol Invas 2008; 16(supl II).

Sociedade Brasileira de Cardiologia. IV Diretriz brasileira sobre dislipidemias e prevenção da aterosclerose do Departamento de Aterosclerose da Sociedade Brasileira de Cardiologia. Arq Bras Cardiol 2007; 88(supl I):1-19.

Sociedade Brasileira de Cardiologia. IV Diretriz brasileira sobre dislipidemias e prevenção da aterosclerose do Departamento de Aterosclerose da Sociedade Brasileira de Cardiologia. Arq Bras Cardiol 2007; 88(supl I):1-19.

Staessen JA, Gasowski J, Wang JG et al. Risks of untreated and treated isolated systolic hypertension in the elderly: meta-analysis of outcome trials. Lancet 2000; 355:865.

Stern S, Behar S, Gottlieb S: Aging and diseases of the heart. Circulation 2003; 108:e99-e101.

Taddei CF, Ramos LR, Moraes JC et al. Estudo multicêntrico de idosos em ambulatórios de cardiologia e geriatria de instituições brasileiras. Arq Bras Cardiol 1997; 69:327-33.

Thom TJ, Kannel WB. Congestive heart failure: epidemiology and cost of illness. Dis Manage Health Outcomes 1997; 2:75-83.

Vasan RS, Larson MG, Benjamin EJ, Evans JC, Reiss CK, Levy D: Congestive heart failure in subjects with normal versus reduced left ventricular ejection fraction: prevalence and mortality in a population- based cohort. J Am Coll Cardiol 1999; 33(7):1948-55.

World Health Organization (WHO). Global status report on noncommunicable diseases 2010. Geneva: WHO, 2011.

Young JH, Klag MJ, Muntner P et al. Blood pressure and decline in kidney function: findings from the Systolic Hypertension in the Elderly Program (SHEP). J Am Soc Nephrol 2002; 13:2776.

Yusuf S, Hawken S, Ôunpuu S, on behalf of the INTERHEART Study Investigators. Effect of potentially modifiable risk factors associated with myocardial infarction in 52 countries (the INTERHEART study): case control study. Lancet 2004; 364:937-52.

27

Hermilo Borba Griz • Wenceslau Ribas

Anticoagulação e Antiagregação em Cardiologia

PARTE A

Anticoagulação em Cardiologia

Hermilo Borba Griz

INTRODUÇÃO

A anticoagulação oral vem sendo utilizada com frequência cada vez maior para prevenção de fenômenos tromboembólicos em diversas situações clínicas, por se tratar de um recurso muito efetivo para reduzir essas complicações. Uma preocupação frequente consiste no risco aumentado de sangramento, ocasionalmente fatal, a que esses pacientes possam estar sujeitos.

As principais indicações de anticoagulação são:

- Prevenção de fenômenos embólicos em portadores de fibrilação atrial (FA).
- Prevenção de fenômenos embólicos em portadores de prótese metálica.
- Prevenção de fenômeno embólico em portadores de prótese biológica com risco aumentado de embolia (FA, trombo em ventrículo esquerdo [VE] etc.).
- Portadores de trombos intracavitários.
- Tratamento e prevenção secundária de tromboembolismo venoso.
- Síndrome coronariana aguda (SCA).
- Pacientes com insuficiência cardíaca.
- Trombose/embolia arterial.

CLASSIFICAÇÃO DOS ANTICOAGULANTES

- **Inibidores indiretos da trombina:**
  - Heparina não fracionada (parenteral).
  - Heparina de baixo peso molecular (parenteral).
  - Fondaparinux (parenteral).
  - Dicumarínicos (oral).
  - Rivaroxabana (oral).
  - Apixabana (oral).
  - Edoxabana (oral).
- **Inibidores diretos da trombina:**
  - Hirudina (parenteral).
  - Dabigatrana (oral).

HEPARINA NÃO FRACIONADA (HNF) E HEPARINA DE BAIXO PESO MOLECULAR (HBPM)

Anticoagulante mais utilizado no mundo, a HNF foi descoberta acidentalmente em 1916, por McLeod e Howell, que pesquisavam um procoagulante em cérebro de gatos. Trata-se de um mucopolissacarídeo heterogêneo (de vários pesos moleculares), com efeitos extremamente complexos sobre o mecanismo da coagulação e sobre os vasos sanguíneos, além de efeitos antiplaquetários. A HNF atua por meio de dois mecanismos anticoagulantes diferentes: a inibição do fator Xa e a inibição indireta da trombina. A HNF liga-se à antitrombina III, aumentando em mais de 1.000 vezes sua afinidade pelo fator Xa e inibindo, assim, a cascata da coagulação. As cadeias mais longas (> 18 sequências de sacarídeos), também por meio da antitrombina III, inibem a trombina.

A heparina sódica é obtida de mucosa intestinal suína ou de pulmão bovino, em concentrações de 1.000 a 4.000UI/mL. A heparina cálcica é obtida de mucosa intestinal suína em concentrações de 25.000UI/mL e produz menor incidência de hematomas locais. A heparina pode ser administrada somente por via parenteral (infusão endovenosa contínua, intermitente ou subcutânea). Quando administrada por via endovenosa, a ação começa de imediato; de outro lado, existe uma grande variação em sua biodisponibilidade quando administrada por via subcutânea (a ação começa entre 20 e 60 minutos). A atividade anticoagulante desaparece do sangue com uma cinética de primeira ordem. A heparina não atravessa a barreira placentária.

O tratamento com heparina é geralmente ajustado de acordo com tempo de tromboplastina parcial ativada (TTPa), elevando-o para 1,5 a 2 vezes o valor médio. A terapêutica com doses baixas (5.000UI em 8 a 12 horas) não necessita controle laboratorial, uma vez que o TTPa não é prolongado.

O principal efeito adverso é a hemorragia (1% a 33% dos pacientes). Foram descritas duas formas de trombocitopenia aguda induzida por heparina: (a) trombocitopenia leve (5% dos pacientes) – de 2 a 5 dias após início da terapêutica completa, o tratamento pode ser continuado sem risco de hemorragia; (b) trombocitopenia pronunciada (reação alérgica) apresenta-se com menor frequência, aos 7 ou 14 dias do início do tratamento, e é reversível com sua suspensão. Paradoxalmente, a forma grave de trombocitopenia está associada a complicações trombóticas (coágulos brancos), que podem provocar infarto e acidente cerebrovascular ou podem levar à amputação de uma extremidade. A trombocitopenia é menos frequente com a heparina suína do que com a bovina. A heparina não está associada a malformações fetais, mas observou-se mortalidade fetal ou parto prematuro em um terço das pacientes quando administrada durante a gravidez.

Outros efeitos adversos com o uso de HNF incluem: alteração dos testes funcionais hepáticos e aumento de transaminase; osteoporose e fraturas vertebrais espontâneas (com doses de heparina > 20.000UI/dia durante 3 a 6 meses) e ocasionalmente hiperpotassemia (inibição da síntese de aldosterona pela glândula suprarrenal). Superdosagem: o efeito da heparina pode ser neutralizado com sulfato de protamina a 1%. Cada 1mg de sulfato de protamina neutraliza 100UI de heparina, aproximadamente.

As HBPM são derivadas das HNF por despolimerização química ou enzimática e têm peso molecular médio entre 4.000 e 5.000 dáltons. Sua capacidade de neutralizar o fator Xa é maior do que a neutralização sobre o fator IIa (trombina). As HBPM têm propriedades farmacológicas que tornam sua utilização muito mais prática pois, em virtude de seu maior tempo de vida média, esses fármacos podem ser injetados uma ou duas vezes por dia, via subcutânea, sem a necessidade de monitorização laboratorial.

A segurança da HBPM se aplica a indivíduos com função renal normal e peso entre 40 e 120kg. A HBPM é eliminada pelos rins, devendo-se ter cautela quando o *clearance* de creatinina é < 30mL/min. As doses corretas para obesos extremos ainda não foram estabelecidas. A utilização da HBPM em indivíduos com insuficiência renal e obesos extremos deve ser feita mediante a monitorização dos níveis séricos de HBPM ou com a monitorização da inibição do antifator-Xa, exames não disponíveis na maioria dos hospitais. Algumas autoridades também recomendam o monitoramento de gestantes, pois a farmacocinética da HBPM parece estar alterada durante a gestação, provavelmente em razão do aumento do *clearance* renal da droga. Outras situações especiais que indicam o monitoramento do fator anti-Xa são obesidade e baixo peso (mulheres < 45kg e homens < 57kg).

As principais vantagens da HBPM sobre a HNF são: biodisponibilidade maior e mais previsível, meia-vida prolongada, administração uma vez ao dia, não se liga ao endotélio, menor interação plaquetária (fator 4 plaquetário), não necessita de monitorização laboratorial, maior efeito no fator anti-Xa e não aumenta a permeabilidade capilar. Os mecanismos de ação das heparinas (HNF e HBPM) são exibidos na Figura 27.1.

Indicações de uso da HNF e da HBPM

- Infarto do agudo do miocárdio (IAM) com supradesnível de ST (supra-ST) em pacientes submetidos à trombólise química (Tabela 27.1).
- Síndrome coronariana aguda sem supra-ST (Tabela 27.2).
- Fibrilação atrial (Tabela 27.3).
- Tratamento e profilaxia do tromboembolismo venoso – TEV (Tabelas 27.4 a 27.7).

Para pacientes cirúrgicos, a profilaxia deverá durar de 7 a 10 dias.

Nos pacientes submetidos à cirurgia bariátrica, a dose recomendada é de 40mg SC de 12/12h por 7 a 10 dias.

Em pacientes clínicos, a duração é de 7 a 14 dias, ou enquanto durar os fatores de risco.

Nas cirurgias ortopédicas e neoplasias de abdome e pelve, a profilaxia deve ser estendida por 4 semanas.

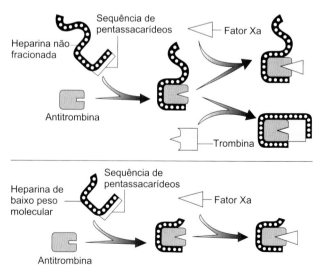

Figura 27.1 Mecanismo de ação da HNF (acima) e da HBPM (abaixo).

CAPÍTULO 27 Anticoagulação e Antiagregação em Cardiologia

Tabela 27.1 Indicações da HNF e da HBPM em pacientes com IAM com supra-ST submetidos à trombólise química

Classe de recomendação	Indicações	Nível de evidência
I	Enoxaparina 30mg EV em *bolus*, seguidos por 1mg/kg SC a cada 12h durante 8 dias ou até a alta hospitalar em pacientes < 75 anos. Não administrar a dose EV em pacientes > 75 anos e manter enoxaparina 0,75mg/kg SC a cada 12h. Utilizar 1mg/kg em pacientes com depuração de creatinina ≤ 30mL/min	A
	HNF 60UI/kg EV (ataque), máximo de 4.000UI, seguidas por infusão contínua de 12UI/kg/h, máximo de 1.000UI/h, inicialmente. Manter por um período mínimo de 48h com ajustes na infusão para que o TTPa permaneça entre 1,5 e 2,0 vezes o controle	C

Tabela 27.2 Indicações da HNF e da HBPM em pacientes com síndrome coronariana aguda sem supra-ST

Classe de recomendação	Indicações	Nível de evidência
I	HNF 60 a 70UI/kg (ataque) EV, máximo de 5.000UI, seguidas por infusão contínua de 12 a 15UI/kg/h, máximo inicial de 1.000UI/h, durante um período mínimo de 48h. Manter TTPa de 1,5 a 2,5 vezes o valor de controle	A
	Enoxaparina 1mg/kg SC a cada 12h (se >75 anos, 0,75mg/kg SC a cada 12h, se ClCr < 30mL/min, 1mg/kg SC 1×/dia durante 8 dias ou até a alta hospitalar)	A
	Nos pacientes em uso de fondaparinux, administrar HNF 85UI/kg EV no momento da ICP ou 60UI/kg naqueles que estiverem recebendo inibidores da GP IIa/IIIb	B
	Em pacientes que permanecerão em tratamento clínico, manter anticoagulação por 8 dias ou até a alta hospitalar	A
IIa	Considerar interrupção da anticoagulação após a ICP, exceto se houver outra indicação para mantê-la	C
IIb	Rivaroxabana 2,5mg a cada 12h em adição à dupla antiagregação plaquetária com AAS e clopidogrel	B
	Troca de heparinas (HNF e enoxaparina)	B

HF: heparina não fracionada; TTPa: tempo de tromboplastina parcial ativada; GP: glicoproteína; ICP: intervenção coronariana percutânea; ClCr: depuração de creatinina; AAS: ácido acetilsalicílico.

Tabela 27.3 Indicações da HNF e da HBPM em pacientes com fibrilação atrial

Classe de recomendação	Indicações	Nível de evidência
I	A administração de HNF deve ser cosiderada durante o primeiro trimestre e no último mês de gravidez para pacientes com FA e fatores de risco para tromboembolismo. A dose deve ser suficiente para prolongar o TTPa em 1,5 a 2 vezes o tempo controle basal ou de modo intermitente por via subcutânea na dose de 10.000 a 20.000UI a cada 12h, ajustada para prolongar o intervalo médio (6h após a injeção do TTPa em 1,5 vez o tempo de controle basal)	B
	Para pacientes submetidos à cardioversão elétrica guiada por ETE e sem trombos, recomenda-se a HNF EV (*bolus* seguido de infusão contínua) antes da cardioversão, e deve-se mantê-la até que a anticoagulação oral plena seja atingida	B
	Para pacientes com FA que necessitem de cardioversão elétrica de emergência, recomenda-se a HNF EV (*bolus* seguido de inclusão contínua)	C
	Para pacientes submetidos à cardioversão elétrica guiada por ETE e sem trombos, recomenda-se dose plena de HBPM antes da cardioversão, e deve-se mantê-la até que anticoagulação oral plena seja atingida	B
	Para pacientes com FA que necessitem de cardioversão elétrica de emergência, recomenda-se dose plena HBPM	C
IIa	Apesar dos estudos limitados, a administração subcutânea de HBPM deve ser considerada no primeiro trimestre e no último mês da gestação em pacientes com FA e fatores de risco para tromboembolismo	C

HNF: heparina não fracionada; EV: endovenoso; FA: fabrilação atrial; ETE: ecocardiograma transesofágico.

Tabela 27.4 Tratamento do TEV com HNF

Classe de recomendação	Indicações	Nível de evidência
I	Tratamento de TVP com HNF EV ou SC com monitoramento do TTPa (1,5 a 2,5 vezes o valor de controle laboratorial) ou SC com dose fixa	A
	HNF SC com administração de 17.500UI ou 250UI/kg 2×/dia, com ajuste de dose para se alcançar e manter um prolongamento do TTPa entre 1,5 e 2,5 vezes o valor de controle laboratorial quando medido 6 horas após a administração	A
	HNF EV com administração de *bolus* de 80UI/kg ou 5.000UI, seguido de infusão contínua de 18UI/kg/h com ajuste de dose para se alcançar e manter um prolongamento do TTPa entre 1,5 a 2,5 vezes o valor do controle laboratorial	C
	Início simultâneo de HNF e da anticoagulação oral com antagonista da vitamina K	C
IIa	Tratamento de pacientes com alta suspeita clínica de TVP enquanto aguardam os exames diagnósticos	C
	Suspensão da HNF após 5 dias, desde que a INR esteja ≥ 2,0 por pelo menos 24 horas	C

TVP: trombose venosa profunda; HNF: heparina não fracionada; EV: endovenoso; SC: subcutâneo; INR: relação normalizada internacional.

Tabela 27.5 Tratamento do TEV com HBPM

Classe de recomendação	Indicações	Nível de evidência
I	Enoxaparina pode ser utilizada na dose de 1mg/kg a cada 12h em pacientes com TEV	A
IIa	Enoxaparina deve ser utilizada na dose de 1mg/kg 1×/dia em pacientes com TEV com depuração de creatinina < 30mL/min	C
	Em paciente com depuração de creatinina < 30mL/min, recomenda-se a dosagem do fator anti-Xa para monitorização terapêutica	C

TEV: tromboembolismo venoso.

Tabela 27.6 HNF para profilaxia de TEV

Classe de recomendação	Indicações	Nível de evidência
I	Uso de heparina em baixas doses (5.000UI SC a cada 8 ou 12h) em pacientes hospitalizados com pelo menos um fator de risco para TEV e que não tenham risco aumentado de sangramento	A
	Anticoagulação profilática em pacientes cirúrgicos de risco moderado ou alto	A
IIa	Contagem plaquetária a cada 2 ou 3 dias dos dias 4 a 14 ou até o fim do tratamento com a heparina, nos pacientes recebendo HNF profilática e nos pacientes em pós-operatório recebendo *flush* de cateter com HNF	C
	Contagem plaquetária a cada 2 dias dos dias 4 a 14 ou até o fim do tratamento com a heparina nos pacientes em pós-operatório recebendo HNF profilática	C

TEV: tromboembolismo venoso; HNF: heparina não fracionada.

Tabela 27.7 HBPM para profilaxia de TEV

Classe de recomendação	Indicações	Nível de evidência
I	Enoxaparina pode ser utilizada na dose de 40mg ao dia em pacientes considerados de alto risco para TVP	A
IIa	Enoxaparina pode ser utilizada na dose de 20 a 30mg ao dia em pacientes considerados de alto risco para TVP, com depuração de creatinina < 30mL/min	C

TVP: trombose venosa profunda.

ANTICOAGULANTES ORAIS
Varfarina

Os cumarínicos são antagonistas da vitamina K (reduzindo os níveis dos fatores de coagulação vitamina K-dependentes – II, VII, IX, X, proteína C e proteína S) usados para anticoagulação crônica. A varfarina é o cumarínico mais utilizado. As doses de varfarina são ajustadas de acordo com o tempo de protrombina, expressado como INR. A varfarina promove queda rápida dos níveis do fator VII e das proteínas C e S em virtude de suas curtas meias-vidas (6 a 8 horas). Outros fatores de coagulação levam de 24 a 48 horas para terem seus níveis reduzidos. Portanto, quando se inicia o uso de varfarina, seu efeito anticoagulante precede seu efeito antitrombótico em cerca de 24 horas, e esse efeito é associado a um estado transitório de hipercoagulabilidade devido à redução das proteínas C e S. Por isso, normalmente inicia-se a varfarina quando o paciente já está anticoagulado com heparina. A resposta ao uso de varfarina varia de paciente para paciente, e alterações individuais da resposta à medicação são comuns com o tempo, sendo necessária a monitorização regular para o ajuste das doses. As causas da instabilidade da terapia de anticoagulação oral são múltiplas, podendo incluir mutações genéticas, baixa adesão, interação com outros medicamentos e alterações ou inconstâncias dietéticas. A importância da dieta, principalmente dos alimentos ricos em vitamina K, é frequentemente citada na orientação de pacientes em terapia com anticoagulação oral, principalmente no nível ambulatorial, onde o controle é menos rigoroso do que o do paciente internado.

Na maioria das vezes, o objetivo é alcançar INR entre 2 e 3 (profilaxia secundária para TEV, trombo em VE, FA).

As indicações para o uso de varfarina em pacientes portadores de próteses valvares encontram-se nas Tabelas 27.8 e 27.9.

NOVOS ANTICOAGULANTES ORAIS
Dabigatrana

A dabigatrana é um inibidor direto da trombina inicialmente liberado para profilaxia de TEV em artroplastia total de quadril (ATQ) e de joelho (ATJ), com o seguinte esquema:

- **1º dia (1 a 4 horas de pós-operatório):** 110mg/dia (75mg/dia nos pacientes > 75 anos);
- **2º dia:** 220mg/dia (150mg/dia nos pacientes > 75 anos) por 10 dias (ATJ) ou 30 dias (ATQ).

As taxas de fenômenos tromboembólicos e sangramentos causados pela dabigatrana e a enoxaparina foram semelhantes.

Nos portadores de FA, com base no estudo RE-LY, a dose recomendada para profilaxia de tromboembolismo é de 150mg de 12/12h. A dose de 110mg de 12/12h deve ser reservada para pacientes com:

- idade ≥ 80 anos;
- idade entre 75 e 80 anos com risco aumentado de sangramento (doença péptica em atividade, uso de antiagregante plaquetário, uso crônico de anti-inflamatórios não esteroides [AINE]);
- *clearance* urinário entre 30 e 50mL/min;
- história prévia de sangramento gastrointestinal ou intracraniano.

Tabela 27.8 Uso de varfarina em portador de prótese mecânica

Classe de recomendação	Indicações	Nível de evidência
I	Manter INR entre 2,0 e 3,0 em pacientes com prótese mecânica aórtica em ritmo sinusal	B
	Manter INR entre 2,5 e 3,5 em pacientes com prótese mecânica aórtica em FA	B
	Associar AAS 81 a 100mg/dia à anticoagulação oral em pacientes com prótese mecânica aórtica ou mitral e algum fator de risco para TE	B
	Manter INR entre 2,5 e 3,5 em pacientes com prótese mecânica mitral independentemente do ritmo cardíaco	C

INR: relação normalizada internacional; FA: fibrilação atrial; TE: tromboembolismo; AAS: ácido acetilsalicílico.

Tabela 27.9 Uso de varfarina em portador de prótese biológica

Classe de recomendação	Indicações	Nível de evidência
I	Anticoagulação oral em pacientes com prótese biológica em qualquer posição e ritmo de FA	B
	Anticoagulação oral durante os primeiros 3 meses após implante da prótese biológica em posição mitral ou em qualquer posição, se for evidenciado trombo intracavitário durante o ato operatório	C
IIb	Anticoagulação oral durante os primeiros 3 meses após implante da prótese biológica em posição aórtica e mitral em pacientes em ritmo sinusal	B
III	Profilaxia antitrombótica com anticoagulante oral de longo prazo em pacientes com prótese biológica em ritmo sinusal, na ausência de outras condições que indiquem anticoagulação	C

FA: fibrilação atrial.

Para tratamento de trombose venosa periférica (TVP) e TEP, o estudo RE-COVER randomizou pacientes que foram tratados inicialmente com heparina e depois randomizados para dabigatrana, 150mg de 12/12h ou varfarina, para manter INR 2-3. A dabigatrana foi tão eficiente quanto a varfarina na prevenção de fenômenos tromboembólicos e foi registrado menos sangramento com a dabigatrana.

Rivaroxabana

A rivaroxabana é um inibidor do fator Xa, também liberado inicialmente para profilaxia de TVP em ATQ e ATJ na dose de 10mg/dia, iniciado de 6 a 8 horas após a cirurgia. No entanto, a taxa de sangramento foi maior no grupo da rivaroxabana

Em caso de FA, a dose recomendada é de 20mg/dia ou de 15mg/dia nos pacientes com risco aumentado de sangramento ou com *clearance* de creatinina entre 30 e 50mL/min.

O estudo EINSTEIN-PE randomizou pacientes com TVP/TEP para rivaroxabana, 15mg de 12/12h por 3 semanas, seguidos de 20mg/dia, ou enoxaparina/fondaparinux, por até 12 meses. O resultado foi similar em relação aos fenômenos tromboembólicos, mas com taxa de sangramento menor.

Apixabana

Outro inibidor do fator Xa, a apixabana está indicada para redução do risco de AVE isquêmico e embolia sistêmica em pacientes com fibrilação/*flutter* atrial, não valvar, conforme demonstrado no estudo AISTOTLE, com efetividade similar à da varfarina, promovendo diminuição das taxas de sangramento e menor mortalidade. Nesses casos, a dose preconizada é de 5mg a cada 12h, dvendo ser reduzida para 2,5mg a cada 12h se o paciente apresentar pelo menos duas das seguintes características: idade ≥ 80 anos, peso ≤ 60kg ou creatinina sérica ≥ 1,5mg/dL. Para o tratamento de TEV, o estudo AMPLIFY preconiza a dose de 10mg a cada 12h por 7 dias, seguidos de 5mg a cada 12h. Nesse esquema, não é necessário o uso prévio de heparina.

FONDAPARINUX

O fondaparinux é um pentassacarídeo sintético que inibe indiretamente o fator Xá mediante sua ligação seletiva com a antitrombina. Suas principais indicações são:

- **IAM com supra-ST:** dose de 2,5mg EV, seguidos de 2,5mg/dia SC por 8 dias, nos pacientes submetidos a trombólise química ou não reperfundidos. Não houve benefício em relação aos que se submeteram à reperfusão mecânica.
- **SCA sem supra-ST:** 2,5mg/dia SC. Se o paciente for submetido a intervenção percutânea, administram-se 85UI/kg EV de HNF no momento do procedimento, para reduzir o risco de trombose por cateter.
- **Tratamento de TVP/TEP** – dose de acordo com o peso:
  - até 50kg: 5mg dia/SC;
  - 51 a 100kg: 7,5mg dia/SC;
  - > 100kg: 10mg dia/SC.
- **Profilaxia de TVP/TEP cirúrgico e não cirúrgico:** 2,5mg dia/SC.

USO DE ANTICOAGULANTES EM INSUFICIÊNCIA CARDÍACA (Tabelas 27.10 e 27.11)

Apixabana

Outro inibidor do fator Xa, a apixabana está indicada para redução do AVE isquêmico e embolia sistêmica em pacientes com fribilação/*flutter* atrial, não valvar, conforme demonstrado no estudo ARISTLOTE, com efetividade similar à varfarina, promovendodiminuição das taxas de sangramento e menor mortalidade. Nesses casos a dose preconizada é de 5mg de 12/12h, devendo ser reduzida para 2,5mg de 12/12h se o paciente apresentar pelomenos duas das seguintes características: idade ≥ 80 anos, peso ≤ 60kg ou creatinina sérica ≥ 1,5mg/dL. Para o tratamento de TEV, o estudo AMPLIFY preconiza a dose de 10mg de 12/12h por 7 dias, seguidos de 5mg de 12/12h. Nesse esquema, não é necessário o uso prévio de heparina.

Tabela 27.10 Anticoagulantes orais usados em pacientes com IC em ritmo sinusal

Classe de recomendação	Indicações	Nível de evidência
I	Anticoagulante oral antagonista da vitamina K para trombos intracavitários	C
I	AAS para cardiomiopatia isquêmica com risco moderado ou alto de evento coronariano, com risco reduzido de hospitalização por IC	A
IIa	Anticoagulante nos primeiros 6 meses após IAM de parede anterior com disfunção sistólica sem trombo	C
III	Medicação antitrombótica para prevenção primária em pacientes com IC não hospitalizados ou sem imobilização, sem fator de risco adicional*, sem episódio prévio tromboembólico, sem trombo intracavitário e em ritmo sinusal	B

AAS: ácido acetilsalicílico; IAM: infarto agudo do miocárdio; IC: insuficiência cardíaca.
*FEVE < 0,35, hipertensão > 75 anos, diabetes e AVE prévio.

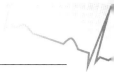

CAPÍTULO 27 Anticoagulação e Antiagregação em Cardiologia

Tabela 27.11 Indicação dos novos anticoagulantes orais na IC em ritmo sinusal

Classe de recomendação	Indicações	Nível de evidência
I	Anticoagulante oral não antagonista de vitamina K para pacientes não aderentes ou sem disponibilidade para controle adequado de INR para ajuste de dose do antagonista ou variabilidade não controlada de INR > 3 ou < 2	C
IIa	Inibidor competitivo da trombina ou inibidor do fator X ativado como alternativa ao antagonista de vitamina K em pacientes com indicação de uso de anticoagulante oral com antagonista de vitamina K	C

INR: relação normalizada internacional.

Bibliografia

Agnelli G, Bergqvist D, Cohen AT, Gallus AS, Gent M; PEGASUS investigators. Randomized clinical trial of postoperative fondaparinux versus perioperative dalteparin for prevention of venous thromboembolism in high-risk abdominal surgery. Br J Surg 2005; 92(10):1212-20.

Antman EM, Morrow DA, McCabe CH et al. ExTRACT-TIMI 25 Investigators. Enoxaparin versus unfractionated heparin with fibrinolysis for ST-elevation myocardial infarction. N Engl J Med 2006; 354(14):1477-88.

Büller HR, Prins MH, Lensin AW et al. Oral rivaroxaban for the treatment of symptomatic pulmonary embolism. N Engl J Med 2012; 366(14):1287-97.

Büller HR, Davidson BL, Decousus H et al. Matisse Investigators. Fondaparinux or enoxaparin for the initial treatment of symptomatic deep venous thrombosis: a randomized trial. Ann Intern Med 2004; 140(11):867-73.

Camm AJ, Kirchhof P, Lip GY et al. European Heart Rhythm Association; European Association for Cardio-Thoracic Surgery. Guidelines for the management of atrial fibrillation: the Task Force for the Management of Atrial Fibrillation of the European Society of Cardiology (ESC). Eur Heart J 2010; 31(19):2369-429. Erratum in: Eur Heart J 2011; 32(9):1172.

Cao YB, Zhang JD, Shen H, Jiang YY. Rivaroxaban versus enoxaparin for thromboprophylaxis after total hip or knee arthroplasty: a meta-analysis of randomized controlled trials. Eur J Clin Pharmacol 2010; 66(11):1099-108.

Cohen AT, Davidson BL, Gallus AS et al; ARTEMIS Investigators. Efficacy and safety of fondaparinux for the prevention of venous thromboembolism in older acute medical patients: randomised placebo controlled trial. BMJ 2006; 332(7537):325-9.

Connolly SJ, Ezekowitz MD, Yusuf S et al. RE-LY Steering Committee and Investigators. Dabigatran versus warfarin in patients with atrial fibrillation. N Engl J Med 2009; 361(12):1139-51.

Dentali F, Douketis JD, Gianni M, Lim W, Crowther MA. Meta-analysis: anticoagulant prophylaxis to prevent symptomatic venous thromboembolism in hospitalized medical patients. Ann Intern Med 2007; 146(4):278-88.

Eikelboom JW, Anand SS, Malmberg K, Weitz JI, Ginsberg JS, Yusuf S. Unfractionated heparin and low-molecular-weight heparin in acute coronary syndrome without ST elevation: a meta-analysis. Lancet 2000; 355(9219):1936-42. Erratum in Lancet 2000; 356(9229):60.

Eriksson BI, Dahl OE, Rosencher N et al. RE-NOVATE Study Group. Dabigatran etexilate versus enoxaparin for prevention of venous thromboembolism after total hip replacement: a randomised, double-blind, non-inferiority trial. Lancet 2007; 370(9591):949-56.

Falck-Ytter Y, Francis CW, Johanson NA et al. American College of Chest Physicians. Prevention of VTE in orthopedic surgery patients: Antithrombotic Therapy and Prevention of Thrombosis, 9th ed: American College of Chest Physicians Evidence-Based Clinical Practice Guidelines. Chest 2012; 141(2 Suppl):e278S-325S.

Ferguson JJ, Califf RM, Antman EM et al. SYNERGY Trial Investigators. Enoxaparin versus unfractionated heparin in high-risk patients with non-ST-segment elevation acute coronary syndromes managed with an intended early invasive strategy: primary results of the SYNERGY randomized trial. JAMA 2004; 292(1):45-54.

Ginsberg JS, Davidson BL, Comp PC et al. RE-MOBILIZE Writing Committee. Oral thrombin inhibitor dabigatran etexilate versus North American enoxaparin regimen for prevention of venous thromboembolism after knee arthroplasty surgery. J Arthroplasty 2009; 24(1):1-9.

Go AS, Hylek EM, Borowsky LH, Phillips KA, Selby JV, Singer DE. Warfarin use among ambulatory patients with nonvalvular atrial fibrillation: the Anticoagulation and Risk Factors in Atrial Fibrillation (ATRIA) study. Ann Intern Med 1999; 131(12):927-34.

Goodman SG, Cohen M, Bigonzi F et al. Randomized trial of low molecular weight heparin (enoxaparin) versus unfractionated heparin for unstable coronary artery disease: one-year results of the ESSENCE study. Efficacy and Safety of Subcutaneous Enoxaparin in non-Q wave Coronary Events. J Am Coll Cardiol 2000; 36:693-8.

Granger CB, Alexandre JH, McMurray JJV et al. Apixaban versus wafarin in patients wiyh atrial fibrillation. N Engl J Med 2011; 365:981-92.

Harrington RA, Becker RC, Cannon CP et al. American College of Chest Physicians. Antithrombotic therapy for non-ST-segment elevation acute coronary syndromes: American College of Chest Physicians Evidence-Based Clinical Practice Guidelines (8th Edition). Chest 2008; 133(6 Suppl):670S-707S.

Homma S, Thompson JL, Pullicino PM et al. WARCEF Investigators. Warfarin and aspirin in patients with heart failure and sinus rhythm. N Engl J Med 2012; 366(20):1859-69.

Kahn SR, Lim W, Dunn AS et al. American College of Chest Physicians. Prevention of VTE in nonsurgical patients: Antithrombotic Therapy and Prevention of Thrombosis, 9th ed: American College of Chest Physicians Evidence-Based Clinical Practice Guidelines. Chest 2012, 141(2 Suppl):e195S-226S.

Kearon C, Akl EA, Comerota AJ et al; American College of Chest Physicians. Antithrombotic therapy for VTE disease: antithrombotic therapy and preventionof thrombosis, 9th ed: American College of Chest Physicians Evidence-Based Clinical Practice Guidelines. Chest 2012; 141(2 Suppl):e419S-94S.

Lassen MR, Bauer KA, Eriksson BI, Turpie AG; European Pentasaccharide Elective Surgery Study (EPHESUS) Steering Committee. Postoperative fondaparinux versus preoperative enoxaparin for prevention of venous thromboembolism in elective hip-replacement surgery: a randomised double-blind comparison. Lancet 2002; 359(9319):1715-20.

Lorga Filho AM, Azmus AD, Soeiro AM et al. Diretrizes brasileiras de antiagregantes plaquetários e anticoagulantes em cardiologia. Arq Bras Cardiol 2013; 10(3Supl.3):1-93.

Mehta SR, Granger CB, Eikelboom JW et al. Efficacy and safety of fondaparinux versus enoxaparin in patients with acute coronary syndromes undergoing percutaneous coronary intervention: results from the OASIS-5 trial. J Am Coll Cardiol 2007; 50(18):1742-51.

Murphy SA, Gibson CM, Morrow DA et al. Efficacy and safety of the low-molecular weight heparin enoxaparin compared with unfractionated heparin across the acute coronary syndrome spectrum: a meta-analysis. Eur Heart J 2007; 28(17):2077-86.

Patel MR, Mahaffey KW, Garg J et al. ROCKET AF Investigators. Rivaroxaban versus warfarin in nonvalvular atrial fibrillation. N Eng J Med 2011; 365(10):883-91.

Petersen JL, Mahaffey KW, Hasselblad V et al. Efficacy and bleeding complications among patients randomized to enoxaparin or unfractionated heparin for antithrombin therapy in non-ST-Segment elevation acute coronary syndromes: a systematic overview. JAMA 2004; 292(1):89-96.

Rocha AT, Paiva EF, Bernardo WM. Atualização em tromboembolismo venoso: profilaxia em pacientes clínicos – Parte I. Rev Assoc Med Bras 2009; 55(3):249-50.

Salem DN, O'Gara PT, Madias C, Pauker SG; American College of Chest Physicians. Valvular and structural heart disease: American College of Chest Physicians Evidence-Based Clinical Practice Guidelines (8th Edition). Chest 2008; 133(6 Suppl):593S-629S.

Schulman S, Kearon C, Kakkar AK et al. RE-COVER Study Group. Dabigatran versus warfarin in the treatment of acute venous thromboembolism. N Engl J Med 2009; 361(24):2342-52.

Staico R, Vaz V, Cesar F et al. Heparina não-fracionada e de baixo peso molecular: equivalência ou superioridade na intervenção coronária percutânea? Rev Bras Cardiol Invas 2004; 12(3):138-45.

Turpie AG, Bauer KA, Eriksson BI, Lassen MR. Fondaparinux versus enoxaparin for the prevention of venous thromboembolism in major orthopedic surgery: a meta-analysis of 4 randomized double-blind studies. Arch Intern Med 2002; 162(16): 1833-40.

Vahanian A, Baumgartner H, Bax J et al. Task Force on the Management of Valvular Hearth Disease of the European Society of Cardiology; ESC Committee for Practice Guidelines. Guidelines on the management of valvular heart disease: The Task Force on the Management of Valvular Heart Disease of the European Society of Cardiology. Eur Heart J 2007; 28(2):230-68.

White HD, Braunwald E, Murphy SA et al. Enoxaparin vs. unfractionated heparin with fibrinolysis for ST-elevation myocardial infarction in elderly and younger patients: results from ExTRACT-TIMI 25. Eur Heart J 2007; 28(9):1066-71.

Yusuf S, Mehta SR, Chrolavicius S et al. Effects of fondaparinux on mortality and reinfarction in patients with acute ST-segment elevation myocardial infarction: the OASIS-6 randomized trial. JAMA 2006; 295(13):1519-30.

Yusuf S, Mehta SR, Chrolavicius S et al. Fifth Organization to Assess Strategies in Acute Ischemic Syndromes Investigators. Comparison of fondaparinux and enoxaparin in acute coronary syndromes. N Engl J Med 2006; 354(14):1464-76.

PARTE B

Antiagregação Plaquetária em Cardiologia

Wenceslau Ribas

INTRODUÇÃO

Recentemente, muitos estudos de grande porte relataram evidências clínicas consistentes para a introdução de novos antiagregantes plaquetários na prática clínica cardiológica. Apesar de criarem novas alternativas ao tratamento padrão atual, a incorporação dos novos medicamentos está associada a indicações bastante específicas, além de também apresentarem restrições a seu uso.

ANTIAGREGAÇÃO NAS INTERVENÇÕES CORONARIANAS PERCUTÂNEAS

A intervenção coronariana percutânea (ICP) *per se* provoca dissecções nas camadas íntima e média dos vasos, além de fratura na placa ateromatosa, que, associadas à presença do *stent* (que são usualmente trombogênicos, geralmente feitos de aço inoxidável ou de uma liga de cromo-cobalto), criam um cenário que conspira para a formação de trombos, compreendendo-se, assim, a fundamental importância exercida pela terapia antiplaquetária e anticoagulante durante e após o procedimento.

Observa-se que a terapia antitrombótica na ICP, com ou sem implante de *stent*, tem apresentado grandes mudanças ao longo dos últimos anos, baseadas no conhecimento derivado a partir de estudos prospectivos e randomizados internacionais, sobretudo nas síndromes coronarianas agudas. Recente publicação da diretriz de revascularização miocárdica com ICP da Sociedade Europeia de Cardiologia (ESC) tem dado preferência à bivalirudina (ainda não disponível no Brasil) em relação à HNF, até então considerada o padrão-ouro na indicação de anticoagulação. Quanto à terapia antiplaquetária, além de reforçar as opções do prasugrel e do ticagrelor (dois novos agentes antiplaquetários, bloqueadores dos receptores ADP) em substituição ao clopidogrel, destaca a utilização cada vez mais restrita dos bloqueadores GP IIb/IIIa, somente recomendados em situações de alto risco (como pacientes que não receberam a dupla antiagregação plaquetária adequada antes da ICP ou que apresentam aspectos angiográficos de alto risco para trombose do *stent*, oclusão aguda do vaso durante o procedimento, presença de carga trombótica importante etc.).

Outro ponto importante sobre este tópico, e que tem recebido especial atenção nas discussões sobre os ensaios clínicos, refere-se ao período ótimo de manutenção do esquema de dupla antiagregação plaquetária após uma ICP, uma vez que os *stents* não farmacológicos, em sua grande maioria, já se encontram parcialmente reendotelizados no primeiro mês de seu implante, visto que sua completa reendotelização se faz entre o terceiro e o sexto mês. Quanto aos *stents* farmacológicos, estudos observacionais têm registrado sua incompleta reendotelização após o sexto mês, e alguns ainda mostraram períodos maiores até do que 5 anos de reendotelização incompleta (particularmente nos *stents* farmacológicos de primeira geração), de modo que a escolha, o início e a duração da estratégia antitrombótica (antes, durante e após a ICP) deverão ser fundamentados na apresentação clínica, se o procedimento é eletivo (em DAC estável) ou urgente (em SCA), assim como no tipo de *stent* (farmacológico ou não).

Por se tratar de um medicamento de baixo custo, ser efetivo na grande maioria dos casos, ser utilizado em doença ateromatosa de maneira geral (doença carotídea, AVE isquêmicos e intermitentes, doença arterial periférica, DAC), ser confortavelmente manuseado pelos diferentes especialistas já habituados a sua prescrição (como cardiologistas, neurologistas, cirurgiões cardíacos e vasculares) e ser usado concomitantemente com o AAS, o clopidogrel forma a associação mais utilizada como dupla antiagregação plaquetária (DAP). Por outro lado, em virtude do início de ação mais prolongado, da variabilidade interindividual de resposta antiplaquetária e da ocorrência de eventos isquêmicos persistentes, surgiu a necessidade de desenvolvimento de novos inibidores do receptor P2Y12. Com a publicação dos ensaios clínicos TRITON-TIMI 38 (em 2007) e PLATO (em 2009), o prasugrel e o ticagrelor se juntaram ao clopidogrel como opção terapêutica antiplaquetária para a DAP. O prasugrel e o ticaglelor têm demonstrado início de ação mais rápido, maior grau de inibição plaquetária e redução dos eventos isquêmicos, sem falar da ausência da ação de variabilidade interindividual na resposta antiplaquetária, mas à custa de maior custo e de maior risco de sangramento.

USO DE HEPARINAS PRÉ-PROCEDIMENTO

Segundo as diretrizes brasileiras e a diretriz europeia de ICP, a HNF EV, na dose de 70 a 100UI/kg de peso antes do procedimento, recebe recomendação classe I, nível de evidência C, ou seja, a HNF é utilizada preferencialmente na prática clínica diária para realização de ICP eletiva ou em vigência de quadros agudos.

As HBPM também podem ser utilizadas em procedimentos eletivos ou na presença de SCA sem supra-ST. A enoxaparina, comumente utilizada nesses casos, recebe recomendação classe IIa e tem como vantagem, em relação à HNF, melhor perfil de anticoagulação por ser mais estável e não necessitar monitorização laboratorial frequente.

Deve ser salientado que, quando se usa a enoxaparina, é extremamente importante evitar o *crossover* entre HNF e HBPM com a finalidade de reduzir as taxas de sangramento, o que foi bem demonstrado no estudo SYNERGY.

As diretrizes nacionais e internacionais destacam as seguintes recomendações quando do uso da HBPM:

- Pacientes que receberam dose plena de HBPM nas últimas 8 horas pré-ICP não deverão receber doses adicionais de heparina EV durante o procedimento no laboratório de hemodinâmica.
- A heparina deverá ser imediatamente descontinuada após a ICP, a não ser em casos específicos, como de risco elevado de complicações trombóticas.
- Nos pacientes idosos ou portadores de insuficiência renal, as doses deverão ser reduzidas.

Pacientes eletivos ou em angina estável

Heparina não fracionada

A dose sugerida de HNF é de 70 a 100UI/kg, devendo-se optar pela dose de 70UI/kg em pacientes idosos, bem como naqueles com baixa área de superfície corporal, com elevado risco de sangramento ou quando não se prevê prolongamento do procedimento (sem complexidade técnica).

Nos casos em que já existe o planejamento do uso dos inibidores da GP IIb/IIIa, usa-se a dose reduzida de heparina não fracionada, 50 a 70UI/kg.

Deve-se completar a anticoagulação com uma dose adicional de 2.500UI de HNF quando o procedimento excede o tempo de 1 hora e a cada hora adicional.

Nos casos de ICP bem-sucedidos, não se recomenda mais a utilização de anticoagulação plena.

Heparina de baixo peso molecular (enoxaparina)

Como mencionado previamente, é fundamental não proceder à troca da HBPM pela HNF no momento da ICP. Quando a ICP for realizada no período de 8 horas após a última aplicação de enoxaparina, a qual já vinha sendo usada (tendo sido utilizadas algumas doses), o procedimento poderá ser realizado sem necessidade de dose adicional da HBPM. Se a ICP for realizada no período de 8 a 12 horas após a última aplicação da enoxaparina, ou quando apenas uma única dose foi administrada, o procedimento deverá ser realizado com uma dose complementar de 0,3mg/kg de HBPM. Finalmente, quando a ICP for realizada 12 horas após a última dose de HBPM, deve-se aplicar uma dose complementar da enoxaparina de 0,5mg/kg ou optar pela utilização de outro antitrombótico em suas doses integrais (HNF ou bivalirudina).

TERAPIA ANTIPLAQUETÁRIA DUPLA

Terapia antiplaquetária dupla significa a associação de AAS a um inibidor dos receptores P2Y12 plaquetários, os quais serão descritos a seguir.

Ácido acetilsalicílico

O AAS age mediante a inibição da síntese do tromboxano A2 (TxA2), um potente estimulador da agregação plaquetária. O AAS não só tem sido decisivo no tratamento da SCA como terapia aguda, mas tem seus benefícios reconhecidos na prevenção primária e secundária das doenças coronarianas em geral, assim como em outras situações, como AIT e AVE. Sobretudo nos pacientes submetidos à ICP, o AAS deverá ser administrado com a finalidade de reduzir a possibilidade de complicações precoces. Nos pacientes que não vêm utilizando essa medicação, ou naqueles que mantêm seu uso cronicamente com dose < 325mg, deve-se iniciar o AAS na dose de 300mg (150 a 300mg) VO, até 2 horas antes do procedimento (preferencialmente 24 horas antes), e os comprimidos devem ser mastigados e de formulação não entérica. Nessa situação, as diretrizes americanas recomendam a dose de ataque de 500mg no dia anterior ao procedimento. Deve-se lembrar que, se bem tolerada, a dose de manutenção, que é de 75 a 100mg/dia, deverá ser mantida indefinidamente.

Deve-se evitar o uso concomitante de AINE, os quais podem interferir na ação do AAS (inibindo a COX-1), aumentando o risco de eventos isquêmicos por inibição da COX-2 e induzindo efeitos pró-trombóticos.

O AAS deverá ser contraindicado em situações especiais, como em caso de úlcera péptica ativa, discrasias sanguíneas ou hapatopatias graves. Reações alérgicas, como choque anafilático e *rash* cutâneo, são raras e acontecem em menos de 0,5% dos casos, mas, uma vez diagnosticadas, deverá ser feita a dessensibilização, em regime de internamento hospitalar, mediante a administração em doses crescentes do AAS – 5, 10, 20, 40, 60, 80 e 100mg – a intervalos de 30 minutos e com monitorização da PA, da FC e do aparecimento de *rash* cutâneo e outras reações. Uma vez atingida a dose de 100mg, este poderá ser administrada diariamente de modo seguro, lembrando ainda que, em caso de interrupção de sua administração, a dessensibilização terá de ser realizada novamente.

Inibidores P2Y12

Bloqueiam a ligação da adenosina difosfato (ADP) ao receptor de plaquetas P2Y12 e, assim, inibem a ativação do complexo da glicoproteína (GP) IIb/IIIa e a agregação plaquetária.

A administração de AAS deve ser sempre acompanhada de um bloqueador dos receptores P2Y12, sendo o clopidogrel o preferido em pacientes estáveis submetidos à ICP, uma vez que exibe efetividade equivalente à ticlopidina, tendo a vantagem de ser utilizado uma vez ao dia e apresentar menor incidência de efeitos colaterais, particularmente menos complicações hematológicas. Quanto ao prasugrel e ao ticaglelor, ainda têm seu uso restrito às SCA.

Pró-droga inibidora irreversível P2Y12, o clopidogrel deve ser iniciado com dose de ataque de 300mg, quando ≤ 6 horas da ICP programada ou, idealmente, na dose de 75mg, quando iniciado antes, seguidos de 75mg/dia, e deve ser mantido de acordo com o quadro clínico (SCA ou DAC estável) e o tipo de *stent* (farmacológico ou não).

Nos casos de SCA ou na ICP *ad hoc* (aquela realizada imediatamente após a cinecoronariografia), a dose de ataque deverá ser de 600mg, pelo menos 2 horas antes do procedimento (este tópico será discutido na sequência), mantendo-se a dose de manutenção de 75mg/dia. Há ainda a opção pela utilização da dose de manutenção de 150mg/dia durante os 7 dias subsequentes, regime que demonstrou redução de eventos isquêmicos recorrentes, sem aumentar o sangramento, mas que, por não ter apresentado grande impacto na evolução clínica desses pacientes, não deverá se tornar uma prática generalizada em pacientes estáveis, tornando-se uma opção nos pacientes com SCA de alto risco.

Nos pacientes que não vinham usando clopidogrel ou que não dispõem de tempo suficiente para respeitar as recomendações supracitadas, deve ser considerado o uso adicional do inibidor da GP IIb/IIIa, uma vez que é reconhecido o efeito antiplaquetário imediato dessa droga e seus benefícios nessa situação.

Para os pacientes em uso regular de clopidogrel prestes a se submeter à ICP, há sugestões de novas doses de ataque, similares às discutidas anteriormente (300 ou 600mg), mas, por não haver evidências suficientemente robustas, sugere-se que uma nova dose de ataque seja administrada apenas nos casos de ICP em SCA ou em pacientes com alto risco de trombose do *stent*.

Para evitar a exposição desnecessária ao clopidogrel de pacientes estáveis que serão encaminhados para coronariografia diagnóstica, recomenda-se aguardar antes de iniciar o uso desse fármaco, uma vez que muitos pacientes podem não necessitar da ICP, enquanto para outros poderá ser indicada a revascularização cirúrgica do miocárdio. Entretanto, recomenda-se o pré-tratamento com clopidogrel, mesmo antes da coronariografia, naqueles pacientes portadores de SCA, os quais se beneficiarão dessa orientação.

Os antiplaquetários modernos não apresentam variabilidade intra e interindividual na resposta, como é o caso do clopidogrel (variação genética) nos hiporrespondedores e não respondedores. Mesmo que alguns testes de agregabilidade plaquetária apresentem correlação significativa com eventos, esses testes não têm seu uso rotineiro recomendado na prática clínica, em razão da pobre (ou, no máximo, moderada) capacidade preditiva, a não ser que o indivíduo em uso adequado de AAS e clopidogrel apresente um quadro coronariano agudo.

Antes da ICP, é importante avaliar o risco de sangramento e a possibilidade de procedimentos cirúrgicos dentro dos próximos 12 meses e enfatizar a importância da utilização correta da DAP, a qual deverá ser administrada por 12 meses em caso de SCA, independentemente de o paciente ter sido tratado com *stent* ou não, bem como do tipo de *stent* utilizado (farmacológico ou não). Para os casos não vinculados à SCA, os pacientes que receberem *stents* farmacológicos devem utilizar a DAP por pelo menos 12 meses e, quando do implante do *stent* convencional, por pelo menos mais 1 mês.

O prasugrel é um tienopiridínico de terceira geração capaz de promover uma antiagregação plaquetária mais rápida e efetiva do que o clopidogrel e sem a limitação da resistência apresentada por alguns pacientes em virtude do polimorfismo genético. Está indicado na SCA abordada por ICP, na dose de ataque de 60mg e manutenção de 10mg/dia, que deverá ser mantida por 12 meses. Tem como contraindicação os pacientes com antecedentes de AVE ou AIT prévios e deve ser evitado em pacientes > 75 anos de idade e/ou < 60kg, sendo sugerida, nesses casos, a dose de 5mg/dia. Não está indicado para pacientes com SCA tratados clinicamente, ou na vigência do uso de trombolítico, assim como na DCA estável abordada por ICP. O prasugrel deverá ser suspenso por pelo menos 7 dias, nos casos em que se fizer necessária intervenção cirúrgica. Ele parece ser especialmente efetivo nos pacientes diabéticos, assim como naqueles de alto risco, com eventos tromboembólicos recorrentes, mas tendo como principal efeito colateral o aumento de sangramentos espontâneos maiores, quando comparado com o clopidogrel.

Publicado em 2007, o estudo TRITON – TIMI 38 validou seu uso na SCA, quando randomizou 13.608 pacientes para uso de prasugrel na dose de ataque de 60mg e manutenção de 10mg/dia, comparado com o uso de clopidogrel na dose de ataque de 300mg e manutenção de 75mg/dia, associado à terapêutica padrão (inclusive com o AAS) em pacientes submetidos à ICP na SCA, com anatomia conhecida, não sendo incluídos os pacientes com SCA sem supra-ST tratados clinicamente. No grupo do prasugrel, houve redução de desfecho combinado de morte de causas cardiovasculares, infarto não fatal ou AVE não fatal (9,9 vs. 12,1%; p < 0,001), observando-se, entretanto, aumento das complicações hemorrágicas graves, sobretudo nos pacientes com AVE ou AIT prévios e naqueles > 75 anos de idade e < 60kg.

O ticagrelor, diferentemente do clopidogrel e do prasugrel, não é um tienopiridínico, mas uma ciclo-pentil-triazolo-pirimidina que inibe de maneira direta e reversível o receptor P2Y12. Chama a atenção que a ligação do ticagrelor com o receptor P2Y12, de natureza reversível, demanda administração duas vezes ao dia, inicialmente na dose de ataque de 180mg com manutenção de 90mg de 12/12h, durante 12 meses. Exerce efeito antiagregante mais intenso e rápido em comparação com o clopidogrel, com meia-vida relativamente curta, em torno de 12 horas, não sendo afetado pelo polimorfismo genético, observado no clopidogrel, nem pela idade ou o peso corporal, o que ocorre com o uso do prasugrel. A dose de manutenção do AAS deve ser 75 a 100mg, uma vez que doses maiores podem reduzir a efetividade do ticagrelor.

Recomendado na SCA de risco moderado a alto, independentemente da estratégia de tratamento, não foi testado em pacientes submetidos à terapêutica fibrinolítica ou à ICP eletiva, de modo que poderá ser utilizado em quase todos os cenários da SCA, mesmo sem o conhecimento da anatomia coronariana, em pacientes que receberam clopidogrel, naqueles submetidos à estratégia invasiva ou conservadora, nos submetidos à ICP primária e nos pacientes que serão encaminhados para revascularização miocárdica cirúrgica. Pode vir a promover aumento de sangramentos espontâneos maiores, além da dispneia. Deve-se ter cuidado, sobretudo no início de sua utilização, com os pacientes com bradicardia, evitando seu uso em pacientes com nefropatia urêmica. Em caso de necessidade de intervenção cirúrgica, o ticagrelor deverá ser suspenso com 5 dias de antecedência.

O estudo PLATO randomizou 18.624 portadores de SCA e comparou o ticagrelor com o clopidogrel, tendo como resultado a redução do desfecho combinado de óbito vascular, IAM não fatal ou AVE não fatal (9,8% vs. 11,7%; p < 0,001), assim como redução significativa da mortalidade de todas as causas (4,5% vs. 5,9%; p < 0,001), trombose de *stent* (1,3% vs. 1,9%; p = 0,009) e IAM (5,8% vs. 6,9%; p = 0,005). Quanto ao desfecho de segurança, não foram observadas diferenças significativas nas taxas de sangramento maior.

INIBIDORES DA GLICOPROTEÍNA IIB/IIIA

Atuam na via final comum da agregação das plaquetas, inibindo a interação do fibrinogênio com os receptores IIb/IIIa e interferindo na ligação interplaquetária mediada pelo fibrinogênio.

Três desses fármacos são usados clinicamente, todos EV: abciximabe, eptifibatide (não disponível no Brasil) e o tirofibano.

Atualmente, as indicações desses fármacos têm se tornado cada vez mais restritas, sendo utilizados nas ICP eletivas em situações de *bail out*, ou seja, diante de complicações durante o procedimento, como presença de carga trombótica grande, *no reflow*, oclusão do vaso etc. Nos pacientes infartados submetidos à ICP, os inibidores da GP IIb/IIIa podem ter utilidade na abordagem de IAM anterior extenso e/ou naqueles pacientes com grande carga trombótica.

Obs.1: as Tabelas 27.12 e 27.13 correspondem às recomendações publicadas nos Arquivos Brasileiros de Cardiologia – set. 2013; 101(3 Supl. 3) – nas Diretrizes Brasileiras de Antiagregantes Plaquetários e Anticoagulantes em Cardiologia.

Tabela 27.12 Antiagregantes plaquetários nas síndromes coronarianas agudas sem supradesnivelamento de ST

Classe de recomendação	Indicação	Nível de evidência
I	**AAS:** dose de ataque = 300mg (162 a 325mg), formulação não entérica; mastigar o mais rápido possível; dose de manutenção = 100mg/dia (75 a 162mg), indefinidamente. Obs.: nos pacientes em uso de ticagrelor, a dose de manutenção do AAS deverá ser de 75 a 100mg/dia	A
	Clopidogrel: dose de ataque = 300mg; dose de manutenção = 75mg/dia, durante 12 meses, em adição ao AAS na angina instável de risco moderado ou alto, bem como no IAM SSST	A
	Uso de terapia antiplaquetária dupla por 12 meses após evento agudo	A
	Ticagrelor: dose de ataque = 180mg; dose de manutenção = 90mg, 2×/dia, durante 12 meses, associado ao AAS na angina instável de risco moderado ou alto, como no IAM SSST, independentemente da estratégia do tratamento (clínico, cirúrgico, ICP)	B
	Prasugrel: dose de ataque = 60mg; dose de manutenção = 10mg/dia, durante 12 meses associado ao AAS na angina de risco moderado ou alto, além do IAM SSST, com anatomia conhecida, submetido à ICP, sem fatores de risco para sangramento (> 75 anos, < 60kg, AVE ou AIT prévio)	B
	Inibidor da GP IIb/IIIa: em pacientes de baixo risco para sangramento, sob dupla antiagregação plaquetária, com ICP de alto risco (carga trombótica grande, *slow flow*, oclusão durante a ICP)	A
IIa	**Clopidogrel:** dose de ataque = 600mg; dose de manutenção = 150mg/dia, por 7 dias, seguidos por 75mg/dia, associado ao AAS, em pacientes submetidos a ICP com alto risco de eventos isquêmicos e baixo risco de sangramento	B

IAM SSST: infarto agudo do mocárdio sem supradesnivelamento do segmento ST.

Tabela 27.13 Antiagregantes plaquetários nas síndromes coronarianas agudas com supradesnivelamento de ST

Classe de recomendação	Indicação	Nível de evidência
I	**AAS:** dose de ataque = 300mg (162 a 325mg), formulação não entérica; mastigar o mais rápido possível; dose de manutenção = 100mg/dia (75 a 162mg), indefinidamente, independentemente da terapia de reperfusão. Obs.: nos pacientes em uso de ticagrelor, a dose de manutenção do AAS deverá ser de 75 a 100mg/dia	A
I	**Clopidogrel:** dose de ataque = 300mg; dose de manutenção = 75mg/dia, durante 12 meses, associado ao AAS, em pacientes trombolisados < 24h que seguem a estratégia invasiva e ICP	A
I	**Clopidogrel:** dose de ataque = 600mg; dose de manutenção = 75mg/dia, durante 12 meses, associado ao AAS, em pacientes trombolisados > 24h que seguem a estratégia invasiva e ICP	C
I	**Clopidogrel:** dose de ataque = 600mg; dose de manutenção = 75mg/dia, durante 12 meses, associado ao AAS, em pacientes submetidos à ICP	C
I	**Ticagrelor:** dose de ataque = 180mg; dose de manutenção = 90mg, 2×/dia, durante 12 meses, associado ao AAS, em pacientes submetidos a ICP	B
I	**Prasugrel:** dose de ataque = 60mg; dose de manutenção = 10mg/dia, durante 12 meses, em adição ao AAS, nos pacientes virgens de uso do clopidogrel, com anatomia conhecida, submetidos a ICP, sem fatores de riscos para sangramento (> 75 anos, < 60kg, AVE ou AIT prévio)	B
I	**Clopidogrel:** dose de ataque = 75mg; dose de manutenção = 75mg/dia, durante 12 meses, em adição ao AAS, em pacientes > 75 anos submetidos à terapia trombolítica ou não	B
IIa	**Clopidogrel** dose de ataque = 600mg; dose de manutenção = 150mg/dia por 7 dias, seguidos por 75mg/dia durante 12 meses, em adição ao AAS, em pacientes de alto risco para eventos isquêmicos e baixo risco para sangramento	
IIa	**Inibidor da GP IIb/IIIa:** em pacientes sob uso de dupla antiagregação plaquetária submetidos a ICP com alta carga trombótica, *slow/no reflow* e outras complicações trombóticas	
IIb	**Abciximabe** intracoronário durante ICP	
III	**Ticagrelor ou prasugrel** em pacientes submetidos à terapia trombolítica ou não reperfundidos	
III	**Clopidogrel:** dose de ataque = 300mg, em idosos > 75 anos submetidos à terapia trombolítica	
III	**Inibidor da GP IIb/IIIa:** uso rotineiro em pacientes sob dupla antiagregação plaquetária	

Obs. 2: quanto à utilização de clopidogrel, prasugrel e ticagrelor em pacientes submetidos à ICP, enquanto as diretrizes do ACC/AHA 2013 consideram os três equivalentes, a diretriz do ACCP 2012 apresenta leve preferência pelo ticagrelor em relação ao clopidogrel, mas não especifica preferência do prasugrel sobre o clopidogrel.

ANTIAGREGAÇÃO NAS DOENÇAS CEREBROVASCULARES AGUDAS

Os principais mecanismos envolvidos na fisiopatologia do AVE e do AIT são a trombose arterial, particularmente relacionada com doença aterosclerótica, e os eventos cardioembólicos, ratificando o importante papel da agregação plaquetária em seu desenvolvimento e justificando, assim, o uso de medicações antiplaquetárias para sua prevenção.

O uso do AAS já é consagrado na prevenção secundária de AVE e AIT, reduzindo significativamente a recorrência de eventos cerebrovasculares, independentemente da dose utilizada, o que leva à suposição de que mesmo doses menores são efetivas em sua prevenção. Por outro lado, doses mais elevadas de AAS estão relacionadas com taxas maiores de sangramentos, principalmente gastrointestinais. Assim, seu uso em baixas doses (81 a 300mg/dia) recebe grau de recomendação I (nível de evidência A) na prevenção secundária em pacientes com AVE isquêmico ou AIT.

Apesar de estudos não terem comparado o AAS com o clopidogrel quanto à prevenção secundária de AVE, evidências sugerem equivalência de regimes com o clopidogrel na dose de 75mg/dia e o AAS em baixas doses na recorrência de AVE. Desse modo, o uso de clopidogrel na prevenção secundária de AVE isquêmico ou AIT apresenta grau de recomendação I (nível de evidência B), podendo ser utilizado como alternativa ao AAS em caso de contra-indicação a este último.

Já as evidências científicas sobre a associação de AAS e clopidogrel, assim como o uso dos inibidores da GP IIb/IIIA para prevenção secundária de AVE/AIT, além de não mostrarem redução significativa de eventos isquêmicos, constataram aumento do risco de sangramento; portanto, seu uso não é recomendado nesse cenário pelas diretrizes brasileiras (grau de recomendação III).

ANTIAGREGAÇÃO NA FIBRILAÇÃO ATRIAL

A seleção da terapia antitrombótica deve ser considerada independentemente do modo de apresentação da FA (paroxística, persistente ou permanente). Para tanto, recomenda-se que a seleção da terapia se baseie no risco absoluto de eventos embólicos e sangramentos, risco relativo e benefícios para cada paciente, especialmente nos idosos, devendo a terapia anticoagulante oral ser considerada na maioria dos pacientes.

Em pacientes de baixo risco para eventos embólicos, recomenda-se varfarina ou AAS, nas doses de 81 a 300mg/dia (grau de recomendação I), enquanto nos pacientes de maior risco está indicada a terapia anticoagulante.

As diretrizes brasileiras consideram ainda a combinação de AAS (81 a 100mg/dia) e clopidogrel (75mg/dia) como grau de recomendação IIa (nível de evidência B) para prevenção de AVE naqueles pacientes com indicação de anticoagulação, mas que se recusam a fazê-la, ou quando está contraindicada por outros motivos (risco elevado de sangramento).

ANTIAGREGAÇÃO NO PRÉ-OPERATÓRIO DE CIRURGIA NÃO CARDÍACA

Na maioria das situações, a avaliação da relação risco/benefício da terapia antiagregante no coronariopata que será submetido a intervenção não cardíaca é favorável à manutenção do AAS em baixas doses (81 a 100mg/dia). Situações de exceção consistem em operações neurológicas (em que mesmo pequenos sangramentos podem ser catastróficos), prostatectomias transuretrais (exemplo de procedimento sem hemostasia primária) e outras circunstâncias em que o risco de sangramento seja proibitivo. Nesses casos, deve ser respeitado o período mínimo de 7 dias para reversão dos efeitos antiplaquetários do AAS.

Nos pacientes que fazem uso de tienopiridínicos como prevenção primária, esses agentes devem ser suspensos 5 dias antes do procedimento cirúrgico (grau de recomendação I, nível de evidência C). Por outro lado, nos pacientes que os utilizam como prevenção secundária, deve-se considerar o risco de sangramento: naqueles cujo risco de sangramento é baixo, deve-se manter o antiagregante no perioperatório (grau de recomendação I, nível de evidência C), enquanto nos pacientes cujo risco de sangramento é moderado ou alto deve-se suspender o tienopiridínico 5 dias antes do procedimento cirúrgico (grau de recomendação IIa, nível de evidência C).

Uma situação que merece destaque envolve pacientes submetidos a angioplastia com implante de *stent* coronariano e que irão se submeter a alguma cirurgia dentro do primeiro ano. A suspensão prematura da dupla antiagregação é o principal fator de risco para trombose do *stent*, com a mortalidade relacionada com trombose podendo chegar a 45%. Esses pacientes deveriam manter o uso do AAS indefinidamente e dos tienopiridínicos por, no mínimo, 1 mês (para os *stents* convencionais) ou 12 meses (no casos de *stent* farmacológico). Assim, nesses pacientes, está indicada a manutenção do uso do AAS durante todo o período perioperatório (exceto nas neurocirurgias e nas prostatectomias transuretrais), com suspensão do tienopiridínico 5 dias antes da operação e reintrodução o mais precocemente possível, de preferência antes que o paciente complete 10 dias da suspensão (grau de recomendação I, nível de evidência C); há também a possibilidade de manutenção da dupla antiagregação em procedimentos com baixo risco de sangramento (grau de recomendação IIa, nível de evidência C).

Bibliografia

Airold F, Colombo A, Morici N et al. Incidence and preditors of drug-eluting stent thrombosis during and after discontinuation of thienopyridine treatment. Circulation 2007; 116:745.

Beliemain-Appaix A, O' Connor SA, Silvain J et al. Association of clopidogrel pretreatment with mortality, cardiovascular events, and major bleeding among patients undergoig percutanous coronary intervention: a systematic review and meta-analysis. JAMA 2012; 308(23):2507-16.

Brilakis ES, Patel VG, Banerjee S. Medical management after coronary stent implantation: a review. JAMA 2013; 310-189.

Cannon CP, Harrington RA, James S et al. PLAtelet inhibition and patient Outcomes Investigators. Comparison of ticagrelor with clopidogrel in patients with a planned invasive strategy for acute coronary syndromes (PLATO): a randomised double-blind study. Lancet. 2010; 375(97411):283-93.

Cutlip DE, Windecker S, Mehran R et al. Clinical end points in coronary stent trials: a case for standardized definitions. Circulation 2007; 115:2344.

Di Sciascio G, Patti G, Pasceri V et al. Clopidogrel reloading in patients undergoing percutaneous coronary intervention on cronic clopidogrel therapy: results of the Armyda-Reload (Antiplatelet Therapy for Recution of Myocardial Damage during Angioplasty) randomized trial. Eur Heart J 2010.

Finn AV, Joner M, Nakazawa G et al. Pathological correlates of late drug-eluting stent thrombosis: strut coverage as a marker of endothelialization. Circulation 2007; 115:2435.

Hirsh J Raschke R. Heparin and low-molecular-wight heparin: the seventh ACCP Conference on Antithrombotic and Thrombolytic Therapy Chest 2004; 126(3 suppl):1885-2035.

Iakovou I, Schimidt T, Bonizzoni E et al. Incidence, predictors and outcomes of thrombosis after successful implantation of drugs-eluting stents. JAMA 2005; 293:2126.

Leon MB, Baim DS, Popma JJ et al. A clinical trial comparing three antithrombotic drugs regimes after coronary artery stenting. Stent Anticoagulation Restenosis Study Invertigators. N Engl J Med 1995; 339:1665.

Levine GN, Bates ER, Blankendhip JC et al. 2011 ACC/AHA/SCAI Guideline for Percutaneous Coronary Interventions: A report of the American College of Cardiology Foudation/America Heart Association Task Force on Practice Guidelines and The Society for Cardiovascular Angiography and Interventions. Circulation 2011; 124(23):574-651.

Lorga Filho AM, Azmus AD, Soeiro AM et al. Diretrizes brasileiras de antiagregantes plaquetários e anticoagulantes em cardiologia. Arquivo Brasileiro de Cardiologia set 2013; 10(3).

Kirtane AJ, Stone GW. How to minimize stent thrombosis. Circulation 2011; 1240-83.

Raymond C, Menon V. Dual antiplatelet therapy in coronary artery disease: a case-based aproach. Cleveland Clinic Journal of Medicine 2009; 76(11):663.

Serrano Júnior CV, Fenelon G, Soeiro AM et al. Sociedade Brasileira de Cardiologia. Diretrizes brasileiras de antiagregantes plaquetários e anticoagulantes em cardiologia. Arq Bras Cardiol 2013; 101(3Supl.3):1-93.

Steinhubl SR, Berger PB, Mann JT 3rd et al. Early and sustained dual oral antiplatelet therapy following percutaneous coronary intervention: a randomized controlled trial. JAMA 2002; 288:2411.

Trenk D, Stone GW, Gawaz M et al. A randomized trial of prasugrel versus clopidogrel in patients with high platelet reactivity on clopidogrel afer elective percutaneous coronary interventions with implantation of drugs-eluting stent. Results of the trigger – PCI (Testing Platelet Reactivity in Patients Undergoing Eltective Stent Placement on Clopidogrel to Guide Alternative Therapy With Prasugrel) Study. J Am Coll Cardiol 2012; 59(24): 2159-64.

Wijns W Kith P, Danchin N et al. Guidelines on myocardial revascularization, Task Force on Myocardial Revascularization of the European Society of Cardiology and the European Association for Cardio-Thoracic Surgery, European Association for Percutaneous Cardiovascular Interventions. Eur Heart J 2010; 31(20): 2501-55.

Wiviott SD, Braunwold E, McCabe DH et al. Triton – TIMI 38 investigators. Prasugrel versus clopidogrel in patients with acute coronary syndrome. N Engl Med 2007; 357(20):2001-15.

Seção II

Emergências Cardíacas

28

Jullian Rodrigo Nascimento Muniz • João Batista de Moura Moraes Júnior

Abordagem ao Paciente Vítima de Parada Cardiorrespiratória

INTRODUÇÃO

A parada cardiorrespiratória (PCR) é definida como a interrupção súbita e inesperada da atividade mecânica ventricular capaz de manter o débito cardíaco.

A PCR pode se dar por mecanismos eletrofisiológicos distintos e é dividida em fibrilação ventricular (FV), taquicardia ventricular sem pulso (TVSP), atividade elétrica sem pulso (AESP) e assistolia. O conhecimento do mecanismo responsável pela PCR é importante para a abordagem terapêutica correta, bem como para o prognóstico, a curto e a longo prazo.

A fim de normatizar as medidas de reanimação cardiopulmonar (RCP), a American Heart Association (AHA) a cada 5 anos, em média, reedita suas recomendações em forma de diretrizes para a RCP do adulto e da criança. Em 2015, as diretrizes da AHA trouxeram algumas mudanças em suas recomendações, mas principalmente reafirmaram questões como a importância de compressões torácicas eficazes e com o mínimo de interrupções, assim como enfatizaram a desfibrilação precoce, quando necessária. Essas são as duas medidas que comprovadamente mais reduzem a mortalidade.

Este capítulo visa abordar os principais aspectos da RCP em adultos, com base nas recomendações da AHA de 2015, de maneira prática e objetiva. Partindo desse princípio, devem ser seguidas as medidas na sequência apresentada nas Figuras 28.1 a 28.4 e que se encontram descritas a seguir.

RECONHECER A PCR E PEDIR AJUDA

Diante de um paciente com suspeita de PCR em um ambiente hospitalar, a primeira atitude consiste em checar a responsividade desse paciente. Caso não responda e/ou também não respire (respiração em *gasping* não deve ser considerada respiração eficaz), deve-se pedir ajuda da equipe e solicitar o "carro" de RCP com o desfibrilador.

VERIFICAR PULSO E, CASO ESTEJA AUSENTE, INICIAR AS COMPRESSÕES TORÁCICAS

Enquanto aguarda a chegada da equipe e do desfibrilador, inicie compressões torácicas a uma frequência de, no mínimo, 100 a 120 compressões por minuto, aprofundando o tórax, no mínimo, 5cm e permitindo o completo retorno do tórax. No intuito de minimizar o tempo sem a realização de compressões torácicas, foi retirada do algoritmo a sequência "ver, ouvir, sentir", passando diretamente para as compressões. Deve-se comprimir o tórax, colocando a região palmar ("calcanhar" da mão) no esterno, no nível da linha intermamilar (de maneira rápida e prática, as compressões devem ser feitas no centro do tórax). Alterne as compressões torácicas com as ventilações usando bolsa-valva-máscara (Ambu®) na proporção de 30 compressões para cada duas ventilações. Continue realizando essas ações até que o desfibrilador esteja disponível ou que seja completada uma sequência de cinco ciclos de 30:2.

RECONHECENDO O RITMO DA PCR

Essa sequência inicial deve ser praticada em todas as formas de PCR. Após o reconhecimento do ritmo com as pás do desfibrilador, as decisões devem ser tomadas de acordo com o ritmo mostrado no monitor.

Fibrilação ventricular/taquicardia ventricular sem pulso

Desfibrilação

Ao ser identificado ritmo de fibrilação ventricular/taquicardia ventricular sem pulso (FV/TVSP), deve ser feita imediatamente desfibrilação com carga bifásica ou monofásica, conforme indicado a seguir. Os desfibriladores com

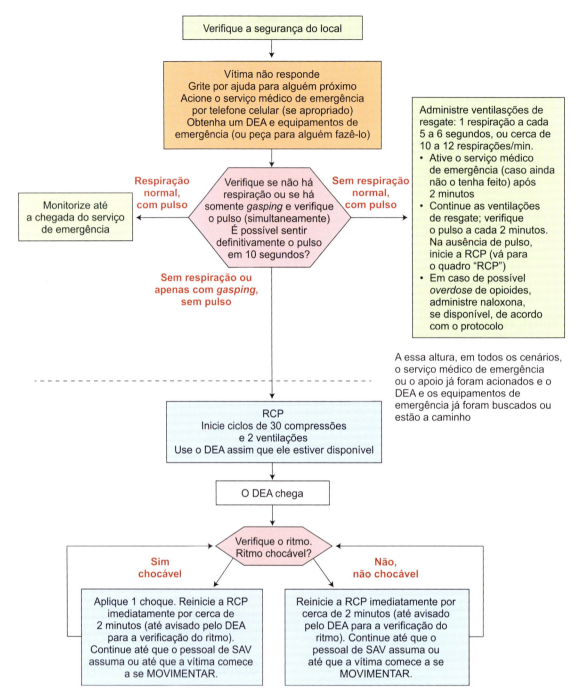

Figura 28.1 Sequência de medidas a serem adotadas diante de um paciente vítima de PCR. (Adaptada da AHA Guidelines for Cardiopulmonary Resuscitation and Emergency Cardiovascular Care. Circulation, 2015.)

onda bifásica se mostraram mais eficazes na eliminação de FV/TVSP do que os demais com ondas monofásicas; caso não haja disponibilidade de um desfibrilador bifásico, o uso do desfibrilador monofásico é aceitável.

Imediatamente após a desfibrilação, deve-se reiniciar as compressões torácicas, sempre na proporção de 30:2, independentemente do número de socorristas, novamente por mais cinco ciclos ou 2 minutos. Note que a nova verificação do ritmo deverá ser realizada *somente após o término dos 5 ciclos ou 2 minutos*, não se devendo perder tempo imediatamente após a desfibrilação, antes da nova sequência de ciclos.

Em seguida, recomenda-se providenciar um acesso EV ou intraósseo (IO) para administração de medicamentos e monitorizar o paciente.

Caso o ritmo persista em FV/TVSP após os cinco ciclos, deve-se aplicar novo choque com carga igual ou superior à realizada previamente, seguida de RCP (cinco ciclos ou 2

CAPÍTULO 28 Abordagem ao Paciente Vítima de Parada Cardiorrespiratória

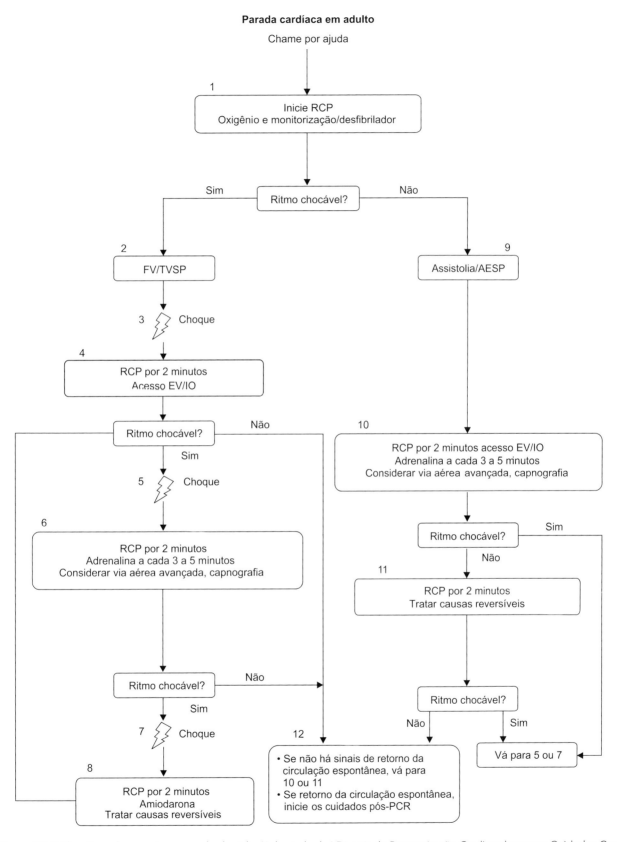

Figura 28.2 Algoritmo de suporte avançado de vida. (Adaptada da I Diretriz de Ressuscitação Cardiopulmonar e Cuidados Cardiovasculares de Emergência da SBC. Arq Bras Cardiol, 2013.)

```
┌─────────────────────────────────────────────┐
│ Inicie compressões torácicas de alta qualidade (mãos │
│ posicionadas no centro do tórax – frequência de 100 a 120 │
│ compressões por minuto – abaixando no mínimo 5cm do │
│ tórax e permitindo retorno à posição original) │
│ Após 30 compressões, abra as vias aéreas e faça │
│ 2 ventilações, elevando o tórax │
│ Retome imediatamente as compressões, │
│ em ciclos de 30 compressões/2 ventilações │
└─────────────────────────────────────────────┘
                      ↓
┌─────────────────────────────────────────────┐
│ ASSIM QUE DISPONÍVEL, VERIFIQUE O RITMO COM O │
│             DESFIBRILADOR MANUAL            │
│ Afaste todos para análise do ritmo, inicialmente usando as pás. │
│              Aplique gel nas pás            │
└─────────────────────────────────────────────┘
                      ↓
┌─────────────────────────────────────────────┐
│                   FV/TVSP                   │
│ Desfibrilação imediata com energia recomendada │
│     (120 a 200J bifásico ou 360J monofásico) │
│     Afaste todos para segurança do choque.  │
│ Desconecte fontes do oxigênio e retome imediatamente │
│          as compressões após o choque       │
└─────────────────────────────────────────────┘
                      ↓
┌─────────────────────────────────────────────┐
│          Após retomar as compressões:       │
│          - Monitorização com eletrodos      │
│       - Acesso venoso para infusão de drogas │
│           - Considere a via aérea avançada  │
│  - A inserção não pode comprometer as manobras de RCP │
│  - Cheque a posição clinicamente e com dispositivo secundário │
│          (capnografia quantitativa de onda) │
│          - Fixe o dispositivo de vias aéreas │
│    Diagnóstico diferencial das causas que levaram à PCR │
└─────────────────────────────────────────────┘
                      ↓
┌─────────────────────────────────────────────┐
│ A cada 2 minutos, nova análise do ritmo, em no máximo 10s: │
│              - FV/TVSP: desfibrilação       │
│              - Se assistolia = retome RCP   │
│ - Ritmo organizado: cheque pulso; se ausente = retome RCP │
│                   Protocolo AESP            │
│        Se presente = cuidados pós-ressuscitação │
└─────────────────────────────────────────────┘
                      ↓
┌─────────────────────────────────────────────┐
│                 Medicamentos:               │
│ Adrenalina 1mg a cada 3 a 5min. Amiodarona 300mg para │
│   FV/TVSP refratária não responsiva à desfibrilação e │
│              vasopressor 2ª dose: 150mg     │
│ Devem ser feitas em bolus, seguidas de flush de 20mL de │
│              solução fisiológica            │
└─────────────────────────────────────────────┘
```

Figura 28.3 Algoritmo do tratamento da parada cardíaca em FV/TVSP. (Adaptada da I Diretriz de Ressuscitação Cardiopulmonar e Cuidados Cardiovasculares de Emergência da SBC. Arq Bras Cardiol, 2013.)

minutos). Minimize as interrupções entre as compressões, lembrando que o ritmo não será reavaliado antes do término dos 2 minutos, exceto se o paciente demonstrar sinais claros de retorno à circulação espontânea, como tossir ou movimentar-se ativamente.

Energia de choque

- **Bifásica:** escolha a carga recomendada pelo fabricante (120 a 200J), em geral visualmente indicada no próprio desfibrilador; se desconhecida, use a carga máxima disponível. A segunda carga e as subsequentes podem ser equivalentes, ou podem ser consideradas cargas mais altas.
- **Monofásica:** 360J.

Sequência das medicações

Com relação aos medicamentos utilizados na PCR por FV/TVSP, estão indicadas a adrenalina (epinefrina), amiodarona e lidocaína. Durante a RCP, deve-se ter o cuidado de alternar um vasopressor (adrenalina) com um antiarrítmico (amiodarona ou lidocaína). Todos os fármacos devem ser seguidos imediatamente de 20mL de solução salina (SF0,9%) ou água destilada e elevação do membro da venóclise.

O primeiro fármaco da sequência deve ser o vasopressor: mais comumente é utilizada adrenalina, 1mg (1 ampola = 1mg). Deve ser utilizada a cada 3 a 5 minutos, e a primeira dose será iniciada após a segunda desfibrilação (FV/TVSP refratária). Embora os vasopressores não diminuam os índices de mortalidade quando é considerada a alta hospitalar, há evidências significativas de que promovam o retorno da circulação espontânea a curto prazo, tendo seu uso recomendado durante a PCR.

A amiodarona pode ser considerada naqueles pacientes com FV/TVSP refratários à desfibrilação, devendo ser usada alternadamente, entre as sequências de cinco ciclos, com os vasopressores. A primeira dose é de 300mg (1 ampola = 150mg/2mL) e a segunda, 150mg. A sequência dos medicamentos a cada 2 minutos deve ser:

$$\text{Adrenalina 1mg} \Rightarrow \text{Amiodarona 300mg} \Rightarrow$$
$$\text{Adrenalina 1mg} \Rightarrow \text{Amiodarona 150mg}$$

Com relação à lidocaína, ela pode ser utilizada em substituição à amiodarona, na ausência desta última, sendo o agente antiarrítmico de segunda opção. A dose de ataque deve ser de 1 a 1,5mg/kg, em *bolus* (1 ampola = 20mg/mL), e as doses subsequentes, de 0,5 a 0,75mg/kg, com intervalo de 5 a 10 minutos entre as doses, respeitando-se a dose máxima de 3mg/kg.

Vale ressaltar que a colocação de uma via aérea definitiva pode ser postergada, devendo ser sempre lembrado que *as compressões torácicas são a prioridade* na RCP e suas *interrupções devem ser minimizadas*. Além disso, devem ser realizadas *compressões eficazes durante todo o tempo*. No entanto, caso a ventilação com bolsa-valva-máscara não promova a elevação do tórax, a intubação orotraqueal deverá ser realizada imediatamente.

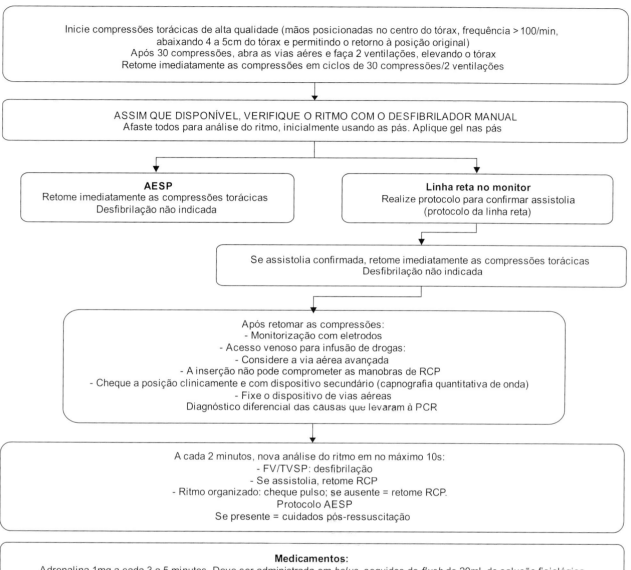

Figura 28.4 Algoritmo do tratamento da parada cardíaca em AESP/Assistolia. (Adaptada da I Diretriz de Ressuscitação Cardiopulmonar e Cuidados Cardiovasculares de Emergência da SBC. Arq Bras Cardiol, 2013.)

Caso persista a FV/TVSP, o responsável pelas compressões torácicas deverá ser trocado a cada 2 minutos, mesmo que não se queixe de fadiga. Depois de estabelecida a via aérea definitiva, as compressões torácicas e a ventilação deverão ser realizadas, na velocidade de 100 a 120 compressões por minuto e 10 ventilações por minuto, de modo a evitar a hiperventilação.

Assistolia/atividade elétrica sem pulso (AESP)

Apesar de o atendimento da assistolia/AESP se assemelhar ao da FV/TVSP, a PCR por assistolia/AESP apresenta algumas características diferentes, que devem ser consideradas. Nesse contexto, a base do tratamento será, além das compressões torácicas, a reversão da causa responsável pela PCR (Tabela 28.1).

Tabela 28.1 Causas reversíveis de PCR (5H5T)

Hipovolemia
Hipoxia
Hidrogênio (acidose)
Hipo/hiperpotassemia
Hipotermia
Tensão do tórax por pneumotórax
Tamponamento cardíaco
Toxinas (intoxicação)
Trombose pulmonar
Trombose coronariana

A sequência de atendimento deve obedecer à já descrita, exceto pela desfibrilação e aplicação de antiarrítmicos, que não serão necessárias. O uso da atropina é contraindicado durante a parada por assistolia ou AESP, em razão de não ter promovido melhora no retorno da circulação espontânea ou redução de mortalidade. Outra diferença diz respeito à intubação orotraqueal, que poderá ser indicada o mais breve possível, visto que a hipoxia é uma das principais causas de PCR por assistolia/AESP.

É importante frisar que, ao ser identificada uma *linha reta no monitor*, deve-se proceder ao *protocolo da linha reta* para evitar confusões entre assistolia e fibrilação ventricular fina:

- Cheque os cabos do monitor.
- Depois, aumente o ganho (amplitude da onda eletrocardiográfica).
- Por fim, observe o ritmo em outra derivação diferente da observada (p. ex., se estiver em DII, mude para DI ou DIII) ou inverta a posição das pás, caso estejam sendo utilizadas.

TERAPIA MEDICAMENTOSA NA PCR

A depender do protocolo a ser seguido (FV/TVSP ou assistolia/AESP), os principais medicamentos utilizados e suas doses habituais são:

- **Adrenalina** (EV/IO): 1mg (1 ampola), seguido de 20mL de solução fisiológica a cada 3 a 5 minutos.
- **Amiodarona** (EV/IO):
  - **Primeira dose:** *bolus* de 300mg (2 ampolas), seguido de 20mL de solução fisiológica ou água bidestilada (não diluir).
  - **Segunda dose:** *bolus* de 150mg (1 ampola), seguido de 20mL de solução fisiológica ou água bidestilada (não diluir).

Observação: as apresentações dos fármacos descritos neste texto são as mais usadas na rotina, não sendo necessariamente as únicas disponíveis no mercado.

CUIDADOS PÓS-PCR

Após o sucesso na RCP, inicia-se uma série de procedimentos, que incluem:

- Controle da PA (seja com infusão de volume ou agentes vasoativos).
- Adequação das vias aéreas.
- Monitorização do paciente.
- Realização de exames complementares, como gasometria arterial, ECG, EEG (principalmente em casos de convulsões pós-PCR), radiografia de tórax, além de exames laboratoriais, como marcadores de necrose miocárdica, glicemia capilar, assim como o uso do capnógrafo.

O uso do capnógrafo, quando disponível, deve ser considerado para aqueles pacientes entubados com tubo orotraqueal (não sendo confiável naqueles pacientes com dispositivos supraglóticos); valores de capnografia < 10mmHg durante a RCP sugerem ineficácia das compressões, enquanto o aumento abrupto da curva de capnografia para valores normais (35 a 40mmHg) é indicativo de retorno à circulação espontânea.

- Avalie a necessidade de cateterismo cardíaco de urgência.
- Sempre que possível, realize hipotermia terapêutica nos casos em que os pacientes se mantiverem comatosos após a PCR.
- Finalmente, transferência para UTI.

INTERRUPÇÃO DA RCP

Não há consenso quanto ao momento de interrupção dos esforços de RCP. De modo geral, os esforços da equipe de RCP são interrompidos nas seguintes situações:

- Se há sucesso nas manobras.
- Diante do esgotamento físico da equipe responsável pela RCP.
- Passados de 20 a 30 minutos de RCP em assistolia e sem resposta às manobras.
- Orientação do médico assistente quanto à não realização de RCP por doença terminal incurável.
- Ambiente de risco para a equipe de RCP.

Bibliografia

Gonzalez MM, Timerman S, Gianotto-Oliveira R et al. I Diretriz de Ressuscitação Cardiopulmonar e Cuidados Cardiovasculares de Emergência da Sociedade Brasileira de Cardiologia. Arq Bras Cardiol 2013; 101(2 Supl.3):1-221.

Hazinski MF, Shuster M, Donnino MW et al. Destaques da American Heart Association 2015 – Atualização das Diretrizes de RCP e ACE. Edião em portugês: Guimarães HP e a equipe do Projeto de Destaque das Diretrizes da AHA. Acessado através do site: https://eccguidelines.heart.org/index.php/guidelines-highlights/.

Neumar RW, Shuster M, Callaway CW et al. Part 1: executive summary: 2015 American Heart Association Guidelines Update for Cardiopulmonary Resuscitation and Emergency Cardiovascular Care. Circulation 2015; 132(suppl 2):S315-S367.

29

José Relder de Oliveira • Roberto de Oliveira Buril

Síndromes Coronarianas Agudas sem Supradesnivelamento do Segmento ST

INTRODUÇÃO

A doença arterial coronariana (DAC) figura entre as principais causas de morbimortalidade nos países desenvolvidos. Sua apresentação mais grave consiste nas chamadas síndromes coronarianas agudas (SCA), que compreendem a angina instável e o infarto agudo do miocárdio (IAM). As SCA são temidas manifestações da DAC, presentes em cerca de 2% dos pacientes atendidos com dor torácica nas emergências, devendo ser sistematicamente rastreadas nos pacientes de risco, em virtude de sua gravidade e implicações terapêuticas e prognósticas. Apesar dos avanços na terapêutica das SCA, as taxas de mortalidade, infarto do miocárdio e readmissão hospitalar permanecem elevadas.

A nomenclatura atual das SCA é determinada pela presença ou ausência do supradesnivelamento do segmento ST (supra-ST) no eletrocardiograma (ECG) da primeira avaliação do paciente em caso de suspeita. Em um paciente com dor torácica aguda em que há suspeita de isquemia miocárdica, a ausência de supra-ST no ECG caracteriza o quadro de SCA sem supra-ST (SCA SSST), o qual inclui duas entidades clínicas: a angina instável e o IAM sem supra-ST (IAM SSST), sendo diagnosticada segundo a elevação ou não dos marcadores de necrose miocárdica (MNM). Por apresentarem aspectos fisiopatológicos, clínicos e terapêuticos semelhantes, essas duas entidades costumam ser estudadas em conjunto e constituem o objeto deste capítulo.

EPIDEMIOLOGIA

Segundo a última diretriz europeia, a incidência anual de SCA SSST é de 3:1.000 habitantes, apresentando variações entre os países. O IAM com supra-ST é menos frequente do que a SCA SSST, porém a mortalidade hospitalar é maior naqueles (7% vs. 3% a 5%, respectivamente) e as taxas após 6 meses são muito semelhantes entre ambos (12% e 13%, respectivamente).

FISIOPATOLOGIA

Na gênese dos eventos vasculares agudos, como o IAM e o acidente vascular encefálico (AVE), dois processos são implicados: aterogênese e aterotrombose. O processo de aterogênese, ou seja, a formação de lesões ateromatosas, pode acometer as mais diversas áreas do sistema circulatório, frequentemente de um modo não equitativo. Já se reconhece que o processo aterosclerótico se inicia ainda na juventude. As estrias gordurosas, primeiras manifestações da aterosclerose, podem ser encontradas em indivíduos assintomáticos entre 10 e 20 anos de idade. Nos 20 a 40 anos seguintes, as estrias gordurosas podem progredir para uma placa fibrosa e, a seguir, aterosclerótica, podendo surgir, nesse estágio, as manifestações clínicas crônicas das doenças vasculares, como angina estável, ataque isquêmico transitório (AIT) e claudicação intermitente.

Entretanto, a maioria dessas anormalidades permanece assintomática até o aparecimento da aterotrombose. A aterotrombose – trombose sobre a placa fissurada – é o processo que culmina no evento isquêmico agudo (IAM, AVE isquêmico, isquemia crítica de membros inferiores, morte súbita de origem cardiovascular). De modo diverso da aterogênese, a qual pode apresentar graus diferentes de acometimento em diversas artérias, a aterotrombose é similar em qualquer ponto do organismo, pois sua gênese depende basicamente da participação plaquetária. As plaquetas são consideradas o principal componente da oclusão aterotrombótica vascular.

A lesão do endotélio sobre a placa (ruptura, fissura ou erosão) dispara uma sequência de eventos, iniciando-se com a deposição das plaquetas, prosseguindo com sua ativação e com um posterior recrutamento de novas plaquetas. O resultado é a formação de um trombo rico em plaquetas, cujo propósito fisiológico é a cicatrização da lesão endotelial. Esse trombo rico em plaquetas (trombo branco) é rapidamente infiltrado pela fibrina, transformando-se em um trombo fibrinoso. Logo a seguir, os eritrócitos são capturados por essa rede fibrinosa e forma-se o trombo vermelho, principal responsável pela oclusão do vaso sanguíneo.

Caso o estímulo trombogênico seja limitado, resultará em oclusão intermitente ou transitória do vaso, representada clinicamente pelos quadros de angina instável ou IAM sem supra-ST. Por sua vez, quando o estímulo proveniente da placa aterosclerótica for suficientemente intenso, as plaquetas poderão responder excessivamente, e o resultado poderá ser um trombo que levará à oclusão total do vaso sanguíneo, originando o IAM com supra-ST.

Tradicionalmente, apenas as placas de ateroma com obstrução significativa, que provocavam restrição à luz do vaso em mais de 50%, eram consideradas com potencial para ruptura, trombose subsequente e oclusão vascular. Estudos posteriores, porém, desafiaram o antigo paradigma e mostraram que placas de consistência menos firme, frequentemente excêntricas e não responsáveis por lesões obstrutivas significativas, ou seja, com estreitamento da luz < 50%, apresentam considerável potencial trombogênico, sendo essas lesões atualmente aceitas como responsáveis pela maior parte dos casos de SCA.

Por sua vez, também há evidências de que cerca de 30% dos pacientes nos quais se desenvolve uma SCA não têm ruptura de placa. Observa-se que esses pacientes apresentam maiores elevações dos níveis de colesterol, diabetes e/ou são tabagistas. Pacientes com hipercolesterolemia também têm aumento da trombogenicidade, a qual também pode ser atenuada por medicações redutoras dos lípides.

Hiperlipidemia, tabagismo e diabetes podem ativar os leucócitos, que então liberam um fator tecidual que coloca os pacientes em alto risco para um evento coronariano agudo. Pacientes com colesterol e proteína C reativa (PCR) elevados correm risco elevado de SCA. A PCR nesses pacientes mede a ativação dos leucócitos na circulação. Os pacientes tabagistas também apresentam elevação de PCR, e a PCR diminui quando eles param de fumar. O tabagismo, portanto, pode levar a um estado de hipercoagulabilidade, a qual desaparece ou se atenua quando o paciente deixa de fumar.

QUADRO CLÍNICO

Os pacientes com isquemia miocárdica aguda podem cursar com variadas formas de apresentação clínica, que em 75% a 85% das vezes têm a dor torácica como sintoma predominante (Tabela 29.1). No entanto, não são incomuns os casos de isquemia miocárdica aguda sem dor, ou apenas com os assim chamados equivalentes anginosos, como dispneia e/ou mal-estar indefinido, o que se observa principalmente em diabéticos, idosos e no sexo feminino. Em pacientes com angina de esforço prévia, a mudança do caráter da dor é considerada um indicador de instabilização. As queixas deverão ser obrigatoriamente valorizadas quando houver fatores de risco para DAC (Tabela 29.2).

O exame físico é frequentemente escasso de sinais e inespecífico, apresentando alterações significativas no início do quadro em menos de 20% dos casos. No entanto, estertores pulmonares, hipotensão arterial sistêmica

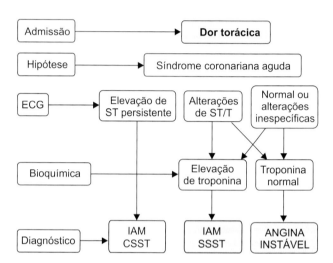

Figura 29.1 Algoritmo de atendimento ao paciente com queixa de dor torácica.

Tabela 29.1 Classificação da dor torácica

Tipo A
Definitivamente anginosa: dor ou desconforto em região retroesternal precipitada(o) pelo esforço, com irradiação típica e que alivia com repouso ou uso de nitrato sublingual, em menos de 10 minutos. Características que dão a certeza do diagnóstico de insuficiência coronariana aguda, independentemente do resultado dos exames complementares

Tipo B
Provavelmente anginosa: tem características de dor definitivamente anginosa, com algumas variáveis não muito típicas. Dor torácica cujas características fazem da insuficiência coronariana aguda a principal hipótese diagnóstica, porém com necessidade de exames complementares para confirmação do diagnóstico

Tipo C
Provavelmente não anginosa: dor ou desconforto precordial atípico. Características não fazem da insuficiência coronariana aguda a principal hipótese diagnóstica, porém são necessários exames complementares para excluí-la

Tipo D
Definitivamente não anginosa: característica de dor de origem não cardíaca, que não se relaciona com o esforço e que não tem alívio com uso de nitrato sublingual. Características não incluem a insuficiência coronariana aguda no diagnóstico diferencial etiológico

Tabela 29.2 Fatores de risco para DAC

Diabetes mellitus (DM)	Estresse
Dislipidemia	Hipertensão
Sexo masculino	Tabagismo
História familiar de DCV (homens < 55 anos e mulheres < 65 anos)	Idade > 60 anos
	Nefropatia
	Relação cintura-quadril
Aumento da circunferência abdominal	Sedentarismo
	Depressão
Obesidade	

(HAS) e taquicardia sinusal, isoladamente ou em conjunto, apontam para maior morbimortalidade. Classicamente, o diagnóstico é firmado com duas das três alterações: quadro clínico sugestivo, alterações eletrocardiográficas sugestivas de isquemia miocárdica aguda e elevação dos marcadores de necrose miocárdica.

Duas entidades potencialmente fatais e sempre presentes no diagnóstico diferencial das SCA são a dissecção aórtica aguda e o tromboembolismo pulmonar.

CLASSIFICAÇÃO E ESTRATIFICAÇÃO DE RISCO

A estratificação de risco tem finalidade diagnóstica, prognóstica e terapêutica.

Entre os vários escores com finalidade de prever o risco de curto ou médio prazo de eventos isquêmicos, o registro global de eventos coronarianos agudos (GRACE) e as pontuações TIMI de risco são os mais amplamente utilizados, além da classificação de Braunwald. Considera-se o maior nível de gravidade de uma ou de outra forma de estratificação. A partir da classificação do paciente em uma das categorias de risco, programa-se a estratégia a ser adotada (conservadora ou invasiva).

Com base em comparações diretas, o escore de risco GRACE fornece a estratificação mais precisa do risco, tanto na admissão como na alta, devido ao alto poder descritivo. A adição de marcadores biológicos (p. ex., NT-proBNP) pode reforçar o poder discriminativo do GRACE (Tabela 29.3) e melhorar a predição de risco a longo prazo. O escore de risco TIMI (usando apenas seis variáveis em um aditivo sistema de pontuação) é mais simples de usar (Tabela 29.4), mas sua precisão discriminativa é inferior à do escore de risco GRACE.

ESCORES DE RISCO DE SANGRAMENTO

O sangramento está associado a prognóstico adverso em SCA SSST e, sempre que possível, todos os esforços devem ser feitos para reduzir o sangramento. Algumas variáveis podem auxiliar a classificação dos pacientes em diferentes níveis de risco para hemorragia grave durante a hospitalização. Escores de risco de sangramento foram desenvolvidos a partir de estudos de coortes no cenário da SCA e ICP. O escore CRUSADE tem precisão relativamente alta para

Tabela 29.3 Escore GRACE

Risco	Escore GRACE	Mortalidade intra-hospitalar (%)
Baixo	≤ 108	< 1
Intermediário	109 a 140	1 a 3
Alto	> 140	> 3
Risco	**Escore GRACE**	**Mortalidade após 6 meses (%)**
Baixo	≤ 88	< 3
Intermediário	90 a 118	3 a 8
Alto	> 118	> 8

Tabela 29.4 Escore de risco TIMI para SCA SSST

História	Pontos	Risco de eventos cardíacos em 14 dias no estudo TIMI 11B		
Idade ≥ 65 anos	1	Escore	Óbito, IAM (%)	Óbito, IAM, CRM (%)
≥ 3 fatores risco para DAC (HAS, AF, dislipidemias e tabagismo) ou DM	1	0/1	3	5
DAC conhecida (≥ 50%)	1	2	3	8
AAS nos últimos 7 dias	1	3	5	13
Angina recente (< 24h)	1	4	7	20
Marcadores elevados	1	5	12	26
Desvio ST ≥ 0,5mm	1	6/7	19	41

IAM: infarto agudo do miocárdio; CRM: cirurgia de revascularização miocárdica; DAC: doença arterial coronariana; HAS: hipertensão arterial sistêmica; AF: antecedentes familiares; DM: *diabetes mellitus*; AAS: ácido acetilsalicílico.

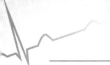

Tabela 29.5 Escore CRUSADE

Preditores	Escore
Hematócrito de base (%)	
< 31	9
31 a 33,9	7
34 a 36,9	3
37 a 39,9	2
≥ 40	0
Clearance de creatinina (mL/min)	
≤ 15	39
> 15 a 30	35
> 30 a 60	28
> 60 a 90	17
> 90 a 120	7
> 120	0
Frequência cardíaca (bpm)	
< 70	0
71 a 80	1
81 a 90	3
91 a 100	6
101 a 110	8
111 a 120	10
≤ 121	11
Sexo	
Masculino	0
Feminino	8
Sinais de insuficiência cardíaca	
Não	0
Sim	7
Doença vascular prévia	
Não	0
Sim	6
Diabetes mellitus	
Não	0
Sim	6
Pressão sistólica (mmHg)	
≤ 90	10
91 a 100	8
101 a 120	5
121 a 180	1
181 a 200	3
≤ 201	5

o cálculo do risco de hemorragia, incorporando algumas variáveis, listadas na Tabela 29.5. Não se deve esquecer de que os escores são apenas instrumentos que auxiliam a avaliação clínica.

DIAGNÓSTICO

Eletrocardiograma (ECG)

O exame eletrocardiográfico deverá ser idealmente realizado e interpretado em menos de 10 minutos após a admissão do paciente na emergência. Como o ECG pode ser inespecífico nas primeiras horas, é importante a avaliação de traçados eletrocardiográficos seriados que, embora tenham a mesma especificidade (95%), são mais sensíveis do que um único ECG inicial para detectar IAM (68% vs. 55%, respectivamente). Foi demonstrado que um ECG inicial pode não ser diagnóstico em 45% dos casos, chegando a ser normal em 20%. Em particular, a isquemia do território da artéria circunflexa ou isolada do ventrículo direito frequentemente escapa do ECG de 12 derivações comum, mas pode ser detectada nas derivações V7 a V9 e em V3R e V4R, respectivamente, para confirmação diagnóstica. Episódios transitórios de bloqueio de ramo ocasionalmente ocorrem durante ataques isquêmicos.

Exames com infradesnível do segmento ST ≥ 0,5mm em duas derivações contíguas, com inversão de onda T ≥ 0,2mm ou alterações dinâmicas na onda T ou elevação transitória do ST, conferem maior risco de SCA. A depressão do segmento ST tem maior especificidade quando está ≥ 1mm abaixo da linha de base medida a 0,08 segundo após o ponto J. No entanto, o ECG inicial não distingue entre as duas formas de SCA SSST (angina instável e IAM SSST). O exame deverá ser sempre repetido após a terapêutica inicial, pelo menos com 3 horas, 6 a 9 horas e 24 horas após a primeira apresentação, imediatamente no caso de recorrência da dor no peito ou sintomas, e também diariamente, até a alta da unidade coronariana. Isso se deve ao fato de o ECG normal em repouso não refletir adequadamente a natureza dinâmica da trombose coronariana, e quase dois terços de todos os episódios isquêmicos na fase de instabilidade são clinicamente silenciosos; portanto, não são suscetíveis de detecção por um ECG convencional.

MARCADORES DE BIOQUÍMICOS DE LESÃO MIOCÁRDICA

Em pacientes admitidos com dor precordial são dosados os marcadores de necrose miocárdica (MNM).

O IAM reflete a morte celular secundária à isquemia miocárdica decorrente do desbalanço entre a oferta e a demanda de oxigênio. A necrose miocárdica é acompanhada pela liberação de macromoléculas intracelulares e proteínas estruturais no interstício cardíaco. Atualmente, sugere-se a utilização das troponinas T e I e da creatina cinase MB massa como marcadores de lesão.

As troponinas são proteínas presentes nos filamentos finos dos músculos estriados, formando um complexo com três polipeptídeos – a troponina C (TnC), a troponina I (cTnI) e a troponina T (cTnT) – que são mais específicos e sensíveis do que as enzimas cardíacas tradicionais, como creatina cinase (CK), sua isoenzima MB (CK-MB) e mioglobina, lembrando que os estudos mostram não haver diferenças fundamentais entre as troponinas T e I.

Além de seu papel central no estabelecimento do diagnóstico, diferenciando entre IAM SSST e angina instável, são importantes também na estratificação de risco.

A elevação das troponinas cardíacas reflete o dano celular ao miocárdio que, em SCA SSST, pode resultar de embolização distal de trombo rico em plaquetas, formado a partir da ruptura de uma placa. Elevam-se entre 4 e 8 horas após o início dos sintomas, com pico entre 36 e 72 horas e normalização entre 5 e 14 dias, exceto nas pequenas elevações das troponinas, que geralmente normalizam-se dentro de 48 a 72 horas.

Atualmente, com o advento da dosagem de troponina ultrassensível, dispõe-se de um exame de alta capacidade para descartar (valor preditivo negativo) e diagnosticar corretamente infarto do miocárdio (valor preditivo positivo), preenchendo os requisitos de precisão analítica, pois engloba aquelas dosagens que não ultrapassam o ponto de corte do percentil 99. Desse modo, o infarto pode ser detectado mais frequentemente, e de maneira mais precoce, nos pacientes admitidos com dor torácica.

O valor preditivo negativo para IAM com um único teste na admissão é de 95%, podendo ser elevado mediante medições em série. Apenas naqueles com apresentação muito precoce podem escapar do diagnóstico. Com a inclusão de uma segunda amostra dentro de 3 horas de apresentação, a sensibilidade para a IAM se aproxima de 100%.

Devido ao aumento da sensibilidade analítica, baixas dosagens de troponina agora também podem ser detectadas em muitos pacientes com angina estável e em pacientes saudáveis, mas a presença de troponina elevada está associada a prognóstico desfavorável. Para manter a especificidade de IAM, existe uma necessidade emergencial de distinguir elevação crônica de elevação aguda da troponina. Portanto, a magnitude da mudança, dependendo do valor inicial, ganha importância nessa diferenciação.

Outras condições que se apresentam com dor torácica e que representam risco de vida e também cursam com elevação de troponinas devem ser sempre consideradas como diagnóstico diferencial, como aneurisma dissecante da aorta ou embolia pulmonar. Deve-se ter em mente que em outras condições ocorre elevação das troponinas em decorrência da lesão miocárdica, porém sem haver lesão coronariana. Isso não se define como falso-positivos, os quais são documentados nas miopatias esqueléticas ou na insuficiência renal crônica (frequentemente com creatinina sérica > 2,5mg/dL), na ausência de SCA comprovada (Tabela 29.6).

A creatina cinase (CK-total) é uma importante enzima reguladora da produção e da utilização do fosfato de alta energia nos tecidos contráteis. Embora seja um indicador sensível de lesão muscular, não é específica para o diagnóstico de lesão miocárdica. Com o desenvolvimento de novos marcadores mais sensíveis e específicos para o diagnóstico de lesão miocárdica, a utilização de CK-total tornou-se uma medida de exceção reservada para o caso de indisponibilidade de marcadores mais modernos.

A medida da CK-MB atividade eleva-se em 4 a 6 horas após o início dos sintomas, com pico em torno de 18 horas, e normaliza-se entre 48 e 72 horas. Apresenta sensibilidade diagnóstica de 93% 12 horas após o início dos sintomas, porém é pouco sensível para o diagnóstico nas primeiras 6 horas de evolução.

Tabela 29.6 Situações que podem cursar com elevação de MNM

Disfunção renal aguda ou crônica
Insuficiência cardíaca congestiva
Crise hipertensiva
Taqui ou bradicardia
Embolia pulmonar ou hipertensão pulmonar grave
Doenças inflamatórias (miocardites)
Doença neurológica aguda (AVE)
Dissecção aórtica, doença valva aórtica ou cardiomiopatia
Takotsubo
Hipotireoidismo
Toxicidade medicamentosa: adriamicina, 5 fluorouracil
Doença infiltrativa (amiloidose, sarcoidose, esclerodermia, hemocromatose)
Rabdomiólise
Queimados (se atingir > 30% da superfície corpórea)
Doentes críticos (sepse, insuficiência respiratória)

Com o surgimento de testes mais modernos que dosam a massa de proteína correspondente à isoenzima (CK-MB massa) e não da atividade enzimática, aumentaram a sensibilidade clínica e a especificidade analítica. A CK-MB massa eleva-se entre 3 e 6 horas após o início dos sintomas, com pico entre 16 e 24 horas, normalizando-se entre 48 e 72 horas. Apresenta sensibilidade diagnóstica de 50% 3 horas após o início dos sintomas e de 80% em 6 horas de evolução. Trata-se do melhor teste para dosagem de CK-MB disponível atualmente.

A mioglobina é uma hemoproteína citoplasmática transportadora de oxigênio de baixo peso molecular, encontrada tanto no músculo esquelético como no músculo cardíaco. Liberada rapidamente, começa a elevar-se entre 1 e 2 horas após o início dos sintomas, com pico entre 6 e 9 horas e normalização entre 12 e 24 horas. Em virtude de seu elevado valor preditivo negativo, que varia entre 83% e 98%, é considerada excelente para afastar o diagnóstico de IAM, principalmente em pacientes que apresentam alterações eletrocardiográficas que dificultam o diagnóstico de IAM.

Os marcadores de lesão miocárdica em pacientes com IAM são úteis para estimativa da extensão do infarto, prognóstico e diagnóstico de reinfarto. Tradicionalmente, a CK-MB tem sido utilizada para esse diagnóstico devido à normalização de seus valores 72 horas após o início do evento. Uma nova elevação (20% acima do resultado prévio) antes da normalização de seus valores (72 horas) ou uma nova elevação acima do valor de referência, mesmo após sua normalização prévia, associada a quadro clínico sugestivo, permite o diagnóstico de reinfarto.

DIAGNÓSTICO DIFERENCIAL

Várias condições cardíacas e não cardíacas podem simular SCA SSST. Condições crônicas subjacentes, como cardiomiopatia hipertrófica, fibrilação atrial paroxística, miocardite, pericardite ou miopericardite, além de doença valvar cardíaca (p. ex., estenose ou insuficiência aórtica), podem estar associadas a sintomas típicos de SCA SSST, biomarcadores cardíacos elevados e alterações no ECG.

TRATAMENTO

Abordagem inicial

Considerando-se a dificuldade diagnóstica inicial e a variabilidade da evolução, é necessária a estratificação do risco desses pacientes, conforme mencionado anteriormente. Como a definição do risco pode não ser imediata, o tratamento inicial é semelhante para os pacientes com SCA.

Nas SCA como um todo, ocorre desequilíbrio entre a oferta e o consumo de oxigênio e nutrientes pelas células miocárdicas, de modo que o tratamento visa aumentar sua oferta e/ou reduzir o consumo, além de aliviar os sintomas e evitar ou reduzir a incidência de complicações.

Repouso no leito e monitoramento contínuo, para detecção de arritmias ou isquemia, são as primeiras providências a serem tomadas em pacientes com dor precordial. A internação em unidades coronarianas deverá ser reservada para pacientes de risco intermediário e alto.

Oxigênio

Em relação à administração do oxigênio, não há evidência suficiente para sustentar seu uso rotineiro em SCA sem complicações; entretanto, se o paciente estiver dispneico, hipoxêmico ou apresentar outros sinais de insuficiência cardíaca, os profissionais deverão titular o tratamento com oxigênio para manter a saturação de oxi-hemoglobina ≥ 94%.

Antiagregantes plaquetários

A ativação plaquetária e a subsequente agregação detêm um papel predominante no desenvolvimento da trombose arterial. A terapia antiplaquetária deve ser instituída o mais cedo possível, assim que o diagnóstico de SCA seja realizado, para que seja reduzido o risco de complicações isquêmicas agudas ou eventos trombóticos recorrentes. As plaquetas podem ser inibidas por três classes de medicamentos, cada uma com diferentes mecanismos de ações.

O ácido acetilsalicílico (AAS) atua na ciclo-oxigenase-1 (COX-1), inibindo a síntese do tromboxano A2 e induzindo uma antiagregação irreversível; entretanto, os outros mecanismos de antiagregação também devem ser inibidos para reforçar o tratamento e a prevenção da trombose coronariana.

Os receptores plaquetários P2Y12 também desempenham um papel importante na ativação e agregação, amplificando a resposta plaquetária inicial ao dano vascular. As prodrogas tienopiridínicas (clopidogrel e prasugrel) são ativadas e transformadas em moléculas que se ligarão irreversivelmente ao receptor do P2Y12. Uma nova classe de medicamentos, os derivados pirimidínicos (ticagrelor), não precisam sofrer ativação, ligando-se de maneira reversível ao P2Y12 e antagonizando a inibição plaquetária mediada pela adenosina difosfato (ADP).

Os inibidores do receptor GPIIb/IIIa (abciximabe, eptifibatide e tirofibano) têm como alvo final a via comum da agregação plaquetária.

Existem duas indicações bem estabelecidas para o uso da dupla antiagregação plaquetária em pacientes com DAC: implante de *stent* coronariano (para prevenção de trombose de *stent*) e após um quadro de SCA (para prevenção da recorrência de eventos isquêmicos).

Ácido acetilsalicílico

O AAS é considerado o antiplaquetário por excelência, e seu uso é uma estratégia bastante custo-efetiva, quando comparado a outras intervenções terapêuticas. Existem poucas contraindicações a sua utilização, não sendo seu uso recomendado na presença de hipersensibilidade conhecida (única contraindicação absoluta – a dessensibilação é uma opção em casos selecionados), úlcera péptica ativa, discrasia sanguínea e hepatopatia grave. O AAS bloqueia a formação de tromboxano A2, interferindo no metabolismo do ácido araquidônico e inibindo a formação da ciclo-oxigenase 1, enzima fundamental ao processo de agregação plaquetária. Seu uso está associado à redução de óbito e infarto não fatal. Com o emprego de doses baixas, são raros os efeitos colaterais gastrointestinais. Em 1994, o *Antiplatelet Trialists Collaboration* publicou uma meta-análise de 145 ensaios randomizados de terapia antiplaquetária prolongada, na qual se observou que o esquema terapêutico mais amplamente utilizado nos diversos ensaios clínicos consistiu em doses de 75 a 325mg/dia. Doses maiores de AAS não demonstraram benefício adicional. Embora doses de 75mg/dia sejam eficazes para o tratamento prolongado, no episódio agudo a dose inicial para um efeito antiplaquetário imediato não deve ser < 160mg.

O AAS deve ser administrado a todos os pacientes com SCA, tão rápido quanto possível após o diagnóstico, na dose de 160 a 325mg/dia, devendo os comprimidos da primeira dose ser preferencialmente mastigados, para agilizar sua absorção. No Brasil, recomenda-se o uso da dose de 200mg, visto que as formulações de 100mg são facilmente encontradas no país.

Deve-se ressaltar ainda que o uso de anti-inflamatórios não esteroides (como rofecocibe, celecoxibe, ibuprofeno, diclofenaco, entre outros) associa-se ao aumento do risco de eventos isquêmicos (esses compostos produzem bloqueio transitório da COX-1, inibindo o bloqueio irreversível realizado pelo AAS). Devem, portanto, ser evitados em associação ao AAS.

Inibidores do receptor da P2Y12

Clopidogrel

O clopidogrel é um derivado tienopiridínico que atua inibindo o receptor P2Y12 da ADP e, consequentemente, inibindo o processo de agregação plaquetária mediado por essa via. Trata-se de uma prodroga, dependente do mecanismo de primeira passagem hepática (e dois processamentos nesse órgão) para formação de metabólito ativo, por meio de metabolização pelas enzimas do citocromo P450.

Esse agente foi primeiramente estudado no contexto da SCA SSST no estudo CURE, em que foi avaliado o uso de AAS isolado (75 a 325mg por dia) em comparação com a associação de AAS e clopidogrel (ataque com 300mg, seguido por dose diária de manutenção de 75mg por dia), no cenário de angina instável de risco intermediário ou alto e IAM, tendo sido demonstrada redução do risco relativo de 20% (9,3% vs. 11,4%, com $p < 0,001$, NNT 48) no desfecho composto de morte cardiovascular, acidente vascular encefálico (AVE) e (re)infarto agudo do miocárdio não fatal.

Outra peculiaridade desse fármaco refere-se à velocidade em que ocorre o benefício de seu uso. Análise temporal do estudo CURE demonstra que a redução de desfecho composto de morte cardiovascular, AVE, IAM não fatal e isquemia refratária já surge nas primeiras 24 horas do uso do clopidogrel associado ao AAS, com redução de risco relativo de 34% ($p < 0,01$), a qual é mantida por pelo menos 12 meses quando há colocação de *stent*.

Em relação ao regime de doses, o estudo CURRENT OASIS-7 não evidenciou diferença com o regime com doses maiores de clopidogrel na prevenção de eventos cardiovasculares (mortes cardiovasculares, IAM não fatal ou AVE em 30 dias; $p = 0,30$). Já no que se refere a sangramentos maiores, o grupo que recebeu doses mais elevadas de clopidogrel apresentou maior incidência de sangramentos maiores (2,5% vs. 2,0%, com $p = 0,01$). Em uma subpopulação submetida a intervenção coronariana percutânea (ICP) (n = 17.263) foi demonstrada redução de 14% na incidência de mortes cardiovasculares, IAM não fatal ou AVE em 30 dias ($p = 0,039$, NNT = 167), além de redução significativa de trombose definitiva de *stent* (0,7% vs. 1,3%, $p = 0,0001$), à custa de maior incidência de sangramentos maiores (1,6% vs. 1,1%, $p = 0,009$, NNH = 200).

Outro ponto importante refere-se à grande variabilidade intra e interindividual na resposta a esse composto, o que não se observa com antiplaquetários mais modernos. Essas limitações podem ser explicadas por: variabilidade genética, como as relacionadas com o processo de metabolização hepática pelas enzimas do citocromo P450 (por polimorfismos relacionados com o CYP3A4 e o CYP2C19, principalmente este) e o processo de absorção intestinal do medicamento, relacionado com a expressão da glicoproteína P nas células epiteliais intestinais, e com produção dependente do gene ABCB1.

Diversos fármacos interferem no metabolismo hepático mediado por enzimas do citocromo P450 e influenciam a ação do clopidogrel, como, por exemplo, o cetoconazol (inibindo o citocromo P450 e reduzindo a ação do clopidogrel) e a rifampicina (estimulando o citocromo P450 e acentuando a ação do clopidogrel). Ponto importante na prática clínica, o uso dos inibidores de bomba de prótons (IBP) associados ao clopidogrel ainda não se encontra totalmente resolvido. Assim, o uso de IBP (principalmente omeprazol) em conjunto com o clopidogrel deve ser reservado aos grupos com maior risco de sangramento gastrointestinal (antecedente de hemorragia digestiva, úlcera péptica, infecção por *H. pylori* em idade $\geq$ 65 anos, uso concomitante de anticoagulantes ou esteroides). Por outro lado, bloqueadores H_2 (ranitidina, cimetidina) podem ser utilizados como opção.

Portanto, o uso do clopidogrel está indicado nos indivíduos portadores de SCA SSST de risco moderado e alto para eventos isquêmicos; devem receber dose de ataque de 300mg, com manutenção de 75mg ao dia. Em pacientes com baixo risco de sangramento e submetidos a ICP, pode-se considerar a dose de ataque de 600mg, com manutenção de 150mg nos primeiros 7 dias e, a partir desse momento, manutenção da dose de 75mg ao dia. O tempo de uso ideal, independentemente do tratamento recebido posteriormente (clínico, percutâneo ou cirúrgico), é de 12 meses. Em caso de procedimento cirúrgico, o fármaco deve ser suspenso por, pelo menos, 5 dias antes do procedimento.

Nos pacientes que apresentam indicação de terapia antitrombótica tripla, recomenda-se o uso do clopidogrel. O uso concomitante de outros bloqueadores dos receptores P2Y12 com anticoagulantes orais ainda não foi testado.

Prasugrel

O prasugrel é um tienopiridínico de geração mais recente. Seu metabólito ativo assemelha-se ao metabólito ativo derivado do clopidogrel, mas difere deste quanto ao metabolismo: o prasugrel depende apenas de uma fase de metabolização hepática, ocorrendo a primeira fase por meio de esterases plasmáticas. Como consequência, ocorre antiagregação mais rápida e consistente, além de sofrer menor interferência de agentes que atuam no citocromo P450.

Está indicado em casos de angina instável de risco intermediário e alto, além do IAM SSST, que têm programação de ICP, após conhecimento da anatomia coronariana. O prasugrel deve ser administrado em dose de ataque de 60mg, com manutenção de 10mg/dia, e deve ser usado por 12 meses. Dose de manutenção menor, de 5mg, pode ser considerada para indivíduos com < 60kg, mas essa dose não foi testada prospectivamente em estudos clínicos. O fármaco deve ser evitado em pacientes com idade $\geq$ 75 anos, sendo a dose de 5mg/dia recomendada caso se opte por sua utilização. O medicamento é contraindicado para antecedente de AVE/AIT. Em caso de intervenção cirúrgica, o fármaco deve ser suspenso por, pelo menos, 7 dias antes do procedimento.

O estudo TRITON-TIMI 38 demonstrou aumento de 32% no risco de sangramento maior pelo escore TIMI, desfecho principal de segurança (2,4% vs. 1,8%, $p = 0,03$), além de ter sido documentado aumento significativo na incidência de sangramentos ameaçadores à vida (1,4% vs. 0,9%, p = 0,01), em comparação com o uso do clopidogrel.

Três grupos apresentam maior risco de sangramento: indivíduos com idade ≥ 75 anos, peso < 60kg e antecedente de AVE/AIT. Subanálises pré-especificadas mostram que o prasugrel é superior ao clopidogrel em diversos subgrupos, parecendo haver um benefício especial em pacientes diabéticos, apesar de não ter sido demonstrada interação significativa entre a presença de diabetes e os resultados obtidos nos grupos prasugrel e clopidogrel.

Ticagrelor

O ticagrelor também inibe a ação da ADP via bloqueio do receptor P2Y12, mas, ao contrário do clopidogrel e do prasugrel, não é um tienopiridínico, pertencendo à classe química das ciclopentiltriazolopirimidinas (CPTP). Essa classe química tem características bastante diferentes dos tienopiridínicos, como o fato de inibir de maneira reversível os receptores P2Y12 da ADP. Por ser um medicamento que não depende de metabolização primária (logo, não se trata de uma proagente, tendo seu efeito principal mediado pelo próprio ticagrelor e, de maneira menos expressiva, por um metabólito ativo), apresenta efeito antiagregante mais intenso, rápido e consistente em relação ao clopidogrel. Apresenta meia-vida relativamente curta (cerca de 12 horas).

Na coronariopatia aguda (com exceção do IAM com elevação do segmento de ST tratado com fibrinolítico), o ticagrelor foi testado no estudo PLATO, que randomizou 18.624 para utilização do próprio ticagrelor ou do clopidogrel. Quanto aos resultados, o ticagrelor apresentou redução de 16% na incidência do desfecho primário de eficácia, o combinado de morte por causas vasculares, (re)infarto não fatal ou AVE (9,8% vs. 11,7%, p < 0,001). Ao se analisarem isoladamente os componentes do desfecho composto, foram demonstradas diminuições significativas nas incidências de (re)infarto (5,8% vs. 6,9%, p = 0,005) e óbitos cardiovasculares (4,0% vs. 5,1%, p < 0,001), não havendo diferenças significativas em relação à incidência de AVE. Adicionalmente, foram demonstradas diminuições significativas na incidência de mortalidade por todas as causas de 22% (4,5% vs. 5,9%, p < 0,001). Em relação ao desfecho de segurança, não foram detectadas diferenças significativas na incidência de sangramento importante (por diferentes definições) ou necessidade de transfusões no global da população. Outros efeitos colaterais que apresentaram incidência maior no grupo ticagrelor foram a dispneia (13,8% vs. 7,8%, p < 0,001), mas que em geral foi transitória e levou à suspensão do medicamento em 0,9% vs. 0,1%, p < 0,001, respectivamente, e a bradicardia, também geralmente transitória e sem diferença entre os grupos em termos de repercussão clínica (implante de marca-passo, síncope ou bloqueio cardíaco). Desse modo, o uso do ticagrelor na SCA SSST está indicado em casos de angina instável de risco moderado ou alto, além do IAM SSST, independentemente da estratégia de tratamento posterior. O ticagrelor deve ser administrado em dose de ataque de 180mg, com manutenção de 90mg 2×/dia, e deve ser usado por 12 meses. Esse medicamento pode ser administrado desde o pronto-socorro, mesmo sem o conhecimento da anatomia coronariana. Em caso de intervenção cirúrgica, o fármaco deve ser suspenso 5 dias antes do procedimento. Entre outras precauções, deve-se evitar a utilização do fármaco em pacientes com nefropatia urêmica, e deve-se tomar cuidado com o início de sua utilização em pacientes com bradicardia.

Inibidores da glicoproteína IIb/IIIa

O emprego dos inibidores da GP IIb/IIIa está bem estabelecido nos pacientes com alto risco isquêmico (diabéticos, marcadores de necrose miocárdica positivos) submetidos a ICP. Essa evidência se origina, fundamentalmente, de estudos nos quais estratégia invasiva precoce e a dupla antiagregação plaquetária oral não foram empregadas.

Nenhum estudo comparou a utilização da dupla antiagregação plaquetária com AAS e inibidores da GP IIb/IIIa contra a dupla antiagregação oral (AAS com clopidogrel, prasugrel ou ticagrelor). Estudos recentes vêm avaliando o emprego da tripla antiagregação plaquetária (dupla antiagregação oral e inibidores da GP IIb/IIIa) com o objetivo de definir quando e em quais pacientes essa terapia deve ser utilizada.

O estudo EARLY ACS avaliou 9.492 pacientes com SCA SSST sob emprego de dupla antiagregação plaquetária (AAS e clopidogrel) e os randomizou para uso adicional de inibidor da GP IIb/IIIa rotineiramente antes da ICP contra o uso em casos selecionados durante a ICP (presença de trombos, doença difusa, complicações trombóticas).

Os resultados do EARLY ACS mostraram que o emprego rotineiro do inibidor da GP IIb/IIIa não foi capaz de reduzir significativamente o desfecho composto de morte, IAM, isquemia recorrente e complicações trombóticas na ICP (9,3% no grupo rotineiro vs. 10% no grupo seletivo, *odds ratio* [OR] 0,92; p = 0,23). Por outro lado, a tripla antiagregação plaquetária rotineira levou a aumento significativo nos desfechos hemorrágicos maiores pelo critério TIMI (2,6% vs. 1,8%; OR 1,42; p = 0,015).

Assim sendo, os inibidores da GP IIb/IIIa devem ser usados preferencialmente como terceiro antiagregante plaquetário em pacientes que não apresentem alto risco hemorrágico e que, por outro lado, apresentem alto risco isquêmico clínico (marcadores de necrose positivos, isquemia recorrente, infradesnível do segmento ST), apenas após confirmação angiográfica (ateromatose grave, presença de trombos e complicações trombóticas da ICP).

Com relação ao uso concomitante com os novos antiagregantes plaquetários orais (prasugrel e ticagrelor), foi demonstrado que seus benefícios ocorrem independentemente da utilização ou não dos inibidores GP IIb/IIIa.

Os inibidores da GP IIb/IIIa comercialmente disponíveis no Brasil são o abciximabe e o tirofibano. A meta-análise publicada em 2010 mostrou que, nos estudos nos quais se utilizou dose de ataque maior do tirofibano (25mcg/kg), houve equivalência desse composto em relação ao abciximabe, no que se diz respeito aos desfechos isquêmicos.

Terapia anticoagulante nas SCA SSST

Fondaparinux

Trata-se de um pentassacarídeo sintético que se liga seletivamente à antitrombina, causando, de maneira indireta, inibição do fator Xa. Apresenta meia-vida de 17 horas, excreção renal (contraindicado em caso de depuração de creatinina [ClCr] < 20mL/min), não induz trombocitopenia e não necessita de monitoramento da ação. O fondaparinux foi avaliado inicialmente em caso de SCA SSST no estudo PENTUA, que randomizou 1.138 pacientes para diferentes doses de fondaparinux ou enoxaparina. Esse trabalho de fase 2 concluiu que o emprego subcutâneo de 2,5mg/dia é seguro e tão eficaz quanto o de enoxaparina na prevenção de morte, IAM e isquemia recorrente.

O fondaparinux, no contexto das SCA SSST, foi avaliado no estudo OASIS 5, que incluiu 20.078 pacientes randomizados para grupo fondaparinux (2,5mg SC 1×/dia) ou grupo enoxaparina (1mg/kg de 12/12 horas ou de 24/24 horas se ClCr < 30mL/min). O fondaparinux mostrou-se não inferior à enoxaparina para o desfecho composto de óbito e isquemia refratária em 9 dias (RR: 1,01; IC95%: 0,9 a 1,13; $p = 0,007$ para não inferioridade), meta principal do estudo. A incidência do desfecho secundário principal (óbito e infarto em 9 dias) também não diferiu significativamente entre os grupos. O aumento na incidência de trombose de cateter levou à modificação do protocolo durante o desenvolvimento do estudo OASIS 5 com a incorporação de bolus de heparina não fracionada (HNF) no grupo fondaparinux, sendo favorável a dose de 85UI/kg. Desse modo o emprego do fondaparinux (2,5mg SC 1×/dia) mostra-se uma alternativa similar em eficácia, porém com um perfil de segurança superior ao da enoxaparina em pacientes com SCA SSST, sendo obrigatória a utilização concomitante de bolus de HNF nos pacientes submetidos a ICP.

Heparina não fracionada

HNF é uma mistura heterogênea de moléculas de polissacarídeos (peso molecular médio entre 15.000 e 18.000 dáltons). Análise conjunta dos estudos clínicos de maior relevância que compararam os benefícios da HNF e do AAS em pacientes com angina instável e IAM SSST mostrou redução significativa no risco de IAM ou morte nos pacientes que receberam terapia combinada de AAS e HNF em relação àqueles que receberam AAS isoladamente (RR: 0,44; IC95%: 0,21 a 0,93). Com o advento da heparina de baixo peso molecular (HBPM), diversos estudos foram conduzidos para comparar a eficácia entre a HNF e esses novos fármacos em reduzir o risco de eventos isquêmicos, associada a um melhor perfil de segurança relacionado com o risco de sangramento. Em meta-análise publicada em 2000, envolvendo 17.157 pacientes com SCA SSST incluídos em 12 estudos clínicos, não houve diferença significativa na ocorrência de morte ou IAM entre a terapia com HBPM e com HNF (RR: 0,88, $p = 0,34$). Por outro lado, ambas se mostraram altamente eficazes em reduzir o risco de IAM ou morte, quando comparadas a placebo ou controles não tratados (RR: 0,53, $p = 0,0001$).

Heparina de baixo peso molecular

As HBPM compõem um grupo heterogêneo de compostos derivados da heparina, cujos pesos moleculares variam de 2.000 a 10.000 dáltons. Esse grupo apresenta algumas vantagens muito relevantes em relação à HNF: comodidade posológica e via de administração (uso intermitente e por via subcutânea); não há necessidade de monitorização do efeito anticoagulante, exceto em situações especiais (como obesidade e insuficiência renal), nas quais se deve realizar monitorização da atividade anti-Xa sempre que possível (alvo terapêutico de 0,6 a 1,0UI/mL); absorção quase completa por via subcutânea; menor ligação a proteínas; menor ativação plaquetária; e, principalmente, relação dose-efeito mais previsível.

A meta-análise, que incluiu aproximadamente 22 mil pacientes com SCA SSST tratados com enoxaparina ou HNF, demonstrou, na população global, redução significativa na incidência do desfecho composto de morte e infarto do miocárdio em 30 dias, a favor do grupo enoxaparina (OR: 0,91; IC95%: 0,83 a 0,99); diferenças não significativas nas incidências de sangramentos maiores (OR: 1,04; IC95%: 0,83 a 1,30) ou necessidade de transfusões (OR: 1,01; IC95%: 0,89 a 1,14); na subpopulação sem uso de heparina previamente à randomização, a vantagem da enoxaparina se amplia, em relação à HNF, no que se refere a óbito ou IAM (RR: 0,81; IC95% 0,70 a 0,94).

Quanto à dose da enoxaparina a ser utilizada, recomenda-se 1mg/kg por dose, de 12/12 horas; essa dose deve ser ajustada para 1mg/kg 1×/dia em caso de insuficiência renal com ClCr < 30mL/min e para 0,75mg 12/12 horas em caso de idosos > 75 anos de idade. No cenário do procedimento percutâneo (angioplastia), em caso de ser realizado com menos de 8 horas após a última dose de enoxaparina, não há necessidade de dose adicional de enoxaparina; em caso de angioplastia com mais de 8 horas após a última dose de enoxaparina, deve-se administrar uma dose adicional de 0,3mg/kg, EV. O uso concomitante de enoxaparina e HNF durante a hospitalização deve ser evitado, e o uso da HBPM deve ser realizado em pacientes que se apresentam com SCA SSST de risco alto e intermediário, além de IAM SSST, nas doses acima descritas, até a realização da ICP ou cirurgia de revascularização miocárdica; em caso de tratamento clínico, seu uso deve ser feito por 8 dias ou até a alta hospitalar, sendo o uso acima desse período relacionado com aumento do risco de sangramento sem redução significativa de eventos isquêmicos.

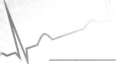

Novos anticoagulantes

A adição de inibidor oral do fator Xa (rivaroxabana) à dupla agregação plaquetária foi descrita em estudos de fase 3 no contexto da coronariopatia aguda.

O emprego da rivaroxabana em população semelhante (em média, 4,7 dias após evento isquêmico agudo) foi avaliado no estudo ATLAS ACS 271. Foram randomizados mais de 15 mil pacientes, e a dose de 2,5mg foi a que apresentou melhores resultados, com redução relativa de 16% na meta primária do estudo, desfecho composto de morte cardiovascular, IAM e AVE ($p = 0,007$) ao final do seguimento de 2 anos, inclusive com redução significativa de óbito cardiovascular (RR: 0,66; $p = 0,005$) e óbito por qualquer causa (RR: 0,68; $p = 0,004$). Do ponto de vista de segurança, conforme esperado, o grupo rivaroxabana apresentou aumento significativo na incidência de sangramentos não relacionados com a cirurgia (RR: 3,46; $p < 0,001$), porém sem aumento significativo na incidência de sangramentos fatais ($p = 0,45$) (classe de recomendação IIb).

Com relação aos inibidores da trombina, a dabigratana foi avaliada após SCA em uso concomitante com dupla antiagregação plaquetária no estudo REDEEM. Esse trabalho evidenciou aumento importante na incidência de sangramentos nas diferentes doses avaliadas (50mg, 75mg, 110mg e 150mg).

Terapia anti-isquêmica

Os agentes anti-isquêmicos agem diminuindo a demanda de oxigênio do miocárdio (mediante a redução da frequência cardíaca [FC], da pressão arterial [PA], da pré-carga ou da contratilidade miocárdica) ou aumentando o fornecimento de oxigênio para o miocárdio (mediante a indução de vasodilatação coronariana). Entre elas encontram-se os betabloqueadores, os nitratos e os bloqueadores dos canais de cálcio.

Betabloqueadores

Os betabloqueadores inibem competitivamente os efeitos das catecolamoinas, reduzindo o consumo de oxigênio do miocárdio por diminuição da FC, PA e contratilidade. Apesar da inexistência de estudos randomizados em larga escala que tenham avaliado a ação sobre desfechos clínicos maiores, como mortalidade, esses fármacos, juntamente com os nitratos, são considerados agentes de primeira escolha no tratamento das SCA. No estudo CRUSADE, que acompanhou pacientes com IAM SSST e angina instável em 509 hospitais dos EUA, 2001 a 2004, os pacientes selecionados para receber betabloqueadores na fase aguda das SCA tiveram redução de 34% na mortalidade intra-hospitalar após ajuste para o risco (3,9% vs. 6,9%, $p = 0,001$). Outro estudo desenvolvido em pacientes com IAM SSST, o COMMIT sugere que a utilização rotineira de betabloqueador EV, seguido de oral, pode aumentar a incidência de choque cardiogênico, principalmente quando utilizado nas primeiras 24 a 48 horas de evolução e em pacientes com quadro clínico de disfunção ventricular esquerda. Assim, recomenda-se o uso de betabloqueador oral nos pacientes sem contraindicação, devendo-se iniciar sua utilização com o paciente estável, em doses pequenas, aumentando-as gradualmente, no sentido de manter a FC ao redor de 60bpm. Caso o paciente apresente dor isquêmica persistente e/ou taquicardia (não compensatória de um quadro de insuficiência cardíaca), pode-se utilizar a formulação venosa. Não existem evidências de superioridade de um betabloqueador sobre outro.

As doses de metoprolol e atenolol, os mais usados em nosso país com essa indicação, são: metoprolol EV, 5mg (1 a 2 minutos) a cada 5 minutos até completar a dose máxima de 15mg; metoprolol VO, 50 a 100mg de 12/12 horas, iniciado 15 minutos após a última administração EV; atenolol EV, 5mg (1 a 2minutos) a cada 5 minutos, até completar a dose máxima de 10mg; atenolol VO, 25 a 50mg de 12/12 horas, iniciado 15 minutos após a última administração EV.

Nitratos

Os nitratos são vasodilatadores endotélio-independentes com atividade periférica e coronariana, sendo a nitroglicerina o fármaco mais utilizado na fase aguda da SCA. Promovem a formação do óxido nítrico, substância depletada pela aterosclerose na parede arterial. Consequentemente, levam à diminuição do retorno venoso e da pré-carga pela dilatação dos vasos de capacitância e à redução da tensão de parede e de MVO_2, embora um aumento reflexo da FC e da PA possa atenuar esses efeitos. A vasodilatação coronariana ocorre tanto em artérias epicárdicas como em pequenas artérias (incluindo colaterais). Portanto, há uma redistribuição de fluxo sanguíneo coronariano para regiões isquêmicas. Embora a utilização dos nitratos na SCA SSST seja teoricamente bem fundamentada, faltam na literatura estudos clínicos que comprovem os benefícios desses agentes, tanto para alívio dos sintomas como para redução de eventos cardíacos maiores.

O estudo GRACE mostrou que o uso crônico de nitrato foi associado a menor liberação de marcadores de necrose cardíaca.

O emprego de nitratos nas SCA SSST deve ser inicialmente sob formulações sublinguais, que não devem ultrapassar três doses com intervalo de 5 minutos entre elas. Caso não ocorra alívio dos sintomas, deve-se iniciar nitroglicerina EV em infusão contínua, com dose de 10µg/min e titulada a cada 3 a 5 minutos, até a melhora ou o aparecimento de efeitos colaterais (hipotensão, aumento da FC basal ou cefaleia). Deve-se ter cautela quando a PA sistólica cair para valores < 110mmHg, ou se houver redução > 25% da PA média inicial em hipertensos. A dose máxima de nitroglicerina a ser utilizada é de 200µg/min, embora não haja recomendação específica.

O problema mais frequente relacionado com o uso de nitratos consiste no desenvolvimento de tolerância a seus efeitos hemodinâmicos, sendo esse efeito dependente da dose e da duração da terapia.

Os efeitos colaterais incluem cefaleia, hipotensão, pré-síncope e síncope. A nitroglicerina sublingual pode eventualmente levar a bradicardia e hipotensão, provavelmente por ativação do reflexo de Bezold-Jarish.

Dentre as contraindicações encontram-se cardiomiopatia hipertrófica, estenose aórtica grave, estados hipotensivos e infarto do ventrículo direito. Outra contraindicação consiste na administração dos nitratos concomitantemente aos inibidores da fosfodiesterase 5 (sildenafila, vardenafila ou tadalafila), devido ao risco de profunda vasodilatação e queda crítica de PA.

Bloqueadores dos canais de cálcio

Os bloqueadores de canal de cálcio (BCC) reduzem o fluxo de cálcio transmembrana via bloqueio de canais de cálcio e são agentes vasodilatadores. Além disso, alguns ocasionam efeitos diretos sobre a condução atrioventricular e a FC. Existem três subclasses de bloqueadores de cálcio: as diidropiridinas, as benzotiazepinas e as fenilalquilaminas.

De maneira geral, todos os BCC exercem efeito cronotrópico negativo e vasodilatação. Especificamente nas coronárias, seu uso resulta em diminuição da resistência vascular coronariana com aumento do fluxo sanguíneo. Por isso, os BCC são os fármacos preferidos na angina vasoespástica. Todas as subclasses causam vasodilatação coronariana semelhante.

São recomendados nas situações em que há manutenção ou recorrência da isquemia e os betabloqueadores estão contraindicados, em associação com betabloqueadores e nitratos, quando o tratamento inicial não foi eficaz, ou ainda na angina variante. Em pacientes com edema pulmonar ou evidência de disfunção ventricular grave, o diltiazem e o verapamil devem ser evitados. Já a amlodipina parece ser segura em pacientes com função ventricular cronicamente deprimida.

Os principais efeitos colaterais cardiovasculares são hipotensão, piora da insuficiência cardíaca congestiva (ICC), bradicardia, bloqueio atrioventricular (BAV) e edema periférico, embora cefaleia, rubor, constipação intestinal e alterações não específicas do sistema nervoso central também possam ocorrer.

As contraindicações são: ICC, bradicardia, doença do nó sinusal e BAV.

Terapia de redução de lipídios

A terapia de lipídios a longo prazo tem se mostrado benéfica nos pacientes com SCA, especialmente com as estatinas. As estatinas são agentes inibidores da HMG-CoA redutase (uma enzima da via do mevalonato, a via metabólica que produz o colesterol e outros isoprenoides), diminuindo, assim, a produção de colesterol endógeno. No entanto, os benefícios do uso das estatinas não estão somente ligados à diminuição dos lipídios, com vários efeitos pleiotrópicos tendo sido observados em estudos animais e demonstrados em estudos em humanos.

O estudo LIPID demonstrou uma diminuição de 26% na mortalidade por todas as causas nos pacientes com SCA que utilizaram pravastatina a longo prazo. O estudo PROVE IT-TIMI 22 comparou o uso de atorvastatina (80mg) com o de pravastatina (40mg) e demonstrou diminuição de 16% no *endpoint* primário e 25% no *endpoint* secundário (morte, infarto e revascularização de urgência), demonstrando o benefício do tratamento intensivo com estatinas. Esse benefício já foi demonstrado nos primeiros 30 dias após o evento. Alguns estudos sugeriram que a terapia intensiva com estatina deveria ser iniciada na admissão hospitalar em pacientes com SCA. O consenso europeu recomenda a utilização de estatinas em todos os pacientes com SCA com alvo de colesterol LDL < 70. O consenso americano recomenda o uso de estatinas em pacientes com LDL > 100.

Outros medicamentos antianginosos

A ivabradina inibe seletivamente o no nó sinusal e pode ser utilizada em pacientes com contraindicação ao uso de betabloqueadores.

Estratégias iniciais invasivas *versus* conservadoras

Tempo de terapia invasiva

Nos pacientes inicialmente estabilizados com AI/IAM SSST e que têm indicação de submeter-se a uma estratégia invasiva precoce por angiografia coronariana, o tempo ideal para a realização do exame ainda não foi bem definido.

Cateterismo imediato com revascularização de lesões coronarianas instáveis pode impedir eventos isquêmicos que ocorreriam durante a terapia apenas medicamentosa. Por outro lado, terapia antitrombótica intensiva antes do cateterismo pode diminuir a carga de trombos e "passivar" as placas instáveis, melhorando a segurança de revascularização percutânea e reduzindo o risco de complicações isquêmicas periprocedimento.

Merecem destaque três estudos que compararam diferentes estratégias de intervenção "precoce" *versus* "tardia" em pacientes com AI/IAM SSST. O estudo ISAR-COOL, realizado em dois hospitais entre 2000 e 2002, contou com 410 pacientes com dor torácica sugestiva de angina e que eletrocardiograficamente apresentavam depressão do segmento ST ou com elevação de troponina, os quais se submeteram à angiografia coronariana no prazo de 6 horas de apresentação (mediana 2,4 horas) ou após 3 a 5 dias (mediana de 86 horas) de pré-tratamento antitrombótico. Os pacientes com IAM SSST foram excluídos.

Todos os pacientes receberam tratamento que incluiu AAS, clopidogrel, HNF e tirofibano. Após 30 dias de seguimento, o desfecho primário de morte ou grande infarto (definido por novas ondas Q eletrocardiográficas, bloqueio de ramo esquerdo ou elevação da creatina cinase MB > 5 vezes o normal) foi completado em 11,6% dos pacientes randomizados que realizaram cateterismo "tardiamente" contra 5,9% naqueles que fizeram parte do grupo submetido a cateterismo "precoce" ($p = 0,04$).

O estudo TIMACS, publicado em 2009, comparou angiografia precoce *versus* tardia em pacientes com SCA SSST. Os pacientes incluídos tinham iniciado os sintomas de isquemia nas últimas 24 horas e apresentavam idade avançada (> 60 anos), biomarcadores cardíacos elevados ou alterações eletrocardiográficas isquêmicas, e foram randomizados para uma angiografia tão rapidamente quanto possível, dentro de 24 horas da randomização (mediana de 14 horas), *versus* exame realizado após o mínimo de 36 horas (mediana de 50 horas). A anticoagulação incluía AAS, clopidogrel (em > 80% dos pacientes), heparina ou fondaparinux e inibidores do GP IIb/IIIa (em 23% dos pacientes). Na população avaliada, foi detectada apenas uma leve tendência, não significativa, em direção à redução da incidência do desfecho primário (de morte, novo infarto do miocárdio ou AVE em 6 meses) de 11,3% no grupo da intervenção tardia *versus* 9,6% no grupo de intervenção precoce (RR para início de intervenção: 0,85; IC95%: 0,68 a 1,06; $p = 0,15$). No entanto, houve redução significativa dos desfechos secundários (de morte, IAM ou isquemia refratária), no grupo da intervenção precoce, de 12,9% para 9,5% (RR: 0,72; IC95%: 0,58 a 0,89; $p = 0,003$), principalmente por redução na incidência de isquemia refratária (3,3% *versus* 1,0% nos grupos de intervenção tardia e precoce, respectivamente; $p < 0,001$). A ocorrência de isquemia refratária foi associada a risco quatro vezes maior de sofrer um infarto miocárdico subsequente. Além disso, uma significativa heterogeneidade foi observada nos desfechos primários, quando estratificada de acordo com a pontuação do GRACE (Registro Global de Eventos Coronarianos Agudos). Pacientes no tercil mais alto do escore de risco GRACE (> 140) experimentaram considerável e significativa redução na incidência de desfechos isquêmicos primários, de 21% para 13,9% (RR: 0,65; IC95%: 0,48 a 0,89; $p = 0,006$), enquanto nenhuma diferença significativa foi observada entre os pacientes nos dois tercis de risco mais baixos (escore GRACE < 140) (6,7% vs. 7,6% nos grupos tardio e precoce, respectivamente; RR: 1,12; IC95%: 0,81 a 1,56, $p = 0,48$).

O estudo TIMACS sugeriu melhores resultados nos pacientes tratados precocemente, quando comparados aos que realizaram intervenção tardia no cenário da SCA SSST, embora a redução no desfecho primário não tenha alcançado significância estatística para a população avaliada em geral. No entanto, isquemia refratária foi reduzida quando da abordagem precoce, assim como os riscos de morte, infarto e AVE, em pacientes no mais alto tercil de risco isquêmico, conforme definido pelo escore de risco GRACE. Pacientes com SCA SSST de risco intermediário ou elevado deverão, preferencialmente, submeter-se ao estudo cinecoronariográfico precoce (dentro das 48 horas iniciais, usualmente nas primeiras 24 horas), para definição o mais breve possível da rede vascular coronariana e da função ventricular e para escolha da melhor conduta a ser tomada (manutenção do tratamento clínico, revascularização coronariana percutânea ou tratamento cirúrgico).

CONSIDERAÇÕES FINAIS

Síndromes coronarianas agudas sem elevação de ST ainda são entidades frequentemente não reconhecidas nas emergências, devido à elevada quantidade de pacientes com dor torácica e à apresentação clínica usualmente inespecífica dessas condições. Um grau elevado de suspeição em pacientes de risco e a observação criteriosa desses pacientes possibilitarão o reconhecimento seguro daqueles acometidos e sua estratificação adequada. Uma observação clínica cuidadosa, associada à realização de ECG e dosagens enzimáticas seriados, constitui a base para o diagnóstico. A estratégia terapêutica antiplaquetária e anticoagulante tornou-se crucial para a condução terapêutica adequada das SCA SSST. O tratamento emergencial das SCA SSST difere basicamente daquele empregado nas SCA com supra-ST devido à necessidade de tratamento trombolítico ou angioplástico primário nestas últimas, sendo obrigatória a diferenciação entre essas duas entidades.

Bibliografia

Bonow RO, Mann DL, Zipes DP, Libby P. Braunwald's heart disease: a textbook of cardiovascular medicine. 9. ed. Saunders 2012:1178-209.

ESC Guidelines for the management of acute coronary syndromes in patients presenting without persistent ST-segment elevation. European Heart Journal 2011; 32:2999-3054.

Hazinski MF, Nolan JP, Billi JE et al. Part 1: Executive Summary: 2010 International Consensus on Cardiopulmonary Resuscitation and Emergency Cardiovascular Care Science with Treatment Recommendations. Circulation (no prelo).

Jneid H, Anderson JL, Wright RS et al. 2012. ACCF/AHA focused update of the guideline for the management of patients with unstable angina/non–ST-elevation myocardial infarction (updating the 2007 guideline and replacing the 2011 focused update): a report of the American College of Cardiology Foundation/American Heart Association Task Force on Practice Guidelines. J Am Coll Cardiol 2012; 60:645-81.

Nicolau JC, Timerman A, Piegas LS, Marin-Neto JA, Rassi A Jr. Guidelines for unstable angina and non-st-segment elevation myocardial infarction of the Brazilian Society of Cardiology (II Edition, 2007). Arq Bras Cardiol 2007; 89(4):e89-e131

Piegas LS, Feitosa G, Mattos LA et al.; Sociedade Brasileira de Cardiologia. Diretriz da Sociedade Brasileira de Cardiologia sobre tratamento do infarto agudo do miocárdio com supradesnível do segmento ST. Arq Bras Cardiol 2009; 93(6 supl.2):e179-e264.

Serrano Jr. CV, Timerman A, Stefanini E. Tratado de Cardiologia SOCESP. 2. ed. Barueri, SP: Manole, 2009.

Serrano Jr CV, Fenelon G, Soeiro AM et al., Sociedade Brasileira de Cardiologia. Diretrizes brasileiras de antiagregantes plaquetários e anticoagulantes em cardiologia. Arq Bras Cardiol 2013; 101(3 Supl.3):1-93.

30

Roberto de Oliveira Buril • José Relder de Oliveira

Infarto Agudo do Miocárdio com Supradesnivelamento do Segmento ST

INTRODUÇÃO

Enquanto as síndromes coronarianas foram comentadas no capítulo anterior, neste capítulo serão abordadas as síndromes coronarianas com supradesnivelamento do segmento ST, a mais letal apresentação da doença aterosclerótica cardíaca (referente à morte intra-hospitalar e em até 30 dias), segundo publicação recente.

EPIDEMIOLOGIA

Como relatado no capítulo anterior, a doença coronariana é a causa de morte mais frequente em países desenvolvidos. Mata mais de sete milhões de pessoas anualmente, representando 12,8% de todas as mortes. A incidência de infarto agudo do miocárdio (IAM) com supradesnivelamento do segmento ST (IAM CSST) vem diminuindo na última década, com aumento na incidência das síndromes coronarianas agudas com supradesnivelamento de ST. A mortalidade intra-hospitalar associada aos IAM CSST, embora também em declínio nos últimos anos, ainda é de 5% a 6% nos EUA e de 6% a 14% na Europa, e a mortalidade em 1 ano após o evento é de 7% a 18%.

A incidência de IAM aumenta com a idade em homens e mulheres, sendo apontadas diferenças raciais: casos em homens e mulheres da raça negra apresentam incidência maior, independentemente da idade.

FISIOPATOLOGIA

A maior parte dos casos de IAM resulta de doença aterosclerórica com trombose superposta e oclusão completa da artéria coronariana. O processo de formação das placas de ateroma, assim como o processo de instabilização e trombose local, foi relatado no capítulo anterior. As causas de IAM CSST não ligadas a aterosclerose estão resumidas na Tabela 30.1.

Classicamente, o infarto do miocárdio era classificado como Q (infarto transmural) e não Q (infarto subendocárdico), de acordo com a formação de onda Q no ECG alguns dias após o evento. Recentemente, após estudo com ressonância nuclear magnética, observou-se que a formação da onda Q é determinada mais pela extensão do infarto do que pela profundidade de envolvimento da parede miocárdica. Consequentemente, um infarto com elevação do segmento ST pode evoluir eletrocardiograficamente com ondas Q ou não, como exemplificado na Figura 301.

CLASSIFICAÇÃO DE RISCO

A classificação de risco tem o intuito de definir o prognóstico do paciente e, desse modo, estabelecer estratégias mais intensivas de tratamento e informar os familiares e o paciente sobre o risco de morte. Alguns preditores de risco de morte precoce no IAM CSST são: idade, escore de Killip (Tabela 30.2), tempo de reperfusão, parada cardíaca, taquicardia, hipotensão, infarto de território anterior, infarto prévio, *diabetes mellitus* (DM), tabagismo e marcadores de necrose miocárdica. O escore TIMI foi criado para pacientes com IAM CSST e o escore GRACE para predizer mortalidade intra-hospitalar e em 6 meses de todos os pacientes com SCA. A pontuação do escore TIMI é demonstrada na Tabela 30.3, enquanto o escore GRACE encontra-se explicado no capítulo anterior.

DIAGNÓSTICO

Para o estabelecimento do diagnóstico de IAM devem existir elevação e diminuição gradual das troponinas ou elevação e diminuição mais rápidas da fração MB da creatina cinase (CK-MB), na presença de pelo menos um dos seguintes critérios: sintomas isquêmicos, desenvolvimento de ondas Q patológicas no ECG ou alterações eletrocar-

Tabela 30.1 Causas não ateroscleróticas de infarto do miocárdio

Doenças das artérias coronarianas outras
Arterites
  Sifilítica
  Granulomatosa (arterite de Takayasu)
  Doença de Kawasaki
  Lúpus eritematoso sistêmico
  Espondilite anquilosante
Trauma das artérias coronarianas
  Laceração
  Trombose
  Iatrogenia
  Radioterapia
Espessamento mural coronariano causado por doença metabólica ou proliferação intimal
  Doença de Hurler
  Homocistinúria
  Doença de Fabry
  Amiloidose
  Esclerose intimal juvenil
  Hiperplasia intimal associada a anticontraceptivos ou pós-parto
  Pseudoxantoma elástico
  Fibrose coronariana causada por radioterapia
Diminuição da luz coronariana causada por outros mecanismos
  Espasmo coronariano
  Espasmo após suspensão de nitroglicerina
  Dissecção de aorta
  Dissecção de coronária
Embolização para artérias coronárias
  Endocardite infecciosa
  Endocardite asséptica
  Prolapso de valva mitral
  Trombo mural (atrial, ventricular esquerdo, veias pulmonares)
  Êmbolo de valva protética
  Mixoma cardíaco
  Associado a cirurgia de revascularização ou arteriografia
  Êmbolo paradoxal
  Fibroelastoma papilar de valva aórtica
  Trombos de cateteres ou guias intracardíacos
Anormalidades congênitas das artérias coronárias
  Origem anômala da coronária esquerda
  Fístulas coronarianas
  Aneurismas
Desproporção da demanda de oxigênio
  Estenose aórtica
  Insuficiência aórtica
  Tireotoxicose
  Hipotensão prolongada
  Cardiomiopatia de Takotsubo
Hematológica (trombose *in situ*)
  Policitemia *vera*
  Trombocitose
  Coagulação intravascular disseminada
  Hipercoagulabilidade, púrpura trombocitopênica
Miscelânea
  Uso excessivo de cocaína
  Contusão miocárdica
  Infarto do miocárdio com artérias coronárias normais
  Complicação de cateterismo cardíaco

Fonte: modificada de Bonow RO, Mann DL, Zipes DP, Libby P. Brauwald's heart diseases: a textbook of cardiovascular medicine. 9 ed. Sauders, 2012.

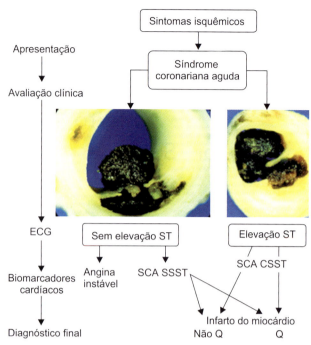

Figura 30.1 Apresentações das SCA.

Tabela 30.2 Classificação de Killip e Kimball

Classe funcional	Características clínicas	Mortalidade
I	Sem sinais de IC	5%
II	Estertores crepitantes em bases (< 50% dos campos pulmonares ou presença de B_3)	14%
III	Estertores > 50% dos campos pulmonares; EAP	32%
IV	Choque cardiogênico	58%

EAP: edema agudo de pulmão.

diográficas indicativas de isquemia miocárdica (elevação ou depressão do segmento ST), e evidência em exames de imagem de nova perda de função de miocárdio viável ou nova movimentação anormal de parede, ou a evidência anatomopatológica de isquemia miocárdica.

Embora a dosagem das enzimas cardíacas seja necessária para o diagnóstico definitivo no paciente vivo, não deve ser aguardada para definição do tratamento do IAM CSST.

História clínica e exame físico

A história do paciente permanece crucial para o diagnósico de SCA. Pródromos são usualmente caracterizados por desconforto torácico em repouso ou com menor atividade do que a que costuma desencadeá-lo (angina instável). No entanto, esse desconforto não é suficiente para levar o paciente a procurar assistência médica. No evento agudo, a SCA costuma ser classificada pela dor torácica que, assim como o exame físico, se iguala à das IAM SSST e já foi relatada no capítulo anterior.

Tabela 30.3 Escore de risco TIMI para IAM CSST

História clínica	Pontos	Escore de risco	Chance de morte por todas as causas
Idade: 65 a 74 anos	2	0	0,8%
≥ 75 anos	3	1	1,6%
DM, HAS ou angina	1	2	2,2%
Exame físico:		3	4,4%
Pressão sistólica < 100mmHg	3	4	7,3%
FC > 100bpm	2	5	12,4%
Escore de Killip II-IV	2	6	16,1%
Peso < 67kg	1	7	23,4%
Apresentação:		8	26,8%
Elevação do segmento ST anterior ou bloqueio de ramo esquerdo	1	> 8	35,9%
Tempo para revascularização > 4 horas	1		
Total de pontos	(0 a 14)		

DM: *diabetes mellitus*; HAS: hipertensão arterial sistêmica; FC: frequência cardíaca.

Eletrocardiograma

O IAM CSST é definido no eletrocardiograma (ECG) como elevação do ponto J (ponto ao final do QRS) em pelo menos duas derivações contíguas ≥ 0,2mV em homens e ≥ 1,5mV em mulheres nas derivações V2 e V3 e ≥ 1mV nas outras derivações. Um bloqueio de ramo esquerdo (BRE) novo ou presumivelmente novo tem sido considerado equivalente ao IAM CSST. Como a maior parte dos pacientes não dispõe de ECG prévio à admissão por um quadro de dor torácica, a existência de BRE por si só não deve ser considerada como IAM CSST. Alguns critérios foram propostos para identificar a presença de supra-ST em pacientes com BRE, os quais se encontram resumidos na Tabela 30.4. As derivações V3r e V4r devem ser realizadas na presença de IAM inferior para avaliação da possibilidade de infarto de ventrículo direito (VD). As derivações V7, V8 e V9 podem ajudar na identificação de supra-ST em pacientes selecionados.

Idealmente, o ECG deve ser realizado nos primeiros 10 minutos da admissão hospitalar, repetido após a terapêutica inicial, 12 horas após a internação e diariamente, até a alta da unidade coronariana. O monitoramento eletrocardiográfico em múltiplas derivações é recomendado no IAM por 24 a 48 horas, para diagnóstico, detecção de arritmias (quando presentes, conferem pior prognóstico) e auxílio à identificação de pacientes com resolução incompleta do processo isquêmico, os quais poderão se beneficiar de condutas adicionais.

Enzimas miocárdicas

A dosagem das enzimas cardíacas, embora necessária para o diagnóstico definitivo de IAM CSST, não deve postergar o tratamento do paciente. As características de cada marcador (tempo de elevação, queda e outras características) já foram relatadas no capítulo anterior. Os marcadores de lesão miocárdica também são úteis para prognóstico e diagnóstico de reperfusão coronariana após trombólise. A reperfusão promove elevação precoce e pico mais elevado dessas enzimas, em razão do restabelecimento do fluxo coronariano (*washout*). Após a ocorrência do pico, não há diferença no tempo de normalização das enzimas nos pacientes reperfundidos ou não. A razão CK-MB 90 minutos após o início da terapia fibrinolítica/CK-MB pré-terapia ≥ 2,5 tem sensibilidade de 92% e especificidade de 100% para diagnóstico de sucesso da reperfusão. Quando se usa a troponina I, razão > 6 tem sensibilidade de 82% e especificidade de 100%. Outro critério de reperfusão miocárdica pós-trombólise é uma resolução do ST ≥ 50% após 90 minutos. A resolução do segmento ST tem sido postulada como melhor indicador do que as enzimas. No entanto, a porcentagem da resolução do ST (50% *vs.* 70%) que prediz a resolução tem sido tema de debate, e o tempo após trombólise para verificar a resolução do ST no ECG também é controverso (45, 60 ou 90 minutos após início da infusão). Outros critérios de não reperfusão são dor precordial mantida e instabilidade hemodinâmica.

Tabela 30.4 Avaliação de supra-ST em pacientes com BRE

Critério	Escore
Elevação do ST ≥ 1mm e concordante com o QRS	5
Depressão do ST ≥ 1mm em V1, V2 ou V3	3
Elevação do ST ≥ 5mm e discordante com o QRS	2

Escores ≥ 3 pontos têm especificidade de 98% para supra-ST, enquanto 0 ponto tem 0%.

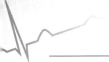

TRATAMENTO

Parte do tratamento do IAM CSST assemelha-se ao das outras SCA. Parte dos medicamentos usados já foi apresentada no capítulo anterior; neste capítulo, nos deteremos nas indicações dos fármacos usados no IAM CSST e nas diferenças específicas da terapia medicamentosa para esse subtipo de SCA.

Terapia pré-hospitalar

A avaliação pré-hospitalar tem se mostrado importante para abreviar o tratamento do IAM CSST. A realização de ECG pré-hospitalar, com avaliação de profissional habilitado e posterior contato com unidade de dor torácica, tem demonstrado diminuir o tempo porta-agulha e porta-balão.

A terapia medicamentosa pré-hospitalar é atualmente empírica e adotada por extrapolação dos tratamentos e estudos realizados em hospitais. Deve ser realizada apenas por profissional habilitado.

A fibrinólise pré-hospitalar, testada em diversos estudos que compararam a mortalidade com a infusão no hospital, vem mostrando benefício de aproximadamente 17% na redução da mortalidade por IAM CSST. Entretanto, esse tratamento ainda não é uma realidade em grande parte do mundo, em virtude da indisponibilidade de profissionais treinados ou equipamentos necessários, principalmente em regiões rurais (as que mais se beneficiariam da terapia pré-hospitalar). Atualmente a fibrinólise pré-hospitalar é realizada com maior frequência em algumas regiões da Europa. No Brasil é recomendada em caso de impossibilidade de realização de angioplastia ou na expectativa de transferência para uma unidade, para realização de angioplastia em um período > 90 minutos.

Oxigenoterapia

Pacientes com IAM sempre devem receber suplementação de oxigênio por máscara ou cateter (2 a 4L/min, a fim de manter $SatO_2 \geq 94\%$) por um período de 6 horas. Se a saturação de oxigênio no sangue for > 90%, a suplementação de oxigênio deverá ser continuada por período indefinido.

Analgesia e ansiolíticos

A analgesia é ponto essencial na terapêutica precoce do IAM, não devendo ser considerada de importância reduzida por não influenciar diretamente o prognóstico dos pacientes. O analgésico de escolha é a morfina, que deve ser administrada EV, na dose de 2 a 4mg a cada 5 minutos. Doses tão elevadas quanto 30mg podem ser necessárias para controle da dor. Deve-se ter cuidado para que não sejam administradas doses insuficientes do analgésico por receio de induzir depressão respiratória. Hipotensão induzida por morfina é um evento que pode ser considerado raro. A depressão ventilatória provocada pela morfina é de origem central e muito pouco frequente, devido à descarga adrenérgica. Ainda assim, esse efeito potencial poderá ser antagonizado pela administração de naloxona (0,4mg EV, a cada 3 minutos). O uso rotineiro de ansiolíticos não é recomendado, mas pode ser realizado em pacientes muito ansiosos.

Ácido acetilsalicílico (AAS)

O AAS é um inibidor específico da ciclo-oxigenase, inibindo a síntese do ácido araquidônico, o precursor do tromboxano A2. O tromboxano A2 é um potente ativador plaquetário; por conseguinte, o AAS é um potente inibidor da ativação plaquetária. Na dose de 162 a 325mg, deve ser administrado tão logo o paciente chegue ao hospital, ou mesmo antes de sua chegada. A dose de 81 a 325mg/dia deverá ser mantida indefinidamente, com preferência para manutenção de doses menores (81 a 100mg por dia).

Inibidores do receptor da P2Y12

Um inibidor do receptor da P2Y12 deve ser iniciado tão logo o paciente chegue ao hospital, ou na sala de hemodinâmica, e deve ser mantido por 1 ano após o evento (independentemente da utilização de *stent* metálico ou eluído em droga) segundo o último consenso americano. As doses de ataque e manutenção e as contraindicações de cada inibidor podem ser encontradas na Tabela 30.5. Devem ser preferidas doses menores de manutenção de AAS (81 a 100mg) quando o paciente faz uso de ticagrelor. O inibidor P2Y12 deve ser iniciado no evento agudo e mantido por no mínimo 30 dias (e até 1 ano), em pacientes submetidos a angioplastia com *stent* metálico, e por 1 ano, em pacientes submetidos a angioplastia com *stent* farmacológico.

Inibidores da glicoproteína IIb/IIIa (GPIIb/IIIa)

São contraindicados em pacientes que realizaram fibrinólise química. Nos pacientes que realizaram angioplastia, os inibidores da GPIIb/IIIa EV podem ser considerados em casos selecionados (grande quantidade de trombo, uso inadequado de inibidores do receptor P2Y12, *no reflow* e complicação trombótica). A utilização de abciximabe intracoronária pode ser considerada em casos selecionados. Um resumo dos inibidores da GPIIb/IIIa pode ser encontrado na Tabela 30.6.

Terapia anticoagulante

Como ajuvante à dupla antiagregação plaquetária, deve-se realizar a terapia anticoagulante com um dos fármacos descritos a seguir (Tabela 30.7):

Tabela 30.5 Doses e contraindicações dos inibidores do receptor da P2Y12 no IAM CSST

Fármaco	Dose de ataque	Dose de manutenção	Contraindicações
Clopidogrel	600mg	75mg	Sangramento patológico ativo, hipersensibilidade A dose de ataque deve ser diminuída para 300mg em pacientes submetidos à fibrinólise A dose de ataque deve ser diminuída para 75mg em pacientes > 75 anos e submetidos à fibrinólise
Ticagrelor	180mg	90mg de 12/12h	Sangramento patológico ativo, hipersensibilidade, FC < 50bpm, doença do nó sinusal sem MP, BAV 1º grau > 240ms, BAV 2º e 3º graus, IRC em HD, insuficiência hepática grave, uso de anticoagulante oral ou inibidores potentes da CYP3A4 (cetoconazol, claritromicina, ritonavir, atanazavir, nefazadona etc.)
Prasugrel	60mg	10mg	Sangramento patológico ativo, hipersensibilidade, AVE prévio, AIT, insuficiência hepática Child-Pugh C, idade < 18 e > 75 anos. Não indicado em pacientes submetidos à fibrinólise

MP: marca-passo; BAV: bloqueio atrioventricular; AVE: acidente vascular encefálico; AIT: ataque isquêmico transitório.

Tabela 30.6 Doses dos inibidores de glicoproteína IIb/IIIa

Fármaco	Dose	Observações
Abciximabe	0,25mg/kg EV *bolus*, 0,125µg/kg/min (máximo 10µg/min)	
Eptifibatide	25µg/kg EV *bolus*, manutenção 0,15µg/kg/min	Em pacientes com CrCl < 30mL/min, reduzir manutenção em 50%
Tirofibano	180µg/kg EV *bolus*, manutenção 2µg/kg/min; administrar 2º *bolus* 10min após o primeiro na dose de 180µg/kg	Em pacientes com CrCl < 30mL/min, reduzir manutenção em 50% Evitar em pacientes em hemodiálise

Tabela 30.7 Anticoagulantes – doses, indicações e observações

Fármaco	Dose	Observações
Pacientes que irão para angioplastia primária		
Bivalirudina	0,75mg/kg EV *bolus*, seguido de manutenção de: 1,75mg/kg/h; manutenção de 1mg/kg/h, se ClCr < 30mL/min	Preferível para pacientes com alto risco de sangramento ou com plaquetopenia induzida por heparina
HNF	Com inibidor GPIIb/IIIa: 50 a 70UI/kg EV *bolus* + TC-alvo 200 a 250s Sem inibidor GPIIb/IIIa: 70 a 100UI/kg EV *bolus* + TC-alvo 250 a 300s	
Enoxaparina	Idade < 75 anos: 30mg EV *bolus* + 1mg/kg 12/12h Idade > 75 anos: sem *bolus* + 0,75mg/kg 12/12h ClCr < 30mL/min: sem *bolus* + 1mg/kg 24/24h (qualquer idade)	Não ultrapassar doses de 100mg 12/12h Não ultrapassar doses de 75mg 12/12h em pacientes > 75 anos Preferível em relação à HNF Cuidado com ClCr < 30mL/min *Obs*: não recomendada pelo consenso americano
Pacientes eleitos para fibrinólise		
HNF	60UI/kg EV *bolus* + 12UI/kg/h TTPA-alvo: 1,5 a 2× normal	Evitar se previsão de anticoagulação > 48h
Enoxaparina	Idade < 75 anos: 30mg EV *bolus* + 1mg/kg 12/12h Idade > 75 anos: sem *bolus* + 0,75mg/kg 12/12h ClCr < 30mL/min: sem *bolus* + 1mg/kg 24/24h (qualquer idade)	Não ultrapassar doses de 100mg 12/12h Não ultrapassar doses de 75mg 12/12h em pacientes > 75 anos Preferível em relação à HNF Cuidado com ClCr < 30mL/min
Fondaparinux	2,5 mg EV, seguido por 2,5mg SC ao dia (no dia seguinte)	Contraindicado se ClCr < 30mL/min

HNF: heparina não fracionada.

Fondaparinux

O fondaparinux não deve ser usado como anticoagulante isolado em pacientes que serão submetidos a angioplastia por risco de trombose do cateter (potencial risco demonstrado no estudo OASIS 6). Seu uso em pacientes com IAM CSST não é recomendado. Pode ser usado como terapia anticoagulante em pacientes submetidos à fibrinólise.

Bivalirudina

A bivalirudina é um inibidor de trombina específico, direto e reversível, com efeito anticoagulante previsível. Sua excreção se dá por via renal e hepática. A bivalirudina inibe a trombina livre e ligada à fibrina através da ligação ao sítio catalítico da trombina e da ligação a um sítio aniônico exocítico I de maneira reversível (dependente da concentração). A bivalirudina prolonga o tempo de tromboplastina parcial ativada (TTPA), o tempo de protrombina, o tempo de trombina e o tempo de coagulação ativado (TCA). Estudos recentes mostraram um mortalidade menor em 30 dias com o uso de bivalirudina, quando comparado ao uso de heparina não fracionada (HNF) associado a inibidores da GPIIb/IIIa, principalmente por menor incidência de sangramento, porém foi observada maior incidência de trombose precoce de *stent*. Seu uso está recomendado em pacientes com IAM CSST submetidos a angioplastia primária e que apresentam alto risco de sangramento ou em pacientes com plaquetopenia induzida por heparina.

Enoxaparina e heparina não fracionada

Já apresentadas no capítulo anterior, as heparinas podem ser utilizadas como terapia anticoagulante, associadas ou não a inibidores da GPIIb/IIIa. Apresentam resultados equivalentes (HNF e enoxaparina), porém a enoxaparina apresenta vantagens no que se refere a menor risco de plaquetopenia induzida por heparina e deve ser escolhida quando a anticoagulação é planejada para mais de 48 horas. A enoxaparina deve ser utilizada com cuidado em pacientes com *clearance* de creatinina < 30mL/min. O consenso americano considera somente a HNF para pacientes encaminhados para angioplastia primária, pois o uso de enoxaparina foi menos estudado nesse grupo de pacientes.

Terapia de reperfusão

Além da dupla terapia de antiagregação plaquetária e terapia de anticoagulação, a principal finalidade da terapia em caso de IAM CSST é a abertura da artéria ocluída, seja por angioplastia primária, seja por fibrinólise. Em ambiente hospitalar, a terapia com angioplastia primária da artéria-alvo deve ser o tratamento de escolha sempre que disponível. A fibrinólise deve ser realizada em cenários em que a angioplastia não está disponível e a transferência para hospital com hemodinâmica não pode ser realizada em tempo hábil. As indicações e contraindicações da angioplastia primária e da fibrinólise estão listadas na Tabela 30.8. Os agentes fibrinolíticos são resumidos na Tabela 30.9.

Cateterismo cardíaco com intuito de reperfusão também deve ser realizado em pacientes submetidos à terapia fibrinolítica ou que não receberam terapia de reperfusão inicial nas seguintes situações: desenvolvimento de choque cardiogênico após a apresentação inicial, achados de moderado a alto risco em testes indutores de isquemia, sintomas de isquemia provocados por esforço mínimo ou em repouso ou em pacientes que apresentaram falha no tratamento fibrinolítico (ou reoclusão). Angiografia diagnóstica também pode ser realizada em todos os pacientes submetidos ao tratamento fibrinolítico (idealmente antes de 24 horas, mas não antes de 3 horas do tratamento fibrinolítico) antes da alta hospitalar.

Tabela 30.8 Terapia de reperfusão em IAM CSST

Indicações de angioplastia primária
Sintomas isquêmicos < 12h
Sintomas isquêmicos < 12h e contraindicação à fibrinólise independentemente de atraso na ATC
Choque cardiogênico ou IC aguda importante
Evidência de isquemia 12 a 24h após o início dos sintomas isquêmicos
Indicações de fibrinólise quando há atraso > 120min para ATC primária
Sintomas isquêmicos < 12h
Evidência de isquemia de 12 a 24h e grande área de miocárdio em risco ou instabilidade hemodinâmica
Contraindicações absolutas à fibrinólise
Hemorragia intracraniana prévia
AVE isquêmico nos últimos 3 meses (exceto AVE isquêmico agudo em protocolo de fibrinólise)
Neoplasia intracraniana, malformação arteriovenosa intracraniana
Suspeita de dissecção de aorta
Sangramento ativo
Trauma importante de cabeça, face, tórax, abdome ou pelve nos últimos 3 meses
Cirurgia intracraniana ou de medula nos últimos 2 meses
Hipertensão importante incontrolável
Repetir tratamento com estreptoquinase antes de 6 meses
Contraindicações relativas à fibrinólise
História de hipertensão grave e malcontrolada
Hipertensão significativa na apresentação (PAS > 180mmHg, PAD > 110mmHg)
AVE isquêmico > 3 meses
Demência
Doença cerebral intracraniana não classificada em contraindicação absoluta
Parada cardíaca traumática ou prolongada
Cirurgia < 3 semanas
Sangramento interno < 4 semanas
Punções vasculares não compressíveis
Gravidez
Úlcera péptica ativa
Terapia anticoagulante oral

ATC: angioplastia transcutânea; IC: insuficiência cardíaca; AVE: acidente vascular encefálico; PAS: pressão arterial sistólica; PAD: pressão arterial diastólica.

Tabela 30.9 Agentes fibrinolíticos

Fármaco	Dose	Especificidade à fibrina	Antigenicidade	Patência (%)
Tenecteplase	Bolus dose única com base na faixa de peso: < 60kg: 30mg 60 a 69kg: 35mg 70 a 79mg: 40mg 80 a 89kg: 45mg > 90kg: 50mg	++++	não	85%
Reteplase	10UI EV bolus + 10UI após 30min	++	não	84%
Alteplase	15mg EV bolus, seguido de 0,75mg/kg (máx 50mg) em 30min + 0,5mg/kg (máx. 35mg) em 1h	++	não	73% a 84%
Estreptoquinase	1.500.000UI EV em 30 a 60min	não	sim	60% a 68%

Cirurgia de revascularização

A cirurgia de revascularização deve ser indicada aos pacientes com IAM CSST cuja anatomia não pode ser abordada por revascularização percutânea e que se apresentam com choque cardiogênico, angina de repouso ou aos leves esforços e insuficiência cardíaca (IC) importante. A cirurgia cardíaca também está indicada para correção de complicações mecânicas no IAM CSST.

Betabloqueadores

Classicamente, vários estudos demonstraram o benefício dos betabloqueadores em pacientes com IAM CSST. No entanto, esses estudos, em sua maioria, foram realizados em período que antecedeu o surgimento dos medicamentos atuais. Estudos atuais falharam em demonstrar diminuição da mortalidade em pacientes agudos, porém relataram efeitos benéficos na diminuição de isquemia recorrente. Atualmente, betabloqueadores VO estão indicados em todos os pacientes com IAM CSST que não apresentam critério de exclusão (listados na Tabela 30.10).

Inibidores do sistema renina-angiotensina-aldosterona

Os inibidores da enzima conversora de angiotensina (IECA) diminuem eventos cardiovasculares maiores fatais e não fatais em pacientes com IAM CSST. O benefício dessa terapia foi demonstrado independentemente de outros fármacos utilizados no tratamento dessa síndrome, principalmente em pacientes de alto risco. Desse modo,

Tabela 30.10 Contraindicações ao uso de betabloqueadores no IAM CSST

FC < 60bpm	Pressão sistólica < 100mmHg
Intervalo PR > 0,24s	BAV de 2º e 3º graus
História de asma ou doença pulmonar reativa	Doença vascular periférica grave
Disfunção ventricular grave	Classe Killip ≥ II

IECA devem ser iniciados em todos os pacientes com IAM CSST sem contraindicações, especialmente nos que sofreram infarto anterior, com fração de ejeção do ventrículo esquerdo (FEVE) < 40%, ou que apresentem sintomas de IC. Nos pacientes intolerantes aos IECA, deve ser iniciado um bloqueador do receptor de angiotensina (BRA).

A espironolactona deve ser iniciada em pacientes que já estão em uso de IECA e betabloqueador e apresentam FEVE < 40% e/ou DM.

Estatinas

O controle adequado dos lipídios após SCA, incluindo os pacientes com IAM CSST, diminui o risco de morte cardiovascular, AVE e isquemia recorrente e a necessidade de revascularização. O tratamento intensivo com as estatinas apresenta benefício adicional, segundo os estudos realizados, principalmente nos endpoints clínicos não fatais. Dentre as estatinas atuais, alta dose de atorvastatina (80mg) mostrou diminuição de mortes e eventos cardiovasculares em pacientes com SCA. Por isso, o uso de estatina está indicado em todos os pacientes com IAM CSST, independentemente de seus níveis de colesterol LDL (mesmo em pacientes com LDL-c < 70mg/dL).

Nitratos

Embora a nitroglicerina possa aliviar os sintomas do infarto, reduzindo a precarga ventricular e aumentando o fluxo coronariano, ela geralmente não atenua a lesão miocárdica causada por oclusão arterial epicárdica, a não ser em caso de um vasoespasmo significativo. Nitroglicerina EV pode ser útil no tratamento de pacientes com IAM CSST e hipertensão ou IC. Nitratos não devem ser administrados se o paciente apresentar hipotensão, bradicardia ou taquicardia importante, infarto de VD ou uso de inibidor de 5-fosfodiesterase (sildenafila, tadalafila etc.) nas últimas 24 a 48 horas. Não há necessidade de uso rotineiro de nitrato para manutenção em pacientes assintomáticos após a fase inicial do IAM.

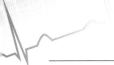

COMPLICAÇÕES

As principais complicações do IAM CSST serão devidamente descritas em capítulos à parte, mas encontram-se resumidas na Tabela 30.11.

Tabela 30.11 Complicações do IAM CSST

Insuficiência cardíaca
Edema agudo de pulmão
Choque cardiogênico
Infarto de VD
Complicações mecânicas
Regurgitação mitral
Ruptura do septo interventricular
Ruptura de parede livre ventricular
Aneurisma ventricular
Complicações elétricas
Arritmias ventriculares
Arritmias supraventriculares
Fibrilação atrial
Bradicardias, bloqueios AV, bloqueios intraventriculares

Bibliografia

Antman EM, Morrow DA, McCabe CH et al., The ExTRACT-TIMI 25 Investigators. Enoxaparin versus unfractionated heparin with fibrinolysis for ST-elevation myocardial infarction. N Engl J Med 2006; 354:1477-88.

Bonow RO, Mann DL, Zipes DP, Libby P. Braunwald's heart disease: a textbook of cardiovascular medicine. 9. ed. Saunders 2012:1087-177.

CAPRIE Steering Committee. A randomised, blinded, trial of clopidogrel versus aspirin in patientes at risk of ischaemic events (CAPRIE). Lancet 1996; 348:1329-39.

COMMIT (Clopidogrel and Metoprolol in Myocardial Infarction Trial) collaborative group. Addition of clopidogrel to aspirin in 45.852 patients with acute myocardial infarction: randomized placebo-controlled trial. Lancet 2005; 366:1607-21.

Gierlotka M, Gasior M, Wilczek K et al. Reperfusion by primary percutaneous coronary intervention in patients with ST-segment elevation myocardial infarction within 12 to 24 hours of the onset of symptoms (from a prospective national observational study [PL-ACS]). Am J Cardiol 2011; 107:501-8.

Jain S, Ting HT, Bell M et al. Utility of left bundle branch block as a diagnostic criterion for acute myocardial infarction. Am J Cardiol 2011; 107:1111-6.

James S, Budaj A, Aylward P et al. Ticagrelor versus clopidogrel in acute coronary syndromes in relation to renal function: results from the Platelet Inhibition and Patient Outcomes (PLATO) trial. Circulation 2010; 122:1056-67.

Kushner FG, Hand M, Smith SC et al. 2009 focused updates: ACC/AHA guidelines for the management of patients with ST-elevation myocardial infarction (updating the 2004 guideline and 2007 focused update) and ACC/AHA/SCAI guidelines on percutaneous coronary intervention (updating the 2005 guideline and 2007 focused update): a report of the American College of Cardiology Foundation/American Heart Association Task Force on practice guidelines. J Am Coll Cardiol 2009; 54:2205-41.

O'Gara PT, Kushner FG, Ascheim DD et al. 2013 ACCF/AHA Guideline for the Management of ST-Elevation Myocardial Infarction: a report of the American College of Cardiology Foundation/American Heart Association Task Force on practice guidelines. J Am Coll Cardiol 2013; 61(4):e78-e140.

Sabatine MS, McCabe CH, Gibson CM et al. Clopidogrel as adjunctive reperfusion therapy – thrombolysis in myocardial infarction (CLARITY – TIMI 128). N Engl J Med 2005; 352:1179-89.

Smith SC, Benjamin EJ, Bonow RO et al. AHA/ACCF secondary prevention and risk reduction therapy for patients with coronary and other atherosclerotic vascular disease: 2011 update: a guideline from the American Heart Association and American College of Cardiology Foundation. J Am Coll Cardiol 2011; 58:2432-46.

Steg G, James SK et al. ESC Guidelines for the management of acute myocardial infarction in patients presenting with ST-segment elevation – The Task Force on the management of ST-segment elevation acute myocardial infarction of the European Society of Cardiology (ESC), European Heart Journal 2012; 33:2569-619.

Stone GW, Witzenbichler B, Guagliumi G et al. Bivalirudin during primary PCI in acute myocardial infarction. N Engl J Med 2008; 358:2218-30.

Thygesen K, Alpert JS, Jaffe AS et al. Third universal definition of myocardial infarction. Circulation 2012; 126:2020-35.

Widimsky P, Wijns W, Fajadet J et al. Reperfusion therapy for ST elevation acute myocardial infarction in Europe: description of the current situation in 30 countries. Eur Heart J 2010; 31:943-57.

31

Rafael José Coelho Maia

Infarto Agudo do Miocárdio de Ventrículo Direito e Complicações Mecânicas do Infarto Agudo do Miocárdio de Ventrículo Esquerdo

INFARTO AGUDO DO MIOCÁRDIO DE VENTRÍCULO DIREITO

O infarto agudo do miocárdio (IAM) de ventrículo direito (VD) está frequentemente associado ao infarto de parede inferior do ventrículo esquerdo (VE) e sua apresentação clínica pode variar desde sintomas leves até o choque cardiogênico. Acarreta aumento de morbimortalidade intra-hospitalar, mas seu prognóstico, em longo prazo, geralmente é bom.

Na maioria dos indivíduos, o VD é irrigado pela artéria coronária direita através de seus ramos marginais. Entretanto, em pacientes com dominância esquerda, o que ocorre em 15% da população em geral, mais de 50% do VD são irrigados pela circulação coronariana esquerda.

As consequências hemodinâmicas do IAM de VD dependem de sua extensão, do grau de disfunção ventricular, da presença concomitante de isquemia atrial e da extensão do comprometimento simultâneo do VE. Comprometimento clínico-hemodinâmico ocorre em menos de 50% dos casos.

As manifestações clínicas irão variar de acordo com a extensão da isquemia do VD, e os sintomas são semelhantes aos de pacientes com IAM de VE: dor torácica, náuseas, vômitos, diaforese, tontura e ansiedade. Entretanto, infarto isolado ou predominante de VD não causa dispneia. Ocasionalmente, acarretará hipotensão e choque cardiogênico com turgência jugular, na presença de pulmões limpos, achados que são específicos, porém pouco sensíveis, uma vez que pequenos infartos de VD não cursam com instabilidade clínica.

Clinicamente, a insuficiência de VD caracteriza-se pela presença de sinal de Kussmaul (aumento da pressão venosa jugular com a inspiração), pelo pulso paradoxal (queda de 10mmHg ou mais da pressão sistólica durante a inspiração) e pela hipotensão, podendo chegar até o choque cardiogênico. O sinal de Kussmaul, quando presente no infarto de parede inferior, prediz acometimento conjunto do VD.

Pacientes com infarto de VD apresentam risco aumentado para bloqueio atrioventricular de alto grau e bradicardia com hipotensão, sem bloqueio. Bradiarritmia pode ser decorrente de isquemia do nó sinusal ou do nó atrioventricular e da ativação de reflexos cardioinibitórios, ou de ambos. A presença de bradicardia sinusal com hipotensão é possível devido aos reflexos cardioinibitórios (Bezold-Jarisch), em virtude da estimulação de reflexos vagais da parede inferior isquêmica, e geralmente cursa com palidez, diaforese, náuseas e vômitos. A presença de taquicardia complica cerca de um terço dos casos de infarto de VD e decorre de descarga simpática devido à ansiedade e a reflexos compensatórios ocasionados pela queda do débito cardíaco.

Em qualquer paciente com sintomas de síndrome coronariana aguda (SCA) e evidência eletrocardiográfica de isquemia de parede inferior, deve-se obter eletrocardiograma (ECG) com derivações para investigação do VD: V3R, V4R, V5R e V6R.

O ECG em pacientes com infarto do VD pode demonstrar elevação do segmento ST ≥ 1mm em V3R até V6R. A elevação do segmento ST em derivações de câmaras direitas, em particular na V4R, é indicativo de lesão ventricular direita aguda e correlaciona-se estreitamente com a oclusão da artéria coronária direita proximal, com sensibilidade e especificidade de 88% e 78%, respectivamente. Maior elevação do segmento ST na derivação DIII do que na derivação DII tem sido sugerida como um preditor de infarto do VD.

O diagnóstico deve ser suspeitado em caso de hipotensão e turgência jugular com ausculta pulmonar limpa e ECG sugestivo de infarto de parede inferior, bem como elevação do segmento ST em V4R.

O ecocardiograma transtorácico avalia a função global e regional do VD, bem como seu tamanho, além da existência e gravidade de regurgitação tricúspide. Deve ser realizado de urgência em pacientes com infarto de parede inferior que apresentam comprometimento hemodinâmico, a fim de excluir possíveis diagnósticos diferenciais, como embolia pulmonar, tamponamento cardíaco e pericardite. Se não houver comprometimento hemodinâmico, a realização desse exame não deverá atrasar o estudo hemodinâmico para tratamento da artéria culpada.

O cateterismo da artéria pulmonar também pode fornecer informações úteis para o diagnóstico. Demonstra elevadas pressões de enchimento em câmaras direitas (pressão venosa central [PVC], pressões diastólicas finais de átrio direito e de VD), com pressão ventricular esquerda normal ou discretamente elevada. A pressão sistólica do VD e a pressão de pulso estão diminuídas, além do débito cardíaco, geralmente bastante diminuído.

Os principais diagnósticos diferenciais incluem embolia pulmonar, pericardite com tamponamento cardíaco e IAM anterosseptal. Dentre estes, a embolia pulmonar é o que mais se assemelha com IAM de VD, pois ambos cursam com dor torácica, hipotensão, choque e ausculta pulmonar normal. Ambos podem cursar com elevação de troponina e de peptídeo natriurético cerebral [BNP]. A característica da dor torácica (isquêmica *versus* pleurítica) e achados eletrocardiográficos (supradesnivelamento do segmento ST de parede inferior raramente ocorre na embolia pulmonar) podem auxiliar a diferenciação entre os diagnósticos. Ao ecocardiograma, ambos podem cursar com disfunção sistólica do VD; entretanto, a função preservada da região apical (sinal de McConnel) tem sido descrita como específica da embolia pulmonar.

Em geral, o tratamento do infarto de VD é semelhante ao do IAM com supra-ST, com dupla antiagregação oral, estatina e anticoagulante. A terapia de reperfusão deve ser iniciada o mais rápido possível. Entretanto, medicamentos para melhora da dor torácica, como opioides, nitratos e betabloqueadores, devem ser usados com cautela, uma vez que podem reduzir a pré-carga e a contratilidade cardíaca.

Em pacientes que se encontram hipotensos devido ao IAM de VD, objetiva-se melhorar o débito cardíaco do VD. A infusão de solução salina deve ser realizada a fim de melhorar a pré-carga. Se após a reposição de fluidos houver aumento da PVC para 15mmHg, sem que haja melhora da pressão arterial, provavelmente a expansão volêmica não irá melhorar a hemodinâmica. Cateter de artéria pulmonar poderá ser utilizado se não houver melhora hemodinâmica após expansão volêmica; entretanto, sua inserção pode induzir estímulo vagal com diminuição aguda da pré-carga e choque cardiogênico.

Quando a ressuscitação volêmica não é suficiente, a hipotensão deve ser corrigida com o uso de agentes inotrópicos. Dopamina e dobutamina são os agentes inotrópicos mais utilizados.

Em pacientes com disfunção predominante de VD, a diminuição da pós-carga não é recomendada, pois pode piorar o perfil hemodinâmico. Em pacientes com IAM de VD e disfunção significativa do VE, uso de balão intra-aórtico (BIA) e, ocasionalmente, medicamentos para reduzir a pós-carga podem ser efetivos para melhorar o esvaziamento do VE e, subsequentemente, do VD.

O uso de BIA é preconizado para choque cardiogênico por disfunção de VE. Existem poucas evidências sobre os benefícios de seu uso para infarto de VD. O motivo para seu uso é que pode melhorar o fluxo sanguíneo para a artéria pulmonar e, consequentemente, oferecer um suporte hemodinâmico adequado para o coração direito, enquanto não há recuperação de sua função.

Bradiarritmias podem piorar significativamente o *status* hemodinâmico, sendo necessário o uso de atropina e/ou marca-passo.

A reperfusão coronariana, seja por intervenção coronariana percutânea (ICP), seja por meio do uso de fibrinolíticos, deve ser realizada de maneira precoce, a fim de preservar a função do VD e reduzir a morbimortalidade.

Em caso de falência do VD não responsiva ao tratamento clínico, a Food and Drug Administration (FDA) aprovou o uso de dispositivo cirúrgico de assistência ventricular direita, que tem sido utilizado como último recurso para estabilizar o paciente e recuperar a função do VD. Entretanto, faz-se necessário um procedimento cirúrgico com canulação atrial ou ventricular e outra em artéria pulmonar.

O infarto de VD acarreta maior mortalidade intra-hospitalar por apresentar maior incidência de hipotensão, arritmias e choque cardiogênico. Essa piora no prognóstico em curto prazo parece estar mais associada ao envolvimento do VD do que à extensão da área acometida.

A longo prazo, o prognóstico parece estar mais relacionado com a extensão da área acometida. Após a reperfusão da artéria acometida, há recuperação da função do VD em aproximadamente 80% dos casos nos primeiros meses, sendo rara a ocorrência de insuficiência cardíaca (IC) atribuída apenas ao VD. Entretanto, uma redução persistente da função do VD está associada a pior prognóstico em longo prazo.

COMPLICAÇÕES MECÂNICAS DO INFARTO AGUDO DO MIOCÁRDIO DO VENTRÍCULO ESQUERDO

As complicações mais temidas do IAM são aquelas que envolvem laceração ou ruptura aguda de algum tecido infartado. As rupturas podem envolver os músculos papilares, o septo interventricular (SIV) ou a parede livre do ventrículo e, dependendo de sua localização, há variação no quadro clínico e no desfecho.

Ruptura de parede livre do ventrículo

Complicação mais temida do infarto, em geral é letal. Ocorre em menos de 1% de todos os casos de IAM, porém é responsável por 14% a 26% dos casos de mortalidade intra-hospitalar por infarto. Mais frequente e ocorrendo de maneira mais precoce quando são utilizados fibrinolíticos, sua incidência vem diminuindo progressivamente ao longo dos anos devido à melhora do tratamento medicamentoso e das terapias de reperfusão.

Estudos observacionais sugerem que a incidência de ruptura cardíaca é menor em pacientes tratados com ICP, em comparação com a encontrada em pacientes que fizeram uso de fibrinolíticos. A terapia fibrinolítica também acelera a ocorrência de ruptura.

A incidência de ruptura é maior em pacientes sem história prévia de angina ou infarto, em infarto com supra-ST ou com desenvolvimento de onda Q no ECG, e em casos com grande elevação de marcadores de necrose miocárdica. Essa associação sugere que a ausência de circulação colateral e o tamanho do infarto seriam importantes determinantes da ocorrência da ruptura. A presença de angina pós-infarto, bem como de supra-ST persistente, também está correlacionada com a elevação do risco. Outros fatores de risco incluem infarto de parede anterior, gênero feminino e idosos. O uso rotineiro de betabloqueador no IAM reduziu a taxa de mortalidade por ruptura de parede livre.

Quase sempre associado ao infarto transmural e de grande extensão, acomete mais frequentemente o VE, em particular a região apical. Em geral, ocorre na zona de transição entre a área infartada e o músculo normal, por expansão do infarto. Quando ocorre no centro do infarto, tende a acontecer de maneira mais tardia (segunda semana pós-infarto). É mais frequente em pacientes com idade avançada, do sexo feminino e com infarto prévio.

Pode ocorrer até 2 semanas pós-IAM, porém é mais comum nos primeiros 5 dias. Ruptura precoce (< 72 horas pós-IAM) geralmente ocorre em infartos de parede anterior e não há diferença na forma de tratamento utilizada (conservador ou com terapia de reperfusão). Ruptura tardia (> 4 dias pós-IAM) não apresenta localização preferencial, ocorre na área de expansão do infarto e tem incidência diminuída em caso de reperfusão bem-sucedida.

Ruptura, tipicamente, ocorre em áreas infartadas que não foram adequadamente reperfundidas. Estudos sugerem diminuição de sua incidência com terapia fibrinolítica precoce, em comparação com placebo. Sua incidência é ainda menor nos casos de ICP. Quando realizada tardiamente, a terapia fibrinolítica não aumenta o risco de ruptura; entretanto, acelera o tempo da ruptura, que ocorre mais frequentemente nas primeiras 24 horas pós-intervenção. Em contraste, a ICP, mesmo realizada tardiamente, diminui a incidência de ruptura cardíaca.

O quadro clínico é caracterizado por dor torácica tipo anginosa, pleurítica ou pericárdica, síncope, hipotensão, arritmia ou morte súbita. No exame físico, evidencia-se a presença de pulso paradoxal, turgência jugular, dissociação eletromecânica e choque cardiogênico. Em casos de ruptura completa, geralmente ocorrem hemopericárdio e morte por tamponamento cardíaco. Há desenvolvimento de insuficiência aguda de VD e choque cardiogênico, seguido rapidamente de parada cardiorrespiratória (PCR) por atividade elétrica sem pulso (AESP). A pericardiocentese de urgência confirma o diagnóstico de tamponamento cardíaco. O ecocardiograma transtorácico também confirma o diagnóstico. Nos casos de ruptura incompleta ou subaguda, a perfuração do VE é contida pelo pericárdio ou pela presença de algum trombo. Essa condição pode progredir para ruptura franca, para formação de um pseudoaneurisma ou para formação de divertículo no VE. Em geral, manifesta-se por dor torácica, tipo pericárdica anginosa ou pleurítica, agitação, hipotensão e arritmia. O ECG apresenta achados sugestivos de pericardite. Seu diagnóstico é confirmado pelo ecocardiograma transtorácico.

A sobrevida depende de rápida suspeita de ruptura. A pericardiocentese deve ser realizada, e cirurgia de urgência está indicada na presença de hemopericárdio. O tratamento clínico consiste na adoção de medidas para estabilização hemodinâmica, com fluidos, suporte inotrópico, vasopressores e BIA. Cirurgia de urgência também está indicada nos casos de pseudoaneurisma, pois há risco de ruptura.

Ruptura de septo interventricular

Tipicamente, ocorre em 3 a 5 dias após o infarto, mas pode ocorrer em até 15 dias. Frequente em pacientes com acometimento de uma única artéria coronariana, geralmente a descendente anterior, tem relação direta com a extensão do infarto e a pobre circulação colateral para o septo interventricular (SIV). Tem maior prevalência no primeiro infarto, nos casos em que não houve reperfusão adequada e quando há persistência do supra-ST por mais de 72 horas. O risco também é aumentado em acidentes com infarto de VD.

Antes do advento da terapia de reperfusão, a ruptura de SIV apresentava incidência de aproximadamente 2% dos infartos e 10% dos casos de ruptura cardíaca. O tratamento de reperfusão acarretou uma diminuição importante de sua incidência.

Ruptura de septo ocorre em igual frequência em infartos de parede anterior e não anterior. Nos casos de IAM de parede anterior, a ruptura ocorre mais frequentemente no septo apical, enquanto nos casos de IAM de parede inferior é frequente no septo basal.

A ruptura do SIV ocorre na transição entre a área necrótica e a não necrótica, podendo variar em tamanho e quantidade, porém costuma ser única. O tamanho do defeito determina a magnitude do *shunt* esquerda-direita e a presença de sintomas.

O quadro clínico varia de acordo com o tamanho do defeito do septo. Pode se apresentar por comprometimento hemodinâmico, com hipotensão, sinais clínicos de IC, geralmente direita, e presença de novo sopro holossistólico, rude e intenso, mais audível em bordo esternal esquerdo baixo e, geralmente, acompanhado de frêmito.

O defeito pode ser observado ao ecocardiograma transtorácico mas, ocasionalmente, o ecocardiograma transesofágico pode ser necessário.

O tempo para reparo cirúrgico ainda é controverso, devendo ser individualizado de acordo com a apresentação clínica. Em pacientes com choque cardiogênico, o tratamento clínico é realizado com o objetivo de estabilização hemodinâmica, e a intervenção cirúrgica de urgência é inevitável. Cateterismo cardíaco deve ser executado para definição da anatomia coronariana, seguido do reparo cirúrgico. Retardo no procedimento cirúrgico é possível em pacientes sem choque cardiogênico; entretanto, há risco potencial de deterioração hemodinâmica. Os resultados adversos geralmente estão relacionados com a idade avançada e o atraso do procedimento cirúrgico.

Sempre que possível, a revascularização cirúrgica deve ser realizada em conjunto com a correção cirúrgica do defeito septal, uma vez que não há elevação da mortalidade intra-hospitalar, mas há redução da mortalidade tardia. O fechamento transcateter do defeito septal pós-infarto é outra abordagem terapêutica possível.

Insuficiência mitral aguda

As causas de insuficiência mitral (IM) pós-infarto incluem retração do músculo papilar isquêmico, dilatação do VE ou aneurisma verdadeiro e ruptura de músculo papilar ou da cordoalha tendínea.

IM discreta ocorre em 14% dos casos de IAM e não está associada a eventos adversos. Já a IM de moderada a importante acarreta maior mortalidade e ocorre em 3% dos casos de IAM, estando presente em 39% dos casos que se apresentam com choque cardiogênico. Alguns casos de IM de moderada a importante, sem que haja ruptura de músculo papilar, podem se apresentar com estabilidade hemodinâmica. Nesses casos, a maioria dos pacientes se beneficia apenas da terapia de reperfusão, sem necessidade de reparo valvar.

Seu diagnóstico deve ser suspeitado em caso de surgimento de novo sopro holossistólico com desenvolvimento progressivo de IC. A intensidade do sopro não tem correlação com a gravidade da IC, pois, em alguns casos, pode haver equalização das pressões entre ventrículo e átrio esquerdos, resultando em uma IM silenciosa.

A ruptura de músculo papilar ocorre geralmente entre o segundo e o sétimo dia pós-infarto e é responsável por aproximadamente 5% das mortes pós-infarto. Pode ocorrer de maneira parcial (apenas uma cabeça do músculo) ou completa. Em geral, está relacionada com infarto de parede inferior, que acarreta ruptura do músculo papilar posteromedial; também pode ocorrer no infarto de parede anterolateral, que acarreta ruptura do músculo anterolateral.

A maioria dos pacientes tem áreas de necrose relativamente pequenas e, na maioria dos casos, há acometimento de apenas uma artéria coronária.

Os principais fatores de risco para ruptura de músculo papilar são atraso para admissão hospitalar e angina recorrente.

As manifestações clínicas incluem hipotensão, edema pulmonar com precórdio hiperdinâmico e presença de novo sopro, geralmente holodiastólico e sem frêmito. Entretanto, alguns pacientes podem se apresentar sem sopro. PVP geralmente demonstra ondas V gigantes, não sendo esse achado específico para ruptura do músculo papilar.

O diagnóstico deve ser suspeitado em caso de comprometimento hemodinâmico associado a novo sopro mitral, em um contexto de IAM, sendo tipicamente confirmado pelo ecocardiograma transtorácico, que pode demonstrar o *flail* do segmento da valva mitral ou imagem sugestiva de ruptura de músculo papilar ou de cordas tendíneas. Em alguns casos, o ecocardiograma transesofágico é necessário para estabelecer o diagnóstico.

O tratamento medicamentoso consiste na redução agressiva da pós-carga com a utilização de nitratos, nitroprussiato, diuréticos e BIA. A intervenção cirúrgica de emergência é o tratamento de escolha para a ruptura de músculo papilar. Trata-se de um procedimento que apresenta mortalidade cirúrgica elevada (20% a 25%); entretanto, a sobrevida de pacientes tratados clinicamente é muito baixa. A plastia mitral pode ser tentada apenas nos casos em que não há necrose do músculo papilar. Quando ocorre ruptura parcial do músculo papilar, alguns cirurgiões preferem retardar a cirurgia por 6 a 8 semanas, para evitar operar o paciente no tecido necrótico; entretanto, muitas vezes não se consegue estabilização clínica e a intervenção cirúrgica de urgência se faz necessária.

Bibliografia

Andersen HR, Falk E, Nielsen D. Right ventricular infarction: frequency, size and topography in coronary heart disease: a prospective study comprising 107 consecutive autopsies from a coronary care unit. J Am Coll Cardiol 1987; 10:1223.

Antman EM, Anbe DT, Armstrong PW et al. ACC/AHA guidelines for the management of patients with ST-elevation myocardial infarction. Disponível em: www.acc.org/qualityandscience/clinical/statements.htm. (Accessed on August 24, 2006).

Arrieta-Garcia C, Klein LW. Right ventricular assist devices in right ventricular infarction: do they augment right ventricular function sufficiently to improve prognosis? J Invasive Cardiol 2011; 23:252.

Barbour DJ, Roberts WC. Rupture of a left ventricular papillary muscle during acute myocardial infarction: analysis of 22 necropsy patients. J Am Coll Cardiol 1986; 8:558.

Batts KP, Ackermann DM, Edwards WD. Postinfarction rupture of the left ventricular free wall: clinicopathologic correlates in 100 consecutive autopsy cases. Hum Pathol 1990; 21:530.

Becker RC, Charlesworth A, Wilcox RG, et al. Cardiac rupture associated with thrombolytic therapy: impact of time to treatment in the Late Assessment of Thrombolytic Efficacy (LATE) study. J Am Coll Cardiol 1995; 25:1063.

Becker RC, Hochman JS, Cannon CP, et al. Fatal cardiac rupture among patients treated with thrombolytic agents and adjunctive thrombin antagonists: observations from the Thrombolysis and Thrombin Inhibition in Myocardial Infarction 9 Study. J Am Coll Cardiol 1999; 33:479.

Benton JP, Barker KS. Transcatheter closure of ventricular septal defect: a nonsurgical approach to the care of the patient with acute ventricular septal rupture. Heart Lung 1992; 21:356.

Berger PB, Ruocco NA Jr, Ryan TJ et al. Frequency and significance of right ventricular dysfunction during inferior wall left ventricular myocardial infarction treated with thrombolytic therapy (results from the thrombolysis in myocardial infarction [TIMI] II trial). The TIMI Research Group. Am J Cardiol 1993; 71:1148.

Birnbaum Y, Wagner GS, Gates KB, et al. Clinical and electrocardiographic variables associated with increased risk of ventricular septal defect in acute anterior myocardial infarction. Am J Cardiol 2000; 86:830.

Bishop HL, Gibson RS, Stamm RB, et al. Role of two-dimensional echocardiography in the evaluation of patients with ventricular septal rupture postmyocardial infarction. Am Heart J 1981; 102:965.

Bowers TR, O'Neill WW, Grines C et al. Effect of reperfusion on biventricular function and survival after right ventricular infarction. N Engl J Med 1998; 338:933.

Braat SH, Brugada P, De Zwaan C et al. Right and left ventricular ejection fraction in acute inferior wall infarction with or without ST segment elevation in lead V4R. J Am Coll Cardiol 1984; 4:940.

Braat SH, Brugada P, de Zwaan C et al. Value of electrocardiogram in diagnosing right ventricular involvement in patients with an acute inferior wall myocardial infarction. Br Heart J 1983; 49:368.

Braat SH, de Zwaan C, Brugada P et al. Right ventricular involvement with acute inferior wall myocardial infarction identifies high risk of developing atrioventricular nodal conduction disturbances. Am Heart J 1984; 107:1183.

Braat SH, Gorgels AP, Bär FW, Wellens HJ. Value of the ST-T segment in lead V4R in inferior wall acute myocardial infarction to predict the site of coronary arterial occlusion. Am J Cardiol 1988; 62:140.

Bueno H, López-Palop R, Bermejo J et al. In-hospital outcome of elderly patients with acute inferior myocardial infarction and right ventricular involvement. Circulation 1997; 96:436.

Cabin HS, Clubb KS, Wackers FJ, Zaret BL. Right ventricular myocardial infarction with anterior wall left ventricular infarction: an autopsy study. Am Heart J 1987; 113:16.

Cheriex EC, de Swart H, Dijkman LW, et al. Myocardial rupture after myocardial infarction is related to the perfusion status of the infarct-related coronary artery. Am Heart J 1995; 129:644.

Crenshaw BS, Granger CB, Birnbaum Y, et al. Risk factors, angiographic patterns, and outcomes in patients with ventricular septal defect complicating acute myocardial infarction. GUSTO-I (Global Utilization of Streptokinase and TPA for Occluded Coronary Arteries) Trial Investigators. Circulation 2000; 101:27.

D'Arcy B, Nanda NC. Two-dimensional echocardiographic features of right ventricular infarction. Circulation 1982; 65:167.

David TE. Techniques and results of mitral valve repair for ischemic mitral regurgitation. J Card Surg 1994; 9:274.

Ferrario M, Poli A, Previtali M et al. Hemodynamics of volume loading compared with dobutamine in severe right ventricular infarction. Am J Cardiol 1994; 74:329.

Figueras J, Calvo F, Cortadellas J, Soler-Soler J. Comparison of patients with and without papillary muscle rupture during acute myocardial infarction. Am J Cardiol 1997; 80:625.

Figueras J, Cortadellas J, Soler-Soler J. Left ventricular free wall rupture: clinical presentation and management. Heart 2000; 83:499.

Gertz SD, Kragel AH, Kalan JM, et al. Comparison of coronary and myocardial morphologic findings in patients with and without thrombolytic therapy during fatal first acute myocardial infarction. The TIMI Investigators. Am J Cardiol 1990; 66:904.

Goldberger JJ, Himelman RB, Wolfe CL, Schiller NB. Right ventricular infarction: recognition and assessment of its hemodynamic significance by two-dimensional echocardiography. J Am Soc Echocardiogr 1991; 4:140.

Goldstein JA, Barzilai B, Rosamond TL et al. Determinants of hemodynamic compromise with severe right ventricular infarction. Circulation 1990; 82:359.

Goldstein JA. Pathophysiology and management of right heart ischemia. J Am Coll Cardiol 2002; 40:841.

Gumina RJ, Wright RS, Kopecky SL et al. Strong predictive value of TIMI risk score analysis for in-hospital and long-term survival of patients with right ventricular infarction. Eur Heart J 2002; 23:1678.

Honan MB, Harrell FE Jr, Reimer KA, et al. Cardiac rupture, mortality and the timing of thrombolytic therapy: a meta-analysis. J Am Coll Cardiol 1990; 16:359.

ISIS-1. ISIS-1 (First International Study of Infarct Survival) Collaborative Group. Mechanisms for the early mortality reduction produced by beta-blockade started early in acute myocardial infarction. Lancet 1988; 1:921.

Isner JM, Roberts WC. Right ventricular infarction complicating left ventricular infarction secondary to coronary heart disease. Frequency, location, associated findings and significance from analysis of 236 necropsy patients with acute or healed myocardial infarction. Am J Cardiol 1978; 42:885.

Isner JM. Right ventricular myocardial infarction. JAMA 1988; 259:712.

James TN. Anatomy of the coronary arteries in health and disease. Circulation 1965; 32:1020.

Jugdutt BI. Right ventricular infarction: contribution of echocardiography to diagnosis and management. Echocardiography 1999; 16:297.

Kahn JK, Bernstein M, Bengtson JR. Isolated right ventricular myocardial infarction. Ann Intern Med 1993; 118:708.

Kinch JW, Ryan TJ. Right ventricular infarction. N Engl J Med 1994; 330:1211.

Kishon Y, Oh JK, Schaff HV, et al. Mitral valve operation in postinfarction rupture of a papillary muscle: immediate results and long-term follow-up of 22 patients. Mayo Clin Proc 1992; 67:1023.

Lavie CJ, Gersh BJ. Mechanical and electrical complications of acute myocardial infarction. Mayo Clin Proc 1990; 65:709.

Lemery R, Smith HC, Giuliani ER, Gersh BJ. Prognosis in rupture of the ventricular septum after acute myocardial infarction and role of early surgical intervention. Am J Cardiol 1992; 70:147.

Levine RA, Schwammenthal E. Ischemic mitral regurgitation on the threshold of a solution: from paradoxes to unifying concepts. Circulation 2005; 112:745.

Litton TC, Sutton JP, Smith CW, et al. Surgical treatment of ventricular septal rupture complicating myocardial infarction. Am J Surg 1988; 155:587.

López-Sendón J, González A, López de Sá E, et al. Diagnosis of subacute ventricular wall rupture after acute myocardial infarction: sensitivity and specificity of clinical, hemodynamic and echocardiographic criteria. J Am Coll Cardiol 1992; 19:1145.

Mann JM, Roberts WC. Acquired ventricular septal defect during acute myocardial infarction: analysis of 38 unoperated necropsy patients and comparison with 50 unoperated necropsy patients without rupture. Am J Cardiol 1988; 62:8.

Mann JM, Roberts WC. Rupture of the left ventricular free wall during acute myocardial infarction: analysis of 138 necropsy patients and comparison with 50 necropsy patients with acute myocardial infarction without rupture. Am J Cardiol 1988; 62:847.

Mavrić Z, Zaputović L, Matana A et al. Prognostic significance of complete atrioventricular block in patients with acute inferior myocardial infarction with and without right ventricular involvement. Am Heart J 1990; 119:823.

McConnell MV, Solomon SD, Rayan ME et al. Regional right ventricular dysfunction detected by echocardiography in acute pulmonary embolism. Am J Cardiol 1996; 78:469.

McMullan MH, Maples MD, Kilgore TL Jr, Hindman SH. Surgical experience with left ventricular free wall rupture. Ann Thorac Surg 2001; 71:1894.

Mehta SR, Eikelboom JW, Natarajan MK et al. Impact of right ventricular involvement on mortality and morbidity in patients with inferior myocardial infarction. J Am Coll Cardiol 2001; 37:37.

Moreno R, López-Sendón J, García E, et al. Primary angioplasty reduces the risk of left ventricular free wall rupture compared with thrombolysis in patients with acute myocardial infarction. J Am Coll Cardiol 2002; 39:598.

Morishima I, Sone T, Mokuno S, et al. Clinical significance of no-reflow phenomenon observed on angiography after successful treatment of acute myocardial infarction with percutaneous transluminal coronary angioplasty. Am Heart J 1995; 130:239.

Moursi MH, Bhatnagar SK, Vilacosta I, et al. Transesophageal echocardiographic assessment of papillary muscle rupture. Circulation 1996; 94:1003.

Nakatani D, Sato H, Kinjo K, et al. Effect of successful late reperfusion by primary coronary angioplasty on mechanical complications of acute myocardial infarction. Am J Cardiol 2003; 92:785.

Nakatsuchi Y, Minamino T, Fujii K, Negoro S. Clinicopathological characterization of cardiac free wall rupture in patients with acute myocardial infarction: difference between early and late phase rupture. Int J Cardiol 1994; 47:S33.

Nishimura RA, Schaff HV, Gersh BJ, et al. Early repair of mechanical complications after acute myocardial infarction. JAMA 1986; 256:47.

Oliva PB, Hammill SC, Edwards WD. Cardiac rupture, a clinically predictable complication of acute myocardial infarction: report of 70 cases with clinicopathologic correlations. J Am Coll Cardiol 1993; 22:720.

Pasternak RC, Braunwald E, Sobel BE. Acute myocardial infarction. In: Heart Disease, 4th ed, Braunwald EB (Ed), Saunders, Philadelphia 1992. p.200.

Perloff JK, Talano JV, Ronan JA Jr. Noninvasive techniques in acute myocardial infarction. Prog Cardiovasc Dis 1971; 13:437.

Picard MH, Davidoff R, Sleeper LA, et al. Echocardiographic predictors of survival and response to early revascularization in cardiogenic shock. Circulation 2003; 107:279.

Pierli C, Lisi G, Mezzacapo B. Subacute left ventricular free wall rupture. Surgical repair prompted by echocardiographic diagnosis. Chest 1991; 100:1174.

Pohjola-Sintonen S, Muller JE, Stone PH, et al. Ventricular septal and free wall rupture complicating acute myocardial infarction: experience in the Multicenter Investigation of Limitation of Infarct Size. Am Heart J 1989; 117:809.

Prêtre R, Rickli H, Ye Q, et al. Frequency of collateral blood flow in the infarct-related coronary artery in rupture of the ventricular septum after acute myocardial infarction. Am J Cardiol 2000; 85:497.

Radford MJ, Johnson RA, Daggett WM Jr, et al. Ventricular septal rupture: a review of clinical and physiologic features and an analysis of survival. Circulation 1981; 64:545.

Reeder GS. Identification and treatment of complications of myocardial infarction. Mayo Clin Proc 1995; 70:880.

Robalino BD, Whitlow PL, Underwood DA, Salcedo EE. Electrocardiographic manifestations of right ventricular infarction. Am Heart J 1989; 118:138.

Sakata K, Yoshino H, Kurihara H et al. Prognostic significance of persistent right ventricular dysfunction as assessed by radionuclide angiocardiography in patients with inferior wall acute myocardial infarction. Am J Cardiol 2000; 85:939.

Saw J, Davies C, Fung A et al. Value of ST elevation in lead III greater than lead II in inferior wall acute myocardial infarction for predicting in-hospital mortality and diagnosing right ventricular infarction. Am J Cardiol 2001; 87:448.

Skehan JD, Carey C, Norrell MS, et al. Patterns of coronary artery disease in post-infarction ventricular septal rupture. Br Heart J 1989; 62:268.

Smyllie JH, Sutherland GR, Geuskens R, et al. Doppler color flow mapping in the diagnosis of ventricular septal rupture and acute mitral regurgitation after myocardial infarction. J Am Coll Cardiol 1990; 15:1449.

Strasberg B, Pinchas A, Arditti A et al. Left and right ventricular function in inferior acute myocardial infarction and significance of advanced atrioventricular block. Am J Cardiol 1984; 54:985.

Tcheng JE, Jackman JD Jr, Nelson CL, et al. Outcome of patients sustaining acute ischemic mitral regurgitation during myocardial infarction. Ann Intern Med 1992; 117:18.

Topol EJ, Goldschlager N, Ports TA et al. Hemodynamic benefit of atrial pacing in right ventricular myocardial infarction. Ann Intern Med 1982; 96:594.

Vargas-Barrón J, Molina-Carrión M, Romero-Cárdenas A, et al. Risk factors, echocardiographic patterns, and outcomes in patients with acute ventricular septal rupture during myocardial infarction. Am J Cardiol 2005; 95:1153.

Weiss S, Jolly N, Shah AP. Multivessel intervention and placement of a percutaneous right ventricular assist device in a patient with acute myocardial infarction complicated by cardiac arrest. J Invasive Cardiol 2011; 23:248.

Wellens HJ. The value of the right precordial leads of the electrocardiogram. N Engl J Med 1999; 340:381.

www.acc.org/qualityandscience/clinical/statements.htm (Accessed on September 18, 2007). www.acc.org/qualityandscience/clinical/statements.htm (Accessed on September 18, 2007).

Zehender M, Kasper W, Kauder E et al. Right ventricular infarction as an independent predictor of prognosis after acute inferior myocardial infarction. N Engl J Med 1993; 328:981.

Zeymer U, Neuhaus KL, Wegscheider K et al. Effects of thrombolytic therapy in acute inferior myocardial infarction with or without right ventricular involvement. HIT-4 Trial Group. Hirudin for Improvement of Thrombolysis. J Am Coll Cardiol 1998; 32:876.

32

Adriana Moraes da Costa • Carlos Sérgio Luna Gomes Duarte

Edema Agudo de Pulmão

INTRODUÇÃO

Edema agudo de pulmão (EAP) é uma condição potencialmente fatal, frequentemente encontrada no setor de emergência, e cujo prognóstico estará diretamente relacionado com o fator precipitante, assim como com o pronto reconhecimento e a adequada abordagem terapêutica da situação. O edema pulmonar que surge subitamente é uma emergência médica e exige cuidados imediatos. Embora o edema pulmonar possa ser fatal, o diagnóstico e o pronto tratamento, enquanto se busca a causa, podem modificar esse quadro.

Didaticamente, o EAP tem sido classificado como cardiogênico (edema hidrostático ou hemodinâmico) e não cardiogênico (edema por aumento da permeabilidade ou lesão pulmonar aguda). Embora de mecanismos distintos, na prática sua diferenciação pode ser difícil devido às apresentações clínicas similares.

FISIOPATOLOGIA

O EAP é decorrente do acúmulo anormal de fluidos nos espaços intersticial e alveolar dos pulmões, resultando em hipoxemia, diminuição da complacência pulmonar, aumento do trabalho respiratório e relação ventilação-perfusão anormal.

No EAP cardiogênico, há transudação do excesso de fluido para o pulmão, secundária ao aumento da congestão no átrio esquerdo e à subsequente elevação das pressões venosa e capilar pulmonar.

As forças que governam as trocas de fluidos pela membrana capilar baseiam-se na equação de Starling e incluem: as pressões hidrostáticas capilar (PHc) e intersticial (PHi); as pressões osmóticas das proteínas plasmáticas, especialmente a albumina, e fluido intersticial entre o capilar e o alvéolo.

As principais pressões que regem a troca de fluidos são representadas pela pressão hidrostática do capilar pulmonar, que reflete a pressão diastólica do ventrículo esquerdo (VE), e por sua pressão coloidosmótica. A primeira varia de 8 a 12mmHg, e a segunda, de 18 a 29mmHg. Essa diferença média de 10mmHg favorece a contínua reabsorção de líquidos para o capilar pulmonar.

No EAP cardiogênico, há importante elevação da PHi (> 20 a 25mmHg), o que justifica o extravasamento de líquido para o espaço alveolar.

No EAP não cardiogênico, diversas afecções clínicas poderão levar ao desequilíbrio das forças tensionais de Starling por meios outros que não a elevação primária da pressão capilar pulmonar, dentre os quais a diminuição da pressão oncótica, o aumento da negatividade da pressão intersticial (como observado na asma e na drenagem de pneumotórax) e as alterações da permeabilidade da membrana alvéolo-capilar (como encontrado nos quadros de síndrome da angústia respiratória aguda [SARA]).

Em determinados casos, a etiologia pode ser multifatorial, como no paciente com disfunção sistólica após infarto agudo do miocárdio (IAM) e complicado com pneumonia e insuficiência renal aguda.

ETIOLOGIA

Na Tabela 31.1 são encontradas esquematicamente as principais formas de edema pulmonar e suas respectivas etiologias.

QUADRO CLÍNICO

As apresentações clínicas do EAP cardiogênico e do EAP não cardiogênico guardam similaridade e, para um adequado diagnóstico diferencial, deve-se estar atento às circunstâncias clínicas nas quais o desconforto respiratório surgiu.

Métodos complementares podem ser valiosos para o diagnóstico, porém nem sempre estão acessíveis nas emergências.

Tabela 32.1 Formas de edema pulmonar e suas causas

EDEMA PULMONAR CARDIOGÊNICO
Disfunção do átrio esquerdo
– Aumento da frequência cardíaca
  • Fibrilação atrial
  • Taquicardia ventricular
  • Esforço físico
  • Febre
  • Estresse psicoemocional
– Aumento do volume vascular
  • Gravidez
  • Aumento da ingesta de sal
– Estenose mitral secundária à doença reumática
– Insuficiência aguda da válvula mitral:
  • Disfunção do músculo papilar
  • Ruptura de cordoalhas
– Regurgitação mitral
– Outras causas
  • Tumores de átrio esquerdo (mixoma é o mais comum)
  • Trombo em válvula protética

Disfunção sistólica do ventrículo esquerdo
– Doença coronariana
– Hipertensão
– Doença valvar cardíaca
– Cardiomiopatia dilatada idiopática
– Toxinas
– Desordens metabólicas (hipotireoidismo)
– Miocardite viral aguda (coxsáckie, echovírus)

Disfunção diastólica do ventrículo esquerdo
– Causas crônicas
  • Hipertrofia ventricular esquerda de qualquer etiologia
  • Cardiomiopatias restritivas e hipertróficas
– Causas agudas
  • Isquemia
  • Crise hipertensiva

Sobrecarga de volume do ventrículo esquerdo
– Ruptura aguda de septo ventricular
– Insuficiência aórtica
  • Endocardite infecciosa
  • Dissecção aórtica
  • Traumatismos

Obstrução ao fluxo de saída do ventrículo esquerdo
– Estenose aórtica
– Cardiomiopatia hipertrófica
– Hipertensão sistêmica grave

EDEMA PULMONAR NÃO CARDIOGÊNICO
Lesão direta
– Aspiração
– Inalação
– Afogamento recente
– Contusão pulmonar
– Infecção pulmonar difusa

Lesão indireta
– Sepse
– Reação transfusional a hemoderivados
– Efeitos de altas altitudes
– *Overdose* de drogas: heroína, metadona, AAS, propoxifeno, etclorvinol
– Toxinas inaladas: fumo, amônia, óxido nitroso, entre outras
– Insultos neurogênicos
– Pancreatite
– *Bypass* cardiopulmonar
– Traumatismo não torácico grave
– Embolia gordurosa
– Coagulopatias
– Coagulação intravascular disseminada
– Uremia

História pregressa de dispneia paroxística noturna, edema periférico, ortopneia e dispneia aos esforços é geralmente relatada pela maioria dos pacientes. A progressão desses sintomas pode levar horas ou dias, mas eventos de instalação muito rápida, como infarto ou disfunção valvar aguda, podem acarretar o aparecimento brusco dos sintomas.

O diagnóstico do EAP é clínico, e suas manifestações dependem do volume de líquido presente.

Classicamente, os pacientes que se apresentam no serviço de emergência com EAP têm na dispneia a queixa principal, além de grande ansiedade, agitação e sensação de morte iminente. O sinal clínico mais comum ao exame físico é a presença de estertores crepitantes finos à inspiração, que ocorre em até 70% dos casos. Esse sinal pode ser graduado de acordo com sua ausculta no tórax do paciente, sendo usualmente descrito como presente em ambas as bases pulmonares, até o terço médio pulmonar ou até os ápices pulmonares (quanto maior sua extensão, mais grave). Muitas vezes, pode-se ouvir a presença de estertores mesmo sem o uso do estetoscópio, o que evidencia um quadro ainda mais crítico.

Sinais como febre e mucosas hipocoradas devem ser pesquisados, uma vez que tanto infecções como anemias podem precipitar a ocorrência de EAP. Além disso, os diagnósticos de síndrome coronariana aguda (SCA) e/ou arritmias cardíacas devem ser investigados, perguntando-se sempre sobre a presença de palpitações, dor precordial, síncope ou pré-síncope.

EXAME FÍSICO

No exame físico, costumam ser detectadas taquicardia e taquipneia, além do uso da musculatura respiratória acessória, hipoxia, diaforese, edema periférico, turgência jugular e refluxo hepatojugular. A ausculta pulmonar pode não ser exuberante no início do quadro, quando o edema ainda é intersticial, mas na fase avançada de transudação alveolar detecta-se a presença de intensa estertoração pulmonar. Broncoespasmo pode ocorrer em resposta ao edema pulmonar e pode exacerbar hipoxemia e dispneia. Na ausculta cardíaca, podem ser notadas as presenças de terceira e quarta bulhas, com o paciente apresentando o clássico ritmo de "galope", além de atrito pericárdico. Hipertensão arterial frequentemente está presente, devido ao aumento na produção de catecolaminas, e a hipotensão pode indicar disfunção ventricular grave e choque cardiogênico iminente. No edema não cardiogênico, usualmente não estão presentes edema periférico, estase de jugulares e "galope".

EXAMES COMPLEMENTARES

O diagnóstico de EAP depende fundamentalmente da avaliação clínica; entretanto, os exames complementares ajudam a confirmar o diagnóstico e a esclarecer sua etiologia. Dentre os exames, os que merecem destaque serão descritos a seguir:

- **Hemograma:** informa sobre a presença de anemia e sinais indiretos de infecção, leucocitose ou leucopenia.
- **Eletrólitos e função renal:** a presença de hiponatremia em paciente com diagnóstico prévio de IC pode indicar pior prognóstico e refletir, de certo modo, a presença de sobrecarga de volume e hiperativação neuro-humoral. Já distúrbios de potássio, cálcio e/ou magnésio podem ser responsáveis, principalmente, por arritmias cardíacas, que podem levar, consequentemente, ao quadro de EAP. As dosagens de creatinina e ureia demonstram, de maneira indireta, o grau de comprometimento renal devido ao distúrbio hemodinâmico, podendo ser tanto a causa como a consequência do EAP.
- **Marcadores de lesão miocárdica:** as dosagens séricas de CK-MB e troponina devem ser solicitadas de maneira seriada, a cada 6 horas, em todo paciente com EAP. A positividade desses marcadores pode definir uma SCA como fator precipitante do EAP, mesmo que o paciente não apresente dor torácica, o que se denomina equivalente isquêmico.
- **Gasometria arterial:** deve ser solicitada em todo paciente com distúrbio respiratório grave. Possibilita avaliar o grau de hipoxemia e sinais de hipoperfusão tecidual, como acidose metabólica e aumento de lactato. Além disso, pode mostrar retenção de CO_2 e acidose respiratória, indicando distúrbio ventilatório grave.
- **Peptídeo natriurético cerebral (BNP):** a dosagem do BNP pode ser útil para estabelecer se a dispneia se deve à falência cardíaca ou a doença pulmonar ou se tem outras causas, com elevado grau de acurácia. Níveis de BNP < 100pg/dL tornam improvável uma causa cardíaca da dispneia. Níveis > 500pg/dL têm valor preditivo positivo de 90% para falência cardíaca. Níveis entre 100 e 500pg/dL não costumam ajudar a determinar o diagnóstico etiológico isoladamente. Os níveis de BNP podem se elevar em pacientes criticamente doentes sem evidência de insuficiência cardíaca (IC) e também em portadores de insuficiência renal, embolia pulmonar, *cor pulmonale* e hipertensão arterial pulmonar.
- **Radiografia do tórax:** os achados clássicos da radiografia do tórax incluem cardiomegalia (em pacientes com falência cardíaca crônica), evidência de redistribuição vascular nos campos pulmonares, linhas B de Kerley e edema alveolar. Todavia, esses achados nem sempre estão presentes na apresentação inicial. A presença de edema pulmonar peri-hilar bilateral pode induzir o clássico aspecto radiológico de "asas de borboleta". Já as imagens indicativas de derrame pleural não costumam estar presentes no quadro agudo de edema. Em pacientes obesos com doença pulmonar obstrutiva crônica, ou outras situações que levam ao desenvolvimento de anormalidades pulmonares crônicas, a avaliação das imagens radiológicas decorrentes do EAP pode se tornar prejudicada.
- **Eletrocardiograma (ECG) e ecocardiograma:** o ECG deve ser realizado em todos os pacientes. Detectando-se supradesnivelamento do segmento ST e ondas Q em progressão, deve ser instituído de imediato o protocolo para infarto do miocárdio e reperfusão arterial coronariana. O ecodopplercardiograma pode ser valioso para diferenciar causas cardíacas das causas não cardíacas do EAP.

Em situações nas quais a origem do edema não está esclarecida, quando existir edema refratário, ou quando houver hipotensão associada, pode-se instalar na artéria pulmonar o cateter de Swan-Ganz, visando avaliar a função ventricular esquerda por meio da pressão de oclusão da artéria pulmonar. Se a pressão de oclusão na artéria pulmonar tem valor ≥ 18mmHg, é provável que se esteja diante de um EAP cardiogênico. Essa pressão elevada não exclui totalmente a possibilidade de EAP não cardiogênico, uma vez que o paciente eventualmente pode apresentar lesão pulmonar aguda e falência ventricular esquerda concomitantes.

TRATAMENTO

O tratamento do EAP abrange um grande número de alternativas terapêuticas, as quais seriam também ligadas à etiologia de cada condição. No entanto, tendo em vista a natureza aguda e potencialmente fatal desse distúrbio, algumas medidas genéricas devem ser instituídas imediatamente para manter a circulação, a troca gasosa e a mecânica pulmonar. Procuraremos enfatizar neste tópico a estratégia terapêutica para o EAP de origem cardíaca, o qual depende mais diretamente das medidas adotadas para o equilíbrio hemodinâmico. A estratégia de tratamento para o EAP não cardiogênico se aproxima da terapêutica para a insuficiência respiratória aguda decorrente dos grandes insultos sistêmicos (queimaduras extensas, septicemia, grandes traumatismos, choque hipovolêmico, afogamento, choque anafilático etc.), ou seja, da SARA. Muito embora diversas medidas terapêuticas para o tratamento do EAP cardiogênico aqui expostas também possam eventualmente servir para o tratamento do EAP não cardiogênico, nesta última condição o sucesso terapêutico depende diretamente da plena resolução de cada condição causal em si.

O EAP apresenta dois modelos hemodinâmicos distintos de distribuição volêmica:

1. Congestão pulmonar com hipovolemia periférica, observada em quadros de IC aguda nova, em que os pacientes estão previamente sem IC e euvolêmicos. Nesses casos, o tratamento tem como objetivo redistribuir o volume da circulação pulmonar para a circulação periférica, por ação de vasodilatadores arteriais associados a suporte ventilatório com pressão positiva não invasiva. Não está indicada como prioridade a adoção de largas doses de diuréticos, pois podem induzir o baixo débito por redução da pré-carga do ventrículo direito (VD).

2. Congestão pulmonar e sistêmica, observada nos pacientes com IC aguda ou crônica agudizada. O tratamento tem como prioridade a redução da volemia por meio do uso, em larga escala, de diuréticos associados a vasodilatadores para melhora da função ventricular e, por vezes, de inotrópicos na presença de baixo débito.

Medidas gerais

O paciente em EAP deve ser observado em unidade apropriada, com recursos adequados ao atendimento de urgências cardiológicas e na presença constante de pessoal médico, até a estabilização do quadro. As medidas iniciais incluem a clássica recomendação de posicionamento do paciente; na verdade, ele próprio tende a assumir a posição sentada, frequentemente com os braços apoiados na beira do leito ou sobre o encosto da cadeira e com as pernas pendentes, o que possibilita o uso mais eficaz da musculatura acessória, a diminuição do retorno venoso e o aumento da capacidade vital. O decúbito horizontal é sempre mal tolerado pelo paciente consciente. Monitorização eletrocardiográfica, acesso venoso e oxigênio por máscara deverão ser imediatamente providenciados. A oximetria de pulso é um recurso útil na avaliação contínua da eficácia terapêutica; sua eficiência diminui nos casos de má perfusão periférica.

Terapia farmacológica
Redução da pré-carga

O primeiro objetivo da terapia farmacológica é a diminuição da pré-carga, com o objetivo de reduzir o retorno venoso para o VD e a pressão de enchimento ventricular direita, com alívio da pressão hidrostática capilar pulmonar, resultando em melhora precoce da dispneia. As medicações já consagradas como redutoras da pré-carga são a nitroglicerina, o sulfato de morfina e os diuréticos de alça. Mais recentemente, também tem sido utilizado o BNP recombinante (neseritida).

Nitroglicerina

Tradicionalmente, tem sido o vasodilatador de escolha no tratamento do EAP. Age primariamente reduzindo a pré-carga por aumento da capacitância venosa. Atua também causando dilatação coronariana, o que pode ser benéfico, sobretudo, quando está presente isquemia coronariana.

Agente redutor de pré-carga mais efetivo e de mais rápido início de ação, pode ser utilizado por via sublingual, EV ou transdérmica. Nas emergências, a via sublingual é bastante utilizada. De grande utilidade em pacientes em EAP hipertensivo e isquêmicos, tem como grande vantagem o fato de poder ser administrada antes da obtenção do acesso venoso periférico. A dose recomendada é de um comprimido de 5mg a cada 5 minutos, sendo a dose máxima de três comprimidos.

Se o EAP persistir e não houver hipotensão, a via EV deverá ser preferencialmente instituída. As apresentações injetáveis (p. ex., Tridil®) encontram-se disponíveis por meio de ampolas de 25mg/5mL ou 50mg/10mL. A solução-padrão é preparada diluindo-se 25mg em 245mL de SG5% ou NaCl0,9% (soro fisiológico). A dose inicial deve estar entre 5 e 50µg/min (aproximadamente 3 a 30mL/h) e pode chegar a 100µg/min.

A nitroglicerina tem meia-vida curta. Se ocorrer hipotensão com seu uso, a suspensão da administração faz os níveis pressóricos anteriores retornarem em cerca de 5 a 10 minutos.

Já foi testada a administração de 3mg de nitroglicerina EV em *bolus* aplicados por um período de 5 minutos nos pacientes com EAP, com dose total equivalente a 600µg/min. Esse protocolo pareceu ser útil, bem tolerado e efetivo, estando associado à diminuição da necessidade de ventilação mecânica e à rápida resolução dos sintomas.

Pode ocorrer o desenvolvimento de tolerância com o uso de nitroglicerina, mas raramente isso ocorre antes de 12 horas de uso. Nitratos devem ser evitados em pacientes hipotensos ou que desenvolvem hipotensão, particularmente naqueles que fizeram uso recente de medicações para disfunção erétil, como a sildenafila. Os nitratos devem ser administrados com extrema cautela a pacientes com estenose aórtica e hipertensão pulmomar, devido à maior dependência da pré-carga nesses pacientes para a manutenção de uma pressão arterial (PA) adequada.

Sulfato de morfina

O sulfato de morfina é utilizado no EAP cardiogênico por ser um potente venodilatador, reduzindo a pré-carga, ao mesmo tempo que alivia a dispneia e a ansiedade. Esses efeitos podem atenuar o estresse, reduzir os níveis de catecolaminas e a taquicardia, e também diminuir a pós-carga ventricular dos pacientes com EAP e hipertensão arterial. Administrado em doses EV intermitentes de 2 a 4mg, pode ser repetido a intervalos de 5 a 15 minutos. Como o sulfato de morfina pode levar à retenção de CO_2, deve ser evitado no EAP neurogênico ou induzido por narcóticos.

De qualquer modo, embora seja amplamente utilizado há muitos anos, há escassez de estudos randomizados que confirmem seus benefícios hemodinâmicos. Mais recentemente, alguns autores têm questionado a real utilidade da morfina no tratamento do EAP. Os efeitos hemodinâmicos apresentados com sua administração seriam decorrentes apenas de sua ação ansiolítica, a qual faz diminuir a liberação de catecolaminas, consequentemente, benzodiazepínicos em baixas doses teriam o mesmo efeito, sem apresentar os efeitos colaterais da morfina de redução do índice cardíaco (por depressão miocárdica), aumento das pressões de enchimentos ventriculares, depressão respiratória, desconforto gastrointestinal, *rash,* prurido e urticária. Em virtude da superioridade demonstrada pela nitroglicerina em diminuir a pré-carga e dos benzodiazepínicos em diminuir a ansiedade, alguns autores consideram haver poucas justificativas atuais para o uso da morfina nos casos de EAP.

Diuréticos de alça

Os diuréticos de alça, especialmente a furosemida, promovem diminuição da pré-carga por inibirem a reabsorção de cloreto de sódio na alça ascendente de Henle, ocasionando aumento do volume e da excreção urinária. No EAP, a furosemida também causa rápida venodilatação, em cerca de 5 minutos, com diminuição da congestão pulmonar. Esse efeito parece ser mediado pela liberação de prostaglandinas. O efeito diurético usualmente demora de 45 a 120 minutos para se concretizar.

A dose inicial utilizada é de 40mg EV, podendo ser aumentada de acordo com a resposta clínica do paciente. Pode também ser usada a bumetanida, outro diurético de alça, na dose inicial de 1mg. A furosemida e outros diuréticos no EAP poderão estar associados a efeitos hemodinâmicos adversos, como hipotensão e distúrbios metabólicos.

Neseritida

Embora o BNP tenha sido primeiramente isolado de homogenados de cérebro, é também encontrado na circulação periférica. Sua maior concentração se encontra no tecido miocárdico. Na realidade, a expressão de BNP se reporta a um conjunto de substâncias similares a hormônios, produzidas pelo miocárdio, as quais modulam a diurese, a natriurese, a venodilatação e a vasodilatação. Entretanto, quando pacientes com insuficiência cardíaca congestiva (ICC) crônica desenvolvem ICC aguda e EAP, a produção dessas substâncias costuma ser inadequada e insuficiente para a modulação hemodinâmica dos pacientes, daí partindo o pressuposto que indica a administração de doses adicionais.

Tem sido usada uma forma recombinante de BNP, denominada neseritida, para pacientes com insuficiência ventricular esquerda e EAP cardiogênico. O medicamento pode ser usado em pacientes com ICC aguda, levando à redução da sobrecarga de volume e do trabalho cardíaco. Não há relatos de elevação da frequência cardíaca (FC) ou de arritmias com o uso da neseritida, mas pode ocorrer hipotensão, a qual costuma ser bem tolerada.

Diuréticos e inibidores da enzima conversora da angiotensina (IECA) também podem ser usados conjuntamente com a neseritida. A dose inicial é um *bolus* EV de 2µg/kg, seguida por infusão contínua de 0,01µg/kg/min. A dose pode ser aumentada, se necessário.

O uso rotineiro desse medicamento na fase inicial do EAP cardiogênico não é recomendado devido ao surgimento de alterações da função renal, com elevação de excretas nitrogenadas e possível aumento da mortalidade.

A comparação entre nitroglicerina e neseritida no EAP não detectou melhora significativa da dispneia favorável a um dos medicamentos. A neseritida é, no presente momento, bem mais cara do que a nitroglicerina, podendo, no entanto, ser útil em pacientes com contraindicação à utilização de nitroglicerina, como naqueles pacientes que fizeram uso recente de inibidores da 5-fosfodiesterase (sildenafila e similares).

A neseritida é especialmente útil em pacientes nos quais o uso de catecolaminas é limitado por conta de taquicardia ou arritmia, quando pode ser usada em combinação com catecolaminas ou milrinona, e em pacientes com resposta inadequada a diuréticos EV.

Nitroprussiato de sódio

O nitroprussiato pode ser usado na dose de 0,25 a 0,5µg/kg/min para diminuir a pressão vascular pulmonar e sistêmica. Benefícios similares são observados com doses elevadas de dinitrato de isossorbida EV.

A necessidade de pronunciada diminuição da pré-carga representa indicação particular do nitroprussiato na emergência hipertensiva, na regurgitação aórtica e em caso de defeito agudo no septo interventricular.

O nitroprussiato começa a agir em segundos, e sua ação é revertida em minutos, após cessada a infusão. Os principais efeitos colaterais são a hipotensão e a intoxicação por seus metabólitos cianeto e tiocianato.

As apresentações são de 50mg, e devem ser diluídas em SG5% até 250mL. A dose varia de 0,2 a 10µg/kg/min:

> Peso × 0,3 = infusão em mL/h, equivalente a 1µg/kg/min

Redução da pós-carga

A redução na pós-carga com vasodilatadores produz melhora do trabalho cardíaco, diminuição do edema pulmonar intersticial e maior perfusão renal.

Nitroglicerina

A nitroglicerina EV reduz efetivamente a pós-carga. No entanto, a infusão prolongada pode induzir tolerância e limitar a eficácia do medicamento.

Nitroprussiato de sódio

O nitroprussiato também é um potente redutor da pós-carga. O fármaco pode ocasionar oscilações acentuadas na PA, tornando necessária a monitorização hemodinâmica intra-arterial. Taquicardia reflexa é um problema comum com o nitroprussiato, sendo indicado o uso concomitante de beta-bloqueador, nos casos em que não houver contraindicação.

Hidralazina

A hidralazina é um poderoso redutor da pós-carga, mas pode também induzir acentuada taquicardia reflexa, devendo ser usada com cautela, geralmente em associação a betabloqueadores ou outros fármacos que reduzem a condução atrioventricular e a FC.

Inibidores da enzima conversora da angiotensina

Os IECA são redutores eficazes da pós-carga. A administração VO ou sublingual leva à diminuição da resistência vascular sistêmica (pós-carga) e melhora a pré-carga, o trabalho cardíaco e a regurgitação mitral, sem alterar a FC, sendo recomendados para os pacientes hipertensos. Observa-se melhora após 6 a 12 minutos, principalmente quando administrados a pacientes que já receberam outra terapia (morfina, furosemida e nitroglicerina) e a portadores de insuficiência renal em diálise (nos quais não há contraindicação para seu uso).

No edema pulmonar pós-IAM, o uso dos IECA mostrou estar associado à diminuição da necessidade de intubação endotraqueal, da admissão em unidade de tratamento intensivo (UTI) e dos custos hospitalares, com redução de mortalidade a curto e longo prazos. Os IECA mais usados são o captopril, na dose inicial de 25mg, com dose máxima de 150mg/dia em duas a três tomadas, o enalapril, na dose inicial de 5mg até dose de 40mg/dia em uma a duas tomadas, e o ramipril, 2,5 a 10mg, em uma única tomada diária.

Agentes que diminuem a pós-carga deverão ser evitados em caso de grave hipotensão e/ou angioedema e deverão ser usados com cautela se houver estenose aórtica grave.

Suporte inotrópico

Muito embora existam evidências de melhora no desempenho cardíaco com essa terapia, o suporte inotrópico não é recomendado para uso rotineiro no EAP. O suporte inotrópico pode causar taquicardia, arritmias, aumento da demanda de oxigênio no miocárdio e isquemia miocárdica. É reservado para pacientes com disfunção grave de VE, hipotensão, e para os que não toleram precocemente os medicamentos para diminuir a pré e após-carga.

Quando se usam agentes inotrópicos positivos e ocorre elevação da PA, pode-se acrescentar nitroglicerina EV ou nitroprussiato para diminuição da pré e pós-carga, melhorando a congestão pulmonar. Esses pacientes são mais bem conduzidos quando monitorizados invasivamente, com cateterização da artéria pulmonar e avaliação da pressão de oclusão da artéria pulmonar (cateter de Swan-Ganz).

Os agentes inotrópicos disponíveis para emprego clínico podem ser do grupo das aminas simpaticomiméticas e dos inibidores da fosfodiesterase 3. As catecolaminas inotrópicas mais conhecidas na prática clínica são a dobutamina, a dopamina e a noradrenalina. Os estudos não demonstram diferenças significativas na mortalidade em relação às catecolaminas inotrópicas entre si. A dobutamina tem a vantagem de reduzir simultaneamente a pré e a pós-carga, além do suporte inotrópico. Ocasionalmente, causa alguma hipotensão, podendo ser descontinuada e iniciada a noradrenalina ou a dopamina, ou a associação destas. A dopamina e a noradrenalina elevam a PA por meio do aumento da resistência vascular sistêmica, podendo, no entanto, piorar o trabalho cardíaco. Portanto, devem ser associadas medicações que diminuem a pré e a pós-carga o mais rapidamente possível, visando melhorar o desempenho do VE e a congestão pulmonar.

Uma das limitações das catecolaminas é a dependência da sensibilidade do receptor adrenérgico. Pacientes com ICC apresentam níveis elevados de catecolaminas circulantes, que produzem tolerância ao adrenorreceptor. Logo, esses fármacos devem ser administrados em doses elevadas, o que aumenta os efeitos colaterais. Alguns pacientes são tratados cronicamente com antagonistas dos receptores beta-adrenérgicos, os quais antagonizam os efeitos das catecolaminas circulantes, aqui também sendo necessárias altas doses desses inotrópicos. A Tabela 32.2 resume as doses e as apresentações das aminas simpaticomiméticas mais utilizadas na prática clínica.

Os inibidores da fosfodiesterase 3 da bipiridina (inodilatadores) atuam de modo independente da atividade adrenorreceptora e não são afetados pelas catecolaminas circulantes ou betabloqueadores. Aumentam os níveis de monofosfato cíclico de adenosina intracelular, com produção de efeito inotrópico positivo no coração. Esses fármacos induzem vasodilatação periférica e reduzem a resistência vascular pulmonar, melhorando a pré e a pós-carga e o trabalho cardíaco. A milrinona (50μg/kg, seguidos de 0,25 a 0,75μg/kg/min) e a amrinona (dose de ataque de 0,75μg/kg, seguida de infusão de 5 a 20μg/kg/min) mostram resposta similar ou superior à da dobutamina sobre o trabalho cardíaco e a resistência vascular sistêmica, com menos taquicardia e sem taquiarritmias associadas, embora não tenha sido demonstrada redução significativa da mortalidade nem do tempo de permanência hospitalar com esses medicamentos.

A levosimendana é um novo fármaco para uso injetável, sugerido como alternativa à dobutamina para a IC descompensada. Apresenta vários mecanismos de ação, sendo o predominante a sensibilização pelo miofilamento ao

Tabela 32.2 Apresentações e doses das principais aminas simpaticomiméticas usadas na prática clínica

Dobutamina (Dobutrex®) – ampolas com 250mg em 20mL
Diluir uma ampola em 230mL de SG5% ou SF0,9%
Dose: 2 a 20μg/kg/min
Peso × 0,3= infusão em mL/h equivalente a 5μg/kg/min
Noradrenalina (Levophed®) – ampolas com 4mg/4mL ou 8mg/4mL
Diluir duas ampolas em SG5% até completar 250mL
Dose: 2 a 20μg/kg/min
Dopamina (Revivan®) – ampolas com 50mg em 10mL
Diluir cinco ampolas em 200mL de SG5%
Peso × 0,3= infusão em mL/h equivalente a 5μg/kg/min
Dose < 2μg/kg/min – vasodilatador renal
Dose entre 2 e 10μg/kg/min – inotrópico e cronotrópico positivo
Dose > 10μg/kg/min – vasopressor

cálcio, com consequente aumento da contratilidade, sendo classificado como um agente sensibilizador do cálcio. Sua ação também se dá pela inibição da fosfodiesterase, a modulação do tônus do sistema nervoso autônomo e a supressão da liberação da endotelina pela vasculatura, embora esses mecanismos pareçam ser estimulados somente em doses elevadas, superiores às usualmente empregadas na clínica, para compensação dos pacientes. Os ensaios clínicos iniciais mostraram melhora do trabalho cardíaco e diminuição da mortalidade. A dose de infusão varia de 0,05 a 0,2μg/kg/min, conforme a resposta hemodinâmica. Uma vantagem é que deve ser infundida por apenas 24 horas, não sendo necessária sua manutenção por períodos maiores. Seu efeito se mantém por até 7 dias, pois um de seus metabólitos também é inotrópico positivo e mantém o efeito por mais de 72 horas.

Suporte de oxigenação e ventilação

A permeabilidade das vias aéreas e uma boa oxigenação devem ser medidas prioritárias para assegurar o transporte adequado de O_2 aos tecidos.

Inicialmente, deve ser oferecido oxigênio suplementar, com FiO_2 capaz de manter uma saturação de O_2 acima de 90% e PO_2 > 60mmHg. No entanto, em pacientes que mantêm oxigenação ou ventilação inadequadas apesar dessa medida, deve-se instituir ventilação assistida, o que pode ser feito com ventilação não invasiva, usando máscara facial ou nasal, ou intubação endotraqueal com ventilação mecânica.

A pressão positiva em dois níveis (BiPAP) e a pressão positiva contínua nas vias respiratórias (CPAP) são métodos não invasivos que promovem redução na taxa de intubação, quando comparados à terapia com oxigênio isoladamente. A CPAP reduz a pré e a pós-carga, redistribuindo os líquidos pulmonares, melhorando as trocas gasosas e mantendo os pulmões abertos, evitando atelectasias. A intubação endotraqueal (IET) está indicada em pacientes que mantêm hipoxemia (apesar das medidas anteriormente citadas), diminuição do nível de consciência, fadiga respiratória e/ou choque cardiogênico. Uma vez instituída a IET com ventilação mecânica, o uso de PEEP deve ser estabelecido, pois produz os mesmos efeitos hemodinâmicos da ventilação positiva não invasiva. Usam-se baixos volumes correntes, em torno de 6mL/kg, para pacientes com EAP não cardiogênico, reduzindo a lesão pulmonar aguda e diminuindo a mortalidade.

Circulação assistida

A colocação de balão intra-aórtico (BIA) pode ser a intervenção salvadora no choque cardiogênico, geralmente decorrente de IAM ou cardiopatia valvar aguda. O BIA provê suporte da PA, enquanto há melhora na perfusão diastólica coronariana, na pós-carga e no trabalho cardíaco.

Outras possibilidades terapêuticas

Pacientes com EAP não cardiogênico secundário a pneumonia e choque séptico podem fazer uso de hidrocortisona, 200mg em *bolus*, seguidos de 10mL/h durante 7 dias, com melhora na PO_2/FiO_2.

O uso de $β_2$-agonista inalado ou da aminofilina EV pode ser útil no broncoespasmo do edema pulmonar, com a ressalva de que podem provocar taquicardia e arritmias.

Estudos mostram que a inalação de $β_2$-adrenérgicos de ação prolongada reduz o risco de edema pulmonar por altas altitudes. No caso do edema já instituído, o tratamento consiste em remoção para uma altitude mais baixa, quando possível, repouso no leito, oxigenação, inalação de óxido nítrico, se for exequível, broncodilatadores e bloqueadores de canais de cálcio.

No edema pulmonar por reexpansão, que se desenvolve depois da remoção de ar ou líquido do espaço pleural, diuréticos e redução da pré-carga estão contraindicados, devendo ser oferecido suporte de oxigênio e reposto o volume intravascular com cautela, para equilíbrio hemodinâmico.

Pode-se tentar a reposição de surfactante, devido à perda deste secundária ao dano celular. No entanto, os ensaios clínicos que se utilizam de surfactante sintético aerossolizado ainda não relataram efeitos significativos.

O óxido nítrico inalado age como vasodilatador da vasculatura pulmonar, podendo melhorar o distúrbio V/Q que ocorre nos casos graves. São desconhecidos seus efeitos a longo prazo na mortalidade.

A forma recombinante de proteína C ativada (alfadrotrecogina) funciona como anti-inflamatório, antitrombótico e pró-fibrinolítico, levando à redução da lesão em caso de sepse grave. Foi observada redução na mortalidade, no número de dias de internamento em UTI e na permanência hospitalar.

Por sua vez, observa-se que pacientes com *clearance* alveolar máximo apresentam índices menores de mortalidade e menor permanência em ventilação mecânica. Agonistas do AMP cíclico têm sido utilizados para melhorar o *clearance* de fluido alveolar.

No edema cardiogênico, o digital não deve ser usado rotineiramente, sendo indicado em casos restritos, como na fibrilação e no *flutter* atrial. Os digitálicos têm como desvantagens ação inotrópica positiva discreta e um considerável potencial arritmogênico em pacientes críticos e, não tendo sido demonstrada redução da mortalidade na fase crônica da ICC, há evidências de que o uso desses fármacos no EAP esteja na realidade relacionado com elevação da mortalidade nos casos agudos de ICC.

PREDITORES DE MORTALIDADE HOSPITALAR EM PACIENTES COM EAP

- Necessidade de ventilação mecânica.
- Disfunção valvar aguda.

- Necessidade de suporte inotrópico.
- Biomarcadores cardíacos elevados.
- Evidências eletrocardiográficas de isquemia ou taquiarritmia.
- Idade avançada.
- Disfunção renal.
- Hipotensão.
- Uso de digoxina.
- Dor torácica.
- Anemia.

CONSIDERAÇÕES FINAIS

O EAP, cardiogênico ou não cardiogênico, é considerado uma situação emergencial em que muito frequentemente se observa a coexistência de condições graves subjacentes não adequadamente controladas, como IC crônica avançada ou um quadro de infecção. O EAP exige cuidados redobrados do clínico em todas as suas fases, do tratamento até a fase de recuperação, no entanto, a atitude de vigilância para prevenir o surgimento da crítica situação de insuficiência respiratória aguda é provavelmente a estratégia de maior eficácia, o que pode ser obtido com uma cuidadosa observação respiratória de todos os pacientes com doenças graves, de origem cardíaca ou não.

Apesar de o tratamento do EAP demonstrar eficácia reconhecida, diversos pacientes sobreviventes mantêm persistentes alterações da função pulmonar e/ou cardíaca. O resultado pode ser uma considerável redução na qualidade de vida.

Desse modo, é imprescindível a rapidez no reconhecimento e na instituição do tratamento emergencial do EAP, assim como uma detalhada investigação da causa após a compensação clínica, a fim de que situações evitáveis e tratáveis não passem despercebidas.

Bibliografia

Annane D, Bellissant E, Bollaert PE et al. Corticosteroids for severe sepsis and septic shock: a systematic review and meta-analysis. BMJ 2004; 28:329:480.

Arnold JMO, Howlett JG, Dorian P et al. Canadian Cardiovascular Society Consensus Conference Recommendations on Heart Failure Update 2007: prevention, management during intercurrent illness or acute descompensation, and use of biomarkers. Can J Cardiol 2007; 23(1):21-45.

Cepkova M, Matthay MA. Pharmacoterapy of acute lung injury and the acute respiratory distress syndrome. Journal of Intensive Care Medicine 2006; 21:119-43.

Confalonieri HM, Urbino R, Patena A et al. Hidrocortisona infusion for severe community acquired pneumonia – A preliminary randomized study. American Journal of Respiratory and Critical Care Medicine 2005; 171:242-8.

Peter JV, Moran JL, Phillipps-Hughes J et al. Effect of non-invasive positive pressure ventilation (NIPPV) on mortality in patients with acute cardiogenic pulmonary edema: a meta-analysis. Lancet 2006; 367:1155-63.

Gandhi SK, Powers JC, Nomeir A-M et al. The pathogenesis of acute pulmonary edema associated with hipertension. N Eng J Med 2001; 344.

Garpestad E, Brennan J, Hill NS. Noninvasive ventilation for critical care. Chest 2007; 132:711-20.

Gropper MA. Acute cardiogenic pulmonary edema. Clin Chest Med 1994; 15(3):501-15.

Hochman JS, Ingbar D. Choque cardiogênico e edema pulmonar. In: Harrison – Medicina interna, 16. ed. McGraw-Hill Interamericana do Brasil Ltda, 2005; 255:1690-6.

Laffey JG, Kavanagh BP, Ney L et al. The acute respiratory distress syndrome network ventilation with lower tidal volumes as compared with traditional tidal volumes for acute lung injury and the acute respiratory distress syndrome. N Eng J Med 2000; 342:1301-8.

Lee-Chiong T Jr. Drug-induced pulmonary edema and acute respiratory distress syndrome. Clin Chest Med 2004; 25(1):95-104.

Masip J, Roque M, Sanchez B et al. Noninvasive ventilation in acute cardiogenic pulmonary edema: systematic review and meta-analysis. JAMA 2005; 294(24):3124-30.

Matthay MA. Alveolar fluid clearance in patients with ARDS. Chest 2002; 122:340S-343S.

Mattu A. Modern management of cardiogenic pulmonary edema. Emerg Med Clin North Am nov 2005; 23(4):1105-25.

Morris PE. Meeting unmet needs in patients with sepsis: the role of drotrecogin alfa (activated). Am J Crit Care 2003; 12(2):94-7.

Park M, Lorenzi-Filho G. Noninvasive mechanical ventilation in the treatment of acute cardiogenic pulmonary edema. Clinics 2006; 61(3):247-52.

Pavanello R, Bacal F. Tratamento da insuficiência cardíaca aguda descompensada. In: Serrano Jr CV, Timerman A, Stefanini E. Tratado de cardiologia SOCESP. 2. ed. Barueri: Manole, 2009; 9(4):1055-64.

Perina DG. Noncardiogenic pulmonary edema. Emerg Med Clin North Am. 2003; 21(2).

Quintão M, Bastos AF, Silva LM et al. Ventilação não invasiva. Artigo de atualização. Rev SOCERJ nov/dez 2009; 22(6):387-97.

Rogers RL, Feller ED, Gottlieb SS. Acute congestive heart failure in the emergency department. Cardiol Clin 2006; 24:115-23.

Sartori C, Allemann Y, Duplain H et al. Salmeterol for prevention of high-altitud pulmonary edema. N Eng J Med 2002; 346:1631-6.

Scherrer U, Vollenweider L, Delabays A et al. Inhaled nitric oxide for high altitude pulmonary edema. N Engl J Med 1996; 334:624-30.

Seguro LFBCS, Oliveira Jr MT. Insuficiência cardíaca aguda: tratamento. In: Nicolau JC, Tarasoutchi F, Rosa LV, Machado FP. Condutas práticas em cardiologia. Barueri: Manole; 2010; 49:412-20.

Steinberg KP, Hudson LD et al. Efficacy and safety of corticosteroids for persistent acute respiratory distress syndrome. N Engl J Med 2006; 354:1671-84.

Teerlink JR. Diagnosis and managment of acute heart failure. In: Braunwald E, Zipes DP, Libby P, Bonow RO, Mann DL. Heart disease: a textbook of cardiovascular medicine. 8. ed. United States of America: W.B. Saunders, 2008; 24:583-610.

Vilas-Boas F, Follath F. Tratamento atual da insuficiência cardíaca descompensada. Arq Bras Cardiol 2006; 87:1-9.

Ware LB, Matthay MA. Acute pulmonary edema. N Engl J Med 2005; 353:2788-96.

Ware LB, Matthay MA. The acute respiratory distress syndrome. Chronic Respiratory Disease 2004; 1:121-2.

33

Bedson José Lopes de Sá • Henrique Dória de Vasconcelos

Choque Cardiogênico

INTRODUÇÃO

Denomina-se choque circulatório a situação crítica em que a oferta sanguínea de oxigênio e nutrientes aos tecidos é incapaz de manter a demanda. Quando a causa primária do desequilíbrio é a ineficácia da bomba cardíaca em prover um débito cardíaco (DC) satisfatório, diz-se que há choque cardiogênico (CC). A hipotensão e a hipoperfusão tecidual prolongadas levam a um ciclo vicioso de eventos fisiopatológicos que podem culminar em insuficiência múltipla de órgãos e morte. São características do CC a redução do índice cardíaco, o aumento das pressões de enchimento ventricular esquerda e/ou direita e a queda da saturação de oxigênio do sangue venoso misto.

A etiologia mais comum do CC é o infarto agudo do miocárdio (IAM), quando há comprometimento funcional de mais de 40% da massa ventricular esquerda. Arritmias atriais e ventriculares, anormalidades mecânicas, como ruptura de folhetos valvares e cordoalhas tendíneas na endocardite infecciosa, complicações mecânicas do IAM e causas extrínsecas, como tamponamento cardíaco e tromboembolismo pulmonar, também podem levar ao CC.

Os pacientes com IAM com supradesnível de ST (IAM CSST) têm mais risco de desenvolver CC do que aqueles com IAM sem supradesnível (IAM SSST). A mortalidade nos dois casos é semelhante e elevada, conforme observado no estudo GUSTO IIb. A mortalidade histórica de 80% a 90% sofreu redução ao longo do tempo para cifras de cerca de 50% na atualidade. Esse decréscimo se deve, principalmente, aos procedimentos de revascularização que, se realizados de maneira precoce, conferem as menores taxas. Entre os fatores preditores de mortalidade encontram-se a idade, a presença de sinais clínicos de hipoperfusão periférica, lesão cerebral anóxica, fração de ejeção do ventrículo esquerdo (FEVE) e a elevação da concentração sanguínea de citocinas pró e anti-inflamatórias. Estudo realizado no Reino Unido, que incluiu pacientes com IAM e CC submetidos a intervenção coronariana percutânea (ICP) primária, não mostrou diferença de mortalidade entre homens e mulheres.

ETIOLOGIA

A causa mais frequente do CC é a falência aguda do ventrículo esquerdo (VE) em decorrência de IAM CSST. Apesar de ser frequentemente associado a infartos de parede anterior, o CC pode ocorrer com infartos em qualquer outra localização, sobretudo em pacientes previamente infartados. IAM SSST é responsável por cerca de 2,5% dos casos de CC. Mesmo infartos agudos de pequena extensão podem evoluir para CC em pacientes multiarteriais com grandes territórios de isquemia.

O CC por falência aguda do ventrículo direito (VD) está comumente associado a infartos agudos da parede inferior. Nesses casos, a menos que haja também envolvimento importante do VE, não ocorre congestão pulmonar. Falência isolada do VD é observada em aproximadamente 2,8% dos casos.

Cerca de 12% dos casos de CC estão relacionados com complicações mecânicas do IAM, como insuficiência mitral aguda decorrente de ruptura ou disfunção de músculo papilar (6,9%), ruptura do septo interventricular (SIV) com *shunt* agudo esquerda-direita (3,9%) e ruptura da parede livre do VE levando a tamponamento cardíaco (1,4%), de acordo com registro do estudo SHOCK.

Alguns fatores podem contribuir para instalação e agravamento do choque na vigência do IAM, e por isso precisam ser avaliados e identificados precocemente. São eles:

- **Hipovolemia:** pode estar associada a hemorragias ou ao uso indiscriminado de diuréticos.
- **Sepse:** pode ser causada, por exemplo, por infecção de cateteres centrais.

- **Doença cardíaca valvar grave:** na presença de estenose aórtica (EAo) grave, até IAM de pequena extensão pode evoluir para choque.
- **Bradiarritmias e bloqueios cardíacos:** podem estar associados ao uso de agentes crono e/ou dromotrópicos negativos (betabloqueadores e bloqueadores dos canais de cálcio).
- **Taquiarritmias, como fibrilação atrial (FA) com resposta ventricular rápida, taquicardias supraventriculares (TSV) ou ventriculares (TV).**

Raramente o CC pode complicar a evolução de doenças intrínsecas do miocárdio, não isquêmicas, como miocardite, cardiomiopatia dilatada e síndrome de Takotsubo.

FISIOPATOLOGIA

Estima-se que uma perda ≥ 40% da massa ventricular esquerda seja necessária para desencadear o CC. Ainda que o infarto não seja inicialmente de grande extensão, o hipofluxo imposto a áreas viáveis que estejam sob risco isquêmico (p. ex., pacientes multiarteriais) pode aumentar a área do miocárdio disfuncional. Infartos de menor extensão em pacientes com grandes áreas previamente necróticas também podem evoluir para CC. A redução aguda do DC leva a hipotensão, seguida da ativação do reflexo barorreceptor. A atividade simpática exacerbada aumenta a frequência cardíaca (FC) e a resistência vascular sistêmica (RVS) que, se por um lado contribuem para a manutenção dos níveis tensionais no estágio inicial do choque, por outro lado comprometem gradativamente a perfusão miocárdica e sistêmica. A ativação do sistema renina-angiotensina-aldosterona aumenta a RVS por vasoconstrição e leva a retenção hídrica.

O aumento da pressão de enchimento ventricular esquerdo, da FC e da pós-carga (RVS aumentada) promove aumento do consumo miocárdico de O_2, agravando o desequilíbrio oferta/demanda, aumentando a área infartada e piorando o DC, instalando-se um ciclo vicioso de hipotensão e hipoperfusão progressivos (Figura 33.1). Ocorrem dano irreversível às membranas celulares e destruição tecidual progressiva que, se não for interrompida, evolui para falência múltipla de órgãos e morte.

Em casos de insuficiência aguda do VE, observa-se, além da queda do DC e do aumento da RVS, aumento da pressão venocapilar pulmonar, ocasionando congestão pulmonar e hipoxemia. Nos infartos extensos de VD, a circulação pulmonar é poupada, não havendo congestão.

No CC, a hipotensão é definida como pressão sistólica < 80 a 90mmHg ou pressão arterial média 30mmHg mais baixa do que os níveis habituais do paciente. O índice cardíaco é habitualmente < 1,8L/min/m² sem suporte vasopressor ou < 2,0 a 2,2L/min/m² com suporte de agentes vasoativos.

Além da hiperatividade simpática, o aumento da atividade da angiotensina II e da vasopressina, potentes vasoconstritores, contribui para o aumento da RVS, inicialmen-

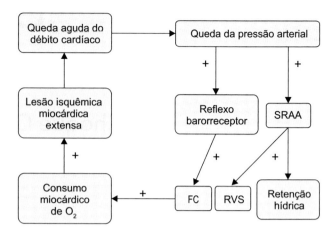

Figura 33.1 Esquema simplificado do ciclo vicioso fisiopatológico do choque cardiogênico. (SRAA: sistema renina-angiotensina-aldosterona; FC: frequência cardíaca; RVS: resistência vascular sistêmica.)

te melhorando a perfusão coronariana e periférica, à custa de aumento na pós-carga. A retenção hídrica exacerba a congestão pulmonar, agravando a hipoxemia.

Em alguns casos, no entanto, a despeito das respostas reflexas vasoconstritoras, a RVS permanece normal ou até reduzida. Esse fenômeno pode ser explicado pela resposta inflamatória sistêmica induzida pelo estado de choque ou até mesmo por sepse causada por translocação bacteriana devido à hipoperfusão intestinal. No estudo SHOCK, 18% dos pacientes desenvolveram sepse, conforme demonstrado por leucocitose, cultura positiva (74%) ou RVS inapropriadamente baixa. A resposta inflamatória sistêmica que ocorre no IAM cursa com elevação de citocinas inflamatórias séricas, que por sua vez aumentam a expressão do óxido nítrico (NO) por indução da enzima NO-sintetase. A vasodilatação inapropriada determinada pelo NO reduz a RVS e a pressão de perfusão coronariana e periférica, alimentando o ciclo vicioso. Esse fenômeno pode justificar por que em alguns casos de CC a fração de ejeção do VE pode estar normal ou mesmo elevada.

Infarto do VD como causa predominante de CC ocorre em cerca de 5% dos casos, mas apresenta a mesma mortalidade dos casos relacionados com o VE. A redução aguda do DC do VD reduz inicialmente a pressão de enchimento das câmaras esquerdas, mas o aumento da pressão diastólica final do VD pode deslocar para a esquerda o SIV, aumentando a pressão atrial esquerda, reduzindo o tamanho do VE e comprometendo o DC dessa câmara. Esse fato justifica a parcimônia no tratamento do CC por infarto do VD pela infusão de volume. A pressão diastólica final do VD otimizada em 10 a 15mmHg está associada a melhor DC do que valores maiores ou menores.

Fármacos utilizados no tratamento do IAM, como betabloqueadores, inibidores da enzima conversora da angiotensina (IECA) e morfina, a despeito de seus indiscutíveis benefícios, podem, por seus efeitos hipotensores, contribuir para a fisiopatologia do CC. O uso indiscriminado de diuréticos para o tratamento da congestão pulmonar pode ocasionar hipovolemia, agravando o estado de hipoperfusão. Muitos dos pacientes com congestão pulmonar são na verdade normovolêmicos ou até mesmo hipovolêmicos, sendo o fenômeno congestivo causado pelo aumento da pressão de enchimento do VE em virtude da redução isquêmica da complacência miocárdica.

DIAGNÓSTICO

Clínico

A primeira etapa para o diagnóstico de CC consiste na confirmação da presença de disfunção miocárdica e na exclusão ou correção dos fatores que contribuem para o choque, como hipovolemia, hipoxia, sepse, acidose, embolia pulmonar, ruptura de aneurisma de aorta e tamponamento cardíaco.

O estabelecimento de um diagnóstico preciso em um paciente hemodinamicamente instável é essencial. A avaliação inicial de todos os pacientes com suspeita de choque deve ser focada na busca de sinais e sintomas que reflitam baixo DC, inadequada perfusão periférica e congestão.

Hipotensão, taquicardia, bulhas hipofonéticas, pressão de pulso reduzida, pulsos finos e presença B_3 ou B_4 são achados frequentes na vigência de baixo DC. O aparecimento de um novo sopro sistólico levanta a possibilidade de insuficiência mitral ou comunicação interventricular como possíveis complicações mecânicas. Em caso de um novo sopro diastólico aórtico, por sua vez, a suspeita recai sobre dissecção de aorta envolvendo porção ascendente.

As manifestações de hipoperfusão vão depender do território acometido:

- **Cerebral:** agitação, desorientação e letargia.
- **Periférica:** extremidades frias, cianóticas e com coloração mosqueada.
- **Renal:** oligúria (débito urinário < 0,5mL/kg/h).

Os principais achados de congestão são edema pulmonar, turgência de jugular e edema de membros inferiores. Vale ressaltar que, quando do acometimento predominantemente do VD, a congestão pulmonar pode não existir.

Laboratorial

A perfusão tissular periférica inadequada acarreta acidose metabólica associada a níveis elevados de lactato. A presença de importante leucocitose pode sugerir a etiologia séptica para o choque; no entanto, a resposta inflamatória associada ao infarto do miocárdio e ao CC pode ser a responsável por essa alteração. Aumentos nos níveis de transaminases, fosfatase alcalina e bilirrubinas podem ser decorrentes do estado de baixo débito ou consequentes à congestão hepática passiva presente nos quadros de insuficiência cardíaca associada. Alterações nos testes de coagulação são frequentes e geralmente ocasionados também pela hepatopatia congestiva da insuficiência cardíaca congestiva (ICC) ou pela utilização de anticoagulantes antagonistas da vitamina K.

Ecocardiográfico

Apesar de apresentar limitações técnicas para sua obtenção no cenário de emergência, como janela ecocardiográfica limitada, dificuldade de posicionamento e muitas vezes ventilação mecânica associada, o exame ecocardiográfico à beira do leito deve ser indicado a todos os pacientes que se apresentem em choque de etiologia desconhecida ou com refratariedade ao tratamento inicial (classe I). A ecocardiografia transesofágica seria vantajosa por se sobrepor a essas limitações técnicas, pelo fato de o transdutor ser colocado em proximidade com o coração, mas teria como limitações o custo mais elevado do equipamento e a necessidade de sedação para realização do exame, o que poderia agravar o distúrbio hemodinâmico associado.

As principais vantagens desse método são:

- Rapidez: análises qualitativa e quantitativa do VE e do VD realizadas em minutos.
- Avaliação completa da anatomia: valvas e pericárdio são incluídos na avaliação.
- Não é invasivo (transtorácico) ou é minimamente invasivo (transesofágico).
- Intuitivo e dinâmico: estrutura e função são analisadas simultaneamente.
- Na análise da função diastólica, obstrução dinâmica e falência aguda de VD podem ser diagnosticadas.

O exame ecocardiográfico deve incluir uma análise dos módulos 2D, *M-mode*, Doppler colorido, Doppler pulsátil e contínuo. As janelas ecocardiográficas mais utilizadas são a paraesternal em eixo longo, a paraesternal em eixo curto, a apical de 4/5 câmaras e a subcostal. A análise das bases pulmonares também deve ser realizada.

O tamponamento cardíaco é a condição reversível de ameaça à vida que mais rapidamente pode ser diagnosticada pela ecocardiografia. O volume do derrame não é proporcional ao desenvolvimento de tamponamento, sendo mais importante a rapidez com que ocorre o acúmulo de líquido. Sinais ecocardiográficos de tamponamento incluem: colapso diastólico atrial direito (sensível), colapso do VD (específico), dilatação importante de veia cava inferior e grande variação respiratória do fluxo de via de entrada do VE (> 25%). A pericardiocentese guiada por ecocardiografia é segura, efetiva e facilmente realizada sem a necessidade de fluoroscopia.

A presença de ventrículos com funções normais e/ou hipercinéticos na ausência de valvopatias ou tamponamento praticamente exclui o diagnóstico de CC. No entanto, a presença de choque associado à função ventricular reduzida não estabelece o diagnóstico de CC.

A medida do diâmetro da veia cava inferior e de sua variação respiratória pode levar à estimativa da pressão do

AD e da resposta hemodinâmica à infusão rápida de fluidos endovenosos. Variações respiratórias de VCI > 15% indicam responsividade com aumento de DC.

O DC pode ser obtido de maneira fácil e não invasiva por meio da ecocardiografia. Utilizando medidas simples, como o diâmetro da via de saída do VE e a velocidade de fluxo nessa região, o volume sistólico é obtido. Com a multiplicação desse volume pela FC é obtido o DC.

Ao analisar dinamicamente esses parâmetros, a ecocardiografia se constitui como importante ferramenta no diagnóstico, tratamento e otimização volêmica de pacientes críticos.

Monitorização hemodinâmica invasiva

A monitorização hemodinâmica invasiva com cateter de Swan-Ganz não está indicada de rotina nos pacientes com CC. Pode ser útil, no entanto, naqueles cujo diagnóstico da causa do choque ainda é incerto após avaliação clínica e ecocardiográfica. Auxilia a distinção entre CC e choque não cardiogênico em pacientes complexos ou na presença de doença pulmonar associada (classe de recomendação IIb, nível de evidência B). As classes de recomendação da monitorização hemodinâmica invasiva à beira do leito nos casos de CC por IAM, segundo as diretrizes da Sociedade Brasileira de Cardiologia (SBC), estão listadas na Tabela 33.1. Nos casos de CC com hipovolemia associada e naqueles com componente importante de vasodilatação, a monitorização hemodinâmica invasiva pode orientar o manejo do paciente. São dados hemodinâmicos que confirmam o diagnóstico de CC:

- Pressão arterial sistólica < 80 a 90mmHg; PAM 30mmHg inferior aos níveis basais.
- Índice cardíaco reduzido (< 1,8 a 2,0L/min/m² sem suporte vasopressor; < 2,0 a 2,1L/min/m² com suporte vasopressor).
- Índice de RVS > 2.000dyn/s/cm⁵/m².

Tabela 33.1 Classes de recomendação para monitorização hemodinâmica à beira do leito no choque cardiogênico por infarto agudo do miocárdio

Procedimento **Monitorização hemodinâmica à beira do leito**	Classe
ICC grave ou com piora	I
Hipotensão grave ou com piora progressiva ou choque cardiogênico	I
Complicações mecânicas pós-IAM tipo CIV, insuficiência mitral grave ou derrame pericárdico grave/tamponamento cardíaco	I
Hipotensão que não responde rapidamente a volume em paciente sem congestão pulmonar	IIa
IAM sem evidência de complicações cardíacas ou pulmonares	III

ICC: insuficiência cardíaca congestiva; IAM: infarto agudo do miocárdio; CIV: comunicação interventricular.

- Pressão capilar pulmonar (PCP) elevada (> 15mmHg). A pressão *borderline* poderá se elevar após infusão hídrica.
- Nos casos de infarto de VD, observam-se pressão atrial direita elevada e PCP normal ou reduzida.

Cinecoronariografia

O estudo angiográfico das artérias coronárias está indicado para todos os pacientes com CC cuja etiologia suspeitada seja isquemia miocárdica (classe de recomendação I, nível de evidência B), com o objetivo de realização de ICP primária ou de resgate ou cirurgia de revascularização do miocárdio.

TRATAMENTO

Medidas gerais

O tratamento inicial baseia-se no uso de oxigênio suplementar, monitorização e otimização da oferta de fluidos. Os pacientes devem ser submetidos a eletrocardiograma (ECG) de 12 derivações, radiografia de tórax e avaliação laboratorial completa, inclusive com dosagem de lactato. Cardioscopia contínua e oximetria de pulso estão indicadas como técnicas de monitorização não invasiva mínima. A PA deve ser obtida invasivamente para melhor controle hemodinâmico e para coletas seriadas de gasometrias. O acesso venoso central deve ser obtido preferencialmente por meio da ultrassonografia (que diminui as chances de complicações), com intuito de fornecer uma via para infusão de agentes vasoativos e para guiar a terapêutica através da medida seriada da saturação venosa central. Em geral, sondagem vesical de demora também deve ser indicada para melhor avaliação de perfusão renal e volemia.

Inicialmente, oxigênio suplementar deverá ser administrado através de cateteres nasais, máscaras de Venturi ou máscaras com reservatório. Caso o paciente desenvolva insuficiência respiratória importante ou apresente queda do sensório, intubação orotraqueal associada a ventilação mecânica artificial e sedação leve estão indicadas, proporcionando uma menor demanda de oxigênio pelos músculos respiratórios, diminuição do *shunt* intrapulmonar, melhora da complacência pulmonar, redução da pré e pós-carga do VE pelo aumento da pressão intratorácica e proteção definitiva das vias aéreas contra broncoaspiração.

A monitorização hemodinâmica invasiva através do cateter de artéria pulmonar está indicada para estabelecer o diagnóstico do choque e o diagnóstico diferencial, avaliar o estado volêmico e auxiliar a terapêutica. Antes considerado o padrão-ouro para monitorização de pacientes críticos, nos últimos anos seu uso tem sido questionado e associado a aumento da mortalidade. Vários estudos randomizados controlados em pacientes em terapia intensiva não evidenciaram melhora na mortalidade e relataram aumento das complicações com seu uso. Apesar dessas evidências, a American Heart Association/American College of Cardiology recomenda seu uso como classe I em pacientes com IAM CSST hipotensos e sem reposta ao tratamento inicial ou naqueles que apresentem complicações mecânicas do infarto.

Deve ser enfatizado que essas medidas gerais de estabilização não devem atrasar o encaminhamento do paciente com IAM CSST e CC o mais rápido possível para o laboratório de hemodinâmica, para realização de revascularização mecânica, sob a pena de aumento da mortalidade a curto e longo prazo.

Agentes vasoativos

Os principais objetivos da terapêutica farmacológica no CC são a manutenção da PA e do DC em níveis suficientes para a perfusão tissular periférica adequada. No entanto, como esses agentes promovem aumento do consumo de oxigênio pelo miocárdio, suas doses devem ser as mínimas necessárias para que sejam atingidos esses objetivos. A escolha do agente a ser utilizado vai depender da ação hemodinâmica que o fármaco exerce, bem como do perfil hemodinâmico apresentado pelo paciente (Tabela 33.2).

Vasodilatadores

Por ocasionarem redução da pré e pós-carga, acarretando diminuição da PA, geralmente não são indicados como monoterapia. A nitroglicerina, mediante sua ação doadora de NO, determina, em baixas doses, dilatação venular com redução das pressões de enchimento cardíacas, melhora do fluxo sanguíneo coronariano e redução da demanda de O_2 pelo miocárdio. Em altas doses, aumenta o índice cardíaco (IC) por redução da pós-carga de VE e VD. Apresenta como fatores limitantes a taquifilaxia a curto prazo (horas) e a resistência a sua ação em pacientes com ICC crônica. O nitroprussiato, por sua ação balanceada venosa e arterial, determinando taquicardia reflexa, só está indicado em CC associado à crise hipertensiva, no qual a pós-carga do VE está muita elevada. Vários estudos corroboram o uso da neseritida, um peptídeo natriurético tipo B recombinante com propriedades vasodilatadoras, em pacientes com ICC aguda.

Inotrópicos

Os inotrópicos melhoram o perfil hemodinâmico com aumento do IC, diminuição da PCP e aumento da PAM. Várias classes desses agentes encontram-se disponíveis, como catecolaminas, inibidores da fosfodiesterase e sensibilizadores de cálcio. O uso de catecolaminas (dopamina e noradrenalina) como vasopressores iniciais no tratamento do choque não causou diferença na mortalidade global, mas a utilização de dopamina foi associada a maior número de efeitos adversos (principalmente arritmias) e, no subgrupo de CC, determinou maior mortalidade. Os inibidores da fosfodiesterase, mediante inibição enzimática, determinam indiretamente maior quantidade de AMP cíclico, o que promove ação inotrópica positiva e inodilatadora. Apresentam como vantagens, em relação às catecolaminas, menor poder arritmogênico e cronotrópico e determinam menor consumo de O_2; sua desvantagem é um tempo de eliminação muito prolongado. O levosimendano é um agente que exerce ação sensibilizadora do cálcio intracelular diferenciada, melhorando tanto a função sistólica como a diastólica (lusinotrópica positiva), tendo como principal limitação o preço bastante elevado.

Suporte circulatório

O suporte circulatório está indicado nos casos refratários de CC que não responderam às medidas iniciais, ao uso de agentes vasoativos, à ventilação mecânica e à revascularização coronariana. Seu uso visa restaurar adequadamente a pressão de perfusão sistêmica, fornecendo tempo para o miocárdio se recuperar e funcionando como uma ponte para o transplante. As principais opções para esse suporte são: balão de contrapulsação aórtico (IABP), oxigenação extracorpórea através de membrana (ECMO) e dispositivos de assistência ventricular inseridos por via percutânea (pVAD) ou por cirurgia (sVAD).

Balão de contrapulsação aórtico

Suporte mecânico mais frequentemente utilizado no CC, consiste em um balão inserido na aorta descendente, entre a artéria subclávia esquerda e as artérias renais. O balão é inflado após a ejeção ventricular (diástole) e desinflado antes da próxima sístole. A insuflação do balão desloca o fluxo sanguíneo proximalmente em direção ao coração, melhorando o fluxo coronariano, e distalmente para o leito esplênico. A desinsuflação melhora a função ventricular es-

Tabela 33.2 Agentes farmacológicos mais importantes administrados no choque cardiogênico – Efeitos hemodinâmicos

	IC	PCP	PAM
Vasodilatadores			
Nitroglicerina	↑	↓	↓
Nitroprussiato	↑	↓	↓↓
Neseritida	↑	↓	↓
Catecolaminas			
Noradrenalina	↑/−/↓	↑	↑↑
Dopamina	↑	−/↑	↑
Dobutamina	↑	↓	=
Inibidores PDE			
Enoximona	↑	↓	↓
Milrinona	↑	↓	↓
Sensibilizadores do calcio			
Levosimendano	↑	↓	↓

IC: índice cardíaco; PCP: pressão capilar pulmonar; PAM: pressão arterial média; PDE: fosfodiesterase.

querda em virtude da diminuição da pós-carga. Seu uso no CC tem sido associado a melhora hemodinâmica, aumento da perfusão para órgãos vitais e redução do consumo de oxigênio pelo miocárdio. No entanto, a recomendação para seu uso tem sido reavaliada, passando da classe I para a classe IIa e a IIb, devido aos resultados de estudos observacionais e randomizados controlados, os quais não encontraram diferenças na mortalidade associada a essa intervenção.

Oxigenação extracorpórea através de membrana

Consiste em uma bomba centrífuga, um aquecedor e oxigenador de membrana. O acesso pode ser central, através de uma esternotomia, ou mais rapidamente através de cânulas inseridas no AD (via veia femoral) e na aorta descendente (via artéria femoral). Suporte respiratório também pode ser oferecido aos pacientes gravemente hipóxicos. Suas principais complicações são: sangramento, resposta sistêmica inflamatória e isquemia de membros.

Dispositivos de assistência ventricular inseridos por via percutânea

O pVAD ideal seria aquele rápida e facilmente implantável, de fácil manuseio, efetivo em esvaziar o VE, manter uma pressão de perfusão sistêmica adequada, revertendo as disfunções orgânicas e apresentando baixa taxa de complicações. Atualmente, dois tipos principais são utilizados: *ImpellaRecover*® e *TandemHeart*®. O *Impella*® consiste em uma bomba motora construída em um cateter de 12 French, o qual é implantado através da artéria femoral, passando pela valva aórtica e alcançando o VE. O sangue é aspirado proximalmente no VE e ejetado na aorta ascendente proximal. O *TandemHeart*® consiste em uma bomba centrípeta externa com uma cânula de entrada de 21 French colocada proximalmente no AE através de punção transeptal e uma distal de 17 French para ejeção do sangue em artéria femoral ou ilíaca comum (Figura 33.2). As complicações mais frequentes com a utilização desses dispositivos incluem distúrbios de coagulação, hemólise, plaquetopenia e lesões agudas isquêmicas secundárias nos membros.

Revascularização miocárdica

Percutânea

O estudo randomizado SHOCK relatou aumento absoluto de 13% na taxa de sobrevida em 1 ano dos pacientes com IAM e CC encaminhados para revascularização precoce, o que corresponde a um NNT < 8 pacientes para salvar uma vida. A reperfusão precoce limita a área infar-

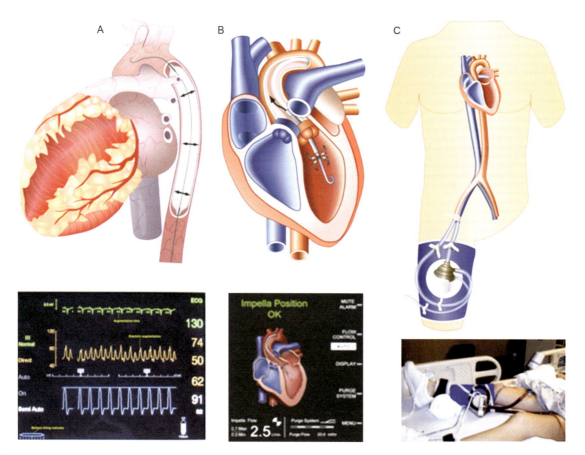

Figura 33.2 Representação esquemática de dispositivos circulatórios. **A** IABP. **B** Impella Recover 2,5®. **C** TandemHeart®.

tada, restaurando a função miocárdica e interrompendo o ciclo vicioso que caracteriza o CC. Nesse contexto, a ICP é a opção preferencial (classe de recomendação I, nível de evidência B), por proporcionar maior rapidez na recanalização do vaso, além de maiores taxas de fluxo TIMI 3 (> 90% dos pacientes), e permitir o conhecimento imediato da anatomia coronariana e de lesões obstrutivas adicionais em vasos não culpados que possam ou não estar contribuindo para a fisiopatologia do CC. Em comparação com o uso de fibrinolíticos, a ICP no IAM mostrou estar associada a menores taxas de isquemia recorrente, reinfarto, complicações hemorrágicas graves, acidente vascular encefálico e morte.

A ICP no IAM costuma ser realizada apenas no vaso culpado. Pacientes multiarteriais que permanecem instáveis após a recanalização do vaso-alvo podem ser submetidos à ICP de múltiplos vasos, embora o real benefício dessa conduta não esteja definido. O subgrupo de pacientes submetidos à ICP de múltiplos vasos no estudo SHOCK apresentou pior evolução, comparados aos pacientes com ICP univascular. Se factível, esses pacientes podem ser encaminhados para revascularização cirúrgica de emergência.

O grau de fluxo coronariano obtido após ICP determina o prognóstico do paciente. No registro não randomizado do estudo SHOCK, observou-se mortalidade intra-hospitalar de 33%, 50% e 86% para pacientes que obtiveram fluxos TIMI 3, 2 e 0/1, respectivamente.

O tempo até a reperfusão também é fundamental para o prognóstico dos pacientes em CC. No estudo SHOCK, observou-se aumento progressivo na mortalidade a longo prazo à medida que o tempo para reperfusão aumentava de 0 até 8 horas. No estudo ALKK, a menor mortalidade foi observada nos pacientes revascularizados entre 0 e 6 horas. Algum benefício em termos de mortalidade pode ser observado em até 48 horas após a instalação do IAM ou em até 18 horas após o início do choque.

O uso de *stents* e de inibidores da glicoproteína IIb/IIa revelou-se um preditor independente de melhor prognóstico em pacientes com CC submetidos a ICP em múltiplos registros.

Cirúrgica

A revascularização miocárdica cirúrgica de emergência está formalmente indicada nos casos de CC por IAM em que a anatomia coronariana é inadequada para a realização de ICP (classe de recomendação I, nível de evidência B) e quando há complicações mecânicas associadas, como ruptura ventricular esquerda, comunicação interventricular ou insuficiência mitral grave por disfunção ou ruptura de músculo papilar (classe de recomendação I, nível de evidência C). No estudo SHOCK, os resultados obtidos com a revascularização miocárdica de emergência em pacientes com CC foram positivos, semelhantes aos observados com a ICP. Os pacientes daquele estudo tratados cirurgicamente apresentavam perfil de maior gravidade, com maior incidência de doença de tronco da coronária esquerda, multiarteriais e diabéticos. Uma série de casos mostrou tendência a melhor sobrevida em pacientes revascularizados sem circulação extracorpórea.

PROGNÓSTICO

Embora a mortalidade permaneça bastante elevada nos pacientes com CC em nível hospitalar, marcante progresso tem sido obtido nos últimos 30 anos, com redução da mortalidade de 60,3% para 47,9%, principalmente em virtude da instituição da revascularização miocárdica precoce.

Espera-se que o desenvolvimento de novas tecnologias de suporte circulatório mecânico se reflita em redução ainda maior na mortalidade associada ao CC.

Bibliografia

Alonso DR, Scheidt S, Post M, Killip T. Pathophysiology of cardiogenic shock. Quantification of myocardial necrosis, clinical, pathologic and electrocardiographic correlations. Circulation 1973; 48(3):588.

Award HH, Anderson FA, Gore JM et al. Cardiogenic shock complicating acute coronary syndromes: Insights from Global Registry of Acute Coronary Events. American Heart Journal 2102; 163(6):963-71.

Berisha S, Kastrati A, Goda A, Popa Y. Optimal value of filling pressure in the right side of the heart in acute right ventricular infarction. Br Heart J 1990; 63:98-02.

Binanay C, Califf RM, Hasselblad V et al. Evaluation study of congestive heart failure and pulmonary artery catheterization effectiveness: the ESCAPE trial. JAMA 2005; 294(13)1625-33.

Boyd JH, Walley KR. The role of echocardiography in hemodynamic. Curr Opin Crit Care 2009; 15:239-43.

Brunkhorst FM, Clark AL, Forycki ZF, Anker SD. Pyrexia, procalcitonin, immune activation and survival in cardiogenic shock: the potential importance of bacterial translocation. Int J Cardiol 1999; 72:3-10.

Cooper HA, Panza JA. Cardiogenic shock. Cardiol Clin 2013; 31: 567-80.

De Bacher, D Biston P, Devrieundt J et al. Comparison of dopamine and norepinephrine in the treatment of shock. N Engl J Med 2010; 362(9): 779-89.

De Backer D, Vicent JL. Circulatory shock. N Engl J Med 2013; 369(18):1726-34.

Den Uil CA, Lagrand WK, Valk SDA et al. Management of cardiogenic shock: focus on tissue perfusion. Curr Probl Cardiol 2009; 34:330-49.

Desai NR, Bhatt DL. Evaluation percutaneous support for cardiogenic shock. Eur Heart J 2009; 30:2073-5.

Frangogiannis NG, Smith CW, Entman ML. The inflammatory response in myocardial infarction. Cardiovasc Res 2002; 53(1):31.

Gaieski D. Shock in adults: types, presentation, and diagnostic approach. In: UptoDate. 2013. Disponível em: http://www.uptodate.com/online. Acesso em 02/11/2013.

Goldberg RJ, Spencer FA, Gore JM et al. Thirty-year trends (1975-2005) in the magnitude of, management of, and hospital death rates associated with cardiogenic shock in patients with acute myocardial infarction: a population-based perspective. Circulation 2009; 119(9):1211-9.

Gowda RM, Fox JT, Khan IA. Cardiogenic shock: basics and clinical consideration. International Journal of Cardiology 2008; 123:221-8.

Griffe MJ, Merkel MJ. The role of echocardiography in hemodynamic assessment of septic shock. Crit Care Clin 2010; 26:365-82.

Grines C, Patel A, Zijlstra F, Weaver WD, Granger C, Simes RJ. Primary coronary angioplasty compared with intravenous thrombolytic therapy for acute myocardial infarction: six-month follow up and analysis of individual patient data from randomized trials. Am Heart J 2003 Jan; 145(1):47-57.

Harnarayan C, Bennett MA, Pentecost BL, Brewer DB. Quantitative study of infarcted myocardium in cardiogenic shock. Br Heart J 1970; 32:728-32.

Havey S, Harrison DA, Singer M et al. Assessment of the clinical effectiveness of pulmonary artery catheters in the management of patients in intensive care (PAC-man): a randomised controlled trial. Lancet 2005; 366(9484):472-7.

Hochman JS, Buller CE et al. Cardiogenic shock complicating acute myocardial infarction – etiologies, management and outcome: a report from the SHOCK Trial Registry. SHould we emergently revascularize Occluded Coronaries for cardiogenic shocK? J Am Coll Cardiol 2000; 36(3 Suppl A):1063.

Hochman JS, Gersh BJ, Hoekstra J, Saperia GM. Prognosis and treatment of cardiogenic shock complicating acute myocardial infarction. In: UptoDate. 2013. Disponivel em: http://www.uptodate.com/online. Acesso em 07/12/2013.

Hochman JS, Sleeper LA et al. Early revascularization in acute myocardial infarction complicated by cardiogenic shock: SHOCK Investigators: Should We Emergently Revascularize Occluded Coronaries for Cardiogenic Shock. N Engl J Med 1999; 341:625-34.

Hochman JS, Sleeper LA, Webb JG et al. Early revascularization and long-term survival in cardiogenic shock complicating acute myocardial infarction. JAMA 2006; 295:2511-5.

Hochman JS. Cardiogenic shock complicating acute myocardial infarction: expanding the paradigm. Circulation 2003; 107:2998-3002.

Hochman JS. Clinical manifestations and diagnosis of cardiogenic shock in acute myocardial infarction. In: UptoDate. 2013. Disponivel em: http://www.uptodate.com/online. Acesso em 13/11/2013.

Hollenberg SM, Kavinsky CJ, Parrillo JE. Cardiogenic shock. Ann Intern Med 1999; 131(1):47.

Holmes DR Jr, Berger PB et al. Cardiogenic shock in patients with acute ischemic syndromes with and without ST-segment elevation. Circulation 1999; 100(20):2067-73.

Holmes DR Jr, Berger PB et al. Cardiogenic shock in patients with acute ischemic syndromes with and without ST-segment elevation. Circulation 1999; 100(20):2067.

ISIS-4 (Fourth International Study of Infarct Survival) Collaborative Group. ISIS-4: a randomised factorial trial assessing early oral captopril, oral mononitrate, and intravenous magnesium sulphate in 58,050 patients with suspected acute myocardial infarction. Lancet 1995; 345:669-85.

Jacobs AK, Leopold JA et al. Cardiogenic shock caused by right ventricular infarction: a report from the SHOCK registry. J Am Coll Cardiol 2003; 41:1273-9.

Jessup M, Abraham WT, Casey DE et al. 2009 focused update: ACCF/AHA Guidelines for the Diagnosis and Management of Heart n Failure in Adults: a report of the American College of Cardiology Foundation/American Heart Association Task Force on Practice Guidelines: developed in collaboration with the international Society for Heart and Lung Transplantation. Circulation 2009; 119(14):1977-2016.

Joseph MX, Dysney PJS, Da Costa R et al. Transthoracic echocardiography to identify or exclude cause of shock. Chest 2004; 126:1592-7.

Kar B, Basra SS, Shah NR et al. Percutaneous circulatory support in cardiogenic shock: interventional bridge to recovery. Circulation 2012; 125:1809-17.

Keeley EC, Boura JA, Grines CL. Primary angioplasty versus intravenous thrombolytic therapy for acute myocardial infarction: a quantitative review of 23 randomised trials. Lancet 2003 Jan 4; 361 (9351):13-20.

Klein T, Ramani GV. Assessment and management of cardiogenic shock in the emergency department. Cardiol Clin 2012; 30:651-64.

Kohsaka S, Menon V, Lowe AM et al. SHOCK Investigators. Systemic inflammatory response syndrome after acute myocardial infarction complicated by cardiogenic shock. Arch Intern Med 2005; 165:1643-50.

Kunadian V, Qiu W, Bawamia B, Veerasamy M, Jamieson S, Zaman A. Gender comparisons in cardiogenic shock during ST elevation myocardial infarction treated by primary percutaneous coronary intervention. Am J Cardiol 2013; 112(5):636-41.

McAtee ME. Cardiogenic shock. Crit Care Nurs Clin N Am 2011; 23:607-15.

Meine TJ, Roe MT et al. Association of intravenous morphine use and outcomes in acute coronary syndromes: results from the CRUSADE Quality Improvement Initiative. Am Heart J 2005; 149:1043-9.

Montera MW, Pereira SB et al. Sumário de atualização da II Diretriz Brasileira de Insuficiência Cardíaca Aguda 2009/2011. Arq Bras Cardiol 2012; 98(5):375-83.

Mueller HS, Chatterjee K et al. ACC expert consensus document. Present use of bedside right heart catheterization in patients with cardiac disease. American College of Cardiology. J Am Coll Cardiol 1998; 32(3):840.

Picard MH, Davidoff R et al., SHOCK Trial. SHould we emergently revascularize Occluded Coronaries for cardiogenic shocK. Echocardiographic predictors of survival and response to early revascularization in cardiogenic shock. Circulation 2003; 107(2):279.

Piegas LS, Timerman A et al. IV Diretriz da Sociedade Brasileira de Cardiologia sobre Tratamento do Infarto Agudo do Miocárdio com Supradesnível do Segmento ST. Arq Bras Cardiol 2009; 93(6 Supl. 2):e179-e264.

Pollack MD, Uriel N, George I et al. A stepwise progression in the treatment of cardiogenic shock. Heart and Lung 2102; 41:500-4.

Prodzinsky R, Unverzagt S et al. Acute myocardial infarction and cardiogenic shock: prognostic impact of cytokines: INF-Î³, TNF-Î±, MIP-1ß, G-CSF, and MCP-1ß. Med Klin Intensivmed Notfmed 2012; 107(6):476-84.

Rastan AJ, Eckenstein JI et al. Emergency coronary artery bypass graft surgery for acute coronary syndrome: beating heart versus conventional cardioplegic cardiac arrest strategies. Circulation 2006; 114(suppl I):I-477-I-485.

Reynolds HR, Hochman JS. Cardiogenic shock: current concepts and improving outcomes. Circulation 2008; 117:686-97.

Rhodes A, Cusack RJ, Newman PJ et al. A randomised controlled trial of the pulmonary artery catheter in critical ill patients. Intensive Care Med 2002; 28(3):256-64.

Sleeper LA, Jacobs AK, LeJemtel TH, Webb JG, Hocman JS. A mortality model and severity scoring system for cardiogenic shock complicating acute myocardial infarction. Circulation 2000; 102(suppl II):II-795.

Sleeper LA, Ramanathan K et al. Functional status and quality of life after emergency revascularization for cardiogenic shock complicating acute myocardial infarction. J Am Coll Cardiol 2005; 46:266-73.

Thiele H, Schuler G, Neumann FJ et al. Intraortic balloon counterpulsation in acute myocardial infarction complicated by cardiogenic shock: design and rationale of the Intraaortic Balloon Pump in Cardiogenic Shock II (IABP-SHOCK II) trial. American Heart Journal 2012; 163(6):938-45.

Webb JG, Lowe AM et al. Percutaneous coronary intervention for cardiogenic shock in the SHOCK trial. J Am Coll Cardiol 2003; 42:1380-6.

White HD, Assmann SF et al. Comparison of percutaneous coronary intervention and coronary artery bypass grafting after acute myocardial infarction complicated by cardiogenic shock: results from the Should We Emergently Revascularize Occluded Coronaries for Cardiogenic Shock (SHOCK) trial. Circulation 2005; 112:1992-2001.

Wildhirt SM, Dudek RR, Suzuki H, Bing RJ. Involvement of inducible nitric oxide synthase in the inflammatory process of myocardial infarction. Int J Cardiol 1995; 50(3):253.

Wu MY, Lee MY, Lin CC et al. Resuscitation of non-postcardiotomy cardiogenic shock or cardiac arrest with extracorporeal life support: The role of bridging to intervention. Resuscitation 2012; 976-98.

Zeymer U, Vogt A, Zahn R et al. Predictors of in-hospital mortality in 1333 patients with acute myocardial infarction complicated by cardiogenic shock treated with primary percutaneous coronary intervention (PCI): results of the primary PCI registry of the Arbeitsgemeinschaft Leitende Kardiologische Krankenhausarzte (ALKK). Eur Heart J 2004; 25:322-8.

34

Roberto de Oliveira Buril • Paulo Borges Santana

Tamponamento Cardíaco

INTRODUÇÃO

O pericárdio pode ser definido como um saco constituído por duas camadas membranosas (pericárdio parietal e visceral) que envolve o coração. Essas membranas delimitam uma cavidade virtual, normalmente preenchida por pequena quantidade (aproximadamente 20mL) de líquido fisiologicamente semelhante a um ultrafiltrado do plasma, o qual permite o deslizamento de uma camada sobre a outra.

Esse saco não é essencial para a manutenção do funcionamento cardíaco (como evidenciado após incisão e o subsequente não fechamento do pericárdio após uma cirurgia cardíaca). Entretanto, várias funções subsidiárias são atribuídas ao pericárdio, como manutenção do coração em posição, limitando o movimento cardíaco intratorácico, balanço do débito ventricular direito e esquerdo nas interações sistólicas e diastólicas, funções linfáticas e imunológicas (atuando também como barreira anatômica, impedindo que infecções pulmonares se propaguem para o coração por contiguidade), dentre outras.

O tamponamento cardíaco é caracterizado pela compressão cardíaca, de maneira rápida ou lenta, causada pelo acúmulo de líquido, pus, sangue, coágulo ou gás na cavidade pericárdica, como resultado de efusão, traumatismo ou ruptura do coração, em quantidade suficiente para causar obstrução grave ao enchimento ventricular. Esse quadro grave, quando não tratado prontamente, é potencialmente fatal.

Dentre as diversas etiologias existentes para o tamponamento cardíaco, as mais comuns são as neoplásicas (metástases pericárdicas) e aquelas secundárias à pericardite aguda (idiopática e urêmica), sempre devendo ser identificada a causa mais provável, antecipando-se possíveis complicações e recidivas. Outras causas são tuberculose pericárdica, pericardites infecciosas, dissecção aórtica aguda, mixedema, doenças inflamatórias (lúpus eritematoso sistêmico) e procedimentos intracardíacos invasivos.

FISIOPATOLOGIA

A pressão pericárdica normal é subatmosférica e quase sempre igual à pressão intrapleural. Quando fluido se acumula rapidamente no espaço pericárdico, a pressão pericárdica aumenta abruptamente, em razão da limitada capacidade de distensão do pericárdio parietal (fibroso). O nível da pressão intrapericárdica é proporcional não apenas ao volume de fluido acumulado, mas também à velocidade de produção do fluido e ao grau de distensão do pericárdio.

A quantidade de fluido precisa, primeiramente, exceder a reserva de volume do pericárdio (volume que somente distenderia o pericárdio, sem aumentar de modo importante a pressão intrapericárdica). A segunda é a velocidade com a qual o pericárdio é distendido. Embora o pericárdio se distenda no decorrer do tempo, em um momento instantâneo é inextensível, fazendo com que o coração entre em competição com o conteúdo intrapericárdico por um volume fixo. Quando a velocidade de acúmulo de fluido ultrapassa a velocidade de distensão do pericárdio e de instalação dos mecanismos compensatórios, surgem as alterações hemodinâmicas.

Ao término da sístole, a pressão intrapericárdica permanece elevada, igualando-se ou superando a pressão do átrio direito (AD), o que impede seu enchimento durante a diástole. Nas etapas iniciais do tamponamento cardíaco, o colapso do AD e do ventrículo direito (VD) ocorre apenas no começo da diástole, e o enchimento ventricular ocorre tardiamente. Nessa fase, a queda do débito cardíaco (DC) é discreta, não provocando alteração hemodinâmica grave.

Quando a pressão intrapericárdica atinge ou supera as pressões de enchimento do átrio e ventrículo direitos durante toda a diástole, a pressão transmural de distensão dessas cavidades tende a zero, ficando o enchimento ventricular dependente da sístole atrial. Nesse ponto, a redução do DC é importante.

O tamponamento cardíaco ocorre quando há diminuição dos volumes sistólico e diastólico e do DC, associada à elevação das pressões intracardíacas. Essas pressões são produzidas por limitações progressivas ao enchimento de ambos os ventrículos, provocadas por aumento na pressão intrapericárdica, secundário ao acúmulo de fluidos no espaço pericárdico.

A quantidade de líquido necessária para causar as alterações descritas é diretamente proporcional à espessura do miocárdio e inversamente proporcional à velocidade de acúmulo e à espessura do pericárdio. O volume necessário para a instalação do tamponamento cardíaco pode ser pequeno, como 200mL, em caso de derrame pericárdico agudo, ou grande, como 2.000mL, em derrames pericárdicos lentos e graduais.

ACHADOS CLÍNICOS

Na maioria dos casos, os sinais e sintomas clínicos são inespecíficos; no entanto, devem ser rapidamente reconhecidos, pois o tamponamento cardíaco acarreta risco de morte, se não for diagnosticado e tratado de imediato. Por esse motivo, o diagnóstico deverá ser lembrado sempre que houver alterações hemodinâmicas em pacientes com doenças que podem ocasionar pericardites ou efusões pericárdicas.

No entanto, dor pericárdica nem sempre está presente. É comum se observar oligúria, pois o tamponamento cardíaco acarreta queda do débito cardíaco e da pressão arterial (PA), que são potentes estímulos para a retenção de sódio e água pelos rins. Podem ainda ser observados sintomas congestivos pulmonares ou sistêmicos, como dispneia, dor abdominal, frequentemente no hipocôndrio direito, náuseas e vômitos. Em casos extremos, podem aparecer sintomas relacionados com baixo fluxo cerebral, como sonolência, confusão mental, obnubilação e ansiedade.

Desse modo, o tamponamento cardíaco deve ser suspeitado em diversas situações, como em pacientes que têm feridas no tórax ou no abdome superior e apresentam hipotensão, ou em pacientes que apresentam hipotensão precedida por sintomas sugestivos de doença pericárdica, como desconforto torácico ou dor pleurítica. Taquipneia e dispneia ao esforço, que posteriormente também se apresentam em repouso, são sintomas relevantes. No entanto, muitos pacientes podem apresentar-se apenas com sintomas vagos, como anorexia, disfagia e tosse.

Os achados no exame físico também podem ser pouco específicos. Os elementos mais importantes no exame clínico do doente com tamponamento são aqueles que demonstram o pulso paradoxal e o aumento da pressão venosa central, associados a sinais de baixo DC. Hepatomegalia, ascite e edema podem estar presentes. A taquicardia costuma ser a regra para os pacientes com tamponamento cardíaco, à exceção dos pacientes com hipotireoidismo e, eventualmente, em casos de uremia.

As bulhas cardíacas podem estar diminuídas em decorrência da interposição de líquido e do trabalho cardíaco diminuído. O ictus cordis pode atenuar-se ou desaparecer. Tamponamento cardíaco comumente produz hipotensão absoluta ou relativa. Uma tríade de compressão aguda foi descrita por Beck, consistindo em elevação da pressão venosa jugular, hipotensão e abafamento das bulhas cardíacas.

O chamado pulso paradoxal na realidade consiste em exacerbação da redução fisiológica da PA sistólica durante a inspiração. No tamponamento cardíaco, em razão da elevação da pressão intrapericárdica, verifica-se aumento do retorno venoso e, portanto, do volume do VD. Isso ocorre porque ainda há transmissão da pressão negativa intratorácica durante a inspiração, diferentemente do que ocorre na pericardite constritiva, em que não há alteração na pressão cardíaca com a variação do ciclo respiratório. O aumento do volume do VD acarreta desvio do septo intraventricular para a esquerda, pois ambos os ventrículos estão contidos pelo aumento da pressão intrapericárdica. Isso leva à redução da cavidade ventricular esquerda e de seu enchimento, produzindo, portanto, diminuição importante do volume sistólico, o que explica o pulso paradoxal (Figura 34.1).

Na verdade, as alterações respiratórias da capacidade do reservatório circulatório pulmonar possibilitam, fisiologicamente, variações respiratórias mínimas do pulso arterial, observando-se, em indivíduos normais, que as pressões venosas de enchimento dos átrios esquerdo e direito, registradas no cateterismo, encontram-se aumentadas durante a inspiração. De fato, a tradição manteve a denominação "pulso paradoxal", mas na realidade o pulso paradoxal nada mais é que a exacerbação de um fenômeno fisiológico – como no lado venoso, no lado arterial também há diminuição fisiológica da amplitude do pulso durante a inspiração, ao contrário do que consideravam os antigos.

Considera-se que o pulso arterial "paradoxal" desapareça na inspiração por interferência mecânica com o enchimento cardíaco. O abaixamento inspiratório do diafragma aumenta a tensão pericárdica e diminui o enchimento diastólico biventricular, dando lugar a dois sinais clínicos, expressão do mesmo defeito do enchimento ventricular: pulso arterial paradoxal e seu correspondente no sistema venoso, o pulso venoso paradoxal – aqui, no setor venoso, poder-se-ia denominar "pulso paradoxal verdadeiro", já que se espera diminuição da amplitude do pulso venoso com a inspiração e, em casos de tamponamento ou pericardite constritiva, pode-se observar aumento da amplitude do pulso venoso jugular, também chamado de sinal de Kussmaul (Figura 34.2).

O pulso paradoxal, importante indicador da presença de tamponamento cardíaco, é convencionalmente definido como redução da PA sistólica em 10mmHg ou mais, durante a inspiração. Quando grave, é possível detectar o pulso paradoxal com a palpação da diminuição da onda de pulso ou seu desaparecimento na inspiração, mas em geral é necessária a medida esfigmomanométrica da pressão sistólica durante a inspiração lenta. Em caso de tam-

CAPÍTULO 34 Tamponamento Cardíaco

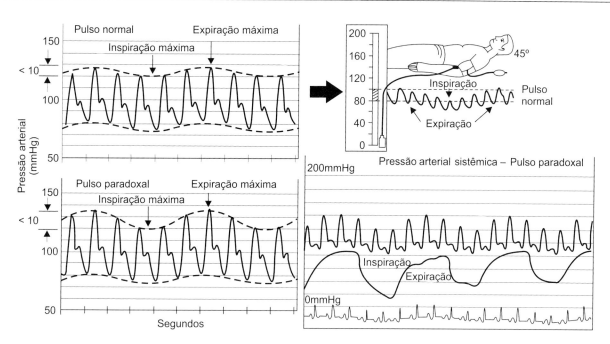

Figura 34.1 Pulso paradoxal.

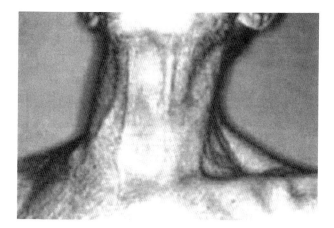

Figura 34.2 Sinal de Kussmaul (aumento da turgência jugular ou das pulsações venosas durante a inspiração).

Tabela 34.1 Condições que levam à ausência do diagnóstico de pulso paradoxal em tamponamento cardíaco

Condição	Consequência
Hipotensão extrema, como em choque hipovolêmico ou tamponamento grave	Pode tornar não mensuráveis as alterações de pressão induzidas pela respiração
Infarto agudo do miocárdio, com efusão causando tamponamento	–
Adesões pericárdicas, especialmente em ventrículo direito	Impedimento das alterações de volume
Adesões pericárdicas localizadas, quase sempre pós-cirúrgicas	Compressão cardíaca localizada por fluido aprisionado
Aumento da pressão diastólica em ventrículo esquerdo/hipertrofia ventricular esquerda	Efeitos reduzidos do enchimento ventricular direito com a respiração
Hipertrofia ventricular sem hipertensão pulmonar	Resistência do coração direito a efeitos respiratórios
Insuficiência aórtica grave	Produz refluxo importante, impedindo as flutuações respiratórias de volume ventricular
Defeitos do septo atrial	O aumento do retorno venoso na inspiração é balanceado com *shunt* de sangue para o átrio esquerdo
Alguns casos de tamponamento de baixa pressão	Alterações mais importantes em câmaras cardíacas direitas, sem comprometimento de câmaras esquerdas

ponamento importante com DC muito reduzido, pode ser necessário o uso de cateter arterial para identificação. Quando extremo, o pulso desaparece durante a inspiração e pode ser percebido em qualquer artéria. Em situações menos intensas, o pulso apenas diminui de intensidade e é mais bem observado em uma grande artéria. Nesses casos, a palpação da artéria femoral pode facilitar a percepção do pulso paradoxal. Na presença de hipotensão arterial grave, arritmias cardíacas e respiração rápida e superficial, raramente o pulso paradoxal é verificado. Outras causas de pulso paradoxal são embolia pulmonar maciça, choque hemorrágico grave, infarto agudo de VD, outras formas de hipotensão grave, asma brônquica grave e doença pulmonar obstrutiva. Algumas condições podem tornar o pulso paradoxal indetectável, dificultando o diagnóstico do tamponamento cardíaco (Tabela 34.1).

A pressão venosa jugular está sempre elevada durante o tamponamento cardíaco, a menos que perda sanguínea importante ou desidratação intensa sejam eventos concomitantes, constituindo elemento-chave para o diagnóstico. O pulso jugular é monofásico, a queda fisiológica inspiratória se mantém (ao contrário da pericardite constritiva), e a onda predominante é a descendente x. A descendente y está reduzida ou abolida em decorrência da ausência de enchimento ventricular direito no início da diástole.

INVESTIGAÇÃO LABORATORIAL

O eletrocardiograma (ECG) pode mostrar baixa voltagem difusa e sinais de pericardite, porém a única alteração mais específica, embora não considerada patognomônica, é a alternância elétrica, que pode afetar todas as ondas do ECG ou somente o complexo QRS – apesar de ser de ocorrência rara, esse achado costuma indicar derrame pericárdico volumoso. Em raros casos de derrames pericárdicos maciços, mesmo sem tamponamento cardíaco, pode haver alternância elétrica do complexo QRS (Figura 34.3).

A radiografia de tórax pode oferecer subsídios de pouca valia para o diagnóstico, mas em casos de derrame pericárdico subagudo ou crônico pode mostrar cardiomegalia com formato de "abóbora ou jarro de água". Costuma não ajudar nas fases iniciais do derrame, já que é necessário um acúmulo de pelo menos 200mL de fluido para que a silhueta cardíaca se altere. Caracteristicamente, os vasos pulmonares mostram-se com aspecto oligoêmico.

O ecocardiograma é a principal ferramenta complementar para o diagnóstico de derrame pericárdico e tamponamento cardíaco demonstrando, geralmente, uma camada circunferencial de fluido com câmaras cardíacas comprimidas e uma fração de ejeção normal. A ausência de evidência ecocardiográfica de efusão pericárdica praticamente exclui o diagnóstico de tamponamento cardíaco, com exceção dos pós-operatórios de cirurgia cardíaca, em que trombos ou fluidos localizados podem acarretar compressão cardíaca (Figura 34.4).

O estudo com Doppler demonstra variação importante nos fluxos transvalvares com a respiração, podendo ser visível um mecanismo do pulso paradoxal: movimento dos septos atrial e ventricular para a esquerda na inspiração, revertendo na expiração. Dentre todos os sinais ecocardiográficos, o mais característico, e que ocorre mais precocemente, é o colapso das cavidades cardíacas (quase sempre AD

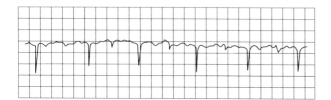

Figura 34.3 Eletrocardiograma mostrando alterações na amplitude dos complexos QRS (alternância elétrica).

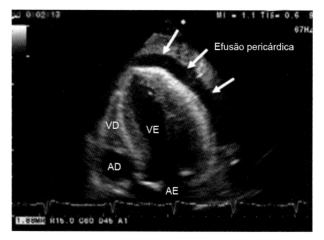

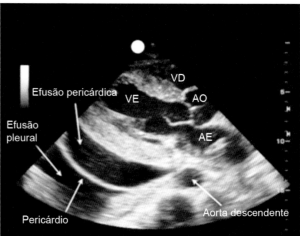

Figura 34.4 Imagens evidenciando efusão pericárdica na ecocardiografia transtorácica em janela apical e paraesternal.

e VD), que pode preceder outras alterações, como o pulso paradoxal. No início da diástole, as paredes livres do VD se invaginam, e no final da diástole são as paredes do AD que se invaginam. Em aproximadamente 25% dos pacientes, o átrio esquerdo também colapsa, sendo esse achado altamente específico para o diagnóstico de tamponamento cardíaco (Figura 34.5).

Antes do advento da ecocardiografia com Doppler, o estudo hemodinâmico era essencial para avaliação da repercussão hemodinâmica de um derrame pericárdico. O cateterismo cardíaco mostra um equilíbrio da pressão diastólica média entre as câmaras cardíacas, ficando em torno de 15 a 30mmHg. Essas pressões são similares às observadas na insuficiência cardíaca. No entanto, por motivos ainda não esclarecidos, usualmente não ocorre edema alveolar pulmonar. Podem ser verificados aumento na pressão do VD e diminuição da pressão do ventrículo esquerdo (VE) durante a inspiração. Atualmente, na maioria dos pacientes, o estudo ecocardiográfico pode descartar a necessidade de exame hemodinâmico.

Alguns dos principais aspectos no diagnóstico diferencial são encontrados na Tabela 34.2.

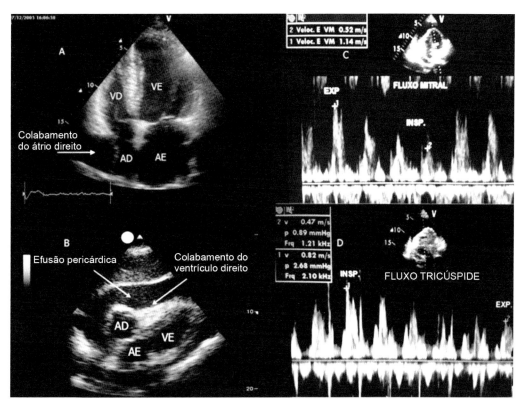

Figura 34.5 Sinais ecocardiográficos de tamponamento cardíaco. **A** Colabamento sistólico do átrio direito. **B** Colabamento diastólico do ventrículo direito. **C** e **D** Modificação exacerbada dos fluxos das valvas atrioventriculares (mitral e tricúspide, respectivamente) com o ciclo respiratório.

Tabela 34.2 Aspectos mais importantes no diagnóstico diferencial de tamponamento cardíaco e distúrbios clínicos semelhantes

Características	Tamponamento cardíaco	Pericardite constritiva	Cardiomiopatia restritiva	Infarto do miocárdio ventricular direito
Pulso paradoxal	Comum	Usualmente presente	Raro	Raro
Colapso x proeminente	Presente	Usualmente ausente	Presente	Raro
Colapso y proeminente	Ausente	Usualmente presente	Rara	Raro
Sinal de Kussmaul	Ausente	Presente	Ausente	Ausente
Terceira bulha cardíaca	Ausente	Ausente	Raro	Pode estar presente
Golpe pericárdico	Ausente	Frequentemente presente	Ausente	Ausente
ECG de baixa voltagem	Pode estar presente	Pode estar presente	Pode estar presente	Ausente
Alternância elétrica	Pode estar presente	Ausente	Ausente	Ausente
Espessamento pericárdico	Ausente	Presente	Ausente	Ausente
Calcificações pericárdicas	Ausentes	Frequentemente presentes	Ausentes	Ausentes
Derrame pericárdico	Presente	Ausente	Ausente	Ausente
Dimensões de VD	Usualmente pequenas	Usualmente normais	Usualmente normais	Alargadas
Espessamento pericárdico	Normal	Normal	Usualmente aumentado	Normal
Colapso atrial direito (e ventricular direito na diástole)	Presente	Ausente	Ausente	Ausente
Aumento da velocidade de enchimento inicial do fluxo mitral	Ausente	Presente	Presente	Pode estar presente
Variação exagerada da velocidade do fluxo com a respiração	Presente	Presente	Ausente	Ausente

SITUAÇÕES ESPECIAIS

Grandes efusões idiopáticas

Podem ser identificadas em exames de rotina, sem qualquer comprometimento hemodinâmico em pacientes assintomáticos. Antes de sua classificação como idiopáticas, uma longa investigação deve ser feita com o propósito de identificar causas conhecidas de derrame pericárdico. Esses pacientes devem ser manejados inicialmente com uma conduta conservadora, pois a reabsorção do derrame é fato comum em muitos casos, e o desenvolvimento de tamponamento é um evento raro. De qualquer modo, é aconselhável o acompanhamento ecocardiográfico frequente.

Tamponamento de baixa pressão

Geralmente associado a pacientes hipovolêmicos, trata-se de um tamponamento leve, em que há apenas discreta elevação na pressão intrapericárdica. Nesses casos, o pulso paradoxal geralmente está ausente, e os pacientes se apresentam assintomáticos ou com leve dispneia.

Tamponamento na doença neoplásica

O pericárdio encontra-se envolvido em aproximadamente 70% dos pacientes com doenças metastáticas cardíacas, sendo esse acometimento assintomático na maioria dos casos. No entanto, um grupo de até 16% desses doentes vem a apresentar tamponamento cardíaco devido à indução de produção local aumentada de fluido seroso ou até mesmo hemorrágico. Sua drenagem também se encontra prejudicada em razão da obstrução venosa e dos linfáticos locais pelo processo neoplásico. Uma característica importante é sua predisposição à recorrência, mesmo após drenagem contínua. Nesses casos, pode-se optar por pericardiocenteses repetitivas, com ou sem escleroterapia, ou ainda por uma abordagem cirúrgica. Por ser um processo bastante lento e silencioso, na maioria dos casos é diagnosticado apenas *post-mortem*. Sua presença é sinal de mau prognóstico, e seus portadores apresentam sobrevida média estimada em apenas 3 meses.

Efusões após procedimentos invasivos (percutâneos e cirúrgicos)

Uma importante complicação, embora rara, dos procedimentos de revascularização percutâneos é a perfuração de uma artéria coronária, comumente causada por traumatismo pelo fio-guia, levando a efusão sanguínea que pode variar de um sangramento em pequena escala até um volume que pode gerar um tamponamento abrupto. Essa complicação geralmente pode ser abordada com insuflações repetitivas do balão ou mediante a instalação de *stents*. Em alguns casos, a pericardiocentese ou até mesmo a cirurgia podem ser necessárias.

O pericárdio é acometido em 100% dos procedimentos de cirurgias cardíacas, já que sua incisão é um evento traumático indispensável à técnica. Dessa maneira, o desenvolvimento de atrito pericárdico é um evento comum, assim como a presença de um pequeno derrame, visível ao ecocardiograma em dois terços dos casos. Esses derrames tendem a ser loculados ou hemorrágicos e ocorrem mais frequentemente após cirurgias valvares. Pode haver ainda a presença de hematomas no espaço pericárdico. Tamponamento cardíaco, entretanto, é um evento usualmente raro.

Tamponamento regional

Ocorre quando qualquer região cardíaca é comprimida devido a uma efusão loculada, geralmente acompanhada por aderências pericárdicas. Como mencionado anteriormente, esse tipo de efusão é comum após cirurgias cardíacas em virtude de pericardiotomia. Na maioria das vezes, as anormalidades hemodinâmicas estão associadas apenas à câmara acometida, de maneira seletiva, com alterações na capacidade diastólica; entretanto, o quadro típico de tamponamento cardíaco também pode desenvolver-se. Deve ser suspeitado em qualquer paciente que se submeteu a cirurgia cardíaca e apresente hipotensão inexplicada.

Tamponamento pós-infarto agudo do miocárdio (IAM)

Áreas de necrose, que ocorrem virtualmente em todos os pacientes acometidos por IAM transmurais, particularmente anteriores, nas primeiras 24 a 48 horas após a oclusão vascular, podem induzir pericardite aguda. Aproximadamente um quarto desses pacientes pode desenvolver derrame pericárdico. O mecanismo de desenvolvimento da pericardite difusa permanece incerto, mas pode estar relacionado com a presença de efusão serossanguinolenta. Um mecanismo autoimune encontra-se presente em efusões que surgem tardiamente após IAM, caracterizando a síndrome de Dressler. Pacientes no transcurso de um IAM ainda estão sob risco aumentado de sofrerem ruptura de parede livre de VD ou VE, resultando em um quadro efusivo maciço das câmaras ao pericárdio, com colapso circulatório súbito e profundo, acompanhado, geralmente, por dissociação eletromecânica, tamponamento cardíaco abrupto e choque cardiogênico.

TRATAMENTO

Uma vez identificado um derrame volumoso o suficiente para causar repercussões hemodinâmicas, o tratamento deverá ser instituído o mais brevemente possível, a fim de evitar o colapso circulatório. Caso haja hipotensão, o tratamento pode ser iniciado pela infusão de soluções cristaloides, juntamente com a infusão de dobutamina, como medidas temporárias, antes de ser instituído o tratamento definitivo do tamponamento, que consiste em punção pericárdica ou pericardiocentese.

A punção do pericárdio com agulha, com drenagem consecutiva do líquido em excesso, é a medida de escolha a ser executada na intenção de melhorar a dinâmica cardíaca. Quando corretamente executada, é considerada um procedimento bastante seguro e de baixa morbimortalidade. Na intenção de aumentar a eficácia e a segurança da intervenção, esse procedimento deve ser realizado preferencialmente com o auxílio de métodos de imagem, como a ecocardiografia, em ambiente adequado e por profissional experiente. Em situação de extrema urgência e risco de morte, como em um colapso circulatório súbito, aceita-se como recomendação uma punção às cegas como medida salvadora inicial. O sítio de preferência para a realização da pericardiocentese é o espaço paraxifoide, no caso da punção não armada (Figura 34.6).

Até mesmo a retirada de pequena quantidade de líquido de um derrame tenso já provoca melhora no desempenho cardíaco. A maior quantidade possível de fluido deve ser retirada, podendo-se até mesmo deixar um cateter *pigtail* instalado para drenagem contínua por 12 a 36 horas, até que se alcance o marco de 50mL/dia, quando então o cateter deve ser removido. A drenagem contínua é especialmente útil nos casos de derrames recorrentes, sendo uma técnica segura e que evita pericardiocenteses repetitivas, o que poderia aumentar os riscos. A quantidade inicial do líquido pericárdico drenado não deve exceder 1 litro, pois as aspirações de volumes maiores foram associadas à dilatação do VD. A ecocardiografia auxilia o sucesso dessa técnica, assegurando o alcance do

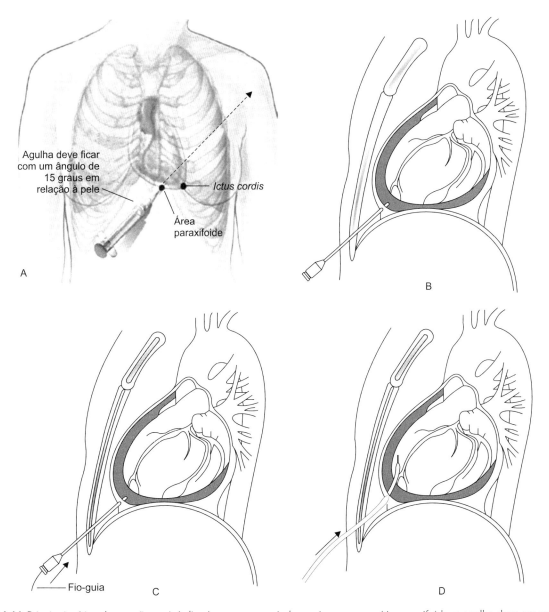

Figura 34.6A Principais sítios de punção pericárdica às cegas ou guiada por imagem: no sítio paraxifoide, a agulha deve ser apontada para o ombro esquerdo; no sítio *ictus*, a agulha deve ser apontada internamente. **B** Uma vez alcançado o espaço pericárdico, com aspiração livre da efusão, pode ser inserido um fio-guia com ponta em J. **C** Para troca da agulha por um cateter *pigtail*. **D** Para drenagem contínua do derrame.

espaço pericárdico e identificando recorrências agudas da efusão. Complicações importantes incluem laceração das coronárias ou do miocárdio, embolia gasosa, pneumotórax, punção peritoneal ou arritmias. Ocorrem em menos de 2% de todos os pacientes com tamponamento. Como rotina, uma radiografia torácica deve ser realizada após o procedimento para eliminar a possibilidade de pneumotórax.

A cirurgia para correção dessa afecção é, atualmente, um procedimento bastante raro e de exceção, sendo indicada quando há sangramento intrapericárdico ativo e naqueles pacientes com condições torácicas que tornem extremamente difícil a punção. A drenagem cirúrgica torna-se ainda essencial quando é necessária a remoção de derrames loculados, derrames recorrentes refratários, ou ainda quando está indicada a obtenção de tecido para estudo histológico. Outra indicação cirúrgica consiste na ocorrência de derrame purulento, sendo, neste caso, um procedimento bastante urgente e que deve ser acompanhado de antibioticoterapia agressiva.

Naqueles pacientes em que é necessária a instituição de ventilação mecânica, deve-se evitar o uso de pressão positiva nas vias aéreas, o que poderia agravar o esforço cardíaco.

Os derrames volumosos de instalação lenta, por permitirem o desenvolvimento de mecanismos compensatórios pelo pericárdio, não devem ser puncionados de imediato, mas manuseados de maneira conservadora e vigiados atentamente por meio da ecocardiografia, até que haja algum sinal de agravamento da função cardíaca, como o colapso de suas câmaras, especialmente as direitas, estando então indicada sua drenagem.

Bibliografia

Angel J, Anivarro I, Domingo E, Solersolder J. Cardiac tamponade: risk and benefit of fluid challenge performed while waiting for pericardiocentesis. Circulation 1997; 96(suppl. I):1-30.

Beck CS. Acute and chronic compression of the heart. Am Heart J 1937; 14:515.

Bommer WJ, Follette D, Pollock M et al. Tamponade in patients undergoing cardiac surgery: a clinical-echocardiographic diagnosis. Am Heart J 1995; 130:1216-23.

Braunwald E, Fauci A, Hauser S et al. Harrison's principles of internal medicine. 16. ed., Rio de Janeiro: McGraw-Hill, 2006: 1482-5.

Callahan JA, Seward JB, Nishimura RA et al. Two-dimensional echocardiography guided pericardiocentesis: Experience in 117 consecutive patients. Am J Cardiol 1985; 55:476-9.

Callahan JA, Seward JB. Pericardiocentesis guided by two-dimensional echocardiography. Echocardiography 1997; 14(5):497-504.

Cooper JP, Oliver RM, Currie P et al. How do the clinical findings in patients with pericardial effusions influence the success of aspiration? Br Heart J 1995; 73:351-4.

D'Cruz I, Rehman AU, Hancock HI. Quantitative echocardiographic assessment in pericardial disease. Echocardiography 1997; 14:207-14.

Dosios T, Theakos N, Angouras D, Asimacopoulos P. Risk factors affecting the survival of patients with pericardial effusion submitted to subxiphoid pericardiostomy. Chest 2003; 124:242-6.

Galve E, Garcia-Del-Castillo H, Evangelista A et al. Pericardial effusion in the course of myocardial infarction: incidence, natural history and clinical relevance. Circulation 1986; 73:294-9.

Girardi LN, Ginsberg RJ, Burt ME. Pericardiocentesis and interpericardial sclerosis: Effective therapy for malignant pericardial effusions. Ann Thorac Surg 1997; 64:1422-8.

Goldstein JA. Cardiac tamponade, constrictive pericarditis, and restrictive cardiomyopathy. Curr Probl Cardiol 2004; 29:503-67.

Hurrell DG, Symanski JD, Chaliki HP et al. Assessment of right atrial pressure by hepatic vein Doppler echocardiography: A simultaneous catheterization/Doppler echocardiographic study. J Am Coll Cardiol 1996; 27(suppl A):212A.

Labib SB, Udelson JE, Pandian NG. Echocardiography in low pressure tamponade. Am J Cardiol 1989; 63:1156-7.

Martins JB, Manuel WJ, Marcus ML, Kerber RE. Comparative effects of catecholamines in cardiac tamponade: experimental and clinical studies. Am J Cardiol 1980; 46:59-66.

Merce J, Sagrista-Sauleda J, Permanyer-Miralda G, Soler-Soler J. Should pericardial drainage be performed routinely in patients who have a large pericardial effusion without tamponade? Am J Med 1998; 105:106-9.

Ofori-Krakye SK, Tyberg TI, Geha AS et al. Late cardiac tamponade after open heart surgery: Incidence, role of anticoagulants in its pathogenesis and its relationship to the postpericardiotomy syndrome. Circulation 1981; 63:1323-8.

Pepi M, Muratori M, Barbier P et al. Pericardial effusion after cardiac surgery: incidence, site, size, and hemodynamic consequences. Br Heart J 1994; 72:327-31.19.

Reddy PS, Curtiss EI, O'Toole JD, Shaver JA. Cardiac tamponade: Hemodynamic observations in man. Circulation 1978; 58:265-72.

Reddy PS, Curtiss EI, Uretsky BF. Spectrum of hemodynamic changes in cardiac tamponade. Am J Cardiol 1990; 66:1487-91.

Roberts WC, Spray TL. Pericardial heart disease: The study of its causes, consequences and morphologic features. Curr Prob Cardiol 1977; 2:1-71.

Safian RD, Lee D. The manual of interventional cardiology. Memphis, TN: Physicians Press, 1999.

Sagrista-Sauleda J, Angeal J, Permanyer-Miralda G, Soler-Soler J. Long-term follow-up of idiopathic chronic pericardial effusion. N Eng J Med 1999; 341:2054-9.

Schrier RW, Abraham WT. Hormones and hemodynamics in heart failure. N Engl J Med 1999; 341:577-85.

Shabetai R. Diseases of the pericardium. In: Schlant RC, Alexander RW (eds.). Hurst's the heart: arteries and veins. 6. ed., vol. 1. New York: McGraw-Hill, 1994:1647-74.

Spodick DH. Acute cardiac tamponade. N Engl J Med 2003; 349:684-90.

Spodick DH. Low atrial natriuretic factor levels and absent pulmonary edema in pericardial compression of the heart. Am J Cardiol 1989; 63:1271-2.

Spodick DH. Pericardial diseases. In: Braunwald E, Zipes DP, Libby P (eds.). Heart disease: A textbook of cardiovascular medicine. 6. ed., vol. 2. Philadelphia: WB Saunders, 2001: 1823-76.

Spodick DH. Threshold of pericardial constraint: the pericardial reserve volume and auxiliary pericardial functions. J Am Coll Cardiol 1985; 6:296-7.

Spodick DH. Truly total electric alternation of the heart. Clin Cardiol 1998; 21:427-8.

Tsang TSM, Barnes ME, Gersh BJ et al. Outcomes of clinically significant idiopathic pericardial effusion requiring intervention. Am J Cardiol 2003; 91:704-7.

Vaitkus PT, Herrmann HC, LeWinter MM. Treatment of malignant pericardial effusion. J Am Med Assoc 1994; 272:59-64.

Von Sohsten R, Kopistansky C, Cohen M et al. Cardiac tamponade in the "new device" era: evaluation of 6999 consecutive percutaneous coronary interventions. Am Heart J 2000; 140:279-83.

35

Dayse de Sena Moreira Alves • Marina Tôrres Leal D'Castro

Crise Hipertensiva

INTRODUÇÃO

A hipertensão arterial sistêmica (HAS) é um dos mais importantes problemas de saúde pública no mundo e é considerada um dos principais fatores de risco modificáveis para o desenvolvimento de doenças cardiovasculares.

Nas populações ocidentais, sua prevalência é estimada em 27% a 30% da população adulta com mais de 20 anos de idade; no Brasil, estudos relatam prevalência média de 32,5%.

Entre os gêneros, a prevalência encontrada foi de 35,8% nos homens e 30% em mulheres, semelhante à de outros países ocidentais.

De acordo com a VI Diretriz Brasileira de Hipertensão Arterial, níveis de pressão arterial (PA) muito elevados, acompanhados de sintomas, caracteriza uma complicação hipertensiva que exige avaliação clínica adequada, incluindo exame físico detalhado, fundoscopia e exames complementares para avaliação de lesões em órgãos-alvo. A essa situação são atribuídos 1% a 2% dos atendimentos médicos de urgência.

Não existe consenso quanto ao valor limite da PA utilizado para o diagnóstico de crises hipertensivas, porém uma PA diastólica excedendo 130mmHg está frequentemente associada a dano vascular agudo.

Vale salientar que pacientes previamente hipertensos toleram valores de PA mais elevados do que aqueles normotensos. Nesses últimos, um aumento moderado nos níveis tensionais é capaz de ocasionar lesões agudas de órgãos-alvo.

Tradicionalmente, as crises hipertensivas são classificadas em emergências e urgências hipertensivas.

EMERGÊNCIAS HIPERTENSIVAS

A emergência hipertensiva (EH) caracteriza-se por elevação súbita da PA associada a progressiva lesão aguda de órgãos-alvo, podendo estar presentes eventos cerebrovasculares, encefalopatia hipertensiva, síndrome coronariana aguda (SCA), edema agudo de pulmão e insuficiência renal (Tabela 35.1).

Usualmente, os níveis da PA apresentam-se bastante elevados, com PA sistólica > 180mmHg e/ou a PA diastólica > 120mmHg. Entretanto, não são os níveis da PA elevada por si só que definem a emergência, mas o estado clínico em que se encontra o paciente. Se não tratada de imediato com medicamentos por via venosa, a EH eleva a mortalidade.

Fatores de risco para EH incluem baixo nível social, dificuldade de acesso ao sistema de saúde, não aderência ao tratamento anti-hipertensivo, uso de drogas (particularmente cocaína), consumo de álcool, uso de contraceptivos orais e tabagismo.

Tabela 35.1 Situações clínicas usuais nas emergências hipertensivas

Encefalopatia hipertensiva
"Hipertensão maligna": elevação da PA com papiledema ou hemorragia/exsudatos retinianos agudos
Hemorragia intracraniana (intracerebral ou subaracnóidea; acidente vascular encefálico isquêmico, raramente)
Síndrome coronariana aguda (angina instável/infarto agudo do miocárdio)
Insuficiência ventricular esquerda com edema pulmonar
Dissecção de aorta
Insuficiência renal rapidamente progressiva
Eclâmpsia
Sangramento arterial com ameaça de morte
Traumatismo craniano
Situações menos comuns: crise de feocromocitoma, interação da tiramina com inibidores da monoaminoxidase (IMAO), *overdose* de agentes simpaticomiméticos (cocaína, LSD, outros), hipertensão de rebote com a retirada súbita de agentes anti-hipertensivos (clonidina, betabloqueadores)

URGÊNCIAS HIPERTENSIVAS

A urgência hipertensiva (UH) é definida por elevação importante da PA (em geral, pressão diastólica ≥ 120mmHg), sem evidência progressiva de lesão aguda de órgãos-alvo. Deverá ser tratada com medicamentos por via oral, buscando a redução da PA em 24 a 48 horas.

FISIOPATOLOGIA

A fisiopatologia das crises hipertensivas não está bem estabelecida. As alterações na PA parecem ocorrer em resposta à elevação inadequada de várias substâncias vasoativas, a exemplo de catecolaminas, renina, angiotensina, endotelina, vasopressina e, recentemente, alguns esteroides cardiotônicos, resultando em elevação súbita da resistência vascular sistêmica.

O aumento da resistência vascular sistêmica ocasiona estresse mecânico e, consequentemente, dano endotelial, ativação da cascata da coagulação e deposição de plaquetas e fibrina. Desse modo, instalam-se alterações anatômicas que determinam a perda da autorregulação circulatória, necrose fibrinoide arteriolar e isquemia de órgãos-alvo, instalando-se, assim, um ciclo vicioso, o que contribui para a patogênese das crises hipertensivas (Figura 35.1).

AVALIAÇÃO DIAGNÓSTICA

O objetivo primário é diferenciar entre emergência e urgência hipertensiva, pois, além de apresentarem diferentes abordagens terapêuticas, os cuidados imediatos e o monitoramento rigoroso devem ser direcionados àqueles que realmente necessitam, a fim de reduzir sua morbimortalidade. Outro objetivo é identificar o tipo e a gravidade dos danos aos órgãos-alvo para o tratamento adequado, devendo o paciente ser submetido a anamnese clínica e exame físico direcionados, como também exames laboratoriais e de imagem.

Deve-se incluir na anamnese a avaliação da gravidade da hipertensão, tempo do tratamento, medicações em uso (incluindo fármacos adquiridos sem prescrição médica, como simpaticomiméticos e anticolinérgicos), aderência ao tratamento, retirada aguda de medicamentos (como a clonidina, que pode causar hipertensão de rebote) e uso de álcool ou substâncias ilícitas, especialmente cocaína.

Os sinais e sintomas encontrados advêm da disfunção do órgão-alvo atingido, causando repercussão nos sistemas cardiovascular, cerebral e/ou renal. Assim, é importante o questionamento a respeito de cefaleia, alteração do estado mental, convulsões, dor torácica, dispneia, alterações urinárias e edema. É importante lembrar ainda que a presença de dor de causa não cardíaca e ansiedade pode ser o problema primário do paciente, justificando a elevação da PA.

O exame físico pode ser extremamente útil na instituição do tratamento precoce, incluindo exame do aparelho cardiovascular, pulmonar e neurológico. Sinais de hipertensão secundária devem ser lembrados, como sopro abdominal (hipertensão renovascular), diferença de pulsos (coarctação de aorta), massa abdominal palpável (feocromocitoma/doença renal policística), obesidade central e estrias abdominais (síndrome de Cushing) e exoftalmia (hipertireoidismo). Todos os pacientes devem realizar avaliação de fundo de olho de rotina, por médico experiente, à procura de hemorragias, exsudatos e/ou papiledema.

Os exames complementares serão solicitados de acordo com as alterações encontradas. O eletrocardiograma (ECG) pode ajudar a descartar SCA, assim como hipertrofia ventricular esquerda. A radiografia de tórax também é indispensável para avaliar a área cardíaca e a presença de edema pulmonar. São poucos os estudos mais recentes que têm demonstrado o valor prognóstico de achados laboratoriais anormais em pacientes assintomáticos com PA elevada; entretanto, os exames de laboratório constituem um método valioso de *screening* e documentação de lesão em órgão-alvo. A Tabela 35.2 resume os principais passos para o diagnóstico.

TRATAMENTO

Urgências hipertensivas

Os níveis tensionais elevados não traduzem risco imediato de morte, o que foi comprovado desde a década de 1960. Além disso, a elevação da PA *per se* representa baixo risco cardiovascular em curto prazo. Não existe evidência que justifique a prática da redução da PA na sala de urgência. Além disso, vários relatos reportam complicações como hipotensão, insuficiência renal aguda (IRA), acidente vascular encefálico (AVE) isquêmico e mesmo óbito, com a redução aguda da PA.

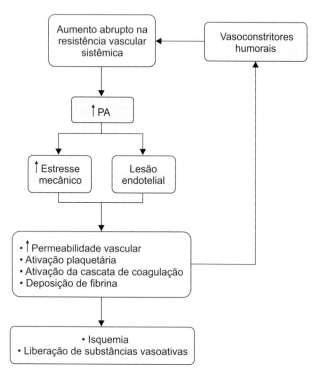

Figura 35.1 Fisiopatologia das crises hipertensivas.

Tabela 35.2 Principais passos para diagnóstico de crise hipertensiva

História clínica
- Tratamento prévio de HAS
- Uso de medicações, substâncias ilícitas ou álcool
- Aderência ao tratamento, interrupção de medicamentos
- Sintomas de disfunções cardíacas, cerebrais e visuais

Exame físico
- Pressão arterial
- Fundo de olho
- Estado neurológico e cardiopulmonar
- Pulsos periféricos

Avaliação laboratorial
- Hematócrito
- Análise urinária
- Creatinina, glicose, eletrólitos
- ECG
- Radiografia de tórax
- Outros exames específicos

O local mais adequado para manejo desses casos é o serviço primário de saúde. O controle da PA deve ser realizado em 24 a 48 horas, com monitoramento por 30 minutos. Medidas seriadas da PA devem ser realizadas antes da administração de medicações, pois a PA pode cair espontaneamente. Em série de casos recente, 32% dos pacientes apresentaram diminuição satisfatória da PA após 30 minutos de repouso. Caso haja persistência de níveis elevados da PA, preconiza-se o uso de medicações VO, como diuréticos, betabloqueadores, inibidores da enzima conversora de angiotensina (IECA), antagonistas dos canais de cálcio (ACC) ou clonidina. Uma revisão sistemática recente mostrou que não houve diferença de desfecho entre classes, com tolerabilidade discretamente melhor para IECA do que para os ACC.

Apesar de amplamente utilizada, a nifedipina de ação rápida, de administração sublingual (SL), tem sido associada a efeitos colaterais graves. O desenvolvimento de AVE isquêmico é uma das graves complicações encontradas com a redução abrupta da PA, principalmente com o uso de nifedipina SL. Devido à existência de alternativas mais eficazes, seu emprego não tem sido recomendado nessa situação.

Emergências hipertensivas

O tratamento da EH exige intervenção imediata no sentido de reduzir agudamente a PA, visando, como benefício, ao controle da progressão das lesões em órgãos-alvo. O objetivo da terapêutica é reduzir a PA para cerca de 20% a 25% da PA média em um intervalo de 1 a 2 horas.

Os pacientes devem ser hospitalizados, preferencialmente em unidades de terapia intensiva (UTI), e submetidos a tratamento com vasodilatadores endovenosos (EV). Depois de obtida a redução imediata dos níveis pressóricos, deve-se iniciar a terapêutica anti-hipertensiva de manutenção e interromper a medicação parenteral. A Tabela 35.3 lista os principais medicamentos utilizados atualmente no tratamento das EH no Brasil.

SITUAÇÕES ESPECIAIS

Encefalopatia hipertensiva

Mais comumente observada em pacientes previamente normotensos, sua apresentação clínica caracteriza-se por elevação crítica da PA, associada a sinais e sintomas de hipertensão intracraniana (cefaleia, vômitos em jato, alterações da consciência, coma e convulsões).

Podem ser observadas, também, alterações visuais, sendo a presença de papiledema sinal comprobatório para o diagnóstico.

Atualmente, são indicados fármacos como fenoldopam, nicardipina e labetalol. O estudo ECLIPSE (*Evaluation of CLevidipine in the Perioperative treatment of hypertension assessing Safety Events*) mostrou aumento da mortalidade nos pacientes que usaram nitroprussiato de sódio em comparação à clevidipina, sendo esta uma boa opção terapêutica. Entretanto, em virtude da falta de disponibilidade desses medicamentos no Brasil, o nitroprussiato de sódio tem sido usado como agente de eleição, devendo ser iniciado imediatamente. Como efeitos colaterais, podem ocorrer elevação da pressão intracerebral e diminuição do fluxo sanguíneo cerebral.

Acidente vascular encefálico isquêmico

A isquemia cerebral pode ocasionar elevação da PA, uma resposta fisiológica compensatória fundamental para manutenção do fluxo sanguíneo cerebral.

A diminuição da PA no contexto de AVE isquêmico em evolução não é rotineiramente recomendada nos EUA, podendo agravar a isquemia e expandir a área de penumbra.

As diretrizes apontam para diminuição da PA de maneira gradativa, a qual deve ser reduzida em 10% a 15% em 24 horas, somente se a PA sistólica (PAS) exceder 220mmHg e/ou a PA diastólica (PAD), 120 a 140mmHg. Entretanto, pacientes candidatos a terapia de reperfusão devem manter a PA < 185 × 110mmHg.

O nitroprussiato de sódio e o esmolol têm sido muito utilizados em virtude de seu curto tempo de ação e por poderem ser rapidamente descontinuados. Bloqueadores de canais de cálcio podem aumentar a pressão intracraniana, sendo geralmente evitados nesses pacientes.

Acidente vascular encefálico hemorrágico

A nimodipina, um bloqueador de canal de cálcio diidropiridínico de curta ação, com pouca ação anti-hipertensiva, pode ser usado VO em pacientes com hemorragia subaracnóidea para diminuir o espasmo arterial cerebral e evitar novo sangramento.

Diretrizes americanas sobre AVE recomendam a diminuição da PA apenas se PAS > 220mmHg. Entretanto, vários estudos têm demonstrado ausência de danos com

Tabela 35.3 Medicamentos usados por via parenteral nas emergências hipertensivas

Medicamentos	Dose	Início	Duração	Efeitos adversos/precauções	Indicações
Nitroprussiato de sódio (NPS) (vasodilatador arterial e venoso)	0,25 a 10mg/kg/min EV	Imediato	1 a 2min	Náuseas, vômitos, intoxicação por cianeto. Cuidado em caso de insuficiência renal e hepática e pressão intracraniana alta. Hipotensão grave	Maioria das emergências hipertensivas
Nitroglicerina (vasodilatador arterial e venoso)	5 a 100mg/min EV	2 a 5min	3 a 5min	Cefaleia, taquicardia reflexa, taquifilaxia, *flushing*, meta-hemoglobinemia	Insuficiência coronariana, insuficiência ventricular esquerda
Hidralazina (vasodilatador de ação direta)	10 a 20mg EV ou 10 a 40mg IM 6/6h	10 a 30min	3 a 12h	Taquicardia, cefaleia, vômitos. Piora da angina e do infarto. Cuidado com pressão intracraniana elevada	Eclâmpsia
Metoprolol (bloqueador beta-adrenérgico seletivo)	5mg EV (repetir 10/10min, se necessário, até 20mg)	5 a 10min	3 a 4h	Bradicardia, bloqueio atrioventricular avançado, insuficiência cardíaca, broncoespasmo	Insuficiência coronariana. Dissecção aguda de aorta (em combinação com NPS)
Esmolol (bloqueador beta-adrenérgico seletivo de ação ultrarrápida)	Ataque: 500µg/kg Infusão intermitente: 25 a 50µg/kg/min ↑ 25µg/kg/min a cada 10 a 20 min Máx.: 300µg/kg/min	1 a 2min	1 a 20min	Náuseas, vômitos, BAV 1º grau, espasmo brônquico, hipotensão	Dissecção aguda de aorta (em combinação com NPS). Hipertensão pós-operatória grave
Furosemida (diurético)	20 a 60mg (repetir após cada 30min)	2 a 5min	30 a 60min	Hipopotassemia	Insuficiência ventricular esquerda. Situações de hipervolemia
Fentolamina (bloqueador alfa-adrenérgico)	Infusão contínua: 1 a 5mg. Máx.: 15mg	1 a 2min	3 a 5min	Taquicardia reflexa, *flushing*, tontura, náuseas, vômitos	Excesso de catecolaminas

a diminuição da PA em pacientes com AVE hemorrágico. Estão por vir estudos de maior relevância que avaliem a morbidade desses pacientes.

Síndrome coronariana aguda

A crise hipertensiva pode agravar a área isquêmica do miocárdio, sendo o objetivo terapêutico a redução da PA sem aumento da frequência cardíaca (FC), de modo a reduzir o consumo de oxigênio do músculo cardíaco.

A American College of Cardiology/American Heart Association (ACC/AHA) recomenda o uso de nitrato EV para melhorar a perfusão coronariana e diminuir a pré-carga ventricular esquerda, assim como beta-agonistas, com o intuito de reduzir a FC e a PA.

Vasodilatadores diretos, como a hidralazina e o nitroprussiato de sódio, não devem ser usados como monoterapia porque podem desencadear o reflexo simpático de taquicardia, aumentando a demanda miocárdica de oxigênio.

Insuficiência de ventrículo esquerdo com edema agudo de pulmão

A elevação pressórica abrupta e a incapacidade do miocárdio de elevar seu débito diante da pós-carga aumentada podem desencadear edema agudo de pulmão. A presença de dispneia intensa, estertores crepitantes bilaterais, taquipneia, ortopneia e estase jugular direciona o diagnóstico.

Nitroglicerina EV ou nitroprussiato de sódio podem ser usados para baixar a PA. IECA têm sido extensivamente usados em razão de seus efeitos benéficos na pré e pós-carga, porém podem causar queda da PA de difícil reversão. Diuréticos devem ser usados conforme necessário para controle volêmico; entretanto, estudo recente, placebo-controlado, não mostrou melhora nos escores de dispneia ou outros desfechos. Além disso, podem exacerbar a natriurese, estimulando o sistema renina-angiotensina.

Aneurisma dissecante da aorta

Essa situação compreende o risco de morte mais elevado no contexto das EH. Caracteriza-se por dor lancinante retroesternal, frequentemente com irradiação para o dorso, constatada em 90% dos casos. Dependendo da área acometida, pode haver insuficiência aórtica aguda, hemopericárdio, com insuficiência cardíaca em graus variados de intensidade, assim como insuficiência renal aguda e infarto agudo do miocárdio.

O ecocardiograma pode ser útil para o diagnóstico, de preferência o transesofágico, assim como a tomografia computadorizada, que evidencia imagem de dupla aorta.

O objetivo inicial do tratamento é baixar a PA e o estresse em torno da região dissecada. Betabloqueadores como esmolol e labetalol são comumente recomendados. Em caso de contraindicação a seu uso, o betabloqueador pode ser substituído por diltiazem. O nitroprussiato pode ser usado para diminuir os níveis tensionais. Apesar de não haver ensaios clínicos que comprovem seu benefício, muitos autores recomendam a manutenção da PAS < 120mmHg dentro de 20 minutos, se tolerado. Vasodilatadores diretos, como hidralazina, diazóxido e minoxidil, não devem ser usados isoladamente por induzir ação simpática, piorando a isquemia miocárdica e aumentando o estresse em torno da área dissecada. A avaliação quanto à necessidade de cirurgia deve ser feita assim que possível.

Pré-eclâmpsia e eclâmpsia

A pré-eclâmpsia caracteriza-se por PA ≥ 140 × 90mmHg, edema periférico e proteinúria > 300mg/24h, sendo quase sempre observada após a 20ª semana gestacional, com maior prevalência em primigestas. A adição de convulsões, confusão mental e coma ao quadro anterior caracteriza a eclâmpsia.

Durante a gestação, a hipertensão é importante causa de mortalidade materna e fetal, e o tratamento definitivo consiste na retirada do concepto. Habitualmente, recomenda-se iniciar o tratamento medicamentoso com valores > 180 × 110mmHg, devendo ser evitados valores < 150 × 90mmHg, para garantir a perfusão uteroplacentária.

Sulfato de magnésio, metildopa, hidralazina, labetalol e nifedipina são medicamentos usados no tratamento da pré-eclâmpsia. Inibidores da renina, IECA, bloqueadores dos receptores da angiotensina e nitroprussiato são contraindicados na gestação.

Complicações renais

O rim pode ser visto como órgão-alvo lesionado, bem como ocasionar crise hipertensiva. Não é incomum que pacientes com insuficiência renal crônica, em fase de uremia, compareçam aos serviços de emergência com elevação da PA. A presença de anemia normocítica e normocrômica e alterações nas concentrações de cálcio e fósforo, além de ultrassonografia com rins atróficos, favorece o diagnóstico.

A IRA pode acompanhar crises hipertensivas. Em crianças e adolescentes, os diagnósticos mais prováveis são glomerulonefrite difusa aguda e síndrome hemolítico-urêmica.

Fenoldopam é o agente de eleição para o tratamento em virtude de seu efeito vasodilatador e baixa toxicidade. Outras alternativas são labetalol, nicardipina e clevidipina. Esses fármacos ainda não se encontram disponíveis no Brasil. Os diuréticos de alça são utilizados apenas se houver sobrecarga de volume. Os IECA costumam ser contraindicados devido ao risco de deterioração da função renal.

Crise hiperadrenérgica

O estado hiperadrenérgico pode decorrer de feocromocitoma, descontinuação abrupta de antagonistas simpáticos, como clonidina ou propranolol, e do uso de agentes simpaticomiméticos, como cocaína e anfetaminas. O tratamento pode ser feito com o alfabloqueador EV fentolamina. O betabloqueador pode ser adicionado, caso necessário, para controle da FC, porém não isoladamente, pois a vasoconstrição alfa-adrenérgica resulta em elevação da PA. O nitroprussiato de sódio também pode ser usado.

CONSIDERAÇÕES FINAIS

A EH é caracterizada pela elevação súbita da PA, acompanhada de dano progressivo e agudo de órgãos-alvo, o que pode ocasionar risco iminente de morte, se não tratada de imediato com agentes EV.

A redução da PA média não pode ultrapassar 20% a 25% da PA basal, de modo a evitar hipoperfusão de órgãos vitais.

Uma vez estabilizado o quadro, faz-se necessário proceder à investigação diagnóstica de possível causa reversível de hipertensão, bem como a seu controle, atentando para os outros fatores de risco cardiovasculares comumente presentes.

Com frequência, o tratamento inadequado de hipertensão arterial preexistente resulta em "urgência" hipertensiva, que se caracteriza pela elevação crítica da PA sem evidência de lesões de órgãos-alvo. Esses pacientes poderão ser tratados em nível ambulatorial com pelo menos dois medicamentos VO.

Deve ser enfatizado que a característica que melhor diferencia a EH da UH é a presença de progressiva lesão aguda de órgãos-alvo, e não o nível elevado da PA por si.

Bibliografia

Agabiti-Rosei E, Salvetti M, Farsang C. European Society of Hypertension Scientific Newsletter: treatment of hypertensive urgencies and emergencies. J Hypertens 2006; 24:2482-5; (also available in Blood Press 2006; 15:255-6).

Aronson S, Dyke CM, Stierer KA et al. The ECLIPSE trials: comparative studies of clevidipine to nitroglycerin, sodium nitroprusside, and nicardipine for acute hypertension treatment in cardiac surgery patients. Anesth Analg 2008; 107:1110-21.

Ault MJ, Ellrodt AG. Pathophysiological events leading to the end-organ effects of acute hypertension. Am J Emerg Med 1985; 3:10-5.

Bagrov AY, Shapiro JI, Fedorova OV. Endogenous cardiotonic steroids: physiology, pharmacology, and novel therapeutic targets. Pharmacol Rev 2009; 61:9e38.

Baumann BM, Cline DM, Pimenta E. Treatment of hypertension in the emergency department. Journal of the American Society of Hypertension 2011; 5(5):366-77.

Beevers G, Lip GY, O'Brien E. The pathophysiology of hypertension. Br Med J 2001; 322:912-6.

Blumenfield JD, Laragh JH. Management of hypertensive crises: the scientific basis for treatment decisions. Am Heart L 2001; 14:1154-67.

Brandão AA, Amadeu C, Fernando N. Hipertensão. 2. ed. Rio de Janeiro: Editora Elsevier, 2013:341-3.

Cesarino CB, Cipullo JP, Martim JFV et al. Prevalência e fatores sócio demográficos em hipertensos de São José do Rio Preto. Arq Bras Card 2008; 91(1):31-5.

Chobanian AV, Bakris GL, Black HR et al. Seventh report of the Joint National Commitee on Prevention. Detection, evaluation and treatment of hight blood pressure. Hypertencion 2003; 42: 1206-52.

DeFelice A, Willard J, Lawrence J et al. The risks associated with short-term placebo-controlledantihypertensive clinical trials: a descriptive meta-analysis. J Hum Hypertens 2008; 22:659-68.

Elliott WJ, Rehman SU, Vidt DG et al. Hypertension – A companion to Braunwald's heart disease. 2. ed. Philadelphia: Elsevier 2013; 46:390-5.

Elliott WJ. Clinical features in the management of selected hypertensive emergencies. Prog Cardiovasc Dis 2006; 48:316-25.

Feldstein C. Management of hypertensive crises. Am J Ther 2007; 14:135-9.

Flanigan JS, Vitberg D. Hypertensive emergency and severe hypertension: what to treat, who to treat, and how to treat. Med Clin North Am 2006; 90:439-51.

Grassi D, O'Flaherty M, Pellizzari M et al., for the REHASE Program. Hypertensive urgencies in the emergency department: evaluating blood pressure response to rest and to antihypertensive drugs with different profiles. J Clin Hypertens (Greenwich) 2008; 10:662-7.

Grossman E, Messerli FH, Grodzicki T et al. Should a moratorium be placed on sublingual nifedipine capsules given for hypertensive emergencies and pseudo-emergencies? JAMA 1996; 276:1328-31.

Hagan PG, Nienaber CA, Isselbacher EM et al. International Registry of Acute Aortic Dissection (IRAD): new insights from an old disease. JAMA 2000; 283:897-903.

Hall VA, Guest JM. Sodium nitroprusside-induced cyanide intoxication and prevention with sodium thiosulfate prophylaxis. Am J Crit Care 1992; 1:19-25.

Hiremarh IS, Patki SA, Kinikar SJ, Tulpule MR. Sodium nitroprusside in hypertensive emergencies. J Assoc Physicians India 1986; 34:716-7.

Holzer-Richling N, Holzer M, Herkner H et al. Randomized placebo controlled trial of furosemide on subjective perception of dyspnea in patients with pulmonar edema because of hypertensive crisis. Eur J Clin Invest 2011; 41:627-34.

Hoschek JC, Dreyer P, Dahal S et al. Rapidly progressive renal failure in childood. Am J Kidney Dis 2002; 40:1342-7.

Jauch EC, Cucchiara B, Adeoye O et al. Part 11: adult stroke: 2010 American Heart Association Guidelines for Cadiopulmonary Resuscitation and Emergency Cardiovascular Care. Circultion 2010; 122:S818-S828.

Kaplan NM. Systemic hypertension: mechanisms and diagnosis. In: Zipes DP, Libby P, Bonow RO, Braunwald E (eds.) Braunwalds heart disease: A textbook of cardio-vascular medicine. 7. ed., Philadelphia: Elsevier Saunders, 2005.

Kumar S, Bhatia T, Kapoor A. Hypertension emergencies and urgencies. Clinical Queries Nephrology 2013; 2(1):1-14.

Lange R, Hillis L. Cardiovascular complications of cocaine use. N Engl J Med 2001; 345:351-8.

Lavin P. Management of hypertension in patients with acute stroke. Arch Intern Med 1986; 146:66-8.

Lindheimer MD, Taler SJ, Cunningham FG. Hypertension in pregnancy. J Am Soc Hypertens 2008; 2:484-94.

Marik PE, Rivera R. Hypertensive emergencies: an update. A recent overview of the treatment of hypertensive emergencies. Curr Opin Crit Care 2011; 17:569-80.

Marik PE, Varon J. Hypertensive crises: challenges and management. Chest 2007; 131:1949-62.

Miller RR, Olson HG, Amsterdam EA, Mason DT. Propranolol-withdrawal rebound phenomenon. Exacerbation of coronary events after abrupt cessation of antianginal therapy. N Engl J Med 1975; 293: 416-8.

Nobre F, Geleilete TJM, Coelho EB. Urgências e emergências hipertensivas. In: Nobre F, Serrano CV (eds.). Tratado de cardiologia Socesp. São Paulo: Manole, 2005.

O'Brien ET, MacKinnon J. Propranolol and polythiazide in treatment of hypertension. Br Heart J 1972; 34:1042-4.

Okada M, Matsumori A, Ono K et al. Cyclic stretch upregulates production of interleukin-8 and monocyte chemotactic and activating factor/monocyte chemoattractant protein-1 in human endothelial cells. Arterioscler Thromb Vasc Biol 1998; 18:894e901.

Papadopoulos DP, Mourozis I, Thomopoulos C et al. Hypertension crisis. Blood Press 2010; 19:328-36.

Papadopoulos DP, Papademetriou V. Aggressive blood pressure control and stroke prevention: role of calcium channel blockers. J Hypertens 2008; 26:844-52.

Passarelli Jr O. Emergências hipertensivas. In: Piegas LS, Armaganijan D, Timerman A (eds.). Condutas terapêuticas do Instituto Dante Pazzanese de Cardiologia. São Paulo: Atheneu, 2006.

Pedrosa LC, Oliveira Jr W. Doenças do coração – Diagnóstico e tratamento. 1 ed. Rio de Janeiro: Revinter 2011; 13:151-67.

Peters H, Baldwin M, Clarke M. The utility of laboratory data in evaluation of the asymptomatic hypertensive patient [abstract]. Ann Emerg Med 2002; 40:S48.

Pitts W, Lange R, Cigarroa J, Hillis L. Cocaine-induced myocardial ischemia and infarction: pathophysiology, recognition, and management. Prog Cardiovasc Dis 1997; 40:65-76.

Prete R, Von Segesser LK. Aortic dissection. Lancet 1997; 349: 1461.

Ram CV, Silverstein RL, Treatment of hypertensive urgencies and emergencies. Curr Hypertens Rep 2009; 11:307-14.

Rodriguez MA, Kumar SK, De Caro M. Hypertensive crisis. Cardiol Rev 2010; 102-7.

Rosário TM, Scala LCNS, França GVA et al. Prevalência, controle e tratamento da hipertensão arterial sistêmica em Nobres, MT. Arq Bras Card 2009; 93(6):672-8.

Saguner AM, Dür S, Perrig M et al. Risk factores promoting hypertensive crisis: evidence from a longitudinal study. Am J Hypertens 2010; 23:775-80.

Schoner W, Scheiner-Bobis G. Endogenous and exogenous cardiac glycoside, and their mechanisms of action. Am J Cardiovasc Drugs 2007; 7:173-89.

Semplicini A, Maresca A, Boscolo G et al. Hypertension in acute ischemic stroke: a compensatory mechanism or an additional damaging factor? Arch Intern Med 2003; 163:211-6.

Shayne PH, Pitts SR. Severely increased blood pressure in the emergency department. Ann Emerg Med 2003; 41:513-29.

Singh M. Hypertensive crisis – pathophysiology, initial evaluation, and management. JICC 1(1):36-9.

Souza LM, Riera R, Saconato H et al. Oral drugs for hypertensive urgencies: systematic review and meta-analysis. São Paulo Med J 2009; 127:366-72.

Varon J, Marick PE. The diagnosis and management of hypertensive crises. Chest 2000; 118:214-27.

Varon J. Treatment of acute severe hypertension: current and newer agents. Drugs 2008; 68:283-97.

Vaughan C, Delany N. Hypertensive emergencies. Lancet 2000; 356:411-7.

Verhaar MC, Beutler JJ, Gaillard CA et al. Progressive vascular damage in hypertension is associated with increased levels of circulating P-selectin. J Hypertens 1998; 16:45e50.

Veterans Administration Cooperative Study Group on Antihypertensive Agents. Effects of treatment on morbidity in hipertension. Results in patients with diastolic blood pressure averaging 115 through 129 mmHg. JAMA 1967; 202:1028-34.

VI Diretrizes Brasileiras de Hipertensão. Arq Bras Cardiol 2006; 6: 22-35.

Vilela-Martin JF, Vaz-de-Melo RO, Kuniyoshi CH et al. Hipertensive crisis: clinical-epidemiological profile. Hypertens Res 2011; 34:367-71.

Wallach R, Karp RB, Reves JG et al. Pathogenesis of paroxysmal hypertension developing during and after coronary bypass surgery: a study of hemodynamic and humoral factors. Am J Cardiol 1980; 46:559-65.

Yanturali S, Olesen J, Skinnhoj E et al. Adverse events associated with agressive treatment of increased blood pressure. Int J Clin Pract 2004; 58:517-9.

Zampaglione B, Pascale C, Marchision M et al. Hypertension urgencies and emergencies: Prevalence and clinical presentation. Hypertension 1996; 27:144-7.

36

Alexandre Motta de Menezes • Antônio Trindade Henriques Neto

Dissecção Aórtica Aguda

INTRODUÇÃO

Apesar de todos os avanços ocorridos no diagnóstico por imagem e no tratamento cirúrgico e endovascular, a dissecção aguda da aorta continua sendo importante causa de mortalidade e morbidade cardiovasculares, especialmente em pacientes idosos com múltiplas comorbidades, como doença coronariana, doença aórtica prévia, doença pulmonar obstrutiva crônica e insuficiência renal.

A dissecção aguda pode atingir segmentos variáveis ao longo da aorta, comprometendo desde a valva aórtica e os óstios coronarianos até os ramos viscerais e distais, o que exige a adoção de estratégias diferentes para o tratamento.

Neste capítulo serão discutidas as principais estratégias para diagnóstico e tratamento rápidos da dissecção aguda da aorta. Será utilizada a classificação de Stanford, por ser mais funcional e preconizada por diversos autores (Figura 36.1).

ABORDAGEM DIAGNÓSTICA

Apresentação clínica

As manifestações clínicas apresentadas pelo paciente vão depender da localização e do tempo de início da dissecção.

Deve-se suspeitar de dissecção aórtica na presença de dor incessante de caráter dilacerante, pois a dor está presente na maioria dos pacientes, principalmente quando não existe história de dor similar prévia. A dor geralmente se apresenta em região retroesternal, quando a aorta ascendente é acometida, ou em região interescapular, quando a aorta descendente é acometida, podendo migrar para a região cervical ou para o abdome, no caso de extensão da dissecção.

Elementos pregressos, como hipertensão arterial sistêmica (HAS), aneurisma de aorta e síndrome de Marfan, podem auxiliar o diagnóstico. A hipertensão está presente na maioria dos pacientes; entretanto, a hipotensão arterial pode ser sinal de ruptura da aorta e presença de tamponamento cardíaco ou hemotórax, ou insuficiência aórtica aguda acompanhada de insuficiência ventricular esquerda.

Tanto a extensão da dissecção da aorta para seus ramos como o acometimento da valva aórtica e do miocárdio podem confundir e retardar o diagnóstico. O diagnóstico diferencial deve ser feito com embolia pulmonar, dor musculoesquelética, pericardite, aneurisma de aorta, estenose aórtica sintomática, insuficiência aórtica aguda e, principalmente, com o infarto agudo do miocárdio (IAM), no qual, se instituído o uso de trombolítico, a evolução da dissecção pode tornar-se desastrosa.

Achados físicos como pulso diferencial entre as extremidades dos lados direito e esquerdo, assim como evidência de regurgitação aórtica, quando associados à dor torácica, são importantes na formação do diagnóstico. A ausência dos pulsos periféricos em membros superiores pode indicar dissecção com acometimento da aorta ascendente, enquanto a ausência dos pulsos em membros inferiores pode indicar dissecção da aorta descendente.

Alterações neurológicas como síncope e acidente vascular encefálico (AVE) podem estar presentes em caso de extensão para as carótidas. A paraplegia pode ocorrer na dissecção da aorta descendente e é decorrente da isquemia medular devido à má perfusão das artérias lombares ou intercostais.

Achados laboratoriais

Na rotina diagnóstica, normalmente são solicitados exames hematológicos (p. ex., biomarcadores cardíacos, hemograma, eletrólitos), eletrocardiograma (ECG) e radiografia do tórax, que não são suficientes para fornecer o diagnóstico de dissecção, mas são úteis para estabelecer o diagnóstico diferencial com outras patologias, principalmente com o IAM.

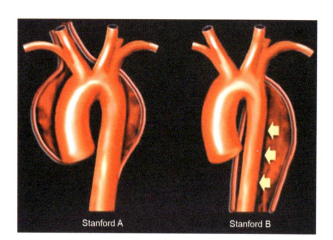

Figura 36.1 Classificação de Stanford. Tipo A – qualquer envolvimento da aorta ascendente independentemente da origem da dissecção. Tipo B – toda dissecção que se origina na aorta descendente.

O ECG frequentemente é normal e não mostra alterações isquêmicas; a hipertrofia ventricular esquerda está presente em um terço dos pacientes, principalmente nos hipertensos de longa data. A obtenção do ECG tem grande importância no diagnóstico por dois motivos: (1) a ausência de alterações no segmento ST e na onda T distancia a possibilidade de IAM e direciona o diagnóstico para outras causas de dor torácica, que inclui a dissecção; (2) em 20% dos casos, a dissecção aórtica do tipo A pode acometer o óstio da coronária direita e, obviamente, apresentar alterações no segmento ST.

A radiografia do tórax pode apresentar anormalidades em 60% a 90% dos pacientes, mas essas alterações não são específicas (Figura 36.2). As mais comuns são alargamento do mediastino, aumento da silhueta ou ectasia aórtica e presença de calcificações aórticas em camadas. A ocorrência de derrame pleural esquerdo geralmente está associada ao acometimento da aorta descendente. A presença de qualquer anormalidade radiológica deve levar à realização de outro exame por imagem mais sensível.

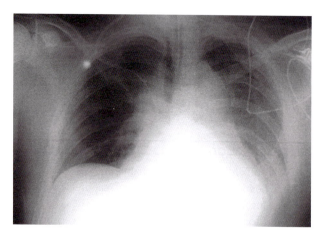

Figura 36.2 Radiografia de tórax mostrando alargamento do mediastino, desvio traqueal para a direita, contorno aórtico irregular e derrame pleural esquerdo.

Diagnóstico por imagem

O diagnóstico por imagem é essencial para o diagnóstico e a classificação da dissecção aórtica, apesar de todos os achados clínicos. Os exames diagnósticos mais utilizados atualmente são: tomografia computadorizada (TC) com contraste, ressonância nuclear magnética (RNM), ecocardiografia transtorácica (ETT), ecocardiografia transesofágica (ETE) e aortografia. Cada exame tem suas vantagens e desvantagens relacionadas com a sensibilidade, a especificidade, o custo, a conveniência, a velocidade e o risco (Tabela 36.1). Deve ser lembrado que o diagnóstico deverá ser confirmado o mais rapidamente possível com o mínimo estresse para o paciente.

Tomografia computadorizada

Atualmente, a TC é o exame mais utilizado para o diagnóstico da dissecção. Apesar do uso moderado de contraste, o que pode limitar sua utilização em certas condições clínicas, pode gerar imagens mais familiares à maioria dos médicos e tem altas especificidade e sensibilidade. O diagnóstico é confirmado pela presença de falso lúmen, que pode conter trombos ou manter fluxo sanguíneo em seu interior (Figura 36.3). De execução rápida, é um exame que pode evidenciar o acometimento dos ramos braquio-

Tabela 36.1 Sensibilidade e especificidade dos vários exames por imagem para o diagnóstico da dissecção da aorta torácica

Estudo por imagem	Sensibilidade	Especificidade
Aortografia	80% a 90%	88% a 95%
Tomografia computadorizada (TC)	90% a 100%	90% a 100%
Ultrassom intravascular	94% a 100%	97% a 100%
Ecocardiograma		
Transtorácico	60% a 80%	80% a 96%
Transesofágico	90% a 99%	85% a 98%
Ressonância nuclear magnética	98% a 100%	98% a 100%

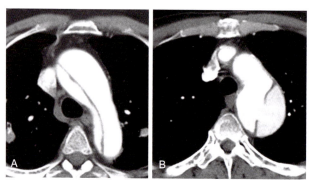

Figura 36.3 TC de tórax. **A** Dissecção tipo A. **B** Dissecção tipo B.

cefálicos e viscerais, além da presença de derrame pericárdico ou pleural. As imagens da aorta podem ser reconstruídas de maneira tridimensional, sendo úteis tanto para o diagnóstico como para o planejamento cirúrgico.

Ecocardiograma

O ETE, o segundo exame mais realizado, tem altas especificidade e sensibilidade e produz imagens dinâmicas da aorta (Figura 36.4). Tem como vantagem a não utilização de contraste e radiação; entretanto, são necessárias sedação e anestesia tópica. Necessita examinador experiente, que possa gerar imagens adequadas para o diagnóstico e conduza o exame com segurança. Tem como contraindicação a presença de varizes ou tumores esofágicos. O diagnóstico consiste na identificação de superfície ecogênica, separando dois lúmens distintos. Por meio do Doppler, pode ser identificado o fluxo sanguíneo pelo falso lúmen, e sua ausência indica trombose. A valva aórtica e a cavidade pericárdica podem ser bem visualizadas pelo ETE. A regurgitação aórtica, quando presente, pode ser bem quantificada pelo Doppler. Os óstios coronarianos, assim como as porções proximais das coronárias, podem ser visualizados e, em caso de acometimento pela dissecção, podem indicar a necessidade de realização de cinecoronariografia.

O ETT pode ajudar no diagnóstico da dissecção, mas sua sensibilidade é muito menor do que a do ETE. A qualidade do exame pode ser afetada por condições como obesidade, ventilação mecânica, enfisema pulmonar e espaços intercostais estreitos. Um estudo negativo deve ser complementado por um ETE para maior riqueza de detalhes da aorta.

Ressonância nuclear magnética

A RNM é o mais novo método de imagem que utiliza contraste no angiograma e tem imagens de qualidade superior, o que leva alguns autores a considerá-la o exame ideal (Figura 36.5). Do mesmo modo que a TC, pode obter imagens que revelam detalhes de toda a aorta e de seus ramos, das cavidades pleural e pericárdica. Adicionalmente, a função ventricular esquerda, a valva aórtica e o fluxo sanguíneo dos ramos aórticos e do falso lúmen podem ser estudados por meio da cine-RNM.

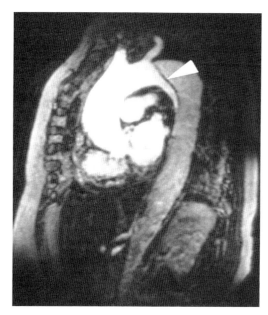

Figura 36.5 Ressonância nuclear magnética – dissecção tipo B.

Entretanto, a RNM não pode ser utilizada em pacientes portadores de metais ferromagnéticos e, devido à grande quantidade de artefatos nas imagens, tem de ser interpretada por radiologista experiente. Em pacientes com instabilidade hemodinâmica, é frequente a presença de ventilação mecânica e monitoramento invasivo, o que limita o acesso do paciente ao *scanner* da RNM, praticamente contraindicando o exame. Esses fatos, somados à longa duração do exame, ao custo mais elevado e aos poucos centros disponíveis para sua realização, fazem da RNM um exame pouco utilizado na dissecção aguda.

Aortografia

A aortografia foi o primeiro exame utilizado para o diagnóstico da dissecção de aorta e era considerado, até pouco tempo atrás, o exame ideal. Entretanto, com a introdução de novos exames não invasivos, como os citados anteriormente, a aortografia não se tem mostrado tão sensível quanto se pensava anteriormente. Tem como vantagem a possibilidade de delinear a extensão da dissecção, incluindo o comprometimento dos ramos aórticos. Além disso, pode detectar a presença de insuficiência aórtica e a patência das artérias coronárias. Como desvantagem, é um exame invasivo que exige o uso de contraste e mais tempo para sua realização, o que pode ser prejudicial para o paciente hemodinamicamente instável ou com disfunção renal.

Cinecoronariografia

Com frequência, o paciente portador de dissecção da aorta compartilha os mesmos fatores de risco para doença coronariana. Larson, em estudo *post-mortem* de 161 pacientes com dissecção aguda, encontrou a presença de doença coronariana grave em 25% dos casos. Existem dois tipos de

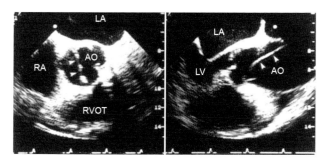

Figura 36.4 Ecocardiograma transesofágico mostrando membrana (setas) separando a luz falsa da luz verdadeira.

acometimento coronariano: envolvimento do óstio ou da porção proximal da coronária, decorrente da extensão da dissecção, e doença coronariana aterosclerótica crônica.

Alguns cirurgiões acreditam ser fundamental a informação obtida pelo exame antes da cirurgia. Porém, a cinecoronariografia não é desprovida de riscos, tendo o potencial de estender a dissecção, caso o cateter seja introduzido no falso lúmen, potencializar a disfunção renal pelo uso de contraste e, principalmente, retardar a abordagem cirúrgica, levando à ruptura da dissecção e, consequentemente, à morte do paciente. Portanto, ainda não existe consenso sobre a necessidade da realização da cinecoronariografia antes da cirurgia.

Como alternativa, o ETE pode auxiliar o diagnóstico de envolvimento ostial e proximal das artérias coronárias, assim como a TC de alta definição pode, simultaneamente, diagnosticar a dissecção aórtica e visualizar toda a rede arterial coronariana.

Seleção do método de imagem

Cada instituição deve determinar a melhor abordagem diagnóstica em caso de suspeita de dissecção aórtica, a despeito de sua viabilidade técnica e seus recursos. A acessibilidade e a velocidade para realização do exame têm grande importância. Deve ser considerada a escolha de um método com maiores especificidade e sensibilidade; entretanto, a demora em sua realização é inaceitável, sabendo-se da alta mortalidade da dissecção aórtica, principalmente em caso de suspeita de dissecção do tipo A.

Ao compararmos os exames por imagem, devemos considerar as informações necessárias para o diagnóstico e para a possível estratégia de tratamento. O exame deve: (1) confirmar ou descartar o diagnóstico; (2) determinar se há acometimento da aorta ascendente (proximal ou tipo A) ou se está confinado à aorta descendente ou ao arco (distal ou tipo B); e (3) identificar, se possível, as complicações anatômicas da dissecção, como sua extensão, orifício de entrada ou reentradas, fluxo no falso lúmen, acometimento dos ramos da aorta, presença de insuficiência aórtica, presença de derrame pericárdico e acometimento de algum óstio coronariano pelo *flap* da dissecção.

Não existe um exame único que possa fornecer todas essas informações, por isso é comum a associação de dois exames para o diagnóstico. Erbel, em revisão recente, mostrou a média de 1,8 exame realizado por paciente para um diagnóstico preciso de dissecção. Na maioria dos centros do Registro Internacional de Dissecção Aguda da Aorta (IRAD na sigla em inglês), a TC tem sido o método mais utilizado como primeira escolha (63%), seguida do ETE (32%).

TRATAMENTO

Dissecções agudas tipo A

Nas dissecções envolvendo a aorta ascendente, a intervenção cirúrgica deve ser imediata e tem por objetivos evitar a ruptura e a morte por tamponamento cardíaco, corrigir a regurgitação aórtica, quando presente, evitar a isquemia miocárdica, excluir o local de laceração da íntima e redirecionar o fluxo pela luz verdadeira aos ramos supra-aórticos e à aorta descendente. A mortalidade dos pacientes que não recebem o tratamento cirúrgico é de 40% no primeiro dia e de 70% dentro da primeira semana.

Na escolha da técnica de reconstrução cirúrgica, três questões devem ser consideradas: (1) o diâmetro e o estado da raiz da aorta e dos seios de Valsalva no momento da intervenção e, se possível, previamente ao evento agudo; (2) as condições da valva aórtica; e (3) a extensão ou mesmo a presença de lesão da íntima no arco transverso.

A abordagem cirúrgica convencional consiste em esternotomia mediana e estabelecimento da circulação extracorpórea a partir da canulação do átrio direito e da artéria braquial, ou da femoral ou da carótida. São instituídas hipotermia profunda (16 a 20°C) e parada cardiocirculatória total (PCT) ou hipotermia moderada (25°C) com perfusão seletiva cerebral.

Quando o diâmetro da raiz da aorta é normal e não há desalinhamento do plano comissural da valva aórtica nem distorção dos óstios coronarianos, a correção consiste usualmente em interposição de tubo reto de dácron ou pericárdio bovino. Se existir perda da sustentação de uma ou mais comissuras da valva aórtica, esta deverá ser ressuspensa a partir dos ângulos comissurais, preservando com isso a valva aórtica. Entretanto, se não houver possibilidade de correção da insuficiência aórtica, deve-se proceder à substituição por uma prótese. Em pacientes com ectasia anuloaórtica prévia, pode ser necessária a substituição, além da aorta ascendente e da valva aórtica, da porção sinotubular e dos seios de Valsalva por um tubo valvado, seguida de reimplante dos óstios coronarianos, em técnica conhecida como cirurgia de Bentall-De Bono (Figura 36.6).

Técnicas de remodelamento e preservação da valva aórtica e da raiz da aorta, sugeridas recentemente por alguns autores, como Yacoub e David, demandam maior tempo ci-

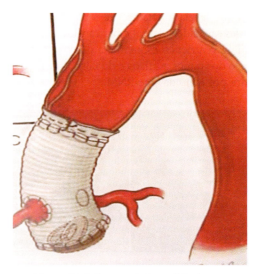

Figura 36.6 Cirurgia de Bentall-De Bono.

rúrgico, por serem mais complexas do que a do tubo valvado; portanto, devem ser empregadas por cirurgiões experientes ou em situações eletivas.

Na ocorrência de extensão da delaminação da parede aórtica para os óstios coronarianos, a revascularização miocárdica deve ser realizada com enxerto de safena, caso haja obstrução coronariana.

Nesse tipo de operação existe sempre grande preocupação com a proteção cerebral, pois normalmente é necessária a PCT, principalmente quando há o envolvimento do arco transverso da aorta, o que exige mais tempo para a correção cirúrgica. A PCT com hipotermia profunda é a mais utilizada, embora a PCT hipotérmica com perfusão anterógrada cerebral pela artéria carótida ou o eixo subclávio-axilar venha sendo recentemente preconizada por vários autores, como van Arsdell e Sabik. Existe segurança quanto à morbidade neurológica quando o período de PCT hipotérmica não ultrapassa 45 minutos.

Apesar de vários grupos relatarem ótimos resultados cirúrgicos, com mortalidade variando de 6% a 12%, nossa realidade possivelmente se aproxima mais do relato do IRAD que, mediante levantamento de 12 centros de referência nos EUA, apontou uma mortalidade de 26%. Quando é necessária a correção do arco aórtico, o tempo de PCT é maior, podendo a mortalidade até duplicar.

Dissecções agudas tipo B

As causas mais frequentes de morte por dissecção aguda tipo B são a ruptura da aorta e a má perfusão tecidual de órgãos viscerais. Setenta a 80% dos pacientes com dissecção tipo B sobrevivem às fases aguda e subaguda com o tratamento clínico anti-hipertensivo adequado. Existe concordância geral de que o tratamento cirúrgico estaria indicado em caso de complicações como sinais de ruptura aórtica (hemotórax, expansão rápida do diâmetro aórtico, alargamento do mediastino), isquemia visceral grave ou de extremidades, formação de pseudoaneurisma e progressão da dissecção durante a terapia medicamentosa (caracterizada como dor persistente ou recorrente). Em alguns centros, preconiza-se a abordagem mais agressiva, com operação precoce baseada em estudo da Stanford University, que obteve baixa mortalidade (11%) hospitalar em pacientes jovens e de baixo risco; entretanto, essa baixa mortalidade não foi reprodutível por outros centros. De fato, o IRAD, que pode ser considerado uma expressão do mundo real, revela que, nos casos de dissecções do tipo B tratados conservadoramente, a mortalidade em 30 dias foi de apenas 10%, enquanto nos pacientes operados a mortalidade chegou a 31% e a incidência de paraplegia, a 18%. A presença de fatores como a síndrome de Marfan, o envolvimento do arco aórtico e grande pseudoaneurisma podem influenciar a realização da cirurgia precoce.

O seguimento a longo prazo dos pacientes com dissecção aguda da aorta tipo B, operados ou manejados conservadoramente na fase aguda, demonstra que o falso lúmen mantém-se patente em cerca de 80% dos casos. A trombose do falso lúmen está relacionada com melhor sobrevida a longo prazo. Entretanto, segundo Guthaner e cols., essa patência não deve ser entendida como iminência de eventos catastróficos, pois, muitas vezes, ela pode ser a principal fonte de suprimento sanguíneo de alguns órgãos nobres.

Provavelmente, a patência do falso lúmen após a operação está relacionada com a presença de reentrada(s) distal(is), o que exige um seguimento clínico rigoroso, especialmente do controle da HAS, e a realização de métodos de imagem periódicos (como RNM ou TC), pois podem ocorrer degeneração aneurismática crônica e ruptura da aorta a médio ou longo prazo.

O implante de endopróteses vasculares (*stents* aórticos) tem sido recentemente utilizado como nova opção terapêutica nas dissecções aórticas do tipo B e ganhado espaço devido a sua natureza menos invasiva, quando comparado à cirurgia, e após os primeiros estudos demonstrarem a alta incidência de trombose tardia do falso lúmen. Menor ocorrência de degeneração aneurismática crônica tem sido observada com a trombose do falso lúmen.

O implante de endoprótese envolve uma variedade de dispositivos e técnicas, sendo importante a identificação de alguns fatores, como a margem da aorta sadia em relação à origem da artéria subclávia esquerda, o diâmetro da aorta, a extensão da dissecção, a presença de reentradas e o envolvimento de ramos viscerais. A Escola Paulista de Medicina tem contribuído bastante no emprego e desenvolvimento de endopróteses autoexpansíveis recobertas com poliéster (Braile-Biomédica®) por via percutânea (via artéria femoral). Palma e cols. têm preconizado o uso das endopróteses tanto nas dissecções do tipo B complicadas como nas não complicadas, por ser um procedimento menos invasivo do que a cirurgia (Figura 36.7).

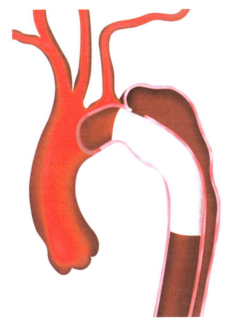

Figura 36.7 Endoprótese em aorta descendente.

CONSIDERAÇÕES FINAIS

Apesar de todo o avanço tecnológico, seja no diagnóstico, seja no tratamento, a dissecção aguda da aorta sempre será considerada uma doença gravíssima que, se não diagnosticada rapidamente e instituído o tratamento adequado, levará o paciente à morte. Não há dúvidas quanto ao tratamento cirúrgico de emergência na dissecção do tipo A e ao implante de endopróteses na dissecção do tipo B complicada. Entretanto, permanece a questão se o tratamento endovascular substituirá o tratamento medicamentoso nas dissecções do tipo B não complicadas.

Bibliografia

Akutsu K, Nejima J, Kiuchi K et al. Effects of the patent false lumen on the long-term outcome of type B acute aortic dissection. Eur J Cardiothorac Surg 2004; 26:359-66.

Albuquerque LC, Braile DM, Palma JH. Diretrizes para o tratamento cirúrgico das doenças da aorta da Sociedade Brasileira de Cirurgia Cardiovascular. Braz J Cardiovasc Surg 2006; 21(1):1-23.

Anagnostopoulos CE, Prabahakar MJS, Kittle CF. Aortic dissections and dissecting aneurysms. Am J Cardiol 1972; 30:263-73.

Ballal RS, Nanda NC, Gatewood R et al. Usefulness of transesophageal echocardiography in assessment of aortic dissection. Circulation 1991; 84:1903.

Bentall H, De Bono A. A technique for complete replacement of the ascending aorta. Thorax 1968: 23:338-9.

Borst HG, Buhner B, Jurmann M. Tactics and techniques of aortic arch replacement. J Cardiol Surg 1994; 9:538-47.

Borst HG, Heinemann MK, Stone CD. Surgical treatment of aortic dissection. New York: Churchill Livingstone, 1996.

Borst HG, Lass J, Haverich A. A new look at acute type-A dissection of the aorta. Eur J Cardioth Surg 1987; 1:186-9.

Cigarroa JE, Isselbacher EM, DeSanctis RW, Eagle KA. Diagnostic imaging in the evaluation of suspected aortic dissection. N Engl J Med 1993; 328:35-43.

Crawford ES, Kirklin JW, Naftel DC et al. Surgery for acute dissection of ascending aorta: Should the arch be included? J Thorac Cardiovasc Surg 1992; 104:46-59.

Crawford ES, Svensson LG, Coselli JS et al. Surgical treatment of aneurysm and/or dissection of the ascending aorta, transverse aortic arch, and ascending aorta and transverse aortic arch: Factors influencing survival in 717 patients. J Thorac Cardiovasc Surg 1989; 98:659-74.

Daily PO, Trueblood HW, Stinson EB et al. Management of acute aortic dissections. Ann Thorac Surg 1970; 10:237-47.

Di Cesare E, Di Renzi P, Pavone P et al. Postsurgical follow-up of aortic dissections by MRI. Eur J Radiol 1991; 13(1):27-30.

Dialetto G, Covino FE, Sconamiglio G et al. Treatment of type B aortic dissection: Endoluminal repair or conventional medical therapy? Eur J Cardiothorac Surg 2005; 27:826-30.

Erbel R, Alfonso F, Boileau C et al. Diagnosis and management of aortic dissection: Recommendations of the Task Force on Aortic Dissection, European Society of Cardiology. Eur Heart J 2001; 22:1642-81.

Erbel R, Oelert H, Meyer J et al. Influence of medical and surgical therapy on aortic dissection evaluated by transesophageal echocardiography: implication for prognosis and therapy. Circulation 1993; 87(5):1604-15.

Galloway AC, Colvin SB, Grossi EA et al. Surgical repair of type A aortic dissection by the circulatory arrest-graft inclusion technique in sixty-six patients. J Thorac Surg 1993; 105:781-90.

Gott VL, Cameron DE, Pyeritz RE et al. Composite graft repair of Marfan aneurysm of the ascending aorta: results in 150 patients. J Cardiol Surg 1994; 9:428-9.

Green GR, Kron IL. Aortic dissection. In: Cohn LH, Edmunds LH Jr. (eds.). Cardiac surgery in the adult. New York: McGraw-Hill, 2003: 1095-122.

Guthaner DF, Miller DC, Silverman JF et al. Fate of the false lumen following surgical repair of aortic dissections: An angiographic study. Radiology 1979; 133(1):1-8.

Hagan PG, Nienaber CA, Isselbahcher EM et al. The International Registry of Acute Aortic Dissection (IRAD). JAMA 2000; 283:897-903.

Hara KM, Yamaguchi T, Wanibuchi Y, Kurokawa K. The role of medical treatment of distal type aortic dissection. Int J Cardiol 1991; 32(2):231-40.

Hart WL, Berman EJ, LaCom RJ. Hazard of retrograde aortography in dissecting aneurysm. Circulation 1963; 27:1140-2.

Jamieson WR, Munro AI, Miyagishima RT et al. Aortic dissection: early diagnosis and surgical management are the keys to survival. Can J Surg 1982; 25:145-9.

Larson EW, Edwards WD. Risk factors for aortic dissection: a necropsy study of 161 cases. Am J Cardiol 1984; 53:849-55.

Masani ND, Banning AP, Jones RA et al. Follow-up of chronic thoracic aortic dissection: Comparison of transesophageal echocardiography and magnetic resonance imaging. Am Heart J 1996; 131(6):1156-63.

Moore AG, Eagle KA, Bruckman D et al. Choice of computed tomography, transesophageal echocardiography, magnetic resonance imaging, and aortography in acute aortic dissection: International Registry of Acute Aortic Dissection (IRAD). Am J Cardiol 2002; 89:1235.

Najafi H, Dye S, Javid H et al. Acute aortic regurgitation secondary to aortic dissection. Surgical management without valve replacement. Ann Thorac Surg 1972; 14:474-82.

Palma JH, Souza JAM, Alves CMR, Carvalho AC. Self-expandable aortic stent-grafts for treatment of descending aortic dissections. Ann Thorac Surg 2002; 73:1138-42.

Pretre R, von Segsser LK. Aortic dissection. Lancet 1997; 349:1461-4.

Sabik JF, Lytle BW, McCarthy PM, Cosgrove DM. Axillary artery: An alternative site of arterial cannulation for patients with extensive aortic and peripheral vascular disease. J Thorac Cardiovasc Surg 1995; 109:885-91.

Sarsam MA, Yacoub M. Remodeling of the aortic valve annulus. J Thorac Cardiovasc Surg 1993; 105:435-8.

Scanlon PJ, Faxon DP, Audet AM et al. ACC/AHA guidelines for coronary angiography. A report of the American College of Cardiology/American Heart Association Task Force on practice guidelines (Committee on Coronary Angiography). Developed in collaboration with the Society for Cardiac Angiography and Interventions. J Am Coll Cardiol 1999; 33(6):1756-824.

Spittell PC, Spittell Jr JA, Joyce JW et al. Clinical features and differential diagnosis of aortic dissection: Experience with 236 cases (1980 through 1990). Mayo Clin Proc 1993; 68:642.

Svensson LG, Crawford ES, Hess KR et al. Dissection of the aorta and dissecting aortic aneurysms: Improving early and long-term surgical results. Circulation 1990; 82(5 suppl):IV24-IV38.

Van Arsdell GS, David TE, Butany J. Autopsies in acute type A aortic dissection: Surgical implications. Circulation 1998; 98(suppl):II299-304.

Wolfe WG, Moran JF. The evolution of medical and surgical management of acute aortic dissection. Circulation 1997; 56(4 pt 1):503-5.

37

Thiago de Barros Saraiva Leão • Gessica Chrystinne de Carvalho e Silva Martins

Taquicardia Paroxística Supraventricular

INTRODUÇÃO

A expressão taquicardia paroxística supraventricular (TPSV) abrange um grupo heterogêneo de arritmias cardíacas reunidas sob uma mesma denominação que, embora seja inadequado do ponto de vista eletrofisiológico por pressupor um não envolvimento ventricular, ficou bem estabelecido em nosso meio.

O termo supraventricular implica obrigatoriamente o envolvimento de uma ou mais estruturas cardíacas acima da bifurcação do feixe de His, incluindo o miocárdio atrial, o nó atrioventricular (NAV), o feixe de His proximal, o seio coronariano (SC), as veias pulmonares, as veias cavas ou conexões atrioventriculares anômalas outras.

Taquicardias supraventriculares (TSV) de complexo QRS estreito são taquiarritmias com frequência cardíaca (FC) > 100bpm e duração de QRS < 120ms. Desse modo, as TSV incluiriam a própria taquicardia sinusal, a taquicardia sinusal inapropriada, a taquicardia de reentrada sinoatrial, a taquicardia atrial (TA), a TA multifocal, a fibrilação atrial (FA), o *flutter* atrial (FLA), a taquicardia juncional ectópica, a taquicardia juncional não paroxística, a taquicardia por reentrada nodal (TRN) e a taquicardia por reentrada atrioventricular (TRAV) (Figura 37.1).

Poderiam ainda ser divididas em taquicardias que exigem apenas tecido atrial para seu início e manutenção (taquicardia sinusal, TA, FA, FLA) e aquelas que exigem a junção atrioventricular (taquicardia juncional, TRN, TRAV).

Classicamente, ou quase sempre, a expressão taquicardia *paroxística* supraventricular (TPSV) era reservada para definir as arritmias supraventriculares, excetuando a FA, o FLA e a TA multifocal. Desse modo, as principais causas seriam: TRN (aproximadamente 50% a 60% dos casos), TRAN (aproximadamente 30%) e TA (aproximadamente 10%).

As TPSV são relativamente comuns, com prevalência estimada em 2,25/1.000 pessoas e incidência de 35 casos a cada milhão de pessoas-ano. Na ausência de doença cardíaca estrutural, as TPV podem se apresentar em qualquer idade, sendo mais comuns entre os 12 e os 30 anos. As mulheres apresentam, em geral, cerca de duas vezes mais chances de desenvolvê-las.

O mecanismo das TPSV é influenciado pela idade e o sexo. Em uma grande coorte, por exemplo, de pacientes mais velhos, houve declínio na incidência de TRAV e aumento na de TRN e TA.

As TPSV apresentam-se ao eletrocardiograma (ECG) como taquiarritmias regulares, de QRS estreito, nas quais a ativação atrial é por vezes de difícil localização, estando imersa no próprio QRS ou alterando, ainda que sutilmente, o segmento ST e a onda T. Em raras apresentações, o RR pode sofrer variações e se apresentar como quadro de início e término súbitos ou, menos comumente, com formas incessantes. A maioria dos casos envolve mecanismo de reentrada e, por isso, alguns autores defendem o uso da expressão *taquicardias reciprocantes*. Contudo, outras arritmias ventriculares também podem ocorrer por reentrada, não havendo, portanto, um termo universal para designá-las. Outra exceção é a própria TRAV, que pode se manifestar como taquicardia de QRS largo e no fundo ser a mesma arritmia, porém com mudança no sentido da reentrada (veja adiante).

TAQUICARDIA POR REENTRADA NODAL (TRN)

Forma mais frequente de TPSV, é responsável por 65% dos eventos. Acomete principalmente o sexo feminino (78%) e apresenta-se epidemiologicamente com dois picos de frequência, entre a segunda e a terceira e entre a quinta e a sexta década de vida. Os pacientes acometidos não costumam apresentar outras alterações cardíacas estruturais.

Apresenta QRS estreito e regular, com frequência entre 150 e 200bpm e início e término abruptos. Os sintomas re-

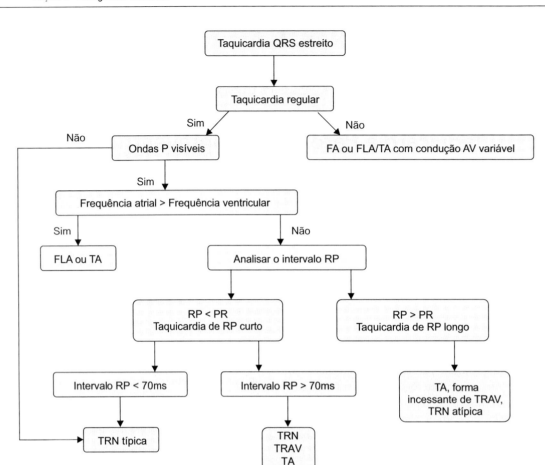

Figura 37.1 Esquema para diagnóstico diferencial das TPSV. (FA: fibrilação atrial; FLA: *flutter* atrial; AV: atrioventricular; TA: taquicardia atrial, TRN: taquicardia por reentrada nodal; TRAV: taquicardia por reentrada atrioventricular.)

latados são: palpitação, tontura, síncope e dispneia. Menos frequentemente, ocorrem insuficiência cardíaca (IC), angina e edema agudo de pulmão. Poliúria pode aparecer durante episódios prolongados devido ao aumento da liberação do fator atrial natriurético. Palpitação em fúrcula esternal é característica dessa arritmia, decorrente do refluxo de sangue durante as contrações atrial e ventricular simultâneas com as valvas mitral e tricúspide fechadas, ocasionando ondas A em canhão (sinal do "sapo", ou *frog*, em inglês), por lembrar a respiração desses batráquios. Esse sinal, presente em até 50% dos casos, é importante para diferenciar a TRN da taquicardia AV reentrante na forma ortodrômica. A síndrome do pânico deve ser considerada no diagnóstico diferencial das taquicardias supraventriculares. Um estudo americano relatou que o tempo médio para a procura por serviço de saúde até o diagnóstico definitivo foi de 3,3 anos entre os primeiros sintomas e a realização do estudo eletrofisiológico (EEF). Cerca de 67% dos pacientes preenchiam os critérios de síndrome do pânico. De um total de 107 pacientes, 32 foram tratados como doentes psiquiátricos. Uma história bem coletada, com as características do evento, pode indicar a presença de fato da arritmia e evitar demora no diagnóstico e tratamento adequados.

Eletrofisiologia

Atualmente, sabe-se que a TRN envolve o NAV, componentes do miocárdio atrial e pelo menos duas conexões atrionodais (vias). A maioria da população apresenta duas vias de condução atrioventriculares, mas apenas em uma pequena parcela desse grupo ocorre a formação de um circuito de reentrada na região do NAV. Em uma série de 200 exames de pacientes submetidos à ablação de outras arritmias, foi possível detectar a "fisiologia de dupla via nodal" em aproximadamente 85% dos casos. Esse achado foi atribuído às propriedades farmacológicas dos agentes anestésicos usados para deprimir a condução pela via rápida, possibilitando a manifestação da via lenta.

A maioria dos impulsos sinusais é transmitida aos ventrículos por uma via nodal preferencial de condução rápida, mas de período refratário longo, a via beta, localizada na região anterossuperior do anel tricúspide, acima da cúspide septal. A presença de extrassístoles pode bloquear temporariamente essa via, fazendo com que o próximo estímulo sinusal atinja os ventrículos pela via de condução lenta (alfa), ocasionando aumento no intervalo PR (salto de onda). O extraestímulo segue pela via lenta à medida que a via rápida recupera sua excitabilidade, podendo ocorrer condução retrógrada para o átrio e a instalação da TRN típica (*slow/fast*), que alberga 76% dos tipos de reentrada nodal.

A ativação atrial retrógrada e a ativação ventricular anterógrada são simultâneas, resultando em onda P de difícil visualização. Em cerca de 56% a 66% dos casos, a onda P encontra-se imersa no próprio QRS; em 30% a 36% há distorção discreta da porção final do QRS, mimetizando bloqueio incompleto do ramo direito com "pseudo-R" em V1 e "pseudo-S" em DII, DIII e aVF, e em apenas 2% a 4% dos casos ela pode aparecer como "pseudo-Q" nas derivações inferiores.

Outros tipos de TRN apresentam circuitos reentrantes distintos. Quando ocorrem condução retrógrada para o átrio através da via lenta e condução anterógrada pela via rápida, tem-se a TRN em sua forma atípica (*fast/slow* – cerca de 12% das vezes). No ECG são vistas ondas P invertidas em II, III e aVF, onde geralmente RP' é ≥ P'R (taquicardia com RP longo). Outra forma é a *slow/slow*, que exige duas ou mais vias lentas com períodos refratários diferentes. Uma via serve para a condução anterógrada e a outra para a condução retrógrada. Essa forma é encontrada em 11% dos casos.

Muito raramente há um quarto tipo de TRN (ou subtipo da *slow/fast*), em que a via lenta se estende em direção à região posterior do ânulo mitral no átrio esquerdo (< 1% dos casos), sendo o local de ablação distinto da forma mais comum de TRN.

Em 25% a 50% dos casos de TRN ocorre depressão do segmento ST, sem correlação com a frequência ventricular e sem indicar isquemia. Inversão da onda T após o término da taquicardia, mais frequente nas derivações anteriores e inferiores, afeta 40% dos pacientes, sendo observada logo após o término ou até 6 horas após. Embora incomum, pode ocorrer alternância de QRS, principalmente com FC > 200bpm.

TAQUICARDIA POR REENTRADA USANDO A VIA ACESSÓRIA

Responsável por aproximadamente 30% dos casos de TPSV, a taquicardia por reentrada usando uma via acessória apresenta prevalência de 0,15% a 0,25% da população em geral. A hereditariedade é fator característico da arritmia, aumentando para 0,55% sua frequência em parentes de primeiro grau. O sexo também exerce influência, observando-se a preferência pelo sexo masculino.

Em alguns casos, o ECG de base pode ser alterado, evidenciando intervalo PR curto com entalhe na base do QRS (onda delta), que consiste na representação eletrocardiográfica da ativação ventricular precoce secundária ao feixe anômalo chamado de pré-excitação. A presença de episódios de arritmia associados à pré-excitação caracteriza a síndrome de Wolff-Parkinson-White (WPW). ECG de base alterado é denominado pré-excitação ou ECG com "padrão de WPW".

A pré-excitação consiste em alteração congênita caracterizada pela presença de uma via anômala que conecta o átrio ao ventrículo em decorrência do desenvolvimento embriológico incompleto do ânulo atrioventricular. Pode permanecer assintomática ou causar TSV, FA e, em raros casos, morte súbita.

O quadro clínico é caracterizado por palpitação, referida no precórdio, diferentemente da reentrada nodal, geralmente no pescoço. Outros sintomas incluem dispneia, diminuição da tolerância ao exercício, ansiedade e tontura. Em alguns casos, síncope e instabilidade hemodinâmica estão presentes. Nessa síndrome também é maior a incidência de algumas cardiopatias estruturais, como cardiomiopatia hipertrófica e doença de Ebstein.

Eletrofisiologia

As vias acessórias são fibras musculares de tecido de condução rápida dependentes dos canais de sódio, semelhantes às atriais e também conhecidas como feixes de Kent. Em relação ao NAV, na maioria dos casos apresentam período refratário mais longo. Suas posições mais frequentes são: lateral esquerda (40% a 60%), posteroseptal (25%), lateral direita (13% a 20%) e anteroseptal (2%).

A condução pelo feixe de Kent pode ser bidirecional, anterógrada ou retrógrada. Cerca de 50% das vias anômalas conduzem apenas retrogradamente, sendo, portanto, imperceptíveis ao ECG convencional (vias ocultas). A taquicardia pode ser classificada em duas formas:

- **Ortodrômica:** responsável por 80% a 90% dos casos, caracteriza-se pela condução anterógrada através do NAV até os ventrículos e de maneira retrógrada para os átrios pela via acessória. No ECG, apresenta complexo QRS estreito na maioria dos casos, exceto em casos de bloqueio de ramo ou condução aberrante.
- **Antidrômica:** responsável por 10% a 20% dos casos, caracteriza-se pela condução anterógrada através da via acessória do átrio para o ventrículo e de maneira retrógrada pelo sistema de condução nodal até o átrio. No ECG, apresenta complexo QRS alargado.

Ao ECG, independentemente da forma, encontra-se FC entre 150 e 240bpm, com início e término súbitos, e relação 1:1 entre as ondas P e o complexo QRS. O início geralmente sucede a uma extrassístole atrial ou ventricular. Pode ser detectada onda P' (retrógrada) um pouco depois do QRS. Podem ocorrer infradesnivelamento do segmento ST e, após a reversão para o ritmo sinusal, ondas T invertidas. O padrão clássico pré-excitatório apresenta intervalo PR curto e onda delta.

Na taquicardia de Coumel, outro tipo de TRAV a via acessória, de localização posteroseptal do anel da tricúspide, apresenta condução decremental, fazendo com que a onda P' retrógrada se afaste bastante do QRS (RP'>P'R), em aproximadamente 200ms. O ECG geralmente mostra taquicardia regular, de QRS estreito, com onda P caracteristicamente negativa em D2, D3 e aVF, já que a ativação atrial retrógrada se faz através da via acessória. Clinicamente, manifesta-se como TPSV de frequência não muito elevada, mas de caráter incessante (forma permantente de TRAV), podendo levar, com o tempo, à taquicardiomiopatia.

Mais raramente, vias acessórias conectam o átrio ao ramo direito. Elas se localizam ao longo da face lateral do ânulo tricúspide e apresentam apenas capacidade de condução anterógrada. Embora esse tipo de conexão atriofascicular (ramo) seja conhecido como *fibras de Mahaim*, a descrição original de Mahaim foi de uma via ligando o NAV propriamente dito ao ramo direito (situação bem mais rara do que as que envolvem o átrio direito).

RITMOS JUNCIONAIS E TAQUICARDIA JUNCIONAL ECTÓPICA

Ritmos elétricos originados da junção atrioventricular (JAV), relativamente raros, envolvem largo espectro de arritmias com apresentações clínicas variáveis e estratégias terapêuticas distintas. Podem ser classificados em quatro grupos:

- Anormalidade primária da JAV, promovendo formas paroxísticas ou incessantes.
- Pós-operatório de cirurgias cardíacas, notadamente nas crianças.
- Secundário a distúrbios metabólicos ou efeito de drogas.
- Escape ventricular, nos casos de bradicardia grave.

Taquicardia juncional ectópica

Descrita por Coumel em 1976, consiste em uma arritmia de QRS estreito caracterizada por ciclos de duração variável, presença de captura sinusal e períodos de relação atrioventricular e/ou ventriculoatrial e, em outros casos, dissociação atrioventricular. Tipicamente ocorre em dois cenários distintos:

- Forma permanente, encontrada em crianças com menos de 6 meses de idade, correspondendo a 1% das arritmias pediátricas; pode levar a cardiomegalia e IC em até 60% dos casos com mortalidade de 35%. Há relato de predisposição familiar para este tipo de arritmia.
- Forma transitória, encontrada em crianças maiores e adultos.

Eletrofisiologia

Ao ECG, notam-se arritmia de QRS estreito, captura sinusal, bloqueio ventriculoatrial e, consequentemente, RR irregular. Se a onda P não for visualizada, pode mimetizar uma FA e, na presença de bloqueio de ramo, uma TV. Ao EEF, cada QRS é precedido da despolarização do feixe de His (indicando sua origem na JAV). Com frequência, observam-se períodos de dissociação atrioventricular e/ou captura atrial pelos ventrículos, o que a torna, às vezes, mais regular. Cerca da metade dos pacientes com taquicardia juncional apresenta outros tipos de arritmias supraventriculares (TRN, TA), sendo por vezes difícil sua diferenciação, especialmente com a reentrada nodal. O mecanismo exato dessa arritmia não está completamente elucidado, mas deve envolver automatismo anormal ou atividade deflagrada.

Taquicardia juncional do pós-operatório

Tipicamente observada no pós-operatório de cirurgias de cardiopatias congênitas, é mais frequente em casos de correção da tetralogia de Fallot (22% dos casos), com maior mortalidade do que nos que não a desenvolvem. A ressecção muscular extensiva da via de saída do ventrículo direito é um fator independente para o surgimento dessa arritmia. Seu tratamento deve ser agressivo, envolvendo hipotermia, uso de agentes antiarrítmicos, correção de distúrbios eletrolíticos e evitar estados hiperadrenérgicos (p. ex., dor).

Ritmos juncionais secundários

Secundários a distúrbios metabólicos ou por efeito de medicamentos (p. ex., infarto agudo do miocárdio, cardite reumática e intoxicação digitálica), provavelmente é causado por pós-potenciais tardios.

TAQUICARDIA ATRIAL

Causa incomum de TPSV, ocorre em cerca de 5% a 10% dos casos, em algumas séries. Pouco mais prevalente nos extremos de idade, acomete 15% das crianças, especialmente aquelas submetidas a algum tipo de cirurgia para cardiopatia congênita, e 23% dos idosos com mais de 70 anos de idade. É encontrada em pacientes portadores de doença pulmonar obstrutiva crônica (DPOC), especialmente em uso de broncodilatadores. Também pode ocorrer em cardiopatas isquêmicos com IC.

Os três mecanismos envolvidos em sua gênese são: microrreentrada, automatismo anormal e atividade deflagrada. Essa diferenciação é por vezes trabalhosa, e alguns autores preferem apenas classificá-la como automática ou não automática. As TA automáticas são mais comuns na faixa pediátrica e em adultos com coração estruturalmente normal; e em alguns casos podem se apresentar como formas incessantes e desencadear taquicardiomiopatia. As taquicardias por reentrada estão mais relacionadas com pacientes com doença cardíaca estrutural, em que há a presença de anormalidades no período refratário e no tempo de condução, estabelecendo o substrato ideal para o mecanismo de reentrada.

Uma causa não tão incomum de taquicardia por mecanismo de atividade deflagrada é a intoxicação digitálica, que caracteristicamente se apresenta com períodos de bloqueio atrioventricular (BAV) intermitente.

Ao ECG, apresenta-se como taquicardia com ondas P de morfologia variável separadas por uma linha isoelétrica. As áreas predominantes de origem são: *crista terminalis*, desembocadura das veias pulmonares, óstio do SC, veia cava superior, septo atrial e a região do triângulo de Koch. O estudo da morfologia da onda P pode inferir a localização da arritmia em alguns casos. A presença de ondas P positivas em V1 e negativas ou isoelétricas em aVL indica, por exemplo, um foco no átrio esquerdo. Onda P negativa em aVR está mais frequentemente relacionada com taquicardias originadas na *crista terminalis*.

Em alguns casos, especialmente em idosos e pacientes pneumopatas, pode-se encontrar a taquicardia atrial multifocal, caracterizada pela presença de três ou mais ondas P de morfologias distintas em uma mesma derivação.

TAQUICARDIA SINUSAL

A taquicardia sinusal é definida como FC de origem sinusal > 100bpm. Pode resultar de vários estímulos fisiológicos e patológicos, como exercício, emoções, hipertermia, hipovolemia, hipertireoidismo, síndrome inflamatória sistêmica e efeitos de drogas (álcool, cafeína, estimulantes adrenérgicos, atropina). Na taquicardia sinusal, a FC sofre aumento e redução de maneira gradual.

Pode ser reentrante ou inapropriada. O mecanismo de reentrada também pode ocorrer no nó sinusal, resultando em taquicardia com ondas P de morfologia idêntica ou similar às ondas P espontâneas. É paroxística e comumente apresenta episódios de curta duração, podendo ser causa de sintomas, como palpitações. A taquicardia sinusal inapropriada é originada no nó sinusal, com frequências acima da fisiológica, mas sem relação com demandas metabólicas, sendo mais comum em mulheres jovens.

TRATAMENTO DOS QUADROS AGUDOS DAS TPSV

Manobras vagais

Manobra vagal é o tratamento inicial para o paciente com taquicardia estável. Habitualmente utiliza-se a manobra de Valsalva ou a massagem de seio carotídeo, procedimentos relativavametne simples e não invasivos, cuja eficácia varia de 6% a 22%. A massagem é contraindicada na presença de sopro carotídeo e deve ser evitada em idosos e naqueles com doença ateromatosa estabelecida.

Adenosina

Fármaco de escolha em pacientes hemodinamicamente estáveis que não responderam às manobras vagais, esse nucleosídeo endógeno, ao ligar-se principalmente a seu receptor A1, ativa uma corrente de potássio (I_{KAdo}) presente no átrio e nos nós sinoatrial e atrioventricular, levando ao encurtamento do potencial de ação e a uma hiperpolarização da membrana celular. Indiretamente, a adenosina age também mediante a inibição da geração do AMP cíclico, o que ocasiona declínio na ação das catecolaminas no coração (efeito antiadrenérgico).

A dose preconizada inicialmente é de 6mg (uma ampola) EV em *bolus*, seguida de 20mL de água destilada. Se não houver reversão, pode-se repetir a adenosina, 12mg, após 60 segundos.

Casos refratários

Em casos refratários à adenosina ou em que há recorrência da arritmia, pode-se usar o verapamil, na dose de 5mg EV em 2 minutos (com segunda dose, se necessário, de 5 a 7,5mg após 5 minutos), o diltiazem, 20mg (segunda dose de 25 a 35mg) ou betabloqueadores, como metoprolol, 5mg. Em caso de falha, são outras opções a procainamida, a propafenona, a ibutilida e a flecainamida (Tabela 37.1).

Taquicardia instável

Quando a taquicardia apresenta sintomas importantes, como dispneia, dor torácica, dispneia aos esforços e *status* mental alterado, ou sinais graves, como edema pulmonar, estertores, roncos, hipotensão, estase jugular, edema periférico e alteração isquêmica no ECG, é considerada instável e necessita intervenção imediata.

Deve-se realizar cardioversão elétrica (CVE) de urgência. O ACLS 2010 preconiza doses iniciais de 50 a 100J bifásicas para as taquicardias de QRS estreito regulares. Em caso de paciente instável, mas não hipotenso, pode-se tentar a reversão com adenosina enquanto o paciente é preparado para a CVE.

É importante lembrar que a CVE estará contraindicada na suspeita de intoxicação digitálica ou de TA.

A sedação, com ou sem analgesia, deve ser realizada sempre que possível, os sedativos utilizados são: diazepam, midazolam, barbitúrico, etomidato, quetamina ou metoexatil; analgésicos: fentanil, morfina ou meperidina.

PREVENÇÃO DE RECORRÊNCIAS

Para a prevenção de recorrências pode-se optar por tratamento medicamentoso ou ablação por radiofrequência (RF). Esta última modalidade começou a se expandir como forma de tratamento de alguns tipos de arritmias no final da década de 1980 e na última década firmou-se como terapia de primeira linha para as TPSV.

A ablação por cateter é feita no laboratório de eletrofisiologia. Normalmente, exames diagnósticos e terapêuticos podem ser realizados em uma única sessão. Três ou quatro cateteres-eletrodos são colocados por via percutânea nas veias femoral, jugular interna ou subclávia e posicionados dentro do coração, possibilitando tanto a estimulação cardíaca como o mapeamento dos locais de origem das arritmias. Uma vez localizados, posiciona-se outro cateter para aplicação de energia com posterior destruição da área arritmogênica.

Tabela 37.1 Principais medicamentos utilizados no tratamento das TPSV

Fármaco	Modo de administração	Meia-vida	Via de metabolismo
Adenosina	6 a 12mg EV	< 10s	
Betabloqueador (classe II)	5 a 10mg EV a cada 5min durante 3 doses; em seguida, 3mg a cada 6h Oral: 25 a 100mg 2 x/dia	3 a 4h	Hepática
Verapamil	2,5 a 10mg EV por 1 a 2 min até o total de 0,15mg/kg Oral: 240 a 480mg	6 a 24h	Hepática
Diltiazem	0,25mg/kg por 2min; se necessário, repetir após 15min com 0,35mg/kg por 2min Manutenção: 10 a 15mg/h		Hepática
Digoxina	0,25 a 1,5mg EV Oral: 0,75 a 1,5mg por 12 a 24h (ataque) Manutenção: 0,23 a 0,50mg/kg	36h	Renal
Amiodarona (classe III)	Ataque venoso: 150mg/10min Manutensão venosa: 1mg/min nas primeiras 6h (360mg) seguido de 0,5mg/min nas 18h seguintes (540mg) Ataque oral: 800 a 1.600mg/dia por 7 dias Manutenção oral: 400 a 600mg/dia por 3 semanas, seguidos de 200 a 400mg/dia	13 a 103h	Hepática
Procainamida (classe IA)	40 a 50mg/min EV até o total de 10 a 20mg/kg Oral: 500 a 1.000mg a cada 6h (formas de liberação lenta)	3 a 5h	Hepática 50% Renal 50%
Propafenona (classe IC)	Oral: 150 a 300mg a cada 8h	5 a 8h	Hepática
Sotalol (classe III)	Oral: 80 a 320mg a cada 12h	10 a 20h	Renal 90%, Hepática 10%

Taquicardia por reentrada nodal

Quaisquer formas de TRN podem ser eliminadas com ablação por RF. Inicialmente, a via rápida era a mais utilizada mas, em virtude de sua proximidade com o NAV e do risco de desenvolvimento de BAV avançado (0% a 10% em algumas séries), essa técnica foi substituída pela ablação por via lenta, de localização mais posterior e mais segura. O sucesso a longo prazo com essa terapia alcança taxas de 98% a 100%, com recorrência de 0% a 2% e incidência de BAV de 0% a 1,3%. Para pacientes que não podem ser submetidos a esse tipo de procedimento, os fármacos mais utilizados são os betabloqueadores e os bloqueadores do canal de cálcio, por sua maior segurança, além dos agentes da classe I, como a propafenona, que deprimem preferencialmente a condução retrógrada da via rápida. Menos comumente, utilizam-se a amiodarona e o sotalol (classe III).

Taquicardia por reentrada atrioventricular

Várias medicações podem ser utilizadas na prevenção desse grupo de arritmias. Para pacientes sem pré-excitação, as opções de primeira linha incluem fármacos que deprimam a condução pelo NAV, como verapamil, betabloqueadores e digoxina. Na presença de pré-excitação, utilizam-se os bloqueadores de canal de sódio ou potássio, como a dofetilida e a propafenona. A terapia com RF tornou-se a primeira escolha nos candidatos de alto risco a morte súbita devido a FA com condução aberrante pela via acessória, profissionais de risco ou simplesmente os que não querem ser submetidos à terapia medicamentosa de longa duração. Algumas séries mostram taxa de sucesso de 89% a 100% com recorrência de 3% a 9%. A mortalidade é de cerca de 0,08%, sendo mais baixa do que a da própria síndrome, que pode chegar a 5%.

Taquicardia juncional ectópica

A resposta ao tratamento medicamentoso é melhor nos adultos. Podem ser utilizados: digoxina, betabloqueadores, propafenona, flecainida e amiodarona, a qual é a melhor opção. Podem ser usadas doses baixas de amiodarona com flecainida ou propafenona, em casos de pior resposta terapêutica, devendo-se ter sempre cuidado com os pacientes com doença do sistema de condução, em virtude da possibilidade de ocasionar BAV avançado ou total. A terapia com RF é outra opção, mas os dados da literatura a seu respeito são mais escassos. Em casos refratários, são necessários ablação do NAV e implante de marca-passo definitivo.

Taquicardia atrial

Se a taquicardia não for multifocal e for induzida durante o EEF, pode-se mapeá-la e proceder à ablação por radiofrequência. As taxas de sucesso são pouco menores do que em TRN e TRAV, alcançando aproximadamente 92% de sucesso imediato com recorrência de 8%. Medicamentos como betabloqueadores, bloqueadores do canal de cálcio e agentes antiarrítmicas da classe I ou III podem ser utilizados, dependendo do mecanismo responsável pela arritmia.

Bibliografia

Chugh A, Morady F. Atrioventricular reentry and variants. In: Zipes DP, Jalife J (eds.) Cardiac electrophysiology: from cell to bedside. 5. ed. Elsevier Saunders, 2009:605-13.

Delacrétaz E. Supraventricular tachycardia. N Engl J Med 2006; 354: 1039-51.

Ganz LI, Friedman PL. Supraventricular tachycardia. N Engl J Med 1995; 332:162-73.

Issa, ZF, Miller JM, Zipes DP. Approach to paroxysmal supraventricular tachycardias. In: Issa ZF, Miller JM, Zipes DP (eds.) Clinical arrthythmology and electrophysiology a companion to Braunwald's heart disease. 2. ed. Philadelphia: Elsevier Saunders, 2012:480-98.

Lockwood D, Nakagawa H, Warren JM. Electrophysiology characteristics of atrioventricular nodal tachycardia: implications for the reentrant circuits. In: Zipes DP, Jalif J (eds.) Cardiac electrophysiology: from cell to bedside. 5. ed. Elsevier Saunders, 2009:615-46.

Morady F. Catheter ablation of supraventricular arrhythmias: state of the art. PACE 2004; 27(1):125-42.

Morady F. Radio-frequency ablation as treatment for cardiac arrhythmias. N Engl J Med 1999; 340:534-44.

Olgin JE, Zipes DP. Specific arrhythmias: diagnosis and treatment. In: Bonow RO, Mann DL, Zipes DP, Libby P (eds.) Braunwald's heart disease: a textbook of cardiovascular medicine. 9. ed. Philadelphia: Elsevier Saunders, 2012:771-824.

Oral H, Strickberger SA. Junctional rhythms and junctional tachycardia. In: Zipes DP, Jalife J (eds.) Cardiac electrophysiology: from cell to bedside. 4. ed. Philadelphia: Elsevier Saunders, 2004:523-7.

Zimetbaum P, Josephson ME. Evaluation of patients with palpitations. N Engl J Med 1998; 338:1369-73.

38

Thiago de Barros Saraiva Leão • Gessica Christine de Carvalho e Silva Martins

Fibrilação Atrial

INTRODUÇÃO

Fibrilação atrial (FA) consiste em uma taquiarritmia supraventricular caracterizada pela incoordenação ou desorganização da atividade atrial com consequente deterioração de sua função mecânica. Embora sua gênese envolva diversos mecanismos distintos, apresenta-se no eletrocardiograma (ECG) como um traçado único.

A atividade elétrica atrial pode ser vista como pequenas ondulações irregulares na linha basal, as chamadas ondas f. Essas oscilações rápidas ou ondas fibrilatórias apresentam variações de amplitude, formato e duração. A frequência atrial é de 350 a 600 batimentos por minuto (bpm). A resposta ventricular é grosseiramente irregular ("irregularmente irregular") e rápida quando a condução atrioventricular está intacta. A resposta ventricular depende das propriedades eletrofisiológicas do nó atrioventricular e outros tecidos de condução, do tônus vagal e simpático, da presença ou ausência de vias acessórias e da ação de medicamentos, ficando, em média, entre 100 e 160bpm.

Quando existem bloqueio atrioventricular, taquicardia juncional, ou na presença de marca-passo, os ciclos cardíacos (intervalos R-R) podem ser regulares. Além disso, em portadores da síndrome de Wolff-Parkinson-White, a frequência ventricular durante a FA pode exceder 300bpm e degenerar para fibrilação ventricular.

CRITÉRIOS ELETROCARDIOGRÁFICOS

São eles:

- Frequência cardíaca geralmente entre 90 e 170bpm.
- Irregularidade do intervalo R-R (salvo nas situações descritas anteriormente).
- Ausência de onda P ou qualquer atividade elétrica atrial regular.
- Complexo QRS estreito, idêntico ao do ritmo sinusal, a não ser em caso de bloqueio de ramo associado.

A FA deve ser suspeitada quando o ECG mostra complexos supraventriculares em um ritmo irregular e nenhuma onda P evidente. Cada onda f registrada não é conduzida através da junção atrioventricular, de modo que a frequência ventricular é menor do que a atrial. Muitos impulsos, ocultos em virtude de uma colisão das frentes de onda, são bloqueados sem atingir os ventrículos, isto é, condução oculta, responsável pelo ritmo ventricular irregular. Desse modo, o período refratário e a condutividade do nó atrioventricular são determinantes da resposta ventricular. Quando esta é muito rápida ou muito lenta, pode apresentar-se ao ECG como um ritmo mais regular.

EPIDEMIOLOGIA

A FA é a arritmia sustentada mais comum na prática clínica, responsável por cerca de um terço das hospitalizações por distúrbios do ritmo cardíaco.

Nos últimos 20 anos, as admissões hospitalares por FA aumentaram 66% devido ao envelhecimento da população, ao aumento da prevalência das doenças cardíacas crônicas e ao aprimoramento dos métodos diagnósticos.

Sua prevalência é estimada em 0,4% a 1% da população em geral, aumentando progressivamente com a idade para 8% naqueles com mais de 80 anos.

A média de idade dos pacientes é de 75 anos. O número de homens e mulheres com essa arritmia é aproximadamente igual, mas 60% dos casos ocorrem em mulheres com mais de 75 anos de idade. Em estudos populacionais, pacientes sem história de doença cardiopulmonar respondem por menos de 12% de todos os casos de FA. Em séries de casos, entretanto, a observação proporcional dessa arritmia isolada é, às vezes, > 30%.

Estudos prospectivos mostram que sua incidência aumenta < 0,1% ao ano em pessoas jovens (< 40 anos), aumentando aproximadamente 1,5% a 2% ao ano nos maiores de 80 anos. Em pacientes tratados para insuficiência cardíaca (IC), a incidência em 3 anos é de 10%.

A FA é uma arritmia de indivíduos cardiopatas, idosos ou hipertireóideos. É menos comum em jovens saudáveis, a não ser quando submetidos a determinados fatores precipitantes, como libação alcoólica, uso de adrenérgicos (cocaína, anfetamina) ou distúrbios eletrolíticos.

As cardiopatias mais relacionadas com essa arritmia são as que sobrecarregam os átrios (valvopatia mitral, disfunção de VE) ou que infiltram ou inflamam o miocárdio dessas câmaras (miocardite, pericardite).

Recente coorte realizada na Suécia verificou que pacientes internados e que tinham FA (ainda que não fosse a causa do internamento) apresentaram aumento de mortalidade quando comparados com controles sem FA. Nesse estudo, os autores ainda identificaram que neoplasias, doença pulmonar obstrutiva crônica (DPOC) e doença renal crônica contribuíram para o aumento ajustado da mortalidade. Curiosamente, essas comorbidades ainda não estão incluídas entre os diversos escores de risco de FA.

CAUSAS E CONDIÇÕES ASSOCIADAS

Causas reversíveis

Essa arritmia pode ser relacionada com causas agudas, incluindo ingestão alcoólica, cirurgia, infarto, pericardite, miocardite, embolia pulmonar, doenças pulmonares, hipertireoidismo e outras doenças metabólicas. Nessas situações, o tratamento adequado da doença de base elimina a arritmia. A FA é complicação comum no pós-operatório precoce de cirurgias cardíacas e torácicas.

Fibrilação atrial sem doença cardíaca

Cerca de 30% a 45% dos casos são paroxísticos e 20% a 25% dos persistentes ocorrem em jovens sem doença cardíaca aparente (FA isolada). Em alguns desses casos, uma doença cardíaca sobrejacente pode ser diagnosticada posteriormente. Há ainda casos de predisposição familiar. A arritmia isolada pode ocorrer no idoso, mas em frequência menor.

Condições clínicas associadas à FA

A obesidade é importante fator de risco para o desenvolvimento dessa arritmia, assim como dilatação do átrio esquerdo (AE), visto que o remodelamento mecânico leva a um remodelamento eletrofisiológico. Acredita-se que o tamanho do AE seja proporcional ao índice de massa corporal, o que explica o risco aumentado nos obesos.

Doença cardíaca associada à FA

Nessa categoria estão incluídas valvopatias (principalmente a mitral), IC, doença arterial coronariana e hipertensão arterial sistêmica (HAS), particularmente na presença de hipertrofia ventricular esquerda. Além dessas, estão relacionadas cardiomiopatias (hipertrófica, dilatada) e cardiopatias congênitas (especialmente os defeitos de septo atrial).

Causas em potencial têm sido incluídas, como cardiomiopatias restritivas (amiloidose, hemocromatose e endocardiomiofibrose), tumores cardíacos e pericardite constritiva.

Outras entidades, como prolapso de valva mitral com ou sem regurgitação, calcificação de anel mitral e *cor pulmonale,* têm sido associadas à alta incidência de FA. Essa arritmia é frequentemente encontrada em portadores da síndrome da apneia do sono, sendo objetivo de vários estudos para determinação dos fatores causais.

CARACTERÍSTICAS CLÍNICAS

O quadro clínico da FA é determinado por inúmeros fatores, incluindo a condição cardiovascular subjacente, a resposta ventricular e a perda da contração atrial. Os sintomas relatados são: palpitações, dor no peito, dispneia, fadiga ou síncope. A FA pode ainda levar a instabilidade hemodinâmica, eventos tromboembólicos e IC que podem ser as manifestações iniciais da arritmia. Em certas ocasiões, só existem sintomas durante as crises paroxísticas.

Não é incomum a ausência de sintomas, sendo seu diagnóstico, por vezes, um achado eletrocardiográfico em exame de rotina.

Ao exame físico, notam-se uma ligeira variação na intensidade da primeira bulha cardíaca, ausência de onda A no pulso venoso jugular e ritmo ventricular irregular. Na resposta ventricular rápida, aparece um déficit de pulso significativo, no qual a frequência apical auscultada é mais rápida do que a palpada perifericamente, devido à contração insuficiente para abrir a valva aórtica ou transmitir uma onda de pressão arterial através das artérias.

Na avaliação inicial, deve-se caracterizar o padrão da arritmia, determinar suas causas e definir as condições cardíacas e extracardíacas associadas.

O diagnóstico da FA exige confirmação por meio do ECG. Estudo radiológico do tórax é válido para detecção de patologias pulmonares e avaliação da vasculatura pulmonar. É obrigatória a obtenção, ao menos uma vez no curso da avaliação, de hemograma, dosagem de eletrólitos e funções hepática, renal e tireoidiana. Todos os pacientes com FA devem fazer um ecocardiograma, para medir as dimensões das câmaras cardíacas, espessamentos das paredes e função ventricular, e excluir doenças valvares ou pericárdicas. Se houver necessidade, um ecocardiograma transesofágico deverá ser realizado para melhor avaliação da presença de trombos em átrio ou aurícula esquerda.

PROGNÓSTICO

A FA é associada a aumento, a longo prazo, do risco de acidente vascular cerebral isquêmico (AVCI) ou encefálico (AVE), de IC e da mortalidade por todas as causas, especialmente entre as mulheres.

O risco de morte nos pacientes portadores dessa arritmia é aproximadamente o dobro em relação ao daqueles com ritmo sinusal normal. Os estudos ALFA, COMET e Val-Heft mostraram-na como forte e independente fator de risco para morbimortalidade.

A gravidade da doença cardíaca sobrejacente tem estreita relação com a presença dessa arritmia. Sua presença promove, agrava e piora o prognóstico dos portadores de disfunção cardíaca.

A taxa de AVE isquêmico (AVEI) entre pacientes com FA não valvar é, em média, de 5% ao ano, sendo duas a sete vezes maior do que em indivíduos normais. Um de cada seis AVEI ocorre em pacientes com FA. O prognóstico do AVEI é pior em sua presença: a mortalidade em 30 dias é de 25% *versus* 14% no AVEI sem FA. Além disso, a sequela neurológica é mais grave, já que o infarto cerebral costuma ser maior na etiologia cardioembólica.

Em pacientes com infarto agudo do miocárdio foi comprovado que a ocorrência de FA triplica a mortalidade, pelo menos no primeiro ano de acompanhamento, provavelmente devido à maior relação dessa arritmia com a presença de disfunção de VE.

Em pacientes com doença cardíaca reumática e FA, no estudo de Framingham, o risco de AVE foi 17 vezes maior quando comparado a controles da mesma idade, e apresentou risco atribuível cinco vezes maior do que os com FA não reumática.

O risco de AVE aumenta com a idade, sendo atribuído à FA em 1,5% dos pacientes de 50 a 59 anos e em 23,5% daqueles com mais de 80 anos de idade.

CLASSIFICAÇÃO

Vários sistemas de classificação têm sido propostos para a FA. O esquema mais simples e relevante clinicamente é mostrado na Figura 38.1.

O primeiro episódio da FA pode apresentar sintomas ou não e ser ou não autolimitado. Há, em geral, incerteza quanto à duração atual e sobre possíveis episódios prévios não detectados. Após dois ou mais episódios, a FA é considerada recorrente. Se terminar espontaneamente, a arritmia é denominada paroxística; quando sustentada além de 7 dias, é chamada persistente. Seu término por meio de qualquer terapia não altera a classificação. O primeiro episódio de FA pode ser paroxístico ou persistente. A categoria persistente também inclui os casos mais antigos, isto é, além de 1 ano, as chamadas FA de longa duração (*longstanding*), usualmente conduzidas à classificação de permanentes, em que a cardioversão falhou.

Essas categorias não são mutuamente exclusivas, e um mesmo paciente pode ter vários episódios de paroxismos e, ocasionalmente, persistência ou reversão. É prática a classificação do paciente segundo a apresentação mais frequente.

As terminologias empregadas são aplicadas aos episódios que duram mais de 30 segundos sem causa reversível. FA secundária a infarto, cirurgia cardíaca, pericardite, miocardite, hipertireoidismo ou doença pulmonar é considerada em separado, visto que o tratamento da causa sobrejacente determina o fim da arritmia, embora os princípios gerais do tratamento possam ser os mesmos.

A expressão FA isolada ("*lone*") é aplicada a indivíduos jovens (< 60 anos) sem evidência clínica ou ecocardiográfica de doença cardiopulmonar (incluindo HAS). Esses pacientes têm prognóstico favorável no que se refere a fenômenos tromboembólicos e à mortalidade.

FA paroxística ainda pode ser subdividida de acordo com sua relação com o sistema autonômico em FA "vagotônica" (25% desses pacientes), em que a arritmia é iniciada em situações de aumento do tônus vagal (à noite ou durante o sono), ou FA "adrenérgica" (10% a 15% dos casos). Essa classificação pode, em tese, ajudar a orientar uma melhor medicação (p. ex., betabloqueadores podem não só controlar a FC como prevenir novos episódios). Contudo a maioria apresenta uma forma mista, sem padrão típico de início.

TRATAMENTO

O tratamento pode ser dividido em duas fases: as crises agudas e a prevenção de recorrências. É importante o tempo de início – antes de 48 horas e depois de 48 horas – devido ao risco de eventos tromboembólicos inerentes à presença da arritmia. Os objetivos estratégicos do tratamento do paciente com FA são: controle da frequência ventricular, correção do distúrbio do ritmo cardíaco (restaurar e/ou manter em ritmo sinusal) e prevenção dos episódios de tromboembolismo. Estes não se excluem mutuamente.

A decisão inicial envolve a escolha entre as duas primeiras estratégias. Dependendo da evolução do paciente, caso não haja sucesso, as estratégias poderão ser substituídas uma pela outra. Atenção especial deve sempre ser direcionada para a prevenção de tromboembolismo, independente do objetivo inicial escolhido.

A abordagem inicial exige o conhecimento do padrão de apresentação e das condições subjacentes e a decisão

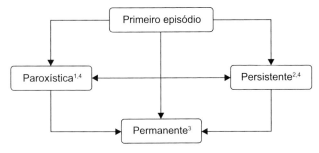

Figura 38.1 Padrões de fibrilação atrial: (1) episódios que geralmente duram menos de 7 dias, a maioria menos de 24 horas; (2) episódios que usualmente duram mais de 7 dias; (3) falha na cardioversão ou sem tentativa; (4) tanto a paroxística como a persistente podem ser recorrentes.

entre restaurar e manter o ritmo sinusal ou controlar a frequência ventricular e, por fim, a terapia antitrombótica.

Os fármacos e a ablação são efetivos para ambas as estratégias e, em circunstâncias especiais, a cirurgia pode ser a opção preferencial. Já a prevenção de tromboembolismo necessita anticoagulação sanguínea, a qual é baseada no risco de AVE, e não na manutenção do ritmo sinusal.

Em relação ao controle do ritmo, os fármacos são tipicamente a primeira escolha e a ablação, a segunda. Pacientes, principalmente jovens muito sintomáticos, necessitam a restauração do ritmo sinusal. Nesses casos, a ablação por radiofrequência pode ser preferida aos fármacos, em virtude da exposição do paciente a seus efeitos adversos por período prolongado.

Fibrilação atrial aguda

Na presença de instabilidade hemodinâmica, a cardioversão elétrica é conduta mandatória. O distúrbio hemodinâmico pode ocorrer em pacientes com disfunção ventricular ou naqueles com frequência ventricular muito rápida. Cargas iniciais de 120 a 200J bifásicas (ou 200J monofásica) são mais eficazes para o restabelecimento do ritmo sinusal na grande maioria dos casos.

Em pacientes assintomáticos, com FA de origem não valvar, com duração < 48 horas, os riscos de tromboembolismo são mínimos e, por esta razão, a cardioversão, elétrica ou química, pode ser tentada sem a necessidade de anticoagulação preventiva. Nos pacientes com fatores de risco para tromboembolismo sistêmico, deve ser considerada a anticoagulação.

Na cardioversão química, antes da administração de qualquer agente antiarrítmico, deve-se verificar e corrigir eventuais distúrbios eletrolíticos, evitando o aumento do risco de pró-arritmia, como *torsades de pointes* (TdP).

Em nosso meio, as principais opções farmacológicas para reversão da fibrilação aguda são a propafenona e a amiodarona.

Pacientes sem disfunção ventricular podem receber uma dose única de propafenona oral de acordo com o peso corporal: 450mg (≤ 70kg) e 600mg (> 70kg). Devido ao risco de conversão da FA para *flutter* atrial com condução ventricular 1:1, recomenda-se a administração de bloqueadores do nó AV (betabloqueadores ou antagonistas dos canais de cálcio) 30 minutos antes da administração da propafenona. A eficácia e a segurança da autoadministração de fármacos para reversão de FA aguda (esquema *pill-in-the-pocket*) foram recentemente demonstradas com a utilização de propafenona ou flecainida. Nesse estudo, quando a FA surgia e não revertia de maneira espontânea em um prazo de até 5 minutos, o paciente fazia uso da medicação, de acordo com prévia orientação médica obtida durante internação hospitalar, quando os efeitos do antiarrítmico foram avaliados. O que se destacou nesse estudo foi a segurança da conduta com baixos índices de complicações causadas pelos fármacos, além da elevada eficácia (cerca de 94%) em um tempo médio de 113 minutos.

Em pacientes com disfunção ventricular recomenda-se a utilização da amiodarona EV, dose de ataque de 3 a 5mg/kg de peso, administrada em 30 minutos, seguida de 10 a 15mg/kg de peso em infusão contínua durante 24 horas (infundir diluída em soro glicosado e, preferencialmente, através de cateter venoso central, o que evita dor, eritema e flebite, relativamente comuns quando a administração é realizada por veia periférica).

Fibrilação atrial recém-diagnosticada

Nem sempre é evidente se a apresentação inicial da FA é o primeiro episódio, particularmente em pacientes com sintomas mínimos ou assintomáticos. Nesses pacientes, caso a arritmia seja autolimitada (paroxística), não há necessidade de agentes antiarrítmicos para prevenir recorrência. Caso os sintomas sejam graves, como hipotensão, isquemia miocárdica ou IC, é necessário prevenir recorrências com fármacos.

Em relação à anticoagulação, os resultados do AFFIRM mostram que os pacientes com FA e fatores de risco para AVE geralmente se beneficiam da anticoagulação, mesmo após a restauração do ritmo sinusal. Portanto, caso não haja um fator precipitante reversível da arritmia, o diagnóstico de FA em paciente com fatores de risco para tromboembolismo indica anticoagulação por período prolongado.

Em portadores de FA persistente, uma das opções consiste em aceitar sua evolução para permanente e considerar terapia antitrombótica e controle de FC. Embora seja razoável pelo menos uma tentativa de restauração do ritmo sinusal, o estudo AFFIRM não mostrou diferença na sobrevida ou qualidade de vida ao comparar controle de resposta ventricular e controle de ritmo cardíaco. Assim, a decisão de restaurar o ritmo deve ser baseada na gravidade dos sintomas encontrados e nos potenciais riscos dos agentes antiarrítmicos.

Ao se definir pelo controle do ritmo (restaurar e manter ritmo sinusal), são importantes o controle da frequência e a anticoagulação antes da cardioversão.

Um curto período de terapia antiarrítmica pode ser benéfico após a cardioversão, visando à prevenção da recorrência, principalmente quando esta dura mais de 3 meses. Os fármacos são iniciados, em geral, antes da cardioversão e mantidos por curto período (1 mês).

O esquema de terapia antiarrítmica recomendado é mostrado na Figura 38.2.

Fibrilação atrial paroxística recorrente

Em pacientes com sintomas mínimos ou breves durante episódios de FA paroxística recorrente, é razoável evitar agentes antiarrítmicos, os quais, quando os sintomas são complexos, geralmente são recomendados. O controle da FC e a prevenção de tromboembolismo são apropriados em ambas as situações.

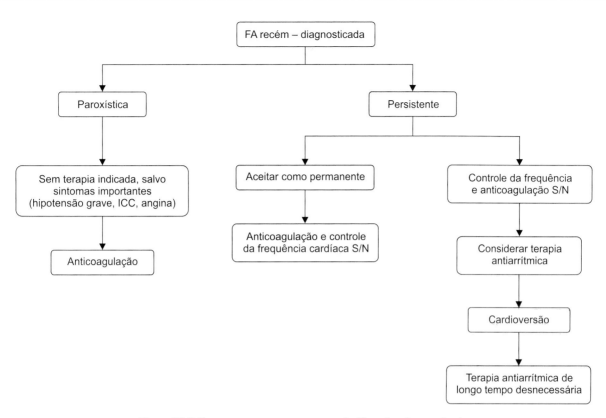

Figura 38.2 Fluxograma para o tratamento de FA recém-diagnosticada.

Vários agentes antiarrítmicos podem ser efetivos, sendo a seleção inicial baseada na segurança e na tolerabilidade. Naqueles pacientes com doença cardíaca leve ou ausente, propafenona, flecainida ou sotalol são recomendados para terapia inicial em razão da boa tolerância e do baixo risco de toxicidade. Caso ocorram episódios recorrentes e sintomáticos, a abordagem "pílulas de bolso" com esses medicamentos poderá ser utilizada para reduzir a toxicidade, comparada à terapia continuada. Quando esses fármacos são ineficazes ou causam reações adversas, a segunda escolha inclui amiodarona, dofetilida, disopiramida, procainamida ou quinidina. A terceira opção seria o tratamento não farmacológico: isolamento de veias pulmonares por ablação por radiofrequência.

O esquema de tratamento recomendado é mostrado na Figura 38.3.

Fibrilação atrial persistente recorrente

Pacientes com sintomas mínimos ou assintomáticos que tenham sido submetidos a uma tentativa de reverão para ritmo sinusal, mas nos quais houve falha devido à recorrência, necessitam controle de resposta ventricular e prevenção de tromboembolismo. Se os sintomas favorecem a restauração do ritmo sinusal, agentes antiarrítmicos devem ser associados antes de nova tentativa de cardioversão. Se o paciente permanece sintomático, a terapia não farmacológica deve ser considerada: ablação do átrio esquerdo, cirurgia de MAZE ou ablação nodal com implante de marca-passo (Figura 38.4).

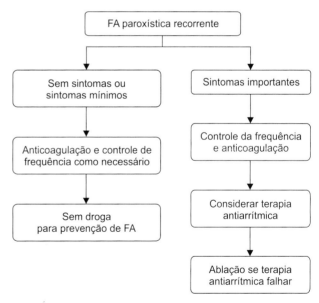

Figura 38.3 Fluxograma para o tratamento da FA paroxística recorrente.

Fibrilação atrial permanente

Nesses casos, o ritmo sinusal não é mantido após cardioversão ou há a decisão de não restaurar o ritmo sinusal. É importante manter o controle da FC e a prevenção de tromboembolismo.

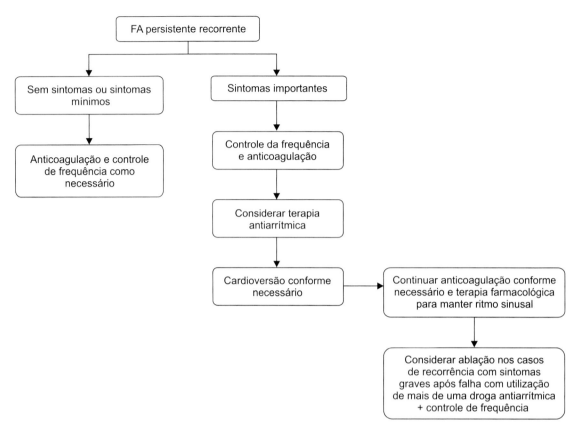

Figura 38.4 Fluxograma para o tratamento de FA persistente recorrente.

Controle da frequência ventricular *versus* controle do ritmo

O conhecimento do padrão de apresentação e das condições subjacentes ajuda na escolha da melhor terapia a ser empregada. Se o controle da frequência ventricular não melhora os sintomas, a restauração do ritmo torna-se um objetivo claro a longo prazo. A cardioversão precoce pode ser necessária se a arritmia causar hipotensão ou falência cardíaca. Por outro lado, o alívio dos sintomas por meio do controle da resposta ventricular em idosos pode guiar a direção do tratamento. Em algumas situações, a causa inicial da FA é reversível e nenhuma terapia posterior será necessária. Dependendo da evolução do paciente, se houver falha de uma das abordagens, esta poderá ser substituída pela outra.

Vários estudos (AFFIRM, RACE, PIAF, STAF, HOT CAFÉ) compararam essas duas estratégias. A maioria não encontrou diferença em relação à redução de morte, AVE incapacitante, hospitalizações, novas arritmias ou complicações tromboembólicas. O estudo AFFIRM, por exemplo, não encontrou diferença na taxa de mortalidade ou AVE entre as duas opções. O estudo RACE mostrou não haver diferença na prevenção da morbimortalidade. Nenhum desses trabalhos encontrou diferença com relação à qualidade de vida.

As recorrências clinicamente silenciosas da FA em pacientes tratados com antiarrítmicos podem ser responsáveis por episódios de tromboembolismo após a suspensão da anticoagulação. Análises secundárias dos estudos mostram que os pacientes de alto risco para doença cerebrovascular necessitam anticoagulação, independentemente da estratégia escolhida.

A depender dos sintomas, o controle da FC pode ser a terapia inicial em idosos com FA persistente que têm HAS e doença cardíaca. Nos jovens, especialmente aqueles com FA isolada paroxística, o controle do ritmo pode ser a melhor alternativa. A ablação por cateter com radiofrequência deve ser realizada em pacientes selecionados que não respondem à terapia farmacológica.

A arritmia sustentada e não controlada pode levar à deterioração da função ventricular esquerda e, cronicamente, à taquicardiomiopatia.

A definição de FC controlada é baseada nos benefícios hemodinâmicos a curto prazo, e não nos resultados dos estudos. Não existem métodos padronizados para avaliação da FC. Os critérios para controle são variados, de acordo com a idade, mas quase sempre se utilizam valores entre 60 e 90bpm no repouso e entre 90 e 115bpm no exercício moderado.

Controle farmacológico da frequência cardíaca

Os fármacos que aumentam o período refratário do nó atrioventricular promovem diminuição da FC. Embora sua redução não piore a função do VE, podem ocorrer efeitos adversos. A bradicardia e os bloqueios cardíacos podem necessitar implante de marca-passo provisório devido à piora da função ventricular associada à síndrome de baixo débito cardíaco. Isso pode ocorrer, especialmente, nos idosos em uso de betabloqueadores, amiodarona, digital ou bloqueadores dos canais de cálcio.

Quando é necessário o controle rápido da resposta ventricular, a via EV deve ser utilizada; quando não, a VO é a preferida. Combinações de fármacos são utilizadas tanto na fase aguda como na crônica, caso não haja boa resposta com os fármacos isoladamente. Se o tratamento farmacológico falhar, o não farmacológico deverá ser considerado.

Os agentes farmacológicos mais comumente utilizados em nosso meio para controle de FC na FA encontram-se listados na Tabela 38.1.

Agentes EV que reduzam a condução do nó atrioventricular, como betabloqueadores, digitais, adenosina, lidocaína e bloqueadores de canal de cálcio não diidropiridínicos, não podem ser administrados aos pacientes portadores de FA associada à síndrome de Wolff-Parkinson-White. Esses fármacos podem facilitar a condução anterógrada pela via acessória durante a FA, levando ao

Tabela 38.1 Fármacos utilizados para controle da frequência cardíaca na FA

Fármacos	Dose	Início de ação	Dose de manutenção	Efeitos colaterais
Quadros agudos				
Controle de FC em pacientes sem via acessória				
Metoprolol	2,5 a 5mg EV em 2min; máx: 3 doses	5min	ND	↓PA, ↓FC, BAV, IC, asma
Diltiazem	0,25mg/kg EV em 2min	2 a 7min	5 a 15mg/h EV	↓PA, ↓FC, IC
Verapamil	0,075 a 0,15mg/kg EV em 2min	3 a 5min	ND	↓PA, ↓FC, IC
Controle da FC em pacientes com via acessória				
Amiodarona	150mg EV em 10min	Dias	0,5 a 1mg/min	↓PA, ↓FC, BAV, toxicidade pulmonar, pigmentação na pele, tireoidopatias, depósitos na córnea, neurite óptica, interação com varfarina
Controle da FC em pacientes com IC sem via acessória				
Digoxina	0,25mg EV a cada 2h; máx: 1,5mg	60min ou mais	0,125 a 0,375mg	Intoxicação digitálica, BAV, ↓FC
Amiodarona	150mg EV em 10min	Dias	0,5 a 1mg/min	↓PA, ↓FC, BAV, toxicidade pulmonar, pigmentação na pele, tireoidopatias, depósitos na córnea, neurite óptica, interação com varfarina
Quadros crônicos e controle de frequência				
Controle da FC				
Metoprolol	Veja dose de manutenção	4 a 6h	25 a 100mg 2×/dia	↓PA, ↓FC, BAV, IC, asma
Propranolol	Veja dose de manutenção	60 a 90min	80 a 240mg/dia divididos	↓PA, ↓FC, BAV, IC, asma
Diltiazem	Veja dose de manutenção	2 a 4h	120 a 360mg divididos	↓PA, ↓FC, IC
Verapamil	Veja dose de manutenção	1 a 2h	120 a 360mg divididos	↓PA, ↓FC, IC
Controle da FC em pacientes com IC e sem via acessória				
Digoxina	0,5mg/dia VO	2 dias	0,125g a 0,375mg/dia	Intoxicação digitálica, BAV, ↓FC
Amiodarona	800mg/dia na 1ª semana, 600mg/dia na 2ª semana, 400mg/dia por 4 a 6 semanas	1 a 3 semanas	200mg/dia	↓PA, ↓FC, BAV, toxicidade pulmonar, pigmentação na pele, tireoidopatias, depósitos na córnea, neurite óptica, interação com varfarina

BAV: bloqueio atrioventricular; FC: bradicardia; PA: hipotensão arterial; IC: insuficiência cardíaca; min: minutos, EV: endovenoso.

aumento exagerado da resposta ventricular e à possível degeneração para fibrilação ventricular. Nessa situação, os agentes que podem ser administrados, na vigência de estabilidade hemodinâmica, são os antiarrítmicos da classe I ou a amiodarona. Em caso de instabilidade, a cardioversão elétrica imediata deve ser realizada. Após a fase aguda, a terapia de manutenção é realizada mediante o uso das medicações anteriormente descritas, associado à ablação da via anômala. Esses pacientes, após o tratamento eletrofisiológico definitivo, normalmente não apresentam recorrências da FA.

Ablação nodal atrioventricular associada a implante de marca-passo

Essa terapia tem alta efetividade no controle da FC e dos sintomas cardíacos, melhorando a qualidade de vida de pacientes selecionados. Em geral, os mais beneficiados são aqueles que não conseguem bom controle por meio dos fármacos. Uma meta-análise de 21 estudos publicados entre 1989 e 1998 mostrou melhora dos sintomas e da qualidade de vida dos pacientes refratários à terapia medicamentosa.

Os pacientes submetidos a essa abordagem necessitam anticoagulação permanente. Existem ainda outras limitações, como perda permanente da sincronia atrioventricular e dependência do marca-passo por toda a vida. Há também risco limitado de morte súbita devido a *torsades de pointes* ou fibrilação ventricular. Os pacientes portadores de anormalidades na complacência ventricular, como cardiopatia hipertensiva, dependem da sincronia atrioventricular para manter débito cardíaco adequado e, às vezes, após o implante do marca-passo, podem apresentar sintomas persistentes. Desse modo, o paciente deve ser informado sobre essas considerações antes do procedimento irreversível. Naqueles com função ventricular esquerda normal ou com disfunção reversível, o benefício dessa modalidade é maior. Já naqueles com disfunção ventricular grave, pode ser considerada a ressincronização biventricular, com ou sem cardiodesfibrilador interno.

Prevenção do tromboembolismo
Estratificação de risco

Os fatores de risco para AVE associados à FA são vários: história prévia de AVE permanente ou transitório, história prévia de tromboembolismo, insuficiência cardíaca congestiva, HAS, *diabetes mellitus* e idade avançada, entre outros. O AVE é a terceira causa de óbito em países desenvolvidos, sendo a principal causa de incapacitação grave a longo prazo, ocasionando impacto negativo nos custos do tratamento. Pelo menos um em cada cinco AVE tem como causa a FA. O AVE secundário a evento tromboembólico em paciente portador de FA é normalmente mais grave e incapacitante do que um AVE de origem isquêmica.

A FA pode ocorrer de modo silencioso nas fases pré-clínica, clínica ou após intervenções invasivas. A FA paroxística tem o mesmo risco de AVE que as formas persistente e permanente de FA. A prevenção de fenômenos tromboembólicos é considerada o principal pilar do tratamento da FA, independentemente da estratégia adotada (controle do ritmo ou da FC).

O risco de fenômenos tromboembólicos pode ser avaliado pelo escore $CHADS_2$ (acrônimo em inglês para insuficiência cardíaca congestiva, hipertensão, idade ≥ 75 anos, diabetes, AVE), cada fator correspondendo a 1 ponto, bem como pelo recente escore CHA_2DS_2 – VASc. Este último é o mais utilizado e incorporou sexo e doença vascular periférica e dividiu a idade em dois grupos. Com o acréscimo desse novo escore houve uma real separação entre baixo risco duvidoso e baixo risco de fato, além da incorporação de novos fatores de risco, como sexo feminino, doença vascular arterial (doença arterial coronariana, insuficiência vascular periférica ou placa na aorta) e idade intermediária (entre 65 e 74 anos de idade). Idade ≥ 75 anos passou a ser pontuada com 2 pontos e história de AVE ou acidente isquêmico transitório (AIT) prévios também, sendo considerados fatores de risco maiores. Como o escore de CHA_2DS_2 – VASc já incorpora os fatores de risco do antigo escore $CHADS_2$, o estabelecimento do risco de fenômeno tromboembólico em FA é mais acurado quando feito diretamente pelo escore de CHA_2DS_2 – VASc. Escores > 1 indicam a necessidade de terapêutica anticoagulante (Tabelas 38.2 e 38.3).

Tabela 38.2 Escore CHA_2DS_2 – VASc

Sigla	Parâmetro	Pontuação
C	*CHF* = ICC	1
H	*Hypertension* = HAS	1
A_2	*Age* = Idade (> 75 anos)	2
D	*Diabetes*	1
S_2	*Stroke* = AVE ou AIT pregresso	2
V	*Vascular disease* = doença vascular	1
A	*Age* = Idade (entre 65 e 74 anos)	1
SC	*Sex category* = sexo feminino	1

ICC: insuficiência cardíaca congestiva; HAS: hipertensão arterial sistêmica; AVE: acidente vascular encefálico; AIT: acidente isquêmico transitório.

Tabela 38.3 Indicações de acordo com o escore CHA_2DS_2 – VASc

Categoria de risco	Escore	Terapia recomendada
Ausência de fatores de risco	0	AAS 81 a 300mg
1 fator de risco clinicamente não maior	1	ACO ou AAS 81 a 300mg
1 fator de risco maior ou ≥ 2 clinicamente relevantes não maiores	≥ 2	ACO

ACO: anticoagulação oral; AAS: ácido acetilsalicílico.

Evidências indicam o benefício da anticoagulação oral crônica em pacientes de alto risco. Por outro lado, essa terapia está associada a complicações hemorrágicas, sendo a hemorragia intracraniana uma das mais temidas, quase sempre relacionada com níveis de INR (relação de normalização internacional) acima da faixa terapêutica (INR > 3,5 a 4,0). Vários escores foram desenvolvidos para avaliação do risco hemorrágico, sendo o escore de risco HAS-BLED (sigla em inglês para *Hypertension, Abnormal Renal/Liver Function, Stroke, Bleeding History or Predisposition, Labile INR, Elderly > 65, Drugs/Alcohol Concomitantly*) o mais utilizado para pacientes com FA. Caso a pontuação seja ≥ 3, a ACO deve ser feita com cautela e deverá ser efetuado controle rígido dos fatores de risco.

Pacientes idosos com história de demência ou crises convulsivas, indivíduos com risco de quedas e, portanto, de traumatismos cranianos com hemorragia cerebral, pacientes com história clínica de hemorragia digestiva, aqueles com hipertensão arterial maligna (pressão diastólica > 120mmHg) e pacientes com insuficiência renal (*clearance* de creatinina < 20mL/min) ou com história de alcoolismo não devem se submeter a anticoagulação crônica. A anticoagulação deverá ser suspensa quando os riscos de eventual hemorragia superarem os benefícios de prevenção do tromboembolismo sistêmico, e essa condição deverá ser avaliada individualmente.

O ecocardiograma auxilia a estratificação de risco mediante a identificação dos pacientes de alto risco por parâmetros não contemplados na avaliação clínica, como presença de trombo intracardíaco, contraste espontâneo no átrio, diminuição de fluxo na auriculeta esquerda e placas ateromatosas complexas na aorta. Além disso, possibilita o esclarecimento do diagnóstico etiológico da FA (reumática, valvar etc.) e a confirmação da insuficiência ventricular esquerda. O diâmetro aumentado do AE tem sido menos associado a tromboembolismo, porém está relacionado com risco elevado de recorrência da arritmia após a cardioversão. A ausência dessas anormalidades ecocardiográficas classifica o paciente como de baixo risco, embora não possa, isoladamente, evitar a necessidade de anticoagulação.

Estratégias antitrombóticas para prevenção de tromboembolismo sistêmico

Antagonista da vitamina K

A maioria dos estudos mostra que a utilização de anticoagulantes orais com ajuste da dose de acordo com INR (entre 2 e 3) é a maneira mais eficaz de prevenir AVE, embora o risco de sangramento esteja sempre presente, todavia com baixa prevalência. A taxa de AVE hemorrágico em idosos submetidos à anticoagulação vem decrescendo (encontra-se entre 0,1% e 0,6%), refletindo a diminuição da anticoagulação intensa (INR > 3), o maior cuidado na regulação das doses e o melhor controle da HAS.

Cerca de 50% dos pacientes que devem ser tratados não o são devido à necessidade frequente de avaliação da taxa de anticoagulação (aferição periódica do INR) e ao risco de hemorragia. Por outro lado, os pacientes tratados com esse medicamento nem sempre se encontram na faixa terapêutica apropriada, e isso de deve ao uso irregular da medicação e à interação do fármaco com alimentos (principalmente os verdes) e medicamentos. Deve-se destacar ainda a possibilidade de resistência ao medicamento relacionada com características genéticas individuais.

A anticoagulação crônica com antagonistas da vitamina K está contraindicada nos pacientes que não conseguem, por qualquer motivo social ou por problemas ligados ao medicamento, realizar controle periódico para adequação do INR.

Fármacos bloqueadores da trombina ou do fator Xa

Esses fármacos não necessitam monitorização da anticoagulação (INR) e têm pouca interação com alimentos e medicamentos.

Os anticoagulantes de nova geração que terminaram a fase 3 de investigação são: dabigatrana, rivaroxabana e apixabana, este último ainda não disponível no Brasil.

A dabigatrana é um inibidor competitivo direto da trombina. O RELY foi um estudo prospectivo, randomizado, aberto, de fase III, que comparou as duas doses fixas de dabigatrana (110 e 150mg) com doses ajustadas de varfarina de acordo com o INR (com o objetivo de INR entre 2,0 e 3,0), para prevenção de tromboembolismo sistêmico em pacientes portadores de FA paroxística ou permanente com idade > 75 anos ou com idade abaixo, porém com mais de um fator de risco associado, a saber: IC, diabetes, hipertensão arterial e história prévia de AVE. Para prevenção de AVE e embolia sistêmica, a dose de 150mg revelou-se superior à varfarina, sem diferença significativa em relação a sangramento. A dose de 110mg não se mostrou inferior à varfarina, com 20% menos de hemorragias graves. O risco de hemorragia intracraniana foi menor com ambas as doses de dabigatrana, comparada com a varfarina.

Com relação aos efeitos colaterais, a taxa de dispepsia foi maior no grupo que recebeu dabigatrana e houve aumento discreto no risco de sangramento gastrointestinal com a dose de 150mg. Houve tendência maior de risco de infarto do miocárdio em pacientes em uso de dabigatrana, em comparação com o grupo que recebeu varfarina.

Com esses achados, a dabigatrana mostrou-se segura e eficaz para prevenção de tromboembolismo sistêmico em pacientes com FA: a dose de 150mg mostrou-se superior à varfarina e apresentou taxa de sangramento semelhante, enquanto a de 110mg apresentou eficácia similar e menor taxa de sangramento.

A indicação da European Medicines Agency (EMA) é para pacientes sem valvas com FA e pelo menos um fator de risco, a saber: AVE prévio, isquemia transitória ou embolia sistêmica, fração de ejeção do ventrículo esquerdo < 40%, insuficiência cardíaca sintomática e idade ≥ 75 anos ou ≥ 65 anos com um dos seguintes fatores: diabetes, doença arterial coronariana ou HAS.

A rivaroxabana e a apixabana são bloqueadores do fator Xa. O estudo ROCKET-AF, um estudo duplo-cego, comparou o uso da rivaroxabana ao de varfarina para prevenção de tromboembolismo sistêmico em 14.264 pacientes com FA não valvar e fatores de risco para tromboembolismo. Comparou-se a dose fixa de 20mg de rivaroxabana uma vez ao dia (dose de 15mg para pacientes com depuração renal entre 30 e 49mL/min) com a varfarina. A taxa de AVE foi menor com a rivaroxabana. Com base na intenção de tratar, evento tromboembólico ocorreu em 2,1% ao ano no grupo que recebeu rivaroxabana e em 2,4% no grupo da varfarina. As taxas de sangramento maior e clinicamente não maior foram similares em ambos os grupos, mas as de AVE hemorrágico, sangramento gastrointestinal e sangramento fatal foram menores com a rivaroxabana em comparação com a varfarina.

Um tópico importante a ser revisto refere-se à estratégia sobre cardioversão elétrica em pacientes que fazem uso dos novos anticoagulantes orais. Os dados ainda são esparsos na literatura, mas em uma análise de subgrupo, feita a partir do estudo RE-LY, demonstrou-se que a cardioversão pode ser realizada sem riscos maiores de fenômenos tromboembólicos, desde que os pacientes estejam sob uso crônico de dabigatrana. Contudo, ainda não há dados relativos à rivaroxabana e à apixabana. Em pacientes estáveis, com FA persistente, que vão se submeter à cardioversão elétrica ou química, recomendam-se pelo menos 3 semanas de uso contínuo da dabigatrana (preferncialmente 150mg 2×/dia) sem a necessidade de exames de monitorização. O ETE é opcional. A dabigatrana deve ser mantida durante 4 semanas após a cardioversão e sua continuidade deve ser decidida de acordo com o escore de risco de CHA_2DS_2VASc (recomendação IIa, C).

Não há, até o momento, antídoto específico para a dabigatrana, cuja meia-vida é curta, entre 12 e 17 horas. Em caso de sangramento, o tratamento pode variar de simples suporte (sangramento menor) até, casos de sangramento importante, transfusão de hemoderivados, administração oral de carvão ativado, hemodiálise e intervenção cirúrgica. No caso de sangramentos menores, a simples interrupção por 12 a 24 horas pode ser suficiente, bem como, se pertinente, a redução da dose subsequente. O complexo protrombínico pode ser utilizado para reverter a anticoagulação dos agentes inibidores do fator Xa.

Ácido acetilsalicílico (AAS)

Essa medicação oferece modesta proteção contra AVE em pacientes portadores de FA. Sua eficácia é maior nos hipertensos e diabéticos, reduzindo o número de AVEI. Os acidentes de origem cardíaca são mais incapacitantes. Como a população portadora de FA apresenta risco maior de acidente vascular de origem cardíaca, o AAS oferece menos proteção.

A combinação de anticoagulantes orais com agentes antiplaquetários não reduz o risco de sangramento ou aumenta sua eficácia. Particularmente nos idosos, pode intensificar a hemorragia intracraniana. Para pacientes com DAC estável e FA, a utilização isolada do anticoagulante promove profilaxia satisfatória para eventos isquêmicos cerebrais e miocárdicos.

Heparina de baixo peso molecular

Sua utilização é baseada na extrapolação dos resultados obtidos no tratamento das doenças tromboembólicas venosas e em pequenos estudos observacionais. Em geral, apresenta diversas vantagens farmacológicas: longo tempo de meia-vida, maior biodisponibilidade após injeção subcutânea, comodidade posológica e resposta antitrombótica previsível. Essas propriedades podem simplificar o tratamento da FA nas situações agudas e reduzir ou eliminar a necessidade de hospitalização para o início da anticoagulação. Deve ser utilizada durante os períodos em que o ajuste ideal da anticoagulação oral ainda não foi alcançado ou quando seu uso deve ser interrompido temporariamente em razão de procedimentos diagnósticos ou terapêuticos com risco de hemorragia.

Interrupção de anticoagulação para procedimentos

Em pacientes com prótese valvar mecânica é apropriado substituir o anticoagulante oral por heparina não fracionada ou de baixo peso molecular. Na ausência de válvula mecânica, a anticoagulação pode ser suspensa por até 1 semana para o procedimento, sem haver necessidade de substituição por heparina. Caso seja necessária a suspensão além de 1 semana, recomenda-se a substituição por heparina. Isso também deve ser feito em pacientes de alto risco, particularmente com história prévia de acidente vascular permanente ou transitório e tromboembolismo sistêmico.

Pacientes com FA e síndrome coronariana aguda

Os pacientes com síndromes coronarianas agudas que necessitam de dois antiplaquetários associados a um anticoagulante oral apresentam risco aumentado de sangramento.

Nesses pacientes, os benefícios em termos de prevenção de trombose de *stent*, eventos tromboembólicos e recorrência de infarto do miocárdio devem ser balanceados com o aumento das complicações hemorrágicas. Para auxiliar, podemos utilizar o escore de risco de sangramento HAS-BLED/hipertensão, função hepática ou renal alterada, AVCI prévio, sangramentos, INR lábil, idade avançada, uso de substâncias ilícitas ou etilismo).

Sempre que possível, essa "terapia tripla" deve ser preferencialmente curta. *Stents* convencionais são mais seguros nesses casos. Para isso, utilizamos as recomendações resumidas na Tabela 38.8.

Medidas não farmacológicas para prevenção de tromboembolismo

Uma opção emergente para pacientes que não podem ser anticoagulados com segurança consiste na obliteração da auriculeta esquerda. Embora não suficientemente estudada, fundamenta-se na remoção do principal sítio de formação de trombos. Sua eficácia é presumida pela completa e permanente eliminação de fluxo naquele local, avaliada pelo ETE. Em geral, é reservada para pacientes que serão submetidos a cirurgia cardíaca e têm FA concomitante com alto risco para tromboembolismo.

Cardioversão da fibrilação atrial

A cardioversão pode ser realizada eletivamente para restaurar o ritmo sinusal de pacientes portadores de FA persistente. A necessidade de cardioversão imediata ocorre quando a arritmia é responsável por insuficiência cardíaca aguda, hipotensão ou angina de peito.

Existem duas formas de cardioversão do ritmo: por meio de medicamentos ou descargas elétricas. Em geral, os fármacos são usados inicialmente. O desenvolvimento de novas medicações tem aumentado sua popularidade, embora apresentem desvantagens (indução de arritmias graves, menor efetividade).

A cardioversão elétrica tem como desvantagem a necessidade de sedação consciente ou anestesia. No entanto, estudos comprovam sua efetividade e o baixo risco de complicações.

Não existe evidência de que o risco de tromboembolismo ou AVE difira entre os métodos. As recomendações de anticoagulação devem ser empregadas em ambos.

Cardioversão farmacológica

As evidências que avaliam sua efetividade são limitadas por pequenas amostras, falta de critérios de inclusão, intervalos variáveis quando da administração dos medicamentos e suas doses. Embora não tenha sido comparada diretamente com a cardioversão elétrica, parece ser menos efetiva. Seu maior risco reside na possibilidade de desenvolvimento de toxicidade medicamentosa. Sua efetividade é maior quando iniciada dentro dos primeiros 7 dias após o início do episódio de FA, principalmente nas primeiras 24 a 48 horas.

As Tabelas 38.4 a 38.6 listam os medicamentos e as doses recomendadas para cardioversão.

Quase todos os trabalhos que se utilizam da cardioversão farmacológica iniciam a terapia antiarrítmica em regime hospitalar. Os potenciais efeitos adversos são responsáveis por isso. Uma estratégia recentemente estudada, em alguns trabalhos, consiste na utilização das "pílulas de bolso". Essa modalidade de tratamento tem como base a autoadministração de uma dose única do fármaco após o início dos sintomas. Com isso, foram registradas melhora na qualidade de vida, diminuição de internamentos e redução de custos.

Nos pacientes com FA paroxística, o objetivo é terminar o episódio ou prevenir a recorrência. Naqueles com FA

Tabela 38.4 Medicamentos recomendados para cardioversão farmacológica da FA com até 7 dias de duração

Fármaco	Via de administração	Classe de recomendação	Nível de evidência
Agentes com eficácia comprovada			
Propafenona	VO ou EV	I	A
Amiodarona	VO ou EV	IIa	A
Fármacos menos eficazes ou não completamente estudados			
Quinidina	VO	IIb	B
Não devem ser administrados			
Sotalol	VO ou EV	III	A
Digoxina	VO ou EV	III	A

Tabela 38.5 Medicamentos recomendados para cardioversão farmacológica da FA com duração superior a 7 dias

Fármaco	Via de administração	Classe de recomendação	Nível de evidência
Agentes com eficácia comprovada			
Amiodarona	VO ou EV	IIa	A
Fármacos menos eficazes ou não completamente estudados			
Propafenona	VO ou EV	IIb ou IIa	A
Quinidina	VO	IIb	B
Não devem ser administrados			
Sotalol	VO ou EV	III	A
Digoxina	VO ou EV	III	A

Tabela 38.6 Doses recomendadas de medicamentos de eficácia comprovada para cardioversão farmacológica da FA*

Fármaco	Via de administração	Dosagem	Efeitos adversos potenciais
Amiodarona	VO	Hospitalar: 1,2 a 1,8g/dia em doses divididas até o total de 10g; posteriormente, 200 a 400mg/dia para manutenção ou 30mg/kg dose única Ambulatorial: 600 a 800mg/dia em doses divididas até o total de 10g; posteriormente, 200 a 400mg/dia para manutenção	Hipotensão, bradicardia, alongamento do intervalo QT, *torsades de pointes* (raro), distúrbios gastrointestinais, constipação intestinal, flebite (EV)
	EV	5 a 7mg/kg em 30 a 60min; posteriormente, de 1,2 a 1,8g/dia continuamente ou em doses divididas até 10g; passar para 200 a 400mg/dia para manutenção	
Propafenona	VO	600mg	Hipotensão arterial, *flutter atrial* com alta resposta ventricular
	EV	1,5 a 2,0mg/kg em 10 a 20min	
Quinidina	VO	De 0,75 a 1,5g em doses divididas em 6 a 12h, normalmente associada a outro fármaco para diminuição da FC	Alongamento do intervalo QT, *torsades de pointes*, distúrbios gastrointestinais, hipotensão

*Disopiramida, dofetilida, flecainida, ibutilida, procainamida, vernakalant e dronedarona não foram citadas por não serem usadas em nosso serviço e/ou no Brasil.

persistente, os objetivos são a cardioversão e a prevenção de recorrência precoce.

As pílulas de bolso de propafenona e flecainida podem ser utilizadas com segurança nos portadores de FA isolada sem doença cardíaca estrutural, disfunção do nó sinusal ou atrioventricular, bloqueio de ramo, intervalo QT prolongado e síndrome de Brugada. Em torno de 30 minutos antes de sua administração, recomenda-se a administração de um betabloqueador ou bloqueador de canal de cálcio não diidropiridínico para evitar a rápida condução em um eventual *flutter* atrial. Caso haja disfunção do nó atrioventricular, essa administração não é necessária.

Deve ser realizada avaliação inicial nos pacientes portadores de distúrbios do nó sinusal ou atrioventricular em virtude da possibilidade de o término da FA vir acompanhado de bradicardia.

A decisão de iniciar a terapia em regime hospitalar ou ambulatorial deve ser individualizada.

Cardioversão elétrica

Consiste na aplicação de descarga elétrica sincronizada com a atividade intrínseca do coração (onda R no ECG). Essa modalidade terapêutica é utilizada em todas as anormalidades do ritmo cardíaco, exceto na fibrilação ventricular.

Esse procedimento deve ser realizado depois de anestesia adequada. Agentes anestésicos de curta ação ou agentes que promovam sedação consciente são preferidos para rápida recuperação após o procedimento, por vezes sem necessidade de internação hospitalar.

O choque elétrico deve ser sincronizado com o complexo QRS. Dados atuais sugerem energia inicial de 200J, em formato de onda monofásica ou bifásica, principalmente quando a FA é de longa duração. Em caso de fracasso, a energia deve ser aumentada para 360J.

Nos pacientes portadores de marca-passos ou desfibriladores, o choque é seguro, pois esses dispositivos contêm circuitos protegidos contra descargas elétricas externas, mas sua programação pode ser alterada. Portanto, é recomendada a reavaliação após a cardioversão.

As complicações relacionadas com a cardioversão elétrica incluem os eventos tromboembólicos e as arritmias. Os eventos tromboembólicos ocorrem em 1% a 7% dos pacientes não submetidos à anticoagulação profilática antes do procedimento.

Em alguns casos, ocorre falha na cardioversão. Na tentativa de aumentar a probabilidade de sucesso e prevenir recorrência, alguns fármacos podem ser administrados antes da cardioversão. Em geral, são iniciados logo após ou imediatamente antes da cardioversão elétrica. Sua utilização está indicada nos pacientes em que houve falha da cardioversão elétrica e naqueles que apresentam recorrência imediata ou subaguda. Os medicamentos com eficácia conhecida são: amiodarona, flecainida, ibutilida, propafenona, quinidina e sotalol, e os menos conhecidos, betabloqueadores, diltiazem, disopiramida, dofetilida, procainamida e verapamil.

Prevenção de tromboembolismo em pacientes que serão submetidos à cardioversão

A anticoagulação sanguínea é recomendada por 3 a 4 semanas antes da cardioversão química ou elétrica, caso o paciente seja portador de FA com duração superior a 48 horas ou de duração desconhecida. Embora trombos no AE e embolia sistêmica tenham sido documentados em pacientes com FA de curta duração (< 48 horas), não é mandatória a anticoagulação antes de 48 horas.

Quando a FA aguda provoca instabilidade hemodinâmica na forma de angina de peito, hipotensão ou edema pulmonar agudo, deve ser realizada cardioversão imediata. Nesses casos, deve-se administrar imediatamente antes heparina não fracionada EV ou heparina de baixo peso molecular SC.

Outra abordagem consiste na utilização do ETE para identificação dos pacientes *sem* trombo na aurícula esquerda, os quais poderão ser cardiovertidos sem a necessidade de anticoagulação prévia. Algumas investigações não mostraram ser essa conduta plenamente confiável. Em caso da presença de trombo, o paciente deve ser submetido à anticoagulação por 3 semanas antes e 4 semanas após a cardioversão.

Para proteger os pacientes de eventos tardios, deve-se continuar com a anticoagulação após o procedimento. A duração varia de acordo com a probabilidade de recorrência da arritmia, em pacientes sintomáticos ou assintomáticos, e do risco intrínseco de tromboembolismo sistêmico. Um período mínimo de 4 semanas é recomendado devido ao atordoamento atrial e à contração atrial ineficaz pós-cardioversão.

Manutenção do ritmo sinusal

Muitos pacientes necessitam de profilaxia com agentes antiarrítmicos para manter o ritmo sinusal, suprimir os sintomas e melhorar a função hemodinâmica e a capacidade de exercitar-se. Isso se torna mais evidente na presença de determinados fatores que predispõem a recorrência, como idade avançada, IC, HAS e aumento de AE. Os agentes farmacológicos com eficácia comprovada para manter o ritmo sinusal nessas situações estão listados na Tabela 38.7.

Em algumas condições, quando presentes, está indicada a utilização preferencial de certos agentes antiarrítmicos, conforme o esquema demonstrado na Figura 38.5.

Tabela 38.7 Doses dos medicamentos comumente utilizados para manutenção do ritmo sinusal em pacientes com FA

Fármaco	Dose diária	Efeitos adversos potenciais
Amiodarona	100 a 400mg	Fotossensibilidade, toxicidade pulmonar, polineuropatia, distúrbios gastrointestinais, bradicardia, *torsades de pointes* (raro), toxicidade hepática, disfunção tireoidiana, complicações oftalmológicas
Propafenona	450 a 900mg	Taquicardia ventricular, IC, reversão para *flutter* atrial com alta resposta ventricular
Sotalol*	160 a 320mg	*Torsades de pointes*, IC, bradicardia, exacerbação de DPOC ou broncoespasmo

*A dose deve ser ajustada de acordo com a função renal e a resposta do intervalo QT deve ser avaliada em ambiente hospitalar. IC: insuficiência cardíaca; DPOC: doença pulmonar obstrutiva crônica.

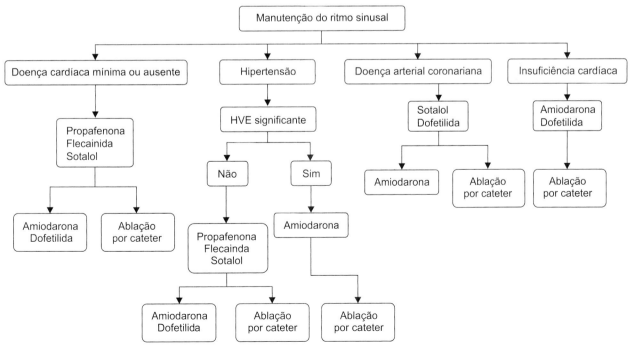

Figura 38.5 Fluxograma geral para o tratamento da fibrilação atrial.

Terapia não farmacológica para fibrilação atrial

Em relação à FA, os fármacos são tipicamente a primeira escolha. Contudo, a eficácia inconsistente e o potencial de toxicidade têm estimulado a exploração de terapias não farmacológicas para sua prevenção e controle.

Em alguns pacientes, principalmente os jovens sintomáticos, é necessário a restauração do ritmo sinusal. Nesses casos, a ablação por radiofrequência pode ser preferida em detrimento dos fármacos devido à exposição do paciente aos efeitos adversos desses fármacos, especialmente a longo prazo. As taxas de sucesso da ablação por cateter por radiofrequência com implante de marca-passo são variáveis. Apesar disso, na maioria dos casos, esse procedimento é reservado para portadores de FA sintomática recorrente e refratária, que reduz a qualidade de vida.

Pacientes que serão submetidos a cirurgia cardíaca e que no pré-operatório apresentam FA podem ser candidatos à realização de um procedimento cirúrgico para cura da arritmia. Nesse caso, realiza-se outro procedimento, por meio das técnicas de MAZE ou ablação do AE, na tentativa de prevenir a recorrência pós-operatória da FA. Além disso, a auriculeta esquerda pode ser removida durante o procedimento em pacientes com alto risco de desenvolver FA no pós-operatório, visto que essa região é a origem de 95% dos trombos detectados.

Mais recentemente, a ablação circunferencial das veias pulmonares tornou-se promissora para manutenção do ritmo sinusal em pacientes selecionados. Em estudo recente com portadores de FA de longa duração, esse procedimento resultou na manutenção de ritmo sinusal sem a necessidade de terapia antiarrítmica em 74% dos pacientes tratados. A ablação circunferencial das veias pulmonares pode exercer seus efeitos benéficos mediante a destruição de "gatilhos" da arritmia que poderiam fazer parte da eletrogênese da FA, bem como a eliminação de outros focos arritmogênicos fora das veias pulmonares.

CONSIDERAÇÕES FINAIS E PERSPECTIVAS FUTURAS

Embora os grandes ensaios clínicos tenham mostrado que o controle da FC é por vezes mais benéfico do que a tentativa de reversão ao ritmo sinusal, esses achados se limitavam primariamente a pacientes idosos e oligossintomáticos. Não está claro se essa estratégia tem eficácia equivalente em todos os pacientes portadores de FA encontrados na prática diária. As diretrizes mais recentes afirmam que ambas as estratégias (controle ou ritmo) deveriam ser consideradas opções terapêuticas similares, mas reconhecem que nenhuma das duas abrange todos os pacientes. Sabe-se que há vários tipos de FA que apresentam peculiaridades fisiopatológicas distintas; portanto, a FA não é uma doença única com tratamento específico, mas uma condição clínica que exige cuidados individualizados, por vezes passíveis de cura. Podem ser citados como exemplos os pacientes portadores de via acessória que apresentam episódios recorrentes de FA e que na maioria dos casos, após ablação do feixe anômalo, não apresentam mais a arritmia.

Tabela 38.8 Fibrilação atrial, doença coronariana e intervenção coronariana percutânea

Risco de hemorragia	Cenário clínico	*Stent* implantado	Regime de anticoagulação
Baixo ou intermediário (HAS-BLED 0-2)	Eletivo	Convencional	1 mês: terapia tripla com VKA (INR 2,0 a 2,5) + AAS ≤ 100mg/dia + clopidogrel (75mg/dia) Até 12 meses: VKA (INR 2,0 a 2,5) + clopidogrel (75mg/dia) ou AAS (100mg/dia) Vitalício: VKA (INR 2,0 a 3,0)
	Eletivo	Farmacológico	3 (grupo olimus*) a 6 meses (paclitaxel): terapia tripla com VKA (INR 2,0 a 2,5) + AAS ≤ 100mg/dia + clopidogrel (75mg/dia) Até 12 meses: VKA (INR 2,0 a 2,5) + clopidogrel (75mg/dia) ou AAS (100mg/dia) Vitalício: VKA (INR 2,0 a 3,0)
	SCA	Convencional/ farmacológico	6 meses: terapia tripla com VKA (INR 2,0 a 2,5) + AAS ≤ 100mg/dia + clopidogrel (75mg/dia) Até 12 meses: VKA (INR 2,0 a 2,5) + clopidogrel (75mg/dia) ou AAS (100mg/dia) Vitalício: VKA (INR 2,0 a 3,0)
Alto (HAS-BLED ≥ 3)	Eletivo	Convencional	2 a 4 semanas: terapia tripla com VKA (INR 2,0 a 2,5) + AAS ≤ 100mg/dia + clopidogrel (75mg/dia) Vitalício: VKA (INR 2,0 a 3,0)
	SCA	Convencional	4 semanas: terapia tripla com VKA (INR 2,0 a 2,5) + AAS ≤ 100mg/dia + clopidogrel (75mg/dia) Até 12 meses: VKA (INR 2,0 a 2,5) + clopidogrel (75mg/dia) ou AAS (100mg/dia) Vitalício: VKA (INR 2,0 a 3,0)

SCA: síndrome coronariana aguda; AAS: ácido acetilsalicílico VKA: antagonistas da vitamina K. Deve ser considerada proteção gástrica com inibidor da bomba de prótons quando necessária.
*Sirolimus, everolimus e tacrolimus.

Outro exemplo é o dos portadores de *flutter atrial* que podem evoluir com FA, mas que podem ser curados com a ablação do istmo cavo-tricuspídeo. Em geral, os pacientes idosos serão os mais beneficiados com o controle da FC, muitas vezes com o uso de agentes de baixa toxicidade. Outros pacientes necessitam a manutenção do ritmo sinusal. Dados do estudo *Sotalol Amiodarone Fibrillation Efficacy Trial* (SAFE-T), que comparou a capacidade da amiodarona e do sotalol em restaurar e manter o ritmo sinusal em pacientes com FA, mostram que aqueles que responderam à terapia apresentavam índices melhores de qualidade de vida (capacidade física, bem-estar geral e social), em comparação com os não responsivos.

Outras terapias para tratamento da FA têm se focado no uso potencial de agentes não antiarrítmicos, como agentes anti-hipertensivos, estatinas, esteroides e óleos à base de peixes.

O uso agressivo de anti-hipertensivos, especialmente os inibidores da enzima conversora da angiotensina e os bloqueadores de angiotensina, diminui o surgimento de novos casos de FA, em comparação com o de outras classes de medicamentos (inclusive betabloqueadores). Em outro estudo, a associação da ibesartana à amiodarona diminuiu a recorrência de FA após cardioversão. O uso de estatinas, em alguns trabalhos observacionais, também parece prevenir o surgimento de FA. Observou-se que indivíduos com FA persistente apresentam níveis maiores de proteína C reativa, quando comparados aos quadros paroxísticos ou normais. As propriedades anti-inflamatórias desse grupo de fármacos explicariam esse efeito benéfico.

Outras terapias não antiarrítmicas incluem ainda o uso de ácidos graxos polinsaturados na prevenção de FA no pós-operatório de cirurgia cardíaca e o tratamento da síndrome da apneia do sono e a estimulação atrial, em pacientes com síndrome bradi/taquicardia.

Idealmente, o tratamento futuro da FA evoluirá do foco atual "puramente eletrocardiográfico" na doença para um tratamento voltado para o contexto geral do paciente, envolvendo múltiplas abordagens.

Bibliografia

Andersson T, Magnuson A, Bryngelsson IL et al. All-cause mortality in 272,186 patients hospitalized with incident atrial fibrillation 1995-2008: a Swedish nationwide long-term case-control study. Eur Heart J 2013; 34(14):1061.

Carlsson J, Miketic S, Windeler J et al.; STAF Investigators: randomized trial of rate-control versus rhythm-control in persistent atrial fibrillation: The Strategies of Treatment of Atrial Fibrillation (STAF) Study. J Am Coll Cardiol 2003; 41:1690-6.

Dorian P. The future of atrial fibrillation therapy. J Cardiovasc Electrophysiol 2006; 17(Suppl):S11-S15.

Fuster V, Rydén LE, Cannom DS et al. ACC/AHA/ESC 2006 guidelines for the management of patients with atrial fibrillation: a report of the American College of Cardiology/American Heart Association Task Force on Practice Guidelines and the European Society of Cardiology Committee for Practice Guidelines (Writing Committee to Revise the 2001 Guidelines for the Management of Patients With Atrial Fibrillation). J Am Coll Cardiol 2006; 48:e149-246.

Hohnloser AH, Kuck KH, Lilienthal J. Rhythm or rate control in atrial fibrillation – Pharmacological Intervention in Atrial Fibrillation (PIAF): a randomised trial. Lancet 2000; 356:1789-94.

Moreira DAR, Habib RG, Moraes LR, Reyés CAS, Gizzi JC. Fibrilação e flutter atriais. In: Nobre F, Serrano Junior CV (eds.) Tratado de cardiologia (SOCESP). Barueri: Manole, 2005:1216-31.

Olgin JE, Zipes DP. Specific arrhythmias: diagnosis and treatment. In: Braunwald E, Zipes DP, Libby P (eds.) Braunwald's heart disease: a textbook of cardiovascular medicine 7. ed. Philadelphia: Elsevier Saunders, 2005:816-9.

Opolski G, Torbicki A, Kosior DA et al.; Investigators of the Polish How to Treat Chronic Atrial Fibrillation Study. Rate control vs. rhythm control in patients with nonvalvular persistent atrial fibrillation. The results of the Polish How to Treat Chronic Atrial Fibrillation (HOT CAFE) Study. Chest 2004; 126:476-86.

Oral H, Pappone C, Chugh A et al. Circumferencial pulmonary-vein ablation for chronic atrial fibrillation. N Engl J Med 2006; 354:934-41.

Singh BN, Singh SN, Reda DJ et al. Sotalol Amiodarone Atrial Fibrillation Efficacy Trial (SAFE-T). N Engl J Med 2005; 352:1861-72.

Van Gelder IC, Hagens VE, Bosker HA et al.; Rate Control versus Electrical Cardioversion for Persistent Atrial Fibrillation Study Group. A comparison of rate control and rhythm control in patients with recurrent persistent atrial fibrillation. N Engl J Med 2002; 347:1834-40.

Wyse DG, Waldo AL, DiMarco JP et al.; Atrial Fibrillation Follow-up Investigation of Rhythm Management (AFFIRM) Investigators. A comparison of rate control and rhythm control in patients with atrial fibrillation. N Engl JMed 2002; 347:1825-33.

Lindomar Araújo Leandro • Alberto Nicodemus Gomes Lopes

Bradiarritmias e Marca-passo Provisório

BRADIARRITMIAS

Bradiarritmia é definida arbitrariamente como frequência cardíaca (FC) < 60 bpm. No entanto, não se trata necessariamente de um quadro patológico, uma vez que podem ser citadas diferentes situações em que a FC baixa não está associada à presença de sintomas, como em atletas e durante o sono. As principais bradiarritmias observadas nas populações pediátrica e adulta consistem na disfunção do nó sinusal, caracterizada por bradicardia sinusal, incompetência cronotrópica induzida por esforço, pausas sinusais e síndrome bradi-taqui, além das anormalidades da condução atrioventricular, ou seja, bloqueio atrioventricular (BAV) de primeiro, segundo e terceiro graus.

Causas das bradicardias

- **Primárias – intrínsecas:** doença degenerativa do sistema de condução, síndrome bradi-taqui, bloqueio atrioventricular congênito.
- **Secundárias – extrínsecas:**
  - Descarga vagal: atletas, síncope neurocardiogênica e situacional, hipersensibilidade do seio carotídeo e hipertensão intracraniana.
  - Hipotireoidismo, digital, amiodarona, betabloqueador, bloqueador dos canais de cálcio, antiarrítmicos da classe I, agentes anestésicos, hipotermia, doença de Chagas, febre tifoide, septicemia, lúpus eritematoso, febre reumática, cirúrgica, hipoxia, hipo e hiperpotassemia, miocardites e isquemia.

Disfunção sinusal

Em 1907, Keith & Flack identificaram o nó sinoatrial (NSA) como a região encarregada pela ativação primária do coração. Disfunção sinusal ocorre quando o NSA não consegue manter a FC nos limites da normalidade ou adequá-la à demanda metabólica necessária em determinadas situações. Essa patologia acomete mais frequentemente pessoas com mais de 60 anos de idade. Na presença de sintomas decorrentes de disfunção sinusal, caracteriza-se a disfunção do NSA. A disfunção sinusal pode ser decorrente de causas intrínsecas, como degeneração senil das células do NSA, ou extrínsecas, como secundárias ao uso de medicações.

A síndrome da apneia do sono é 10 vezes mais frequente em pacientes portadores de disfunção sinusal do que na população em geral, o que sugere uma associação entre as duas patologias.

Disfunção sinusal é relativamente rara em crianças e ocorre mais frequentemente quando associada a alterações congênitas, como agenesia do NSA.

Bradicardia sinusal

O ritmo é sinusal e a frequência ventricular é < 60bpm (Figura 39.1). A bradicardia sinusal pode decorrer do uso de medicamentos, de doenças anatômicas do NSA, de tônus vagal excessivo ou tônus simpático diminuído. A bradicardia sinusal pode ser sintomática ou assintomática. Ocorre muito frequentemente em atletas adultos jovens que apresentam bom condicionamento físico e apresenta-se mais durante o sono. Pode estar associada ao uso de fármacos parassimpaticomiméticos, lítio, betabloqueadores, propafenona, amiodarona, clonidina, ivabradina e antagonistas dos canais de cálcio.

Pausa sinusal

Caracteriza-se por ausência de onda P, pausa sinusal e ritmo de escape juncional (Figura 39.2). Pode ocorrer em consequência do acometimento do NSA por infarto agudo do miocárdio (IAM), efeito de intoxicação digitálica, alterações por fibrose degenerativa, acidente vascular encefálico (AVE) e tônus vagal excessivo.

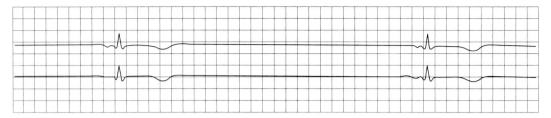

Figura 39.1 Bradicardia sinusal.

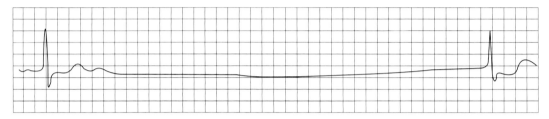

Figura 39.2 Pausa sinusal.

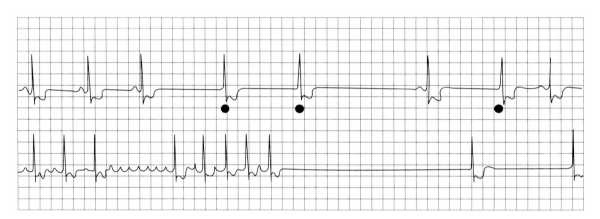

Figura 39.3 Síndrome bradi-taqui.

Síndrome bradi-taqui

O diagnóstico eletrocardiográfico consiste em bradicardia, taquicardia atrial e resposta ventricular deprimida ao exercício. Nessa situação, temos uma taquiarritmia que sofre reversão espontânea para uma bradicardia. Desse modo, esse quadro leva o paciente a apresentar síncope ou pré-síncope (Figura 39.3).

Tratamento da bradicardia sinusal

- **Assintomática:** normalmente não é necessário tratamento.
- **Sintomática:**
  - Expansão volumétrica.
  - Fármacos:
    - Atropina: 0,002 a 0,004mg/kg; máx.: 1 a 2mg.
    - Infusão de isoprenalina: 0,01 a 2,0µg/kg/min.
    - Adrenalina: 0,01 a 0,5mg/kg (EV em *bolus*); 0,1 a 2,0µg/kg/min (infusão).
  - Estimulação cardíaca temporária.

Nos casos em que o paciente apresenta sintomas de baixo débito cardíaco como resultado da bradicardia, pode ser necessário implante de marca-passo permanente. Nesse caso, o marca-passo atrial é preferível ao ventricular, pois preserva a contração sequencial atrioventricular. Não existe fármaco confiável e eficaz para aumentar a FC por períodos prolongados. Todos produzem efeitos colaterais importantes.

Distúrbios da condução atrioventricular

O distúrbio da condução atrioventricular representa qualquer impedimento no trajeto do impulso elétrico gerado no NSA até seu destino final, os ventrículos. Pode ser permanente ou transitório, dependendo dos danos anatômicos e funcionais.

O impulso elétrico, uma vez gerado no NSA, chega primeiramente ao átrio direito (AD), através de vias preferenciais de condução. Quase ao mesmo tempo, o impulso alcança o átrio esquerdo, através do feixe de Bachman, despolarizando-o depois do AD. Qualquer patologia que cause aumento dessas cavidades ou anormalidade elétrica atrial pode ocasionar retardo na condução do estímulo.

A onda de despolarização alcança o nó atrioventricular (NAV), estrutura localizada no AD, perto do folheto septal da valva tricúspide e anterior ao seio coronariano. A estrutura do NAV é extremamente complexa, com três tipos diferentes de células, representando a transição entre os átrios e o sistema de condução infranodal, ou feixe de His e rede de Purkinje.

A velocidade do estímulo no NAV é lenta, caracterizada pelo potencial de ação de cálcio. Assim, a propagação do estímulo dentro da estrutura ocorre mais lentamente, demorando cerca de 60 a 120ms para atravessar a barreira do NAV.

Essa característica das células do NAV confere propriedades bastante peculiares à condução atrioventricular. Uma delas é o fenômeno de Wenckebach que, apesar de estar presente em todas as estruturas cardíacas, é mais acentuado no NAV. Consiste na lentificação cada vez maior na velocidade de propagação do estímulo quando é estimulado muito rapidamente, ou seja, com frequência atrial muito alta. O fenômeno de Wenckebach inicia com FC em torno de 180 a 200bpm.

Quando o estímulo alcança o período refratário das células nodais, é bloqueado, evitando, assim, que frequências atriais muito elevadas, como no caso de fibrilação ou *flutter* atrial, se propaguem aos ventrículos, conferindo, dessa maneira, proteção ventricular contra as taquicardias atriais (Figura 39.4). BAV congênito é muito pouco frequente e acomete 1 em cada 15 mil a 22 mil nascidos vivos.

Portanto, com base nessas características, as funções do NAV podem ser definidas como: retardo fisiológico do estímulo, permitindo sincronia atrioventricular e proteção ventricular para frequências atriais elevadas.

O estímulo alcança finalmente o feixe de His, estrutura extremamente especializada, dotada de células com potencial de ação de amplitude elevada e subida ou inclinação vertical, ou seja, com velocidade de condução extremamente rápida. O estímulo demora cerca de 30 a 55ms para despolarizar todo o feixe de His e alcançar os ventrículos.

O feixe de His caracteriza-se por sua condução tipo "tudo ou nada", em que os canais de sódio se responsabilizam por essa condução tão rápida. O feixe de His localiza-se no ápex do septo interventricular, onde se bifurca, gerando o ramo direito, que desce pelo lado direito septal, e o ramo esquerdo, que desce pelo lado esquerdo, ambos terminando em arborizações endocárdicas, também conhecidas como rede de Purkinje.

Portanto, o estímulo leva cerca de 10 a 30ms para passar pelos átrios, 60 a 120ms pelo NAV e 30 a 55ms pelo feixe de His, além de 90 a 100ms para despolarizar os ventrículos.

O distúrbio da condução atrioventricular compreende anormalidades no percurso do estímulo desde os átrios até o início da despolarização ventricular.

Eletrofisiologicamente, o distúrbio de condução, ou BAV, representa toda e qualquer alteração na condução do estímulo, seja apenas um retardo, seja a interrupção na transmissão do estímulo.

No eletrocardiograma (ECG) convencional, o intervalo PR mede a velocidade de condução do estímulo, desde o início da despolarização atrial (onda P) até o início do complexo QRS, ou despolarização ventricular. Normalmente, o intervalo PR mede de 0,12 a 0,20 segundo.

O intervalo PR compreende, portanto, a despolarização atrial (P), a despolarização do NAV, que não é registrada, e a despolarização do feixe de His, também não registrada. Estas duas últimas atividades elétricas são de pequena magnitude e não são captadas pelo ECG convencional.

Classificação

Do ponto de vista eletrocardiográfico, os BAV podem ser divididos de acordo com a gravidade e são denominados:

- BAV de primeiro grau.
- BAV de segundo grau:
  - Tipo I ou Wenckebach.
  - Tipo II ou Mobitz tipo II.
  - Avançado tipo 2:1, 3:1 etc.
- BAV total ou de terceiro grau.

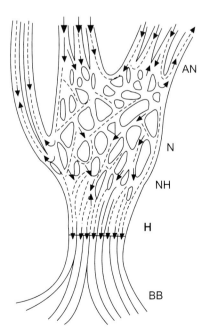

Figura 39.4 Esquema do NAV. Note as células AN, N e NH e os vários caminhos que o estímulo pode seguir dentro da estrutura.

O ECG de superfície, ou convencional, não tem sensibilidade suficiente para registrar a despolarização do NAV e do feixe de His, e para determinação do nível de bloqueio é necessária a realização do eletrograma do feixe de His, método invasivo que, por meio de eletrodos intracavitários, registra a atividade elétrica dessas estruturas (Figura 39.5).

Na Figura 39.5, os intervalos AH e HV estão incluídos dentro do intervalo PR e correspondem, respectivamente, à condução nodal e à infranodal (sistema His-Purkinje).

O estudo dos BAV compreende, assim, a análise do intervalo PR e, consequentemente, a chegada ou não do estímulo aos ventrículos.

Bloqueio atrioventricular de primeiro grau

Compreende o retardo na chegada do estímulo aos ventrículos. A relação atrioventricular permanece 1:1, uma onda P para um QRS. O intervalo PR é constante, mas anormal, medindo mais de 0,20 segundo, ou 200ms.

A quase totalidade dos casos se localiza em NAV e ocasionalmente nos átrios, raramente sendo infranodal. É observado nos indivíduos vagotônicos, ou seja, com aumento do tônus vagal, como em atletas e crianças. Com o exercício, o intervalo PR encurta e volta ao normal.

Agentes que atuem no NAV, como digital, betabloqueadores e bloqueadores dos canais de cálcio, entre outros, podem prolongar o PR. O BAV de primeiro grau tem prognóstico excelente, pois o risco de progressão para BAV de terceiro grau é extremamente baixo. Em geral assintomático, não necessita maiores cuidados ou investigação mais aprofundada (Figura 39.6).

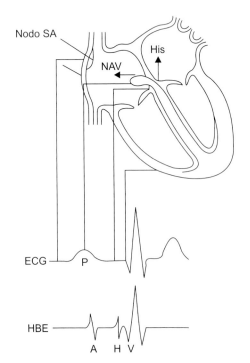

Figura 39.5 ECG de superfície e eletrograma do feixe de His.

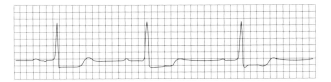

Figura 39.6 Bloqueio AV de primeiro grau.

Bloqueio atrioventricular de segundo grau

O BAV de segundo grau consiste na interrupção da condução do estímulo para os ventrículos, alterando a relação P:QRS usual, que é de 1:1. No ECG, surgem ondas P isoladas, ditas "bloqueadas", sem o complexo QRS correspondente.

São classificados assim:

- BAV de segundo grau tipo I ou Mobitz tipo I ou Wenckebach, mais conhecido na prática clínica como bloqueio tipo Wenckebach.
- BAV do segundo grau tipo II ou Mobitz tipo II.
- BAV do segundo grau avançado, tipos 2:1, 3:1 e 4:1.

Bloqueio de segundo grau tipo I – Wenckebach. Eletrocardiograficamente, caracteriza-se pelo aumento progressivo do intervalo PR, culminando com uma onda P "bloqueada", ou isolada, gerando uma pausa no traçado. Cerca de 85% a 90% desses bloqueios se localizam no NAV, e o restante é infranodal. Acontece nas situações em que existe tônus vagal acentuado, como no atleta bem-condicionado, nas crianças e durante o repouso. Nesses casos, observa-se desaparecimento do bloqueio durante o exercício, quando o tônus simpático é aumentado e o vagal é diminuído.

Os fármacos que atuam no NAV, como betabloqueadores, bloqueadores dos canais de cálcio, agentes da classe III, como a amiodarona, e da classe IC, como a propafenona, prolongam a velocidade de condução do NAV, causando BAV de segundo grau tipo I. O digital, com sua ação vagomimética, atuando indiretamente no NAV, também pode ocasionar esse tipo de alteração. Chamamos atenção para a associação desses fármacos, principalmente no paciente idoso, em função da ação sinérgica sobre o NAV.

Inicialmente aceito como benigno, o BAV de segundo grau tipo I ou Wenckebach tem mortalidade de 50% ao longo de 5 anos, comparável à do BAV de segundo grau tipo II, de acordo com estudo realizado em 1987 pelo grupo de estudo de bradiarritmia da Inglaterra. Nesse estudo, excluíram-se os casos de BAV que ocorriam durante o repouso e que apresentavam reconhecida ação vagal, considerando-se aqueles que ocorriam durante o período de vigília, ou seja, durante períodos de atividade normal.

Atualmente, podem ser identificadas correntes de pensamento na literatura que consideram "maligno" o BAV de segundo grau tipo I quando ocorre durante o período de vigília e associado a cardiopatia de base; nesses casos, recomenda-se implante de marca-passo cardíaco definitivo.

Outros pesquisadores preferem manter a linhagem tradicional e não fazem distinção quanto à natureza do BAV. Eletrocardiograficamente, notam-se aumento progressivo do intervalo PR e o aparecimento de uma pausa, causada por uma onda P bloqueada. Verifica-se a existência de "agrupamentos" de batimentos no ECG, separados por pausas. Isso é observado sempre que ocorre o fenômeno de Wenckebach em qualquer nível do sistema de condução. A pausa caracteriza-se por ser menor que os dois menores ciclos básicos e o PR pós-pausa é sempre igual ou menor que o intervalo PR do início de cada sequência. Sequências variadas podem ocorrer, como 3:2, 4:3, 5:4 etc., significando que há sempre um complexo QRS a menos, uma vez que sempre existe uma onda P bloqueada sem o QRS correspondente (Figura 39.7).

Quando o BAV é acompanhado por bloqueio de ramo, como bloqueio do ramo direito ou esquerdo, a possibilidade de se tratar de uma lesão no sistema His-Purkinje é maior, ao contrário do QRS estreito, que aponta para uma alteração em nível nodal. Vale lembrar que existem exceções, ou seja, nem todo BAV de segundo grau com QRS largo está localizado no His-Purkinje e nem todo BAV com QRS estreito se origina no NAV.

Tratamento. Nos casos em que há nítida predominância do tônus vagal, como em crianças e atletas, e assintomáticos, nada há a fazer. Se o bloqueio ocorre por efeito de medicamentos, como o digital, deve-se apenas observar e, caso se torne sintomático, retirar o agente causador. Quando o BAV ocorre em indivíduos com cardiopatia de base e durante atividades diárias, quando o tônus vagal é menor, a indicação de marca-passo cardíaco definitivo ainda é controversa. Nos casos sintomáticos, com tonturas e síncope, a indicação de marca-passo cardíaco é mandatória.

Bloqueio de segundo grau tipo II. Eletrocardiograficamente, caracteriza-se pelo aparecimento de ondas P bloqueadas, sem alteração no intervalo PR, que se mantém constante. Em geral, acompanha-se de QRS largo; entretanto, pode ocorrer com QRS estreito. A evolução natural do BAV de segundo grau tipo II se caracteriza por uma taxa elevada de progressão para BAV completo, o que lhe confere um prognóstico sombrio.

Quando localizado no feixe de His, o QRS apresenta-se estreito, e quando abaixo do feixe de His, o QRS é largo. Até o momento não foi descrito na literatura mundial um caso localizado no NAV. A presença desse tipo de bloqueio significa doença avançada do sistema de condução.

Tratamento. A presença de BAV de segundo grau tipo II indica doença do sistema His-Purkinje e, mesmo assintomático, sua evolução para o BAV total é inevitável. Por isso, deve ser indicado o marca-passo cardíaco, mesmo nos assintomáticos (Figura 39.8).

Bloqueio de segundo grau avançado. O BAV de segundo grau avançado é classificado como do tipo 2:1 (Figuras 39.9 e 39.10), 3:1 (Figura 39.11) etc., ou seja, para cada complexo QRS existem duas ou três ondas P, respectivamente. Isso significa que não existem intervalos PR consecutivos para comparação, ou seja, não se pode avaliar se o intervalo PR se mantém constante ou se prolonga antes de surgir a onda P bloqueada. Portanto, quando não se consegue flagrar um traçado de ECG com duas ou mais ondas P que conduzam sucessivamente para avaliar o comportamento do intervalo PR, esse bloqueio é definido como avançado.

Existe uma tendência, na prática clínica diária, de enquadrá-lo como BAV de segundo grau tipo II; entretanto, isso não representa a realidade. O BAV avançado tem apresentação eletrofisiológica diferente, tanto em relação ao BAV de segundo grau tipo I como em relação ao tipo II, dependendo das interações eletrofisiológicas do momento, como características na velocidade de condução do estímulo, período refratário etc.

Em outras palavras, o BAV avançado tanto pode ser do tipo I como do tipo II, bastando que se obtenham no ECG duas ondas P que conduzam consecutivamente para permitir avaliar o comportamento do intervalo PR.

Cerca de dois terços dos BAV avançados estão localizados abaixo do NAV, no sistema His-Purkinje, de onde talvez se origine a concepção equivocada de classificá-los como BAV tipo II. Nos casos em que está associado a complexos QRS alargados, que são a maioria, é indicação de localização no sistema His-Purkinje.

Tratamento. O BAV avançado pode ser assintomático ou sintomático, apresentando-se sob a forma de tonturas, pré-síncope ou mesmo episódios sincopais intermitentes. Em geral, é secundário a lesão anatômica bem definida do sistema de condução, como na cardiopatia chagásica e na cardiopatia isquêmica.

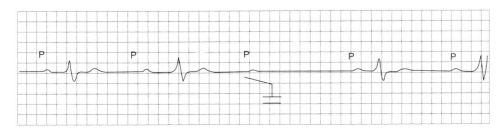

Figura 39.7 BAV de segundo grau tipo I (Wenckebach). Note o PR alongando, a onda P bloqueada, a pausa gerada e o PR pós-pausa, o menor da sequência.

SEÇÃO II Emergências Cardíacas

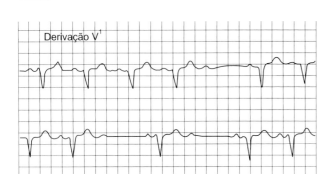

Figura 39.8 No traçado superior, note que o intervalo PR se mantém constante antes da onda P bloqueada, e o intervalo PR pós-pausa tem a mesma duração de antes da pausa. O traçado inferior mostra claramente BAV tipo 2:1.

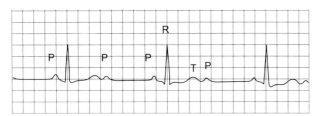

Figura 39.9 BAV avançado tipo 2:1.

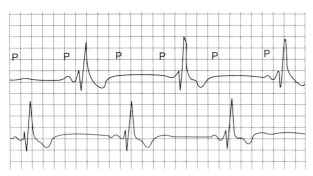

Figura 39.10 BAV de segundo grau avançado, 2:1, com BRD.

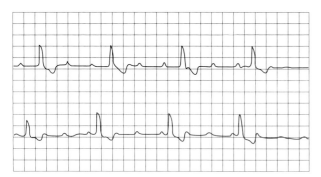

Figura 39.11 ECG típico de BAV de segundo grau tipo 3:1. Note a existência de uma onda P, deformando a porção final do complexo QRS.

Nos casos assintomáticos com QRS estreito, recomenda-se estudo eletrofisiológico (EEF) para determinação do nível da lesão. Se for no nível do NAV, pode-se optar por conduta expectante. Nos casos sintomáticos, há indicação para marca-passo cardíaco definitivo.

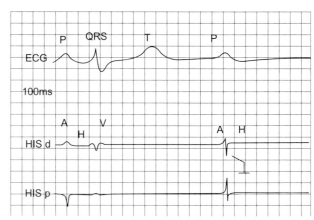

Figura 39.12 O eletrograma do feixe de His mostra bloqueio infra-hissiano em paciente com BAV do segundo grau tipo 2:1.

Na Figura 39.12, nota-se um BAV avançado, tipo 2:1, com QRS largo. O EEF revelou bloqueio infra-hissiano, caracterizado pela deflexão do feixe de His, que aparece isolada, sem o QRS correspondente. Esse paciente foi submetido a implante de marca-passo cardíaco definitivo.

Bloqueio atrioventricular total

O BAVT ou BAV de terceiro grau compreende a interrupção completa do estímulo em seu trajeto para os ventrículos. Os estímulos gerados na região supraventricular são todos bloqueados, causando uma dissociação atrioventricular completa, de modo que os átrios têm sua frequência própria, seja ela sinusal ou não, completamente independente da frequência ventricular. Em outras palavras, quando os ventrículos ficam privados de sua fonte estimuladora, tornam-se dependentes de outro grupo de células, que passam a assumir a função de marca-passo, sendo chamadas foco de escape. A frequência ventricular é completamente dissociada da atrial e vai depender exclusivamente da capacidade cronotrópica do foco de escape.

O sistema de condução é hierarquizado em relação à geração de estímulos, sendo o NSA considerado o marca-passo natural do coração, em virtude da alta frequência de despolarização espontânea, maior do que a de quaisquer outros grupos de células.

À medida que nos afastamos do nó sinusal em direção aos ventrículos, as células especializadas apresentam frequências de despolarização cada vez menores. O NAV é um bom foco de escape, sofrendo influência do sistema nervoso autônomo e podendo alcançar frequências elevadas, em torno de 120 a 140bpm. Células do sistema His-Purkinje, como o próprio feixe, têm frequência em torno de 35bpm, e os ramos do feixe de His, de 25 a 30bpm. Portanto, quanto mais "baixo" for o bloqueio, menos confiável e mais instável será o foco de escape, além de apresentar frequências baixas.

Os BAVT podem ser classificados em congênitos ou adquiridos. O BAVT congênito é causado por alteração na formação do NAV, em torno da terceira à quarta semana de gestação, e observa-se morfologicamente ausência da conexão entre os átrios e o NAV. É mais frequente em mães com doença do tecido conjuntivo, principalmente o lúpus eritematoso sistêmico.

Por se tratar de um bloqueio "alto", o foco de escape é bom. O prognóstico é bom a longo prazo e, muitas vezes, o diagnóstico é realizado durante exame cardiológico de rotina, porque os pacientes são frequentemente assintomáticos.

Em nosso meio, o BAVT é mais frequentemente causado por cardiopatia chagásica, além de doença isquêmica, cardiopatia dilatada, pós-cirurgia cardíaca e secundário ao uso de medicamentos para o tratamento da insuficiência cardíaca.

O nível do bloqueio é mais baixo, frequentemente infranodal, e o foco de escape às vezes fornece frequências muito baixas, como 15 a 20bpm, configurando quadro de emergência.

Eletrocardiografia. Todo BAVT significa dissociação atrioventricular, mas nem toda dissociação AV significa BAVT. Nos casos de BAVT, a frequência atrial é sempre maior do que a ventricular (Figura 39.13).

A frequência atrial pode ser qualquer uma, desde o próprio ritmo sinusal até *flutter*, fibrilação ou qualquer ritmo atrial. No ECG, observam-se ondas P bloqueadas, sem nenhuma relação com o QRS, que pode ser estreito ou alargado, com padrão de bloqueio de ramo. O traçado eletrocardiográfico não permite determinar o nível do bloqueio, mesmo quando associado a QRS alargado. O EF é o exame indicado para definição de quadros duvidosos.

Achados clínicos. Podem ser assintomáticos. Com frequência, o BAVT congênito só causa repercussão clínica na adolescência ou no adulto jovem.

A sintomatologia depende da frequência ventricular. Com a interrupção do fluxo sanguíneo para o cérebro, o indivíduo pode apresentar tonturas, vertigens, pré-síncope e síncope. A síncope do BAVT é conhecida como ataque de Stokes-Adams, em homenagem aos dois cientistas que a descreveram. A síncope cardiológica leva à perda total dos sentidos, sem aviso prévio, acarretando, frequentemente, lesão corporal, mas de natureza fugaz, e o paciente recupera-se imediatamente, sem ter noção do que aconteceu.

Deve ser lembrado que o BAVT pode ser intermitente, quando ocorre esporadicamente, dificultando o diagnóstico, ou permanente, sendo detectado facilmente no ECG convencional. Além disso, pode ser iatrogênico, causado por fármacos ou cirurgia cardíaca, ou transitório, como no IAM.

Tratamento. O BAVT congênito assintomático não necessita implante de marca-passo, o qual se torna necessário quando aparecem os sintomas de baixo débito cardíaco, como dificuldade no crescimento, fadiga fácil, baixo rendimento escolar, além de tonturas e aumento da área cardíaca à radiografia de tórax e ao ecocardiograma.

O BAVT adquirido sintomático tem indicação formal de marca-passo cardíaco. Nos casos agudos, como no IAM, a passagem de um cabo de marca-passo temporário é necessária como medida de emergência.

No BAVT adquirido assintomático, o marca-passo definitivo é indicado pela maioria, podendo ser feito, nesses casos, o eletrograma do feixe de His para definição do nível do bloqueio (Figura 39.14). O marca-passo cardíaco definitivo é implantado nas câmaras direitas (átrio e/ou ventrículo), restabelecendo a sincronia atrioventricular, permitindo controle efetivo da frequência ventricular e promovendo aumento da sobrevida e melhora da qualidade de vida.

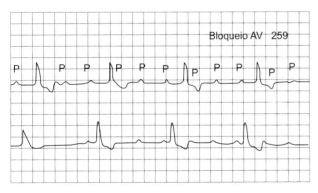

Figura 39.13 BAVT.

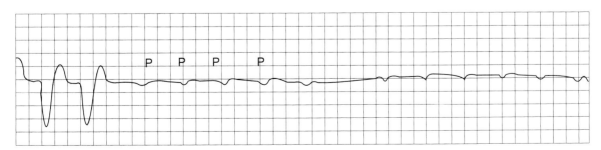

Figura 39.14 BAVT com bloqueio do ramo esquerdo (BRE) e assistolia ventricular. Note o BRE, a frequência atrial de 120bpm e a assistolia ventricular, sem foco de escape. Paciente em estado grave, necessitando marca-passo cardíaco.

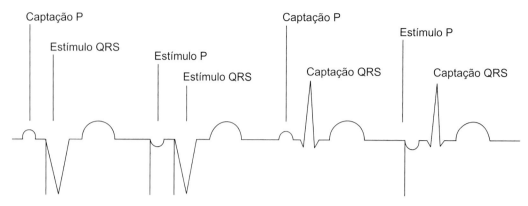

Figura 39.15 BAVT com implante de marca-passo.

A Figura 39.15 mostra o caso de um BAVT em que foi implantado um marca-passo definitivo. Observa-se a presença de duas espículas (traço fino, vertical, antes da onda P e do complexo QRS) do marca-passo, estimulando os átrios e os ventrículos.

A avaliação do paciente com BAV deve ser feita de modo global e abrangente, levando-se em consideração o paciente como um todo, seu estado geral e a associação de outras patologias, cardíacas ou não, e o uso de fármacos, principalmente os cardiovasculares.

MARCA-PASSO PROVISÓRIO

Familiaridade com a técnica de estimulação cardíaca artificial temporária ou provisória é essencial para aqueles envolvidos na preparação para implante de marca-passo definitivo e no tratamento de pacientes em unidade coronariana, pós-operatório e emergência cardiológica.

O conhecimento das indicações, técnicas, vias de acesso, cuidados pós-operatórios e do risco-benefício para cada paciente é fundamental para uma estimulação segura e confiável.

Indicações gerais

- **Bloqueio atrioventricular total:**
  - BAVT congênito sintomático.
  - BAVT adquirido sintomático.
  - BAVT adquirido assintomático de começo recente.
  - BAVT adquirido assintomático pós-operatório.
  - BAVT adquirido sintomático pós-operatório.
- **BAV do segundo grau:**
  - Sintomático do tipo I.
  - Tipo II.
- **Infarto agudo do miocárdio:**
  - Bloqueio bifascicular adquirido recente.
  - Novo bloqueio de ramo com BAVT transitório.
  - BAV de segundo grau tipo II.
  - BAVT.
- **Disfunção sinusal:** bradiarritmias sintomáticas.
- **Taquicardia – prevenção ou tratamento:** bradicardia taquicardia-dependente.

Indicações no infarto agudo do miocárdio e nos distúrbios de condução distal

- BAV de alto grau (BAV de segundo grau tipo II ou BAVT).
- Bloqueio de ramo direito (BRD) e bloqueio divisional anterossuperior (BDAS) ou BRD e bloqueio divisional posteroinferior (BDPI) de começo recente ou indeterminado.
- BRD ou BRE e BAV de primeiro grau ou BAV do segundo grau tipo I.
- BRD e BRE alternantes (independente do tempo do início).
- BRD com alternância de BDAS e BDPI (independentemente do tempo do início).
- BRD preexistente e novo BDAS e BAV de primeiro grau.

Modo de estimulação

Para tratamento da bradicardia sintomática ou assistolia está indicada estimulação cardíaca artificial. Embora o modo de estimulação ventricular seja o mais frequente, existem outras alternativas, como a estimulação atrial nos casos selecionados de disfunção sinusal sem BAV e *overdrive supression* de arritmia supraventricular (interrupção da taquiarritmia com estimulação acima da frequência da taquicardia).

Em alguns pacientes com síndrome do QT longo que desenvolvem bradicardia secundária à taquicardia, a estimulação atrial pode ser usada para prevenir a arritmia mediante a diminuição do intervalo QT e a redução da ectopia ventricular.

A estimulação temporária bicameral também é utilizada, principalmente no pós-operatório de cirurgia cardíaca, na tentativa de manter a sincronia atrioventricular e prevenir queda do débito cardíaco.

Técnicas

- **Transvenosa:** a mais utilizada, confiável e segura. É necessário intensificador de imagem, mas pode ser realizada à beira do leito.
- **Transtorácica não invasiva:** não é confiável; a estimulação muscular é frequente e dolorosa.

Transvenosa

O acesso venoso é possível a partir de vários locais, incluindo veias subclávias, jugular interna, jugular externa, braquial e femoral. A escolha da via de acesso depende das condições clínicas do paciente e da experiência do operador.

A inserção deve ser feita sob condições rígidas de assepsia, além de monitoramento cardiológico e presença de material de reanimação. Quando possível, deve ser usado intensificador de imagem ou sala de hemodinâmica.

Após infiltração local com xilocaína, a veia é puncionada e um guia reto flexível é introduzido. Um introdutor com bainha é avançado, utilizando-se o guia reto como guia. O guia e o introdutor são retirados, permanecendo a bainha, através da qual o cateter temporário é introduzido. Quando o cateter entra na cavidade ventricular, provoca extrassistolia (ectopia ventricular), visível no monitor. Nesse momento, o cateter temporário é conectado ao gerador externo para verificação dos testes com intuito de atestar o bom contato do cateter com o endocárdio.

A frequência de estimulação deve ser de 70bpm. A sensibilidade deve ser programada para o menor valor numérico possível, 0,25 ou 0,5 volt, para alguns geradores. A seguir, a amplitude inicial é ajustada em 10 volts e, após verificada a captura ventricular, a voltagem deve ser diminuída lentamente, para determinar o limiar de estimulação. Os valores aceitáveis são aqueles < 1,5 volt.

Uma radiografia do tórax é aconselhável após o implante para confirmação da posição do cateter no ventrículo direito (VD) – a ponta do VD é a posição melhor e mais segura. Se necessário, o cateter deve ser reposicionado para obtenção de valores confiáveis. O cateter deve ser fixado à pele com fio inabsorvível e o gerador, fixado ao paciente. O limiar de estimulação é verificado diariamente, e o curativo deve ser trocado a cada 24 horas, observando-se condições ótimas de assepsia. Parâmetros do gerador de marca-passo:

- **Modo de estimulação:** VVI (estimulação ventricular). Amplitude (volts ou MA): três a quatro vezes o limiar de estimulação. Exemplo: se o limiar de estimulação for 1 volt, a amplitude deve ser programada em 3 volts.
- **Frequência:** em geral, utilizam-se 70bpm.
- **Sensibilidade:** menor valor numérico possível.

Para evitar contaminação, recomenda-se a troca do local de acesso após 15 dias. Se houver sinais de infecção ou bacteriemia, todo o sistema deverá ser removido.

Bibliografia

Almor JM, Flor MF, Balcells E, Cladellas M, Broquetas J, Bruguera J. Prevalência del síndrome de apnea obstructiva del sueño en pacientes con disfunción sinusal. Rev Esp Cardiol 2006; 59(1):28-32.

Barold SS, Ilercil A, Leonelli F, Herweg B. First-degree atrioventricular block. Clinical manifestations, indications for pacing, pacemaker management & consequences during cardiac resynchronization. J Interv Card Electrophysiol 2006; 17:139-52.

Keith A, Flack M. The form and nature of the muscular connections between the primary divisions of the vertebrate heart. J Anat Physiol 1907; 41:172-89.

Meytes I, Kaplinsky E, Yahini JH, Hanne-Paparo N, Neufeld HN. Wenckebach A-V block: a frequent feature following heavy physical training. Am Heart J 1975; 90:426-30.

Schwartzmann D. Atrioventricular block and atrioventricular dissociation. In: Zipes DP, Jalife J (eds.) Cardiac electrophysiology: from cell to bedside. 4. ed. Philadelphia: Saunders, 2004:485-9.

Shaw DB, Kekwick CA, Veale D, Gowers J, Whistance T. Survival in second degree atrioventricular block. Br Heart J 1985; 53:587-93.

Sneddon JF, Camm AJ. Sinus node disease. Current concepts in diagnosis and therapy. Drugs 1992; 44:728-37.

Stambler BS, Rahimtoola S, Ellenbogen K. Pacing for atrioventricular conduction system disease. In: Ellenbogen K, Kay G, Lau C, Wilkoff B (eds.) Cardiac pacing, defibrillation and resynchronization therapy. Philadelphia: Saunders Elsevier, 2007:429-72.

Vogler J, Breithardt G, Eckardt L. Bradiarritmias y bloqueos de la conduccion. Rev Esp Cardiol 2012; 65(7):656-67.

Zeigler V, Gillette P. Practical management of pediatric arrhythmias. Futura Publishing Company, 2001.

40

Andréia Mendes de Albuquerque Maranhão

Arritmias Ventriculares

INTRODUÇÃO

As extrassístoles ventriculares são batimentos ectópicos prematuros originados na musculatura ventricular ou no sistema de condução normal, desde que abaixo da bifurcação do feixe de His. São frequentes na prática clínica e sua incidência varia de acordo com o perfil e as comorbidades apresentadas pelo paciente, com o local de avaliação (se ambulatório geral ou hospital especializado) e do método utilizado para sua detecção, se ECG simples ou de longa duração (Holter). Sua incidência aumenta com a idade, sendo mais frequente no idoso e chegando a se manifestar em até 70% de pessoas normais com mais de 60 anos de idade.

As arritmias cardíacas de origem ventricular apresentam espectro clínico bastante amplo. Podem apresentar-se na forma de extrassístoles ventriculares isoladas inocentes esporádicas, em pacientes com coração normal, ou como episódios de taquicardia ventricular polimórfica e fibrilação ventricular (FV) com parada cardíaca irreversível como primeiro sintoma.

A grande preocupação em relação às extrassístoles ventriculares (ESV) refere-se ao maior risco potencial de desencadeamento de arritmias ventriculares mais graves e fatais. A diferenciação dos pacientes com menor ou maior risco para que o pronto tratamento seja instituído constitui seu maior desafio.

Nos EUA, estima-se que cerca de 350 mil pessoas sejam acometidas de parada cardíaca súbita a cada ano. No Brasil, embora não existam dados específicos, estima-se a ocorrência de cerca de 99 mil a 140 mil casos por ano. O principal mecanismo de morte súbita é a fibrilação ventricular, precedida ou não por taquicardia sustentada. As taxas de sobrevida após parada cardíaca ficam em torno de 5% nos países industrializados. Quinze por cento dos casos recorrem em 1 ano e são geralmente fatais.

Além do potencial para agravar arritmias, as extrassístoles, quando muito frequentes e por tempo prolongado, podem também provocar o aparecimento de cardiomiopatia dilatada, denominada taquicardiomiopatia, mesmo naqueles pacientes sem cardiopatia estrutural prévia.

Portanto, o reconhecimento adequado e preciso dos eventos arrítmicos, juntamente com investigação e controle das comorbidades envolvidas, torna possível diferenciar os pacientes de maior risco, no intuito de prevenir desfechos graves. Conhecer o contexto clínico em que as arritmias ventriculares ocorrem é fundamental para proporcionar uma terapia adequada e fornecer informações prognósticas aos pacientes.

FISIOPATOLOGIA

Classicamente, os mecanismos eletrofisiológicos das arritmias são divididos em três categorias: alterações na formação, alterações na condução e distúrbios simultâneos da formação e condução do impulso elétrico. A formação anormal do impulso elétrico resulta de alterações no automatismo (hiperautomatismo ou automatismo anormal) ou por atividade deflagrada (pós-despolarização tardia ou precoce), enquanto alterações em sua condução resultam no mecanismo de reentrada. Esses são os três mecanismos deflagradores das arritmias ventriculares.

Automatismo normal e anormal

O automatismo é uma propriedade intrínseca dos miócitos, notadamente no sistema de condução, de despolarizar-se espontaneamente durante a fase 4 do potencial de ação, de modo a atingir o potencial limiar e, assim, desencadear um novo potencial de ação. Quando há liberação acentuada de catecolaminas, como, por exemplo, no feocromocitoma e na intoxicação por cocaína, o automatismo normal pode estar muito aumentado (automatismo normal exacerbado), podendo ocorrer ritmos automáticos originados no nó atrioventricular ou no sistema His-Purkinje.

O automatismo anormal origina-se de células parcialmente despolarizadas, quando o potencial de repouso dessas células é reduzido a um nível crítico, podendo ocorrer despolarização diastólica e ocasionando a formação repetitiva de impulsos. Em geral, resulta de isquemia, na fase aguda do infarto agudo do miocárdio (IAM) ou no pós-operatório de cirurgia cardíaca, ou em situações de hipoxia e acidose. Pode ainda ocorrer de maneira idiopática. Assume caráter incessante, muitas vezes de difícil controle medicamentoso.

Atividade deflagrada

Arritmias por atividade deflagrada resultam de oscilações no potencial de membrana que são originadas do potencial de ação precedente. Essas oscilações são chamadas de pós-potenciais precoces, quando ocorrem durante as fases 2 e 3 do potencial de ação, ou tardios, quando acontecem durante a fase 4. Quando o pós-potencial tem intensidade suficiente para despolarizar a célula, o potencial de ação resultante é chamado de atividade deflagrada.

Os pós-potenciais precoces estão associados a situações em que há prolongamento da repolarização. Ocorrem com maior intensidade na vigência de bradicardia, hipopotassemia ou hipomagnesemia. Podem ser induzidos por medicamentos como quinidina, procainamida, sotalol, ibutilida e amilorida, como também por hipoxia, hipercapnia e altos níveis de catecolaminas. Tem sido implicada na gênese das arritmias ventriculares polimórficas, especialmente *torsades de pointes*. Quanto menor a frequência cardíaca (FC), maior serão a amplitude do pós-potencial precoce e a probabilidade de desencadeamento de uma arritmia trigada. Portanto, a aceleração da FC pelo marca-passo temporário tem mostrado eficácia no controle e inibição da arritmia nos casos de QT longo adquirido.

Os pós-potenciais tardios são responsáveis pelas arritmias de reperfusão e arritmias da fase precoce do infarto (24 a 72 horas). Ocorrem ainda em casos de intoxicação digitálica, hipercalcemia, sob efeito de catecolaminas ou em qualquer situação que aumente o sódio intracelular, tendo como resultados finais o aumento e a sobrecarga de cálcio intracelular, pelo aumento da troca eletrogênica de sódio por cálcio. Parecem também contribuir como mecanismo eletrofisiológico das arritmias ventriculares idiopáticas com origem no trato de saída do ventrículo direito (VD) e de arritmias induzidas pelo exercício. Ao contrário do que ocorre nos pós-potenciais precoces, quanto maior a FC, maior a amplitude do pós-potencial tardio e maior a probabilidade de desencadeamento de uma arritmia trigada.

Reentrada

Mecanismo mais importante, frequente e mais bem estudado, ocorre com frequência em pacientes com cardiopatia estrutural, particularmente quando se associa a isquemia ou fibrose miocárdica, condições que interferem na velocidade de propagação do impulso elétrico. Para que ocorra há a necessidade de tecidos com modificações na velocidade de condução e no período refratário com áreas de condução lenta, bloqueio de condução e condução anisotrópica. Criam-se então duas zonas distintas: uma com condução lentificada, mas com período refratário curto, e outra com condução rápida e período refratário longo, favorecendo então a propagação circular do impulso elétrico ao redor de obstáculo anatômico ou funcional e possibilitando a reexcitação do miocárdio ventricular.

O mecanismo de gênese e perpetuação das arritmias cardíacas sofre ainda influências de fatores externos, em que as contribuições do sistema nervoso autônomo, sistema neuroendócrino, isquemia miocárdica, fármacos e estresses hemodinâmicos afetam profundamente o entendimento sobre os modelos eletrofisiológicos básicos.

CLASSIFICAÇÃO ELETROCARDIOGRÁFICA DAS ARRITMIAS VENTRICULARES

Ectopia ventricular simples

Na ectopia simples, as ESV exibem morfologia única do QRS, são isoladas (Figura 40.1) ou ocorrem em padrões de repetição intercalados com batimentos normais (bigeminismo, trigeminismo) (Figura 40.2). Costumam ocorrer após a onda T do complexo QRS precedente. Embora intervalos de acoplamento uniformes sejam a regra, podem ocorrer intervalos de acoplamento variáveis em relação ao ritmo básico.

Ectopia ventricular complexa

A ectopia ventricular complexa caracteriza-se pela ocorrência de extrassístoles repetitivas (pareadas ou taquicardia ventricular não sustentada [TVNS]), apresentam mais de uma morfologia do QRS e apresentam intervalo de acoplamento curto (usualmente durante a onda T do complexo QRS precedente) (Figura 40.3).

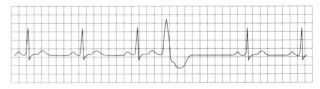

Figura 40.1 Extrassístole ventricular isolada.

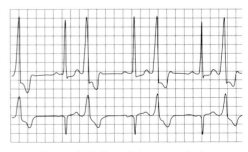

Figura 40.2 Bigeminismo ventricular.

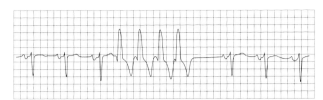

Figura 40.3 Taquicardia ventricular não sustentada.

Ritmo idioventricular acelerado

Esse ritmo se origina no ventrículo, tendo FC > 40bpm (entre 50 e 120bpm, mais frequentemente entre 70 e 85bpm), em consequência de automatismo aumentado (Figura 40.4). Autolimitado, costuma estar relacionado com isquemia miocárdica e fenômenos de reperfusão miocárdica.

Taquicardia ventricular monomórfica sustentada

A TV monomórfica sustentada é definida como uma TV com duração > 30 segundos ou de qualquer duração, desde que produza instabilidade hemodinâmica. Apresenta um único formato de QRS e uma FC que, por definição, é > 100bpm (Figura 40.5).

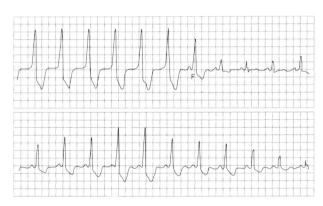

Figura 40.4 Ritmo idioventricular acelerado. (F: fusão.)

Taquicardia ventricular polimórfica

A TV polimórfica é descrita como TV com QRS de morfologias variáveis, que muitas vezes muda de um ciclo para outro e às vezes beira aquilo que poderia ser razoavelmente denominado FV. O termo não implica um mecanismo específico.

O *torsades de pointes* consiste em uma forma específica de TV polimórfica que está associada a um intervalo QT prolongado, seja ele congênito ou adquirido. O complexo QRS muda o eixo de cada batimento segundo um padrão fásico, sugerindo que os "pontos" do QRS estão torcidos ou rotacionados ao redor de um eixo (Figura 40.6). Tipicamente a arritmia inicia-se após intervalo de acoplamento curto-longo-curto. A palavra "torsades" deve ser empregada apenas no contexto de um intervalo QT prolongado, porque o mecanismo e o tratamento são diferentes das outras TV polimórficas relacionadas com isquemia aguda e outras condições.

Flutter ventricular

Consiste em uma arritmia ventricular regular com FC muito rápida, > 200bpm, habitualmente próxima de 300bpm, monomórfica, sem intervalo isoelétrico entre os complexos QRS, assumindo o aspecto de onda sinusoidal (Figura 40.7).

Fibrilação ventricular

Caracteriza-se por um ritmo ventricular irregular com ondas grosseiras. É observada marcante variabilidade quanto a morfologia, amplitude do QRS e FC (> 300bpm) (Figura 40.8).

QUADRO CLÍNICO

Os sintomas podem ser bastante variáveis. Os pacientes podem ser desde assintomáticos, cujo diagnóstico é suspeitado durante o exame clínico de rotina, até apresentar sintomas mais graves, como síncope e parada cardíaca.

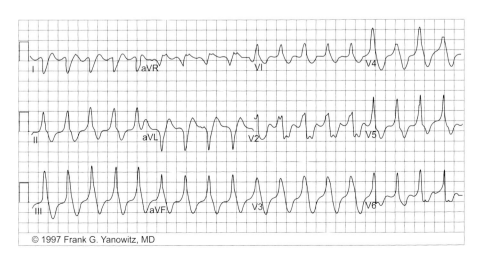

Figura 40.5 Taquicardia ventricular monomórfica sustentada.

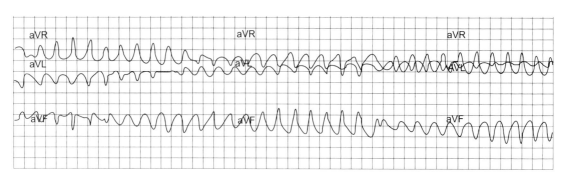

Figura 40.6 Taquicardia ventricular polimórfica sustentada.

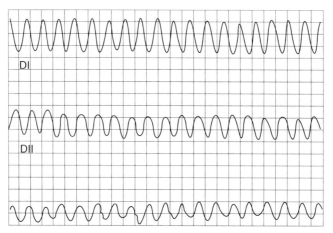

Figura 40.7 *Flutter* ventricular.

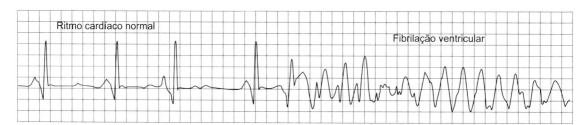

Figura 40.8 Fibrilação ventricular.

Os sintomas mais comuns são as palpitações precordiais, que podem estar associadas a dispneia, dor precordial, fadiga e tontura. Outros sintomas incluem sensação de pulsações cervicais pela contração assincrônica de átrio e ventrículo, engasgo, sensação de "soco no peito" e sensação de "vazio no epigástrio". Na maioria dos casos, essas queixas se devem a condições benignas.

Sinais e sintomas de descompensação hemodinâmica compreendem dor no peito, dispneia, sudorese profusa, hipotensão arterial ou choque, diminuição do nível de consciência e sinais de insuficiência cardíaca (IC) e devem ser sempre procurados em virtude de sua potencial gravidade.

É importante salientar que o tipo de queixa não permite definir a origem da ectopia, se atrial ou ventricular, e que exames adicionais devem ser sempre realizados nesses pacientes.

Abordagem geral

Após identificação do paciente com sintomas sugestivos de arritmia cardíaca, faz-se necessária a caracterização completa do contexto: perguntar sobre doença cardíaca subjacente, comorbidades cardiovasculares, histórico de outras doenças sistêmicas prévias ao quadro arrítmico e uso de substâncias ilícitas.

As arritmias ventriculares podem ser desencadeadas por diferentes situações: estresse emocional, fadiga, atividade física, ingestão de medicamentos, de estimulantes, e sua identificação é importante no planejamento terapêutico do paciente.

Além disso, é importante questionar sobre história familiar de morte súbita, coronariopatia ou outras cardiopatias geneticamente determinadas. Exames complementares são realizados de acordo com a história e os achados do exame físico.

Exame físico

O exame físico deve se concentrar na observação de sinais e sintomas de má tolerabilidade clínica da arritmia e na pesquisa de sinais de cardiopatia estrutural: sopros cardíacos, desvio do *ictus* precordial, sinais periféricos de baixo débito e congestão pulmonar. Entretanto, a maioria dos pacientes apresenta exame físico normal entre os episódios arrítmicos.

DIAGNÓSTICO

Diagnóstico eletrocardiográfico

O eletrocardiograma (ECG) de 12 derivações é mandatório em todos os casos suspeitos de arritmia cardíaca.

O ventrículo que dá origem às ectopias é ativado precocemente em relação ao átrio, gerando dissociação atrioventricular, e ao ventrículo contralateral, ocorrendo assincronismo na despolarização ventricular, que se manifesta por complexos QRS alargados, com duração > 120ms.

A duração do QRS será tanto maior quanto mais lenta for a condução do estímulo, podendo indicar maior comprometimento miocárdico ou uso de medicações antiarrítmicas, que retardam a condução intraventricular. Por outro lado, quando ocorre ativação do sistema His-Purkinje, a ativação ventricular é rápida, com complexos QRS mais estreitos.

Em 1991, Brugada e cols. publicaram um algoritmo para diagnóstico diferencial de taquicardias com complexos QRS largos com sensibilidade de 98% e especificidade de 97%, o qual tem sido amplamente utilizado na prática clínica.

O algoritmo de Brugada (Figura 40.9) propõe o questionamento ordenado de quatro critérios para definição do diagnóstico diferencial de TV e taquicardia supraventricular com aberrância:

1. Ausência de complexo RS em todas as derivações precordiais.
2. Intervalo do início da onda R até o nadir do S em qualquer precordial > 100ms.

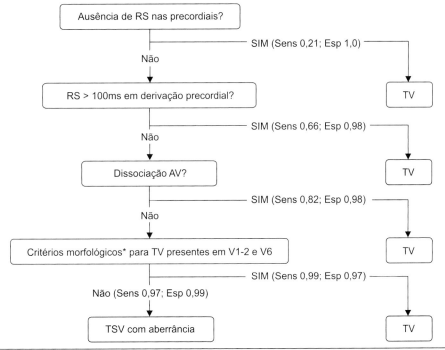

Figura 40.9 Algoritmo de Brugada para avaliação de taquicardia de complexo QRS alargado. (TV: taquicardia ventricular; TSV: taquicardia supraventricular.)

3. Presença de dissociação atrioventricular em qualquer derivação.
4. Critérios morfológicos de TV presentes em ambas as derivações precordiais V1 e V6.

Novas possibilidades de análise eletrocardiográfica têm sido buscadas progressivamente para avaliação das taquicardias de QRS alargado, sem perda da acurácia e da precisão diagnóstica. Mais recentemente (2008), Vereckei e cols. sugeriram a confecção de um novo algoritmo com melhores sensibilidade e valor preditivo para diagnóstico de TV, quando comparado aos critérios de Brugada. Consiste na avaliação exclusiva da derivação aVR, uma vez que esta é a derivação com maior probabilidade de diferenciar TV da taquicardia supraventricular (TSV). A frente de onda da ativação ventricular nessa derivação durante TSV é tipicamente negativa e de início rápido, como ocorre em ritmo sinusal. Nas TV originadas da parede inferior ou apical dos ventrículos, a ativação de aVR apresenta positividade com onda R proeminente, enquanto nas TV com origem em outras regiões apresenta diferentes padrões de ativação, mas com início lento da ativação do complexo QRS.

Esse algoritmo (Figura 40.10), com base na análise de aVR, também segue uma ordem de quatro passos:

1. Presença de onda R inicial na derivação aVR.
2. Presença de onda r ou q com duração > 40ms em aVR.

3. Presença de incisura na porção descendente de complexo QRS, quando este é predominantemente negativo em aVR.
4. Índice comparativo da velocidade de ativação na porção inicial e final do QRS (vi/vt) < 1.

Ainda que o paciente não esteja com arritmia no momento da avaliação, o ECG é de grande utilidade por possibilitar a avaliação do ritmo de base do paciente, sua FC, o padrão de condução intraventricular e da repolarização ventricular, além da análise de áreas eletricamente inativas ou sinais clássicos das cardiopatias geneticamente determinadas.

Eletrocardiograma de 24 horas (Holter)

O Holter é uma ferramenta de grande utilidade para avaliação das arritmias cardíacas. Possibilita a análise de informações importantes, como ciclo circadiano do ritmo e da FC, quantificação e caracterização das arritmias, além de promover a correlação dos sintomas com alterações eletrocardiográficas. Torna possível ainda a análise do controle terapêutico, seja ele medicamentoso, após implante de marca-passo e/ou após realização de procedimentos ablativos, além da avaliação do risco de futuros eventos arrítmicos.

As arritmias ventriculares malignas geralmente são decorrentes da interação de três condições: presença de substrato (fibrose, cicatriz), fator disparador (extrassístoles) e fator modulador (sistema nervoso autônomo). O sistema Holter permite a avaliação das últimas duas condições (presença de ectopias ventriculares e no sistema nervoso autônomo) pela variabilidade da FC.

A presença de ectopia ventricular durante a gravação tem baixo valor preditivo positivo para morte súbita. No entanto, se associado a outros marcadores, como fração de ejeção (FE), cardiopatia de base, ECG de alta resolução positivo e variabilidade do RR, tem seu valor preditivo aumentado.

Radiografia de tórax

Consiste em um método simples, facilmente acessível e de baixo custo, que fornece informações importantes acerca da presença de cardiopatia estrutural associada: tamanho da área cardíaca, aumentos específicos de regiões da silhueta cardíaca, presença e grau de congestão pulmonar, além da presença de dispositivos como marca-passo ou cardiodesfibrilador implantável (CDI).

Ecocardiograma com Doppler

Esse método de imagem é o mais frequentemente utilizado na avaliação dos pacientes com arritmias ventriculares, por ser mais barato e mais facilmente disponível do que os outros (ressonância nuclear magnética [RNM] e tomografia computadorizada). Possibilita a identificação de patologias com risco aumentado de morte súbita, como cardiomiopatia hipertrófica, valvopatias, miocárdio não compactado,

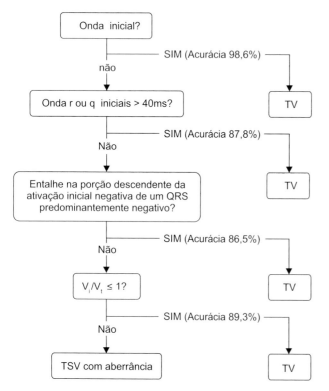

Figura 40.10 Algoritmo de Vereckei com base na análise exclusiva de aVR para avaliação de taquicardia de complexo QRS alargado. (V_i: voltagem inicial; V_t: voltagem terminal.)

displasia arritmogênica de VD, cardiomiopatia dilatada e alterações sugestivas de cardiopatia isquêmica.

A existência de arritmias ventriculares associadas à baixa fração de ejeção do ventrículo esquerdo (FEVE < 40%) em pacientes com cardiopatia dilatada de origem isquêmica ou não é um preditor de maior risco de morte súbita.

O ecocardiograma com Doppler tem utilidade limitada na avaliação de doenças cardíacas elétricas primárias e é relativamente insensível nos casos de cardiopatia ventricular direita na fase inicial.

Tomografia computadorizada e ressonância nuclear magnética

Exames de imagem menos disponíveis na prática clínica e mais caros, promovem a avaliação pormenorizada da função cardíaca e a análise da topografia, além de detectar a presença de lesões coronarianas. A RNM torna possível a avaliação de alterações no miocárdio, como a presença de fibrose com realce tardio, e possibilita melhor avaliação de displasia arritmogênica de VD e miocárdio não compactado.

Cineangiocoronariografia

Sua importância reside na detecção ou exclusão da presença de doença coronariana em pacientes com TV. Pacientes com coronariopatia passível de tratamento percutâneo ou cirúrgico devem ter a doença isquêmica tratada inicialmente, procedimento que pode ser suficiente para evitar a recorrência de TV.

PATOLOGIAS ESPECÍFICAS E SEUS TRATAMENTOS

Arritmia ventricular com coração normal

As extrassístoles e TV que ocorrem em coração normal, também chamadas idiopáticas, geralmente têm prognóstico excelente, e a ocorrência de morte relacionada com a arritmia é extremamente rara.

Representam 10% dos casos de TV avaliadas em laboratórios de eletrofisiologia dos EUA e 20% das TV no Japão.

As ESV de coração normal podem se originar na via de saída do VD, na artéria pulmonar, no anel tricúspide, na região inferosseptal do VE, nas cúspides aórticas ou em suas imediações, próximo à valva mitral, na via de saída do VE, na continuidade mitroaórtica, no músculo papilar do VE e na região epicárdica entre as vias de saída do VD e do VE.

Apesar de o risco de morte por causa arrítmica nessa condição ser baixo, o risco de taquicardiomiopatia deve ser sempre considerado, o que obrigaria avaliações periódicas para o diagnóstico precoce dessa condição.

Extrassístoles de via de saída são a forma mais comum de TV idopática. Em 60% a 80% dos casos têm origem na via de saída do VD e em 10% a 15% podem localizar-se na via de saída do VE. Apresentam a mesma etiologia e o mesmo mecanismo eletrofisiológico: atividade deflagrada dependente do AMPc, além de serem sensíveis à adenosina. O ECG de base é normal na maioria dos pacientes, podendo haver bloqueio de ramo direito em até 10% dos casos.

As ESV de via de saída do VD são mais comuns em mulheres, geralmente entre a terceira e a quinta década de vida, e seu aparecimento é facilitado por catecolaminas. São facilmente desencadeadas por esforço ou surgem na fase de recuperação de um teste ergométrico. Podem ainda ser registradas em situações de estresse emocional ou fadiga. Devido a sua localização, apresentam-se ao ECG com morfologia de bloqueio de ramo esquerdo (BRE) e eixo inferior no plano frontal (QRS positivo em D2, D3 e aVF), com transição de onda R/S no plano horizontal em V3-V4. Os complexos QRS se apresentam, geralmente, com entalhes e com duração ao redor de 120ms (Figura 40.11).

As ESV que se originam na via de saída do VE, com a mesma frequência em homens e mulheres, apresentam comportamento similar ao dos ESV do VD. Morfologi-

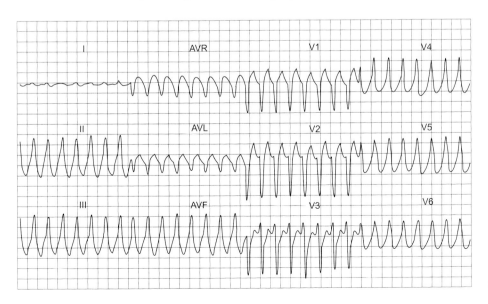

Figura 40.11 Taquicardia ventricular de via de saída do VD.

camente, têm o eixo inferior localizado no plano frontal (QRS positivo em D2, D3 e aVF), mas no plano horizontal a transição de onda R/S é mais precoce, correndo de V1 para V2 ou V3 (Figura 40.12).

As ectopias originadas do sistema His-Purkinje do VE são também conhecidas como extrassístoles fasciculares e são a forma de taquicardia idiopática mais comum do VE. Geralmente acometem homens (60% a 80%) dos 15 aos 40 anos de idade, costumam ser paroxísticas e podem estar relacionadas com estimulação por catecolaminas, estresse emocional ou esforço físico. São sensíveis ao uso do verapamil. Apresentam morfologia de bloqueio de ramo direito com desvio do eixo superior e para a esquerda em 90% a 95% dos pacientes (origem no fascículo posteroinferior do ramo esquerdo – Figura 40.13), ou para a direita, em 5% a 10% dos casos (quando se originam no fascículo anterossuperior do ramo esquerdo). Devido à proximidade, causam despolarização rápida do sistema His-Purkinje, por mecanismo de reentrada, gerando complexos com duração de no máximo 120ms e sendo facilmente confundidas com taquicardia supraventricular com condução aberrante.

Atenção especial deve ser dada a pacientes com ectopia ventricular frequente e disfunção ventricular esquerda. Quando a carga arrítmica supera 15% a 20% nas 24 horas, existe a possibilidade de taquicardiomiopatia. Seu diagnóstico é evolutivo, quando se observa dilatação progressiva das câmaras ventriculares no seguimento com exames de imagem, ou retrospectivo, quando o tratamento e a redução da incidência das ectopias provocam regressão da disfunção ventricular. As ectopias mais frequentemente associadas a essa complicação são as com morfologia de BRE (originadas no VD), ectopias com complexo QRS muito alargado ou que apresentam uma fase de ascensão lenta.

O tratamento é voltado para o alívio dos sintomas e a prevenção de cardiomiopatia taquicardia-induzida, uma vez que morte súbita é evento raro. Em pacientes assintomáticos, o tratamento antiarrítmico medicamentoso pode ser dispensado. Orientações gerais devem ser sempre fornecidas no intuito de reduzir os estímulos desencadeadores de arritmia, como evitar consumo de álcool, cigarro, café e outros estimulantes, como cocaína, heroína e derivados, bem como alguns medicamentos, sempre que possível (p. ex., teofilina, salbutamol). Quando necessário, o tratamento medicamento de escolha consiste no uso de betabloqueador, com resposta em 25% a 50% dos pacientes, sendo a melhora dos sintomas o critério de sucesso terapêutico. Bloqueadores de canal de cálcio não diidropiridínicos, verapamil e diltiazem, são opções terapêuticas, utilizados isoladamente ou em associação aos betabloqueadores, com taxa de efetividade em cerca de 25% a 30% dos casos, principalmente nas ectopias fasciculares. Ectopias refratárias podem se beneficiar com o uso de propafenona, sotalol ou amiodarona, sendo sua grande desvantagem os inúmeros efeitos adversos.

Ainda como opção terapêutica, naqueles pacientes que apresentam sintomas de difícil controle e intolerância à terapia instituída, ou para aqueles que por opção própria desistem da terapia medicamentosa prolongada, está indicada a ablação do foco arritmogênico por radiofrequência. A ablação é segura e eficaz, com alta taxa de sucesso (> 90%) e índice de recorrência de aproximadamente 10%.

Doença cardíaca isquêmica (DCI)

Arritmias ventriculares frequentemente são a primeira manifestação da doença arterial coronariana e a principal causa de morte súbita tanto na fase aguda como na fase crônica do IAM.

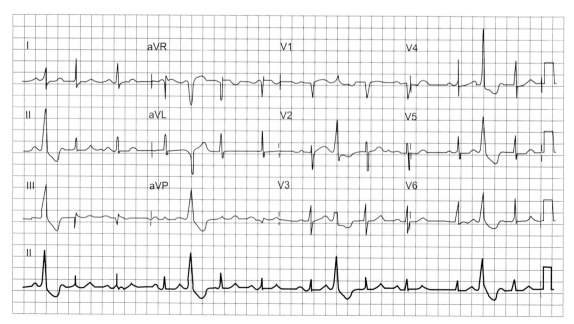

Figura 40.12 Extrassístole ventricular de via de saída do VE.

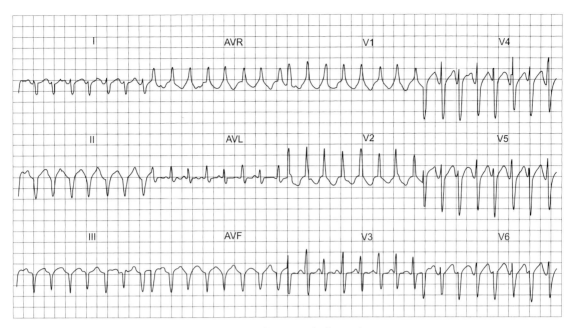

Figura 40.13 Taquicardia fascicular.

Mesmo quando eficazmente revertidas, estão associadas a maior mortalidade intra-hospitalar. A TV polimórfica e a fibrilação atrial que ocorrem nas primeiras 48 horas do IAM não aumentam o risco em longo prazo, provavelmente por tratar-se de substrato temporário, apresentando prognóstico extra-hospitalar semelhante ao dos que não cursaram com essas arritmias. Por outro lado, a TV monomórfica, mesmo precoce, parece estar relacionada com substrato permanente, formado a partir de cicatrização de área previamente isquêmica, e aumento de mortalidade intra e extra-hospitalar.

A reentrada é o mecanismo eletrofisiológico responsável por grande parte das TV monomórficas sustentadas na cardiopatia isquêmica. O substrato consiste na presença de miócitos viáveis entremeados a áreas de necrose e fibrose que determinam zonas de condução lenta do estímulo elétrico, com diferentes refratariedades, satisfazendo as condições necessárias para que o mecanismo de reentrada se estabeleça.

A primeira conduta consiste na identificação e no tratamento da isquemia. A isquemia miocárdica é um fator desencadeante da TV pelo potencial de instabilizar o circuito arritmogênico, ocasionando quadros clínicos potencialmente fatais. O estudo CABG-Path mostrou que mesmo nos casos de "alto risco" de arritmias o cardiodesfibrilador implantável (CDI) não obteve benefício na sobrevida quando os pacientes apresentavam indicação de revascularização miocárdica e, portanto, devem ser instituídos uma detalhada avaliação da circulação coronariana e, se indicado, tratamento percutâneo ou cirúrgico. Concluída essa etapa, caso ainda persistam arritmias ventriculares, procede-se à avaliação de risco.

Vários marcadores de risco têm sido estudados. No entanto, até o momento, nenhum tem se mostrado decisivo na estratificação do risco e identificação de pacientes com alto risco de morte súbita por arritmia maligna. Dentre eles, a FE tem sido considerada a mais importante e foi utilizada como critério de inclusão nos grandes estudos randomizados sobre o assunto (MUSTT, MADIT, MADIT II, SCD-HeFT). Recomenda-se que a função ventricular seja avaliada 40 dias após o infarto.

Com base nesses grandes estudos, pacientes com FE < 30% apresentaram alto risco de morte súbita cardíaca arrítmica, justificando implante de CDI a despeito da presença ou não de arritmias ventriculares, como mostrado no estudo MADIT II, que registrou redução de 31% na mortalidade com o uso do CDI. A indução de TV no estudo eletrofisiológico (EEF) conferiu pior prognóstico àqueles pacientes com FE entre 30% e 40%, mas não houve aumento de mortalidade naqueles com FE < 30%, o que se justifica pelo fato de a FE < 30% por si só já ser indicativa de alto risco, independentemente do resultado do EEF.

Outro marcador avaliado foi a quantificação de extrassístoles ventriculares no Holter de 24 horas. Suas maiores incidência (> 10/hora) e complexidade (acopladas ou polimórficas) foram associadas a maior mortalidade em 6 meses (5,4% e 4,8% vs. 2%) pelo estudo GISSI 2. A presença de TV não sustentada no Holter de 24 horas tem baixo valor preditivo e baixa reprodutibilidade e parece ter importância naqueles pacientes com FE entre 30% e 40%, quando pode indicar a necessidade de maior estratificação de risco com a realização de EEF. Outros marcadores parecem inferir pior prognóstico, dentre eles: aumento da duração do QRS, baixa variabilidade RR e microalternância de onda T.

Para prevenção e tratamento de recorrência dos eventos arrítmicos podem ser utilizados agentes antiarrítmicos, ablação por radiofrequência, cirurgia para remoção do substrato arritmogênico e implante de cardiodesfibriladores. No entanto, jamais foi demonstrado que o tratamento da ectopia por si só melhora o prognóstico. O prognóstico está relacionado com o grau de disfunção do VE.

O betabloqueador é o medicamento-chave no tratamento farmacológico a longo prazo das arritmias ventriculares após infarto do miocárdio, por sua ação comprovada no tratamento da doença coronariana e da disfunção miocárdica dela decorrente, com melhora na sobrevida. Nos casos de pacientes com ectopias sintomáticas, TVNS ou TVS bem tolerada e FEVE preservada, em que os betabloqueadores já estejam sendo utilizados, recomenda-se o uso da amiodarona ou do sotalol. O uso isolado da amiodarona não comprovou redução da mortalidade, ao contrário de sua associação com betabloqueadores, que demonstrou redução tanto na mortalidade arrítmica como não arrítmica. Nos casos de disfunção ventricular, a amiodarona é preferida em virtude dos efeitos inotrópicos negativos e pró-arrítmicos do sotalol. O tratamento com medicação antiarrítmica de classe IC foi associado a uma taxa de mortalidade aumentada.

Em caso de ritmo idioventricular acelerado, muitos episódios são benignos e transitórios, não necessitando tratamento medicamentoso. Fora do período peri-infarto é raro, devendo ser afastadas outras causas: intoxicação digitálica, hipopotassemia ou hipomagnesemia. Não há dados que correlacionem ritmo idioventricular acelerado com TV, fibrilação ventricular ou arritmias graves e, portanto, não é necessário tratamento quando a arritmia é assintomática. Nos casos sintomáticos, antiarrítmicos e/ou ablação focal podem ser necessários.

Ablação por cateter com aplicação de radiofrequência, cujo alvo é a interrupção do circuito de reentrada, é uma opção terapêutica utilizada principalmente nos casos de TV monomórfica frequente ou incessante que não responde ao tratamento clínico, em pacientes com CDI e terapias repetidas por eventos arrítmicos, ou ainda naqueles pacientes intolerantes à medicação antiarrítmica. O sucesso do procedimento varia de 40% a 80% e a recidiva pode atingir até 10% dos casos. Deve-se ressaltar que não existem evidências de que esse procedimento reduza a mortalidade cardíaca global e súbita, mas é uma alternativa para o controle dos episódios arrítmicos e a melhora na qualidade de vida dos pacientes com episódios recorrentes de TV.

Aqueles pacientes com disfunção sistólica significativa de VE frequentemente necessitam CDI para prevenção de morte súbita. O CDI é a alternativa terapêutica mais segura e eficaz nas condições de alto risco após infarto do miocárdio.

Estudos de prevenção primária de morte súbita, como MADIT, MUST, MADIT II e SCD-HeFT, comparando a utilização de CDI com placebo e/ou amiodarona em pacientes de alto risco para morte súbita e mortalidade cardíaca, demonstraram melhora na sobrevida nos pacientes tratados com CDI. No estudo MADIT II (2002), os benefícios obtidos em termos de mortalidade total nessa população de pacientes que receberam CDI consistiram em diminuição de 5% no risco absoluto durante um período de seguimento, em média, de 20 meses (fármacos 19,6% vs. CDI 14,2%). Publicado em 2005, o estudo *Sudden Cardiac Death in Heart Failure Trial* (SCD-HeFT), sobre a profilaxia primária com CDI para pacientes apresentando IC, mostrou redução de 7% no risco absoluto de mortalidade por todas as causas em 5 anos. Assim, pacientes com disfunção do VE (FEVE < 35%) e sintomas de IC de classes funcionais da New York Heart Association (NYHA) II ou III, que estejam sob terapia médica ideal, são candidatos à prevenção primária com CDI (classe I). No estudo SCD-HeFT, o benefício alcançado em termos de mortalidade anual absoluta foi de aproximadamente 1,4%. Isso sugere a obtenção de um benefício de curta duração relativamente limitado. Os candidatos adequados, portanto, devem ter chances razoáveis de sobrevida pelo menos por vários anos. Outros pacientes com doença coronariana que podem ser beneficiados pelo uso de CDI na ausência de parada cardíaca recuperada (PCR) ou TV sustentada espontânea incluem aqueles com TV induzível ao EEF e com FEVE intermediária (30% a 40%) (classe I).

As indicações atuais excluem pacientes com menos de 40 dias do IAM com base no estudo DINAMIT, que avaliou o uso de CDI em pacientes vítimas de IAM com disfunção ventricular (FE < 0,35) e IAM recente. O CDI foi implantado entre o sexto e o 40º dia após o infarto e não se associou a redução na mortalidade total em relação aos que não receberam CDI.

Meta-análise de estudos de ressuscitados de uma PCR em decorrência de FV ou com TV hemodinamicamente significativa, incluindo grandes estudos (AVID, CIDS, CASH), demonstrou melhora significativa da sobrevida nos pacientes do grupo de CDI, comparado ao da amiodarona, principalmente naqueles com FE < 35%. Houve redução de 25% no risco relativo entre os pacientes submetidos à implante de CDI *vs.* aqueles submetidos ao tratamento medicamentoso, geralmente com amiodarona.

Cardiomiopatia dilatada idiopática

No paciente com cardiomiopatia de etiologia não isquêmica, os maiores preditores de morte súbita são: recuperados de parada cardíaca, TVS prévia documentada, disfunção ventricular com FE ≤ 35%, síncope, presença de BRE e hiponatremia. A etiologia arrítmica é a principal causa de morte em pacientes com classes funcionais I e II, enquanto a disfunção ventricular progressiva tem sido implicada como principal causa de morte naqueles pacientes com classe funcional IV.

O principal mecanismo envolvido na TVS da cardiopatia dilatada idiopática, como na cardiopatia isquêmica, é a reentrada, sendo menos frequentes a atividade deflagrada e o automatismo anormal. Uma arritmia encontrada nesse grupo é a TV ramo a ramo, que consiste em um mecanismo de reentrada utilizando o sistema His-Purkinje, tratável com ablação do ramo direito ou esquerdo. Sua identificação é importante, pois trata-se de uma arritmia potencialmente curável por ablação com cateter de radiofrequência, com taxa de cura de 95%.

Os exames eletrofisiológicos são recomendados para pacientes com palpitações sustentadas refratárias à medicação, síncope ou suspeita de TV ramo a ramo.

O uso empírico de antiarrítmicos pode não promover benefícios. Apesar de a amiodarona ser o único antiarrítmico permitido, os resultados são controversos. O estudo GESSICA avaliou o papel da amiodarona na prevenção de morte súbita em 516 pacientes com FE < 35% ou cardiomegalia, classe funcional II-III e com arritmia no Holter, mostrando redução da mortalidade total e súbita pela amiodarona. Posteriormente, o estudo CHF-STAT não mostrou redução de mortalidade total e súbita com amiodarona, a despeito da redução das taxas de arritmia. Mais recentemente o estudo SCD-HeFT, comparando a amiodarona com CDI em uma população igualmente dividida entre isquêmicos e não isquêmicos, mostrou que a amiodarona não afetou a sobrevida, enquanto o CDI reduziu a mortalidade total em 23%. Nenhum estudo relatou piora da sobrevida com o uso da amiodarona.

Os pacientes com cardiomiopatia dilatada, sem comorbidades que limitem a sobrevida a menos de 1 ano, com sintomas de insuficiência cardíaca congestiva (ICC) de classe de NYHA II-III e otimizados do ponto de vista medicamentoso, com FEVE < 35%, têm indicação para implantação de CDI para prevenção primária da morte súbita (classe IIa) (SCD-HeFT). Os pacientes apresentando sintomas de ICC de classe funcional de NYHA I não foram estudados tão extensivamente e, portanto, apresentam indicação menos convincente para implantação de CDI.

Os pacientes ressuscitados de parada cardíaca ou que apresentam TV hemodinamicamente instável na ausência de causa reversível devem ser submetidos a implante de CDI, desde que não haja expectativas de que as comorbidades possam limitar a sobrevida a menos de 1 ano.

Cardiomiopatia chagásica

A cardiomiopatia chagásica tem alta prevalência no Brasil e na América Latina. Estima-se que 60% dos óbitos sejam decorrentes de morte súbita, podendo ser também decorrentes de IC e fenômenos tromboembólicos.

Pacientes com cardiomiopatia chagásica usualmente apresentam alta densidade de arritmia ventricular, principalmente aqueles com alteração eletrocardiográfica, disfunção ventricular regional ou global e IC. Nesses pacientes, o Holter deve ser realizado independentemente dos sintomas, pois pode identificar arritmias complexas, com impacto no prognóstico.

Em cardiopatas crônicos, foi descrito (Rassi, 2006) um escore de risco utilizando seis fatores prognósticos identificados por análise multivariada e seguimento a longo prazo. As variáveis com valor prognóstico independente foram: classe funcional III ou IV (5 pontos), cardiomegalia à radiografia (5 pontos), disfunção ventricular no ecocardiograma (3 pontos), TVNS ao Holter (3 pontos), baixa voltagem do QRS (2 pontos) e sexo masculino (2 pontos). Com base nesse escore (escore de Rassi), os pacientes com baixo risco (escore 0 a 6 pontos) tiveram mortalidade de 10%, os de risco intermediário (escore 7 a 11 pontos) tiveram mortalidade de 44% e os de alto risco (escore 12 a 20 pontos) apresentaram mortalidade de 84% em 10 anos de seguimento.

O tratamento da IC com a terapia padrão utilizando inibidores da enzima de conversão da angiotensina (IECA) e betabloqueadores tem grande impacto na sobrevida e na prevenção de morte súbita dos pacientes chagásicos.

Nos pacientes sintomáticos, com arritmia ventricular complexa e disfunção ventricular, a amiodarona é o fármaco mais utilizado e eficaz no controle da arritmia, sem evidências concretas de sua efetividade na prevenção de morte súbita. O único grande estudo que incluiu pacientes chagásicos foi o GESSICA, em que somente 10% dos pacientes estudados eram portadores de cardiomiopatia chagásica. Nesse estudo, a amiodarona foi eficaz na prevenção de morte total e súbita. Até hoje, nenhum estudo clínico randomizado em larga escala, comparando a eficácia do CDI com fármaco ativo ou placebo na cardiopatia chagásica, foi publicado. Não há qualquer evidência científica que sustente a indicação de CDI na prevenção primária de morte súbita cardíaca e, portanto, neste momento, não há recomendação a ser sugerida.

Cardiomiopatia hipertrófica (CMH)

A CMH é a mais comum das doenças cardíacas genéticas. Doença de herança autossômica dominante, é causada por mutações em genes que codificam proteínas dos sarcômeros cardíacos, com prevalência de 1:500 na população geral. Afeta igualmente homens e mulheres, sendo causa particularmente comum de morte súbita em adultos jovens, incluindo atletas treinados.

A morte súbita pode ser a primeira manifestação da CMH. Os pacientes que apresentam maior risco de morte súbita por FV ou TV instável são nitidamente aqueles que já foram ressuscitados de uma FV ou TV prévia. Nesses casos, está indicado o implante de CDI.

O indivíduo assintomático com CMH conhecida é mais desafiador. Os fatores de risco mais importantes para morte súbita em caso de CMH incluem: antecedente familiar de morte súbita atribuído à CMH, identificação de gene mutante de alto risco, síncope inexplicável recorrente, TVNS no Holter, resposta pressórica anormal no teste de esforço com padrão de hipotensão e espessamento miocárdico > 30mm. Não há fármacos conhecidos capazes de prevenir a morte súbita, podendo ser considerado o uso de um CDI para esses pacientes.

Costuma-se considerar a amiodarona o agente antiarrítmico mais efetivo para pacientes sintomáticos com CMH, porém sua utilidade na prevenção de morte súbita é controversa. Para os casos em que o uso de CDI é inviável, a amiodarona pode ser oferecida na tentativa de diminuir a recorrência de TV ou FV. Seu uso em pacientes assintomáticos apresentando fatores de risco associados à morte súbita em geral não está indicado no intuito de evitar a morte súbita. Amiodarona pode ainda ser utilizada para reduzir choques de CDI.

Displasia arritmogênica de ventrículo direito

A displasia arritmogênica de VD (Figura 40.14) é caracterizada pela presença de infiltração lipomatosa do miocárdio, infiltrado inflamatório e fibrose, com consequentes adelgaçamento e dilatação do VD, podendo, mais raramente, estender-se para o VE. Está associada à morte súbita por arritmias ventriculares geradas por circuitos de reentrada nas fibras miocárdicas entremeadas ao tecido fibrogorduroso. Predomina no sexo masculino e quase sempre ocorre em pacientes jovens.

O objetivo do tratamento consiste na prevenção de TV e morte súbita. A supressão da arritmia ventricular pode ser alcançada com o uso de agentes antiarrítmicos, sendo o sotalol, em geral, mais efetivo do que a amiodarona ou os betabloqueadores. Ainda não se conhece o efeito dessas medicações na morte súbita.

O CDI é a única ferramenta eficaz na prevenção de morte súbita nesses pacientes. Portanto, naqueles pacientes de alto risco, doença extensa (em especial com envolvimento do VE), síncope inexplicável, TVS ou história familiar de morte súbita, o implante do CDI deve ser considerado.

Nos casos de parada cardíaca recuperada, o implante de CDI é recomendado. Quando um CDI é inviável, agentes antiarrítmicos (sotalol ou amiodarona) podem ser úteis para pacientes sintomáticos ou indivíduos assintomáticos considerados em situação de risco. A ablação pode ser considerada para pacientes nos quais os agentes antiarrítmicos são intolerados ou ineficazes. Pela natureza progressiva da doença, várias morfologias de TV são induzidas no EEF, e a ablação dos múltiplos circuitos necessita, em alguns casos, procedimentos repetidos.

Síndrome do QT longo congênito

Reconhecida clinicamente desde 1957, a síndrome do QT longo congênito pode se manifestar de maneira recessiva relacionada com a surdez, conhecida como síndrome de Jervell-Lange-Nielsen, ou de maneira dominante, sem surdez, na síndrome de Romano-Ward. Caracteriza-se por alteração genética nos canais de sódio e potássio, com aumento da duração do potencial de ação das células miocárdicas, consequente prolongamento do intervalo QT e predisposição ao desenvolvimento de arritmias ventriculares malignas, TV polimórfica tipo *torsades de pointes* e FV. Tipicamente a arritmia ocorre depois de uma sequência denominada ciclo curto-longo-curto: após uma pausa, geralmente decorrente de ESV ou por fenômeno bradiarrítmico, o batimento sinusal apresenta um prolongamento do intervalo QT corrigido (QTc) e uma onda T bizarra, iniciando-se a TV polimórfica (Figura 40.15). Síncope, crises convulsivas e paradas cardíacas são as apresentações mais comuns e ocorrem em cerca de 60% dos pacientes.

Estudo clássico, envolvendo 647 pacientes com síndrome de QT longo congênito, realizado por Priori e cols., estimou o risco de eventos nos pacientes com idade < 40 anos. Um intervalo QT corrigido > 500ms em pacientes portadores de LQT1, LQT2 ou homens portadores de LQT3 foi relacionado com alto risco de evento (síncope ou parada cardíaca – geralmente > 50%). Mulheres com LQT3 independente do QTc, homens com LQT3 e mulheres com

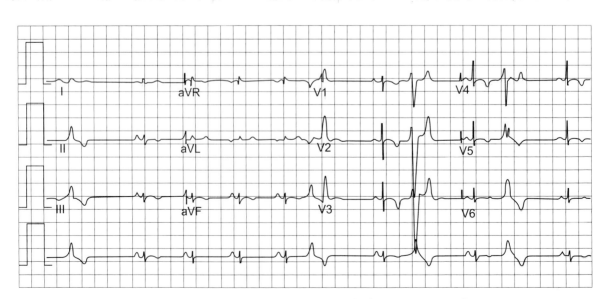

Figura 40.14 Eletrocardiograma de paciente com displasia arritmogênica de VD.

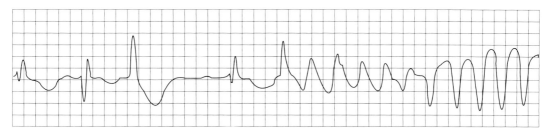

Figura 40.15 Ciclo curto-longo-curto seguido do desencadeamento de TV polimórfica (*torsades de pointes*).

LQT2 que apresentavam QTc < 500ms apresentaram risco intermediário (30% a 49%) de eventos. Os pacientes sob menor risco (< 30%) observados foram os com LQT1 e homens com LQT2 com QTc < 500ms (Figura 40.16).

O tratamento medicamentoso consiste no uso de betabloqueadores mesmo naqueles pacientes assintomáticos. Nos pacientes que se apresentam com quadro clínico de síncope, pode ser útil o uso de betabloqueadores, implante de marca-passo ou simpatectomia. Em pacientes com síncope recorrente apesar dessas medidas, o uso do CDI pode ser considerado. O EEF é de pouca utilidade nessa patologia.

Pacientes recuperados de parada cardíaca apresentam alto risco de desenvolver novos episódios e, portanto, o implante de CDI está indicado. O planejamento terapêutico com base no perfil genético ainda não é uma realidade em nosso meio devido à dificuldade na realização dos testes genéticos.

Síndrome do QT longo induzido

Mais frequente em mulheres, seu mecanismo se dá por despolarizações diastólicas precoces (atividade deflagrada). Pode ocorrer devido a distúrbios metabólicos (especialmente hipopotassemia) ou ao efeito pró-arrítmico de diversos medicamentos. Uma extensa lista de fármacos pode provocar alteração na repolarização ventricular com aumento do QTc. A arritmia encontrada é a TV polimórfica do tipo *torsades de pointes*, e o tratamento consiste na suspensão imediata dos fármacos implicados.

Síndrome do QT curto

Doença genética extremamente rara, provocada por modificações no canal de potássio, caracteriza-se pela presença de intervalo QT curto (Figura 40.17), em geral < 300ms, e alto risco de morte súbita por TV polimórfica ou FV. O único tratamento eficaz na prevenção de morte súbita nesses pacientes, até o momento, é o CDI.

Síndrome de Brugada

A síndrome de Brugada, descrita em 1992, é uma síndrome clinicoeletrocardiográfica provocada por defeito no canal de sódio. Consiste em anormalidades eletrocardiográficas características (elevação do segmento ST nas derivações precordiais direitas com concavidade característica) e predisposição para ocorrência de arritmias ventriculares com risco aumentado de síncope e morte súbita. Sua transmissão é autossômica dominante, e há predomínio no sexo masculino.

A estratificação de risco é baseada na presença de sintomas, no padrão eletrocardiográfico, no histórico familiar e no resultado do EEF. Pacientes assintomáticos com EEF negativo devem ser seguidos clinicamente. Pacientes sintomáticos com padrão eletrocardiográfico de Brugada tipo 1 espontâneo (Figura 40.18), EEF positivo ou recuperados de parada cardíaca devem ser submetidos ao implante de CDI. O CDI é o único tratamento clinicamente eficaz na prevenção de morte súbita nesses pacientes. Na impossibilidade do uso de CDI, ou em pacientes com terapias apropriadas frequentes, o uso de quinidina ou cilostazol parece reduzir os eventos arrítmicos.

Taquicardia ventricular polimórfica catecolaminérgica

Síndrome genética autossômica dominante, determinada por alteração nos canais de cálcio cardíacos, caracteriza-se pela ocorrência de TV polimórfica em situações de aumento do tônus simpático como a prática de exercícios físicos e o estresse emocional, em pacientes com ECG de repouso normal e um coração estruturalmente normal (Fi-

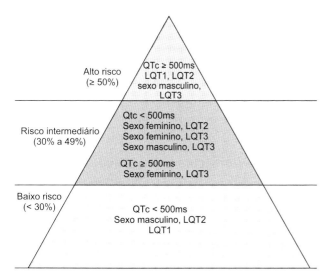

Figura 40.16 Estratificação de risco (síncope, parada cardíaca ou morte súbita) antes dos 40 anos de idade de acordo com sexo e genótipo.

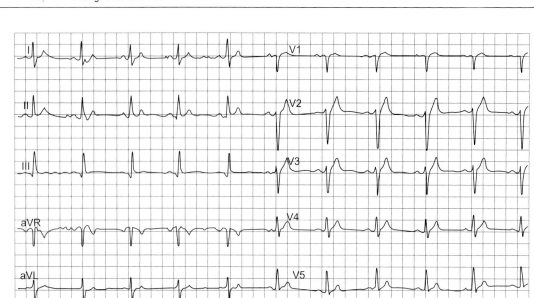

Figura 40.17 QT curto.

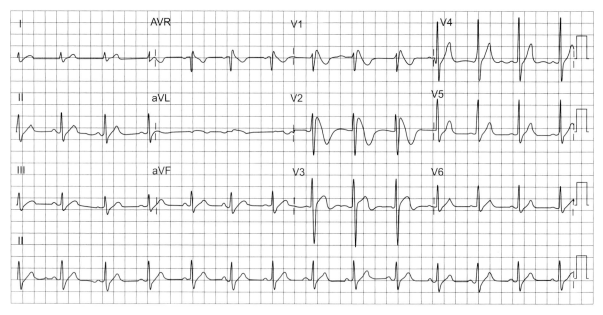

Figura 40.18 Padrão de Brugada tipo 1.

gura 40.19). Em geral, os sintomas – síncope e parada cardíaca – ocorrem na infância e o diagnóstico é feito por meio da história clínica, Holter e teste de esforço. O EEF é de pouca utilidade nessa patologia.

O tratamento farmacológico de primeira linha consiste no uso de betabloqueadores. O implante do CDI, concomitantemente à terapia com betabloqueador, está indicado para aqueles que sobreviveram a uma parada cardiorrespiratória, podendo ser considerado para pacientes que apresentam síncope ou TVS apesar do uso dos betabloqueadores.

Fibrilação ventricular idiopática

Recentemente foram descritos casos de pacientes recuperados de parada cardíaca em FV, nos quais se observou uma deformidade específica ao final do intervalo QRS, relacionada com a despolarização tardia ou repolarização precoce. Embora um CDI seja evidentemente apropriado para indivíduos ressuscitados de parada cardíaca, nos demais as anormalidades de ECG descritas podem ser sutis e inespecíficas, tornando necessárias investigações adicionais para definição do risco e do tratamento.

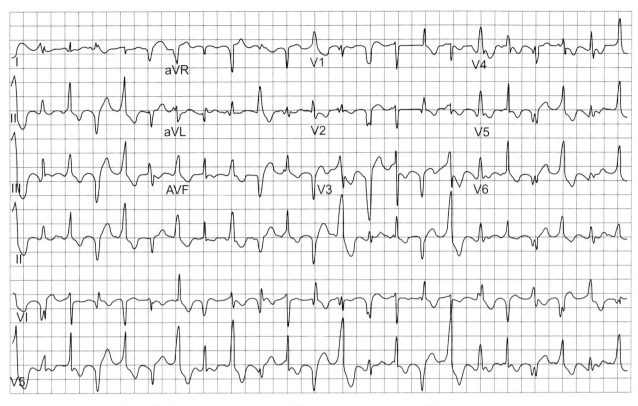

Figura 40.19 Taquicardia ventricular bidirecional em paciente com TV catecolaminérgica.

Extrassístole ventricular de acoplamento ultracurto

Caracterizado por padrão eletrocardiográfico que mostra intervalo de acoplamento extremamente pequeno (< 300ms) (Figura 40.20), sem doença estrutural identificável, seu mecanismo patogenético ainda não está bem definido e sua presença predispõe ao desencadeamento de TV polimórfica. Verapamil é o único fármaco que consistentemente, mas não constantemente, suprime a arritmia no ECG. No entanto, esse efeito benéfico não previne morte súbita. Não foi observada eficácia com antiarrítmicos de classe I – amiodarona ou betabloqueadores. CDI é fortemente sugerido nos caso de desenvolvimento de TV.

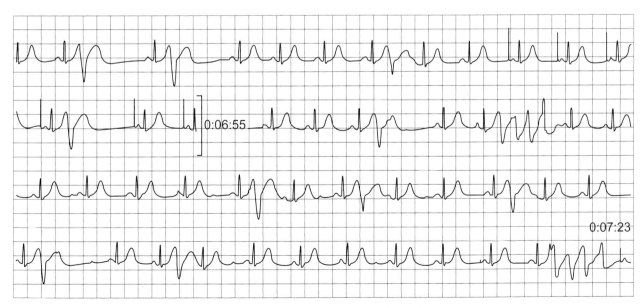

Figura 40.20 Estrassístole ventricular com intervalo de acoplamento ultracurto.

Bibliografia

ACC/AHA/ESC 2006 Guidelines for Management of Patients with Ventricular Arrhythmias and the Prevention of Sudden Cardiac Death. J Am Coll Cardiol 2006; 48:1064-108.

Antzelevitch C, Brugada P, Borggrefe M et al. Brugada syndrome: report of the second consensus conference: endorsed by the Heart Rhythm Society and the European Heart Rhythm Association. Circulation 2005; 111:659-70.

Bardy G, Lee K, Mark D et al. Amiodarone or an implantable cardioverter-defibrillator for congestive heart failure. The Sudden Cardiac Death in Heart Failure (SCD-HeFT) Trial. N Engl J Med 2005; 352:225-37.

Bardy GH, Lee KL, Mark DB et al. Amiodarone or an implantable cardioverter-defibrillator for congestive heart failure. The Sudden Cardiac Death in Heart Failure (SCD-HeFT) Trial. N Engl J Med 2005; 352:225-37.

Brugada P, Brugada J, Mont L, Smeets J, Andries EW. A new approach to the differential diagnosis of a regular tachycardia with a wide complex QRS complex. Circulation 1991; 83:1649-59.

Brugada P, Brugada J. Right bundle branch block, persistent ST segment elevation and sudden cardiac death: a distinct clinical and electrocardiographic syndrome. A multicenter report. J Am Coll Cardiol 1992; 20:1391-6.

Brugada P, Brugada R, Mont L et al. Natural history of Brugada syndrome: the prognostic value of programmed electrical stimulation of the heart. J Cardiovasc Electrophysiol 2003; 14:455-7.

Cirenza C, Dietrich CO, de Paola AAV. Terapêutica das arritmias ventriculares. In:Tratado de cardiologia SOCESP. 2. ed. 2009:1569-85.

Connolly SJ, Gent M, Roberts RS et al. Canadian Implantable Defibrillator Study (CIDS): a randomized trial of the implantable cardioverter defibrillator against amiodarone. Circulation 2000; 101:1297-302.

Doval H, Nul D, Grancelli H, Perrone S, Bortman G, Curiel R. Randomized trial of low-dose amiodarone in severe congestive heart failure. Grupo de Estudio de la Sobrevida en la Insuficiencia Cardiaca en Argentina (GESICA). Lancet 1994; 344:493-8.

Fontaine G, Charron P. Arrhythmogenic right ventricular cardiomyopathies. In: Zipes DP, Jalife J. Cardiac electrophysiology: from cell to bedside. 5. ed., Philadelphia: Elsevier Saunders, 2009: 689-97.

Greenberg H, Case RB, Moss AJ et al. Analysis of Mortality Events in the Multicenter Automatic Desfibrillator Implantation Trial (MADIT-II). JACC 2004; 43:1459-65.

Haissaguerre M, Derval N, Sacher F et al. Sudden cardiac arrest associated with early repolarization. N Engl J Med 2008; 358:2016-23.

Lerman BB, Stein KM, Markowitz SM et al. Ventricular tachycardia in patients with structurally normal hearts. In: Zipes DP, Jalife J. Cardiac electrophysiology: from cell to bedside. 5 ed. Elsevier Saunders, 2009:657-67.

Maron BJ. Ventricular arrhythmias in hypertrophic cardiomiopathy. In: Zipes DP, Jalife J. Cardiac electrophysiology: from cell to bedside. 5. ed., Philadelphia: Elsevier Saunders, 2009:699-706.

Moss AJ, Zareba W, Hall WJ et al. Prophylactic implantation of a defibrillator in patients with myocardial infarction and reduced ejection fraction. Multicenter Automatic Defibrillator Implantation Trial II Investigators. N Engl J Med 2002; 346:877-83.

Olgin JE, Zipes DP. Arritmias específicas: diagnóstico e tratamento. In: Braunwald E, Zipes DP, Libby P. Braunwald tratado de doenças cardiovasculares. 8. ed., Rio de Janeiro: Elsevier Saunders, 2010:863-922.

Oliveira F. Arritmias ventriculares. In: Martinelli Filho M. Bases fisiopatológicas das arritmias cardíacas. Rio de Janeiro: Atheneu, 2008:87-96.

Priori S, Schwartz PJ, Napolitano C et al. Risk stratification in the long-QT syndrome. N Engl J Med 2003; 348:1866-74.

The Antiarrhythmics Versus Implantable Defibrillators (AVID) investigators. A comparison of antiarrhythmic-drug therapy with implantable defibrillators in patients resuscitated from near-fatal ventricular arrhythmias. N Engl J Med 1997; 337:1576-83.

The Antiarrhythmics versus Implantable Defibrillators (AVID) Investigators. A comparison of antiarrhythmic-drug therapy with implantable defibrillators in patients resuscitated from near-fatal ventricular arrhythmias. N Engl J Med 1997; 337:1576-83.

Vereckei A, Duray G, Szénasi G, Altemose GT. Miller JM. New algorithm using only lead aVR for differential diagnosis of wide QRS complex tachycardia. Heart Rhythm 2008; 5:89-98.

41

Hermilo Borba Griz • Camila Martins Camelo Cavalcante

Tromboembolismo Pulmonar

INTRODUÇÃO

O tromboembolismo venoso (TEV) compreende a trombose venosa profunda (TVP) e o tromboembolismo pulmonar (TEP). O TEP caracteriza-se pela impactação de êmbolos sanguíneos na árvore arterial pulmonar provenientes, em sua maioria, dos membros inferiores, causando obstrução da circulação pulmonar e alterações hemodinâmicas e respiratórias.

Cerca de 300 mil novos casos de TEP são diagnosticados a cada ano nos EUA, com aproximadamente 50 mil óbitos/ano. É a terceira causa mais comum de doença cardiovascular aguda, após cardiopatia isquêmica e acidente vascular encefálico (AVE). A incidência de TEP em necropsias varia de 10% a 64%, segundo os vários trabalhos publicados, sendo responsável por 10% a 20% de todas as mortes hospitalares e 15% das mortes pós-operatórias.

Em virtude de sua gravidade, o TEP deve ser sempre lembrado, visando à melhora de sua prevenção, assim como do diagnóstico e do tratamento, pois trata-se de uma condição frequentemente diagnosticada em necropsias.

ETIOPATOGENIA

O TEP é a complicação mais temida da TVP, pois cerca de 95% dos êmbolos são originados das veias profundas dos membros inferiores (acima da panturrilha) e da pelve. Esses trombos geralmente são formados nos seios venosos da panturrilha, nos bolsões valvares da panturrilha e nas veias da coxa. Outros locais do corpo também podem originar êmbolos, como as veias prostáticas, renais, uterinas e as veias dos membros superiores, especialmente nos pacientes com cateteres venosos (subclávia) e do ventrículo direito (VD). As veias profundas abaixo da panturrilha dificilmente são causa de TEP. Já as veias superficiais dos membros inferiores não levam ao TEP.

Os fatores de risco para TEP são os mesmos da TVP (Tabela 41.1). Na verdade, há autores que afirmam que TVP e TEP são apresentações clínicas diferentes de uma mesma afecção, uma vez que é forte a associação entre TVP e TEP. Embolia pulmonar assintomática é detectada pela cintilografia pulmonar em cerca de 50% dos pacientes com TVP e, por outro lado, TVP assintomática é detectada em 70% dos pacientes com TEP.

Virchow, em 1856, já chamava a atenção para a formação do trombo, conhecida hoje como a tríade de Virchow:

- **Lesão do endotélio vascular:** com a exposição de camadas subendoteliais, favorece a agregação plaquetária e a ativação dos fatores de coagulação.
- **Estase:** talvez um dos fatores mais importantes, pois promove distúrbio do fluxo sanguíneo, aumentando a concentração dos fatores pró-coagulantes e diminuindo os fatores anticoagulantes, além de causar hipoxia do endotélio.

Tabela 41.1 Condições associadas a trombose vascular e tromboembolismo pulmonar

Trombose arterial	Arteriosclerose, tabagismo, hipertensão, senilidade, estrogênios, vasculite, anticoncepcionais, policitemias, lúpus eritematoso sistêmico (LES), hipertrigliceridemia, hipercolesterolemia, hiperviscosidade sanguínea, insuficiência cardíaca congestiva (ICC)
Trombose venosa	Cirurgias de grande porte, imobilidade, estrogênios, traumatismo, infecção, obesidade, ICC, câncer, idosos, varizes venosas, anticoncepcionais, LES, síndrome nefrótica, artroscopia
Distúrbios primários ou congênitos	Síndrome de anticorpo antifosfolípide (SAF), resistência ao ativador da proteína C (fator V de Leiden), homocisteinemia, defeitos nas proteínas C e S, defeitos na antitrombina, defeitos no cofator II da heparina, defeitos na ativação do plasminogênio, mutação da protrombina

- **Hipercoagulabilidade:** devem ser levadas em conta as deficiências primárias das proteínas da coagulação (proteínas C e S, antitrombina III etc.) e a função plaquetária.

Esses fenômenos podem agir isoladamente ou em combinação no mesmo paciente (p. ex., um paciente com ICC apresenta estase sanguínea devido ao hipofluxo sanguíneo e lesão endotelial por isquemia, que também leva à hipercoagulabilidade). Logo, diante de qualquer paciente, é necessário raciocinar como um todo.

FISIOPATOLOGIA

A obstrução da circulação arterial pulmonar provoca uma série de reações em resposta ao trombo. Essas respostas são pulmonares e hemodinâmicas. A intensidade dessas alterações vai depender do tamanho do êmbolo e do estado cardiopulmonar prévio do paciente. Essas características são importantes porque um êmbolo pequeno pode ser assintomático ou ter consequências clínicas discretas em pacientes jovens que não apresentem doença cardiopulmonar prévia ou, por outro lado, pode ter consequências às vezes fatais em pacientes com baixa reserva cardiopulmonar (pacientes com ICC, doença pulmonar obstrutiva crônica [DPOC], etc.). Um grande êmbolo, que obstrui o tronco da artéria pulmonar ou seus principais ramos (trombo em sela), pode ser fatal.

Alterações pulmonares (alterações na relação ventilação/perfusão)

O TEP interfere tanto na perfusão como na ventilação pulmonar. O déficit de perfusão é causado pela obstrução mecânica pelo trombo, o que determinará o aparecimento de um espaço morto nessa região, a qual é uma área ventilada, porém não perfundida. O déficit de irrigação ocasiona diminuição na concentração do surfactante alveolar, podendo levar ao colabamento dos alvéolos, que pode resultar, também, da intensa broncoconstrição. Juntos, causam perda da ventilação pulmonar na região afetada. A hipocapnia é causada pela taquipneia.

Alterações hemodinâmicas

O TEP pode ser dividido, de acordo com as alterações hemodinâmicas, em:

- **Maciço:** quando mais de 75% da circulação pulmonar encontram-se obstruídos; caracteriza-se pela presença de hipotensão ou choque.
- **Submaciça:** quando há obstrução de 50% a 75% da circulação pulmonar; presença de disfunção do VD ao ecocardiograma, mas sem hipotensão ou choque.
- **Leve:** quando < 50% da circulação pulmonar estão obstruídos.

A obstrução aguda da circulação arterial pulmonar promove aumento da pressão arterial pulmonar, causada tanto pela obstrução mecânica como pela liberação de substâncias vasoconstritoras do trombo, como serotonina e tromboxano A_2, liberadas pelas plaquetas da massa trombótica. Esse aumento de pressão na artéria pulmonar é refletida na pós-carga do VD. Como consequência, o VD se dilata e o septo interventricular (SIV) é rechaçado para a esquerda, diminuindo a cavidade do ventrículo esquerdo (VE). Com a disfunção do VD, há diminuição de seu débito para o pulmão e, consequentemente, para o VE. O enchimento do VE é prejudicado pela diminuição do débito do VD para o VE, pela obstrução vascular pulmonar e pela redução de sua cavidade pelo rechaçamento do SIV, alterações estas que promovem redução do débito cardíaco (DC) que, se for importante, pode levar ao choque. Com a distensão do VD, há também aumento da pressão do seio coronariano, com diminuição da perfusão coronariana. A perpetuação desse ciclo pode levar a infarto do VD, choque e morte (Figura 41.1).

A pressão na artéria pulmonar geralmente aumenta quando são obstruídos mais de 25% da vasculatura arterial pulmonar. Pressões da artéria pulmonar média de 20 a 40mmHg só ocorrem quando há 50% a 75% de obstrução. Em pacientes sem cardiopatia prévia, o VD entra em falência com pressões pulmonares em torno de 40mmHg, o que corresponde a mais de 75% de obstrução (TEP maciço).

Quadro clínico

Uma das doenças mais comuns nos EUA, o TEP afeta cerca de 500 mil pacientes por ano e continua sendo uma das principais causas de mortalidade hospitalar em pacientes clínicos e, principalmente, cirúrgicos (em torno de 10%). Infelizmente, o subdiagnóstico dessa entidade é comum porque os sinais e sintomas não são específicos da embolia e podem ser encontrados e/ou confundidos com uma série de afecções cardiorrespiratórias, tornando o diagnóstico um desafio constante para o clínico.

A suspeita clínica de TEP é muito importante para orientar o diagnóstico e o tratamento. Infelizmente, não há sinal ou sintoma específico de TEP, o que leva a seu subdiagnóstico. A causa mais importante da dificuldade no diagnóstico do TEP é a ausência de suspeita do quadro.

O quadro clínico pode variar de casos assintomáticos (50%) a morte súbita. Em muitos casos, o diagnóstico é feito por meio de necropsias, as quais mostram que o TEP não foi diagnosticado em 50% dos casos no período *antemortem*. Em pacientes idosos, cardiopatas, pneumopatas e pacientes graves em unidade de tratamento intensivo (UTI), o diagnóstico de TEP é mais difícil. Em pacientes com fatores de risco para TEP que desenvolvem sintomas torácicos agudos, síncope, descompensação súbita e/ou inexplicada de ICC ou pneumopatia crônica, choque cardiogênico sem infarto do miocárdio, taquiarritmias súbitas, parada cardíaca, dor pleurítica e he-

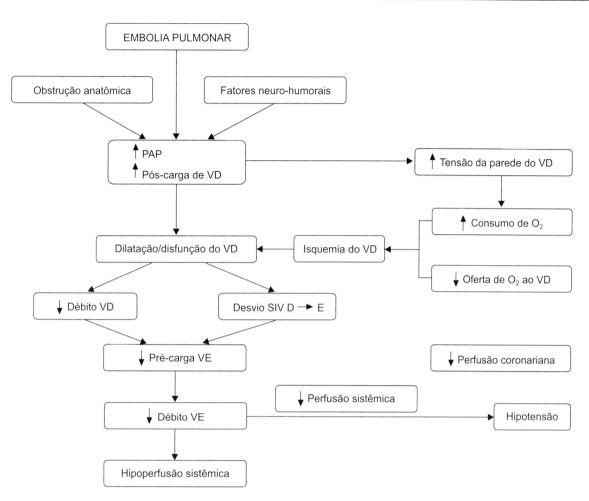

Figura 41.1 Repercussões hemodinâmicas do TEP.

moptise, deve-se pensar no TEP como a causa desses fatores. As Tabelas 41.2 e 41.3 resumem os sinais e sintomas encontrados em pacientes com TEP.

O TEP é a causa direta de óbito em 12% dos idosos e o diagnóstico pode ser mais difícil em virtude das condições clínicas prévias. Sua incidência é mais alta nessa faixa etária, pois esse grupo de pacientes apresenta enfermidades cardiorrespiratórias prévias, bem como frequência maior de fratura de colo de fêmur e AVE e, consequentemente, imobilização. Como a reserva cardiorrespiratória é baixa, embolias pequenas podem ter grande repercussão hemodinâmica, o que contribui para a alta mortalidade.

Com o objetivo de facilitar a avaliação da probabilidade de TEP na prática clínica, de modo a guiar a tomada de decisão, têm sido desenvolvidos critérios diagnósticos, dos quais o mais citado é o escore de Wells (Tabela 41.4).

EXAMES COMPLEMENTARES PARA DIAGNÓSTICO DE TEP

- **Radiografia de tórax:** pode ser normal em até 40% dos casos; mesmo assim, auxilia o diagnóstico diferencial (pneumonia, pneumotórax, ICC etc.). Os sinais clássicos do TEP vistos na radiografia são:

Tabela 41.2 Sinais e sintomas em 327 pacientes com TEP

Sintomas	Sinais
Dor torácica: 88%	Taquipneia: 92%
Dor pleurítica: 74%	Estertores: 48%
Dispneia: 84%	Hiperfonese da segunda bulha: 53%
Tosse: 53%	Taquicardia: 44%
Apreensão: 59%	Febre: 43%
Hemoptise: 30%	Flebite: 32%
Síncope: 13%	Cianose: 19%

Tabela 41.3 Sinais e sintomas em pacientes com TEP maciço

Taquipneia: 96%	Taquicardia: 44%
Estertores ou sibilos: 60%	Febre: 43%
Segunda bulha cardíaca acentuada: 53%	Edema dos membros inferiores: 24%
Terceira ou quarta bulha: 34%	Diaforese: 36%
Cianose: 20%	Hipotensão: 30%

Tabela 41.4 Escore de Wells e probabilidade de TEP

Critérios	Pontos	
Suspeita de TEV	3,0 pontos	
Alternativa menos provável que EP	3,0 pontos	
Frequência cardíaca > 100bpm	1,5 ponto	
Imobilização ou cirurgia nas 4 semanas anteriores	1,5 ponto	
TEV ou EP prévia	1,5 ponto	
Hemoptise	1,0 ponto	
Malignidade	1,0 ponto	
Escore	**Probabilidade de EP%**	**Interpretação do risco**
0 a 2 pontos	3,6	Baixa
3 a 6 pontos	20,5	Moderada
> 6 pontos	66,7	Alta

EP: embolia pulmonar.
TEV: tromboembolismo venoso.

- Oligoemia focal (sinal de Westermark – Figura 41.2): corresponde à não perfusão adiante da obstrução (observa-se aumento da transparência pulmonar no local afetado).
- Alargamento da artéria pulmonar (sinal de Palla).
- Elevação da hemicúpula diafragmática do lado acometido.
- Atelectasias em faixa.
- Derrame pleural de pequena intensidade.
- Triângulo de Hampton: imagem de formato triangular com o ápice voltado para o hilo pulmonar (correspondente ao infarto pulmonar).

A radiografia também pode ser útil durante a realização de cintilografia pulmonar, para a comparação de áreas concordantes em ambas (p. ex., quando uma imagem surge na cintilografia e a radiografia mostra uma anormalidade focal, como a observada na pneumonia, pode-se afastar o quadro de embolia pulmonar).

- **Eletrocardiograma (ECG):** o achado mais comum do TEP simples é a taquicardia sinusal; nos casos de TEP maciço, são mais frequentes os sinais de sobrecarga de VD e o padrão $S_1Q_3T_3$ (onda S profunda na derivação D_1, ondas Q e T na derivação D_3 – Figura 41.3), bloqueio de ramo direito e onda *p pulmonale*. Fibrilação ou *flutter* atrial pode ser encontrado em pacientes com cardiopatia prévia. Alterações isquêmicas, principalmente em parede anterior (inversão da onda T nas derivações precordiais), estiveram presentes em 85% dos pacientes com TEP maciça em comparação com apenas 19% daqueles com embolia não maciça, em 80 pacientes estudados, sem cardiopatia prévia. ECG normal também pode ser encontrado.
- **Ecocardiograma:** útil na identificação de pacientes com TEP de pior prognóstico. Achados de hipocinesia e dilatação de VD (Figura 41.4), hipertensão pulmonar, forame

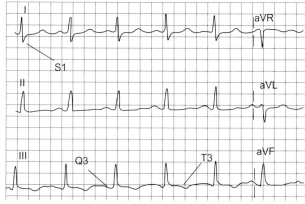

Figura 41.3 ECG com o padrão $S_1Q_3T_3$.

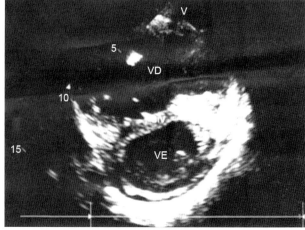

Figura 41.4 Ecocardiograma mostrando aumento do VD e retificação do SIV.

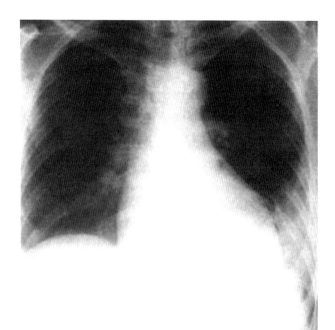

Figura 41.2 Oligoemia do campo superior direito (sinal de Westermark) e opacidade basal esquerda (corcova de Hampton).

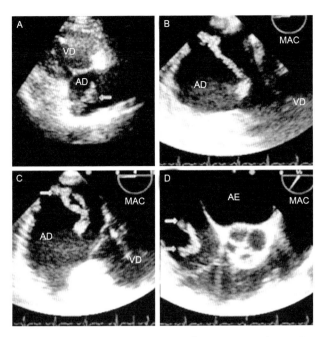

Figura 41.5 Ecocardiograma transesofágico mostrando trombo móvel em átrio direito.

oval patente e trombo livre e flutuante em átrio direito (AD) (Figura 41.5), identificam pacientes com alto risco de óbito ou de tromboembolismo recorrente. O eco transesofágico é muito útil na avaliação desses achados.

- **Gasometria arterial:** exame extremamente limitado para o diagnóstico de TEP. O achado de PaO_2 normal não exclui o diagnóstico de TEP, embora uma embolia maciça geralmente se apresente com hipoxemia arterial, hipocapnia e alcalose respiratória. Nenhuma correlação foi encontrada entre o grau de hipoxemia e a extensão da obstrução do leito vascular pulmonar na angiografia ou cintilografia pulmonar. O mesmo é válido para o gradiente alvéolo-arterial de oxigênio que, quando normal, não possibilita a exclusão do diagnóstico de TEP.
- **Dosagem do D-dímero:** o D-dímero é um produto da degradação da fibrina. O teste tem sensibilidade de 90%, especificidade entre 70% e 90% e valor preditivo negativo de 95% para o diagnóstico de TEV. Níveis > 500μg/L são indicativos de doença tromboembólica. Os níveis estão elevados até 1 semana de pós-operatório e em casos de infarto agudo do miocárdio (IAM) e sepse, o que interfere em sua especificidade. Sempre que possível, esse teste deve ser associado a outras estratégias para o diagnóstico de TEV (ultrassonografia [US] com Doppler dos membros inferiores e/ou cintilografia pulmonar).
- **Troponina:** segundo alguns estudos, o aumento de troponina em doentes com TEP implica maior risco de óbito. Esse aumento de troponina correlaciona-se com disfunção de VD e pior prognóstico.
- **Peptídeo natriurético cerebral (BNP):** dois estudos, publicados em abril de 2006, relataram que o aumento de BNP em pacientes com TEP aumentou o risco de óbito de maneira significativa.
- **Cintilografia pulmonar de ventilação e perfusão:** consiste no estudo diagnóstico mais utilizado para investigação de TEP na atualidade. Um mapeamento de perfusão normal praticamente exclui o diagnóstico de embolia. Um achado de alta probabilidade consiste na discordância entre ventilação (que está normal) com alterações na perfusão (Figura 41.6). No estudo PIOPED, apenas 41% das cintilografias de pacientes com arteriografia positiva foram considerados de alta probabilidade para TEP, ou seja, a sensibilidade da cintilografia é de apenas 41%, quando avaliada isoladamente. Esse exame tem valor, principalmente, quando associado à clínica do paciente (Tabela 41.5).
- **Angiografia pulmonar:** exame considerado o padrão-ouro para o diagnóstico de TEP, tem sido usado para complementar o diagnóstico em pacientes com evidente suspeita clínica de TEP que apresentam cintilografia de baixa probabilidade e US dos membros inferiores normal. As complicações desse exame são mais evidentes em pacientes idosos ou internados na UTI, ou ainda naqueles pacientes com potencial para desenvolver in-

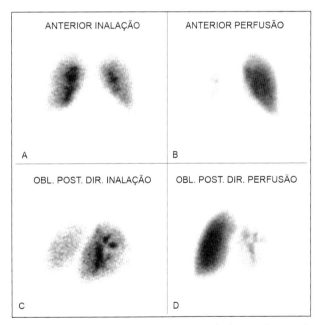

Figura 41.6 Cintilografia pulmonar mostrando hipoperfusão pulmonar direita com preservação da ventilação ipsilateral. Projeção da inalação em posição anterior (**A**) e oblíqua posterior direita (**C**). Projeção da perfusão em posição anterior (**B**) e posterior direita (**D**).

Tabela 41.5 Avaliação do valor da cintilografia de ventilação-perfusão no diagnóstico de TEP

Resultado da cintilografia	Suspeita clínica		
	Baixa	Intermediária	Alta
Baixa probabilidade	4%	16%	40%
Moderada probabilidade	16%	28%	66%
Alta probabilidade	56%	88%	96%

suficiência renal. A mortalidade e a morbidade são, respectivamente, de 0,2% e 1,9%.
- **Tomografia helicoidal:** tem ganhado espaço na avaliação da TEP, pois mostra os vasos pulmonares com alta definição. Estudos têm relatado sensibilidade e especificidade de 95%. No entanto, seu valor é limitado na avaliação de vasos segmentares. TEP dos vasos segmentares pode ocorrer em 30% dos pacientes com cintilografia pulmonar de probabilidade intermediária (Figura 41.7).
- **Ressonância nuclear magnética:** tem sensibilidade de 75% a 100% e especificidade de 95% a 100%. Apresenta também a desvantagem de ser menos sensível para o diagnóstico de trombos subsegmentares.

O algoritmo para o diagnóstico em casos com suspeita de TEP é apresentado na Figura 41.8.

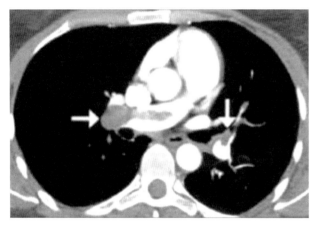

Figura 41.7 Tomografia computadorizada de tórax com contraste mostrando defeito de enchimento em artéria pulmonar direita, artéria interlobar direita e artéria interlobar esquerda com extensão para a artéria lingular (setas) devido a embolia pulmonar aguda.

TRATAMENTO

O tratamento de TEP baseia-se na anticoagulação efetiva do paciente. A heparinização estabiliza o trombo já formado e evita a formação de novos trombos. Atualmente, encontram-se disponíveis a heparina não fracionada (HNF) e as heparinas de baixo peso molecular (HBPM).

A HNF é um glicosaminoglicano que, para uso comercial, é derivada da mucosa intestinal de porcos ou de pulmões bovinos, com peso molecular que varia de 3.000 a 40.000 dáltons. A HNF liga-se à antitrombina III (AT-III), aumentando sua atividade em aproximadamente 1.000 vezes e formando o complexo HNF-ATIII, que inativa os fatores IIa (trombina) e Xa. Em menor proporção, outros fatores da coagulação também são inativados, como XII, XI e IX. De maneira inespecífica, a heparina também se liga a plaquetas, células endoteliais, histidina, fator VIII (fator anti-hemofílico), fator plaquetário IV e outras substâncias plasmáticas e fatores da coagulação, competindo com a AT-III. Desse modo, a ação anticoagulante é variável e a inibição plaquetária aumenta o risco de sangramentos.

O efeito antitrombótico da HNF é imediato, após sua administração EV, decrescendo rapidamente nos primeiros 15 minutos e depois se estabilizando. Com meia-vida de 30 a 90 minutos, é o fármaco de escolha quando é necessário um rápido efeito anticoagulante. Essa abordagem reduz a mortalidade e a frequência de recorrência. Sua disponibilidade é de apenas 30%. A vida média do efeito anticoagulante é de 1 hora e 30 minutos, e seu desaparecimento está relacionado com o sistema monócito-macrófago, a neutralização plasmática e a excreção urinária, podendo permanecer por 3 a 5 horas no organismo. Quando administrada por via SC, seu pico de ação é de 4 a 6 horas, e seu

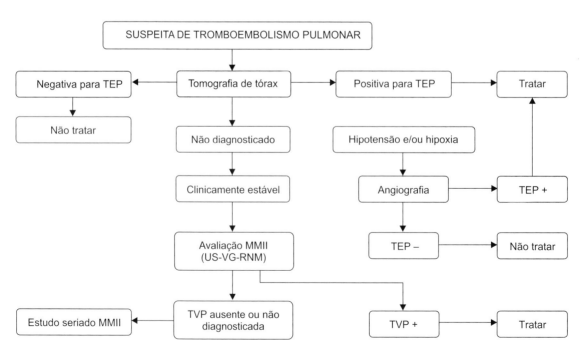

Figura 41.8 Algoritmo diagnóstico em caso de suspeita de TEP.

efeito anticoagulante permanece por aproximadamente 12 horas. A heparina deve ser diluída com solução salina a 0,9% para obtenção de uma diluição de 100UI de heparina/mL. Depois de atingida a anticoagulação, o tempo de tromboplastina parcial ativado (TTPa) pode ser avaliado e corrigido a cada 24 horas.

Há preferência pelo uso de HNF nas seguintes situações:

- TEP maciço.
- Hipotensão persistente, visto que os efeitos da HBPM e do fondaparinux SC não foram bem definidos.
- Pacientes com alto risco de sangramento, uma vez que a HNF EV é um anticoagulante de ação curta e sua atividade pode ser revertida por sulfato de protamina, se ocorrer sangramento maior.
- Quando trombólise é considerada, pois a anticoagulação é descontinuada e o trombolítico é infundido.

O controle laboratorial é feito por meio do TTPa. A relação do TTPa do paciente/controle deve ser mantido entre 1,5 a 2,5. É importante conseguir a anticoagulação nas primeiras 24 horas, pois os pacientes que têm níveis subterapêuticos da relação do TTPa (< 1,5) no primeiro dia de tratamento apresentam frequência de recorrência de TEP 15 vezes maior em relação aos com níveis terapêuticos de anticoagulação adequados. Por outro lado, valores de TTPa > 2,5 aumentam o risco de sangramento. Nos primeiros dias de heparinização, há uma associação fraca entre doses supraterapêuticas do TTPa e sangramento, ao contrário da evidente associação entre doses subterapêuticas de TTPa e evento trombótico recorrente (Tabelas 41.6 e 41.7).

Outra opção de administração é a via SC, com ou sem monitoramento do TTPa:

- **Com monitoramento do TTPa:** estudos clínicos mostram que o tratamento inicial de pacientes com TVP mediante a administração SC de HNF 2×/dia é mais efi-

Tabela 41.6 Esquema de administração da heparina convencional (HNF) EV

Iniciar heparina convencional com *bolus* de 80UI/kg e continuar, como terapia de manutenção, usando uma dose de 18UI/kg/h. Outra alternativa consiste em dose fixa *bolus* EV 5.000UI, seguida de infusão de 1.000UI/h. No entanto, há preferência pela dose baseada no peso, que atingiu TTPa mais terapêutico em 24 horas

Solicitar TTPa a cada 6 horas, no primeiro dia de infusão, e ajustar a infusão da heparina de acordo com esse resultado; é fundamental conseguir uma anticoagulação nas primeiras 24 horas

Quando a infusão de heparina é iniciada de acordo com o peso e mantida seguindo os ajustes de acordo com o TTPa, como recomendado na Tabela 41.7, cerca de 88% e 92% dos pacientes vão estar anticoagulados nas primeiras 24 e 48 horas, respectivamente, o que é fundamental para evitar a recorrência do TEP.

Tabela 41.7 Ajuste da heparina EV de acordo com o TTPa depois de iniciada a infusão

Se TTPa < 35s (< 1,2 vez o controle) – 80UI/kg com aumento da infusão em 4UI/kg/h
Se TTPa entre 35 e 45s (1,2 a 1,5 vez o controle) – infundir 40UI/kg e aumentar a infusão em 2UI/kg/h
Se TTPa entre 46 e 70s (1,5 a 2,3 vezes o controle) – manter a infusão
Se TTPa entre 71 e 90s (2,3 a 3,0 vezes o controle) – reduzir a infusão em 2UI/kg/h
Se TTPa > 90s (> 3,0 vezes o controle) – parar a infusão em 1h e reduzir a infusão em 3UI/kg/h

Adaptada do American College of Chest Phisicians.

caz e pelo menos tão segura quanto a administração EV contínua, facilitando assim o tratamento domiciliar e a posologia. A dose utilizada nesses estudos foi de aproximadamente 5.000UI em *bolus* EV, seguida da dose de 17.500UI SC 2×/dia no primeiro dia; posteriormente, a dose é ajustada de acordo com o TTPa. Nesse estudo foram incluídos também pacientes com TEP e a dose de heparina de acordo com o peso, com *bolus* EV inicial de 4.000UI + 12.500UI SC 2×/dia em menor de 50kg; entre 50 e 70kg, 5.000UI EV, seguidas de 15.000UI SC 2×/dia; em maiores de 70kg, *bolus* de 6.000UI EV com 17.500UI SC 2×/dia.

- **Sem monitoramento do TTPa:** dose inicial de 333UI/kg, seguida de uma dose fixa de 250UI/kg de 12/12 horas. Outra opção consiste em 5.000UI em *bolus* EV seguidas de 250UI/kg 2×/dia. Deve-se manter a heparinização por 4 a 7 dias nos casos de TEP não maciço. Naqueles com TEP maciço, a heparinização deve ser mantida por 10 dias. Após o início de varfarina, a heparina poderá ser suspensa em 48 horas após a razão normalizada internacional (INR na sigla em inglês) atingir valores entre 2,0 e 3,0.

Complicações da heparinização

- **Sangramento:** sem dúvida, sangramento é a principal complicação com o uso de heparina, ocorrendo em cerca de 5% dos pacientes. Algumas variáveis influenciam sua ocorrência, como a dose da heparina, a resposta anticoagulante do paciente, o método de administração e outros fatores ligados ao paciente (idade, cirurgia recente, hepatopatia, insuficiência renal, trombocitopenia grave e uso de medicamentos que potencializam seu efeito). Se o sangramento ocasiona risco de morte (AVE hemorrágico, intraespinhal, retroperitoneal ou gastrointestinal), a infusão deverá ser imediatamente suspensa e administrado sulfato de protamina para neutralizar o efeito anticoagulante da heparina. A dose preconizada é de 1mg de protamina para cada 100UI de heparina. A solução deverá ser diluída em soro glicosado a 5% e gotejada lentamente (30 minutos), para evitar hipotensão arterial.
- **Trombocitopenia induzida por heparina (TIH):** trata-se de uma resposta imune adversa à heparina e está as-

sociada a alto risco de complicações trombóticas (TEV, trombose arterial, síndrome da ativação plaquetária e lesão de pele induzida por heparina). Ocorre em torno de 5% dos pacientes em uso de heparina. Caso não seja tratada, 20% dos pacientes poderão desenvolver fenômenos trombóticos, resultando em mortalidade de 30% e morbidade permanente que varia de 20% a 30%. Existem dois tipos de TIH: o tipo I caracteriza-se por queda discreta dos níveis plaquetários, que ocorre entre 1 e 4 dias do início da heparina em 10% a 20% dos pacientes, com mecanismo não imune, sem consequências clínicas e retorno ao normal com a continuação da heparina. O tipo 2 é uma doença que ameaça a vida e que ocorre em torno de 1% a 3% dos pacientes, por volta do quinto ao 15º dia (em geral entre o quinto e o 10º dia) do início da HNF e, menos comumente, da HBPM; trata-se de uma desordem imune-mediada resultante da produção de anticorpos do tipo IgG contra o complexo heparina-fator 4 plaquetário. Caracteriza-se por contagem de plaquetas < 150.000/mm^3 ou queda realtiva de 50% dos níveis basais, associada a alto risco de complicações trombóticas (20% a 50%). Manifestações atípicas incluem necrose cutânea e gangrena venosa de membro. A incidência de TIH é maior em pacientes cirúrgicos, particularmente naqueles submetidos a cirurgias ortopédicas. O diagnóstico clínico baseia-se na associação temporal entre o início da heparina e a ocorrência de trombocitopenia ou novo evento trombótico tipicamente entre 5 e 10 dias do início da heparina, associada à exclusão de outras causas de trombocitopenia. O diagnóstico laboratorial é feito por meio de testes sorológicos e ensaios funcionais. Os testes sorológicos detectam anticorpos circulantes anti-heparina-fator 4 plaquetário. São muito sensíveis (> 97%), porém sua especificidade é limitada (74% a 86%) pelo fato de também detectar anticorpos em pacientes que não desenvolvem a síndrome. Ensaios funcionais mensuram a ativação plaquetária: ensaios de agregação plaquetária induzida pela heparina e ensaios de liberação de serotonina (padrão-ouro). Alguns pacientes podem desenvolver uma trombocitopenia passageira nos primeiros dias após o início da heparina, sem corresponder à temível complicação supracitada. Em pacientes que não foram expostos previamente à terapêutica com heparina, o início da plaquetopenia se dá por volta do 10º dia (média de 4 a 20 dias), porém, nos que já foram expostos à heparina (dentro de 3 meses), a queda pode ser mais rápida, em torno do segundo dia após o início do tratamento. O tratamento consiste na suspensão imediata de qualquer fonte de heparina e na administração de um agente que reduza a geração de trombina. Atualmente, os fármacos indicados são os inibidores diretos da trombina e os heparinoides, seguidos por varfarina (apenas quando a contagem plaquetária estiver > 100.000) mantido

Tabela 41.8 Protocolo para infusão de danaparoide, lepinidina e argatroban

Infusão do danaparoide (Organan®)
Bolus: 2.250UI (1.500UI < 60kg; 3.000UI entre 60 e 90kg; 3.750UI > 90kg), seguido de 400UI/h por 4h e, a seguir, 300UI/h por mais 4h
Manutenção: 150 a 200UI/h
Infusão de lepirudina (recombinante da hirudina)
Bolus: 0,4mg/kg
Manutenção: 0,15mg/kg, para manter TTPa entre 1,5 e 3,0
Protocolo para infusão de argatroban
Infusão contínua de 2µg/kg/min (máximo: 10µg/kg/min), para manter TTPa entre 1,5 e 3,0

por 3 a 6 meses. Os inibidores diretos da trombina (lepirudina e argatroban) ligam-se diretamente à trombina, inibindo-a sem a intermediação da antitrombina. O danaparoide sódico é uma mistura de heparan e dermatan sulfato com atividade predominante sobre o fator Xa e, assim como a heparina, catalisa a inibição do fator Xa mediado pela antitrombina (Tabela 41.8).

- **Osteoporose:** ocorre em cerca de 5% dos pacientes com infusão prolongada de heparina (em torno de 1 mês). Não é tão frequentemente associada a fraturas. As HBPM provocam osteoporose em menor frequência.
- **Hiperpotassemia:** nos raros pacientes com hipoaldosteronismo, heparina pode induzir hiperpotassemia.
- **Elevação de enzimas hepáticas:** heparina causa discreta elevação assintomática das enzimas hepáticas em alguns pacientes entre 5 e 10 dias de tratamento.

Resistência à heparina

A resistência à heparina é arbitrariamente definida como o uso de dose de heparina > 40.000UI/dia. Em geral, está associada à elevação dos níveis do fator VIII ou dos níveis das proteínas plasmáticas; ambos se ligam à heparinas, diminuindo sua disponibilidade. Essa situação é comum em pacientes com doenças inflamatórias crônicas. Podem ser usadas as HBPM que se ligam menos às proteínas plasmáticas. Alguns pacientes desenvolvem resistência à heparina devido a uma diminuição dos níveis sanguíneos da antitrombina III; nesses pacientes, serão fundamentais a dosagem e a reposição de antitrombina III.

Heparinas de baixo peso molecular

As HBPM são derivadas das HNF por despolimerização química ou enzimática e têm peso molecular médio entre 4.000 e 5.000 dáltons. Sua capacidade de neutralizar o fator Xa é maior do que a neutralização sobre o fator IIa (trombina). As HBPM têm propriedades farmacológicas que tornam sua utilização muito mais prática, pois, em razão de seu tempo de vida média maior, podem ser injetadas uma ou duas vezes por dia, SC, sem a necessidade de monitorização laboratorial. Leizorovicz avaliou, por meio de meta-análise, 22 estudos randomizados que comparavam a efetividade das HBPM e da heparina convencional para tratamento de TVP. A taxa de progressão do trombo foi de 6,2% com as HBPM e de 9,6% com a heparina convencional; a incidência de recorrência do trombo foi de 3,8% e de 5,2% para as HBPM e a heparina convencional, respectivamente. Os pacientes tratados com HBPM apresentaram incidência menor de sangramentos graves, da ordem de 50%, em relação àqueles que usavam heparinas convencionais, como também a mortalidade foi menor nos grupos que recebiam HBPM.

Há diversos estudos com as HBPM mostrando sua eficácia e segurança no tratamento de TEP não maciço. A dose recomendada para tratamento da doença tromboembólica é de 1mg/kg a cada 12 horas de enoxaparina SC ou 1,5mg/kg 1×/dia (em pacientes internados). A dose de 1mg/kg a cada 12 horas é preferível em pacientes com câncer, trombo extenso, peso entre 101 e 150kg ou índice de massa corporal (IMC) entre 30 e 40.

Em 2007, a Food Drug Administration (FDA) aprovou a HBPM dalteparina como monoterapia sem varfarina em pacientes tratados de câncer com TEV agudo, na dose de 1.000UI/kg 2×/dia ou 200UI/kg em dose única diária (dose máxima de 18.000UI).

O tratamento é iniciado juntamente com um anticoagulante oral (varfarina), mantendo-se a associação por 5 a 7 dias. A HBPM deverá ser mantida até a INR alcançar a faixa terapêutica entre 2,0 e 3,0 por 2 dias consecutivos.

A HBPM é segura em indivíduos com função renal normal e peso entre 40 e 120kg. O medicamento é eliminado pelos rins, e deve-se ter cautela quando o *clearance* de creatinina é < 30mL/min. A dose correta para extremos obesos ainda não foi estabelecida. O uso de HBPM em indivíduos com insuficiência renal e extremos obesos deve ser feito mediante o monitoramento dos níveis séricos da HBPM ou da inibição do fator anti-Xa, exames não disponíveis na maioria dos hospitais brasileiros. Algumas autoridades recomendam, também, a monitorização de gestantes, pois a farmacocinética da HBPM parece estar alterada durante a gestação, provavelmente em virtude do aumento do *clearance* renal da substância. O monitoramento do fator anti-Xa está indicado ainda em casos de obesidade e baixo peso (mulheres < 45kg e homens < 57kg).

Fondaparinux

Pentassacarídeo aprovado pela FDA, o fondaparinux age como anticoagulante, ligando-se seletivamente à antitrombina e, de maneira indireta, inibe o fator Xa. Foi liberado para ser utilizado como "ponte" para anticoagulação. Não há necessidade de monitoramento laboratorial ou de ajuste de dose, e o medicamento não causa trombocitopenia.

Contraindicado em pacientes com *cleareance* de creatinina < 20mL/min por sua excreção via renal, o fondaparinux é utilizado em dose subcutânea única diária de acordo com o peso dos pacientes: pacientes com peso < 50kg: 5mg/dia; entre 50 e 100kg: 7,5mg/dia; > 100kg: 10mg/dia.

É recomendado à maioria dos pacientes com estabilidade hemodinâmica. Estudo randomizado relatou efeitos similares aos da HNF na mortalidade, TEV recorrente e frequência de sangramento maior. Sua vantagem reside na administração 1 ou 2×/dia, em não necessitar ajuste do TTPa e em reduzir a probabilidade de trombocitopenia em relação à HNF.

O fondaparinux não foi comparado diretamente com as HBPM com relação ao TEP, mas, quanto à TVP, não se observaram diferenças quanto a mortalidade, TEV recorrente e ocorrência de sangramento maior.

Anticoagulantes orais

O anticoagulante oral mais usado é a varfarina. Seu mecanismo de ação se dá mediante a inibição dos fatores de coagulação dependentes da vitamina K (II, VII, IX e X). Deve ser iniciado nas primeiras 24 horas da heparinização, na dose de 5mg/dia, de preferência à noite, e seu controle é feito por meio da INR, que deverá ficar entre 2,0 e 3,0.

A varfarina provoca uma queda rápida nas concentrações plasmáticas do fator VII e da proteína C em virtude de sua meia-vida curta (de 6 a 8 horas), enquanto os outros fatores de coagulação (II, IX e X) levam em média de 24 a 48 horas para terem sua concentração diminuída no plasma. Desse modo, ao se iniciar a varfarina, seu efeito anticoagulante inicial (expresso pelo aumento da INR, devido à redução da concentração do fator VII) precede o efeito antitrombótico (causado pela redução na concentração da protrombina) em aproximadamente 24 horas, o que está associado a um estado transitório de hipercoagulabilidade, porque as concentrações de proteína C estão concomitantemente baixas. Assim, se a heparina é descontinuada precocemente, o paciente corre o risco de apresentar extensão do trombo como consequência desse estado de hipercoagulabilidade transitória. Por esse motivo, só a infusão da heparina deve ser suspensa após 2 dias consecutivos da presença de níveis terapêuticos de INR (de 2 a 3). Uma vez alcançados o efeito anticoagulante e a dose estável da varfarina, a INR deve ser monitorizada a cada 1 a 2 semanas.

Vários medicamentos (Tabela 41.9) e alimentos podem alterar a absorção da vitamina K (aumentando-a ou diminuindo-a) e causar alterações em seu efeito anticoagulante, ocasionando o risco de recorrência da trombose ou sangramento, em caso de diminuição ou aumento de seu efeito anticoagulante, respectivamente (Tabela 41.10). Os alimentos ricos em gordura (que facilitam a absorção da vitamina K) ou em vitamina K (alface, brócolis, espinafre, feijão-verde, couve-flor, fígado, chás) facilitam a síntese dos fatores II, VII, IX e X e, consequentemente, aumentam o tempo de protrombina, dificultando uma anticoagulação satisfatória. O paciente deve ser orientado a adotar uma

Tabela 41.9 Fármacos que interferem com o uso de varfarina

Potencializadores	AAS, indometacina, naproxeno, metimazol, piroxicam, metronidazol, tetraciclina, eritromicina, azitromicina, ciprofloxacino, clindamicina, sulfas, cloranfenicol, isoniazida, antidepressivos tricíclicos, paroxetina, clorpromazina, amiodarona, cimetidina, ranitidina, omeprazol, tiroxina, propiltiouracil, tamoxifeno, esteroides anabolizantes, dextrano, quinidina, metildopa, clofibrato, clorpropamida, ácido mefenâmico, vitamina E
Inibidores	Anti-histamínicos, alopurinol, colestiramina, rifampicina, barbitúricos, carbamazepina, hidantoína, sedativos, aminoglutetimida, ciclosporina ou qualquer medicamento ou alimento que contenha vitamina K

Tabela 41.10 Condições que implicam a necessidade de modificação da posologia dos anticoagulantes orais

Diminuir a dose	Aumentar a dose
Diminuição da ingesta oral (pós-operatório) Hepatopatias Insuficiência cardíaca (ICC) Insuficiência renal Neoplasia intestinal	Hipotireoidismo Resistência hereditária

Tabela 41.11 Duração da terapêutica com anticoagulante oral

Característica do paciente (tipo de evento ou condição)	Duração da anticoagulação
Sem anormalidade trombofílica	
1 evento, TVP distal, com fator de risco (FR) temporário	6 semanas
1 evento, TVP distal, com FR idiopático ou permanente ou TVP proximal ou TEP	6 meses
Semelhante ao anterior, com risco de sangramento	3 meses
Único evento com risco de morte	12 meses
1 evento, associado a câncer	Até a cura do câncer
2 eventos, TVP contralateral	6 meses
2 eventos, TVP ipsilateral ou TEP	12 meses
3 ou mais eventos subsequentes	Indefinido
Associado a trombofilia	
Deficiência de ATIII	Indefinido
Deficiência de proteína C ou S	12 meses
Trombofilia homozigótica	Indefinido
Trombofilia heterozigótica com 2 deficiências	Indefinido
Síndrome anticorpo antifosfolípide	Anos
Hiper-homocisteinemia	Variável
Aumento do fator VIII	6 meses
Fator V de Leiden heterozigótico	Sem anticoagulação
Protrombina mutante heterozigótica	Sem anticoagulação
Qualquer deficiência com risco de morte	Indefinido

dieta balanceada. A varfarina está contraindicada nas gestantes em virtude do risco de teratogenicidade. O tempo de duração da terapêutica anticoagulante varia com as características do paciente (Tabela 41.11).

Protocolo para administração da varfarina

De maneira geral, a dose inicial varia de 5 a 10mg (cada comprimido contém 5mg) nos dois primeiros dias, com monitoramento diário de seu efeito com a INR, que deverá ficar entre 2 e 3. No estudo de Harrison, os pacientes que iniciaram com dose menor (5mg) apresentaram menor incidência de sangramento e de estado de hipercoagulabilidade transitória devido à queda nos níveis de proteína C. De preferência, os comprimidos devem ser administrados à noite, solicitando-se a INR pela manhã, para que possa ser ajustada a próxima dose.

Complicações com o uso de varfarina
Sangramento

O risco de sangramento está relacionado com a intensidade da anticoagulação, expressa pelo aumento da INR, principalmente quando > 4. Quanto maior o tempo de uso, maior o risco de sangramento. A incidência anual de sangramento maior é de cerca de 6,5%. O risco de sangramento também está relacionado com algumas características dos pacientes, como:

- Idade ≥ 65 anos.
- Passado de sangramento gastrointestinal; no entanto, úlcera péptica sem passado de sangramento não tem sido associada a aumento dos casos de sangramento.
- Doença cerebrovascular.
- Hipertensão arterial sistêmica não controlada.
- Insuficiência hepática ou renal.

O manejo do paciente com sangramento deverá ser individualizado, com a terapia dependente da gravidade e da localização do sangramento, bem como do valor da INR e do risco de recorrência do tromboembolismo.

Recomendações

- Se a INR está acima do valor terapêutico, mas < 5, e o paciente não apresenta nenhum sinal de sangramento significativo ou não necessita de procedimento cirúrgico, a dose pode ser reduzida ou omitida a próxima dose. Recomeça-se com a menor dosagem quando a INR retorna aos

valores terapêuticos. Se o valor estiver apenas levemente aumentado, não é necessária redução da dose.
- Se a INR estiver entre 5 e 9 e o paciente não apresentar sangramento significativo, dois caminhos poderão ser seguidos:
  - Se o paciente não apresentar fator de risco adicional para sangramento, a primeira ou segunda dose poderá ser suspensa, e INR monitorizada diariamente, e recomeça-se varfarina com doses mais baixas quando a INR retornar aos valores terapêuticos.
  - Se o paciente apresentar risco de sangramento, deve-se suspender a próxima dose de varfarina e administrar vitamina K_1 (1 a 2,5mg) VO.

    Caso seja necessária reversão mais rápida, porque o paciente necessita de cirurgia de urgência ou extração dentária, vitamina K_1 poderá ser dada VO, na dose de 2 a 4mg, o que faz com que a INR caia em 24 horas. Caso ainda permaneça alta após 24 horas, uma dose adicional de 1 a 2mg poderá ser administrada.
- Se a INR estiver > 9 e o paciente não apresentar sangramento significativo, dose alta de vitamina K_1 (3 a 5 mg) deverá ser dada VO; deve-se aguardar por 24 a 48 horas a queda da INR. Dose adicional poderá ser repetida, se necessário.

Em caso de reversão muito rápida ser necessária devido a um sangramento importante ou INR > 20, vitamina K_1, na dose de 10mg, deverá ser administrada EV, muito lentamente, associada a plasma fresco ou complexo protrombínico. Deve-se repetir a dose da vitamina K_1 a cada 12 horas até a queda da INR.

Em caso de sangramento com risco de vida ou *overdose* de varfarina, está indicada a administração do complexo protrombínico, e suplementado com 10mg de vitamina K_1 EV. Se necessário, deve-se repetir o esquema de acordo com a INR.

Necrose de pele induzida por varfarina

De ocorrência rara, é causada pela obstrução trombótica dos pequenos vasos, geralmente de 3 a 8 dias após o início do tratamento, provavelmente como resultado da rápida queda dos níveis séricos da proteína C que precede a redução da protrombina e dos fatores IX e X. Nos pacientes que apresentem deficiência de proteína C ou S e que precisam ser tratados com varfarina, deve-se iniciá-la sem a dose completa e após ter sido alcançado o nível terapêutico da heparina venosa. A HNF deverá ser mantida até a INR alcançar o valor desejado (2,0 a 3,0), por 2 dias consecutivos.

Novos anticoagulantes orais

Atualmente, encontram-se disponíveis no mercado novos anticoagulates orais, como a dabigatrana, a rivaroxabana e a apixabana, que podem ser utilizados para o tratamento de TEV, de acordo com vários estudos randomizados: RE-COVER e RE-COVER II (*Dabigatran versus Warfarin in the Acute Venous Thromboembolism*), EINSTEIN-PE (*Oral Rivaroxaban for the Treatment of Symptomatic Pulmonary Embolism*) e AMPLIFY (*Oral Apixaban for the Treatment of Acute Venous Thromboembolism*).

Estudos demonstraram que a eficácia da dabigatrana, um inibidor direto oral da trombina, é semelhante à da varfarina, ambas apresentando o mesmo risco hemorrágico para tratamento do TEV. Após o tratamento com heparina, inicia-se com a dose de 150mg 2×/dia. Como poucos pacientes com câncer foram incluídos nesses estudos, não é possível extrapolar seus resultados para esse grupo.

Em pacientes com insuficiência renal e *clearance* de creatinina entre 30 e 50mL/min, idade > 75 anos, ou em caso de administração concomitante de inibidores potentes da glicoproteína P (p. ex., amiodarona ou verapamil), a dose deve ser reduzida para 150mg 1×/dia.

Segundo o nono ACCP, a indicação da dabigatrana para o tratamento de TEV agudo tem evidência de qualidade moderada em razão das graves imprecisões relativas às diversas ocorrências e pela falta de dados relacionados com a segurança de longo prazo.

É importante ressaltar que para a escolha de um anticoagulante devem ser avaliados alguns aspectos, como função renal, história prévia de plaquetopenia induzida por heparina, necessidade de controle laboratorial, custo do tratamento, incômodo do paciente quanto às injeções diárias e se o anticoagulante tem antídoto em caso de intoxicação.

A rivaroxabana, outro anticoagulante oral, é um inibidor oral do fator Xa, sendo recomendada para o tratamento de TEV agudo ou crônico, na dose de 15mg 2×/dia durante as primeiras 3 semanas, seguidos por 20mg 1×/dia. Nesse esquema, não é necessário tratamento prévio com heparina. Sua eficácia e segurança foram avaliadas em diversos estudos que mostraram taxas de recorrência de TEV e sangramento maior semelhantes às encontradas com a enoxaparina e a varfarina no tratamento de TEV agudo.

Ainda de acordo com o nono ACCP, a indicação de rivaroxabana para o tratamento de TVP aguda e de longo prazo também tem evidência de moderada qualidade, pelas mesmas razões descritas para a dabigatrana.

Apesar de ainda não bem estabelecido, deve-se tomar precauções nos casos de pacientes com *clearance* de creatinina entre 15 e 30mL/min, gravidez, doença hepática e uso concomitante de anti-inflamatórios não esteroides, antiagregantes plaquetários e inibidores de CYP3A4 ou glicoproteína P (amiodarona, macrolídeos, rifampicina, carbamazepina, fenobarbital).

A apixabana é outro inibidor do fator Xa indicado para redução do risco de AVE isquêmico e embolia sistêmica em pacientes com fibrilação/*flutter* atrial, não valvar, que também pode ser utilizado para o tratamento de TEV. O estudo preconiza a dose de 10mg a cada 12 horas por 7 dias, seguidos de 5mg a cada 12 horas. Nesse esquema, não é necessário o uso prévio de heparina.

Trombolíticos

Os trombolíticos agem mediante a dissolução dos trombos, restaurando a perfusão tissular. A terapia trombolítica no TEP pode acelerar a lise do trombo e a reperfusão pulmonar, bem como reverter rapidamente a insuficiência ventricular direita (IVD), que é a causa imediata de morte dos pacientes acometidos por embolia pulmonar, além de diminuir a recorrência da embolia e reduzir os riscos de hipertensão arterial pulmonar crônica (HPC).

A restauração da circulação pulmonar nem sempre é completa com o uso isolado da heparina. Setenta e cinco por cento dos pacientes apresentam algum defeito de perfusão de 1 a 4 semanas após um episódio de embolia e 50% apresentam déficit perfusional após 4 meses. Esses pacientes têm risco aumentado de HPC, cuja morbimortalidade é alta. Os pacientes mais beneficiados são aqueles que apresentem instabilidade hemodinâmica (hipotensão arterial, choque cardiogênico ou colapso circulatório). O uso de trombolítico em pacientes clinicamente estáveis e com IVD (dilatação do ventrículo direito e hipertensão pulmonar), avaliados por ecocardiograma ou cateterismo cardíaco, não promove redução da mortalidade, mas pode ser mais benéfico do que o de heparina. Os trombolíticos podem ser utilizados até 14 dias após o início do quadro.

Atualmente, dois trombolíticos são aprovados pela FDA para o tratamento de pacientes com TEP (Tabela 41.12).

Ao contrário da estreptoquinase, o rt-PA, na presença de fibrina, aumenta em 1.000 vezes a capacidade de ativação do plasminogênio. Quanto à via de infusão (periférica ou intrapulmonar), um estudo randomizado comparou ambas as vias e não mostrou diferenças entre a lise do trombo, sangramento e a indução de estado lítico sistêmico.

Durante a infusão do trombolítico, a heparina deverá ser suspensa e só recomeçada quando o TTPa estiver < 2,5 vezes o controle. Não é necessário *bolus* ao reiniciar a heparina. As contraindicações dos trombolíticos são: AVE hemorrágico recente (nos últimos 2 meses), neurocirurgia ou cirurgia de medula espinhal recentes, hemorragia interna nos últimos 6 meses, HAS descompensada (PA sistólica ≥ 200 ou PA diastólica ≥ 110mmHg), hepatopatia, cirurgia recente (< 10 dias), punção em vasos não compressíveis, biópsia, traumatismo, endocardite infecciosa, gravidez, hemorragia retiniana, pericardite e aneurisma. A principal complicação com o uso dos trombolíticos é a hemorragia, que costuma ocorrer em locais de punção, apesar de poder ocorrer hemorragia espontânea (gastrointestinal, retroperitoneal, urinária e intracraniana). A incidência de hemorragia grave varia de 0 a 48%, sendo a intracraniana a mais temida, que ocorre em torno de 1,2% dos casos.

HAS não controlada, uso de anticoagulantes orais no período de uso do trombolítico, baixo peso, *diabetes mellitus* e sexo feminino são fatores de risco para sangramento. A idade avançada não parece aumentar o risco de sangramento, como mostrado nos estudos de Meneveau e Gisselbrecht.

Conduta em caso de sangramento causado por trombolíticos

Deve-se interromper imediatamente a infusão do trombolítico. Em caso de sangramento grave, deve-se infundir 10 unidades de crioprecipitado (rico em fibrinogênio e fator VIII) para que os níveis de fibrinogênio se elevem > 70mg%. Plasma fresco (cerca de 2 unidades), que contém os fatores V, VIII, fibrinogênio e outros, também poderá ser utilizado. Tanto o crioprecipitado como o plasma fresco podem ser repetidos de acordo com as necessidades e o controle clinicolaboratorial. Em caso de queda significativa do hematócrito, deve-se prescrever concentrado de hemácias.

Filtro de veia cava inferior (VCI)

Os filtros reduzem a ascensão dos trombos oriundos dos membros inferiores para o leito venoso pulmonar, apesar de eventos tromboembólicos poderem ser observados em pacientes com esses filtros.

A colocação de filtros na VCI está indicada nos casos de contraindicação para anticoagulação (heparina ou varfarina), recorrência de doença tromboembólica na vigência de anticoagulação adequada ou em pacientes que tiveram complicações recentes com o uso da heparina, como sangramento importante ou trombocitopenia induzida pela heparina. Outras indicações menos frequentes incluem: TEP maciço, embolia crônica recorrente com hipertensão pulmonar, procedimentos concomitantes de embolectomia pulmonar cirúrgica ou endarterectomia pulmonar. Filtro de VCI também tem sido utilizado para profilaxia de TEP em pacientes com alto risco de sangramento, incluindo aqueles com traumatismo extenso, cânceres viscerais e os que serão submetidos a cirurgia de joelho ou quadril.

Situações especiais

Manejo de pacientes em uso de anticoagulante oral que necessitarão de cirurgia

A descontinuação temporária do anticoagulante oral pode expor o paciente a uma nova trombose, e esse risco aumenta ainda mais de acordo no período de pós-opera-

Tabela 41.12 Agentes trombolíticos disponíveis no Brasil e regimes terapêuticos preconizados

Agente	Mecanismo de ação	Regime terapêutico
Estreptoquinase	Indireto (formação de complexo com o plasminogênio para geração de plasmina)	Dose inicial de 250.000UI EV em 30min, seguida de infusão EV contínua de 100.000UI/h por 24 horas
RtPA	Direto (clivagem do plasminogênio)	100mg EV em 2 horas

tório, principalmente pelo efeito rebote, ocasionando um estado de hipercoagulabilidade, pela descontinuação do anticoagulante e o efeito pró-trombótico causado pela própria cirurgia. Após o primeiro mês de um episódio agudo de TEV, cada dia sem anticoagulante está associado a aumento absoluto de 1% no risco de trombose. Após 3 meses, o risco de trombose é menor, porém ainda existe. Os pacientes que serão submetidos a cirurgia eletiva e que apresentem INR na faixa terapêutica deverão suspender a varfarina 7 dias antes do procedimento.

Cirurgia eletiva deverá ser evitada no primeiro mês após um episódio de TEP ou TVP proximal, e, caso seja realmente necessária, o anticoagulante oral deverá ser suspenso de 4 a 5 dias antes do procedimento, o que faz com que a INR caia, na maioria dos pacientes, para 1,5, e o paciente poderá ser operado seguramente com esse valor. Deve-se iniciar HNF a cada 12 horas ou HBPM até o dia que antecede a cirurgia (12 a 18 horas antes). A heparina é reiniciada de 12 a 24 horas após a cirurgia, e a varfarina é reiniciada na dose que o paciente usava da cirurgia, mantendo-as simultaneamente. Quando a INR alcançar 2 a 3 por 2 dias consecutivos, o uso de heparina deverá ser suspenso.

Para os pacientes que estiverem fazendo uso de anticoagulante oral por menos de 2 semanas após um episódio de TEV, ou se o risco de sangramento for alto com o uso de heparina EV, um filtro VCI deverá ser inserido.

Para os pacientes em uso de anticoagulante oral por mais de 1 mês ou menos de 3 meses, a heparina EV deverá ser usada no pré-operatório apenas se o paciente apresentar um fator de risco adicional para recorrência, como, por exemplo, naqueles hospitalizados por doença aguda. Entretanto, o uso de heparina EV no pós-operatório é recomendado até que a INR esteja em 2,0.

Pacientes que estejam usando anticoagulante oral há mais de 3 meses não necessitam de heparina venosa nem no pré nem no pós-operatório. Devem receber HBPM (p. ex., enoxaparina 40mg), até que seja restabelecida a INR ideal. Todos os pacientes deverão receber profilaxia não farmacológica com meias elásticas ou compressão pneumática intermitente.

Pacientes que necessitam de cirurgia de urgência, o que exige uma queda mais rápida da INR, podem, no pré-operatório, seguir um dos esquemas para sangramento com uso de anticoagulante oral.

Para procedimentos menores, como suturas, exérese de cistos, tumorações de pele, drenagem de abscesso, estudo hemodinâmico por dissecção, broncoscopia, endoscopia digestiva e colonoscopia, não é necessária a suspensão do anticoagulante, devendo ser tentada a obtenção da melhor hemostasia possível. Tratamento odontológico (exodôntico e endodôntico) poderá ser feito na vigência da anticoagulação; é importante orientar o odontólogo de que o paciente está em uso de anticoagulante e de que ele deve realizar apenas uma extração por vez, executando a melhor hemostasia possível (Tabelas 41.13 e 41.14).

Tabela 41.13 Orientação sugerida para pacientes em uso crônico de anticoagulantes orais em virtude de TEV que serão submetidos a cirurgia

Tempo do diagnóstico do TEV	Regime de anticoagulação proposto
< 1 mês	Procurar evitar cirurgia eletiva
	Pré-operatório:
	Suspender anticoagulante oral 4 a 6 dias antes
	HNF EV até 6 horas + filtro de VCI se TEV < 2 semanas
	Pós-operatório:
	HNF EV ou HBPM SC em doses terapêuticas > 12 horas após + anticoagulante oral até INR > 2,0
1 a 3 meses	**Pré-operatório:**
	Suspender anticoagulante oral 4 a 6 dias antes
	Sem profilaxia específica ou, se hospitalizado, HNF SC ou HBPM SC em doses profiláticas até 8/12 horas antes da cirurgia
	Pós-operatório:
	HNF EV ou HBPM SC em doses terapêuticas > 12 horas após + anticoagulante oral até INR > 2,0
> 3 meses	**Pré-operatório:**
	Suspender anticoagulante oral 4 a 6 dias antes
	Sem profilaxia específica ou, se hospitalizado, HNF SC ou HBPM SC em doses profiláticas até 8/12 horas antes da cirurgia
	Pós-operatório:
	HNF SC ou HBPM SC em doses profiláticas + MEC/CPI + anticoagulante oral até INR > 2,0

MEC/CPI: meia elástica de compressão/compressão pneumática intermitente.

Tabela 41.14 Protocolo para pacientes em uso de anticoagulante oral que serão submetidos a cirurgia eletiva

1. Obter INR antes da cirurgia:
   Se INR entre 2 e 3 → parar varfarina 5 dias antes da cirurgia
   Se INR entre 3 e 4,5 → parar varfarina 6 dias antes da cirurgia
   Enoxaparina 1mg/kg SC 12/12h, iniciando 36h após suspensão da varfarina
2. Suspender enoxaparina 12 a 18h antes da cirurgia
3. Recomeçar enoxaparina 12 a 24h após a cirurgia
4. Recomeçar varfarina na dose que o paciente usava antes da cirurgia e manter com enoxaparina
5. Quando INR entre 2 e 3 por 2 dias consecutivos, suspender enoxaparina

Manejo do paciente com TEP maciço

A embolia pulmonar maciça, definida como a obstrução de mais de 75% da circulação pulmonar, é situação de extrema gravidade, com risco iminente de morte. Em casos fatais, a frequência estimada de morte é de 11% dentro de 1 hora, 43% a 80% nas primeiras 2 horas e 85% nas primeiras 6 horas. Ocorrem alterações hemodinâmicas importantes, como aumento importante da PA pulmonar (*cor pulmonale* agudo), o VD se dilata e se torna hipocinético e a falência do VD provoca diminuição do débito para o VE e, como conseqüência, ocorre o choque. Como as trocas gasosas também estão prejudicadas, ocorre hipoxia, o que agrava ainda mais o quadro, sendo necessários diagnóstico e tratamento rápidos.

Embolia maciça deve ser sempre pensada em um paciente internado que inexplicavelmente desenvolve hipoxia e hipotensão importante. O exame físico pode revelar taquipneia, taquicardia, hipotensão arterial, turgência jugular, sudorese, cianose e, em alguns casos, síncope, ou seja, o quadro clínico denominado síndrome do baixo débito cardíaco. Além do quadro clínico, pode-se lançar mão de alguns métodos diagnósticos, como:

- **ECG:** nesses casos, o ECG geralmente exibe sinais de sobrecarga ventricular direita, com o achado de $S_1Q_3T_3$ e aparecimento de bloqueio de ramo direito, antes inexistente; onda *p pulmonale* (ondas p aumentadas de amplitudes); taquicardia sinusal está quase sempre presente.
- **Gasometria arterial:** costuma demonstrar hipoxemia com hipo ou hipercapnia.
- **Cintilografia pulmonar:** em virtude da gravidade do paciente, chocado e em ventilação mecânica, esse exame geralmente não é realizado por causa da dificuldade de transporte desses pacientes.
- **Ecocardiografia à beira do leito:** mais de 80% dos pacientes com embolia maciça apresentam alterações no Doppler e na motilidade das paredes do VD. Trata-se de um exame bastante útil tanto para o diagnóstico como para o seguimento após o tratamento.
- **Arteriografia pulmonar:** esse procedimento poderá ser utilizado tanto para diagnóstico como para tratamento com o uso de trombolítico *in situ*.

O tratamento do TEP maciço baseia-se em:

- **Oxigenoterapia/intubação orotraqueal com ventilação mecânica:** instalar O_2 para corrigir a hipoxia, porém, em casos mais graves, são necessárias intubação e ventilação mecânica, pois o grau de insuficiência respiratória é importante.
- **Volume:** a administração de fluidos para correção da hipotensão pode ser deletéria, pois aumenta a pós-carga do VD, precipitando sua falência.
- **Vasopressores:** em diversos estudos com vasopressores, a noradrenalina (NA) é um estimulante dos receptores

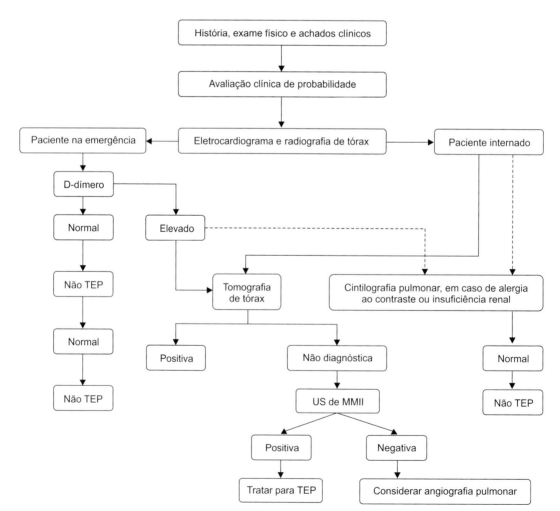

Figura 41.9 Algoritmo de avaliação do TEP em pacientes na emergência ou internados.

alfa-adrenérgicos que induz vasoconstrição e aumenta a contratilidade cardíaca via efeito beta-receptor. O fluxo sanguíneo coronariano é aumentado devido ao aumento da contratilidade cardíaca e da pressão de perfusão do VD. O desempenho ventricular direito melhora, sem aumento da resistência vascular pulmonar, o que é muito importante nesses pacientes, e sem efeito no fluxo sanguíneo renal. A dobutamina promove vasodilatação tanto sistêmica como pulmonar, mas também aumenta a contratilidade cardíaca e diminui as pressões de enchimento direitas. Parece ser mais bem utilizada em pacientes com hipotensão moderada. A associação da NA (por seu efeito vasoconstritor) com a dobutamina (por seu efeito inotrópico positivo) parece ser justificável para manter uma perfusão coronariana satisfatória para o VD, porém ainda necessita de mais estudos. Dados preliminares com a amrinona são encorajadores, mas essa classe de medicamentos ainda não está recomendada para uso de rotina.

- **Trombolíticos:** no estudo de Goldhaber, que usou rT-PA na dose de 100mg em 2 horas nos pacientes com embolia e depressão do VD, o grupo do trombolítico apresentou menores taxas de mortalidade e recorrência em relação ao grupo que não fez uso do trombolítico. Essa abordagem deve ser empregada em pacientes sem contraindicações ao uso de trombolíticos.
- **Embolectomia por cateter:** tem sido utilizado cateter através da artéria pulmonar para diminuir a carga de êmbolos em pacientes com embolia maciça, porém é necessário um laboratório de hemodinâmica para a execução desse procedimento, que também poderá ser utilizado em combinação com a infusão de trombolítico *in situ*. São necessários mais estudos para confirmar se essa técnica é melhor do que as outras formas de tratamento.
- **Embolectomia cirúrgica:** em virtude do alto risco de morbimortalidade, está indicada em casos muito graves em que houve falha com o uso dos trombolíticos ou contraindicação a seu uso. Em geral, exige o uso de circulação extracorpórea.
- **Filtro de veia cava inferior:** deve ser implantado naqueles pacientes nos quais há falha ou contraindicação ao uso de anticoagulantes ou trombolíticos, e também naqueles que se submeteram a embolectomia por cateter ou cirúrgica.

Prognóstico

Sem tratamento específico, a mortalidade por embolia pulmonar é de 30%; nos pacientes tratados, é de 8%. Os preditores de mortalidade em 1 ano são câncer, infecção e IC. Em pacientes com hipocinesia de VD, a mortalidade dobra. A recorrência de TEV é em torno de 5%.

PROFILAXIA

O TEV ainda é a principal causa de morte em hospital, a qual pode ser evitada. Em outras palavras, entre as causas de óbitos que têm profilaxia, o TEV é a que mais consome vidas. Cerca de 80 mil vidas são salvas por ano nos EUA com o uso da profilaxia. De fato, a embolia pulmonar é uma das poucas causas de morte hospitalar que pode ser prevenida com o uso de profilaxia. A profilaxia também reduz os gastos hospitalares por pacientes, pois caso esse paciente desenvolva um quadro trombótico, os custos para investigação, tratamento e profilaxia serão bem maiores (Tabela 41.15).

Tabela 41.15 Incidência da TVP e TEP em diversas condições sem profilaxia

	TVP total	TVP proximal	TEP	TEP fatal
Artroplastia de quadril	45% a 57%	23% a 36%	0,7% a 30%	0,1% a 0,4%
Artroplastia de joelho	40% a 84%	9% a 20%	1,8% a 7%	0,2% a 0,7%
Fratura de quadril	36% a 60%	17% a 36%	4,3% a 24%	3,6% a 12,9%
Cirurgia geral	25%	7%	1,6%	0,9%
Cirurgia ginecológica	4% a 38%			0,4%
Prostatectomia abdominal	29% a 51%		11%	
RTU	7% a 10%			2%
Cirurgia cardíaca	20%		3,2%	
Neurocirurgia	22%	5%	5%	1,5% a 3%
Traumatismo	58%	18%	2% a 22%	0,4% a 2%
Lesão da medula espinhal	67% a 100%		5%	
IAM	10% a 38%		2,6% a 6,1%	
ICC	50% a 70%			
Pneumonia	30% a 40%			
AVE + Plegia de membros inferiores	59% a 89%			5%

TVP total = TVP proximal (acima da veia poplítea) + distal (abaixo da veia poplítea).
Na TVP proximal, o risco de TEP é maior.

Com base nos dados epidemiológicos citados, todos os profissionais de saúde e as entidades hospitalares devem ter preocupação redobrada com a profilaxia do TEV. Os pacientes internados devem ser estratificados em grupos de risco de acordo com a possibilidade de desenvolvimento de tromboembolismo. Em seguida, devem ser efetuados os cuidados farmacológicos ou não farmacológicos prévios determinados para cada grupo.

Devem ser lembrados como fatores de risco para TEV: idade > 40 anos, história prévia de TEV (que aumenta em oito vezes o risco), imobilidade (incidência de 15% de TVP em necropsias de pacientes acamados por 1 semana e 80% naqueles acamados por > 1 semana), neoplasia, varizes de membros inferiores, anticoncepcionais orais (aumentam o risco em três a seis vezes, sendo maior com os de terceira geração), reposição hormonal (aumenta o risco em duas vezes), infecções, obesidade e síndrome nefrótica, além das trombofilias herdadas ou adquiridas (Tabela 41.16). De modo geral, a profilaxia reduz em torno de 70% a incidência de TEV nos pacientes cirúrgicos (Tabelas 41.17 e 41.18).

Em todo o mundo, os profissionais de saúde têm tido a preocupação de criar comissões para controle do TEV, as quais são responsáveis pela divulgação e execução de um protocolo, dentro de cada hospital, visando ao combate ao TEV.

Tabela 41.16 Trombofilias herdadas e/ou adquiridas

Incidência das diversas trombofilias	População geral (%)	Pacientes com TVP (%)
1. Deficiência da proteína C	0,2 a 0,5	2 a 3
2. Deficiência da proteína S	0,2 a 0,5	2 a 3
3. Deficiência da antitrombina III	0,1 a 0,3	1 a 2
4. Fator V de Leiden	3 a 7	10 a 20
5. Síndrome do anticorpo antifosfolípide	5 a 6	–
6. Protrombina mutante (20210 A)	1 a 3	5 a 6
7. Hiper-homocisteinemia	2 a 6	10 a 20
8. Aumento da concentração do fator VIII	6 a 8	10 a 15

Tabela 41.17 Redução da TVP com profilaxia com heparina em mais de 16 mil pacientes cirúrgicos

Tipo de cirurgia	Redução de risco (± DP)
Geral	67% (±4)
Ortopédica	68% (±7)
Urológica	75% (±15)
Qualquer cirurgia	68% (±3)

Tabela 41.18 Benefício da profilaxia na cirurgia de quadril e joelho em 300 mil pacientes operados ao ano

Morte por TEP sem profilaxia: 6.000
Morte por TEP com profilaxia: 1.200
Vidas salvas/ano: 4.800

Modalidades de profilaxia

Métodos não farmacológicos

- Deambulação precoce.
- Meias elásticas.
- Compressão pneumática intermitente (CPI).
- Filtro de VCI.

A deambulação precoce é fundamental para a profilaxia de TVP e TEP, assim como para a manutenção de outras funções vitais. Tanto as meias elásticas como a CPI melhoram o retorno venoso dos membros inferiores, evitando a estase venosa, e aumentam a fibrinólise interna. No entanto, a maioria dos hospitais não dispõe desse último método na prática diária. A CPI não deve ser utilizada por pacientes com problemas vasculares periféricos.

O método A-V Impulse System (sistema de compressão plantar) é um sistema que mimetiza o caminhar, promovendo um retorno venoso expressivo para o sistema venoso profundo (20 a 30mL de sangue a cada impulso), além de liberar o fator de relaxamento do endotélio. As meias elásticas constituem um método seguro, prático, barato e ligeiramente eficiente para profilaxia do tromboembolismo dos membros inferiores; devido a seu baixo custo e à facilidade de uso, são muito utilizadas. O uso do filtro de VCI deverá ser reservado para pacientes que apresentam contraindicação absoluta aos métodos farmacológicos, pois foi demonstrado, a longo prazo, aumento dos casos de TEV nos pacientes que fizeram uso desses filtros.

Métodos farmacológicos

- **Baixas doses de heparina não fracionada:** doses de 5.000UI de heparina convencional SC a cada 8 ou 12 horas. A efetividade desse esquema foi comprovada em diversos estudos e mostrou diminuição da frequência tanto de casos de TVP proximal como de TEP e TEP fatal.
- **Heparina de baixo peso molecular:** diversos estudos comprovam a efetividade da HBPM na profilaxia das doenças tromboembólicas. A maioria dos estudos demonstra que ela é mais eficiente do que as heparinas convencionais, e as complicações hemorrágicas são menos frequentes (Tabela 41.13). A forma de aplicação dependerá da situação do paciente e do risco estimado para desenvolver uma complicação trombótica.
- **Anticoagulantes orais:** são iniciados de 5 a 10mg de varfarina para manter INR entre 2 e 3. Os anticoagulantes orais têm se mostrado efetivos na profilaxia se comparados com o placebo. São menos eficientes do que as

heparinas e seu manejo é dificultado pela necessidade de acompanhamento da INR.

- **Dabigatrana:** novo anticoagulante utilizado na profilaxia de TEV em cirurgia para prótese de joelho e quadril. Estudos randomizados (RE-NOVATE, RE-NOVATE II, RE-MODEL, RE-MOBILIZE) consideraram a dabigatrana anticoagulante tão eficaz e seguro quanto a enoxaparina, com o mesmo risco hemorrágico na profilaxia das cirurgias citadas. Estudos recomendam a dose única de 110mg, de 1 a 4 horas após a cirurgia de joelho ou quadril, e 220mg 1×/dia a partir do segundo dia após cirurgia. Na artroplastia de quadril, recomenda-se seu uso por cerca de 28 a 35 dias; a artroplastia de joelho, até 10 dias. Para populações especiais de pacientes ≥ 75 anos de idade, com insuficiência renal moderada (*clearance* de creatinina entre 30 e 50mL/min) e pacientes em uso de amiodarona, a posologia indicada é 75mg 1×/dia dentro de 1 a 4 horas no primeiro dia de cirurgia e, no segundo dia em diante, 150mg (2×75mg) uma vez ao dia.

- **Rivaroxabana:** novo anticoagulante utilizado na profilaxia de TEV em pós-operatório de cirurgia para colocação de prótese de quadril e joelho. Recomenda-se a dose de 10mg 1×/dia, considerada eficaz e segura pelos estudos randomizados (RECORD 1-4). Uma meta-análise de oito estudos clínicos randomizados avaliou pacientes submetidos a cirurgia para colocação de prótese de joelho ou quadril e mostrou que o uso da rivaroxabana apresentou menor incidência de TEV e de todas as causas de óbito e ocorrência semelhante de sangramento. No entanto, há críticas ao método de avaliação do sangramento nesses estudos, visto que foi considerado somente o sangramento que necessitou de reoperação e não o sangramento no local cirúrgico; e a queda de hemoglobina foi comparada com o primeiro dia do pós-operatório e não com o pré-operatório.

- **Apixabana:** estudos randomizados (ADVANCE 1-3) consideraram a apixabana um anticoagulante tão eficaz e seguro quanto a enoxaparina, com o mesmo risco hemorrágico na profilaxia de TEV em cirurgias de próteses de quadril e joelho. Nas cirurgias de prótese de quadril: dose de 2,5mg 2×/dia por um período de 32 a 38 dias; nas de prótese de joelho: dose de 2,5mg 2×/dia por um período de 10 a 14 dias. Em ambas, o medicamento deve ser iniciado de 12 a 24 horas após o procedimento cirúrgico e com a hemostasia restabelecida.

Em pacientes que irão submeter-se a cirurgia ortopédica e não são cooperativos para o uso de injeções ou compressão pneumática intermitente foi recomendado, de acordo com o nono ACCP, o uso de apixaban ou dabigatrana, em comparação às outras alternativas de profilaxia (rivaroxabana alternativamente ou doses ajustadas de antagonistas da vitamina K, se a dabigatrana e a apixabana não estiverem disponíveis) (grau de recomendação I, nível de evidência B).

Apesar de não bem estabelecido, devem ser adotadas precauções nos casos de pacientes com *clearance* de creatinina entre 15 e 30mL/min, gravidez, doença hepática e uso concomitante de anti-inflamatórios não esteroides, inibidores plaquetários e inibidores de CYP3A4 ou glicoproteína P (amiodarona, macrolídeos, rifampicina, carbamazepina, fenobarbital).

- **Pentassacarídeo:** o fondaparinux é um inibidor específico do fator Xa e é 100% biodisponível quando administrado SC, não sofrendo metabolismo. Recentemente, uma meta-análise mostrou que a dose de 2,5mg 1×/dia, iniciada 6 horas após a cirurgia operatória, mostrou benefício em relação à enoxaparina, com redução de 50% no risco de TEV, sem aumentar o risco de sangramento clinicamente relevante em pacientes submetidos a cirurgia ortopédica.

Sempre que possível, um método não farmacológico (p. ex., meias elásticas) deve ser associado a um método farmacológico e estimulada a deambulação precoce. Os fármacos utilizados para profilaxia em pacientes hospitalizados, bem como sua posologia, diferem em diversas situações clínicas (Tabela 41.19).

As principais contraindicações nos casos de traumatismo são: sangramento intracraniano, lesão incompleta de medula espinhal associada a hematoma periespinhal, sangramento incontrolável e coagulopatia não corrigida. A presença de TCE sem hemorragia, lesão completa de medula espinhal, lacerações ou contusões de órgãos internos, como pulmões, fígado, baço e rins, ou a presença de hematoma retroperitoneal, associada a fratura de pelve, não contraindicam o uso das HBPM para profilaxia, caso o paciente não apresente sangramento ativo (Tabela 41.20 e Figura 41.10).

Tabela 41.19 Profilaxia recomendada para pacientes hospitalizados

Pacientes clínicos – ICC, sepse, IAM, câncer	Enoxaparina: 40mg/dia SC até a alta e, em pacientes com *clearance* de creatinina < 30mL/min, utilizar de 20 a 30mg/dia Nadroparina: 3.800UI/dia, se ≤ 70 kg, ou 5.700UI/dia, se > 70 kg até a alta Dalteparina: 5.000UI/dia SC até a alta HNF: 5.000UI de 8/8h SC até a alta Fondaparinux: 2,5mg/dia SC
Pacientes cirúrgicos (risco moderado)	Enoxaparina: 20mg SC, 2h antes do procedimento e manter por 7 a 10 dias Dalteparina: 2.500UI SC 2h antes do procedimento e manter por 7 a 10 dias Nadroparina: 0,3mL 2h antes do procedimento e manter por 7 a 10 dias HNF: 5.000UI de 12/12h SC 2h antes do procedimento e manter por 7 a 10 dias Fondaparinux: 2,5mg/dia SC
Pacientes cirúrgicos (alto risco)	Enoxaparina: 40mg SC 12h antes e manter por 8 a 10 dias; em cirurgias para exérese de neoplasias abdominais, manter por 30 dias Dalteparina: 5.000UI SC 12h antes e manter por 7 a 10 dias Fondaparinux: 2,5mg/dia SC
Artroplastia do quadril	Enoxaparina: 40mg SC 12h antes do procedimento e manter uma vez ao dia, por 3 semanas Dabigatrana: 75 ou 110mg VO, 1 a 4h após procedimento; no 2º dia, 150 ou 220mg, mantendo por 28 a 35 dias Rivaroxabana: 10mg 1×/dia VO 6 a 8h após procedimento cirúrgico e manter por 35 dias Apixabana: 2,5mg 2×/dia VO 12 a 24h após cirurgia e manter por 52 a 38 dias Fondaparinux: 2,5mg/dia SC
Artroplastia do joelho	Enoxaparina: 40mg SC, 12h antes da cirurgia e manter diariamente por 7 a 10 dias Dabigatrana: 75 ou 110mg VO 1 a 4h após procedimento; no 2º dia, 150 ou 220mg, mantendo por 10 dias Rivaroxabana: 10mg 1×/dia VO 6 a 8h após procedimento cirúrgico e manter por 14 dias Apixabana: 2,5mg 2×/dia VO 12 a 24h após cirurgia e manter por 10 a 14 dias Fondaparinux: 2,5mg/dia SC
Traumatismo (sem comprometimento do SNC)	Enoxaparina: 30mg SC de 12/12h – iniciar 36h após o trauma
Neurocirurgia	Enoxaparina: 40mg/dia SC, iniciar 24h após a cirurgia
Lesão de medula espinhal	Enoxaparina: 30mg SC de 12/12h
Neoplasias malignas, principalmente se com cateter central totalmente implantado para realizar quimioterapia	Varfarina: 1mg/dia, para manter INR entre 1,3 e 1,9 (pacientes com cateter totalmente implantado) Dalteparina: 2.500UI/dia SC Enoxiparina: 40mg/dia SC
Mulheres grávidas	HNF: 5.000UI de 12/12h (atenção à osteoporose) Dalteparina: 5.000UI/dia SC Enoxaparina 40mg/dia SC + AAS iniciados em 12 semanas de gestação e mantidos até 6 semanas após o parto (para portadoras de trombofilia) Varfarina (iniciar após o parto para manter INR entre 2,0 e 3,0)

AAS: ácido acetilsalicílico.

Tabela 41.20 Classificação dos pacientes cirúrgicos quanto ao risco de TEV

Nível de risco	TVP total	TVP proximal	TEP	TEP fatal
Baixo risco				
Pequena cirurgia em pacientes < 40 anos sem fatores de risco adicionais*	2%	0,4%	0,2%	0,002%
Risco moderado				
Qualquer cirurgia em pacientes de 40 e 60 anos sem fatores de risco adicionais*; grandes cirurgias em pacientes > 40 anos sem fatores de risco adicionais; pequenas cirurgias em pacientes com fatores de risco adicionais*	10% a 20%	2% a 4%	1% a 2%	0,1% a 0,4%
Alto risco				
Grandes cirurgias em pacientes > 60 anos sem fatores de risco adicionais*; grandes cirurgias em pacientes de 40 e 60 anos com fatores de risco adicionais*; pacientes com IAM ou pacientes clínicos com fatores de risco adicionais*	20% a 40%	4% a 8%	2% a 4%	0,4% a 1%
Risco altíssimo				
Grandes cirurgias em pacientes > 40 anos com história prévia de TEV ou estado de hipercoagulabilidade, câncer, cirurgia ortopédica, fratura de quadril, politraumatismo e lesão da medula espinhal	40% a 80%	10% a 20%	4% a 10%	0,2 a 5%

*Fatores de risco: obesidade, ICC, varizes de membros inferiores, uso de estrogênio, anticoncepcional oral, imobilização e plegia de membros inferiores.

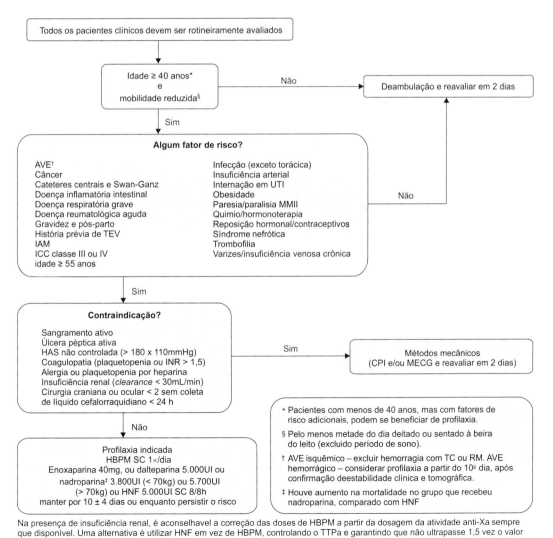

Na presença de insuficiência renal, é aconselhável a correção das doses de HBPM a partir da dosagem da atividade anti-Xa sempre que disponível. Uma alternativa é utilizar HNF em vez de HBPM, controlando o TTPa e garantindo que não ultrapasse 1,5 vez o valor de controle.

Figura 41.10 Algoritmo para avaliação da necessidade de profilaxia de TEV em pacientes clínicos hospitalizados.

Bibliografia

Agnelli G, Piovella F et al. Enoxaparin plus compression stockings compared with compression stocking alone in the prevention of venous thromboembolism after elective neurosurgery. N Engl J Med 1998; 339:80-5.

Aguilar D, Goldhaber SZ. Clinical uses of low-molecular-weight heparins. Chest 1999; 115:1418-23.

American Thoracic Society Statement. The diagnostic approach to acute thromboembolism. Respiratory and Critical Care Medicine 1999; 160(03):1043-66.

Anand S, Ginsberg JS, Kearon C, Gent M, Hirsch J. The relation between the activated partial thromboplastin time response and recurrence in patients with venous thrombosis treated with continous intravenous heparin. Arch Intern Med 1996; 156:1677-81.

Anderson FA, Wheller HB, Goldberg RJ et al. A population-based perspective of the hospital incidence and case-fatality rates of deep vein thrombosis and pulmonary embolism. The Worcester DVT Study. Arch Intern Med 1991; 151:933-8.

Ansell J, Hirsh J, Dalen J et al. Management oral anticoagulant therapy. Sixth ACCP Consensus Conference on Antithrombotic Therapy Chest. 2001; 119(Suppl):22S-38S.

Arcasoy SM, Kreit JW. Thrombolytic therapy of pulmomary embolism: A comprehensive review of current evidence. Chest 1999; 115:1695-707.

Bergqvist D, Agnelli G, Cohen AT et al. the ENOXACAN II Investigators. Duration of prophylaxis against venous thromboembolism with enoxaparin after surgery for cancer. N Eng J Med 2002; 346:975-80.

Bergqvist D, Benoni G et al. Low-molecular-weight heparin (enoxaparin) as prophylaxis against venous thromboembolism after total hip replacement. N Engl J Med 1996; 335:696-700.

Bick BL. Current concepts of thrombosis. Med Clin North Am 1998; 82(03):409-511.

Brenner DW, Fogle MA. Venous thromboembolism. J Urology 1989:1403-11.

Clagett GP, Reisch JS. Prevention of venous thromboembolism in general surgical patients. Ann Surg 1988; 208:227-40.

Collins R, Scrimgeour A, Yusuf S et al. Reduction in fatal pulmonary embolism and venous thrombosis by perioperative administration of subcutaneous heparin. overview of results of randomized trials in general, orthopedic and urologic surgery. N Engl J Med 1988; 318:1162-73.

Dalen JE, Alpert JS. Natural history of pulmonary embolism. Prog Cardiovasc Dis 1974; 17:175-9.

Dalen JE. Consensus conference on antithrombotic therapy. Chest 1998; 114(05):439-561.

Decousus H, Leizorovicz A et al. A clinical trial of vena cava filters in the prevention of pulmonary embolism in patients with proximal deep-vein thrombosis. N Engl J Med 1998; 338(7):409-15.

Doyle DJ, Turpie AGG, Hirsh J et al. Adjusted subcutaneous heparin or continuous intravenous heparin in patients with acute deep vein thrombosis: a randomized trial. Ann Intern Med 1987; 107:441-5.

Eikelboom JW, Quinlan DJ, Douketis JD. Extended-duration prophylaxis against venous thromboembolism after total hip and knee replacement: a meta-analysis of the randomised trials. Lancet 2001; 358:9-15.

Francis CW et al. Ximelagatran vs warfarin for the prevention of venous thromboembolism after total knee arthroplasty. A randomized double-blind trial. Ann Intern Med 2002; 137:648-55.

Gallus AS, Salzman EW, Hirsh J. Prevention of VTE. In: Colman RW, Hirsh J, Marder VJ et al. (eds.) Hemostasis and thrombosis: basic principles and clinical practice. 3. ed. Philadelphia, PAS: JB Lippincott, 1994:1331-45.

Geerts WH et al. A prospective study of venous thromboembolism after major trauma. N Eng J Med 1994; 331:1601-6.

Geerts WH, Heit JA, Clagett GP et al. Prevention of venous thromboembolism. Chest 2001; 119:132S-175S.

Geerts WH, Jay RM et al. A comparison of low-dose heparin with low-molecular-weight heparin as prophylaxis against venous thromboembolism after major trauma. N Engl J Med 1996; 335:701-7.

Ginsenberg JS. Management of venous thromboembolism. N Engl J Med 1996; 335(24):1816-28.

Goldhaber SZ, Hennekens CH et al. Factors associated with correct antmortem diagnosis of major pulmonary embolism. Am J Med 1982; 73(6):822-6.

Goldhaber SZ, Savage DD, Garrison RJ et al. Risk factors for pulmonary embolism. The Framingham Study. Am J Med 1983; 74:1023-8.

Goldhaber SZ. Pulmonary embolism and deep vein thrombosis. Philadelphia: WB Saunders Company, 1985.

Goldhaber SZ. Pulmonary Embolism. N Engl J Med 1998; 339:93-104

Goldhaber SZ. Pulmonary embolism. The Lancet 2004; 363:1295-305.

Guidelines on diagnosis and management of pulmonary embolism. Eur Heart J 2000; 21:1301-36.

Halkins H, Goldberg J et al. Reduction of mortality in general medical in-patients by low-dose heparin prophylaxis. Ann Intern Med 1982; 96(5):561-5.

Harris S, Chen D, Green D. Enoxaparin for thromboembolism prophylaxis in spinal injury: preliminary report on experience with 105 patients. Am J Phys Med Rehabil 1996; 75:326-7.

Heit J. Thromboembolic disease in the elderly. Clinics in Geriatic Medicine 2001; 17(01).

Hirsh J, Dalen JE et al. Oral anticoagulants: mechanism of action, clinical effectiveness and optimal therapeutic range. Chest 2001; 119:8S-21S.

Hirsh J, Warkentin TE et al. Heparin and low-molecular-weight heparins: mechanisms of action, pharmacokinetics, dosing considerations, monitoring, efficacy and safety. Chest 2001; 119:64S-94S.

Hirsh J. Heparin. N Engl J Med 1991; 324:1565-74.

Hirsh J. Oral anticoagulant drugs. N Engl J Med 1991; 324:1865-75.

Huber O et al. Postoperative pulmonary embolism after hospital discharge: an underestimated risk. Arch Surg 1992; 127:310-3.

Hull RD, Pineo GF, Stein PD et al. Extended out-of-hospital low-molecular-weight heparin prophylaxis against deep venous thrombosis in patients after elective hip arthroplasty: a systematic review. Ann Intern Med 2001; 135,858-69.

Hull RD, Raskob GE, Brandt RF et al. Low molecular weight heparin vs. heparin in the treatment of patients with pulmonary embolism. Arch Intern Med 2000; 160:229-36.

Hull RD, Raskob GE, Rosenbloom D et al. Heparin for 5 days as compared with 10 days in the initial treatment of proximal venous thrombosis. N Engl J Med 1990; 322:1260-4.

Kapural L. Perioperative use of anticoagulants and thrombolitcs. Anesthesiology Clinics of North America 1999; 17(4):923-52.

Karwiski B, Svendsen E. Comparison of clinical and postmortem diagnosis of pulmonary embolism. J Clin Pathol 1989; 42(2):135-9.

Kearon C. Management of coagulation before and after eletive surgery. N Engl J Med 1997; 336(21):1506-11.

Konstantinides S, Geibel A, Heusel G, Heinrich F, Kasper W. The Management Strategies and Prognosis of Pulmonary Embolism-3 Trial Investigators. Heparin plus alteplase compared with heparine alone in patients with submassive pulmonary embolism. N Eng J Med 2002; 347:1143-50.

Leelere JR, Geerts WH, Desjardins L et al. Prevention of deep vein thrombosis after major knee – A randomized, double-blind trial comparing a low-molecular-weight heparin (enoxaparin) to placebo. Thromb Haemost 1992; 67:417-23.

Leizorocicz A. Comparison of efficacy and safety of low molecular weight heparins and unfractional heparin on initial treatment of deep venous thrombosis: a meta-analysis. BMJ 1994; 309:299-304.

Lensing AWA, Prandoni P et al. Deep vein thrombosis. Lancet 1999; 353:479-85.

Levine J, Branch W, Rauch J. The antiphospholipid syndrome. N Engl J Med 2002; 346(10):752-61.

Lindblad B, Eriksson A, Bergqvist D. Autopsy-verified pulmonary embolism in a surgical department: analysis of the period from 1951 to 1968. Br J Surg 1991; 78:849-52.

Mismetti P, Laporte-Simitsidis S, Tardy B et al. Prevention of VTE in internal medicine with unfractionated or low-molecular-weight heparins: a meta-analysis of randomised clinical trial. Thromb Haemost 2000; 83:14-9.

Morrell MT, Dunnill MS. The post-mortem incidence of pulmonary embolism in a hospital population. Br J Surg. 1968 May; 55(5): 347-52.

Muir JM, Andrew M, Hirsh J et al. Histomorphometric comparison of the effect of heparin and low-molecular-weight heparins on trabecular bone in vivo. Blood 1996; 88:1314-20.

Nurmohamed MT, Rosendaal FR, Buller HR et al. Low-molecular-weight heparin versus standard heparin in general and orthopedic surgery: a meta-analysis. Lancet 1992; 340:152-6.

Perry S, Ortel T. Clinical and laboratory evaluation of Thrombophilia. Clinics in Chest Medicine 2003; 24(01).

Pini M, Pattachini C, Quintavalla R et al. Subcutaneous vs intravenous heparin in the treatment of deep venous thrombosis – a randomized clinical trial. Thromb Haemost 1990; 64:222-6.

PIOPED Investigators: value of the scan in acute pulmoneryembolism. JAMA 1997; 263:2753.

Prevention of venous thrombosis anad pulmonary embolism. National Institutes of Health Concensus Development Conference Statement. Mar 24-26; 6(2)1-8.

Quinlan DJ, McQuillan A, Eikelboom JW. Low-molecular-weight heparin compared with intravenous unfractionated heparin for treatment of pulmonary embolism. A meta-analysis of randomized, controlled trials. Ann Intern Med 2004; 140:175-83.

Raschke RA, Reilly BM, Guidry T et al. The weight-based heparin dosing nomogram compared with a standard care nomogram. A randomized controlled trial. Ann Intern Med 1993; 119:874-81.

Robb J, Eriksson BI. Recombinant hirudin compares with low-molecular-weight heparin to prevent thromboembolic complications after total hip replacement. N Engl J Med 1997; 337:1329-35.

Rocha AT, Paiva EF, Lichtenstein A et al. tromboembolismo venoso: profilaxia em pacientes clinicos. In: Projeto Diretrizes. Associação Médica Brasileira e Conselho Federal de Medicina, 2005.

Samama MM et al. Low molecular-weight heparin compared with unfractionated heparin in prevention of postoperative thrombosis. Br J Surg 1988; 75:128-31.

Samama MM, Cohen AT, Darmon J-Y et al. A comparison of enoxaparin with placebo for the prevention of venous thromboembolism in acutely ill medical patients. The prophylaxis in medical patients with enoxaparin study group (MEDENOX). N Engl J Med 1999; 341:793-800.

Schulman S. Care of patients receiving long-term anticoagulant therapy. NEJM 2003; 349:675-83.

Seligsohn U, Lunetsky A. Genetic susceptibility to venous thrombosis. N Engl J Med 2001; 344(16):1222-9.

Spandorfer JM, Lynch S et al. Use of enoxaparin for the chronically anticoagulated patient before and after procedures. Am J of Cardiol 1999; 84:478-80.

Tapson VF. Pulmonary embolism: new diagnostic approaches. N Engl J Med jul 1997; 156:1449-51.

Tapson VF. Venous thromboembolism. Chest 1995; 16(02):229-389.

The Seventh ACCP Conference on Antithrombotic and Thrombolytic Therapy: Evidence-Based Guidelines. Chest 2004 (supplement).

Toglia MR. Venous thromboembolism during pregnancy. N Engl J Med 1996; 335(2):115-23.

Turpie AG, Chin BS, Lip GY. Venous thromboembolism: pathophysiology, clinical features, and prevention. BMJ 2002; 325:887.

Turpie AGG, Gallus AS, Hoek JA. A synthetic pentasaccharide for the prevention of deep-vein thrombosis after total hip replacement. N Engl J Med 2001; 344:619-25.

Turpie et al. Fondaparinux vs Enoxaparin for the prevention of venous thromboembolism in major orthopedic surgery. A meta-analysis of 4 randomized double-blind studies. Arch Intern Med 2002; 162:1833-40.

Virchow R von. Weitere Untersuchungen ueber die Verstopfung der Lungernarterien und ihre Folge. Traube's Beitraege exp Path u Physiol, Berlin 1846; 2:21-31.

Weitz JI. Low-molecular-weight heparins. N Engl J Med 1997; 337:686-99.

Wells PS, Ginsberg JS, Anderson DR et al. Use of a clinical model for safe management of patients with suspected pulmonary embolism. Ann Intern Med 1998; 129:997-1005.

Wells PS, Lensing AW, Hirsh J. Graduated compression stockings in the prevention of postoperative venous thromboembolism: a meta-analysis. Arch Intern Med 1994; 154:67-72.

Westrich GH, Haas SB, Mosca P et al Meta-analysis of thromboembolic prophylaxis after total knee arthroplasty. J Bone Joint Surg Br 2000; 82:795-800.

Whiteman T. Hypercoagulabilidade states. Hematol Clin North Am 2000; 14(2):1120-2.

Wicki J, Perneger TV, Junod AF, Bounameaux H, Perrier A. Assessing clinical probability of pulmonary embolism in the emergency ward: a simple score. Arch Intern Med 2001; 161:92-7.

Seção III

Métodos Complementares de Diagnóstico em Cardiologia

42

Thiago de Barros Saraiva Leão

Noções de Eletrocardiografia

INTRODUÇÃO

O eletrocardiograma (ECG), cujo desenvolvimento rendeu a seu criador, Willem Einthoven, o prêmio Nobel de Medicina de 1924, é considerado um dos grandes divisores de água na cardiologia. De realização relativamente fácil e baixo custo, até hoje possibilita, mais de 100 anos depois, diagnosticar e, por vezes, definir o tratamento das mais diversas moléstias cardíacas.

O ECG é vital, por exemplo, para determinar a presença e a gravidade de isquemia miocárdica aguda, localizar sítios de origem de diversas arritmias, avaliar opções terapêuticas para pacientes com insuficiência cardíaca (IC) e identificar e avaliar pacientes com doenças genéticas suscetíveis de arritmias.

NOÇÕES DA ELETROFISIOLOGIA BÁSICA

A atividade elétrica do coração é consequência do potencial elétrico liberado pelas células miocárdicas, resultante das diferenças na composição iônica entre os meios intra e extracelular, bem como da natureza semipermeável da membrana celular. O movimento harmônico de íons por estruturas proteicas altamente específicas – os canais iônicos – permite a geração de correntes elétricas que podem então ser captadas na superfície corpórea e transcritas na forma do ECG. Em outras palavras, o ECG nada mais é do que a representação gráfica das diferenças de potenciais geradas no campo elétrico do coração. As perturbações no campo elétrico do coração são captadas por eletrodos colocados em pontos anatômicos específicos (extremidades e tórax), amplificadas e filtradas, produzindo o traçado final. Critérios diagnósticos específicos são então aplicados e temos, assim, a interpretação final do ECG.

Correntes iônicas e potencial elétrico

Em repouso, a célula cardíaca apresenta diferença de potencial elétrico entre o meio intracelular e o extracelular, chamada potencial (transmembrana) de repouso. Esse potencial, de gênese complexa, se deve, principalmente, (1) à impermeabilidade da membrana plasmática, principalmente ao sódio (N$^+$) e ao cálcio (Ca$^+$); (2) à presença em maior quantidade no intracelular de proteínas carregadas negativamente; e (3) ao equilíbrio eletromecânico do potássio (K$^+$). Em repouso, tanto o Na$^+$ como o Ca^{2+} não conseguem entrar no citosol, mas o K$^+$, muito mais concentrado internamente do que externamente, tende a sair em pequena quantidade através de canal específico (I$_{K1}$ – *corrente retificadora interna*). No entanto, uma força elétrica o traz de volta por ser ele justamente o íon com carga positiva. Por meio da equação de Nerst é possível identificar em que momento essas forças se equilibram: uma força empurrando o K$^+$ – por concentração iônica – e uma força puxando o K$^+$ – por carga elétrica. Por meio das concentrações de K$^+$ é possível verificar que o potencial de repouso fica em torno de –96mV.

Durante a fase de ativação celular, mudanças conformacionais na membrana plasmática promovem alterações em sua permeabilidade, o que possibilita a passagem de íons, gerando assim uma corrente iônica. Essa passagem se dá pelos chamados canais iônicos que, de maneira simplista, seriam componentes proteicos da membrana celular que permitem a movimentação de íons por esses canais e apresentam as seguintes características:

- São frequentemente seletivos para certas substâncias.
- Podem ser *abertos* ou *fechados* por "portas", e essas portas podem ser reguladas por:
  - sinais elétricos (canais de voltagem – *voltage-gated*);
  - interações químicas (canais de ligação – *ligand-gated*).

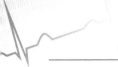

A abertura de canais de Na⁺ promove o rápido movimento do íon Na⁺ para dentro da célula, tornando-a positiva em relação ao meio externo, a abertura de canais de K⁺ hiperpolariza a célula, ao permitir a saída de K⁺ em direção a seu gradiente de concentração e, finalmente, a entrada de Ca⁺⁺ é fundamental para a ativação do músculo cardíaco, além de células com características de automaticidade dependerem mais desse íon para sua despolarização através do canal I_{Ca}^{2+}-L.

A mudança do potencial transmenbrana ao longo do tempo gera um gráfico, chamado potencial de ação (PA), no qual é possível identificar as seguintes fases:

- **Fase 0 (despolarização):** entrada rápida (e de grande quantidade) de Na⁺:
  – Abrem-se por volta de –70mV.
  – A célula fica positiva em relação ao repouso (10mV).
- **Fase 1 (repolarização precoce):**
  – Saída progressiva de K⁺ (I_{to}) e entrada de Cl⁻.
  – Diminui parte da entrada do Na⁺.
- **Fase 2 (platô):** saída de K⁺ e também entrada de Ca⁺⁺ (e pouca quantidade de Na⁺ ainda).
- **Fase 3 (repolarização tardia):** somente saída do K⁺.
- **Fase 4 (repouso ou diástole):**
  – Troca de íons Na⁺ e K⁺ pela bomba de sódio/potássio.
  – Saída de cálcio também.

Podemos ainda, englobando todo o PA, descrever os seguintes períodos:

- **Período refratário absoluto:** do início até antes da porção final da fase 3. Não aceita nenhum estímulo.
- **Período refratário relativo:** do término do período refratário absoluto até o final da fase 3. A célula responde de maneira inadequada a estímulos intensos.
- **Período refratário supernormal:** após o período refratário, a célula pode responder a estímulos pequenos que normalmente não atingiriam o potencial de ação.

Teoria do dipolo

A atividade elétrica cardíaca pode ser representada por um dipolo em forma de vetor que, consequentemente, tem as características de magnitude, direção e sentido. Por definição, temos na representação vetorial dos fenômenos elétricos que a farpa (cabeça) aponta para as regiões positivas (superfície do miócito ou meio extracelular que ainda não foi despolarizada) e a cauda é orientada para as regiões negativas (ou seja, já despolarizadas). Encontra-se, assim, uma espécie de "onda" de despolarização. Quando o eletrodo explorado, por definição o eletrodo (+), encara a farpa, temos uma inscrição para cima, quando ele encara a cauda do vetor, temos uma inscrição negativa.

FORMAÇÃO DO ECG

Os eletrodos colocados em pontos anatômicos distintos captam o vetor elétrico em sua orientação, magnitude e sentido e o transcrevem, gerando assim uma série de ondas e intervalos que formam o ECG. Sua posição e composição são mostradas na Tabela 42.1.

As derivações do plano frontal formam ângulos entre si que permitem localizar o vetor elétrico no sentido superior-inferior e esquerda-direita, como mostra a Figura 42.1.

Tabela 42.1 Derivações que compõem o ECG e suas posições

Derivação	Polo positivo	Polo negativo
Derivação clássica dos membros		
DI	Braço esquerdo	Braço direito
DII	Perna esquerda	Braço direito
DII	Perna esquerda	Braço esquerdo
Derivação aumentada dos membros		
aVR	Braço direito	Central terminal de Wilson
aVL	Braço esquerdo	Central terminal de Wilson
aVF	Perna esquerda	Central terminal de Wilson
Derivações precordiais ("unipolares")		
V1	4º espaço intercostal, borda direita do esterno	Central terminal de Wilson
V2	4º espaço intercostal, borda esquerda do esterno	Central terminal de Wilson
V3	Entre V2 e V4	Central terminal de Wilson
V4	5º espaço intercostal, linha hemiclavicular esquerda	Central terminal de Wilson
V5	Linha axilar anterior esquerda	Central terminal de Wilson
V6	Linha axilar média esquerda	Central terminal de Wilson
V7	Linha axilar posterior esquerda	Central terminal de Wilson
V8	Linha escapular posterior esquerda	Central terminal de Wilson
V9	Borda esquerda da coluna vertebral	Central terminal de Wilson

Derivações precordiais direitas V3 a V6 são imagens em espelho das originais; de V4 a V9, adota-se uma linha reta no 5º espaço intercostal.

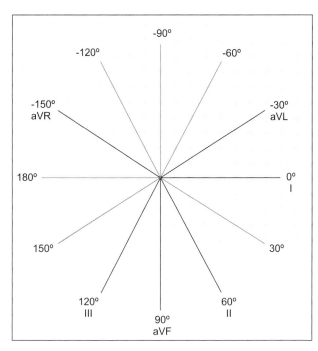

Figura 42.1 Derivações do plano frontal.

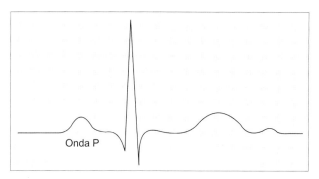

Figura 42.2 Onda P.

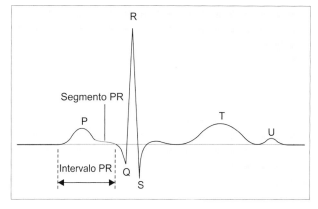

Figura 42.3 Intervalo PR (PRi).

As derivações precordiais (plano horizontal), por sua vez, possibilitam a delimitação de uma série de paredes, as quais são bastante utilizadas no estudo das doenças isquêmicas:

- **Parede anterosseptal**: derivações V1, V2 e V3.
- **Parede anterior:** derivações V1, V2, V3 e V4.
- **Parede anterolateral:** derivações V4 a V5, V6, D1 e AVL.
- **Parede anterior extensa:** derivações V1 a V6, D1 e aVL.
- **Parede lateral alta:** derivações D1 e aVL.
- **Parede inferior:** derivações D2, D3 e aVF.
- **Parede dorsal:** derivações V7 e V8 (inferobasal).

ELETROCARDIOGRAMA NORMAL

O ECG é formado por uma série de ondas e segmentos de reta que representam a despolarização e a repolarização das câmaras cardíacas.

Onda P

Representa a despolarização dos átrios esquerdo e direito e, quando originada no *nó sinusal*, tem orientação entre −30° e +90°, sendo, portanto, positiva em D1, D2 e aVF. A onda P normal tem amplitude máxima de 2,5mm e duração < 110ms (Figura 42.2).

Intervalo PR (PRi)

Período que engloba toda a ativação atrial até o início da ativação ventricular, é formado pela própria onda P e o segmento PR, cuja duração é de 120 a 200ms (Figura 42.3).

Complexo QRS e eixo elétrico

Indica a despolarização ventricular, de formação mais complexa do que a despolarização dos átrios (Figura 42.4). É representado por uma série de ondas definidas como:

- Q: primeira deflexão negativa.
- R: primeira deflexão positiva.
- S: deflexão negativa após onda R.
- As próximas ondas receberão um (').

Nem todo complexo QRS é composto de todas as ondas, e várias conformações podem ser encontradas, algumas indicando patologias específicas (p. ex., complexo QS denotando uma zona elétrica inativa ou complexo rSr' no bloqueio de ramo direito).

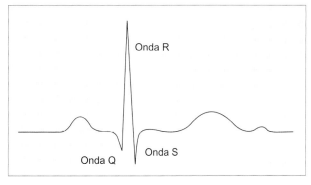

Figura 42.4 Complexo QRS e eixo elétrico.

A localização espacial do vetor do complexo QRS fornece o chamado *eixo elétrico do coração* que, no adulto, varia de −30° a +90°. O QRS tem duração < 120ms e pode ser chamado, de maneira prática, de QRS estreito, denotando que a ativação ventricular foi feita pelo sistema de condução e que este se encontra intacto. Sua amplitude é bastante variável, sendo considerados normais os valores entre 5 e 20mm nas derivações do plano frontal e entre 10 e 30mm nas derivações precordiais. Há uma transição da morfologia rS, característica de V1, para o padrão qR, típico do V6, com o r aumentando progressivamente de tamanho até o máximo em V5 e o S progressivamente se reduzindo até V6. Os padrões intermediários de RS (zona de transição) habitualmente ocorrem em V3 e V4.

Segmento ST e onda T

Refletem a atividade durante a fase de *platô* (segmento ST) do potencial de ação e as fases de repolarização ventricular (onda T) (Figura 42.5*A* e *B*).

Compreendem o final do complexo QRS e o final da onda T ou onda U, quando presente. Nele, o ponto J é a interseção do QRS com o segmento ST, e o segmento ST é uma linha normalmente isoelétrica, tendo como base o nível do segmento PR, com onda T de base mais achatada e maior duração do que as demais ondas do ECG. Habitualmente acompanha a polaridade do QRS, raramente ultrapassando dois terços de sua amplitude. Mudanças em sua morfologia podem indicar doenças diversas. Por fim, encontra-se a onda U, de pequena amplitude, mais visível em derivações precordiais intermediárias, medindo cerca de 5% a 25% do tamanho da T, com origem atribuída a: (a) repolarização tardia das fibras de Purkinje; (b) repolarização demorada dos músculos papilares; (c) potenciais residuais tardios do septo; (d) acoplamento eletromecânico; (e) atividade das células M; (f) pós-potenciais de atividade-gatilho (*triggered activity*).

Onda U

Última e menor deflexão do ECG, quando presente, inscreve-se logo após a onda T e antes da P do ciclo seguinte. Apresenta a mesma polaridade que a onda T precedente e amplitude entre 5% e 25% desta, usualmente em torno de 1mm. Geralmente visível apenas em frequências cardíacas baixas, tem sua gênese atribuída a diversas hipóteses, como repolarização tardia das fibras de Purkinje, repolarização demorada dos músculos papilares, potenciais residuais tardios do septo, acoplamento eletromecânico, atividade das células M e pós-potenciais de atividade-gatilho.

Intervalo QT

É a medida do início do QRS ao término da onda T; portanto, representa a duração total da atividade elétrica ventricular. Como varia de acordo com a frequência cardíaca, é corrigido (QTc) pela fórmula de Bazzet: $QTc = QT/\sqrt{RR}$. Os valores para o QTc variam com o sexo e são aceitos como normais até o máximo de 450ms para homens e 470ms para mulheres adultos.

Onda J

A onda J é uma onda em formato de domo ou corcova que aparece no final do complexo QRS. Pode ser proeminente, como na variante da normalidade, ou, em certas condições, patológicas, como na hipotermia (chamada de onda de Osborn) ou no padrão de Brugada. Sua origem está relacionada com um entalhe na fase 1 do potencial de ação do epicárdio, mas não do endocárdio.

Variantes da normalidade

Persistência do padrão juvenil

Em até 4% dos indivíduos normais, observa-se inversão da onda T nas derivações precordiais direitas (V1-V4), podendo chegar até 5mm. Mais encontrado nas mulheres e na raça negra.

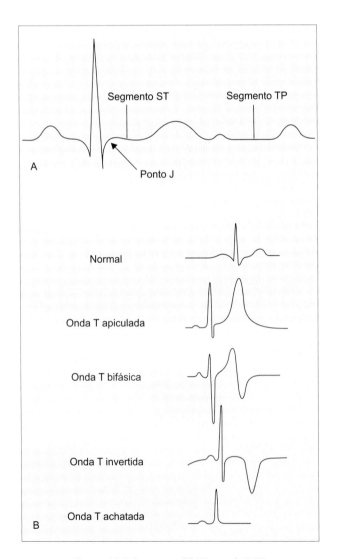

Figura 42.5 Segmento ST (**A**) e onda T (**B**).

Fenômeno de repolarização precoce

Caracteriza-se por elevação do ponto J, fazendo com que o final do QRS não coincida com a linha de base, gerando um segmento ST de concavidade superior em pelo menos duas derivações precordiais adjacentes com valores ≥ 1mm, mais visível em regiões inferiores e laterais, e espessamento ou entalhe da porção final do QRS. Eventualmente, pode acarretar dificuldade no diagnóstico diferencial de corrente de lesão ou pericardite. Estudos epidemiológicos relatam incidência de 2% a 5% na população em geral, notadamente em homens, jovens, de raça negra e atletas.

Em estudo envolvendo 22 centros terciários de arritmia, Haïssaguerre e cols. encontraram alterações eletrocardiográficas em 64 de 206 pacientes (31%) que foram ressuscitados após fibrilação ventricular (FV) idiopática. Essas alterações consistiam em empastamentos ou chanfraduras no final do QRS e eram mais evidentes nas derivações inferolaterais. Em estudo coreano, alterações similares foram vistas em nove de 15 pacientes com FV idiopática. Nesses relatos, observou-se acentuação da onda J, seguida de ectopia ventricular, que precedeu a arritmia ventricular. Como o padrão de repolarização precoce é comum e eventos fatais são raros, faz-se necessário, em pacientes com arritmia ventricular, afastar as causas isquêmicas e não isquêmicas, incluindo síndrome do QT longo ou QT curto, síndrome de Brugada e displasia arritmogênica do ventrículo direito (VD). Até o momento, ainda não há dados suficientes para estabelecer essa repolarização precoce como marcador específico para eventos fatais, mas advoga-se, especialmente quando localizada na parede inferolateral e > 2mm, pelo menos um seguimento de longo prazo.

ELETROCARDIOGRAMA ANORMAL

Abordaremos as alterações eletrocardiográficas morfológicas mais comuns na prática médica diária. O estudo das arritmias ficará de fora do presente capítulo e será abordado durante a descrição clínica das arritmias em capítulos específicos deste livro.

Sobrecarga de câmaras cardíacas

Sobrecarga atrial esquerda (SAE)

Aumento do átrio esquerdo (AE) afetará a onda P em sua porção final, aumentando sua amplitude (V1), que ficará > 1mm^2 de área e duração ≥ 120ms em D2 (Figura 42.6). O padrão clássico de SAE tem sensibilidade de 12% a 70% e especificidade > 90%, quando comparado às medidas obtidas pela ecocardiografia. Os achados de SAE estão mais associados a disfunção ventricular esquerda em pacientes com doença isquêmica ou com doenças das valvas mitral e aórtica. Há ainda maior incidência de taquiarritmias, incluindo fibrilação atrial.

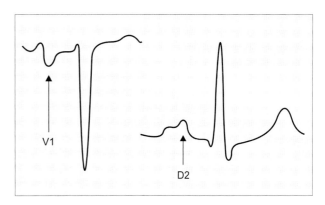

Figura 42.6 Sobrecarga atrial esquerda.

Sobrecarga atrial direita (SAD)

A onda P apresenta-se apiculada com amplitude > 2,5mm em D2 e porção inicial positiva > 1,5mm em V1 (Figura 42.7). O aumento da massa atrial direita pode promover maiores forças elétricas no início da formação da onda P.

Outro sinal indireto da SAD é o de Penaloza-Tranchesi, que consiste na diminuição da amplitude do complexo QRS em V1 com aumento evidente do QRS em V2.

Achados de SAD têm sensibilidade limitada, mas alta especificidade para aumento dessa câmara. Pacientes com doença pulmonar obstrutiva crônica (DPOC) e achados de SAD têm disfunção pulmonar particularmente mais grave do que outros. Contudo, a comparação eletrocardiográfica com parâmetros hemodinâmicos não demonstrou relação tão próxima entre a onda P e a hipertensão em átrio direito (AD).

Sobrecarga biatrial

Presença de critérios de sobrecarga de AE associados às de AD.

Sobrecarga de ventrículo esquerdo (SVE)

O complexo QRS normal é basicamente resultado das forças elétricas geradas pelo ventrículo dominante – o ventrículo esquerdo (VE). Portanto, nas SVE ocorre aumento da expressão gráfica dessas forças elétricas, promovendo mudanças no complexo QRS, no segmento ST e na onda T (Figura 42.8). A onda R das derivações que

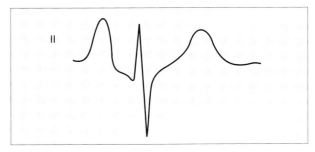

Figura 42.7 Sobrecarga atrial direita.

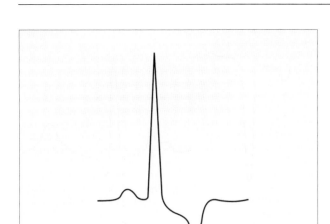

Figura 42.8 Sobrecarga de ventrículo esquerdo.

estão voltadas para o VE (DI, aVL, V5 e V6) serão mais altas do que o normal, bem como as ondas S das derivações sob o VD serão mais profundas (V1 e V2). Padrões de ST-T variam bastante em pacientes com SVE, indo de normal até discreta elevação ou depressão. Na maioria dos pacientes, o padrão é deprimido, seguido por uma onda T invertida assimétrica – a chamada sobrecarga ventricular pressórica, ou padrão *strain*. Ondas T negativas gigantes são características da cardiomiopatia hipertrófica apical (síndrome de Yamaguchi). Outras alterações encontradas são: alargamento da base do QRS, atraso na deflecção intrinsecoide (tempo do início do QRS até seu ápice) > 40ms, alargamento do intervalo QT e associação com SAE.

Todas essas alterações levaram à criação de uma série de critérios diagnósticos, cuja sensibilidade pode variar de 10,5% a 21%, mas com especificidade de 89% a 99%.

Os critérios mais utilizados são mostrados na Tabela 42.1.

Sobrecarga de ventrículo direito (SVD)

O VD é consideravelmente menor do que o esquerdo e produz forças elétricas que são largamente ofuscadas no ECG normal. Portanto, para que haja manifestação de SVD, esta deve ser importante para se sobressair ao VE (Figura 42.9). Os critérios para SVD são mostrados na Tabela 42.2.

Sobrecarga biventricular

A hipetrofia de ambos os ventrículos produz padrões eletrocardiográficos complexos e não simplesmente a soma dos dois tipos de sobrecarga, como ocorre na sobrecarga biatrial. Há uma "disputa" entre as forças elétricas geradas pelas câmaras crescidas, e o efeito de uma pode "cancelar" a sobrecarga da outra. Não há critérios específicos para o diagnóstico de acometimento biventricular; em vez disso, são utilizados padrões sugeridos a partir das respectivas sobrecargas. Os achados sugestivos são: eixo elétrico de QRS no plano frontal desviado para a direita, associado a critérios de voltagem para SVE; ECG de SVD com achados de ondas Q profundas em V5 ou V6, ou aumento da voltagem da onda R nas derivações esquerdas; presença de SVD com Sokolow positivo, SVD com aumento da duração do QRS em V6 (deflexão intrinsecoide > 40ms) e SVD com complexos tipo R/S nas precordiais intermediárias.

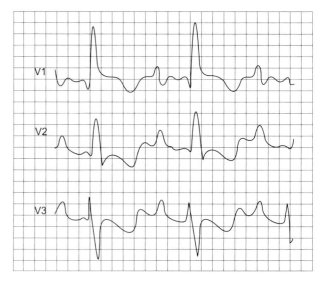

Figura 42.9 Sobrecarga de ventrículo direito.

Tabela 42.1 Sobrecarga de câmaras

Critério	Medida
Sokolow-Lyon	SV1 + RV5 ou V6 > 35mm (40mm em jovens)
Critério de Romhilt-Estes (positivo se ≥ 5 pontos)	S ou R nas derivações do plano frontal > 20mm: 3 pontos ou Ondas S ou R no plano horizontal (precordial) > 30mm Inversão de ST sem digital: 3 pontos; com digital: 1 ponto Sobrecarga de átrio esquerdo: 3 pontos Desvio do eixo para a esquerda (> −30°): 2 pontos Aumento da duração do QRS (> 90ms): 1 ponto Aumento da ativação intrinsecoide: 1 ponto
Critério de Cornell	RaVL + SV3 > 28mm para homens ou > 20mm para mulheres

Tabela 42.2 Sobrecarga de ventrículo direito

Eixo elétrico	Desvio para a direta > + 110°
Amplitude QRS	Presença de onda R alta em V1 ou V2 (habitualmente > 7mm) S profundas em V5 e V6
Morfologia QRS	qR ou qRs em V1 ou rsR'
Onda T	Padrão *strain* em precordiais direitas

Distúrbio de condução intraventricular

Os distúrbios da condução intraventricular, inadequadamente chamados de "bloqueios", podem resultar de anormalidades no sistema His-Purkinje ou no próprio músculo ventricular e podem ter sido causados por alterações estruturais ou funcionais do sistema de condução.

Bloqueio de ramo esquerdo (BRE)

O BRE resulta de atraso em qualquer das várias partes do sistema de condução intraventricular, incluindo o próprio ramo esquerdo ou cada um dos fascículos que o compõem, a porção distal do sistema de condução e, menos comumente, as próprias fibras que darão origem ao ramo esquerdo ainda no feixe de His (Figura 42.10). Essas alterações ocasionam distorções importantes no complexo QRS. Os critérios adotados para diagnóstico de bloqueio "completo" do ramo esquerdo (BCRE) encontram-se listados na Tabela 42.3. Deve ser lembrado que a presença de onda Q na vigência de um BCRE é indicador de zona elétrica inativa de infarto septal.

Um atraso de menor gravidade pode distorcer o QRS sem, no entanto, aumentar muito sua duração. São consideradas características do bloqueio "incompleto" do ramo esquerdo: QRS com duração entre 100 e < 120ms, aumento da deflexão intrinsecoide em 0,06s nas derivações precordiais esquerdas, ausência de onda Q em derivações precordiais esquerdas e empastamento ou entalhe na fase ascendente da onda R em derivações precordiais esquerdas. Essas alterações discretas podem mimetizar a própria SVE ou pré-excitação ventricular.

O BRE é encontrado em pacientes com doença cardíaca estrutural (DCE) como, por exemplo, 30% dos pacientes com IC e até 70% dos pacientes que previamente apresentavam sinais de SVE. Contudo, cerca de 12% dos pacientes com BRE não têm DCE demonstrável. Há uma proporção entre a duração do QRS e a gravidade das cardiopatias. Além disso, o BRE também tem implicações prognósticas, como mortalidade maior de seus portadores, seja por infarto, insuficiência cardíaca congestiva (ICC), bloqueios atrioventriculares avançados ou morte súbita. A presença de desvio de eixo para a esquerda ou para a direita nos pacientes com BRE também está associada a manifestações clínicas mais graves, por denotar maior lesão no sistema de condução no primeiro caso e a possibilidade de acometimento biventricular no segundo.

A ativação ventricular anormal pela presença do BRE induz mudanças hemodinâmicas que levam a uma dissinergia entre os dois ventrículos, contribuindo ainda mais para a piora da doença cardíaca de base. Esse fenômeno pode ser encontrado em 60% dos casos com QRS de 120 a 150ms e em 70% daqueles > 150ms.

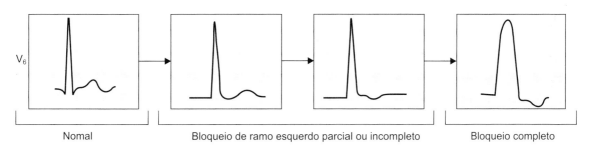

Figura 42.10 Bloqueio de ramo esquerdo.

Tabela 42.3 Características dos bloqueios de ramos esquerdo e direito

Bloqueio completo de ramo esquerdo	Bloqueio completo de ramo direito
QRS alargados com duração ≥ 0,12s como condição fundamental	QRS alargados com duração ≥ 0,12s como condição fundamental
Ausência de "q" em D1, aVL, V5 e V6	Ondas S empastadas em D1, aVL, V5 e V6
Ondas R alargadas e com entalhes e/ou empastamentos medioterminais em D1, aVL, V5 e V6	Ondas qR em aVR com R empastada
Onda "r" com crescimento lento de V1 a V3, podendo ocorrer QS (sem denotar zona elétrica inativa)	rSR' ou rsR' em V1 com R' espessado
Ondas S alargadas com espessamentos e/ou entalhes em V1 e V2	Eixo elétrico de QRS variável, tendendo para a direita no plano frontal
Deflexão intrinsecoide em V5 e V6 ≥ 0,05s	T assimétrica em oposição ao retardo final de QRS
Eixo elétrico de QRS entre –30° e + 60°	
Depressão de ST e T assimétrica em oposição ao retardo medioterminal	

É importante salientar que o BRE dificulta o diagnóstico eletrocardiográfico de outras patologias, como a SVE, onde pode por si só aumentar a amplitude do QRS, e desvios de eixo, confundindo os critérios já citados, ou infarto do miocárdio, onde pode mimetizar áreas de necrose.

Bloqueio de ramo direito (BRD)

O BRD resulta de atraso de condução em qualquer porção do sistema de condução do VD (Figura 42.11). Pode ocorrer no próprio ramo direito, no feixo de His ou na porção distal desse sistema de condução, como, por exemplo, após correção da tetralogia de Fallot.

Os critérios diagnósticos para BRD estão na Tabela 42.3. Habitualmente, o eixo do QRS não é alterado pela presença desse bloqueio, exceto em caso de associação de distúrbios de condução nos fascículos do ramo esquerdo.

Os achados que caracterizam bloqueio "incompleto" de ramo direito são: duração do complexo QRS entre 80 e < 120ms, diminuição progressiva da onda S em V2, empastamento da onda S em V2, desenvolvimento das morfologias rsr' ou rsR' em V2 e, posteriormente, em V1 e onda T com direção oposta à deflexão terminal do complexo QRS. Essas alterações podem, no entanto, refletir SVD, especialmente quando o QRS é estreito e uma morfologia de rSr' em V1 e algumas vezes em V2 pode ser uma variação fisiológica ou de posição.

O BRD é achado comum na população em geral, e muitas pessoas não têm evidência de DCE. A alta prevalência de BRD talvez se deva a sua relativa fragilidade. Em alguns relatos, o início recente de BRD prediz maiores taxas de doença coronariana, ICC e mortalidade cardiovascular. Sua presença também pode dificultar alguns diagnósticos eletrocardiográficos, como o de SVD.

Bloqueios divisionais

Sob condições normais, a ativação dos ventrículos começa quase que simultaneamente na inserção de seus fascículos, que são subdivisões dos ramos principais. O atraso em um desses resulta em uma sequência de ativação diferente, criando padrões eletrocardiográficos distintos. Habitualmente, não há prolongamento do complexo QRS, mas desvios importantes do eixo elétrico.

Bloqueios divisionais do ramo esquerdo

Bloqueio divisional anterossuperior esquerdo (BDASE). O fascículo anterossuperior ativa a porção homônima do VE. Atraso de condução por essa estrutura faz com que aquela área seja ativada mais tarde do que o normal, causando um desbalanço entre as forças elétricas inferior e posterior no início da formação do complexo QRS e deixando justamente a região anterossuperior sem oponentes no final do QRS. Consequentemente, o vetor final se dirige para ela, isto é, ocasiona um desvio do eixo para essa região afetada. Os critérios para seu diagnóstico estão listados na Tabela 42.4.

Contudo, BDASE não é sinônimo de desvio de eixo para a esquerda. Desvios entre –30° e –45° podem refletir outras condições, como SVE. Além disso, também ocorrem alterações nas derivações precordiais, com V4 a V6 mostrando ondas S profundas, que refletem justamente a ativação tardia da região anterossuperior. Dano a esse fascículo é comum em virtude de sua delicada natureza, o qual é encontrado nas mais diversas afecções cardíacas, como doença arterial coronariana (DAC – onde pode estar associado a aumento do risco de morte súbita), SVE, cardiomiopatia hipertrófica e dilatada, entre outras. O desenvolvimento de BDASE com complexos rS em D2, D3 e aVF pode mascarar ondas Q aí localizadas em infarto inferior.

Bloqueio divisional posteroinferior (BDPI). Atraso de condução pelo fascículo posteroinferior é menos comum do que o BDASE em razão de sua estrutura mais robusta e localização mais protegida na via de entrada do VE. Sua manifestação se dá de maneira oposta ao BDASE, ou seja, a porção posteroinferior do VE será ativada por último, com forças elétricas sem oposição, levando o eixo elétrico para essa região. Os critérios diagnósticos do BDPI encontram-se na Tabela 42.4.

O BDPI também pode ser encontrado em quase todas as doenças cardíacas, sendo pouco comum em pacientes sadios. SVD e infarto de parede lateral podem mimetizá-lo, sendo importante afastar essas condições para seu diagnóstico correto.

Bloqueio divisional anteromedial (BDAM). Ocorre aumento das forças elétricas anteriores da despolarização ventricular devido ao atraso nessa região. Como o vetor é per-

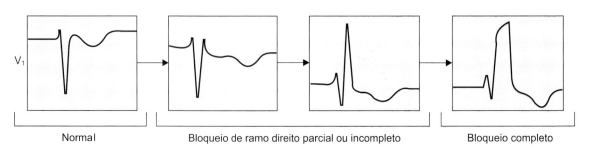

Figura 42.11 Bloqueio do ramo direito.

Tabela 42.4 Características dos bloqueios divisionais de ramo esquerdo

BDASE	BDPI	BDAM
Eixo elétrico de QRS ≥ –45°	Eixo elétrico de QRS no plano frontal orientado para a direita > +90°	Onda R ≥ 15mm em V2 e V3 ou desde V1, crescendo para as derivações precordiais intermediárias e diminuindo de V5 para V6
rS em D2, D3 e aVF com S3 > S2 e voltagem > 10mm; QRS com duração < 0,12s	qR em D2, D3 e aVF com R3 > R2 com voltagem > 10mm e deflexão intrinsecoide > 0,05s	Crescimento súbito da onda "r" de V1 para V2 ("rS" em V1 para R em V2)
qR em D1 e aVL com tempo da deflexão intrinsecoide > 0,05s ou qRs com "s" mínima em D1	Tempo de deflexão intrinsecoide aumentado em aVF, V5-V6 ≥ 50ms (0,05 s)	Duração do QRS < 0,12s
qR em aVL com R empastado	rS em D1 com duração < 0,12s; pode ocorrer progressão mais lenta de "r" de V1-V3	Ausência de desvio do eixo elétrico de QRS no plano frontal
Progressão lenta da onda r de V1 até V3	Onda S de V2 a V6	Ondas T em geral negativas nas derivações precordiais direitas
Presença de S de V4 a V6		

BDASE: bloqueio divisional anterossuperior esquerdo; BDPI: bloqueio divisional posteroinferior; BDAM: bloqueio divisional anteromedial.

pendicular ao plano frontal, não há desvios de eixo. Nota-se, portanto, aumento da onda R em V2 e V3 (principalmente na primeira) com discreto q aí localizado e ausência de q nas derivações laterais. Aconselha-se, contudo, a exclusão de SVD, infarto do miocárdio posterior, posição horizontal do coração e hipertrofia seletiva da parede anterior do VE. Os critérios para seu diagnóstico encontram-se listados na Tabela 42.4.

Bloqueios divisionais de ramo direito

Do ponto de vista eletrofisiológico, o VD apresenta duas regiões de destruição de seus feixes, uma superoanterior, abaixo da artéria pulmonar, e outra inferoposterior, as quais se ativam, em condições normais, ao mesmo tempo. Atrasos em um desses feixes, ainda que sem atraso de condução total no ramo direito, fazem com que a parte final da despolarização ventricular se oriente mais para a direita do que o normal, uma vez que não há oposição (final) das forças do VE. Os critérios para seu diagnóstico encontram-se listados na Tabela 42.5. Em caso de dificuldade de reconhecimento dos bloqueios divisionais direitos, deve ser utilizada a expressão atraso final da condução intraventricular.

Bloqueios multifasciculares ou associação de bloqueios. A expressão bloqueio multifascicular refere-se ao atraso em mais de um dos componentes do sistema de condução especializado. Utiliza-se o termo bifascicular ou trifascicular para caracterizar o número de fascículos envolvidos.

Os bloqueios bifasciculares podem adquirir diversas formas, como:

- BRD + BDASE.
- BRD + BDPI.
- BRD + BDAM + BDASE.
- BDAM + BDASE.

Tabela 42.5 Características dos bloqueios divisionais de ramo direito

BDSD	BDID
rS em D2, D3 e aVF com S2 > S3	Onda R em D2 > onda R em D3
rS em D1 com duração < 0,12s	rS em D1 com duração < 0,12s
S empastado em V1-V2/V5-V6 ou, eventualmente, rSr' em V1 e V2	Eixo elétrico de QRS no plano frontal orientado para a direita > +90°
qR em aVR com R empastado	S empastado em V1-V2/V5-V6 ou, eventualmente, rSr' em V1 e V2
Onda S de baixa profundidade nas derivações inferiores	qR em aVR com R empastado
	Ondas R com baixa amplitude nas derivações inferiores

Para seu diagnóstico, utilizam-se critérios individuais de cada um dos bloqueios previamente descritos. Vale lembrar que paradoxalmente, em pacientes com BRE, pode ser encontrado atraso ainda maior por um de seus fascículos, criando então o BRE + BDAS, quando ocorre um desvio importante do eixo para a esquerda, ou o BRE + BDPI, com BRE com eixo elétrico de QRS desviado para a direita e para baixo, > +60°; nesse caso, deve-se lembrar da possibilidade de SVD.

Vale lembrar o chamado bloqueio mascarado onde, no plano frontal, se nota um padrão de QRS que lembra o BRE (QRS em D1 e aVL alargado com R empastado) e no plano horizontal encontra-se o padrão de BRD com ondas R aumentadas em V1. Na verdade, trata-se de uma variação do BRD + BDASE, com grande atraso nesse fascículo.

Estudos têm relatado que esse tipo de bloqueio bifascicular tem pior prognóstico, associado a progressão para BAVT e maior mortalidade, mesmo após implante de marca-passo definitivo, devido à gravidade da doença de base.

O chamado bloqueio trifascicular envolve atraso de condução pelo ramo direito, associado ao acometimento do ramo esquerdo como um todo ou de seus fascículos. O que ocorre na verdade é um atraso importante geral, mas *não* bloqueio total, na condução do estímulo do nó AV até os ventrículos. Como exemplo clássico temos os casos de variação de BRE ou BRD em um mesmo paciente (bloqueio alternante). Se um bloqueio fosse total em um dos ramos, o desenvolvimento posterior de bloqueio no ramo remanescente levaria a um bloqueio atrioventricular total (BAVT). Portanto, para o diagnóstico de um bloqueio trifascicular é necessário o padrão de bloqueio bifascicular mais a evidência de condução prolongada abaixo do nó AV. Esse atraso é observado como prolongamento do intervalo His-ventrículo (HV) em eletrogramas intracavitários. Na superfície, pode se manifestar como aumento no intervalo PRi. Contudo, o intervalo PR engloba também a condução no próprio nó AV (intervalo átrio-His ou AH do eletrograma intracavitário). Desse modo, um intervalo PR aumentado em conjunto com um bloqueio bifascicular *não* é diagnóstico de bloqueio trifascicular, pois esse aumento no PRi pode ter sido causado por atraso atrionodal e não infra-hissiano.

Isquemia miocárdica e infarto agudo do miocárdio

O ECG ainda é a principal ferramenta de diagnóstico das síndromes coronarianas agudas (SCA). Seus achados podem variar consideravelmente dependendo, por exemplo: (1) da duração da isquemia; (2) de sua extensão (transmural ou não); (3) da topografia (anterior *versus* inferior-posterior-lateral ou VD); e (4) da presença de outras anormalidades subjacentes (p. ex., BRE, síndrome de Wolff-Parkinson-White e marca-passo) que podem mascarar as alterações clássicas do infarto.

O ECG tem, também, importância terapêutica e prognóstica, pois define o tratamento inicial – trombolítico ou não trombolítico; pacientes com alterações eletrocardiográficas apresentam menor sobrevida, mas deve ser lembrado que apenas 50% dos portadores de SCA manifestam alterações no ECG.

A manifestação mais precoce durante isquemia grave é o desvio do segmento ST como resultado de uma corrente de lesão. A hipoxia ocasiona mudanças nas propriedades do miócito, reduzindo o potencial de repouso transmembrana, encurtando a duração do potencial de ação da área afetada e diminuindo as taxas de aumento e a amplitude da fase 0. Essas mudanças promovem um gradiente elétrico entre zonas sadias e doentes, levando a um fluxo de corrente entre elas, o que é expresso, na superfície, como desvio do segmento ST. Mais detalhes sobre a eletrogênese dos desnivelamentos do segmento ST fogem ao escopo deste capítulo.

Simplificadamente três tipos de vetores são criados durante a hipoxia miocárdica: o vetor de isquemia, o vetor de corrente de lesão e o vetor de necrose miocárdica.

Isquemia miocárdica

Na isquemia miocárdica ocorre atraso no processo de repolarização da área comprometida, fazendo com que o vetor da onda T "fuja" da área atingida, que demora a se repolarizar em relação às demais áreas sadias que já ficaram com superfície positiva

A isquemia miocárdica pode ser classificada em dois tipos:

- **Isquemia subepicárdica:** nota-se a presença de onda T negativa, simétrica e pontiaguda.
- **Isquemia subendocárdica:** presença de onda T positiva, simétrica e pontiaguda.

Lesão miocárdica

Na lesão miocárdica observa-se um grau mais grave de isquemia cardíaca, que agora passa a atingir não somente a repolarização ventricular, mas também as próprias diástole e sístole ventriculares, ocasionando, como salientado previamente, desvios no segmento ST (Figura 42.12). A lesão miocárdica pode ser classificada como:

- **Lesão subepicárdica (ou transmural):** há elevação do ponto J e do segmento ST com convexidade superior desse segmento.
- **Lesão subendocárdica:** há depressão do ponto J e do segmento ST com concavidade superior desse segmento.

O diagnóstico da corrente de lesão leva em consideração a presença concomitante de alterações da onda T e do segmento ST reconhecidas em pelo menos duas derivações concordantes.

A isquemia persistente termina por alterar o próprio QRS (sístole elétrica), fundindo-o com o segmento ST. Em alguns casos, observa-se uma onda monofásica, chamada

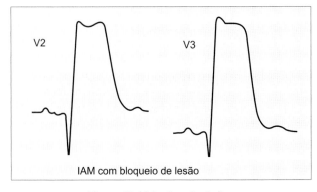

Figura 42.12 Lesão miocárdica.

"bloqueio de lesão" (em inglês, denomina-se QRS em lápide) com QRS mais alargado, emergência do ponto J acima da metade da onda R ou desaparecimento da onda S em derivações que a possuem. Essa imagem denota pior prognóstico.

Necrose miocárdica

Na necrose miocárdica há perda da capacidade de geração de energia, ou seja, resta apenas tecido condutor, fazendo com que o vetor "fuja" da área nula para as áreas sadias (relativamente mais positivas).

Caracateriza-se pela presença de ondas Q patológicas com duração > 0,04s, associadas ou não a amplitude > 3mm ou redução da onda R em área em que esta deveria estar presente. A localização anatômica das paredes afetadas foi citada anteriormente. A presença de complexos QRS pequenos e fragmentados é sugestiva de zona elétrica inativa.

Diagnóstico diferencial

Nem todas as alterações do segmento ST e da onda T são causadas por doença isquêmica coronariana. O BRE e a SVE podem produzir alterações ditas secundárias na repolarização ventricular que mimetizam isquemia subepicárdica. Infartos antigos também podem persistir com elevações do segmento ST.

Desnivelamentos do segmento ST podem ser encontrados em diversas situações, e o estudo minucioso de seu formato pode indicar patologias distintas. Destacam-se:

- **Repolarização precoce** (veja os comentários anteriores): mais comum na raça negra, em jovens saudáveis, com supra-ST de 1 a 4mm, e nas derivações precordiais medianas. Ocorre um corte no ponto J com segmento ST côncavo associado a ondas T altas não invertidas e discreta depressão do segmento PR (menos evidente do que na pericardite).
- **Pericardite e miocardite:** há elevação de ST difusa, associada a infradesnivelamento do segmento PR. Essas alterações são secundárias ao acometimento do subepicárdio ventricular e atrial. Alteração no segmento PR pode ser encontrada na própria repolarização precoce e em caso de infarto atrial. Na pericardite, o eixo do segmento ST fica a cerca de 45° no plano frontal (positivo em DIII e aVL, com DII > DIII). Raramente o supra ultrapassa os 5mm nas pericardites. No entanto, há casos de pericardite localizada em que o diagnóstico diferencial se torna bastante prejudicado.
- **Hiperpotassemia:** pode-se encontrar QRS alargado com ondas T altas e pontiagudas e baixa amplitude ou ausência da onda P. O segmento ST está habitualmente em declive (pouco comum no IAM). Em alguns casos, observa-se a chamada imagem de pseudoinfarto, com supra-ST marcante, às vezes tornando necessário o estudo com ecocardiograma para o diagnóstico diferencial à beira do leito.
- **Síndrome de Brugada:** encontra-se um padrão de BRD completo ou incompleto com supra-ST em V1 e V2, cujo segmento ST começa no topo da onda R' em declive e termina com onda T invertida. Esse supra-ST é contínuo ou intermitente, muitas vezes tornando necessário um teste diagnóstico com bloqueadores dos canais de sódio, flecainida ou procainamida, que podem induzir alterações no ECG.
- **Tromboembolismo pulmonar:** pode ser encontrada inversão da onda T nas derivações precordiais direitas, associada a supra-ST e desvio de eixo para a direita (padrão S1Q3T3). Em alguns casos, há também BRD completo ou incompleto e taquicardia sinusal. Essas alterações são bastante sugestivas de IAM anterior (pseudoinfarto) e suas causas podem ser decorrentes de sobrecarga, isquemia ou dilatação do VD.
- **Pós-cardioversão elétrica:** pode ocorrer elevação transitória do segmento ST após cardioversão, com normalização após cerca de 1 a 2 minutos. Habitualmente, não se encontram evidências clínicas ou enzimáticas de lesão miocárdica. Esses pacientes, em um estudo, mostraram menores taxas de reversão ou de manutenção do ritmo sinusal após o procedimento, enquanto outro estudo relatou menor fração de ejeção do VE. A causa da elevação do segmento ST pós-cardioversão não está clara.
- **Pancreatite:** em cerca de 50% dos casos observam-se manifestações eletrocardiográficas, como alterações não específicas da repolarização, taquicardia sinusal, BDASE e supradesnivelamento de ST, que mimetiza IAM, inclusive com aumento dos marcadores de necrose miocárdica. O diagnóstico diferencial é muito difícil à beira do leito, mas deve ser lembrado em pacientes com clínica sugestiva de pancreatite.
- **Acidente vascular enfálico hemorrágico:** há relatos de caso de elevação de segmento ST em pacientes com sangramento cerebral nos quais não havia evidências ecocardiográficas ou laboratoriais de necrose miocárdica (possível disfunção autonômica?).
- **Síndromes catecolaminérgicas:** excesso de catecolaminas pode lesionar os miócitos diretamente e também causar espasmos coronarianos generalizados, provocando IAM, especialmente se houver doença coronariana associada (mas não obrigatoriamente). Esse tipo de dano miocitário pode ser visto em pacientes que usam cocaína, fazem uso de adrenalina EV, em crise de feocromocitoma ou com crise emocional grave.

Bibliografia

Bailey WB, Chaitman BR. Electrocardiographic changes in intracranial hemorrhage mimicking myocardial infarction. N Engl J Med 2003; 349:561.

Das MK, Khan B, Jacob S, Kumar A, Mahenthiran J. Significance of a fragmented QRS complex versus a Q wave in patients with coronary artery disease. Circulation 2006; 113:2495-501.

Gómez Barrado JJ, Turégano Albarrán S, García Rubira JC et al. Clincal and eletrocardiographic charecterístics of masquerading bifascicular block. Rev Esp Cardiol 1997; 50:92-7.

Haïssaguerre M, Derval N, Sacher F et al. Sudden cardiac arrest associated with early repolarization. N Engl J Med 2008; 358:2016-23.

Meek S, Morris F. Introduction. I – Leads, rate, rhythm, and cardiac axis. In: Morris F, Brady WJ, Camm J (eds.) ABC of clinical electrocardiography. 2. ed. Reino Unido: Blackwell Publishing Ltd; 2008:1-4.

Mirvis DM, Goldberger AL. Electrocardiography. In: Bonow RO et al (org.) Braunwald's heart disease: a textbook of cardiovascular medicine. 9. ed. Philadelphia: Elsevier-Saunders, 2012:126-67.

Morris F, Brady WJ. Acute myocardial infarction: part I. In: Morris F, Brady WJ, Camm J (eds.) ABC of clinical electrocardiography. 2. ed. Reino Unido: Blackwell Publishing Ltd; 2008: 32-6.

Nam GB, Kim YH, Antzelevitch C. Augmentation of J waves and electrical storms in patients with early repolarization. N Engl J Med 2008; 358:2078-9.

Pastore CA, Pinho C, Germiniani H et al. Sociedade Brasileira de Cardiologia. Diretrizes da Sociedade Brasileira de Cardiologia sobre Análise e Emissão de Laudos Eletrocardiográficos (2009). Arq Bras Cardiol 2009; 93(3 supl.2):1-19.

Sanches PCR, Moffa PJ. Eletrocardiograma: uma abordagem didática. 1. ed. São Paulo: Roca, 2010.

Wang K, Asinger RW, Marriott HJL. ST-segment elevation in conditions other than acute myocardial infarction. N Engl J Med 2003; 349:2128-35.

Wellens HJ. Early repolarization revisited. N Engl J Med 2008; 358:2063-5.

43

Andréia Mendes de Albuquerque Maranhão

Eletrocardiograma de Alta Resolução

INTRODUÇÃO

O eletrocardiograma de alta resolução (ECGAR) é um método digital não invasivo de análise do ECG de superfície que amplifica e filtra os sinais cardíacos com o objetivo de identificar sinais elétricos de muito baixa amplitude, denominados potenciais tardios.

Os potenciais tardios são sinais de alta frequência e baixa amplitude vistos na parte terminal do complexo QRS e no início do segmento ST, não evidentes no ECG convencional (Tabela 43.1). São marcadores de regiões com atividade elétrica fragmentada e condução lenta; portanto, sua presença identifica pacientes com substrato miocárdico para desenvolvimento de taquicardia ventricular reentrante.

ASPECTOS TÉCNICOS

A técnica associa o promediamento e a amplificação dos sinais de ECG para melhoria da relação sinal-ruído, possibilitando a detecção de potenciais tardios.

A primeira etapa consiste na detecção do sinal eletrocardiográfico em derivações predeterminadas. O número ideal e a configuração das derivações eletrocardiográficas são incertos; no entanto, a maioria dos sistemas usa as três derivações ortogonais bipolares, X, Y e Z. Em cada uma delas é determinada a morfologia padrão do complexo QRS normal e é realizado o somatório de todos os complexos QRS semelhantes à morfologia padrão. Desse modo, artefatos e arritmias são excluídos da análise.

A seguir, cada derivação é elevada ao quadrado, criando um complexo QRS positivo em todas elas e sendo realizado o somatório das três derivações e extraída a raiz quadrada ($\sqrt{X^2+Y^2+Z^2}$). O complexo resultante é ampliado 100 vezes e filtrado. Com base nesse QRS filtrado, é realizada a pesquisa dos potenciais tardios, utilizando abordagens tanto nos domínios do tempo como no domínio da frequência. Em virtude da carência de padronização dos critérios diagnósticos e das dificuldades técnicas da abordagem no domínio da frequência, na prática clínica somente tem sido utilizada a abordagem no domínio do tempo.

Na análise por domínio do tempo, em média, captam-se cerca de 200 a 400 complexos QRS com a mesma morfologia, eliminando-se os batimentos aberrantes ou prematuros e as interferências grosseiras da linha de base. Esse procedimento dura, em média, de 3 a 7 minutos.

Os dados são processados por algoritmos matemáticos que avaliam a duração total do QRS filtrado e analisam a porção final do QRS, local em que se encontram os potenciais tardios. Considera-se que estão presentes quando o vetor magnitude dos 40ms finais do QRS filtrado (RMS40) é < 20µV. Outro parâmetro utilizado é a medida dos sinais de baixa amplitude (LAS40). Nesse caso, consideram-se os sinais de alta frequência contidos no final do QRS filtrado, e sua determinação é obtida a partir do ponto em que a amplitude do QRS cai < 40µV até seu final. Durações > 38ms indicam maior anormalidade do potencial tardio, ou seja, que a porção final do QRS < 40µV permaneça por um período > 38ms. Finalmente, a duração do QRS filtrado (QRSD) deve ser considerada na quantificação dos potenciais tardios, sendo anormal quando se prolonga além de 114ms (Figura 43.1).

O ECGAR é considerado positivo na presença de pelo menos dois dos três critérios citados (Figura 43.2).

A duração da onda P também pode ser um parâmetro avaliado no ECGAR, sendo considerado um marcador não invasivo de distúrbios de condução intra-atrial.

INDICAÇÕES

Os potenciais tardios estão presentes naqueles pacientes com alteração na condução elétrica cardíaca. A presença de áreas de fibrose, edema, inflamação ou cicatriz, entremeadas a miócitos viáveis, faz com que a onda da ativação

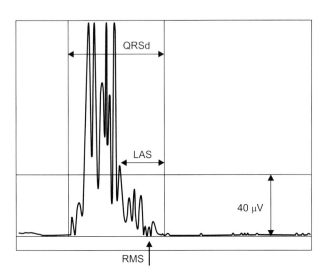

Figura 43.1 Eletrocardiograma de alta resolução. Eixo x: tempo; eixo y: amplitude. O intervalo entre as duas linhas verticais consiste na duração do complexo QRS (QRSd). A duração de tempo em que o QRS se mantém < 40μV (linha horizontal) é o sinal de baixa amplitude (LAS). O terceiro valor calculado é o vetor magnitude dos 40ms finais (RMS).

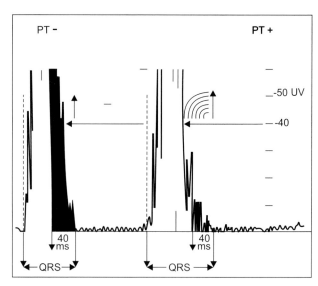

Figura 43.2 Representação dos parâmetros do ECGAR: à direita, potencial tardio negativo (PT–) e, à esquerda, potencial tardio positivo (PT+). QRS: duração total do complexo QRS filtrado. Área em negrito: voltagem espacial da raiz quadrada dos últimos 40ms do QRS. Linhas em semicírculos: duração na porção terminal do QRS do sinal abaixo do nível de 40μV.

Tabela 43.1 Principais diferenças entre ECG tradicional e ECGAR

ECG tradicional	ECGAR
Sinal digital de baixa resolução	Sinal digital de alta resolução
Sinais limitados a bandas de baixas frequências – tipicamente entre 0 e 80/100Hz	Sinais com ampla variação de banda – tipicamente entre 0,05 e 300Hz
Os conversores analógicos-digitais têm baixa resolução – 8 *bits*	Conversores com alta resolução – 12 *bits*
Não é capaz de detectar potenciais tardios	Capaz de detectar potenciais tardios após processamento digital dos sinais
O foco está na interpretação de todas as porções do sinal do ECG	O foco está na interpretação da porção terminal do complexo QRS
Intervalo PR, duração QRS e elevação/depressão do segmento ST são os principais parâmetros	Duração do QRS, RMS40* e LAS40** são os principais parâmetros de análise. A duração da onda P pode ser motivo de análise

*RMS40: média dos quadrados da voltagem dos últimos 40ms do complexo QRS.
**LAS40: duração dos sinais de baixa amplitude que são < 40μV do complexo terminal do QRS.
Fonte: adaptada de Narayanaswamy S, 2002.

caminhe por vias lentas, gerando ativação anômala. Esse é o cenário básico que permite a manutenção das arritmias reentrantes ventriculares. O ECG de alta resolução possibilita, então, a identificação desses pacientes com substrato arritmogênico, na tentativa de estratificação de seu risco e instituição do melhor planejamento terapêutico.

Em pacientes com infarto do miocárdio prévio, o ECGAR é positivo em cerca de 93% daqueles com história de taquicardia ventricular (TV) e em somente 18% a 33% daqueles sem TV, mostrando sua associação com pacientes com risco elevado de desenvolvimento de arritmia ventricular.

Estudos posteriores, que realizaram ECGAR em pacientes após infarto do miocárdio encontraram um valor preditivo negativo para desenvolvimento de TV elevado (95% a 99%), porém o valor preditivo positivo foi de apenas 14% a 29%, um valor extremamente baixo para motivar a instituição de terapêuticas específicas. Dessa maneira, a utilização do ECGAR na predição de risco para TV necessita uma avaliação conjunta com outros fatores de risco, como baixa fração de ejeção de ventrículo esquerdo, baixa variabilidade da frequência cardíaca, TV induzida no estudo eletrofisiológico e arritmias ventriculares complexas, uma vez que sua presença isolada não se revelou marcador específico para eventos arrítmicos graves. Nas cardiopatias não isquêmicas, os dados são conflitantes quanto à eficácia do ECGAR na predição de eventos arrítmicos e, até o momento, são insuficientes para sua utilização na prática diária. Tem utilidade no diagnóstico de displasia arritmogênica de ventrículo direito, onde foi incluída como critério diagnóstico menor.

Na prática, o ECGAR tem sido pouco utilizado em razão de seu baixo valor preditivo positivo. A presença do potencial tardio reflete somente a presença do substrato arritmogênico. Para instalação da arritmia é necessária a presença adicional de fatores disparadores, como extrassístoles ventriculares, anormalidades eletrolíticas, aumento das catecolaminas circulantes ou isquemia. Pacientes de maior risco para evento arrítmico fatal, como infarto crônico do miocárdio, apresentando síncope, ectopia ventricular complexa, TV sustentada e não sustentada e com fração de ejeção rebaixada, são candidatos ao ECGAR.

CONTRAINDICAÇÕES

Não há contraindicações ao método.

LIMITAÇÕES

Anormalidades do ritmo e distúrbio da condução intraventricular dificultam a análise adequada dos potenciais tardios pelo método da análise por domínio do tempo.

A interpretação pode ainda ser prejudicada pela presença de ruídos no registro do sinal, sejam eles provenientes da instrumentação eletrônica, de interferência na rede de transmissão de energia ou de atividade muscular do paciente.

CONSIDERAÇÕES FINAIS

O ECGAR pode ser útil na identificação de pacientes de baixo risco de morte súbita cardíaca, em virtude de seu alto valor preditivo negativo. Seu uso isolado rotineiro para identificação de pacientes de alto risco para morte súbita cardíaca não se mostra adequado.

Seu uso em conjunto com outros métodos de estratificação de risco para arritmias ventriculares fatais aumenta seu valor preditivo e pode ser considerado em casos selecionados.

Bibliografia

Cintra FD, Cirenza C, Luiz FOO. Dispersão do intervalo QT, eletrocardiograma de alta resolução, microalternância de onda T. In: Papel dos métodos não invasivos em arritmia cardíacas. São Paulo: Atheneu, 2009:121-9.

el-Sherif N, Denes P, Katz R et al. Definition of the best prediction criteria of the time domain signal-averaged electrocardiogram for serious arrhythmic events in the postinfarction period. The Cardiac Arrhythmia Suppression Trial/Signal-Averaged Electrocardiogram (CAST/SAECG) Substudy Investigators. J Am Coll Cardiol 1995; 25:908.

Farrell TG, Bashir Y, Cripps T et al. Risk stratification for arrhythmic events in postinfarction patients based on heart rate variability, ambulatory electrocardiographic variables and the signal-averaged electrocardiogram. J Am Coll Cardiol 1991; 18:687.

Gizzi JC. Eletrocardiografia de alta resolução: técnica, indicações, resultados e significado prognóstico. Rev Bras Marcapasso e Arritmia 1993; 6(3):123-36.

Goldberger JJ, Cain ME, Hohnloser SH et al. American Heart Association/American College of Cardiology Foundation/Heart Rhythm Society scientific statement on noninvasive risk stratification techniques for identifying patients at risk for sudden cardiac death: a scientific statement from the American Heart Association Council on Clinical Cardiology Committee on Electrocardiography and Arrhythmias and Council on Epidemiology and Prevention. Circulation 2008; 118:1497.

Moffa PJ. Eletrocardiografia de alta resolução – revisão da utilidade clínica do eletrocardiograma de alta resolução e dos potenciais tardios em grupos específicos de pacientes. Rev Bras Marcapasso e Arritmia 1993; 6(2):102-12.

Sobral Filho DC, Chaves AVF. O eletrocardiograma de alta resolução e suas aplicações clínicas. Relampa 2000; 13(2):86-96.

44

Jeronimo Moscoso II • Jeronimo Moscoso

Teste Ergométrico e Teste Cardiopulmonar de Esforço

INTRODUÇÃO

Durante uma atividade física, há aumento do consumo de oxigênio pelo miocárdio, o que poderá levar à isquemia, quando a demanda de oxigênio for maior do que à oferta proveniente do fluxo coronariano. A isquemia, por sua vez, pode desencadear uma série de respostas clínicas, hemodinâmicas, eletrocardiográficas e metabólicas. O exercício físico consiste em um esforço fisiológico comumente utilizado para evidenciar anormalidades cardiovasculares ausentes no repouso e para determinar a adequação da função cardíaca.

O termo *ergometria* deriva dos vocábulos gregos *ergo* (trabalho) e *metron* (medida), ou seja, "medir o trabalho". Na realidade, o que se faz é medir o trabalho máximo que um indivíduo pode suportar sem problema aparente. Os aparelhos empregados com essa finalidade são denominados ergômetros. Em sua essência, o teste ergométrico (TE) consiste na aplicação do exercício físico com a utilização de ergômetros, a fim de avaliar o aparelho cardiovascular.

Segundo Froelicher, o exercício deve ser considerado o verdadeiro teste para o coração, porque é o estresse mais comum a que o indivíduo se submete. Portanto, medir a tolerância ao exercício é uma maneira muito particular de se verificar o estado de higidez ou a aptidão física das pessoas. A incapacidade de realizar ou manter uma atividade física qualquer pode ser indicativo de alguma enfermidade cardiovascular.

Datam do início do século XX as primeiras observações de alterações clínicas e eletrocardiográficas desencadeadas pelo exercício. Em 1908, Einthoven demonstrou um eletrocardiograma (ECG) com depressão do segmento ST em um paciente após exercício físico, e posteriormente, em 1918, Bousfield registrou a depressão do segmento ST após episódios sucessivos de angina, associando essa alteração eletrocardiográfica à redução do fluxo sanguíneo coronariano. Em 1929, Master desenvolveu o TE, que incluía apenas a aferição da frequência cardíaca (FC) e da pressão arterial (PA), e somente na década de 1940 foi introduzida a análise do ECG.

Diante do exposto, conclui-se que é equivocado atribuir ao TE a capacidade de detectar e quantificar lesões obstrutivas no sistema arterial coronariano apenas mediante análise do segmento ST: diferentemente do que já fora chamado, o TE *não* é um ECG de esforço. A ideia correta é a de que o TE é um exame funcional do sistema cardiovascular, que sofre influência dos sistemas respiratório, neuroendócrino e muscular, adicionando importantes informações para determinação diagnóstica e prognóstica do funcionamento adequado do organismo. Sua interpretação moderna e as implicações para a tomada de decisão sobre o tipo de terapêutica a ser empregado baseiam-se na análise multifatorial, que compreende a avaliação das respostas clínicas, hemodinâmicas e eletrocardiográficas ante o esforço, até mesmo com a utilização de escores diagnósticos na caracterização da probabilidade pré-teste de doença arterial coronariana (DAC).

O QUE É?

O TE é um dos exames não invasivos mais utilizados para a avaliação de pacientes com doença cardiovascular suspeitada ou conhecida. Em razão de seu baixo custo, fácil execução e sua alta reprodutibilidade, estabeleceu-se como importante método diagnóstico. Tem por objetivo submeter o paciente ao estresse físico programado e personalizado com a finalidade de avaliação de sua resposta clínica, hemodinâmica, eletrocardiográfica, autonômica, metabólica e, eventualmente, ventilatória ao esforço. Essa avaliação possibilita a detecção de isquemia miocárdica, arritmias cardíacas e distúrbios hemodinâmicos esforço-induzidos, além da avaliação da capacidade funcional, avaliação diagnóstica e prognóstica das doenças cardiovasculares (DCV), avaliação objetiva dos resultados das intervenções terapêuticas, bem como a prescrição de exercícios e a demonstração ao paciente e familiares de suas reais condições físicas, e o fornecimento de dados para perícia médica.

O teste tem papel destacado no estabelecimento do diagnóstico e na orientação das condutas a serem adotadas, participando especialmente no processo de prevenção primária e secundária da DAC. O valor do TE na detecção e quantificação da isquemia miocárdica, bem como na predição de mortalidade e eventos cardíacos, tem sido bem documentado. Sua sensibilidade média é de 68%, com especificidade de 77% e acurácia de 73% para o diagnóstico de DAC. Óbito e/ou infarto agudo do miocárdio (IAM) ocorrem em cerca de cinco de cada 100 mil exames. Por esses motivos, o TE deve ser sempre realizado de maneira sistemática, conduzido por profissional médico habilitado e em ambiente adequado para que, desse modo, se torne um exame simples, não invasivo e seguro, fornecendo valiosas informações clínicas diagnósticas e prognósticas.

INDICAÇÕES

As indicações para realização do TE vêm sendo progressivamente ampliadas, precedendo ou em associação a métodos de imagem e de análise de gases expiratórios, o que pressupõe a necessidade de atualização periódica das diretrizes para sua utilização na prática clínica, fundamentada nas melhores evidências científicas disponíveis.

A análise clínica pré-teste é fundamental para interpretação correta do TE. Para tanto é necessário determinar a probabilidade da presença de DAC significativa com base na análise de dados pessoais, idade e gênero e a avaliação conjunta da história clínica, dos fatores de risco e dos dados do exame físico (Tabelas 44.1 a 44.3).

As indicações para utilização do TE são baseadas na III Diretriz para Teste Ergométrico da Sociedade Brasileira de Cardiologia (SBC). Entre as indicações clássicas do TE estão: auxiliar a investigação diagnóstica de dor torácica, avaliação de alterações do ECG de repouso, investigação diagnóstica, terapêutica e prognóstica de DAC, estratificação de risco pós-IAM, avaliação de arritmias, avaliação da

Tabela 44.1 Estimativa da probabilidade (%) de DAC em pacientes sintomáticos de acordo com o sexo, a idade e as características da dor torácica

Idade (anos)	Dor não anginosa		Angina atípica		Angina típica	
	Homem	Mulher	Homem	Mulher	Homem	Mulher
30 a 39	4	2	34	12	76	26
40 a 49	13	3	51	22	87	55
50 a 59	20	7	65	31	93	73
60 a 69	27	14	72	51	94	86

DAC: doença arterial coronariana.
Fonte: adaptada de Diamond & Forrester.

Tabela 44.2 Comparação da probabilidade de DAC (%) em pacientes sintomáticos de baixo risco com pacientes sintomáticos de alto risco

Idade (anos)	Dor não anginosa				Angina atípica				Angina típica			
	Homem		Mulher		Homem		Mulher		Homem		Mulher	
	BR	AR	BR	AR	BR	AR	BR	AR	BR	AR	BR	AR
35	3	35	1	19	8	59	2	39	30	88	10	78
45	9	47	2	22	21	70	5	43	51	92	20	79
55	23	59	4	25	45	79	10	47	80	95	38	82
65	49	69	9	29	71	86	20	51	93	97	56	84

DAC: doença arterial coronariana; BR: baixo risco (sem tabagismo, diabetes ou dislipidemia; AR: alto risco (com tabagismo, diabetes ou dislipidemia).
Fonte: adaptada de Gibbons et al.

Tabela 44.3 TE no diagnóstico da DAC – Prevalência da doença × valor preditivo

Prevalência	Número de pacientes	Sensibilidade/ especificidade	TE+	TE–	Valor preditivo do TE+
5%	500 com DAC	Sensibilidade 50%	250 (VP)	250 (FN)	250/(250 + 950) = 21%
	9.500 sem DAC	Especificidade 90%	950 (FP)	8.550 (VN)	
50%	5.000 com DAC	Sensibilidade 50%	2.500 (VP)	2.500 (VP)	2.500/(2.500 + 500) = 83%
	5.000 sem DAC	Especificidade 90%	500 (FP)	4.500 (VN)	

TE+: teste positivo; TE–: teste negativo; VP: verdadeiro-positivo; FN: falso-negativo; FP: falso-positivo; VN: verdadeiro-negativo.

capacidade funcional, da resposta da PA, avaliação terapêutica e avaliação de marca-passo e de desfibrilador implantável. Além dessas indicações genéricas, existem indicações em grupos e situações específicas. Entre elas se destacam as recomendações para o diagnóstico de DAC obstrutiva, dentre as quais as principais são:

- Pacientes com probabilidade pré-teste intermediária para DAC, com base em idade, sexo e sintomas, incluindo aqueles com bloqueio de ramo direito (BRD) ou depressão < 1mm do segmento ST no ECG de repouso (classe I, nível de evidência B).
- Pacientes com síndromes coronarianas agudas (SCA) considerados de baixo risco, após completa estabilização clínica e hemodinâmica, sem sinais de isquemia ativa, sem sinais de disfunção ventricular ou arritmias complexas e com marcadores sorológicos de necrose normais (classe I, nível de evidência B).
- Pacientes com DAC, antes da alta hospitalar, para avaliação do risco e prescrição de atividade física (classe I, nível de evidência B).
- No diagnóstico diferencial de pacientes admitidos em unidade de dor torácica com sintomas atípicos e possibilidade de DAC (classe I, nível de evidência B).
- A qualquer momento no auxílio da avaliação do prognóstico em pacientes com DCV estável (classe I, nível de evidência C).
- Avaliação seriada de pacientes com DAC em programas de reabilitação cardiovascular (classe IIa, nível de evidência B).
- Avaliação de indivíduos assintomáticos com mais de dois fatores de risco clássicos (classe IIa, nível de evidência B).
- Avaliação de terapêutica farmacológica (classe IIa, nível de evidência B).

Outras indicações em grupos e situações específicas podem ser encontradas na III Diretriz da SBC sobre Teste Ergométrico. As principais são:

- Indivíduos assintomáticos ou atletas.
- Avaliação de eventuais riscos para iniciar programas individualizados de exercício, bem como na avaliação inicial e seriada em pacientes em reabilitação cardiovascular.
- Diagnóstico precoce e avaliação terapêutica da hipertensão arterial sistêmica.
- Pacientes portadores de valvopatias.
- Pacientes com insuficiência cardíaca e cardiomiopatias.
- Investigação das arritmias induzidas pelo esforço ou sintomas que possam ser dependentes de arritmias.
- Estratificação do risco para morte súbita cardíaca, nas síndromes arritmogênicas e síndromes elétricas primárias.
- Avaliação de pacientes com fibrilação atrial permanente.
- Avaliação de pacientes com disfunção do nó sinusal, bradiarritmias e marca-passo cardíaco.

Conforme abordado anteriormente, o TE pode ser indicado na avaliação de pacientes que procuram o setor de emergência de um hospital em decorrência de dor torácica ou de algum potencial equivalente anginoso. Pacientes inicialmente estratificados como de baixo risco podem ser submetidos ao TE, cujo resultado normal confere risco muito baixo de eventos cardiovasculares em 1 ano, o que possibilita uma alta hospitalar mais precoce e segura. Entretanto, as seguintes condições são pré-requisitos para realização do TE na sala de emergência:

- Duas amostras normais de marcadores de necrose miocárdica (troponina I) em 6 e 12 horas após o início dos sintomas, na ausência de sintomas no intervalo entre a coleta e o resultado da segunda amostra dos marcadores.
- Ausência de modificações do traçado do ECG de repouso da admissão e imediatamente anterior ao TE.
- Ausência de dor torácica sugestiva de isquemia no momento do início do esforço.
- Completa estabilidade hemodinâmica.

São consideradas contraindicações para realização do TE na sala de emergência:

- Alterações do segmento ST no ECG de repouso, novas ou em evolução.
- Marcadores séricos de necrose miocárdica acima dos valores normais.
- Incapacidade ou limitação para o paciente se exercitar.
- Piora ou persistência dos sintomas de dor torácica sugestiva de isquemia até a realização do TE.
- Perfil clínico indicativo de alta probabilidade para realização de coronariografia.
- Presença de arritmia complexa ou sinais de disfunção ventricular.

CONTRAINDICAÇÕES

A mortalidade do TE, em estudos multicêntricos, é de cerca de um em 20 mil e a morbidade, entre seis e oito em 10 mil exames realizados. Deve-se estar sempre atento à relação risco/benefício do teste e só realizá-lo com a certeza de que os dados positivos a avaliar superam os riscos. Na presença de contraindicações absolutas, o TE não deve ser feito; quando a contraindicação é relativa, só deve ser realizado quando os benefícios superam os riscos. São consideradas contraindicações à realização do TE as seguintes situações:

- **Gerais (por causas não cardíacas):**
  - Enfermidade aguda, febril ou grave.
  - Limitação física (amputados, artrite grave, deformidades ósseas, afecções neurológicas, claudicação, tromboflebites e obesidade acentuada) ou psicológica (ansiedade exagerada ou distúrbios psiconeuróticos).
  - Anemia grave.
  - Gravidez.

- Intoxicação medicamentosa (digital e antiarrítmicos) e distúrbios hidroeletrolíticos e metabólicos não corrigidos.
- Afecções não cardíacas que podem ser agravadas pelo TE e/ou impedir sua realização (p. ex., infecções, hipertireoidismo, insuficiência renal, hepática ou respiratória, obstrução arterial periférica, lesões musculares, ósseas ou articulares, deslocamento da retina e afecções psiquiátricas).

- **Absolutas:**
  - IAM ou angina instável.
  - IC descompensada ou choque cardiogênico.
  - Miocardite, pericardite, endocardite infecciosa e febre reumática aguda.
  - Estenose aórtica grave.
  - Aneurisma dissecante da aorta.
  - Na vigência de arritmia de alta frequência ventricular ou atrial e extrassistolia ventricular multifocal.
  - Embolia pulmonar ou infarto pulmonar recente.
  - Hipertensão pulmonar grave.
  - Hipertensão arterial sistêmica grave: PAS > 185mmHg ou PAD > 120mmHg.
  - Lesão de tronco da coronária esquerda ou equivalente.
- **Relativas:**
  - Dor torácica aguda, exceto quando sejam seguidos os protocolos disponíveis em unidades de dor torácica.
  - Estenoses valvares moderadas e graves em assintomáticos.
  - Insuficiências valvares graves.
  - Taquiarritmias, bradiarritmias e arritmias ventriculares complexas.

Há ainda algumas condições consideradas de alto risco para o TE que determinam sua realização sob cuidados especiais, obedecidos os parâmetros da relação risco-benefício. Nessas situações, o TE deverá ser realizado apenas em ambiente hospitalar, com retaguarda cardiológica adequada, obrigatoriamente com consentimento escrito, depois do esclarecimento adequado ao paciente e/ou a seus responsáveis sobre a indicação do exame. São elas:

- IAM não complicado ou angina instável estabilizada.
- Dor torácica aguda em sala de emergência.
- Lesão conhecida e tratada de tronco de coronária esquerda ou equivalente.
- Arritmias ventriculares complexas ou arritmias com repercussões clínicas e hemodinâmicas sob controle.
- Síncopes por provável etiologia arritmogênica ou bloqueio atrioventricular (BAV) de alto grau.
- Presença de desfibrilador implantado.
- IC compensada avançada (classe III da New York Heart Association – NYHA).
- Lesões valvares estenóticas moderadas e graves em indivíduos assintomáticos e nas insuficiências valvares graves.
- Hipertensão pulmonar.
- Cardiomiopatia hipertrófica não obstrutiva.
- Insuficiência respiratória, renal ou hepática.

METODOLOGIA E INTERPRETAÇÃO

Para a aplicação do TE é necessária a rigorosa obediência às condições metodológicas básicas do procedimento, para que os resultados obtidos sejam válidos e reprodutíveis. As condições básicas contemplam aspectos relacionados com:

- **Equipe executora:** deve ser composta por profissional médico habilitado para a execução do exame, devendo ser auxiliado por pessoal técnico capacitado para o preparo do paciente, ambos treinados em atendimento de emergência.
- **Ambiente:** a sala de exames deve ser ampla o suficiente para acomodar todo o material necessário e permitir a circulação de pelo menos três pessoas, caso seja necessário acesso a situações emergenciais. O laboratório deverá ser bem iluminado, limpo e com controle da temperatura ambiente (entre 18 e 22°C) e umidade relativa do ar (entre 40% e 60%). Uma área reservada para o preparo do paciente também é importante, idealmente com vestiário e banheiro.
- **Equipamentos:** aparelhagem necessária à realização dos testes (computador, eletrocardiógrafo, esfigmomanômetro, esteira ergométrica ou cicloergômetro), além de todo o material a ser usado durante eventuais emergências médicas (Tabelas 44.4 e 44.5).

Tabela 44.4 Equipamento de emergência indispensável no laboratório de exercício

Cardioversor/desfibrilador portátil
Cilindro de oxigênio
Máscara de Venturi
Cânula nasal, máscara para macronebulização
Laringoscópio (cabo e pelo menos uma lâmina curva e uma reta)
Mandril
Tubos para intubação orotraqueal de diferentes tamanhos
Ambu
Escalpes, jelcos, seringas e agulhas para administração de medicamentos
Esparadrapo
Aspirador (portátil)
Equipamentos de proteção individual (luvas, óculos etc.)

Tabela 44.5 Medicações indispensáveis no laboratório de exercício

Adenosina
Amiodarona
Atropina
Adrenalina
Procainamida
Verapamil
Dopamina
Dobutamina
Lidocaína
Nitroglicerina (sublingual ou *spray*)
Broncodilatadores
Soro fisiológico a 0,9%
Solução de glicose a 25% ou 50%

- **Orientações ao paciente:** cabe ao médico assistente solicitar o exame por escrito, especificando o motivo da realização e a decisão se o exame será feito com a medicação habitual ou com sua suspensão (Tabela 44.6). No momento da marcação do TE, os pacientes devem receber algumas informações essenciais para seu conforto, segurança e qualidade do exame (Tabela 44.7).

Preenchidas essas condições, cabe ao médico executante realizar uma breve e dirigida anamnese e o exame físico do paciente para que seja definida a indicação do exame, classificar o risco pré-teste, afastar contraindicações e estabelecer o protocolo ideal de esforço para cada paciente. Em seguida são colocados os eletrodos no tórax do paciente para o registro do ECG. O médico deve, resumidamente, explicar o exame ao paciente, informando que o esforço é inicialmente baixo, gradativo e sempre adaptado à situação pessoal do paciente, de modo a transmitir-lhe segurança e tranquilidade. O paciente é então conduzido até o ergômetro, iniciando-se o exercício com o protocolo escolhido.

A escolha do ergômetro e do protocolo a ser aplicado deve sempre levar em consideração as condições específicas do indivíduo. Na escolha do tipo de ergômetro, deve-se considerar que a resposta fisiológica é diferente para a esteira e o cicloergômetro. O cicloergômetro pode ser mais adequado para os indivíduos com determinadas limitações ortopédicas, neurológicas, com déficit de equilíbrio, alterações vasculares periféricas e quando se deseja adquirir, durante o esforço, o ecocardiograma ou imagens cintilográficas para estudo da função ventricular. Esse ergômetro é ainda indicado para aqueles indivíduos que praticam ciclismo ou que participam regularmente de aulas de *spinning*. Entretanto, por vezes ocorre a interrupção precoce do esforço por exaustão dos membros inferiores, especialmente nas pessoas que não têm o hábito de pedalar. No Brasil, a maioria dos serviços se utiliza de esteiras rolantes como ergômetro, as quais se adaptam à imensa maioria dos pacientes.

A escolha do protocolo deve ser individualizada, de modo que a velocidade e a inclinação da esteira ou a carga do cicloergômetro possam ser aplicadas em acordo com a capacidade do indivíduo testado e tendo como objetivo terminar o esforço com o tempo ideal de 10 minutos, com variações entre 8 e 12 minutos. Para isso, podem ser utilizados diferentes protocolos escalonados de cargas crescentes ou o protocolo em rampa. Nos escalonados de cargas crescentes (dentre os quais se destacam os protocolos de Bruce, Bruce modificado, Sheffield, Ellestad, Balke e Naughton), os incrementos de menor ou maior intensidade ocorrem a cada estágio de 1 ou mais minutos, porém de modo não linear.

No protocolo em rampa não há estágios, e o incremento da carga se dá de maneira contínua e gradual durante todo o tempo de esforço, o que possibilita o aumento constante e gradativo do trabalho, aproximando-se mais do comportamento do consumo de oxigênio diante do exercício gradativamente crescente. A razão com que a carga é incrementada é definida para cada paciente, o que faz com que o exame seja individual e, portanto, ideal para aquele paciente. Nesse protocolo, parte-se do pressuposto de que, ao conhecermos o sexo, a idade e o condicionamento físico do paciente, temos uma boa estimativa de quanto será seu consumo máximo de oxigênio, permitindo sugerir então a velocidade e inclinação necessárias para levar o paciente ao esforço máximo em um tempo desejado. Consequentemente, ao contrário dos outros protocolos, esse protocolo pode ser usado em jovens e idosos, atletas ou cardiopatas.

Os traçados eletrocardiográficos e a medida da PA deverão ser registrados obedecendo a uma sequência lógica, com sua obtenção nos seguintes momentos: repouso, ao final de cada estágio de exercício (nos protocolos em rampa, a cada 2 minutos) e durante a fase de recuperação (pelo tempo mínimo de 6 minutos); na presença de arritmias, documentando e relatando sua provável origem, complexidade, frequência e momentos de aparecimento e desaparecimento.

A decisão de interromper ou não o esforço deverá ser tomada pelo médico executante, ponderando riscos e benefícios. De maneira geral, a interrupção do exame ocorrerá caso o paciente apresente grande cansaço com exaustão, sintomas indicativos de anormalidades cardiovasculares, alterações compatíveis com isquemia ou alterações significativas da PA e/ou do ritmo cardíaco (Tabela 44.8).

A interpretação do TE deve ser baseada em dados clínicos (Tabela 44.9), eletrocardiográficos, hemodinâmicos (Tabela 44.10), metabólicos e autonômicos, analisados à luz do quadro clínico, dos dados epidemiológicos e da probabilidade pré-teste (veja as Tabelas 44.1 e 44.2), levando-se em conta os valores preditivos positivo e negativo para a população estudada (veja a Tabela 44.3).

Tabela 44.6 Tempo de suspensão dos medicamentos para realização do TE com finalidade diagnóstica

Medicação	Dias de suspensão prévia
Amiodarona	60
Betabloqueadores	7
Digoxina	7
Antiarrítmicos	5
Bloqueadores dos canais de cálcio	4
Nitratos	1
Metildopa e clonidina	1

Tabela 44.7 Orientações aos pacientes para realização do TE

Não se submeter ao teste sem se alimentar: são permitidas refeições leves até 1 ou 2 horas antes do exame, evitando alimentos que contenham cafeína (café, chá, chocolate e refrigerantes)
Evitar bebidas alcoólicas 24 horas antes do exame
Usar roupas leves: se possível, utilizar tênis
Não fumar até 3 horas antes do teste
Não realizar atividades físicas mais intensas a partir da véspera do exame
Não suspender a medicação, salvo por ordem do médico

Tabela 44.8 Critérios para interrupção do esforço durante a realização de um TE

Elevação da PAD até 120mmHg nos normotensos e até 140mmHg nos hipertensos
Queda persistente da PAS > 10mmHg com o incremento de carga
Elevação acentuada da PAS até 260mmHg
Manifestação clínica de desconforto torácico exacerbada com aumento da carga ou associada a alterações eletrocardiográficas de isquemia, ataxia, tontura, palidez, cianose e pré-síncope
Dispneia desproporcional à intensidade do esforço
Infradesnível do segmento ST de 0,3mV ou 3mm, adicional aos valores de repouso na presença de DAC suspeitada ou conhecida
Supradesnível do segmento ST de 0,2mV ou 2mm em derivação que observe região sem presença de onda Q
Arritmia ventricular complexa
Aparecimento de taquicardia supraventricular não sustentada e sustentada, taquicardia atrial, fibrilação atrial, BAV de segundo ou terceiro grau
Sinais sugestivos de insuficiência ventricular esquerda, com atenção especial no indivíduo idoso, uma vez que o achado de estertores crepitantes à ausculta pulmonar não é infrequente, mesmo na ausência de sintomas
Falência importante dos sistemas de monitorização e/ou registro

Tabela 44.9 Alterações clínicas que indicam anormalidade do TE

Surgimento de dor anginosa progressiva ou de dispneia intensa (desproporcional ao esforço)
Aparecimento de outros sintomas: asma, dor abdominal, ansiedade etc.
Aspecto de vasoconstrição: palidez ou cianose
Ritmo de galope
Estertores pulmonares: sibilos ou crepitações

Tabela 44.10 Alterações hemodinâmicas que indicam anormalidade do TE

Manutenção ou queda da FC durante o esforço
Queda progressiva ou ausência de elevação da PAS com a continuação do exercício
Elevação da PAS (normal antes do esforço) > 220mmHg ou variação ≥ 7,5mmHg/MET
Elevação da PAD > 15mmHg no exercício para PAD de repouso ≥ 80mmHg

Durante o TE, a FC aumenta linearmente com a intensidade do esforço, até atingir um valor máximo no pico do esforço. A FC máxima predita, mas que apresenta elevado desvio padrão (DP) e que pode ser inadequada para um paciente individual, pode ser determinada pelas fórmulas de Karvonen (FC máxima = 220 – idade, com DP = 11 bpm) ou de Tanaka (FC máxima = 208 – 0,7 × idade). O valor da FC submáxima corresponde a 85% da FC máxima predita. Quando o paciente ultrapassa a FC máxima prevista durante o TE, o exame é considerado *máximo*, objetivo que deve ser sempre almejado. Se a FC se situar entre os valores de FC submáxima e FC máxima, o TE é *eficaz*, porém *submáximo*. Nesse caso, o TE é válido, mas não ideal. Quando a FC não ultrapassa a FC submáxima, o exame é considerado *ineficaz*, uma vez que algumas alterações (clínicas ou eletrocardiográficas) podem não se manifestar com níveis baixos da FC. Elevação exacerbada da FC, desproporcional à carga de trabalho, costuma ser encontrada em sedentários, na distonia neurovegetativa, em ansiosos, no hipertireoidismo, em casos de anemia, entre outras situações, enquanto a redução do incremento da FC pode ser resultante do treinamento físico, de doenças que afetam o nó sinusal, do hipotireoidismo e do uso de agentes cronotrópicos negativos, entre outros.

Nos pacientes adultos do sexo masculino, durante o exercício, a pressão arterial sistólica (PAS) deve sofrer elevação progressiva. Quando não ocorre elevação ou há queda da PAS com o aumento do esforço, esse comportamento é considerado anormal. Em mulheres e crianças podem ser observadas pequenas elevações da PAS. Já a pressão arterial diastólica (PAD) não costuma sofrer grandes variações no exercício, sendo normal sua elevação em até 10mmHg ou redução no esforço. No esforço máximo, pode ocorrer queda da PAS de até 10mmHg, geralmente associada a queda da PAD. Considera-se hipertensão reativa uma PAS normal antes do esforço que se eleva > 220mmHg ou variação ≥ 7,5mmHg/MET (PAS no esforço máximo – PAS no repouso/VO_2 máx. em MET), ou ainda uma PAD com elevação > 15mmHg no exercício, para PAD de repouso ≥ 80mmHg.

Consideram-se anormais e sugestivas de isquemia induzida pelo esforço as alterações eletrocardiográficas encontradas no exercício ou na recuperação, descritas na Tabela 44.11.

Os métodos complementares não invasivos associados ao TE que fazem parte da metodologia de avaliação dos cardiopatas são a cintilografia de perfusão miocárdica, a ventriculografia radioisotópica, a ecocardiografia com estresse físico e o teste cardiopulmonar de esforço (ergoespirometria), que será descrito a seguir.

Nas últimas duas décadas, o TE associado a analisadores de gases, também conhecido como ergoespirometria ou teste cardiopulmonar (TCP), vem se tornando rotina nos principais centros industrializados. O TCP resulta da adição da medida e análise dos gases expirados ao TE convencional, o que possibilita a obtenção de valores do consumo de oxigênio (VO_2), da produção de gás carbônico (VCO_2) e da ventilação por minuto (VE). A partir da relação entre essas variáveis e de outros dados hemodinâmicos é possível obter informações complementares que contribuem significativamente para a avaliação funcional, bem como para o diagnóstico e o prognóstico de determinadas afecções cardiovasculares e pulmonares, além de permitir uma prescrição otimizada e individualizada de exercício físico. Diferentemente do modelo convencional, o TCP traz informações

Tabela 44.11 Alterações eletrocardiográficas que indicam anormalidade do TE

Infradesnivelamento com morfologia horizontal ou descendente (≥ 1mm, aferido no ponto J)
Infradesnivelamento com morfologia ascendente (≥ 1,5mm em indivíduos de risco moderado ou alto de doença coronariana; > 2mm em indivíduos de risco baixo de doença coronariana; aferido no ponto Y (80ms após o ponto J)
Os supradesnivelamentos do segmento ST são infrequentes, podendo traduzir a ocorrência de grave isquemia miocárdica, espasmo coronariano ou discinesia ventricular
O desaparecimento de infradesnivelamento do segmento ST basal e/ou a normalização de onda T invertida (pseudonormalização de onda T e/ou de segmento ST) podem ocorrer durante episódios anginosos ou durante o exercício em alguns pacientes com DAC obstrutiva
Considera-se anormal, mas inespecífica para o diagnóstico de isquemia miocárdica, a ocorrência de arritmias cardíacas complexas, bloqueios de ramo, dor torácica atípica, hipotensão e incompetência cronotrópica
Na vigência de BRD, não deve ser valorizada a análise do segmento ST nas derivações V1, V2 e V3
A inversão de onda U é de ocorrência rara, está relacionada com doença coronariana e se associa a lesão de tronco de coronária esquerda ou lesão proximal de artéria descendente anterior
Os bloqueios de ramo, especialmente o de ramo direito, dependentes da FC, podem surgir em indivíduos sem cardiopatia detectável
Quando surgem extrassístoles ventriculares polimórficas, bigeminadas, trigeminadas ou em salva e a taquicardia ventricular, devem ser valorizadas, pois podem ter importante implicação prognóstica, especialmente quando aparecem na fase de recuperação. Ressalta-se, entretanto, que a presença de extrassístoles supraventriculares e ventriculares, quando raras durante o esforço, não implica a coexistência obrigatória de cardiopatia

muito mais precisas sobre o VO_2 máximo e os limiares ventilatórios, parâmetros imprescindíveis à prescrição do exercício e ao controle do treinamento desportivo. Infelizmente, por ser um procedimento de custo pouco mais elevado e necessitar maior capacitação do médico executante, está menos disponível, sendo encontrado apenas em alguns centros das principais capitais brasileiras.

Em linhas gerais, o paciente faz todo o esforço físico como em um TE convencional, porém respirando com a utilização de um bocal ou uma máscara facial, associado a um analisador gasométrico, que vai possibilitar a medida direta das trocas gasosas pulmonares durante o exercício, bem como a expressão dos índices de avaliação funcional.

A partir deste ponto, para a devida compreensão dos mecanismos que explicam o TCP, faz-se necessária a revisão de alguns conceitos básicos da fisiologia do exercício.

Ao determinar o consumo de oxigênio, interessa saber quanto de oxigênio foi removido do ar inspirado. Isso é possível, uma vez que a composição do ar *inspirado* se mantém relativamente constante (CO_2 = 0,03%, O_2 = 20,93% e N_2 = 79,04%), permitindo determinar quanto oxigênio foi consumido (removido do ar *inspirado*), aferindo-se a quantidade e a composição do ar *expirado*. O ar *expirado* contém mais CO_2 (2,5% a 5,0%), menos O_2 (15,0% a 18,5%) e pequena variação do N_2 (79,04% a 79,6%).

Para o transporte do oxigênio do meio externo para o interior das mitocôndrias das células musculares é necessária a interação entre a circulação, a ventilação e o metabolismo celular. Esse sistema de transporte é capaz de aumentar de 10 a 12 vezes durante o esforço, mas não suporta elevações rápidas do aumento da atividade muscular, o que é compensado pelo metabolismo anaeróbico. O mesmo ocorre à medida que se aproxima do limite máximo do exercício quando, cada vez mais, os mecanismos anaeróbicos contribuem para o metabolismo (Figuras 44.1 e 44.2). Nessa situação, o corpo humano se utiliza de alguns mecanismos adaptativos para conseguir manter a atividade física, dentre os quais se destacam:

- **Ajustes respiratórios:** aumento da ventilação (VE) resultante do aumento da frequência respiratória (FR) e do volume corrente (VC). Fisiologicamente, durante o exercício, o incremento da VE é proporcional ao VCO_2, aumentando progressivamente até atingir um platô máximo, caracterizando maior produção de CO_2. As trocas gasosas são influenciadas ainda pela difusão e pela taxa de ventilação alveolar.
- **Ajustes cardiovasculares:** aumento do débito cardíaco (DC), representado pelo aumento da FC e do volume sistólico (VS); aumento do VO_2, que ocorre na dependência do aumento da diferença arteriovenosa de oxigênio (DAV-O_2), pelo aumento da extração de O_2 pelos músculos esqueléticos e da redistribuição do fluxo sanguíneo das áreas inativas para os músculos em atividade (VO_2 = DC × DAV-O_2).

Com base no princípio fisiológico de que o tamponamento da acidose metabólica induzida pela mobilização do metabolismo anaeróbico do exercício afeta o controle respiratório, desencadeando um incremento desproporcionalmente maior na ventilação pulmonar, a análise das curvas ventilatórias torna possível caracterizar dois limiares, cuja identificação costuma auxiliar a prescrição de programas de exercício dinâmicos.

Assim, os principais parâmetros identificados pelo TCP são:

- **Consumo de oxigênio (VO_2):** representa a quantidade de oxigênio que um indivíduo consegue extrair do ar no nível dos alvéolos e transportar aos tecidos pelo sistema cardiovascular na unidade de tempo; classicamente expresso em mL/kg/min, pode ser influenciado por fatores cardiovasculares, pulmonares, ou ambos.
  - O VO_2 é definido como máximo quando é atingida a quantidade máxima de O_2 que o organismo é capaz de absorver, transportar e utilizar através da oxidação celular nos tecidos; representa a capacidade física

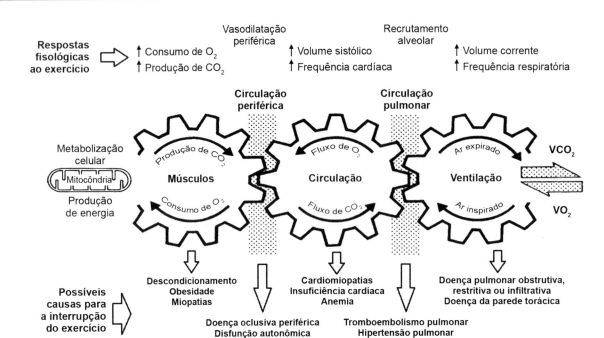

Figura 44.1 Princípios da fisiologia integrada do exercício – respostas fisiológicas ao exercício e possíveis causas para sua interrupção. (Adaptada de Wasserman K, Hansen JE, Sue DY, Casaburi R, Whipp BJ. Principles of exercise testing and interpretation. Baltimore: Lippincott Williams & Wilkins, 1999.

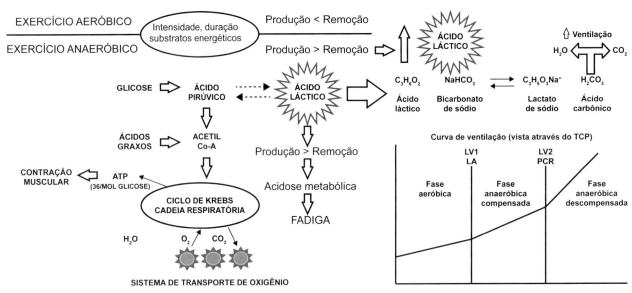

Figura 44.2 Mecanismos de produção de energia e formação de ácido láctico durante o exercício com tentativa de compensação da acidose por meio da ventilação.

do indivíduo, uma vez que, ao ser alcançado o VO_2 máximo, sua reserva cardiovascular torna-se insuficiente para suprir o aumento da demanda energética imposta pela atividade física.
– O VO_2 pico pode ser definido como o maior consumo de oxigênio obtido pelo paciente durante o exame, quando ele não alcança o VO_2 máximo; nesse caso, o término do exercício se dá por sintomas que já não são mais tolerados pelo indivíduo (cansaço intenso em membros inferiores, dor muscular e/ou dispneia).

- **Produção de gás carbônico (VCO_2):** refere-se à quantidade de CO_2 produzida pelo metabolismo durante a realização de uma atividade física, sendo expressa em L/min.
- **Ventilação (VE):** é o volume de ar expirado por minuto, sendo resultante do produto da FR pelo VC e medida em L/min; pode chegar a 200L de ar ventilado por minuto (em atletas), sendo limitada em cardiopatas e pneumopatas.
- **Pulso de oxigênio:** é a relação entre o VO_2 e a FC, sendo considerada uma das mais importantes variáveis obtidas por meio do exame, uma vez que demonstra a quanti-

dade de O_2 que é transportada a cada sístole cardíaca. Expresso em mL/batimento, representa uma medida relativa do volume de sangue ejetado (volume sistólico) e indiretamente a função ventricular, desde que a função pulmonar seja normal, com bom transporte e difusão dos gases respiratóros.

- **Quociente respiratório (QR):** é a relação de trocas respiratórias, dada pela expressão VCO_2/VO_2; é um dos parâmetros utilizados para definir se o esforço realizado foi efetivamente máximo, quando essa razão for $\geq 1,10$, ou seja, quando a produção de CO_2 atinge ou ultrapassa em 10% o consumo de O_2.

- **Equivalentes ventilatórios para o oxigênio (VEO_2) e para o gás carbônico ($VECO_2$):** indicam quantos litros de ar por minuto são necessários e devem ser ventilados para o consumo de 100mL de O_2 (normalmente entre 2,3 e 2,8L/100mL) ou a produção de CO_2. Durante o esforço crescente, as relações VEO_2 e $VECO_2$ diminuem gradativamente para depois aumentar até o final do esforço. A VE/VO_2 atinge valores mínimos (no limiar ventilatório I) precedendo a relação VE/VCO_2 (no limiar ventilatório II).

- **Reserva ventilatória:** é calculada pela relação entre a máxima ventilação no esforço e a ventilação voluntária máxima (VVM), determinada pela espirometria em repouso; indivíduos normais atingem a máxima ventilação no esforço entre 60% e 70% da VVM no pico do esforço, ou seja, quando ainda restam 40% a 30% da reserva ventilatória.

- **Limiares ventilatórios:**
  - **Limiar ventilatório I (limiar anaeróbico):** define o limite entre a fase do exercício predominantemente aeróbica e a fase em que se inicia a acidose metabólica, ainda compensada pelo aumento da ventilação; geralmente ocorre entre 40% a 60% do VO_2 pico ou mais tarde, em indivíduos sedentários. Determina o nível de trabalho ou o percentual de VO_2 máximo em que o lactato começa a se acumular (até então, quase todo o ácido láctico produzido é tamponado no sangue pelo bicarbonato de sódio, com produção de CO_2 e água), traduzido pelo aumento súbito do CO_2 eliminado e sudorese mais intensa, constituindo o parâmetro mais importante para estabelecer o limite da atividade física de longa duração.
  - **Limiar ventilatório II (ponto de compensação respiratória):** caracteriza a fase do exercício com predomínio do metabolismo anaeróbico onde a acidose metabólica se encontra descompensada. Há aumento mais acentuado da produção de CO_2 e da ventilação, momento a partir do qual a respiração atinge o limite para a compensação do metabolismo anaeróbico. Após esse ponto, o sistema respiratório torna-se incapaz de tamponar todo o ácido láctico produzido e ocorre grande aumento do acúmulo de lactato com consequente acidose no tecido muscular, o que leva o paciente rapidamente à exaustão.

Durante a medida dos gases expirados, três variáveis devem ser consideradas: temperatura ambiente (o volume de um gás varia diretamente com a temperatura – deve situar-se entre 18 e 22°C), pressão atmosférica (o volume de um gás varia inversamente com a pressão – no nível do mar, deverá ser estabelecido em 760mmHg) e umidade do ar (o volume de um gás varia proporcionalmente ao conteúdo de vapor d'água – deve ser mantida entre 40% e 60%). Esses valores devem ser obtidos por meio de refrigeradores/aquecedores e umidificadores, além de aferidos por meio de higrômetro e termômetro.

Diferentemente do TE, onde o VO_2 é estimado por fórmulas e, como já amplamente demonstrado, apresenta uma margem de erro de até 30%, no TCP o VO_2 é medido diretamente, reduzindo drasticamente a margem de erro para < 5%. Considerando o significado clínico, diagnóstico e prognóstico do VO_2 máximo, esse erro pode ser eliminado mediante a medida direta dessa variável. Isso se torna mais evidente, particularmente, quando se consideram os pacientes portadores de IC e, no outro extremo, quando se avaliam atletas de modalidades esportivas predominantemente aeróbicas, nos quais a medida do VO_2 máximo se mostra extremamente relevante.

Para a obtenção de um exame verdadeiramente máximo, enquanto no TE o valor encontrado está sujeito a um DP de ± 12bpm, por meio do TCP é possível determinar com relativa precisão o VO_2 máximo com os seguintes dados:

- Presença de QR (VCO_2/VO_2) $\geq 1,10$.
- Existência de um limiar anaeróbico.
- VE > 60% da máxima prevista.
- Eventual presença de um platô no VO_2 diante de aumento na carga de esforço.

Esses dados, concomitantemente à avaliação da FC atingida e à sensação subjetiva de esforço, podem assegurar um teste máximo.

Embora o TCP possa ser utilizado nas mesmas indicações do TE convencional, objetivando a melhor relação custo/efetividade, esse procedimento tem sido mais frequentemente indicado nas seguintes situações:

- Avaliação de pacientes com estratificação de risco e indicação de transplante cardíaco (classe I, nível de evidência B).
- Identificar mecanismos fisiopatológicos e esclarecimento de sintomas em pacientes portadores de IC crônica (classe I, nível de evidência B).
- Prescrição otimizada de exercício mediante a determinação dos limiares ventilatórios, assim como da razão de troca respiratória, não só de atletas, mas em indivíduos normais, cardiopatas e pneumopatas que vão iniciar programas de exercício regulares (classe IIa, nível de evidência B).
- Auxiliar a determinar a gravidade e o prognóstico da IC (classe IIa, nível de evidência B).
- Avaliar resposta a intervenções terapêuticas na IC (classe IIa, nível de evidência B).

- Diagnóstico diferencial da etiologia da dispneia (classe IIa, nível de evidência B).
- Avaliação funcional de cardiopatas e pneumopatas (classe IIb, nível de evidência C).

Outras indicações para o TCP:

- Definir o momento cirúrgico de algumas doenças valvares.
- Programar reabilitação cardiopulmonar em pacientes com IC.
- Avaliação de pacientes com doenças respiratórias (comprometimento funcional, broncoespasmo induzido pelo esforço).
- Avaliação perioperatória (ressecção pulmonar, idosos com proposta de cirurgia abdominal extensa, gastroplastias).
- Avaliação de pacientes em uso de medicações cronotrópicas negativas.
- Avaliação de pacientes com bloqueios de ramo (BRE ou BRD).
- Pacientes com sintomas atípicos e alterações eletrocardiográficas inconclusivas.
- Avaliação funcional, seguimento evolutivo e prescrição do treinamento em atletas.

Algumas vantagens da medida direta dos gases expirados durante o TCP em relação ao TE:

- Em grupos de indivíduos com segmento ST de baixa especificidade, outros parâmetros, como pulso de O_2 e VO_2 máximo, podem ser avaliados como indicadores de isquemia miocárdica.
- Determinação do limiar de isquemia antes do surgimento de dor torácica ou de alterações eletrocardiográficas.
- Medida direta do VO_2 máximo, com determinação da capacidade funcional e garantia da realização de esforço máximo real ou não (independentemente da FC atingida), além da avaliação do efeito de medicamentos ou da reabilitação na capacidade de realizar atividade física.
- Em pacientes portadores de IC, a medida direta do VO_2 máximo permite avaliar, de maneira objetiva, a gravidade da cardiopatia, orientando de modo fidedigno a classificação funcional do paciente e a indicação de transplante cardíaco.
- Medida dos limiares ventilatórios, que possibilita a determinação dos limites de FC para um treinamento em condições aeróbicas, tanto em cardiopatas como em praticantes de atividades físicas.

- Auxílio no diagnóstico diferencial da dispneia, utilizando como principal parâmetro o cálculo da reserva ventilatória.

O TCP vem ganhando particular destaque na avaliação de pacientes portadores de IC crônica, constituindo uma técnica bem estabelecida tanto para diagnóstico como para avaliação da tolerância ao exercício. O VO_2 pico medido no teste é um marcador prognóstico e importante critério na seleção de candidatos para transplante de coração. A recomendação é de que pacientes com VO_2 pico < 14mL/kg/min podem ser aceitos em lista de transplante. Para pacientes em uso de betabloqueadores, o ponto de corte do VO_2 de pico < 12mL/kg/min pode ser usado como parâmetro no seguimento clínico desses pacientes. Outras variáveis avaliadas pelo TCP também têm demonstrado valor importante prognóstico na IC: entre elas, a relação entre a ventilação pulmonar e a produção de CO_2, expressa como inclinação VE/VCO$_2$, que mede a eficiência ventilatória desses pacientes (valores ≥ 35 têm demonstrado prognóstico desfavorável na IC), assim como a presença de respiração periódica e a inclinação da eficiência do consumo de oxigênio (OUES) adicionam informações relevantes e auxiliam o clínico na tomada de decisões terapêuticas de impacto real nesses pacientes. Além disso, o exame ainda poderá ajudar no diagnóstico diferencial da dispneia, se cardíaca ou ventilatória, avaliar a resposta a intervenções terapêuticas e auxiliar a prescrição de exercício.

Nos pacientes portadores de IC congestiva, Weber e cols. propuseram que sua classificação funcional deveria ser baseada nas respostas ao esforço, sendo elas observadas no primeiro limiar ventilatório (LVI) e no momento em que se alcança o VO_2 máximo ou de pico (Tabela 44.12). Além disso, nessa classificação, o VO_2 máximo correlacionou-se estreitamente com o índice cardíaco durante o exercício.

CONSIDERAÇÕES FINAIS

O TE é método universalmente aceito para diagnóstico das doenças cardiovasculares, sendo também útil na determinação prognóstica, da tolerância ao esforço e de sintomas compatíveis com arritmias ao exercício. No Brasil, sua alta reprodutibilidade e seu baixo custo possibilitam sua disseminação por todas as regiões do país, tornando-o importante instrumento na tomada de decisão em várias situações

Tabela 44.12 Classificação da gravidade e do prognóstico na IC crônica com base no VO_2 pico do exercício

Gravidade	Classe	Valores de VO_2 no LVI	Valores de VO_2 pico	Índice cardíaco
Nenhuma/mínima	Classe A	> 14mL/kg/min	≥ 20mL/kg/min	> 8L/min
Mínima a moderada	Classe B	Entre 11 e 14mL/kg/min	Entre 16 e 20mL/kg/min	Entre 6 e 8L/min
Moderada a grave	Classe C	Entre 8 e 11mL/kg/min	Entre 10 e 16mL/kg/min	Entre 4 e 6L/min
Grave	Classe D	Entre 5 e 8mL/kg/min	Entre 6 e 10mL/kg/min	Entre 2 e 4L/min
Muito grave	Classe E	< 4mL/kg/min	≤ 6mL/kg/min	< 2L/min

Fonte: modificada de Weber et al.

clínicas. Suas indicações vêm sendo progressivamente ampliadas, precedendo ou em associação a métodos de imagem e de análise de gases expirados. Igualmente importante é o conhecimento de suas limitações e contraindicações, assim como atenção especial deve ser dada à correta metodologia empregada na realização e interpretação dos exames, a fim de que possa ser realmente reprodutível onde quer que seja realizado.

O TCP é um procedimento que enriquece sobremaneira e fornece uma compreensão mais ampla das respostas clínicas, eletrofisiológicas e hemodinâmicas indiretas proporcionadas pelo exercício físico progressivo e dinâmico, comparadas à ergometria convencional. Permanece subutilizado e ainda pouco conhecido do clínico, embora essencial quando os objetivos são o detalhamento e a precisão da investigação de condições tão distintas como as de origem cardiológica, pulmonar, do exercício ou do esporte. Quanto à avaliação específica dos pacientes com disfunção ventricular, o TCP é um método insuperável, principalmente pelo amplo espectro de informações essenciais ao acompanhamento da ICC, particularmente de seu prognóstico, além de valioso método que contribui para a conduta clínica e/ou cirúrgica diante desses pacientes.

Bibliografia

American College of Sports Medicine's Guidelines for Exercise Testing & Prescription. 7. ed., 2006.

Barros Neto TL, Tebexreni AS, Tambeiro VL. Aplicações práticas da ergoespirometria no atleta. Rev Soc Cardiol Estado de São Paulo 2001; 3:695-705.

Braga AMFW, Rondon MUPB, Negrão CE, Wajngarten M. Valor preditivo de variáveis ventilatórias e metabólicas para óbito em pacientes com insuficiência cardíaca. Arq Bras Cardiol 2006; 86(6):451-8.

César MC et al. Respostas cardiopulmonares ao exercício em pacientes com insuficiência cardíaca congestiva de diferentes faixas etárias. Arq Bras Cardiol 2006; 86(1):14-8.

Chalela WA, Oliveira CG, Moffa PJ, Falcão AM, Kreling JC. Indicações e avanços do teste de esforço no diagnóstico de doença arterial coronária. Rev Soc Cardiol Estado de São Paulo 2002; 1:1-13.

Guimarães JI, Stein R, Vilas-Boas F et al. Normatização de técnicas e equipamentos para realização de exames em ergometria e ergoespirometria. Arq Bras Cardiol 2003; 80:458-64.

Hespanha R. Ergometria – Bases fisiológicas e metodologia para a prescrição do exercício. Rio de Janeiro: Rubio, 2004.

Mastrocolla LE, Oliveira CAR, Smanio PEP, Duarte PS. Interpretação atual do teste ergométrico – participação no processo de decisão clínica. Rev Soc Cardiol Estado de São Paulo 2001; 3:529-49.

Meneghelo RS, Araújo CGS, Stein R et al. III Diretrizes da Sociedade Brasileira de Cardiologia sobre Teste Ergométrico. Arq Bras Cardiol 2010; 95(5, supl 1):1-26.

Myers J. Essentials of cardiopulmonary exercise testing. Champaign: Human Kinetics, 1996.

Serra S. Teste de exercício cardiopulmonar na insuficiência cardíaca: antevendo da falência de bomba ao risco de morte súbita. Cardiologia do Exercício 2007; 33:4-5.

Stein R. Teste cardiopulmonar de exercício: noções básicas sobre o tema. Rev Soc Cardiol RS 2006; 9:1-4.

Tebexreni AS, Lima EV, Tambeiro VL, Barros Neto TL. Protocolos tradicionais em ergometria, suas aplicações práticas "versus" protocolo de rampa. Rev Soc Cardiol Estado de São Paulo 2001; 3:519-28.

Uchida AH, Moffa P, Storti FC. Aspectos básicos da ergonomia contemporânea. Rev Med (São Paulo) 2009; 88(1):1-6.

Vivacqua RC, Carreira MA. Ergometria, ergoespirometria, cintilografia e ecocardiografia de esforço. São Paulo: Atheneu, 2009.

Yazbek Júnior P, Carvalho RT, Sabbag LMS, Battistella LR. Ergoespirometria: teste de esforço cardiopulmonar, metodologia e interpretação. Arq Bras Cardiol 1998; 71(5):719-24.

Yazbek Júnior P, Tuda CR, Sabbag LMS, Zarzana AL, Battistella LR. Ergoespirometria: tipos de equipamentos, aspectos metodológicos e variáveis úteis. Rev Soc Cardiol Estado de São Paulo 2001; 3:682-94.

Wasserman K, Hansen JE, Sue DY Whipp BJ. Principles of exercise testing and interpretation. 3. ed. Philadelphia: Lea & Febiger, 1999.

45

Ricardo Augusto Machado e Silva • Tien-Man C. Chang

Cintilografia de Perfusão Miocárdica

INTRODUÇÃO

A medicina nuclear é a especialidade médica que se utiliza de fontes radioativas não seladas para diagnóstico ou tratamento. Fontes radioativas não seladas são as substâncias administradas aos pacientes para que possam ser realizados os procedimentos (exames ou terapias). Essas substâncias, chamadas de radiofármacos, radiotraçadores ou simplesmente traçadores, emitem a radiação que será detectada pelos equipamentos.

Os exames realizados pela medicina nuclear são a cintilografia e a tomografia por emissão de pósitrons (PET). Os equipamentos utilizados detectam a radiação emitida pelo paciente que recebeu o traçador. Os exames têm como principal característica a avaliação *funcional* de um órgão ou doença específica. Os traçadores utilizados normalmente não interferem no funcionamento do organismo, sendo extremamente rara a ocorrência de reações adversas ou alérgicas.

Em geral, o traçador é administrado EV, também podendo ser VO, SC ou inalado, dependendo do procedimento realizado. Os traçadores não devem ser confundidos com os "contrastes", substâncias com características totalmente diferentes e comumente utilizadas em exames radiológicos contrastados.

Os traçadores podem ser um radioisótopo livre (p. ex., tálio-201 ou gálio-67), podem estar ligados a uma substância específica (p. ex., sestamibi-Tc99m e FDG-^{18}F) ou a células do próprio indivíduo (p. ex., hemácias-pirofosfato-Tc99m). Os radiofármacos utilizados nos exames de cintilografia convencional não são os mesmos usados nos exames de PET. Os isótopos para imagem PET têm custo de fabricação mais elevado e apresentam meia-vida curta, o que dificulta sua distribuição entre o local de produção e o centro de realização, encarecendo o exame.

Os equipamentos também são muito diferentes. Nos exames de cintilografia convencional, as gamacâmaras detectam um raio gama único emitido pelos traçadores (exame SPECT), enquanto no PET os detectores identificam simultaneamente os dois raios gama emitidos pelo pósitron do traçador (Figura 45.1).

O PET-CT é um equipamento híbrido, que realiza imagens tomográficas convencionais (TC), cuja principal característica é fornecer informações morfológicas (anatômicas) e imagens funcionais (PET) do traçador administrado ao paciente. Nesses equipamentos, a TC também é utilizada para a "correção de atenuação" nas imagens do PET. Em cardiologia, esse recurso é muito útil em pacientes obesos ou com mamas volumosas, diminuindo os artefatos mediante atenuação diafragmática ou mamária.

Assim como na cintilografia convencional, diversos traçadores são usados nos exames de PET com substâncias e isótopos distintos (p. ex., FDG-^{18}F, amônia-^{13}N, rubídio-^{82}R). No Brasil, assim como na maior parte do mundo, o traçador mais utilizado é, sem dúvida, o FDG-^{18}F (2-[^{18}F]-flúor-2-deoxi-D--glicose), que é a glicose marcada com flúor-18.

O FDG-^{18}F, um análogo da glicose, é um traçador do metabolismo glicolítico. A biodistribuição normal de FDG-^{18}F no organismo ocorre no cérebro, no coração, nas cordas vocais, nas glândulas salivares, no fígado, nos rins, na bexiga, no trato gastrointestinal, nas amígdalas palatinas, nos músculos, na gordura marrom e no timo. Esse traçador identifica áreas de metabolismo aumentado, sendo mais comumente utilizado para avaliação de alguns tipos de tumores e em processos inflamatórios ou infecciosos, principalmente os granulomatosos.

Em cardiologia, o FDG-^{18}F é utilizado na avaliação de viabilidade miocárdica, demonstrando a existência de metabolismo glicolítico no miocárdio e indicando, assim, a presença de miocárdio hibernante. O FDG-^{18}F não é um traçador de perfusão miocárdica. Os traçadores usados para avaliação da perfusão miocárdica nos equipamentos de PET-CT são o rubídio-^{82}RB e a amônia-^{13}N, não disponíveis em nos-

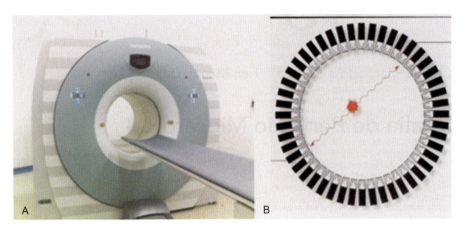

Figura 45.1 Exemplo de equipamento PET/CT (**A**) e diagrama ilustrando a detecção coincidente do pósitron pelo anel de detectores (**B**).

so meio. Este tema será abordado mais adiante, na discussão sobre viabilidade miocárdica.

A cintilografia de perfusão miocárdica (CPM), por sua vez, é exame bem estabelecido na prática clínica diária da cardiologia, com indicações e benefícios amplamente demonstrados na literatura. Tem como vantagens a fácil reprodutibilidade e o fato de depender pouco do operador. Assim como ocorre com qualquer método de imagem, ocasionalmente pode haver dificuldades técnicas na realização ou interpretação das imagens.

Sem dúvida, o principal exame cardiológico na medicina nuclear é a CPM, responsável por mais de 95% dos exames em pacientes cardíacos em nossa instituição. Assim, trataremos especificamente da CPM neste capítulo. Tentaremos abordar, de modo sucinto e objetivo, como o exame é feito, o preparo e os cuidados com o paciente antes e após, as principais indicações clínicas e a interpretação dos achados cintilográficos.

Na CPM, administra-se um traçador com afinidade pelo miocárdio (sestamibi-Tc99m ou tálio-201) (EV) e só depois são adquiridas as imagens cintilográficas. Inicialmente, o traçador mais utilizado era o tálio-201. Entretanto, o mais amplamente empregado na CPM (principalmente na etapa de estresse) é o sestamibi-Tc99m, que apresenta diversas vantagens técnicas sobre o tálio-201, como melhor qualidade de imagem, menos ocorrência de artefatos de movimento e atenuação, menor exposição do paciente à radiação, maior disponibilidade e custo menor. Em nossa instituição, o uso do tálio-201 restringe-se à obtenção de imagens em repouso para a avaliação da viabilidade miocárdica em algumas situações específicas.

CINTILOGRAFIA DE PERFUSÃO MIOCÁRDICA

O exame é realizado em duas etapas, repouso e estresse, que podem ser executadas em um mesmo dia ou em dias diferentes. Na etapa de repouso, o traçador é administrado, como o próprio nome diz, com o paciente em situação de repouso, e na etapa de estresse é administrado quando o paciente está sendo submetido a algum protocolo de estresse (físico ou farmacológico). No protocolo de 1 dia, costuma-se realizar primeiro a etapa de repouso e depois a etapa de estresse. Quando o exame é realizado em protocolo de 2 dias, a ordem adotada não faz diferença. Em pacientes sabidamente portadores de doença arterial coronariana (DAC) grave ou com disfunção ventricular, nossa equipe prefere realizar primeiro a etapa de repouso.

O traçador de perfusão só será captado pelo músculo cardíaco caso haja fluxo sanguíneo, através das artérias coronárias nativas pérvias, enxertos vasculares (revascularização miocárdica), ou mesmo por circulação colateral. A extração dos traçadores de perfusão pelo miocárdio é diretamente proporcional ao fluxo sanguíneo regional efetivo.

Quando uma placa aterosclerótica começa a se formar, a obstrução provocada na artéria coronária é pequena e não ocasiona maiores alterações perfusionais. À medida que a placa vai crescendo e a luz do vaso diminui, as artérias coronárias sofrem vasodilatação na tentativa de compensar a perda luminal. Desse modo, mesmo em situações de obstrução significativa (> 70% da luz do vaso), a perfusão em repouso costuma estar preservada e não há modificações significativas nas imagens cintilográficas.

Na etapa de estresse, os testes indutores de isquemia promovem, por diferentes vias, uma vasodilatação coronariana. As artérias com obstrução significativa, que estão dilatadas já em repouso, não conseguem efetuar uma vasodilatação tão efetiva quanto as artérias normais. Dessa maneira, a oferta sanguínea e, consequentemente, a disponibilidade do traçador nas paredes miocárdicas irrigadas por uma coronária com obstrução significativa estarão relativamente diminuídas em comparação com as paredes irrigadas por vasos normais e, portanto, haverá menor captação do traçador com diferenças perfusionais identificadas nas imagens cintilográficas.

Atualmente, a aquisição das imagens de CPM é sincronizada ao eletrocardiograma (ECG), o que chamamos de imagens "gateadas" ou *gated-SPECT* (Figura 45.2). Essas imagens possibilitam a avaliação muito segura da motilidade e do espessamento sistólico global e regional das pa-

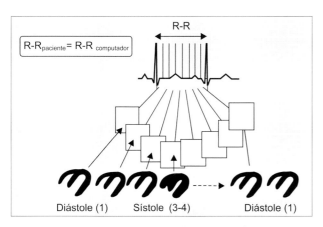

Figura 45.2 Diagrama esquemático da aquisição de imagens sincronizadas ao ECG (imagens "gateadas").

redes do ventrículo esquerdo (VE) e o cálculo da fração de ejeção do VE (FEVE). Entretanto, nos pacientes com ritmo cardíaco muito irregular, como em caso de extrassístoles frequentes ou ritmo de fibrilação atrial (FA) muito variado, a aquisição das imagens e a confiabilidade das informações são prejudicadas. Nas situações de FA com frequência cardíaca (FC) variando pouco, as imagens talvez possam ser consideradas.

O preparo do paciente para realização do exame consiste basicamente no seguinte:

- Suspender as medicações que possam interferir na resposta fisiológica ao exercício físico (p. ex., betabloqueadores) ou que possam reduzir a "resposta isquêmica", como os antianginosos e vasodilatadores, principalmente nos exames com finalidade diagnóstica inicial em pacientes sem DAC estabelecida. A suspensão da medicação deve, sempre que possível, ser discutida e orientada pelo médico assistente.
- Caso seja realizado estresse com dipiridamol, deve-se suspender por pelo menos 24 horas a ingestão de medicações e alimentos que contenham derivados de xantinas, como café (inclusive os descafeinados), refrigerantes, energéticos, chocolate, chás, analgésicos e antigripais (muitos contêm cafeína) , e por até 3 dias os medicamentos que contenham aminofilina, teofilina, bamifilina, pentoxifilina ou dipiridamol. Pacientes hepatopatas devem fazer o preparo por um período maior e suspender a cafeína por pelo menos 2 ou 3 dias.
- Alimentação leve.

Protocolos de estresse

Os protocolos indutores de isquemia utilizados na etapa de estresse da CPM podem consistir em esforço físico (teste ergométrico), teste farmacológico com dipiridamol ou dobutamina ou combinado (dipiridamol associado a esforço físico).

O esforço físico deve ser sempre a primeira opção nos exames de CPM, pois, além de possibilitar uma imagem cintilográfica de melhor qualidade técnica, fornecerá também informações clínicas e eletrocardiográficas extremamente relevantes para a avaliação final do exame e do prognóstico do paciente.

Somente quando não é possível o teste ergométrico, por limitações físicas, funcionais ou clínicas, são utilizados os testes farmacológicos ou o protocolo combinado.

Teste ergométrico (TE)

Geralmente realizado em esteira ergométrica, o TE, quando associado à CPM, é executado da mesma maneira que o TE convencional. Podem ser utilizados os diversos protocolos de esforço (p. ex., Bruce ou rampa). O traçador deve ser administrado ao paciente quando este alcançar o máximo do esforço e apresentar FC acima da submáxima. A atividade física e a FC devem ser mantidas no mesmo patamar por pelo menos 1 minuto após a injeção do traçador.

Em algumas situações específicas, como surgimento de dor precordial típica e limitante, ou semelhante à que motivou o exame, e alterações clínicas ou eletrocardiográficas isquêmicas com indicação de interrupção do esforço, o traçador pode e deve ser administrado mesmo antes de se atingir a FC submáxima. Também em pacientes sabidamente portadores de DAC que praticam atividade física regularmente e que estejam realizando a CPM com a intenção de avaliar a resposta ao tratamento, o TE deve ser realizado, e o traçador será administrado no máximo do esforço, mesmo que a FC esteja abaixo da submáxima.

Dipiridamol e adenosina

A adenosina é um vasodilatador que atua diretamente no receptor A2 da adenosina e tem vida média de apenas 20 segundos. O dipiridamol é um vasodilatador indireto, que atua no bloqueio da captação celular da adenosina, e tem vida média um pouco mais longa (20 minutos). A ação dessas substâncias promove efeito vasodilatador nas artérias coronárias. Ambos têm a aminofilina como antagonista.

Em nosso meio, o fármaco mais amplamente utilizado é o dipiridamol. A ocorrência de sintomas desagradáveis durante a administração dessas medicações é frequente, e cerca de 50% a 80% dos pacientes apresentam alguma queixa. Os sintomas mais relatados são rubor facial, cefaleia, tontura, mal-estar incaracterístico, desconforto epigástrico e dispneia. Em geral, os sintomas são toleráveis e rapidamente reversíveis com a suspensão da infusão da adenosina ou com o uso de aminofilina após o dipiridamol.

As contraindicações são: angina instável nos últimos 2 dias, asma brônquica ou doença pulmonar obstrutiva crônica (DPOC) com broncoespasmo ativo, distúrbios da condução atrioventricular (AV) de segundo ou terceiro grau, estenose bilateral das carótidas > 50% e cefaleia importante na hora do exame.

A administração do traçador é feita durante o pico de ação do dipiridamol e, após 2 a 3 minutos, usa-se o antagonista (aminofilina). Caso o paciente apresente queixas clínicas ou ocorram alterações eletrocardiográficas isquêmicas importantes que indiquem a necessidade de interrupção do protocolo, pode-se antecipar a administração do traçador, considerando assim que este está sendo administrado durante o efeito do vasodilatador.

As alterações clínicas e eletrocardiográficas durante o estresse farmacológico devem ser avaliadas com o mesmo critério da análise feita no TE. A ocorrência de "dor precordial" é muito comum e deve ser bem caracterizada e avaliada pelo médico que está acompanhando o teste. Deve-se questionar o paciente se a "dor ou mal-estar precordial" referido durante o estresse com dipiridamol é igual, parecido ou diferente do sintoma anginoso que motivou a realização do exame.

Alterações eletrocardiográficas isquêmicas durante o teste farmacológico não ocorrem com frequência. A CPM costuma apresentar alterações perfusionais significativas nas imagens e sem a ocorrência de qualquer alteração eletrocardiográfica durante o estresse farmacológico. O contrário, porém, é muito mais raro. Quando ocorrem alterações eletrocardiográficas isquêmicas significativas, as imagens cintilográficas geralmente também evidenciam alterações perfusionais.

Dobutamina

A dobutamina atua diretamente nos receptores beta-1-adrenérgicos, ocasionando aumento na contratilidade miocárdica e, portanto, maior consumo de oxigênio. Em doses maiores, ocorre também aumento da FC que, associado ao aumento da contratilidade, piora a isquemia nas regiões com obstrução significativa nas coronárias. Essas alterações podem ser evidenciadas pela imagem cintilográfica, que irá apresentar menor captação do traçador no território isquêmico.

A dobutamina deve ser utilizada quando os pacientes não podem realizar o TE ou quando apresentam contraindicação ao dipiridamol. Sua administração é feita por meio de bomba de infusão contínua, em doses crescentes, até que seja atingida a FC submáxima. Se necessário, pode-se utilizar atropina no final do protocolo para atingir a FC submáxima, quando então é injetado o traçador.

O uso da dobutamina está contraindicado em pacientes com arritmias complexas, angina instável ou infarto agudo do miocárdio (IAM) recente, hipertensão arterial sistêmica (HAS) grave, aneurisma ou dissecção de aorta, estenose aórtica ou cardiomiopatia hipertrófica obstrutiva e distúrbios no metabolismo do potássio.

A ocorrência de efeitos colaterais é mais comum do que com os outros protocolos, os quais também são relativamente bem tolerados e costumam melhorar em até 10 minutos após o término da infusão da dobutamina. Os efeitos mais comuns são palpitações, cefaleia, tremores, náuseas e ansiedade. Caso os sintomas persistam ou ocorram efeitos adversos mais importantes durante a infusão da dobutamina, como elevação significativa da pressão arterial, alterações isquêmicas no ECG ou arritmia ventricular grave,

o metoprolol pode ser usado como antagonista. Nesses casos, o traçador deve ser administrado em qualquer FC.

As alterações clínicas e eletrocardiográficas durante o uso da dobutamina devem ser avaliadas como se faz com o TE.

INDICAÇÕES

A seguir são destacadas situações clínicas mais relevantes em que se usa a CPM, considerando principalmente a rotina em nosso serviço:

- **Diagnóstico de DAC em pacientes sintomáticos (equivalente isquêmico) com:**
  - Moderada probabilidade pré-teste para DAC, principalmente se o paciente se mostra incapaz de se exercitar ou com ECG não interpretável no TE.
  - Baixa probabilidade pré-teste para DAC em pacientes incapazes de se exercitar ou com ECG não interpretável no TE.
  - Dor torácica aguda, em investigação de síndrome coronariana, com ECG sem alterações isquêmicas ou não interpretável (bloqueio de ramo esquerdo [BRE] ou marca-passo [MP]) e troponina normal ou com troponina limítrofe em pacientes de baixo risco pelo escore TIMI.
- **Diagnóstico de DAC e/ou avaliação de risco em pacientes sem equivalente isquêmico, porém com:**
  - Insuficiência cardíaca (IC) de início precoce ou diagnosticada recentemente, com disfunção sistólica de VE, sem avaliação diagnóstica prévia para DAC e sem programação para angiografia coronariana (cateterismo).
  - Taquicardia ventricular (TV), independentemente do risco para DAC.
  - Síncope e de risco intermediário ou alto para DAC.
  - Troponina elevada sem evidência adicional de DAC.
- **Avaliação de risco em pacientes que já realizaram outros exames ou com DAC crônica estável já conhecida:**
  - Resultados de exames não invasivos duvidosos, limítrofes ou discordantes e presença ou não de DAC significativa continua sendo uma preocupação.
  - Piora ou surgimento de novos sintomas com exames prévios alterados (morfológicos ou indutores de isquemia).
  - Avaliar a repercussão isquêmica de lesões coronarianas limítrofes diagnosticadas por angiotomografia coronariana ou cateterismo cardíaco.
  - Escore de cálcio entre 100 e 400 em pacientes de alto risco para DAC ou > 400 em qualquer paciente.
- **Avaliação pré-operatória de cirurgia não cardíaca em pacientes sem doença cardíaca descompensada (angina instável ou grave; insuficiência cardíaca congestiva [ICC] classe funcional IV ou com piora/início recente; doença valvar grave):**
  - Cirurgias de risco intermediário ou vasculares com mais de um fator de risco e capacidade funcional baixa (< 4 MET) ou desconhecida.

- **Avaliação de risco nos primeiros 3 meses após SCA com ou sem elevação de ST ou angina instável:**
  - Identificar e quantificar a presença de isquemia induzida em paciente que não tenha feito angiocoronariografia, hemodinamicamente estável, sem dor torácica recorrente e sem sinais de IC.
- **Avaliação de risco ou diagnóstico após revascularização (cirúrgica ou percutânea):**
  - Identificação e estratificação de equivalente isquêmico em pacientes sintomáticos.
  - Pacientes submetidos a revascularização incompleta, com possibilidade de revascularização adicional e sintomáticos.
- **Avaliação de viabilidade miocárdica em pacientes com grave disfunção de VE constatada e anatomicamente elegíveis para revascularização (cirúrgica ou percutânea).**

INTERPRETAÇÃO DAS IMAGENS DE PERFUSÃO MIOCÁRDICA

Em pacientes com artérias coronárias normais ou sem obstruções significativas, as imagens de perfusão em repouso e no estresse deveriam ser homogêneas, com intensidade de captação relativa do traçador semelhante em todas as paredes. Entretanto, é comum e normal a observação de alguma heterogeneidade na perfusão relativa entre as paredes do VE. Isso decorre de questões técnicas relacionadas com o posicionamento do paciente durante a aquisição, métodos de reconstrução, atenuações por mama ou estruturas abdominais (diafragma) e a própria morfologia cardíaca (porção membranosa da parede septal, afilamento apical, hipertrofia do músculo papilar, hipertrofia septal etc.). Portanto, uma imagem normal geralmente apresenta captação relativa do traçador um pouco mais intensa na parede lateral, seguida pelas paredes anterior, septal e, por último, a parede inferior (Figura 45.3).

Em homens, particularmente nos brevilíneos, é comum a parede inferior apresentar perfusão relativa discretamente menos intensa do que as demais. Da mesma maneira, nas mulheres, o mesmo padrão pode ocorrer na parede anterolateral ou lateral. Quando esse padrão de perfusão está presente nas imagens de estresse e de repouso, com a presença de motilidade e espessamento sistólico preservado nas imagens "gateadas", ausência de antecedente de infarto e ECG sem alterações sugestivas de necrose, pode-se inferir que se trata de atenuação diafragmática e mamária, respectivamente.

Quando uma parede do VE apresenta hipoperfusão (ou hipocaptação) nas imagens de esforço e essa mesma parede apresenta perfusão normal nas imagens de repouso, denomina-se "hipoperfusão transitória" (Figura 45.4). Se a parede hipoperfundida nas imagens de estresse apresenta o mesmo padrão de hipoperfusão relativa nas imagens de repouso, denomina-se "hipoperfusão persistente" (Figura 45.5). Atualmente, evita-se o uso do termo fibrose para

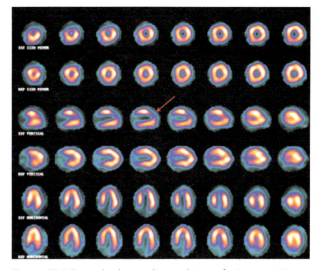

Figura 45.4 Exemplo de estudo com hipoperfusão transitória na parede anteroapical.

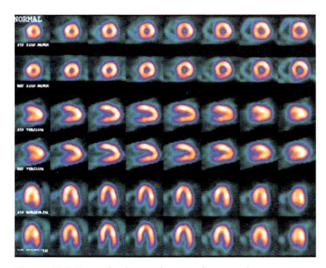

Figura 45.3 Exemplo de estudo normal: etapa de estresse nas fileiras de cima e de repouso nas fileiras de baixo.

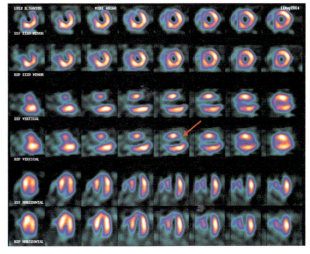

Figura 45.5 Exemplo de estudo com hipoperfusão persistente nas paredes apical, anterior e anterosseptal.

identificar as áreas de hipoperfusão persistente porque, muitas vezes, essas áreas correspondem a miocárdio hibernante ou atordoado.

Em algumas situações, a parede apresenta hipoperfusão acentuada no estresse e hipoperfusão discreta ou moderada no repouso, ou seja, houve melhora parcial da perfusão relativa nessa parede. Esses casos são chamados de "hipoperfusão persistente com transitoriedade associada" ou "hipoperfusão transitória com persistência associada", dependendo do padrão predominante.

A escolha da paleta de cor utilizada na interpretação e apresentação das imagens de perfusão é extremamente importante. O uso de escalas monocromáticas (como cinza ou apenas tons de amarelo – *thermal*) geralmente torna mais difícil a identificação de alterações discretas entre as imagens de estresse e de repouso. Por outro lado, o uso de paletas policromáticas com cores totalmente diferentes entre si e mudança abrupta na escala (p. ex., *step-10*) pode levar a uma supervalorização de diferenças perfusionais não significativas. Essas paletas são úteis tanto na quantificação relativa de defeitos perfusionais como na avaliação de viabilidade miocárdica. Recomenda-se, portanto, o uso de uma escala com mudança gradual e contínua entre algumas poucas cores e que sejam "semelhantes" entre si. Enfim, qualquer que seja a escala escolhida, é importante a padronização das paletas e da escala de cores utilizadas.

Os defeitos perfusionais devem ser reportados separadamente de acordo com o território vascular correspondente a uma das três artérias coronárias principais (descendente anterior, circunflexa e coronária direita) e a quantidade de miocárdio acometido classificada de acordo com a intensidade (discreta, moderada ou acentuada) e a extensão (pequena, média ou acentuada).

Temos procurado seguir a segmentação miocárdica padronizada de 17 segmentos e sua nomenclatura. Essa segmentação é também utilizada por programas de quantificação automatizada da perfusão, da motilidade e do espessamento sistólico. O programa mais utilizado em nosso meio é o QPS/QGS (*Quantitative Perfusion Spect/Quantitative Gated Spect*, do Cedars – Sinai Medical Center).

Esses programas procedem a uma comparação da perfusão relativa entre as paredes do VE de determinado exame com um banco de dados de pacientes normais segmentados por sexo e tipo de traçador utilizado. Esses programas têm se mostrado muito úteis na quantificação da intensidade e extensão da área acometida. São também bastante reprodutíveis e podem ser utilizados na avaliação evolutiva do paciente.

Os defeitos perfusionais com extensão < 5% da área total do VE são considerados mínimos, entre 5% e 9%, pequenos, entre 10% e 19%, médios, e > 20%, de extensão acentuada.

Entretanto, avaliações comparativas de diferentes programas demonstraram diferenças significativas no grau de automação e no desempenho diagnóstico dessas ferramentas. Utilizamos particularmente esses programas como referência e ferramenta ilustrativa na apresentação do exame, principalmente as imagens dos mapas polares em duas ou três dimensões (Figura 45.6).

A introdução das imagens "gateadas" na rotina de análise da CPM foi de extrema importância, pois produziu novos dados que contribuem significativamente para a maior acurácia diagnóstica. A interpretação se faz visualmente, na avaliação do espessamento sistólico e da motilidade das paredes do VE, e também por meio de programas dedicados à análise automatizada, citados previamente. Esses programas possibilitam a obtenção de dados mais objetivos e a avaliação quantitativa da função ventricular, que se correlacionam bem com os demais métodos disponíveis

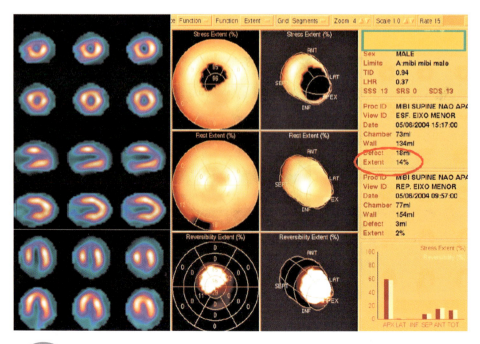

Figura 45.6 QPS mostrando hipoperfusão transitória na parede anteroapical, acometendo cerca de 14% da área total do VE.

(ressonância nuclear magnética [RNM], ecocardiograma e ventriculocintilografia), além de serem bem reprodutíveis.

No entanto, como existem diferenças entre os programas e as metodologias empregadas, os dados obtidos por diferentes métodos não são diretamente comparáveis. No caso de pacientes com coração pequeno, o valor da FEVE é geralmente superestimado. No outro extremo estão os casos de hipertrofia ventricular esquerda, em que a FEVE pode estar subestimada. No programa QGS, o valor de FEVE considerado normal para a população em geral é > 45%, sendo considerado normal até 43% em homens e > 51% em mulheres. É importante lembrar ainda que arritmias significativas, presença de grande área hipoperfundida e estruturas extracardíacas com presença elevada do traçador próximo ao coração podem interferir significativamente na análise e no cálculo da FEVE por esses programas.

Portanto, assim como descrito para os programas de avaliação da perfusão, nós também utilizamos essas ferramentas como referência para os achados observados.

Considerando que na análise das imagens cintilográficas é avaliada a perfusão relativa entre as paredes do VE, um conceito antigo afirma até hoje que a CPM poderia não identificar alterações perfusionais em pacientes com doença coronariana triarterial balanceada. Nesses casos, a perfusão no estresse estaria igualmente diminuída em todos os territórios coronarianos ocasionando, teoricamente, uma imagem de perfusão homogênea na CPM, o que seria um resultado "falso-negativo".

No entanto, essa teoria não se comprova na prática clínica. Muito raramente, nos pacientes com doença triarterial, todas as lesões têm o mesmo grau de estenose e, caso o tenham, também não seria comum que todas tivessem o mesmo grau de repercussão, pois a presença de circulação colateral por si só já leva a um padrão de perfusão heterogêneo.

Não se pode deixar de considerar ainda que o exame de cintilografia miocárdica não se resume apenas às imagens de perfusão. Os pacientes são submetidos a um teste de estresse que, preferencialmente, deve ser o esforço físico. É difícil imaginar que um paciente com doença coronariana triarterial significativa possa executar um TE eficaz e com boa carga de esforço sem qualquer alteração clínica ou eletrocardiográfica durante o procedimento. Esses dados devem ser sempre considerados na avaliação final da CPM.

Além disso, atualmente, além da avaliação da perfusão relativa entre as paredes do VE, o exame de CPM também fornece outras informações, que identificam os pacientes sob risco maior de eventos cardíacos futuros. A ocorrência de "dilatação transitória do VE" nas imagens de esforço em relação às de repouso, FEVE alterada nas imagens de estresse e normal nas imagens de repouso e a identificação nítida e transitória do ventrículo direito (VD) nas imagens de esforço (não sendo nitidamente identificado nas imagens de repouso) são informações que indicam DAC grave mesmo quando as imagens de perfusão apresentam alterações discretas ou ausentes.

Em pacientes triarteriais submetidos a estresse farmacológico, a ausência completa de alterações no exame de CPM também é algo extremamente raro e não identificado na prática clínica. Em 2011 foi publicado artigo nos *Arquivos Brasileiros de Cardiologia*, elaborado por Siqueira e cols. do Instituto Dante Pazzanese, que avaliou essa situação. Foram estudados 68 pacientes com lesões obstrutivas > 50% confirmadas por cateterismo cardíaco. Desses, 64 (92%) apresentaram alteração nas imagens de perfusão (40% em dois ou mais territórios coronarianos diferentes) e em três pacientes (dos quatro com perfusão normal) foram identificadas alterações funcionais nas imagens "gateadas". No único paciente em que não houve qualquer alteração na CPM, as lesões coronarianas causavam estenose entre 50% e 70% da luz dos vasos; portanto, sem nenhuma lesão crítica.

Na CPM, são considerados indicadores de alto risco a presença de defeitos perfusionais transitórios extensos, acometimento de mais de um território coronariano, FEVE alterada no esforço (principalmente quando é normal no repouso), dilatação transitória isquêmica e identificação transitória do VD nas imagens de esforço.

VIABILIDADE

As primeiras descrições de "miocárdio viável" foram feitas no início dos anos 1970 em pacientes com IAM que apresentaram melhora da disfunção do VE depois de submeter-se a revascularização miocárdica. Nos anos 1980, os autores Braunwald e Kloner popularizaram a expressão miocárdio atordoado e Rahimtoola adotou, pela primeira vez, a expressão miocárdio hibernante e descreveu essa síndrome clínica.

Por definição, considera-se então que:

- **Miocárdio atordoado** consiste na presença de disfunção contrátil após episódio isquêmico agudo (desequilíbrio entre oferta e demanda), que persiste por algum tempo mesmo após o restabelecimento do fluxo coronariano.
- **Miocárdio hibernante** é a disfunção contrátil progressiva decorrente da redução crônica do fluxo coronariano, considerada uma resposta adaptativa da contratilidade à menor oferta de sangue, procurando, assim, manter a integridade do miócito.

A avaliação de miocárdio viável é feita com a intenção de melhor orientar a indicação terapêutica, revascularização miocárdica (cirúrgica ou percutânea) ou terapia medicamentosa, buscando conseguir a melhora da função ventricular regional ou global e a redução de eventos cardíacos maiores (angina instável, IAM fatal e não fatal, internações e IC) e da mortalidade.

Estão indicados para a pesquisa de miocárdio viável ou não os pacientes com DAC crônica multiarterial que apresentem disfunção ventricular grave ou indivíduos após

IAM com disfunção da motilidade segmentar e presença de estenose significativa na artéria comprometida, desde que exista a possibilidade técnica de revascularização (cirúrgica ou percutânea).

São considerados indicadores da presença de miocárdio viável a existência de reserva contrátil e de perfusão miocárdica, parede celular íntegra e metabolismo celular preservado.

A presença de reserva contrátil é habitualmente avaliada por meio da ecocardiografia de estresse com baixa dose de dobutamina, podendo também ser realizada com RNM com dobutamina ou mesmo com exames de cintilografia miocárdica associados à técnica gated-SPECT (pois avaliam a motilidade) com dobutamina durante a aquisição das imagens.

A identificação da existência de perfusão miocárdica e integridade da parede celular é feita, principalmente, por meio dos exames de cintilografia de perfusão (SPECT ou PET) e também da RNM. Já a presença de metabolismo celular é avaliada pelos exames de PET-CT (FDG-^{18}F glicose).

Nos pacientes com DAC grave, o hipofluxo crônico leva o miócito a deixar de utilizar ácido graxo como sua principal fonte de energia, passando a consumir glicose. Nas imagens de PET-CT com o traçador FDG-^{18}F consegue-se identificar a existência de metabolismo celular glicolítico nas regiões de hipofluxo grave, com hipercaptação do traçador FDG-^{18}F nas áreas hipoperfundidas pelos traçadores de perfusão PET (rubídio-^{82}Rb ou amônia-^{13}N), padrão de imagem descrito como discordante (áreas hipoperfundidas com metabolismo glicolítico presente).

Em nosso meio, não temos disponível os traçadores de perfusão PET (rubídio-^{82}Rb ou amônia-^{13}N), por isso utilizamos as imagens SPECT de perfusão com sestamibi-Tc99m para fazer essa comparação (Figura 45.7).

Nos exames de perfusão miocárdica SPECT (sestamibi-Tc99m ou tálio-201), a extração dos traçadores pelos miócitos é diretamente proporcional ao fluxo coronariano efetivo; por conseguinte, as diferenças na captação regional possibilitam a identificação das regiões de hipofluxo. Além disso, para que haja captação e permanência do traçador em determinada região do miocárdio é necessário que exista miócito com membrana celular íntegra. Portanto, as imagens de perfusão miocárdica SPECT, ao demonstrarem a existência de dois indicadores de miocárdio viável (perfusão miocárdica e parede celular íntegra), podem ser utilizadas na identificação de "miocárdio viável".

Um dos traçadores utilizados nos estudos SPECT é o tálio-201. Este traçador sofre captação ativa para o espaço intracelular através da bomba de sódio e potássio, o que depende da integridade celular. As células hibernantes têm captação inicial diminuída devido ao hipofluxo regional. Com o passar do tempo ocorre o que chamamos de redistribuição, um equilíbrio progressivo das concentrações do traçador entre o intra e o extracelular, levando à melhora relativa da captação na região de hipofluxo em relação às paredes com perfusão inicial normal.

O outro traçador SPECT para avaliação da perfusão é o sestamibi-Tc99m. Este traçador sofre captação passiva através da membrana celular, com fixação nas mitocôndrias, indicando a presença de célula íntegra. Também apresenta captação proporcional ao fluxo sanguíneo regional, mas não apresenta o fenômeno da redistribuição. Para aumentar a sensibilidade dos exames de perfusão com tálio-201 ou sestamibi-Tc99m, utiliza-se nitrato sublingual antes da administração do traçador (Figura 45.8).

Como descrito previamente, o sestamibi-Tc99m apresenta diversas vantagens técnicas sobre o tálio-201, como melhor qualidade de imagem, menos artefatos de movimento e atenuação, menor exposição do paciente à radiação, maior disponibilidade e menor custo. Portanto, também na avaliação de viabilidade miocárdica damos preferência ao uso do sestamibi-Tc99m. Apesar de o tálio-201 apresentar sensibilidade um pouco maior do que o sestamibi-Tc99m na avaliação da viabilidade miocárdica, a especificidade do sestamibi-Tc99m é significativamente maior. Talvez de maior importância sejam os elevados valores preditivos positivo e negativo do sestamibi-Tc99m na predição da recuperação da função ventricular após a revascularização (80% e 96%, respectivamente).

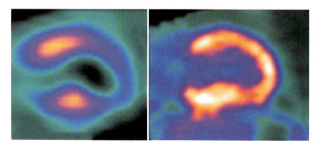

Figura 45.7 Imagem de repouso com sestamibi-Tc99m mostrando hipoperfusão moderada a acentuada das paredes anterior e apical, com metabolismo preservado nessa região nas imagens de PET com padrão discordante.

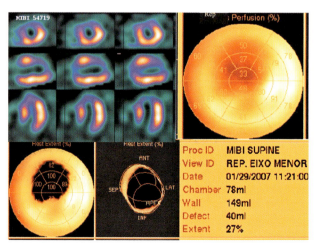

Figura 45.8 Imagem de sestamibi-Tc99m em repouso após uso de nitrato sublingual, com hipoperfusão nas paredes anterior e apical, com intensidade de captação ao redor de 50% em relação à melhor parede e extensão ao redor de 27%.

Ao analisarmos um exame de cintilografia para pesquisa de viabilidade miocárdica, a presença do traçador em determinada região indica a existência de miocárdio viável, o que não significa necessariamente que haverá melhora significativa da função ventricular global ou regional após a revascularização dessa região. Para tanto, é importante que se determinem ainda a quantidade de miocárdio viável existente nessa região, o tamanho da área acometida e a artéria responsável pela irrigação local. De modo geral, para definição de uma região como tendo miocárdio viável em quantidade significativa, considera-se como critério a presença de intensidade de captação do traçador ao redor de 50% em comparação à parede de maior intensidade. Além disso, defeitos perfusionais extensos (> 20% da área total do VE pelo programa de quantificação QPS) e território de irrigação pela coronária esquerda são fatores preditores de melhor recuperação da função ventricular após revascularização (Figura 45.9).

Os critérios utilizados para determinação da presença ou não de miocárdio viável e os parâmetros pós-revascularização utilizados são bastante heterogêneos na literatura (Figuras 45.10 e 45.11). De modo geral, os exames de cintilografia, ecocardiografia e RNM apresentam sensibilidade semelhante (entre 80% e 90%) na identificação de miocárdio viável. A especificidade de todas as técnicas é menor, sendo maior nas metodologias que utilizam a dobutamina na avaliação de reserva contrátil (até 80%), como a ecocardiografia e a RNM, em comparação com as técnicas cintilográficas SPECT (50% a 60%) e PET (70%). Dentre as técnicas SPECT, o sestamibi-Tc99m tem especificidade maior do que o tálio-201 (cerca de 60% *versus* 50%).

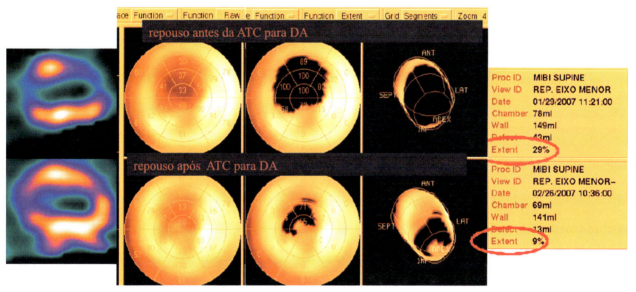

Figura 45.9 Mesmo caso da Figura 45.8, mostrando a perfusão com sestamibi-Tc99m antes e após a angiosplastia para a DA (artéria descendente anterior). As imagens na fileira de cima são anteriores e as na fileira de baixo posteriores à angioplastia (ATC), mostrando redução da área acometida de 29% para 9% da área total do VE.

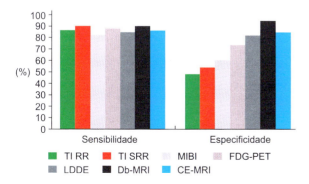

Figura 45.10 Sensibilidade e especificidade dos exames com tálio-201: repouso e redistribuição (TI RR) e estresse, repouso e redistribuição (TI SRR); sestamibi-Tc99m (MIBI), PET com FDG-^{18}F (FDG-PET) ecocardiograma com dobutamina (LDDE), ressonância com dobutamina (Db-MRI) e ressonância com contraste (CE-MRI) para predizer a presença de viabilidade.

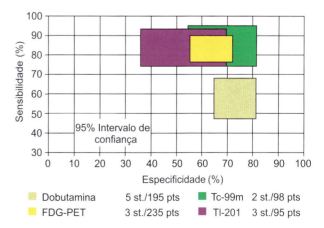

Figura 45.11 Comparação entre sensibilidade e especificidade com intervalo de confiança de 95% dos diversos exames para predizer a recuperação da FEVE global.

Essa característica, de alta sensibilidade para predizer a melhora da função ventricular em contraste com uma especificidade menor, indica que uma quantidade de áreas indicadas como viáveis não melhora a contratilidade após a revascularização, o que não significa necessariamente que os pacientes não tenham sido beneficiados após o procedimento. Acredita-se que essas áreas, indicadas como viáveis e que não melhoraram a função, eram de fato viáveis. No entanto, alguns fatores podem interferir na recuperação da função, como eventos isquêmicos antes, durante e após a revascularização, período prolongado de "hibernação" antes da revascularização, grandes áreas fibróticas próximas à região viável, dilatação importante com remodelamento significativo do VE e revascularização incompleta. Além disso, o período de reavaliação após a revascularização pode ser mais curto do que o necessário para o restabelecimento completo da função ventricular regional ou global, que pode levar até mais de 1 ano.

CONSIDERAÇÕES FINAIS

Os exames de cintilografia miocárdica (SPECT e PET-CT) são ferramentas consolidadas na literatura e na prática clínica, com indicações muito bem definidas e informações prognósticas extremamente úteis na cardiologia.

Saber em que situações utilizar esses exames, quando indicar, as limitações das tecnologias atualmente disponíveis e, principalmente, o que esperar dos resultados fornecidos é essencial para o melhor aproveitamento das informações obtidas com essas tecnologias. Portanto, é sempre extremamente importante a integração de informações entre o médico assistente e o centro que os realiza, garantindo assim a melhor avaliação possível de cada paciente.

Bibliografia

Azevedo JC, Ferreira Junior DS, Vieira FC et al. Relação entre cintilografia miocárdica e angiotomografia na avaliação da doença coronariana. Arquivos Brasileiros de Cardiologia 2013; 100:238-45.

Bax JJ, Schinkel AF, Boersma E et al: Early versus delayed revascularization in patients with isquemic cardiomyophathy and substantial viability: impact on outcome. Circulation 2003; 108(Suppl 1):II39-II42.

Candell-Riera J, Romero-Farina G, Aguadé-Bruix S, Castell-Conesa J. Ischemic cardiomyopathy: a clinical nuclear cardiology perspective. Rev Esp Cardiol 2009; 62(08):903-17.

Germano G, Kiat H, Kavanagh PB, Moniel M, Berman DS. Automatic quantification of ejection fraction from gated myocardial perfusion SPECT. The Journal of Nuclear Medicine nov 1995; 36(11): 2138-47.

Hendel et al. Appropriate use criteria for cardiac radionuclide imaging. JACC 2009; 53(23):2201-29.

Hironaka FH, Sapienza MT, Ono CR, Lima MS, Buchpiguel CA. Medicina nuclear: princípios e aplicações. São Paulo: Atheneu, 2012.

Prasad M, Slomka PJ, Fish M, Kavanagh P, Berman DS, Germano G. Improved quantification and normal limits for myocardial perfusion stress–rest change. J Nucl Med 2010; 51:204-9.

Schinkel AF, Bax JJ, Poldermans D. Clinical assessment of myocardial hibernation, Heart 2005; 91:111-7.

Shabana A, El-Menyar A. Myocardial viability: what we knew and what is new. Cardiology Research and Practice 2012, Article ID 607486, 13 pages, 2012. doi:10.1155/2012/607486.

Sharp PF, Gemmell HG, Murray AD (eds.) Practical nuclear medicine. 3. ed. Springer, 2005.

Siqueira MEM, Segundo Neto EMV, Keledjian JF, Smanio PEP. Valor diagnóstico da cintilografia miocárdica em pacientes com doença coronariana multiarterial. Arquivos Brasileiros de Cardiologia 2011; 97(3):186-93.

Thom AF, Smanio PEP. Medicina nuclear em cardiologia da metodologia à clínica. São Paulo: Editora Atheneu, 2007.

Udelson JE, Coleman PS, Metherall J et al: Predicting recovery of severe regional ventricular dysfunction: Comparison of resting scintigraphy with Tl-201 anda sestamibi-Tc99m. Circulation 1994; 89:2552-61.

Underwood SR, Bax JJ, vom Dahl J et al. Imaging techniques for the assessment of myocardial hibernation. Report of a Study Group of the European Society of Cardiology. Eur Heart J 2004; 25:815-36.

Zaret BL, Beller GA. Clinical nuclear cardiology: state of the art and future directions. 4. ed. Editora Mosby-Elsevier, 2010.

46

Brivaldo Markman Filho

Ecocardiografia

INTRODUÇÃO

A ecodopplercardiografia é parte integrante da cardiologia clínica com importantes aplicações no diagnóstico inicial, manejo clínico e tomada de decisão em grande parte das doenças cardiovasculares. Adicionalmente aos exames realizados no laboratório de ecocardiografia, as técnicas ecocardiográficas, em constante evolução, são realizadas em vários outros locais, a saber: unidade coronariana, unidade de terapia intensiva (UTI), sala de emergência, laboratório de cardiologia intervencionista, sala de cirurgia, entre outros, com fins diagnósticos e/ou monitoramento de intervenções terapêuticas. O aumento crescente de indicações para execução desse método complementar deriva em parte de sua minuciosa e precisa informação anatômica e fisiológica, a um custo relativamente baixo e com risco mínimo para os pacientes.

A ecodopplercardiografia se utiliza da ultrassonografia para a geração das imagens. Ondas sonoras são vibrações mecânicas que induzem alternadamente refrações e compressões de qualquer meio físico que eles atravessem. De mesma maneira que outros tipos, as ondas sonoras são descritas em termos de: (a) frequência: ciclos por segundo ou Hertz (Hz); (b) comprimento de onda: milímetros (mm); (c) amplitude: decibéis (dB); e (d) velocidade de propagação. A velocidade de propagação do ultrassom no coração é constante, ou seja, 1.540m/s. Os transdutores ultrassônicos utilizados pelos ecocardiógrafos contêm um cristal piezoelétrico para gerar e receber as ondas ultrassônicas. São formados de quartzo ou cerâmica. Quando uma corrente elétrica é aplicada ao cristal, ocorrem alternadamente compressão e expansão desse cristal, o que produz a onda ultrassônica. A frequência emitida pelo transdutor depende da natureza e da espessura do cristal piezoelétrico.

Modalidades de imagem

Historicamente, o ultrassom cardiovascular teve início com um transdutor de cristal único que revelava a amplitude (A) da onda ultrassônica refletida *versus* a espessura em uma tela de osciloscópio – modo A. Quando a variável tempo foi acrescentada às características supradescritas, uma imagem de movimento era produzida – modo M. Consiste na representação gráfica da profundidade × tempo, indicando a movimentação de estruturas ao longo de uma linha única, selecionada a partir da imagem bidimensional.

Atualmente, os traçados modo M são revelados nos monitores dos aparelhos a uma velocidade de 50 a 100mm/s, evidenciando a relação temporal dos fenômenos com o ciclo cardíaco (sístole e diástole) juntamente com o eletrocardiograma (ECG). É utilizado para medir diâmetros cavitários e avaliar espessura e/ou mobilidade das estruturas cardíacas (Figuras 46.1 e 46.2). Imagens bidimensionais são obtidas movimentando-se o feixe ultrassônico através de um plano tomográfico conhecido.

O objetivo desse modo de imagem é gravar, de modo adequado, características anatômicas e funcionais de áreas do coração em diversos planos tomográficos. Como resultado, forma, tamanho e posição relativos ao transdutor e aos padrões de movimentação peculiares às mais diversas estruturas cardíacas poderão ser obtidos (Figuras 46.3 a 46.6).

O sinal ecocardiográfico é submetido a uma complexa manipulação a fim de formar a imagem final disposta no transdutor. Mais recentemente, avanços nos equipamentos ultrassônicos possibilitaram o surgimento da imagem em segunda harmônica, o que promoveu, na maior parte das vezes, um padrão de imagem mais nítido, quando comparado à imagem obtida na frequência fundamental. A técnica bidimensional continua a ser a "viga mestra" do exame ecocardiográfico, com seus planos de cortes habituais, utilizando a janela paraesternal esquerda (cortes longitudinais e transversais), apical (duas câmaras, quatro câmaras e cinco

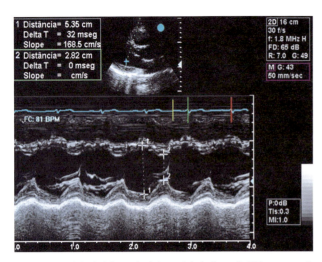

Figura 46.1 Modo M no nível da cavidade livre do VE com medidas dos diâmetros diastólico final e sistólico final.

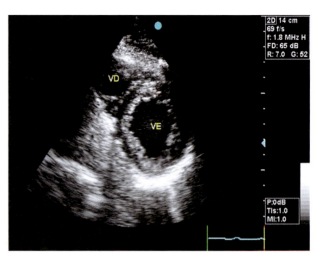

Figura 46.4 Posição paraesternal esquerda – eixo curto do VE no nível dos papilares.

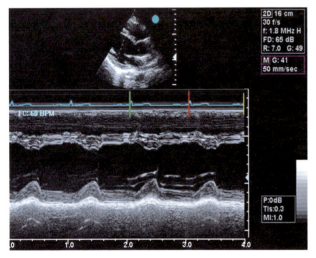

Figura 46.2 Modo M no nível da cavidade livre do VE.

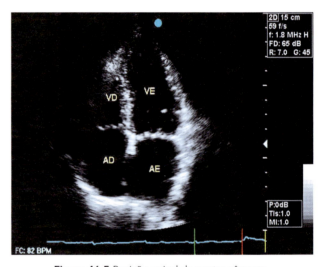

Figura 46.5 Posição apical de quatro câmaras.

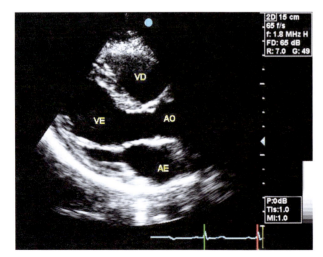

Figura 46.3 Posição paraesternal esquerda – eixo longo do VE.

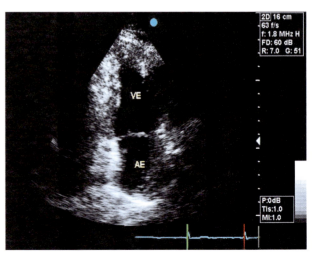

Figura 46.6 Posição apical de duas câmaras.

câmaras), supraesternal e subcostal. Através desses planos de cortes, átrios, ventrículos, vasos da base, septos intracardíacos e as conexões venosas com os átrios podem ser avaliados em boa parte dos exames de modo não invasivo.

O ecocardiograma tridimensional representa mais um avanço na área da imagem cardiovascular. Pode ser obtido mediante a reconstrução em três dimensões de múltiplas imagens planares obtidas através das vias transtorácica e transesofágica. Essas imagens são processadas *off line* por técnicas de computação. Atualmente, imagens em tempo real já são obtidas nos aparelhos mais modernos com o uso de transdutores capacitados para esse fim. Estudos evidenciam melhor acurácia no cálculo dos volumes ventriculares e função ventricular sistólica do ventrículo esquerdo (VE). Detalhes anatômicos das estruturas cardíacas (p. ex., comunicação interatrial), bem como a visibilização por diversos ângulos das valvas e jatos regurgitantes, são outras indicações do ecocardiograma tridimensional.

EFEITO DOPPLER

O ecocardiograma com Doppler baseia-se no princípio da alteração da frequência da onda sonora que ocorre quando esta atinge um alvo móvel, como, por exemplo, as hemácias. A partir dessa alteração da frequência, o instrumental pode determinar a presença, a velocidade, a característica e o tempo instantâneo do fluxo sanguíneo dentro do coração e dos grandes vasos. Com base nessas propriedades, provê informação única, de modo não invasivo, sobre a hemodinâmica cardiovascular, antes só acessada por meio do cateterismo. O Doppler tem como finalidades principais a detecção e a quantificação das velocidades de fluxos normais e anormais. De maneira geral, existem três tipos de Doppler: pulsado, contínuo e mapeamento de fluxo a cores. Do ponto de vista prático, em face de sua limitação de velocidade, o Doppler pulsado é utilizado para avaliar velocidades através de valvas e vasos normais e calcular a função cardíaca e o fluxo. Aplicações rotineiras incluem medidas do débito cardíaco e volumes regurgitantes, a quantificação de *shunts* intracardíacos e a avaliação da função diastólica (Figuras 46.7 e 46.8).

O Doppler contínuo, por sua vez, é utilizado para medir velocidades muito elevadas, mas não é capaz de localizar com precisão o sítio de origem do distúrbio ao longo do feixe ultrassônico, como orifícios restritivos decorrentes de lesões estenóticas ou regurgitantes. Essas velocidades são convertidas em gradientes pressóricos aplicando-se a equação simplificada de Bernoulli:

$$\text{Gradiente de pressão} = 4V^2$$

Essa equação demonstrou boa correlação com modelos de fluxo, estudos em animais e com gradientes pressóricos obtidos no laboratório de hemodinâmica. Aplicações clínicas usuais do Doppler contínuo incluem a determinação

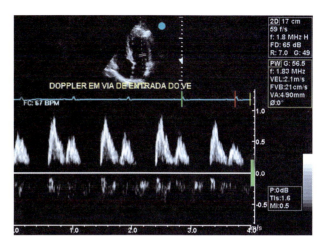

Figura 46.7 Doppler pulsátil em via de entrada do VE.

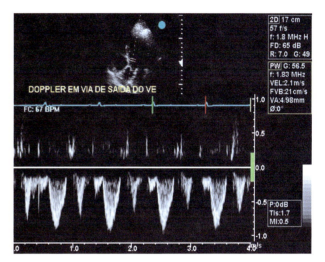

Figura 46.8 Doppler pulsátil em via de saída do VE.

de gradientes pressóricos de estenoses valvares e próteses, avaliação da pressão sistólica em artéria pulmonar através da regurgitação tricúspide e cálculo de orifícios valvares através da equação de continuidade (Figura 46.9).

O mapeamento de fluxo a cores utiliza a mesma tecnologia do Doppler pulsátil com a adição de múltiplas regiões de aquisição dentro do feixe ultrassônico. Em cada uma dessas regiões a velocidade de fluxo estimada é superposta à imagem bidimensional com uma escala de cores baseada na direção do fluxo, velocidade média e, algumas vezes, variância da velocidade. Essas características representam uma excelente combinação de imagem bidimensional com as características do Doppler. A grande vantagem da técnica é permitir a distribuição espacial das velocidades gravadas e dispostas sobre as estruturas subjacentes. De maneira prática, haveria maior agilidade durante o exame na gravação de fluxos anterógrados, jatos regurgitantes e fluxos decorrentes de lesões de *shunt*. A habilidade de visualização dos jatos regurgitantes tornou possível uma correlação adequada, por meio de ensaios clínicos, com lesões regurgitantes avaliadas por meio da angiografia, bem como cálculos precisos dos volumes e orifícios regurgitantes (p. ex., insuficiência mitral).

SEÇÃO III   Métodos Complementares de Diagnóstico em Cardiologia

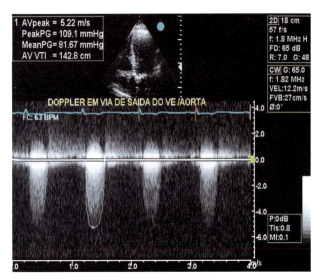

Figura 46.9 Doppler contínuo evidenciando gradientes máximo e médio de estenose aórtica importante

O princípio da ecodopplercardiografia consiste na avaliação da velocidade do fluxo sanguíneo utilizando como alvo as hemácias em movimento. Mais recentemente, com as inovações tecnológicas dos aparelhos de ultrassom, passou-se a usar o princípio do Doppler para avaliar a velocidade do tecido cardíaco, o Doppler tecidual ou tissular. O alvo em questão seria o miocárdio, que apresenta velocidade menor do que as hemácias (Figura 46.10).

As velocidades originadas no miocárdio são maiores nos segmentos basais, comparadas às velocidades originadas nos segmentos apicais. Consequentemente, com a amostra volume localizada na junção da parede ventricular com o anel mitral nas posições medial e lateral, consegue-se uma análise bastante acurada da função diastólica ventricular, relativamente independente da pressão do átrio esquerdo. Além do mais, a relação entre a onda E (obtida por meio do Doppler pulsado) e a onda e' (derivada do Doppler tecidual) apresenta boa correlação com a pressão média atrial esquerda e com a pressão venocapilar pulmonar em várias condições clínicas, como cardiopatia isquêmica aguda e crônica, cardiomiopatia hipertrófica, fibrilação atrial, entre outras.

Recentes aquisições tecnológicas foram introduzidas com o objetivo de estudar de modo mais acurado a complexa mecânica de contração ventricular esquerda originada a partir da deformação da fibra miocárdica. O *Speckle tracking* tem a capacidade de medir a deformação miofibrilar e, consequentemente, avaliar de modo mais sofisticado a função ventricular esquerda. Consiste no rastreamento e captura de pontos do ecocardiograma bidimensional ao longo do ciclo cardíaco, gerando vetores de movimento e curvas de deformação (*strain rate* e *strain*). Essa nova metodologia possibilita maior entendimento da contratilidade miocárdica, permitindo o reconhecimento precoce de alterações até então consideradas inexistentes.

INDICAÇÕES DA ECODOPPLERCARDIOGRAFIA

Função ventricular

A função ventricular esquerda é um dos pilares na estratificação prognóstica de qualquer cardiopatia, independentemente de sua etiologia. A fração de ejeção do VE (FEVE) é uma poderosa indexadora da função sistólica do VE e pode ser avaliada de modo apropriado por meio do método. Seu cálculo é realizado a partir dos volumes ventriculares em sístole e diástole, que podem ser avaliados pelas fórmulas de Pombo e Teichholz. Nessas condições, admite-se que a contratilidade segmentar do VE seja homogênea. Em casos de déficit contrátil segmentar, deve-se utilizar a fórmula de Simpson modificada (biplanar dos discos). A fórmula da FE do VE é:

$$FE = VDF - VSF/VDF$$

Onde VDF é o volume diastólico final e VSF, o volume sistólico final.

Outra maneira de avaliação da FEVE é por meio da estimativa visual, em tempo real. Esse modo guarda boa correlação com as fórmulas aqui expostas, desde que executada por avaliador experiente e com adequada visibilização das paredes do VE.

A função diastólica do VE, semelhante à função sistólica, também tem utilidade na avaliação prognóstica das cardiopatias. Ela pode ser avaliada utilizando-se da junção de várias modalidades integradas ao exame, análise do fluxo mitral (em repouso e após manobra de Valsalva), do fluxo em veias pulmonares, Doppler tecidual, velocidade de propagação pelo modo M a cores e do volume do átrio esquerdo (AE). Desse modo, definem-se quatro padrões de disfunção diastólica com gravidades crescentes: tipo I (relaxamento alterado), tipo II (pseudonormal), tipo III (res-

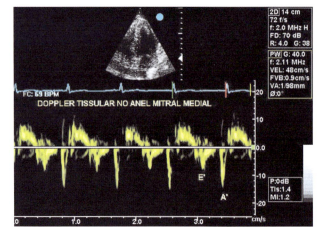

Figura 46.10 Doppler tissular em anel mitral medial evidenciando alteração do relaxamento do VE (disfunção diastólica tipo I).

tritivo reversível) e tipo IV (restritivo irreversível), o mais grave. A relação E/e', derivada da análise do fluxo mitral ao Doppler convencional (E) e do Doppler tecidual (e') no anel mitral, estima de modo relativamente acurado as pressões de enchimento do VE e, consequentemente, a pressão média do AE e a pressão venocapilar pulmonar. Relação < 8 indica pressões normais de enchimento do VE e relação > 15, pressões de enchimento elevadas. Esse índice apresenta limitações em indivíduos normais, calcificação do anel mitral e constrição pericárdica.

Cardiomiopatias

O método é de importância capital na diferenciação fenotípica das diversas formas da doença. Na forma dilatada, podem ser observadas cavidades dilatadas, espessura das paredes normal ou diminuída e funções sistólica e diastólica do VE comprometidas. A massa ventricular esquerda está aumentada, caracterizando a hipertrofia excêntrica. Anormalidades da contração segmentar do VE podem estar presentes, não necessariamente associadas a doença arterial coronariana (DAC). Esse achado tem sido observado em portadores de cardiomiopatia chagásica. Nessa forma de cardiomiopatia, aneurisma apical pode ser encontrado em até 50% dos pacientes. Movimento assincrônico septal pode estar presente naqueles que apresentam bloqueio completo de ramo esquerdo ao ECG. Regurgitação funcional de graus variáveis das valvas atrioventriculares é achado comum. Não raramente, trombos intracavitários são encontrados.

Na forma hipertrófica, conhecida como cardiomiopatia hipertrófica, o ecocardiograma caracteriza, de modo preciso, o grau e a localização da hipertrofia do VE (apical, medioventricular, septal assimétrica ou mesmo concêntrica). A utilização do Doppler localiza e gradua possíveis gradientes pressóricos intraventriculares, bem como avalia a regurgitação mitral secundária ao movimento anterior sistólico da valva mitral (SAM), nos casos com obstrução da via de saída do VE. A função diastólica pode também ser avaliada, quase sempre apresentando o tipo I de disfunção (alteração no relaxamento). Pacientes que evoluem para graus mais avançados de disfunção diastólica apresentam pior prognóstico em termos de sobrevida.

A forma restritiva é caracterizada ao ecocardiograma por apresentar ventrículos com dimensões normais, paredes espessadas e/ou rígidas, função sistólica ventricular normal ou discretamente reduzida e alteração preponderante na função diastólica, caracterizando o padrão restritivo de enchimento ventricular. As cavidades atriais apresentam graus variáveis de dilatação. Em nosso meio, a endomiocardiofibrose e a amiloidose são exemplos dessa forma de cardiomiopatia. A obliteração do ápice ventricular por tecido fibroso é um aspecto clássico da endocardiomiofibrose. O diagnóstico diferencial entre pericardite constritiva e a cardiomiopatia restritiva exige experiência por parte do especialista, visto não ser um diagnóstico fácil de ser realizado. O movimento assincrônico do septo (presente na pericardite constritiva) e a utilização do Doppler tecidual podem facilitar essa diferenciação.

Doença arterial coronariana

Em virtude da prevalência crescente da DAC, a avaliação de pacientes com suspeita ou isquemia documentada tornou-se uma das principais indicações da ecocardiografia. O método foca no desfecho funcional da doença, especificamente no espessamento sistólico da parede ventricular e na movimentação do endocárdio, em vez de promover a visualização direta das artérias coronárias. Sua aplicação na cardiopatia isquêmica fundamenta-se no conceito de que a isquemia miocárdica produz um déficit na função mecânica do VE que pode ser detectado por meio do método.

Embora a cinecoronariografia seja o exame de escolha para visualização direta do leito arterial coronariano, pode-se ter acesso detalhado à função sistólica global e regional de ambos os ventrículos, bem como à função diastólica, tanto em condições de repouso como em situações que induzam isquemia com o ecocardiograma. Esse detalhamento é de extrema importância no manejo desses pacientes e é uma relevante ferramenta prognóstica na doença coronariana.

Outro cenário que revela a importância do método diz respeito à utilização na sala de emergência para diagnóstico precoce de infarto agudo do miocárdio (IAM) naqueles com ECG duvidosos. Também pode elucidar outras causas de dor torácica que possam confundir o diagnóstico de isquemia aguda, como pericardites, cardiomiopatia hipertrófica, embolia pulmonar, dissecção de aorta, entre outras.

Algumas vezes, as miocardites podem apresentar alterações eletrocardiográficas, e mesmo alterações da contratilidade segmentar do VE, semelhantes à coronariopatia, o que pode tornar mais difícil o diagnóstico diferencial dessas patologias. Importante recordar que a ausência de déficit segmentar não afasta o diagnóstico de um evento agudo, podendo só ser demonstrado em momento posterior ou ser de pequena repercussão sobre o ventrículo, o que pode passar despercebido pelo examinador. Complicações decorrentes do infarto, como disfunção de músculo papilar, ruptura do septo interventricular e trombos murais, são também prontamente acessíveis ao método.

A ecocardiografia sob estresse tem como fundamento a possibilidade de que o desequilíbrio na relação oferta/consumo de oxigênio ao miocárdio desencadeado por um agente estressor altere o espessamento e a mobilidade da parede ventricular, podendo então ser visibilizado pelo exame. A evolução da captura das imagens em formato digital e a possibilidade de colocação destas lado a lado na mesma tela (imagem quádrupla) foram essenciais para a disseminação do método. Os agentes estressores comumente utilizados são: o exercício físico e os fármacos dobutamina, dipiridamol e adenosina, que apresentam mecanismos distintos para desencadeamento de isquemia. A dobutamina é mais utilizada nos EUA e em nosso país, enquanto o dipiridamol tem seu uso mais difundido na Europa.

Os estudos revelam sensibilidade, especificidade e poder prognóstico muito semelhantes aos dos métodos que utilizam radionuclídeos. Tem sido uma alternativa viável e economicamente mais acessível, quando comparada à cintilografia miocárdica, na elucidação de isquemia miocárdica em pacientes com testes ergométricos duvidosos ou naqueles que não possam realizá-lo por várias razões, como alterações eletrocardiográficas prévias ou mesmo problemas físicos que impeçam sua realização.

Entre suas indicações principais destacam-se: diagnóstico de DAC, avaliação de área miocárdica de risco, avaliação pré-operatória para cirurgia não cardíaca (p. ex., cirurgia vascular), estratificação após IAM, avaliação pós-procedimentos de revascularização e detecção de viabilidade miocárdica.

Hipertensão arterial

O ecocardiograma é extremamente útil na avaliação da doença, principalmente pela possibilidade de estimar com relativa segurança a massa ventricular esquerda, questão primordial para o diagnóstico de hipertrofia. Esse parâmetro é de fundamental importância em estudos de prognóstico, bem como em estudos de tratamento que avaliam sua redução com a utilização de medicamentos. Sabe-se que a hipertrofia ventricular esquerda (HVE) é um fator prognóstico independente de eventos cardiovasculares e da etiologia da doença cardiovascular. O cálculo da massa ventricular esquerda é realizado por meio da fórmula de Devereux, segundo convenção da Sociedade Americana de Ecocardiografia, utilizando também a indexação da massa ventricular à superfície corpórea do indivíduo, e apresenta valores diferenciados no que diz respeito ao sexo:

- **Homens:** massa ventricular ≤ 224g; índice de massa ≤ 115g/m^2 de superfície corpórea.
- **Mulheres:** massa ventricular ≤ 162g; índice de massa ≤ 95g/m^2 de superfície corpórea.

Outro ponto importante é a informação referente à geometria e ao padrão de HVE, que soma informações prognósticas acerca da doença hipertensiva. O cálculo do índice de espessura relativa da parede (ERP) ajuda a definir a forma da hipertrofia (massa ventricular aumentada) em excêntrica (ERP < 0,42) ou concêntrica (ERP > 0,42). Existe ainda o padrão do remodelamento concêntrico do VE, em que a massa ventricular esquerda encontra-se dentro de limites normais e a ERP > 0,42. Deve ser ressaltado que atividade física intensa e prolongada pode alterar os parâmetros morfológicos do VE, aumentando o diâmetro cavitário, a espessura parietal e a massa. Essas alterações parecem sofrer influência do tipo de exercício realizado; portanto, exercícios dinâmicos tendem a levar à hipertrofia excêntrica, enquanto a hipertrofia concêntrica é mais comum nos praticantes de exercícios isotônicos. Os parâmetros de função sistólica são normais. O uso do Doppler tecidual e das modernas técnicas de deformação miocárdica (*strain/strain rate*) é importante na diferenciação entre hipertrofia miocárdica do atleta e a hipertrofia patológica.

Doença pericárdica

Uma das primeiras indicações da ecocardiografia foi para o diagnóstico de derrame pericárdico. O método quantifica com segurança, de modo semiquantitativo, a gravidade do derrame, culminando com o tamponamento cardíaco, quando é imprescindível para o diagnóstico e a tomada de decisão, podendo ajudar na punção esvaziadora do pericárdio, determinando a melhor posição para o procedimento. Além disso, tem condições de informar sobre as características do líquido. Pode, muitas vezes, determinar se o derrame é complicação de invasão pericárdica por tumor ou se é secundário a doença sistêmica. Pericardites constritivas e adesivas podem ser avaliadas, evidenciando-se átrios dilatados, ventrículos com dimensões normais e movimentação anômala do septo ventricular. O Doppler em via de entrada dos ventrículos demonstra variação respiratória e padrão restritivo.

Valvopatias

Estenose aórtica

A ecocardiografia consegue definir, na maioria das vezes, a etiologia da valvopatia. Pode ser congênita (valva unicúspide, bicúspide, anel fibroso supravalvar ou infravalvar [subaórtico]) ou degenerativa (geralmente acompanhada de intensa calcificação dos folhetos, ocorrendo em pacientes idosos), e a etiologia é reumática quando, na maioria das vezes, associa-se a lesão da valva mitral. Nos países desenvolvidos, a etiologia congênita e a degenerativa são as mais prevalentes. Ambas evoluem com calcificação dos folhetos, mas na etiologia congênita as alterações surgem mais precocemente (em torno dos 50 anos de idade). Parâmetros hemodinâmicos da lesão podem ser prontamente acessados com o Doppler, que possibilita o cálculo do gradiente máximo e médio através da valva aórtica e, de modo indireto, através da equação de continuidade, a medida da área valvar aórtica. Essa medida também pode ser realizada por meio da planimetria direta da valva através do ecocardiograma transtorácico e pela via transesofágica, em casos selecionados, embora esses resultados devam ser analisados com cautela devido à complexa anatomia tridimensional do orifício valvar. A Tabela 46.1 apresenta os parâmetros ecodopplercardiográficos comumente utilizados na avaliação da gravidade da lesão valvar (Figuras 46.9, 46.11 e 46.12).

A indexação da área valvar aórtica pela superfície corpórea é sempre recomendada, e uma área valvar < 0,6cm^2/m^2 caracteriza uma lesão estenótica importante. Em pacien-

Tabela 46.1 Parâmetros adotados para avaliação da gravidade da lesão valvar

	Velocidade (m/s)	Gradiente médio (mmHg)	Área valvar (cm²)
Normal	≤ 2,0	< 5,0	3,0 a 4,0
Leve	< 3,0	< 25,0	> 1,5
Moderada	3,0 a 4,0	25,0 a 40,0	1,0 a 1,5
Importante	> 4,0	> 40,0	< 1,0
Crítica	> 5,0	> 50,0	< 0,75

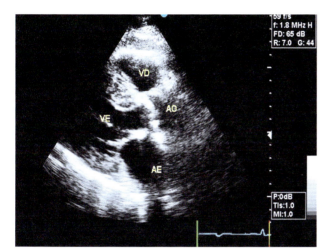

Figura 46.11 Estenose aórtica – valva aórtica calcificada, com abertura reduzida.

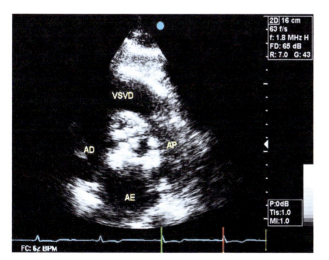

Figura 46.12 Estenose aórtica – valva aórtica calcificada com abertura reduzida.

tes com disfunção ventricular, o gradiente através da valva aórtica está diminuído. Nesses casos, a ecocardiografia sob estresse com dobutamina ajudará a diferenciar aqueles pacientes que têm disfunção ventricular secundária à valvopatia dos que apresentam disfunção ventricular de outra etiologia. Mais recentemente, foram descritos casos de estenose aórtica importante (área valvar < 0,6cm²) com função ventricular preservada, baixo fluxo através da valva (< 35mL/m²) e gradiente baixo (< 40mmHg). Esses casos, designados como estenose aórtica com baixo fluxo e baixo gradiente (*low-flow, low-gradient aortic stenosis*), caracterizam um grupo de pacientes com volume ventricular esquerdo diminuído devido a hipertrofia importante, maior grau de fibrose endocárdica detectada pela ressonância nuclear magnética e maior prevalência de fatores de risco coronariano com hipertensão arterial e hipercolesterolemia. Trata-se de um grupo com menor sobrevida livre de eventos (cirurgia ou mortalidade), quando comparado ao grupo com gradientes mais elevados e mesma área valvar, caracterizando, provavelmente, uma forma mais grave da doença. Entretanto, são necessários estudos prospectivos com maior número de pacientes para melhor definição desses pacientes.

Insuficiência aórtica

A etiologia da doença pode ser secundária a anormalidade nos folhetos valvares (valva bicúspide, calcificação, degeneração mixomatosa, doença reumática, endocardite infecciosa [EI], endocardite não bacteriana trombótica) ou decorrente de anormalidades na aorta (cardiopatia hipertensiva, necrose cística da camada média, dissecção aórtica, doença de Marfan). O ecocardiograma transtorácico pode, na maioria das vezes, elucidar a etiologia, o que será importante no manejo clínico dos pacientes. Outro fato relevante que, com o quadro clínico, pode ser esclarecido pelo método diz respeito ao tempo de instalação da valvopatia. Nos casos agudos, como na EI, levando à perfuração de um folheto, ou na dissecção aórtica, a cavidade do VE é de tamanho normal e existem sinais de pressão diastólica final elevada dessa câmara (fechamento precoce da valva mitral). Nos casos crônicos, a dimensão cavitária aumenta ao longo do tempo, muitas vezes depois de anos de evolução, sem prejuízo à função sistólica nem elevação da pressão diastólica final. A progressiva dilatação leva a uma forma mais esférica do VE. A curva de desaceleração ao Doppler contínuo, rápida na forma aguda e mais lentificada na crônica, torna-se uma ferramenta auxiliar na diferenciação dos casos. Segundo as novas diretrizes do American College of Cardiology/American Heart Association publicadas em 2015, pode-se graduar a insuficiência aórtica levando em consideração alguns parâmetros ecodopplercardiográficos (Tabela 46.2).

Adicionalmente aos parâmetros listados na Tabela 46.2, o diagnóstico de insuficiência aórtica importante crônica exige a presença de fluxo reverso holodiastólico em aorta abdominal (Doppler) e VE com dimensões lineares aumentadas (Figura 46.13).

Estenose mitral

A etiologia reumática é a principal causa da valvopatia. O processo inflamatório/cicatricial levará à fusão comissural, promovendo o aspecto característico "em domo" quando da abertura diastólica dos folhetos (Figura 46.14).

Tabela 46.2 Parâmetros ecodopplercardiográficos para graduação da insuficiência aórtica

	Largura do jato na via de saída VE (%)	Vena contracta (cm)	Volume regurgitante (mL/batimento)	Fração regurgitante (%)	Orifício regurgitante (cm²)
Leve	< 25	< 0,3	< 30	< 30	< 0,10
Moderada	25 a 64	0,3 a 0,6	30 a 59	30 a 49	0,10 a 0,29
Importante	≥ 65	> 0,6	≥ 60	≥ 50	≥ 0,3

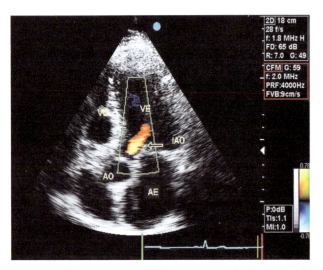

Figura 46.13 Mapeamento de fluxo a cores evidenciando insuficiência aórtica leve.

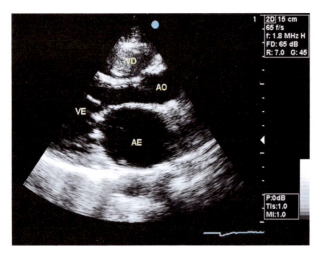

Figura 46.14 Estenose mitral – valva mitral espessada com abertura em domo.

Graus variados de envolvimento desses folhetos e do aparelho subvalvar dependerão da agressividade do surto reumático, de eventuais recidivas e de características próprias do paciente. A etiologia congênita (valva mitral em paraquedas) é rara. Ocasionalmente, em pacientes idosos, a calcificação do anel mitral pode se estender à base dos folhetos, ocasionando redução da área de fluxo diastólico e causando algum grau de lesão estenótica. A avaliação ecocardiográfica na estenose mitral deve ser capaz de elucidar: (a) anatomia valvar, mobilidade e calcificação; (b) gradiente pressórico transvalvar médio; (c) área valvar pela planimetria direta ou pelo tempo de meia pressão (*pressure half-time*) derivado do Doppler; (d) pressão em território arterial pulmonar; (e) insuficiência mitral associada.

A evolução da doença levará à elevação da pressão média atrial esquerda com dilatação da câmara, hipertensão venocapilar pulmonar e hipertensão arterial pulmonar com dilatação de cavidades direitas e da artéria pulmonar. A dilatação atrial aumentará a probabilidade de desenvolvimento de fibrilação atrial e formação de trombos intracavitários. Todas essas alterações são acessíveis ao método por via transtorácica ou transesofágica.

A gravidade da doença é definida pelo cálculo da área valvar mitral e pelo gradiente transvalvar médio. Este último sofre influência da frequência cardíaca e de lesão regurgitante mitral associada. Por isso, na atual diretriz americana não é considerado um parâmetro de gravidade da doença, embora gradientes em torno de 10mmHg estejam associados a doença grave. A área valvar torna-se um parâmetro mais confiável, com área valvar > 1,5cm² sendo considerada estenose leve, entre 1,0 e 1,5cm², estenose moderada, e < 1,0cm², estenose de grau importante. Nessa fase, o paciente normalmente é muito sintomático e um procedimento invasivo, cirúrgico ou percutâneo (valvopatia mitral por cateter-balão), está indicado.

Outro aspecto a ser considerado na indicação de tratamento invasivo diz respeito ao grau de hipertensão arterial pulmonar. Pressão em leito arterial pulmonar > 60mmHg parece ser uma indicação de tratamento cirúrgico.

A definição do tratamento invasivo da estenose mitral isolada baseia-se no escore ecocardiográfico originalmente proposto por Wilkins, que leva em consideração a mobilidade, o envolvimento do aparelho subvalvar, o espessamento dos folhetos e o grau de calcificação destes. Cada um dos itens recebe uma nota que varia de 1 a 4, sendo a maior nota igual a 16. Nos pacientes com nota < 8, o procedimento percutâneo apresenta resultados semelhantes ao procedimento cirúrgico, quando realizado em centros experientes. Escore > 12 contraindica o procedimento percutâneo. Nos escores entre 8 e 12, a avaliação deve ser individualizada. Entretanto, não se pode esquecer que a vontade do paciente e a presença de comorbidades devem ser avaliadas na escolha do tipo de tratamento invasivo.

Insuficiência mitral

Funcionalmente, o aparelho valvar mitral apresenta os seguintes componentes: parede atrial esquerda, anel mitral, folhetos anterior e posterior, cordas tendíneas, músculos papilares e miocárdio ventricular esquerdo adjacente aos músculos papilares. Disfunção ou alteração da anatomia de qualquer um desses componentes poderá resultar em insuficiência mitral, e essas alterações poderão ser visibilizadas por meio do exame.

Em nosso meio, a etiologia reumática ainda é a causa mais frequente de regurgitação mitral. Entretanto, degeneração mixomatosa da valva, levando a prolapso valvar, endocardite infecciosa, colagenoses como lúpus e artrite reumatoide, doenças infiltrativas, como amiloidose e sarcoidose, e etiologia isquêmica com disfunção ou mesmo ruptura de músculo papilar secundárias a infarto do miocárdio, podem ser diagnosticadas por meio do método.

A utilização do Doppler pulsado e contínuo e do mapeamento de fluxo a cores ajudará sobremaneira na quantificação da lesão valvar, bem como na diferenciação entre insuficiência mitral de instalação abrupta e crônica. Naqueles casos em que a via transtorácica não apresenta imagens satisfatórias, a via transesofágica seguramente acrescentará detalhes e informações importantes para o diagnóstico e a tomada de decisão na patologia (Figuras 46.15 e 46.16).

O método também é útil em definir se o quadro é agudo ou de instalação crônica. Nos casos agudos (endocardite, ruptura de corda tendínea, ruptura de músculo papilar), o AE e o VE apresentam-se de tamanho normal, com a função sistólica do VE supranormal em razão do caráter hiperdinâmico compensatório das paredes ventriculares. O Doppler contínuo apresenta declínio na velocidade sistólica final (onda v). A evolução para hipertensão venocapilar e arterial pulmonar é rápida, em razão da diminuição da complacência do AE. Nos casos crônicos, o AE e o VE estão dilatados, a função sistólica do VE pode estar supranormal no início e, posteriormente, encontrar-se normal ou mesmo reduzida com a longa evolução da doença, e o Doppler contínuo apresentará alta velocidade durante toda a sístole. A evolução para hipertensão pulmonar é bastante demorada devido ao aumento de complacência atrial esquerda. A Tabela 46.3 exibe os parâmetros ecocardiográficos de acordo com as diretrizes recentes. Os cálculos do volume regurgitante, fração regurgitante e orifício regurgitante são realizados por meio do método PISA (*Proximal Isovelocity Surface Area*).

Estenose tricúspide

Sua ocorrência isolada não é comum em pacientes adultos. Quando ocorre, está associada à valvopatia mitral de etiologia reumática. Doença carcinoide pode afetar a valva tricúspide e a pulmonar, levando a estenose e/ou insuficiência valvar. Tumores atriais, grandes vegetações ou trombos originados do leito venoso podem obstruir a via de entrada do ventrículo direito (VD) e mimetizar uma lesão estenótica. O ecocardiograma transtorácico eviden-

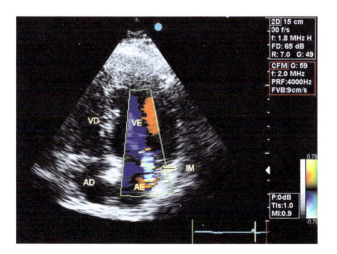

Figura 46.15 Mapeamento de fluxo a cores evidenciando insuficiência mitral leve.

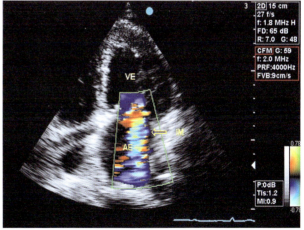

Figura 46.16 Mapeamento de fluxo a cores evidenciando insuficiência mitral importante.

Tabela 46.3 Parâmetros ecocardiográficos para graduação da insuficiência mitral

	Área do jato relativa à área do átrio esquerdo (%)	*Vena contracta* (cm)	Volume regurgitante (mL/batimento)	Fração regurgitante (%)	Orifício regurgitante (cm²)
Leve	< 20	< 0,3	< 30	< 30	< 0,20
Moderada	20 a 40	0,3 a 0,69	30 a 59	30 a 49	0,20 a 0,39
Importante	> 40	≥ 0,7	≥ 60	≥ 50	≥ 0,40

ciará as alterações nos folhetos: espessamentos, retrações, fusão comissural e abertura "em domo" nos casos de doença reumática. O Doppler possibilitará o cálculo dos gradientes e a avaliação da área valvar.

Insuficiência tricúspide

Em geral, ocorre quando existe alteração em sua estrutura composta pelo anel, VD e folhetos tricuspídeos. Regurgitação tricúspide secundária à dilatação do anel valvar pode decorrer de dilatação e disfunção primárias do VD ou por hipertensão pulmonar secundárias a doença do lado esquerdo do coração, especialmente lesões da valva mitral. Envolvimento dos folhetos da valva tricúspide pode ocorrer em 20% a 30% dos casos de doença reumática, geralmente associado a lesões mitrais e aórticas. Doença congênita, como anomalia de Ebstein, por implantação anormal (mais apical) do folheto septal, pode ser responsável pela lesão regurgitante. O ecocardiograma bidimensional geralmente diferencia com segurança as diversas etiologias, e o Doppler pulsado e contínuo e o mapeamento de fluxo a cores estimam a gravidade da lesão. O uso do Doppler contínuo na insuficiência tricúspide é importante para estimativa da pressão sistólica na artéria pulmonar de modo não invasivo.

Estenose pulmonar

Trata-se de uma patologia congênita, com folhetos espessados e abertura "em domo". Pode ser isolada ou acompanhada de outras anomalias, como tetralogia de Fallot, transposição das grandes artérias e comunicação interatrial ou interventricular. Esses aspectos podem ser avaliados pelo ecocardiograma transtorácico, e a avaliação com o Doppler promoverá o cálculo do gradiente sistólico transvalvar, importante na avaliação da gravidade da doença. Gradiente médio transvalvar ≥ 50mmHg indica estenose pulmonar significativa. O exame poderá avaliar se a obstrução se dá em nível valvar, supravalvar ou subvalvar (estenose infundibular). Em geral, o mapeamento de fluxo a cores e o Doppler pulsátil ajudam na localização exata da obstrução. Pode também ser observada dilatação pós-estenótica da artéria pulmonar.

Insuficiência pulmonar

Seu aparecimento é comum em pessoas normais, sobretudo nos mais jovens, geralmente de pequena monta. Quando patológica, pode ser secundária a doença congênita, podendo ainda acontecer em casos de endocardite, síndrome carcinoide ou doença mixomatosa. Em adultos, a lesão pode apresentar dificuldade de avaliação devido à má visibilização do trato de saída do VD. A largura do jato regurgitante ao mapeamento de fluxo a cores e a intensidade e a forma do sinal ao Doppler contínuo, como na insuficiência aórtica, podem estimar a gravidade da regurgitação.

ECOCARDIOGRAFIA TRANSESOFÁGICA (ETE)

A indicação dessa técnica de exame tem aumentado significativamente desde sua introdução no início dos anos 1990. A proximidade do esôfago às estruturas cardíacas torna possível a utilização de transdutores de alta frequência, o que se traduz em resolução espacial superior e melhor qualidade das imagens obtidas. A ETE tem sido utilizada não somente como método diagnóstico, mas também para monitorizar procedimentos percutâneos ou cirúrgicos.

Importante enfatizar que a ETE apresenta informações adicionais, mas não substitui o exame por via transtorácica que, em algumas situações, provê melhores dados adquiridos pelo Doppler e até melhor imagem. Como exemplo, estruturas anteriores, como uma prótese valvar aórtica, podem ser mais bem avaliadas pela via transtorácica. Medidas de velocidade utilizando o Doppler têm na via transtorácica janelas acústicas melhores em virtude da habilidade de ajuste mais fácil da angulação do transdutor nos planos transversos e elevados.

A ETE é segura, com baixíssima incidência de complicações (< 1%) que tornem necessária a interrupção do exame. A taxa de mortalidade é inferior a 1 em cada 10 mil pacientes. Complicações são maiores em pacientes com histórico de doença esofágica, doença respiratória e apneia do sono. Algumas complicações relativas à sedação para realização do exame são: hipotensão, arritmias, broncoespasmo e depressão respiratória. Entre as complicações secundárias à intubação do esôfago enumeram-se: traumatismo dentário, traumatismo/perfuração do esôfago, sangramento e aspiração, entre outras. Os planos tomográficos obtidos pela ETE são variados, dependendo das posições relativas do coração, esôfago e diafragma em cada paciente. Entre as principais indicações do exame destacam-se:

- **Avaliação de:**
  - Doença valvar.
  - Função/disfunção de próteses valvares.
  - Massas cardíacas.
  - Instabilidade hemodinâmica (UTI).
  - Doença congênita.
  - Risco de tromboembolismo na fibrilação atrial.
- **Detecção de:**
  - Dissecção aórtica.
  - Diagnóstico/complicações de endocardite.
  - Etiologia de acidente vascular encefálico.
- **Monitorização de:**
  - Procedimentos percutâneos (fechamento de comunicação interatrial, comunicação interventricular, valvoplastia mitral).
  - Procedimentos cirúrgicos (congênitas, valvares, revascularização, aorta).

ECOCARDIOGRAFIA COM CONTRASTE

A utilização de contraste em ecocardiografia foi concebida no final dos anos 1960, refinada nos anos 1980 e iniciada de modo comercial nos anos 1990. Atualmente, a ecocardiografia com contraste apresenta grande variedade de aplicações, sendo o ultrassom usado para detectar as microbolhas (contraste) que produzem forte sinal acústico. O contraste é injetado na corrente sanguínea e irá resultar em ecogenicidade aumentada do sangue ou do miocárdio. Do ponto de vista prático, dois tipos de agentes são utilizados em ecocardiografia; aqueles que opacificam o lado direito do coração e os que opacificam o lado esquerdo e o miocárdio ventricular. Quando o tamanho das microbolhas é maior do que o diâmetro dos capilares pulmonares, elas são aprisionadas no leito pulmonar e nenhum material de contraste será observado nas cavidades esquerdas na ausência de comunicação direita-esquerda (shunt). Contrastação do coração esquerdo é conseguida com microbolhas com diâmetro entre 1 e 5µm, capazes, portanto, de atravessar a vasculatura pulmonar. O contraste mais utilizado para o coração direito é o soro fisiológico, que é agitado rapidamente com o auxílio de duas seringas e injetado rapidamente em veia periférica. Contrastes disponíveis para o coração esquerdo consistem em ar ou gás de baixa solubilidade estabilizados em microbolhas encapsuladas com albumina ou monossacarídeos. As principais indicações da ecocardiografia com contraste são:

- Detecção de *shunts* intracardíacos (p. ex., forame oval, defeitos septais).
- Melhora do sinal do Doppler (p. ex., regurgitação tricúspide para cálculo de pressão sistólica em artéria pulmonar).
- Opacificação do VE (p. ex., melhor visualização das bordas endocárdicas para detecção de anormalidade da contração segmentar do VE).
- Perfusão miocárdica (ainda não aprovada nos EUA).

Entre as perspectivas futuras de aplicação da ecocardiografia com contraste destacam-se:

- Avaliação da anatomia vascular e neovascularização da placa aterosclerótica.
- Detecção de anormalidades da microvasculatura.
- Avaliação de doença vascular periférica com estresse.
- Imagem molecular das doenças cardiovasculares.
- Terapêutica de liberação em locais específicos de genes ou fármacos.
- Trombólise facilitada por ultrassonografia.

Bibliografia

Armstrong WF. Echocardiography in coronary artery disease. Prog Cardiovasc Dis 1988; 30:267-88.

Barbosa MM, Nunes MCP, Campos Filho O et al. Diretrizes das indicações da ecocardiografia. Arq Bras Cardiol 2009; 93(6 suppl 3): e265-e302.

Berensztein CS, Piñeiro D, Marcotegui M, Brunoldi R, Blanco MV, Lerman J. Usefulness of echocardiography and doppler echocardiography in endomyocardialfibrosis. J Am Soc Echocardiogr 2000; 13(5):385-92.

Botvinick EH, Schiller NB, Vickramasekaran R, Klausner SC, Gertz E. Echocardiographic demonstration of early mitral valve closure in severe aortic insufficiency. Its clinical implications. Circulation 1975; 51:836-47.

Burwash IG, Chan KW. Transesophageal chocardiography: indications, procedure, image planes and Doppler flows. In: Otto CM (ed.) The practice of clinical echocardiography. 2. ed. Philadelphia: WB Saunders, 2002:1-22.

Campos Filho O, Gil MA, Tatani SB. Ecocardiografia. In: Serrano Jr CV, Timerman A, Stefanini E (Eds.) Tratado de cardiologia SOCESP. 2. ed. São Paulo: Manole, 2009:366-406.

Chen CG, Thomas JD, Anconina J et al. Impact of impinging wall jet on color Doppler quantification of mitral regurgitation. Circulation 1991; 84:712-20.

Choi JH, Choi JA, Ryu DR et al. Mitral and tricuspid annular velocities in constrictive pericarditis and restrictive cardiomyopathy: correlation with pericardial thickness on computed tomography. JACC Cardiovascular Imaging 2011; 4(6):567-75.

Crawford MH, White DH, Amon KW. Echocardiographic evaluation of left ventricular size and performance during handgrip and supine and upright bicycle exercise. Circulation 1979; 59:1188-96.

Davidson BP, Lindner JR. Future applications of contrast echocardiography. Heart 2012; 98(3):1-9.

Devereux RB, Reichek N. Echocardiographic determination of left ventricular mass in man. Anatomic validation of the method. Circulation 1977; 55:602-11.

Devereux RB, Wachtell K, Gerdts E et al. Prognostic significance of left ventricular mass change during treatment of hypertension. JAMA 2004; 14:601-11.

Elliott P, Andersson B, Arbustini E et al. Classification of cardiomyopathies: a position statement from the European Society of Cardiology Working Group on Myocardial and Pericardial Diseases. European Heart Journal 2008; 29:270-6.

Elmistekawy E, Mesana T, Chan V. Ischemic mitral regurgitation: current trends and treatment. Curr Opin Cardiol 2013; 28:661-5.

Enriquez-Sarano M, Bailey KR, Seward JB, Tajik AJ, Krohn MJ, Mays JM. Quantitative Doppler assessment of valvular regurgitation. Circulation 1993; 87:841-8.

Feigenbaum H. Exercise echocardiography. J Am Soc Echocardiogr 1988; 1:161-6.

Geiser EA. Ecocardiography: physics and instrumentation. In: Skorton DJ, Schelbert HR, Wolf GL, Brundage BH (eds.) Marcus cardiac imaging: a companion to Braunwald's heart disease 2. ed. Philadelphia: WB Saunders, 1996:273-91.

Grimberg M, Katz M. Insuficiência Mitral. In: Serrano Jr CV, Timerman A, Stefanini E (eds.) Tratado de cardiologia SOCESP. 2. ed. São Paulo: Manole, 2009:1317-22.

Hachicha Z, Dumesnil JG, Bogaty P, Pibarot P. Paradoxical low-flow, low-gradient severe aortic stenosis despite preserved ejection fraction is associated with higher afterload and reduced survival. Circulation 1997; 115:2856-64.

Hahn RT, Abraham T, Adams MS et al. Guidelines for performing a comprehensive transesophageal echocardiographic examination: recommendations from the American Society of Echocardiography and the Society of Cardiovascular Anesthesiologists. J Am Soc Echocardiogr 2013; 26(9):921-64.

Helle-Valle T, Crosby J, Edvardsen T et al. New noninvasive method for assessment of left ventricular rotation: speckle tracking echocardiography. Circulation 2005, 112:3149-56.

Hemerly DFA, Kiyose AT. Doenças das valvas tricúspide e pulmonar. In: Serrano Jr CV, Timerman A, Stefanini E (eds.) Tratado de cardiologia SOCESP. 2. ed. São Paulo: Manole, 2009:1337-45.

Henry WL, DeMaria A, Gramiak R et al, and the American Society of Echocardiography, Committee on Nomenclature and Standards. Report on two-dimensional echocardiography. Circulation 1980; 62:212-22.

Kremkau FW. Diagnostic ultrasound: principles and instrumentats. 6. ed. Philadelphia: WB Saunders, 2002.

Lang RM, Bierig M, Devereeux RB et al. Recommendations for chamber quantification: a report from the American Society of Echocardiography's Guidelines and Standards Committee and the Chamber Quantification Writing Group, developed in conjunction with the European Association of Echocardiography a branch of the European Society of Cardiology. J Am Soc Echocardiogr 2005; 18:1440-63.

Limacher MC, Quiñones MA, Poliner LS, Nelson JG, Winters WL Jr, Waggoner AD. Deteccion of coronary artery disease with exercise two-dimensional echocardiography: description of a clinically applicable method and comparison with radionuclide ventriculography. Circulation 1983; 67:1211-8.

Markiewicz W, Monakier I, Brik A et al. Clinical-echocardiographic correlations in pericardial effusion. Eur Heart J 1982; 3:260-6.

Mulvagh SL, Rakovski H, Vannan MA et al. American society of echocardiography consensus statement on the clinical applications of ultrasonic contrast agents in echocardiography. J Am Soc Echocardiogr 2008; 21:1179-201.

Nagueh SF, Middleton KJ, Kopelen HA, Zoghbi WA, Quiñones MA. Doppler tissue imaging: a noninvasive technique for evaluation of left ventricular relaxation and estimation of filling pressures. J Am Coll Cardiol 1997; 30:1527-33.

Nagueh SF, Zoghbi WA. Stress echocardiography for the assessment of myocardial ischemia and viability. Curr Probl Cardiol 1996; 21(7):450-520.

Nishimura RA, Abel MD, Hatle LK, Tajik AJ. Assessment of diastolic functionof the heart: background and current applications of Doppler echocardiography. Part II: Clinical studies. Mayo Clin Proc 1989; 64:181-204.

Nishimura RA, Otto CM, Bonow RO et al. 2014 AHA/ACC Guideline for the management of patients with valvular heart disease: Executive summary: a report of the American College of Cardiology/American Heart Association task force on practice guidelines. Circulation. published online March 03, 2014.

Nunes MCP, Dones W, Morillo CA, Encina JJ, Ribeiro AL. Chagas disease: an overview of clinical and epidemiological aspects. J Am Coll Cardiol 2013; 62(9):767-76.

Otto CM. Aortic valve stenosis: disease severity and timing of intervention. J Am Coll Cardiol 2006; 47:2141-51.

Otto CM. Calcific aortic stenosis: time – time to look more closely at the valve. New Engl J Med 2008; 13:1395-98.

Peels CH, Visser CA, Kupper AJ, Visser FC, Roos JP. Usefulness of two-dimensional echocardiography for immediate detection of myocardial ischemia in the emergency room. Am J Cardiol 1990; 65:687-91.

Pluim BM, Zwinderman AH, Van der Laarse A, Van der Wall EE. The athlete's heart. A meta-analysis of cardiac structure and function. Circulation 1999; 100:336-44.

Poldermans D, Fioretti PM, Forster T et al. Dobutamine stress echocardiography for assessment of perioperative cardiac risk in patients undergoing major vascular surgery. Circulation 1993; 87:1506-12.

Quinones MA, Otto CM, Stoddard M, Waggoner A, Zoghbi W. Recommendations for quantification of Doppler echocardiography: a report from the Doppler quantification task force of the Nomenclature and Standards Committee of the American Society of Echocardiography. J Am Soc Echocardiogr 2002; 15:167-84.

Reddy PS, Curtiss EL, Uretsky BF. Spectrum of hemodynamic changes in cardiac tamponade. Am J Cardiol 1990; 55:1487-91.

Reeder GS, Seward JB, Tajik AJ. The role of two-dimensional echocardiography in coronary artery disease: a critical appraisal. Mayo Clin Proc 1982; 57:247-58.

Rodriguez O, Picano E, Fedele S, Morelos M, Marzilli M. Noninvasive prediction of coronary artery disease progression by comparison of serial exercise electrocardiography and dipyridamole stress echocardiography. Int J Cardiovasc Imaging 2002; 18(2):93-9.

Roldán FJ, Vargas Barrón J. Indications for and information of tridimensional echocardiography. Arch Cardiol Mex 2004; 74 Suppl 1:S88-92.

Sawada SG, Segar DS, Ryan T et al. Echocardiography detection of coronary artery disease during dobutamine infusion. Circulation 1991; 83:1605-14.

Sun JP, Abdalla IA, Yang XS et al. Respiratory variation of mitral and pulmonary venous Doppler flow velocities in constrictive pericarditis before and after pericardiectomy. J Am Soc Echocardiogr 2001; 14:1119-26.

Teichholz LE, Kreulen T, Herman MV, Gorlin R. Problems in echocardiographic volume determinations: echocardiographic-angiographic correlations in the presence or absence of asynergy. Am J Cardiol 1976; 37(1):7-11.

Thomas JD. Myocardial contrast echocardiography perfusion imaging. Still waiting after all these years. J Am Coll Cardiol 2013; 62(15):1362-4.

Valvular regurgitation. In: Otto CM (ed.) Textbook of clinical echocardiography. 3. ed. Phyladelphia: Elsevier Saunders, 2004:315-54.

Valvular Stenosis. In: Otto CM (ed.) Textbook of clinical echocardiography. 3. ed. Phyladelphia: Elsevier Saunders, 2004:277-314.

van Neer PL, Danilouchkine MG, Verweij MD et al. Comparison of fundamental, second harmonic and superharmonic imaging: a simulation study. J Acoust Soc Am 2011; 130(5):3148-57.

Watada H, Ito H, Oh H et al. Dobutamine stress echocardiography predicts reversible dysfunction and quantitates the extent of irreversibly damaged myocardium after reperfusion of anterior myocardial infarction. J Am Coll Cardiol 1994; 24:624-30.

Wilkins GT, Weyman AE, Abascal VM, Block PC, Palacios I. Percutaneous balloon dilatation of the mitral valve: an analysis of the ecocardiographic variables related to outcome and the mechanism of dilatation. Br Heart J 1988; 60(4):299-308.

Williamson MA, Gelfand EV. Care of patients with apparently asymptomatic severe aortic valve stenosis. Clin Cardiol 2012; 35(12):e29-e34.

Wyatt HL, Heng MK, Meerbaun S et al. Cross-sectional echocardiography. II. Analysis of mathematic models for quantifying volume of the formalin-fixed left ventricle. Circulation 1980; 61(6):1119-25.

Zoghbi WA, Farmer KL, Soto JG, Nelson JG, Quiñones MA. Accurate noninvasive quantification of stenotic aortic valve area by Doppler echocardiography. Circulation 1986; 73:452-9.

47

Iremar Salviano de Macêdo Neto • Antoniele Bezerra Navarro

Holter

INTRODUÇÃO

Entre 1939 e 1949, trabalhando em pesquisas para transmissão de sinal bioelétrico por telemetria, Holter e Gengerelli desenvolveram os princípios básicos da eletrocardiografia ambulatorial. O método constituía-se de um radioeletrocardiógrafo capaz de captar o sinal eletrocardiográfico de um indivíduo por telemetria e armazená-lo em um gravador com tempo máximo de registro de 10 horas. Os registros eram posteriormente impressos em papel fotográfico para a devida análise. Em 1961, Holter apresentou os resultados de sua pesquisa em artigo publicado na revista *Science*: "*New Method for Heart Studies – Continuous electrocardiography of active subjects over long periods is now practical*". Esse artigo lançou as bases sobre o método e suas possíveis aplicações médicas. Em 1962 foi lançado o primeiro protótipo, semelhante ao utilizado atualmente, consolidando o método e suas aplicações clínicas.

MÉTODO

O sistema Holter consiste na aquisição de dados por meio de gravadores com a finalidade de detectar distúrbios do ritmo cardíaco e alterações que possam estar relacionadas com isquemia miocárdica, além de possibilitar a análise da regulação autonômica.

Atualmente, é constituído por um conjunto de gravador, cabos, eletrodos e um sistema de análise. As gravações são digitalizadas em cartões de memória, o que levou ao desenvolvimento de gravadores cada vez menores e com consumo mais baixo de energia. Os sistemas de análise, por sua vez, vêm se tornando cada vez mais precisos, possibilitando a análise de um número cada vez maior de parâmetros. De modo geral, permitem a reprodução completa dos batimentos, com sua quantificação, fornecendo dados sobre frequência cardíaca (FC), quantificação das arritmias supraventriculares e ventriculares, medidas dos intervalos QT e QTc, análise de depressões ou elevações de segmento ST, reconhecimento de espículas de marca-passo com análise de seu funcionamento e avaliação da variabilidade da FC. Entretanto, deve ser destacado que, apesar dos avanços tecnológicos, não existe um equipamento de análise verdadeiramente automático, sendo sempre necessária uma interação do sistema com o analista.

Para registro dos dados são comumente, utilizadas três derivações, obtidas a partir de quatro eletrodos posicionados no tórax. Alguns sistemas podem fornecer uma reconstituição das 12 derivações a partir de um número maior de eletrodos, o que poderia ser muito útil em alguns diagnósticos diferenciais, como na diferenciação entre aberrância de condução intraventricular e ectopias ventriculares, na interpretação de bloqueios de ramo transitórios e em casos de pré-excitação ventricular intermitente.

A duração padrão do exame é de 24 horas, o que possibilita a observação por um ciclo circadiano completo. Em algumas situações, é necessário ampliar a duração da gravação em função da frequência do fenômeno que se quer estudar, havendo equipamentos que permitem a gravação por até 7 dias.

A relação fenômeno/tempo é garantida por um dispositivo marcador, acionável pelo paciente durante o exame, que facilita a localização do evento, sintoma ou atividade no momento da análise.

INDICAÇÕES

De acordo com as diretrizes do American College of Cardiology/American Heart Association (ACC/AHA) de 1999, cinco situações constituem as principais indicações do Holter na prática clínica:

1. Avaliação de sintomas que podem estar relacionados com distúrbios do ritmo.

2. Avaliação de risco em pacientes cardiopatas independentemente da presença de sintomas.
3. Avaliação da terapia antiarrítmica.
4. Avaliação de pacientes portadores de marca-passo e cardiodesfibrilador implantável (CDI).
5. Avaliação de isquemia miocárdica.

Avaliação de sintomas que podem estar relacionados com distúrbios do ritmo

Trata-se de uma das indicações mais frequentes do Holter. Alguns sintomas, como síncope, lipotimia, palpitações e tontura, são frequentemente causados por arritmias. Outros, como dispneia leve, desconforto torácico, fraqueza, palidez e sudorese, estão menos frequentemente relacionados com arritmias e merecem avaliação clínica mais detalhada para avaliação da necessidade de investigação pelo Holter. A documentação do ritmo durante a ocorrência do sintoma é o objetivo do exame, embora várias combinações de sintomas e alterações eletrocardiográficas possam ocorrer, como mostra a Tabela 47.1.

A frequência com que os sintomas ocorrem também é fator decisivo na indicação do exame. Sintomas que ocorrem com frequência semanal ou mensal provavelmente não serão evidenciados em um único exame de 24 horas e talvez outros métodos, como monitor de eventos, sejam mais eficazes (Figura 47.1).

Os monitores de eventos, ou *loop event recorders*, são capazes de monitorizar o paciente por períodos mais longos que o Holter. Podem ser externos ou implantáveis. Os monitores externos realizam a gravação eletrocardiográfica somente após acionamento manual pelo paciente e, como têm memória circular, registram o ritmo cardíaco momentos antes do acionamento. Já o monitor implantável possibilita a monitorização contínua por períodos mais prolongados. São de grande importância na identificação das arritmias cardíacas não diagnosticadas pelo Holter. Em torno de 80% dos casos de arritmias sintomáticas são esclarecidos com até 15 dias de monitorização.

Para investigação diagnóstica de síncope, o rendimento do Holter é baixo, com capacidade diagnóstica de cerca de 15%, mas a gravidade do sintoma geralmente justifica sua solicitação. O monitor de eventos, por sua vez, tem a capacidade de esclarecer o diagnóstico em até 50% dos casos.

Em outras condições, como acidente vascular encefálico (AVE) e ataque isquêmico transitório, a realização do Holter se justifica em caso de suspeita de arritmias associadas.

As indicações, de acordo com a diretriz do ACC/AHA, são:

- **Classe I:**
  - Pacientes com episódios de síncope, pré-síncope ou tonturas sem causa aparente.
  - Pacientes com queixa de palpitações recorrentes.
- **Classe IIb:**
  - Pacientes com episódios de dispneia transitória, dor torácica ou fadiga sem causa aparente.
  - Pacientes que apresentam eventos neurológicos e com suspeita de fibrilação atrial (FA) ou *flutter* intermitentes.
  - Pacientes com sintomas como síncope, pré-síncope, tontura ou palpitações em que outras causas prováveis, não arrítmicas, foram identificadas mas, apesar do tratamento dessas outras causas, os sintomas persistiram.
- **Classe III:**
  - Pacientes com sintomas como síncope, pré-síncope, tontura ou palpitações cujas causas tenham sido identificadas pela história, exame físico ou testes laboratoriais.
  - Pacientes com AVE sem evidência de arritmias.

Tabela 47.1 Relação entre sintomas e a ocorrência de arritmia

Com sintomas	Com arritmia no momento	Provável relação entre estes
	Sem arritmia	Sintomas provavelmente decorrentes de outras causas
Sem sintomas	Sem arritmia	Avaliar ou repetir exame
	Com arritmia	A arritmia flagrada pode ou não estar associada aos sintomas

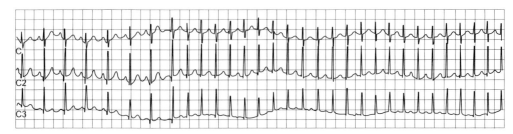

Figura 47.1 Paciente de 34 anos de idade com queixa de palpitações e traçado de Holter evidenciando início de taquicardia paroxística supraventricular sugestivo de taquicardia por reentrada nodal.

Avaliação de risco em pacientes independentemente da presença de arritmias

O Holter tem sido cada vez mais utilizado para a identificação de pacientes, com ou sem sintomas, que apresentam algum risco de arritmias. As principais situações incluiriam portadores de insuficiência cardíaca (IC), portadores de cardiomiopatia hipertrófica e pacientes após infarto agudo do miocárdio (IAM).

Sobreviventes de IAM estão sob risco aumentado de morte súbita, com maior incidência no primeiro ano, geralmente por taquicardia ventricular (TV) ou fibrilação ventricular (FV). O objetivo da estratificação desses pacientes é a identificação da população com alto risco para ocorrência de eventos arrítmicos e redução desse risco por meio de intervenções. O achado de ectopias ventriculares frequentes (> 10 por hora) e complexas (batimentos repetitivos, polimórficos e com episódios de TV) estaria associado a alta taxa de mortalidade. Os valores preditivos são significativos e variam entre 4% e 12% para morte súbita. A associação com disfunção ventricular aumentou o valor preditivo positivo (VPP). Consequentemente, a utilização do Holter torna-se mais significativa nos pacientes isquêmicos com fração de ejeção (FE) < 40% (Figura 47.2).

Pacientes com IC, independentemente da etiologia, frequentemente apresentam arritmias ventriculares complexas e alta mortalidade. Diversos estudos demonstraram, entretanto, que a presença de arritmias ventriculares é marcador sensível, mas não específico de morte súbita, apresentando baixo VPP. Portanto, não existem dados suficientes para justificar a utilização rotineira do Holter nesse grupo de pacientes. Em pacientes portadores de cardiopatia chagásica, por sua vez, a presença de taquicardia ventricular não sustentada (TVNS) no Holter foi forte preditor de morte por causas cardiovasculares e morte súbita, sendo o exame utilizado para estratificação de risco juntamente com outras variáveis.

Em relação aos pacientes com cardiomiopatia hipertrófica, síncope e morte súbita são eventos frequentes. O valor prognóstico exato da presença de arritmias ventriculares no Holter não está bem estabelecido. Contudo, a presença de TVNS ao Holter é utilizada como um dos marcadores de risco estabelecidos e determinantes na indicação de terapias mais agressivas, como implante de CDI.

De modo geral, nesses grupos de pacientes, a detecção de arritmias ventriculares no Holter de 24 horas revela maior risco de eventos cardíacos, porém com baixo valor preditivo quando utilizado de maneira isolada.

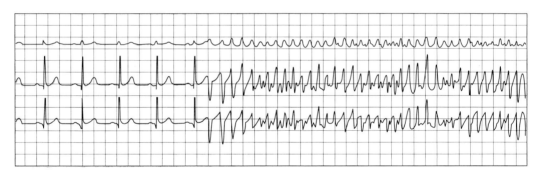

Figura 47.2 Traçado de Holter evidenciando início de taquicardia ventricular polimórfica em paciente coronariopata. Subsequentemente, a arritmia degenerou em fibrilação ventricular e a paciente faleceu durante a gravação.

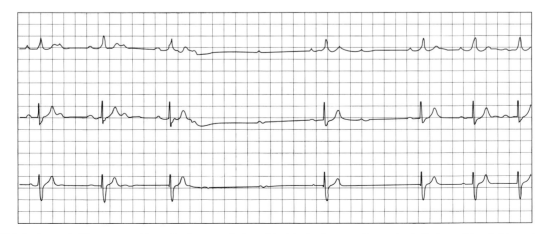

Figura 47.3 Paciente de 73 anos com bloqueio de ramo direito e história de síncope. O traçado de Holter evidencia bloqueio atrioventricular (BAV) 2:1 e BAV avançado.

As indicações do Holter nesses grupos de pacientes são:
- **Classe I:**
  - Nenhuma.
- **Classe IIb:**
  - Pacientes em período de pós-infarto do miocárdio com disfunção ventricular (FE < 40%).
  - Pacientes com insuficiência cardíaca congestiva (ICC).
  - Pacientes com cardiomiopatia hipertrófica idiopática.
- **Classe III:**
  - Pacientes que sofreram contusão miocárdica.
  - Pacientes com hipertensão arterial sistêmica e hipertrofia ventricular esquerda.
  - Pacientes em período pós-infarto do miocárdio com função ventricular normal.
  - Avaliação pré-operatória em pacientes candidatos a cirurgia não cardíaca.
  - Pacientes com apneia do sono.
  - Pacientes portadores de valvopatia.

A diretriz de cardiomiopatia hipertrófica da AHA, publicada em 2011, recomenda a utilização do Holter nos seguintes casos:
- **Classe I:**
  - Na avaliação inicial de pacientes com cardiomiopatia hipertrófica, para detecção dos pacientes com TV e identificação dos candidatos a terapia com CDI (nível de evidência B).
  - Pacientes com queixas de palpitações e tontura (nível de evidência B).
- **Classe IIa:**
  - A repetição de Holter a cada 1 a 2 anos é razoável em pacientes sem evidência anterior de TV para identificação dos candidatos a CDI (nível de evidência C).
- **Classe IIb:**
  - Avaliação de episódios assintomáticos de FA ou *flutter* paroxísticos (nível de evidência C).

De acordo com a I Diretriz Latino-americana para Diagnóstico e Tratamento da Cardiopatia Chagásica, a utilização do Holter estaria indicada na seguinte situação:
- **Classe I**:
  - Eletrocardiografia dinâmica (Holter) para avaliação de arritmias e estratificação prognóstica do paciente portador de cardiopatia chagásica crônica (nível de evidência C).

Avaliação da terapia antiarrítmica

O Holter tem sido utilizado amplamente para avaliação dos efeitos da terapia antiarrítmica, possibilitando uma avaliação quantitativa, além da correlação com os sintomas. Entretanto, algumas limitações são observadas, como variação diária significativa da frequência e do tipo de arritmias em muitos pacientes, falta de correlação entre a supressão de arritmias e os desfechos clínicos e dúvida nas diretrizes sobre o percentual de redução necessário para demonstrar efeito terapêutico. A base para utilização do Holter seria a hipótese de que uma redução na frequência e duração das arritmias após início da terapia estaria relacionada com melhor desfecho clínico.

Em relação às arritmias supraventriculares, dada a grande variação diária e o significado clínico incerto de arritmias supraventriculares assintomáticas, o Holter não tem sido utilizado com frequência nesses casos. Entretanto, a monitorização intermitente para confirmação de sintomas relacionados com arritmias e documentação de períodos livres de arritmias após início de tratamento tem sido amplamente utilizada. Em pacientes com arritmias supraventriculares mantidas (FA, *flutter* atrial), o Holter possibilita a avaliação do controle da resposta ventricular durante as atividades diárias.

Em relação às arritmias ventriculares, a avaliação de pacientes nos quais foi evidenciada morte súbita durante o Holter lançou o conceito de que as ectopias ventriculares são responsáveis por deflagrar as arritmias sustentadas. Acreditava-se, consequentemente, que a supressão de ectopias ventriculares precoces avaliadas pelo Holter ou por estudo eletrofisiológico (EEF) poderia prevenir a ocorrência dessas arritmias fatais. Os estudos CAST I e II (*Cardiac Arrhythmia Supression Trial*), entretanto, demonstraram que o uso de determinados fármacos (encainida, moricizina e flecainida), apesar de suprimir arritmias no Holter, aumentou a mortalidade, o que colocou em dúvida a utilização do Holter como instrumento de avaliação terapêutica. Essa controvérsia levou à realização do estudo ESVEM (*Electrophysiological Study Versus Eletrocardiographic Monitoring for selection of antiarrhythmic therapy in ventricular tachyarrhythmias*), que demonstrou que a acurácia do Holter foi equivalente à do EEF em avaliar a resposta terapêutica em relação a determinado medicamento, sendo o Holter de mais fácil realização e menor custo. Esses resultados ratificaram o uso do Holter no manejo das arritmias ventriculares malignas. Para arritmias sintomáticas, o fármaco é considerado efetivo quando é capaz de reduzir de 70% a 90% das ectopias ventriculares isoladas e eliminar pelo menos 90% das formas repetitivas.

Efeitos pró-arrítmicos, aparecimento de novas arritmias ou exacerbação de uma arritmia preexistente também são avaliados por Holters seriados. Pró-arritmias podem ocorrer de maneira precoce ou tardia durante um tratamento e incluem aumento da frequência de ectopias ventriculares, QT prolongado com *torsades de pointes*, disfunção do nó sinusal e anormalidades da condução atrioventricular.

Indicações do Holter na avaliação da terapia antiarrítmica:
- **Classe I:**
  - Avaliação da resposta por agentes antiarrítmicos em indivíduos nos quais a frequência de arritmias em

condições basais está bem caracterizada e se reproduz de maneira suficiente a permitir sua análise.
- **Classe IIa:**
  - Detecção de resposta pró-arrítmica a tratamento antiarrítmico em pacientes de alto risco.
- **Classe IIb:**
  - Avaliação de controle da FC em pacientes com FA.
  - Documentação de arritmias recorrentes não sustentadas, sintomáticas ou não, durante tratamento ambulatorial.
- **Classe III:**
  - Nenhuma.

Avaliação de pacientes portadores de marca-passo e cardiodesfibrilador implantável

A monitorização ambulatorial é útil na avaliação do funcionamento do aparelho após implante, assim como auxilia a escolha da melhor programação. A maioria dos marca-passos atuais tem a função de monitorização, porém de maneira limitada, não sendo capaz de suplantar o Holter convencional. Em geral, dados em forma de tabelas, eletrogramas e canais de marcas podem ser obtidos do marca-passo durante a interrogação do aparelho, quantificando numericamente ou em percentual os eventos sentidos ou estimulados e possibilitando, por meio dos mesmos algoritmos, a detecção também de eventos ectópicos. Marca-passos mais antigos não possibilitam uma caracterização detalhada das arritmias (como duração, frequência e morfologia nas arritmias ventriculares). Os dispositivos mais novos, entretanto, promovem o registro dos eventos conforme a programação para tal. Falhas de sensibilidade ou eventos ocorrendo durante os períodos de *blanking* (cegueira dos canais) irão resultar em contagens inadequadas.

O CDI, por sua vez, é capaz de registrar eletrogramas intracavitários de eventos que precipitaram sua ativação por determinados períodos de tempo (geralmente 5 a 30 segundos por evento e até 10 minutos de gravação). O Holter será útil em correlacionar sintomas intermitentes com a atividade do aparelho, detectar falhas de sensibilidade e captura, permitir uma programação mais adequada de parâmetros (como avaliação da frequência máxima em atividades diárias e programação da frequência para detecção de taquiarritmias) e reavaliar o funcionamento do aparelho após nova programação. A eficácia da terapia antiarrítmica, visando minimizar a ocorrência de choques, também poderá ser avaliada. Logo, até o presente momento, o Holter ainda é fundamental para ajuste fino do funcionamento dos marca-passos e CDI.

Indicações de realização do Holter em pacientes portadores de marca-passo e CDI:

- **Classe I:**
  - Avaliação de sintomas como palpitações, síncope ou pré-síncope para determinar o funcionamento do dispositivo e excluir inibição por miopotenciais e taquicardia mediada pelo marca-passo e auxiliar a programação de características mais elaboradas, como resposta da FC e mudança de modo automática (*mode switching*).
  - Avaliar suspeitas de falhas de funcionamento quando a interrogação do dispositivo não é suficiente para estabelecer o diagnóstico.
  - Avaliar a resposta à terapia farmacológica em pacientes portadores de CDI.
- **Classe IIb:**
  - Avaliação do funcionamento do marca-passo ou CDI no pós-operatório imediato como modo de auxiliar a avaliação por telemetria.
  - Avaliação da frequência de arritmias supraventriculares em portadores de CDI.
- **Classe III:**
  - Avaliação de mau funcionamento do marca-passo ou CDI quando a interrogação do dispositivo, eletrocardiograma ou radiografia de tórax já tenham sido suficientes para estabelecer o diagnóstico e a causa da falha.
  - Seguimento de rotina em pacientes assintomáticos.

AVALIAÇÃO DE ISQUEMIA MIOCÁRDICA

Avanços consideráveis na tecnologia tornaram a monitorização ambulatorial prolongada para detecção de isquemia um método mais confiável quanto à qualidade dos dados. Apesar disso, ainda está pouco claro se a informação prognóstica adicional fornecida pela associação do Holter ao teste de esforço justifica a utilização dessa modalidade. O teste ergométrico (TE) pode identificar a maioria dos pacientes com a possibilidade de apresentar isquemia significativa durante atividades cotidianas e persiste como exame de escolha para rastreamento de doença arterial coronariana (DAC).

Em 1986, Cohn e cols. definiram como episódios isquêmicos todos os períodos com desvios de segmento ST de pelo menos 1mm, a 80ms do ponto J, com duração mínima de 1 minuto. Para serem considerados como tais, esses episódios isquêmicos deveriam estar separados um do outro por pelo menos 1 minuto de traçado sem alterações.

Atualmente não existem evidências para utilização do Holter em pacientes assintomáticos e sem DAC conhecida. Alterações do segmento ST em pacientes durante monitorização são extremamente infrequentes naqueles sem evidências de isquemia pelo TE. Por outro lado, naqueles pacientes com isquemia evidenciada pelo TE, 25% a 30% apresentaram isquemia pelo Holter, com significativa correlação entre a magnitude da isquemia no TE e sua frequência e a duração pelo Holter. De acordo com dados do estudo ACIP (*Assymptomatic Cardiac Ischaemia Pilot Study*), que avaliou a importância da isquemia miocárdica no Holter de pacientes com angina estável, a detecção de isquemia pela monitorização ambulatorial foi preditor de óbito ou infarto subsequente, sendo esses pacientes mais propensos a apresentar DAC multiarterial, estenoses proximais graves e maior frequência de morfologia de lesão complexa. Outros estudos, no entanto, não detectaram essa mesma relação entre isquemia silenciosa no Holter e desfechos desfavoráveis.

Embora mais comumente ocorra o infradesnível, a elevação do segmento ST também pode ser evidenciada (principalmente em pacientes com angina variante e naqueles com estenose significativa). O Holter também está indicado na avaliação de pacientes com síndromes anginosas e TE negativo, se houver suspeita de angina variante.

No contexto da angina de Prinzmetal, o Holter é utilizado para: confirmar o diagnóstico mediante a demonstração de episódios de elevação transitória do segmento ST, avaliar o risco de arritmias ventriculares malignas durante os episódios de vasoespasmo e avaliar a eficácia da terapia com bloqueadores de canais de cálcio.

É importante notar que alterações do segmento ST ocorrem também por outras razões além de isquemia. Estas incluem hiperventilação, hipertrofia ventricular, anormalidades de condução, mudanças posturais, taquiarritmias, pré-excitação ventricular, agentes antiarrítmicos e psicotrópicos, digital e distúrbios hidroeletrolíticos. Entretanto, isso não inviabiliza a utilização do Holter para detecção de isquemia.

Indicações do Holter na investigação de isquemia miocárdica:

- **Classe I:**
  - Nenhuma indicação.
- **Classe IIa:**
  - Pacientes com suspeita de angina variante de Prinzmetal.
- **Classe IIb:**
  - Pacientes com dor torácica que não podem realizar exercícios.
  - Avaliação pré-operatória de cirurgia vascular em pacientes que não podem realizar exercícios.
  - Pacientes com DAC conhecida e dor torácica atípica.
- **Classe III:**
  - Avaliação inicial de pacientes com dor torácica que podem se exercitar.
  - Avaliação de rotina em pacientes assintomáticos.

Outra possível indicação para realização do Holter, mas que não consta nas diretrizes do ACC/AHA, seria a *avaliação da variabilidade da frequência cardíaca* (variabilidade RR).

Nas últimas décadas, foi reconhecida uma expressiva relação entre o sistema nervoso autônomo e a mortalidade cardiovascular, incluindo morte súbita cardíaca. A variabilidade da FC é resultado da modulação entre os sistemas simpático e parassimpático e demonstrou ser um dos mais promissores marcadores de modulação autonômica.

Os ciclos sinusais têm durações variáveis, ainda que em condições de repouso. Essas variações ocorrem por modificações no equilíbrio autonômico, como aquelas provocadas pelos movimentos respiratórios, alterando o tônus vagal. O coração é rico em fibras do sistema nervoso autônomo e a atividade vagal demonstra efeito protetor contra arritmias ventriculares. Sabe-se que o parassimpático é responsável pela maior variabilidade do RR.

Várias técnicas têm sido descritas para avaliar a variabilidade da FC, sendo as mais usadas as análises no domínio do tempo (Tabela 47.2) e no domínio da frequência. Podem ser obtidas por meio do Holter ou de programas específicos.

No domínio do tempo, são extraídos os parâmetros apresentados na Tabela 47.2 e discutidos a seguir.

Os índices SDNN e SDANNi são considerados índices de longo prazo, pois utilizam desvio padrão e perdem a informação de um NN em relação ao outro. Os índices RMSSD e pNN50 são considerados índices de curto prazo, pois sempre carregam a informação do comportamento de um NN em relação ao próximo NN. Como a modulação vagal é a responsável pelas oscilações batimento a batimento da FC, o RMSSD e o pNN50 são mais representativos da modulação vagal. A presença de grande densidade de arritmias pode comprometer o cálculo da variabilidade da frequência. O número máximo de arritmias permitido ainda é controverso.

Por meio de artifícios matemáticos, a VFC pode ser analisada também no domínio da frequência, obtendo-se, desse modo, a chamada análise espectral da variabilidade de RR, que se correlaciona com a análise no domínio do tempo. Os parâmetros utilizados correspondem às faixas de frequência expressas na Tabela 47.3.

A baixa variabilidade da FC tem se mostrado um índice independente para estratificação de risco em pacientes sobreviventes de infarto. Em alguns estudos, o risco de mortalidade pós-infarto foi 5,3 vezes maior no grupo com baixa variabilidade da FC, SDNN < 50ms. A associação a outras variáveis também demonstrou ter grande valor. Em pacientes com FE < 30% e baixa variabilidade do RR, dobra o risco de mortalidade.

Tabela 47.2 Variabilidade da frequência cardíaca no domínio do tempo

Índice	Definição
NN médio (ms)	Média dos intervalos NN
SDNN (ms)	Média dos desvios padrões de todos os intervalos NN
SDANNi (ms)	Desvio padrão das médias dos intervalos NN em todos os intervalos de 5min do registro
pNN50 (%)	Percentual de diferenças de duração acima de 50ms entre 2 NN sucessivos
RMSSD (ms)	Raiz quadrada da média das diferenças sucessivas da duração dos ciclos normais

Tabela 47.3 Variabilidade da frequência cardíaca no domínio da frequência

Índice	Definição
Frequência ultrabaixa	< 0,0033Hz: reflete predominantemente a ação do simpático
Frequência muito baixa	0,0033 a 0,04Hz: relacionada com variabilidade dependente de mecanismos termorreguladores e do sistema renina-angiotensina-aldosterona
Frequência baixa	0,04 a 0,15Hz: dependente do simpático com modulação do parassimpático, representando a atividade barorreflexa
Frequência alta	0,15 a 0,5Hz: traduz a atividade vagal pura e está relacionada com a respiração

As indicações de medida da variabilidade do RR na avaliação de risco de eventos cardíacos futuros são:

- **Classe I:**
  - Nenhuma indicação.
- **Classe IIb:**
  - Pacientes em período pós-infarto do miocárdio com disfunção ventricular.
  - Pacientes com ICC.
  - Pacientes com cardiomiopatia hipertrófica idiopática.
- **Classe III:**
  - Pacientes em período pós-infarto do miocárdio com função ventricular normal.
  - Pacientes diabéticos para avaliar neuropatia.
  - Pacientes com distúrbio do ritmo que impedem a análise de variabilidade de RR (p. ex., FA).

LIMITAÇÕES DO EXAME

As principais limitações do exame são: duração do registro, limitações técnicas, que podem prejudicar a qualidade do exame (preparação inadequada da pele e fixação dos eletrodos), variações posturais do registro eletrocardiográfico e o uso, na maioria das vezes, de apenas três derivações, dificultando alguns diagnósticos diferenciais.

CONSIDERAÇÕES FINAIS

Tendo em vista a falta de diretrizes mais atuais, utilizamos como base para elaboração deste capítulo a diretriz da AHA de 1999, tentando correlacionar suas indicações com os conhecimentos vigentes na atualidade, em alguns momentos retificando-as.

Bibliografia

Andrade JP, Marin-Neto JA et al. Sociedade Brasileira de Cardiologia. I Diretriz Latino-Americana para o Diagnóstico e Tratamento da Cardiopatia Chagásica. Arq Bras Cardiol 2011; 97(2 Suppl 3):1-48.

Bass EB, Curtiss EI, Arena VC, Hanusa BH, Cecchetti A, Karpf M, Kapoor WN. The duration of Holter monitoring in patients with syncope. Is 24 hours enough? Arch Intern Med 1990; 150(5):1073-8.

Brito FS. Eletrocardiografia ambulatorial: sistema Holter e monitor de eventos. In: Junior CVS, Timerman A, Stefanini. Tratado de cardiologia SOCESP. 2. ed. São Paulo: Manole, 2009:09-46.

Crawford M, Bernstein S, Deedwania P et al. ACC/AHA guidelines for ambulatory electrocardiography: A report of the American College of Cardiology/American Heart Association Task Force on Practice Guidelines (Committee to Revise the Guidelines for Ambulatory Electrocardiography) developed in collaboration with the North American Society for Pacing and Electrophysiology1 J Am Coll Cardiol 1999; 34(3):912-48.

Filho RSM, Rodrigues TR. Variabilidade da frequência cardíaca e sensibilidade barorreflexa. In: Papel dos métodos não invasivos em arritmias cardíacas. São Paulo: Atheneu, 2009:101-18.

Gersh BJ, Maron BJ, Bonow RO et al. 2011 ACCF/AHA guideline for the diagnosis and treatment of hypertrophic cardiomyopathy: a report of the American College of Cardiology Foundation/American Heart Association Task Force on Practice Guidelines. Circulation 2011 Dec 13; 124(24):e783-831.

Gomes JA, Winters SL, Ip J, Tepper D, Kjellgren O. Identification of patients with high risk of arrhythmic mortality. Cardiology Clinics 1993; 11:55-63.

Kleiger RE, Miller P, Bigger JT, Moss AJ. Decreased heart rate variability and its association with increased mortality after acute myocardial infarction. Am J Cardiol 1987; 59:256-62.

Kuniyoshi RR, Magalhães LP. Monitor de eventos. In: Zimerman LI, Fenelon G. Papel dos métodos não-invasivos em arritmias cardíacas. São Paulo: Atheneu, 2009:47-53.

Morrow DA, Gersh BJ. Doença arterial coronariana crônica. In: Braunwald tratado de doenças cardiovasculares. Rio de Janeiro: Elsevier, 2010:1353-417.

Neto EM. Eletrocardiograma ambulatorial – Holter. In: Cardiologia – Guias de medicina ambulatorial e hospitalar UNIFESP/Escola Paulista de Medicina. São Paulo: Manole, 2005:45-57.

Rassi A, Rassi A, Little WC et al. Development and validation of a risk score for predicting death in chagas' heart disease. N Engl J Med 2006; 355:799-808.

Reiffel JA, Schulhof E, Joseph B, Severance E, Wyndus P, McNamara A. Optimal duration of transtelephonic ECG monitoring when used for transient symptomatic event detection. J Eletrocardiol 1991; 24:165-8.

Souza OF, Pereira LSM, Maia GMO. Sistema Holter e outros métodos nas arritmias cardíacas. Rio de Janeiro: Revinter, 2001. 363p.

The ESVEM Investigators. ESVEM trial. Electrophysiologic Study Versus Electrocardiographic Monitoring for selection of antiarrhythmic therapy of ventricular tachyarrhythmias. Circulation 1989 Jun; 79(6):1354-60.

48

Audes Diógenes de Magalhães Feitosa • André Sansonio de Morais

Monitorização Ambulatorial da Pressão Arterial e Monitorização Residencial da Pressão Arterial

INTRODUÇÃO

A técnica auscultatória para a medida da pressão arterial (PA) com esfigmomanômetro e estetoscópio foi desenvolvida e aplicada na prática clínica desde o início do século passado. No entanto, a PA medida em consultório, por se tratar de um momento único e dependente da técnica, traz limitações importantes para o diagnóstico e o entendimento do caráter variável da PA durante o ciclo circadiano. Desse modo, há cerca de 50 anos novas técnicas têm sido utilizadas na tentativa de entender o comportamento da PA e estabelecer parâmetros de normalidade.

Os primeiros aparelhos de monitorização ambulatorial da pressão arterial (MAPA) foram desenvolvidos a partir da década de 1960, ainda limitados pela necessidade de ativação manual pelo próprio paciente, o que impossibilitava as medições durante o sono. Por fim, foram desenvolvidos os equipamentos de medidas automáticas, os quais possibilitaram uma metodologia capaz de aplicar o equipamento tanto em pesquisas como na prática clínica. Evidências demonstram que a MAPA é capaz de estabelecer melhor o prognóstico dos eventos cardiovasculares maiores, como infarto agudo do miocárdio e acidente vascular encefálico, quando comparada às medidas realizadas em consultório.

Sua vantagem, em relação ao método tradicional, é a realização de várias medidas no decorrer das 24 horas, durante as atividades habituais do paciente, de modo a esclarecer a ocorrência das entidades clínicas denominadas hipertensão do avental branco e hipertensão mascarada. Evidências crescentes apontam forte correlação entre a hipertensão noturna diagnosticada pela MAPA e sua associação com desfechos cardiovasculares.

O QUE É A MAPA?

Trata-se de um método indireto de medida da PA, em que o paciente recebe o equipamento acoplado a um monitor, o qual é fixado a sua cintura, efetuando as medidas e gravações programadas intermitentemente. A maioria dos aparelhos utiliza um oscilômetro para medição da PA, embora alguns identifiquem os sons de Korotkoff por detecção microfônica. Ambos os métodos devem ser aceitos por protocolos de validação. Em um segundo momento, 24 horas ou mais após a instalação, o paciente devolve o equipamento e as gravações serão processadas por um programa que fornecerá todas as medidas realizadas no período, bem como as médias dos períodos de 24 horas, períodos de vigília e de sono.

Algumas informações devem ser fornecidas ao paciente durante o agendamento para que ele saiba como proceder desde o dia anterior ao recebimento do aparelho até sua devolução, incluindo evitar atividade física 24 horas antes (se não praticante regular) e durante a realização do exame, orientações sobre vestimentas, banhos, uso regular da medicação prescrita, intercorrências como necessidade de medição manual na ocorrência de sintomas, preenchimento do diário (relatório sobre atividades desempenhadas durante o dia e, eventualmente, sintomas) e posicionamento do braço, o qual deve permanecer imóvel e estendido durante as medidas.

Em relação ao protocolo de medidas, recomenda-se que o programa realize ao menos uma medida a cada 30 minutos, de modo que ao final das 24 horas esteja disponível um mínimo de 16 medidas em período de vigília e oito durante o sono para o exame ser considerado válido. A critério clínico, os períodos podem ser modificados, com maior número de medidas em períodos predeterminados. Recomendamos a utilização de protocolos com medidas a cada 20 minutos durante o período de vigília e a cada 30 minutos no período de sono.

INDICAÇÕES

A diretriz brasileira de MAPA de 2011 indica o método como parte do fluxograma para diagnóstico da hiperten-

Tabela 48.1 Indicações para monitorização ambulatorial da pressão arterial

Indicações	Nível de evidência	Grau de recomendação
Suspeita de hipertensão do avental branco	A	I
Suspeita de hipertensão mascarada	A	I
Avaliação da eficácia terapêutica anti-hipertensiva: PA casual persistentemente elevada	Hipertensão resistente	B	IIA
	Efeito do avental branco	B	IIA
Avaliação da eficácia terapêutica anti-hipertensiva: PA casual controlada	Indícios de persistência	B	I
	Progressão de lesão de órgão-alvo	B	IIA
Avaliação de sintomas	D	I

Fonte: V Diretrizes Brasileiras de Monitorização Ambulatorial da Pressão Arterial.

são arterial sistêmica (HAS), recomendando sua utilização por todos os pacientes em investigação diagnóstica. No entanto, algumas situações clínicas específicas são reforçadas em seu nível de evidência e grau de recomendação (Tabela 48.1).

LIMITAÇÕES

As limitações do exame decorrem da existência de artefatos de medidas, da perda da acurácia durante atividade física ou de qualquer situação clínica associada a distúrbios do movimento (como na doença de Parkinson). Níveis muito elevados de PA sistólica também podem ser uma limitação em razão do incômodo ocasionado ao paciente em virtude da maior insuflação do manguito. Alguns pacientes relatam desconforto particularmente durante as medidas noturnas (o que pode causar resistência em caso de necessidade de repetição do exame). A realização da monitorização residencial da pressão arterial (MRPA) é uma alternativa aos pacientes intolerantes à MAPA. O método pode ter ainda reprodutibilidade limitada quando o procedimento não é padronizado.

Outra limitação do método é a falta de validação para grupos específicos, como crianças e adolescentes, idosos, gestantes, obesos e portadores de arritmia cardíaca. Enquanto estudos são aguardados para validação dos equipamentos para essas populações, os equipamentos já validados para a população geral podem ser utilizados naqueles casos e associados a outros métodos, como a medida de consultório e residencial.

DIAGNÓSTICO

Os valores pressóricos de referência para diagnóstico de HAS pela MAPA e valores-alvo da PA são baseados nos consensos e diretrizes do JNC8, ESH/ESC 2003, 2007 e 2013, bem como em estudos de desfechos cardiovasculares, como o IDACO e o Ohasama. O diagnóstico leva em consideração os valores médios da PA em três períodos:

- Média dos valores no período de 24 horas.
- Média dos valores no período de vigília.
- Média dos valores no período de sono.

Os limites para diagnóstico estão sumarizados na Tabela 48.2.

Observados os valores médios definidos como o padrão vigente, o laudo da MAPA deve se limitar a descrever o comportamento normal ou anormal da PA durante o período observado, ou ainda, se o objetivo da realização do exame for a avaliação da resposta terapêutica, o laudo deve limitar-se a descrever se o tratamento anti-hipertensivo prescrito sugere adequado ou inadequado controle da PA nas 24 horas. A hipertensão do avental branco, a hipertensão mascarada e demais entidades são diagnósticos clínicos, não devendo constar nos laudos.

ESTRATIFICAÇÃO DE RISCO CARDIOVASCULAR PELA MAPA

Alguns parâmetros utilizados na MAPA demonstram associação com desfechos cardiovasculares, os quais podem ser utilizados na estratificação de risco do paciente. Assim, as médias das PA sistólica e diastólica durante os períodos de sono e vigília se correlacionam mais fortemente com lesões de órgãos-alvo do que a medida casual da PA.

Ensaios clínicos demonstraram associação independente entre a elevação da PA sistólica durante o sono e a mortalidade cardiovascular.

Outro fato que merece atenção, e que a MAPA permite observar, é o descenso da PA vigília-sono. A queda da PA durante a transição da fase de vigília e sono trata-se de fenômeno fisiológico do ciclo circadiano e sua intensidade tem correlação inversa com desfechos cardiovasculares, ou seja, quanto menor a variabilidade tanto da PA sistólica como da diastólica, maior o risco cardiovascular.

De maneira inversa, a elevação matinal da PA tem correlação direta com desfechos cardiovasculares.

Tabela 48.2 Valores pressóricos para diagnóstico de HAS pela MAPA

Média das 24h	≥ 130 × 80mmHg
Média do período de vigília	≥ 135 × 85mmHg
Média do período de sono	≥ 120 × 70mmHg

Fonte: Diretrizes de 2013 da Sociedade Europeia de Hipertensão/Sociedade Europeia de Cardiologia para Manejo da Hipertensão Arterial.

Outro parâmetro avaliado é a variabilidade da PA nas 24 horas, a qual ainda padece de evidências quanto à associação de seus efeitos sobre os órgãos-alvo.

HIPERTENSÃO DO AVENTAL BRANCO

Trata-se da mais frequente indicação para realização da MAPA. O fenômeno ocorre em virtude da ansiedade no momento da consulta, quando os níveis pressóricos estão ≥ 140 × 90mmHg, seja pelo componente sistólico, seja pelo diastólico. Na ocasião da realização da MAPA, os níveis tensionais médios nas 24 horas estão < 135 × 85mmHg, ou seja, comportamento normal da PA. Os indivíduos sob essa condição apresentam risco cardiovascular muito inferior ao daqueles hipertensos "verdadeiros". Quando comparados aos indivíduos normotensos, os portadores da hipertensão do avental branco experimentam discreto aumento, não significativo, do risco cardiovascular, embora alguns estudos tenham correlacionado essa síndrome clínica com aumento na prevalência de lesões de órgão-alvo. Uma meta-análise recente, realizada pelo grupo IDACO, não evidenciou aumento no risco cardiovascular na população geral portadora da hipertensão do avental branco, mas detectou aumento significativo em grupos específicos, como os de homens e pacientes diabéticos. Esse estudo também demonstrou claramente que quaisquer que sejam os riscos cardiovasculares futuros nesses pacientes, ainda assim são menores quando comparados aos de pacientes com hipertensão persistente ou hipertensão mascarada. Os portadores de hipertensão do avental branco estão sob risco de desenvolver hipertensão arterial com o passar dos anos.

HIPERTENSÃO MASCARADA

A hipertensão mascarada ocorre quando a PA medida em consultório é normal, ou seja, < 140 × 90mmHg e as obtidas pela MAPA estão acima dos limites de normalidade. Deve ser suspeitada quando indivíduos com PA normal de consultório apresentam hipertrofia ventricular esquerda, história familiar de hipertensão em ambos os pais, múltiplos fatores de risco cardiovasculares, pacientes diabéticos, obesos, fumantes, etilistas e pacientes com frequência cardíaca (FC) de repouso elevada. Adultos portadores de hipertensão mascarada apresentam aumento do risco de lesão de órgão-alvo e morbidade cardiovascular.

SITUAÇÕES E POPULAÇÕES ESPECIAIS

Crianças e adolescentes

Nessa faixa etária, não há estudos correlacionando níveis pressóricos com desfechos cardiovasculares. As indicações para realização do exame são basicamente as mesmas da população adulta, como diagnóstico de hipertensão do avental branco e hipertensão mascarada, avaliação da PA em pacientes diabéticos ou portadores de doença renal crônica e avaliação da terapêutica em pacientes hipertensos. A avaliação dos limites de normalidade da MAPA nesses indivíduos deve seguir uma normatização desenvolvida em estudos pediátricos, utilizando-se as tabelas de percentil ou o aplicativo PA KIDS. Poucos equipamentos encontram-se validados para utilização nessa faixa etária.

Idosos

Algumas limitações impedem ou dificultam a realização da MAPA na população idosa e são decorrentes das alterações fisiológicas próprias do envelhecimento, como enrijecimento das artérias, hiato auscultatório e maior prevalência de arritmias cardíacas. Outros parâmetros também são próprios da população idosa, como menor descenso da PA durante o sono, elevação abrupta da PA matinal e maior tendência à hipertensão do avental branco e à hipertensão sistólica isolada. Os limites de normalidade aceitos são os mesmos da população não idosa. O método pode ser indicado também na avaliação de sintomas de hipotensão, disautonomia ou síncope.

Gestantes

A principal indicação do exame na população gestante consiste em identificar portadores de hipertensão do avental branco, a qual tem a mesma prevalência encontrada entre as não gestantes; no entanto, é fundamental diagnosticá-la com precisão, sob o risco de início de tratamento anti-hipertensivo que possa causar efeitos indesejáveis ao feto. Não há padrão de resposta definido para diagnóstico de pré-eclâmpsia pela MAPA, de modo que os limites de normalidade para diagnóstico de hipertensão devem ser os mesmos utilizados para a população geral, independentemente da fase do ciclo gestacional.

Arritmias cardíacas

Não há estudos que tenham estabelecido protocolos para a utilização da MAPA nessa população. Há limitação do método para estabelecimento da FC durante arritmias, e o equipamento apresenta a tendência de superestimar a PA diastólica durante a fibrilação atrial.

Obesos

Não há estudos de validação para a monitorização da PA pela MAPA nessa população. As limitações impostas são decorrentes de alterações vasculares, como aumento na rigidez da parede das artérias, bem como a necessidade de validação de manguitos de tamanhos maiores. Em muitos casos, opta-se por realizar a MRPA nos pacientes obesos em razão da facilidade nas medições.

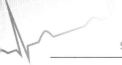

Diabéticos

A MAPA tem aplicação nesse grupo para avaliação de hipotensão, a qual pode ser confundida com os sintomas de hipoglicemia, e na identificação de alterações no padrão de PA vigília-sono, o qual tem relação com microalbuminúria e aumento do risco cardiovascular. Esses indivíduos estão mais propensos a apresentar o quadro de hipertensão noturna, e estudos relatam que um em cada dois pacientes com *diabetes mellitus* tipo 2 tem hipertensão mascarada. Apesar de controverso, os limites de normalidade aceitos atualmente são os mesmos para a população não diabética.

Doença renal

À semelhança da população diabética, a MAPA pode ser útil na identificação de casos de hipotensão. Os limites de normalidade para a MAPA ainda não foram definidos, admitindo-se como normais os mesmos valores obtidos para a população geral.

Insuficiência cardíaca

A MAPA pode ser útil na otimização do tratamento e no esclarecimento dos sintomas, como dispneia paroxística noturna, fadiga, insuficiência coronariana, e da correlação desses achados com os níveis de PA, bem como na avaliação de programa de exercícios. Alterações do padrão vigília-sono nessa população estão associadas à gravidade da disfunção sistólica.

Síndrome da apneia obstrutiva do sono

A associação entre síndrome da apneia obstrutiva do sono (SAOS) e hipertensão tem sido bem documentada e é nesse contexto que a MAPA se faz essencial para o diagnóstico, dada a impossibilidade de o paciente realizar medidas de PA durante o sono. A taxa de pacientes com SAOS que foram diagnosticados como portadores de hipertensão mascarada chega a 30% em alguns estudos. O comportamento da PA nesses casos caracteriza-se pelo predomínio do componente diastólico elevado durante o ciclo do sono e a perda do descenso da PA vigília-sono.

MONITORIZAÇÃO RESIDENCIAL DA PRESSÃO ARTERIAL (MRPA)

Consiste no registro da PA realizado fora do ambiente de consultório, por pessoa capacitada e com equipamento validado e calibrado, durante o período de vigília. Deve-se utilizar um protocolo normatizado por uma diretriz e não deve ser confundida com a automedida da pressão arterial (AMPA), que consiste no registro não sistematizado da PA realizado de acordo com a orientação do médico ou a decisão do paciente. As indicações, vantagens e limitações estão listadas na Tabela 48.3.

A reprodutibilidade da MRPA está diretamente relacionada com o número de medições realizadas. Para o cálculo da média devem ser usadas entre 12 e 30 medidas em um período de 5 a 7 dias. Por isso, recomenda-se a realização de três medidas pela manhã e três à noite, durante 5 dias, ou duas medidas em cada sessão, durante 7 dias, realizadas pelo paciente ou outra pessoa treinada, durante a vigília, no domicílio ou no trabalho, com aparelhos validados. A MRPA possibilita a obtenção de grande número de medidas de PA de modo simples, eficaz e pouco dispendioso. Seu uso mais frequente pode superar muitas limitações da tradicional medida da PA no consultório, por ser mais barato e de mais fácil execução do que

Tabela 48.3 Indicações, vantagens e limitações da MRPA

Indicações	Vantagens	Limitações
Pacientes sob tratamento anti-hipertensivo Identificação e seguimento da hipertensão do avental branco Identificação e quantificação do efeito do avental branco Identificação da hipertensão mascarada Avaliação da hipertensão de difícil controle Condições clínicas que exigem controle rigoroso da PA (diabetes, doença renal, hipertensão na gravidez)	Número grande de medidas por vários dias e em diferentes momentos do dia, fora do consultório e sem reação de alarme à presença do profissional de saúde Boa reprodutibilidade Bom valor prognóstico Baixo custo Boa aceitação pelos pacientes, inclusive entre os idosos e muito idosos Valor educacional em razão do envolvimento do paciente no manejo da HAS Possibilidade de registro dos dados, impresso ou em mídia eletrônica, e de teletransmissão dos valores de PA Potencial melhora da adesão ao tratamento anti-hipertensivo Potencial melhora nas taxas de controle da HAS	Possibilidade de erros na obtenção das medidas da PA Indução de ansiedade no paciente Risco de autoajustes no tratamento Pacientes com arritmias, obesos e crianças Pontos de corte de normalidade e metas a serem alcançadas com o tratamento ainda não plenamente definidos Exame não consta do rol de procedimentos do Sistema Único de Saúde (SUS) e do sistema de saúde suplementar

a MAPA. A MRPA pode tornar-se um componente de rotina da medida da PA para a maioria dos pacientes com hipertensão conhecida ou suspeitada, contribuindo para o diagnóstico (Figura 48.1) e o seguimento da hipertensão arterial.

Evidências acumuladas afirmam que a MRPA pode ser melhor preditor de lesão de órgãos-alvo, reduzir o efeito do avental branco e determinar a presença de hipertensão mascarada.

São considerados anormais na MRPA as médias de PA > 135 × 85mmHg, valores propostos pelas diretrizes europeia e americana de hipertensão; contudo, na literatura internacional não existe consenso em relação a esses limites. Sugere-se que, diante de valores entre 125 × 75 e 135 × 85mmHg, deve-se utilizar a MAPA para melhor definição de conduta, como mostrado na Figura 48.1.

O esquema para avaliação da PA em pacientes suspeitos de hipertensão pode ser usado em pacientes nos quais a decisão de iniciar o tratamento não está bem definida a partir da PA casual (um pouco acima ou abaixo do ponto de corte que define o controle adequado). A MRPA pode ser utilizada para auxiliar o diagnóstico, se necessário, em associação à MAPA.

Atualmente, dispõe-se de dados sobre o valor preditivo de eventos cardiovasculares por MRPA obtidos em oito estudos populacionais prospectivos que avaliaram mais de 17 mil indivíduos. Alguns desses estudos encontram-se listados na Tabela 48.4. Na maioria desses estudos, a MRPA demonstrou melhor correlação com eventos cardiovasculares do que a PA de consultório.

Estudo em indivíduos com insuficiência renal mostrou que a MRPA teve melhor valor preditivo de eventos cardiovasculares do que a medida obtida em consultório. Entre pacientes idosos, aqueles que apresentam PA elevada na MRPA e baixa no consultório (hipertensão mascarada) apresentam o mesmo risco dos hipertensos não controlados. Na comparação com a MAPA, o valor preditivo de eventos cardiovasculares da MRPA parece ser um pouco inferior.

Tabela 48.4 Estudos que avaliaram o valor prognóstico da MRPA para eventos cardiovasculares (CV)

Estudo	Nº indivíduos	Seguimento (anos)	Odds ratio para 1mmHg de aumento da PAS e PAD MRPA	Consultório
Ohasama	1.789	6,6	1,021 / 1,015	1,005 / 1,008
SHEAP	4.932	3,2	1,015 / 1,020	1,005 / 1,005
PAMELA	2.051	10,9	1,046 / 1,055	1,038 / 1,045
Flanders	391	10,9	1,012 / 1,034	1,006 / 1,004
Didima	652	8,2	1,003 / 1,011	1,012 / 1,034
Finn-Home	2.081	6,8	1,021 / 1,034	1,012 / 1,025

PAS: pressão arterial sistólica; PAD: pressão arterial diastólica.

CONSIDERAÇÕES FINAIS

Um ponto a ser discutido quanto à MAPA refere-se à relação custo-efetividade. O que a princípio poderia representar um custo adicional no seguimento do paciente hipertenso comprovou-se, em diversos estudos, que se trata a longo prazo de redução de custos, dado o potencial do método de esclarecer os casos de hipertensão do avental branco, reduzindo assim gastos com medicação anti-hipertensiva desnecessária, sem citar os possíveis efeitos adversos para o paciente. A redução desses diagnósticos chega a 20% segundo dados recentes da literatura. Um segundo ponto a ser observado é que, quando são diagnosticados pacientes normotensos no consultório e que apresentaram hipertensão com o uso da MAPA – a chamada hipertensão mascarada – o início do tratamento também representará uma medida de redução de custos, visto que essas pessoas apresentam o mesmo prognóstico cardiovascular dos indivíduos hipertensos.

As perspectivas do método são: ampla utilização, incluindo outros parâmetros, como pressão de pulso, velocidade e forma de onda de pulso, FC e elevação matinal da pressão arterial; melhor aplicabilidade do equipamento com o advento de manguitos ajustáveis e equipamentos portáteis de baixo custo capazes de realizar registros não invasivos da PA batimento a batimento; equipamentos capazes de monitorizar a PA por 7 dias ou de realizar simultaneamente registros de PA e eletrocardiográficos, bem como a medida da PA central; e, por fim, a determinação de sua utilidade em populações especiais, como crianças e adolescentes, obesos, diabéticos, gestantes e idosos.

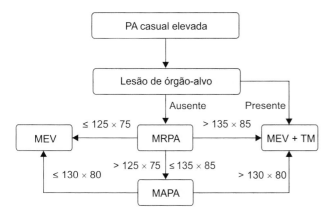

Figura 48.1 Algoritmo para o uso da MRPA na prática clínica. (Adaptada de Pickering TG, Miller NH, Ogedegbe G, Krakoff LR, Artinian NT, Goff D. Hipertension. Published on line May 22, 2008.)

Bibliografia

2013 ESH/ESC Guidelines for the Management of Arterial Hypertension: the Task Force for the Management of Arterial Hypertension of the European Society of Hypertension (ESH) and of the European Society of Cardiology (ESC). Journal of Hytertension 2013 Jul; 31(7):1281-357.

2014 Evidence-Based Guideline for the Management of High Blood Pressure in Adults Report from the Panel Members Appointed to the Eighth Joint National Committee (JNC 8). JAMA 2014; 311(5):507-20.

Agarwal R, Andersen MJ. Prognostic importance of clinic and home blood pressure recordings in patients with chronic kidney disease. Kidney Int 2006; 69:406-11.

Alessi A, Brandão AA, Pierin A et al. IV diretriz para uso da monitorização ambulatorial da pressão arterial/II diretriz para o uso da monitorização residencial da pressão arterial. Arq Bras Cardiol 2005; 85(supl. II):5-18.

Bobrie G, Chatellier G, Genes N et al. Cardiovascular prognosis of "masked hypertension" detected by blood pressure self-measurement in elderly treated hypertensive patients. JAMA 2004; 291:1342-9.

European Society of Hypertension practice guidelines for home blood pressure monitoring. J Hum Hytertens 2010 Dec; 24(12):779-85.

Fagard RH, Celis H, Thijs L et al. Daytime and nighttime blood pressure as predictors of death and cause-specific cardiovascular events in hypertension. Hypertension 2008; 51:55-61.

Fagard RH, Van Den Broeke C, De Cort P. Prognostic significance of blood pressure measured in the office, at home and during ambulatory monitoring in older patients in general practice. J Hum Hypertens 2005; 19:801-7.

Fan H, Li Y, Thijs L et al., on behalf of the International Database on Ambulatory blood pressure in relation to Cardiovascular Outcomes (IDACO) Investigators. Prognostic value of isolated nocturnal hypertension on ambulatory measurement in 8711 individuals from 10 populations. J Hypertens 2010; 28:2036-45.

Fukunaga H, Ohkubo T, Kobayashi M et al. Cost-effectiveness of the introduction of home blood pressure measurement in patients with office hypertension. J Hypertens 2008; 26:685-90.

Gosse P, Coulon P. Ambulatory or home measurement of blood pressure? J Clin Hypertens (Greenwich). 2009; 11:234-7.

Greeff A, Lorde I, Wilton A, Seed P, Coleman AJ, Shennan AH. Calibration accuracy of hospital-based non-invasive blood pressure measuring devices. J Hum Hypertens 2010; 24(1):58-63.

Mancia G, Fagard R, Narkiewicz K et al. 2013 Guidelines for the Management of Arterial Hypertension: The Task Force for the Management of Arterial Hypertension of the European Society of Hypertension (ESH) and of the European Society of Cardiology (ESC). J Hypertens 2013; 31:1281-357.

Niiranen TJ, Hänninen MR, Johansson J, Reunanen A, Jula AM. Homemeasured blood pressure is a stronger predictor of cardiovascular risk than office blood pressure: the Finn-Home study. Hypertension 2010; 55:1346-51.

Ohkubo T, Imai Y, Tsuji I et al. Home blood pressure measurement has a stronger predictive power for mortality than does screening blood pressure measurement: a population-based observation in Ohasama. J Hypertens 1998; 16:971-5.

Okumiya K, Matsubayashi K, Wada T et al. A U-shaped association between home systolic blood pressure and four-year mortality in community-dwelling older men. J Am Geriatr Soc 1999; 47:1415-21.

Parati G, Stergiou GS, Asmar R et al., ESH Working Group on Blood Pressure Monitoring. European Society of Hypertension Practice Guidelines for home blood pressure monitoring. J Hum Hypertens 2010; doi:10.1038/jhh.1010.54.

Parati G, Stergiou GS, Asmar R, Bilo G, Leeuw P et al., ESH Working Group on Blood Pressure Monitoring European Society of Hypertension guidelines for blood pressure monitoring at home: a summary report of the Second International Consensus Conference on Home Blood Pressure Monitoring. J Hypertens 2008; 26:1505-26.

Pickering TG, Miller NH, Ogedegbe G et al. American Heart Association; American Society of Hypertension; Preventive Cardiovascular Nurses Association. Call to action on use and reimbursement for home blood pressure monitoring: a joint scientific statement from American Heart Association, American Society of Hypertension, Preventive Cardiovascular Nurses Association. Hypertension 2008; 52:10-29.

Sega R, Facchetti R, Bombelli M et al. Prognostic value of ambulatory and home blood pressures compared with office blood pressure in the general population: follow-up results from the Pressioni Arteriose Monitorate e Loro Associazioni (PAMELA) study. Circulation 2005; 111:1777-83.

Shimada K, Fujita T, Ito S et al. The importance of home blood pressure measurement for preventing stroke and cardiovascular disease in hypertensive patients: a sub-analysis of the Japan Hypertension Evaluation with Angiotensin II Antagonist Losartan Therapy (J-HEALTH) study, a prospective nationwide observational study. Hypertens Res 2008; 31:1903-11.

Sociedade Brasileira de Cardiologia/Sociedade Brasileira de Hipertensão/Sociedade Brasileira de Nefrologia. VI Diretrizes Brasileiras de Hipertensão. Arq Bras Cardiol 2010; 95(1 supl.1):1-51.

Stergiou GS, Baibas NM, Kalogeropoulos PG. Cardiovascular risk prediction based on home blood pressure measurement: the Didima study. J Hypertens 2007; 25:1590-6.

Stergiou GS, Skeva II, Baibas NM, Kalkana CB, Roussias LG, Mountokalakis TD. Diagnosis of hypertension using home or ambulatory blood pressure monitoring: comparison with the conventional strategy based on repeated clinic blood pressure measurements. J Hypertens 2000; 18:1745-51.

V Diretrizes Brasileiras de Monitorização Ambulatorial da Pressão Arterial (MAPA) e III Diretrizes Brasileiras de Monitorização Residencial da Pressão Arterial (MRPA). Rev Bras Hipertens 2011; 18(1):7-17.

49

Giordano Bruno de Oliveira Parente

Tilt Test (Teste de Inclinação Ortostática)

INTRODUÇÃO

A síncope permanece entre as situações, para o clínico, que mais representam um desafio diagnóstico, dada a elevada quantidade de condições etiológicas envolvidas, muitas vezes com história clínica pouco elucidativa em termos de suspeita diagnóstica. Particularmente os transtornos vasovagais, uma das mais frequentes situações que levam à síncope, têm como único método diagnóstico o teste de inclinação ortostática (*head-up tilt table test*).

Com o advento dessa modalidade diagnóstica e sua incorporação à prática clínica, na década de 1990, pôde ser observado que a maioria dos pacientes antes rotulados como portadores de síncope de causa desconhecida passaram a ter os distúrbios da função autonômica e vasovagal como causa.

Esse exame tem como objetivo medir a suscetibilidade do indivíduo ao desenvolvimento de síncope relacionada com alteração do reflexo vasovagal e/ou hipotensão postural (disautonômica ou não). Dessa maneira, quando anormal, não estabelece relação inequívoca entre síncope e o diagnóstico, mas torna essa relação a mais provável.

O MÉTODO

O exame baseia-se no registro das modificações ocorridas no estado cardiovascular durante o estresse ortostático provocado pela inclinação do paciente a um ângulo de 70 graus. Normalmente, após a posição em decúbito dorsal prolongada e inclinação gradual da maca até essa posição, notam-se discreta queda da pressão arterial sistólica (PAS), nenhuma modificação ou leve aumento da pressão arterial diastólica (mantendo a pressão arterial média constante) e incremento da frequência cardíaca (FC). Essas modificações fisiológicas, quando presentes em indivíduos predispostos à síncope, servem como gatilho para o desencadeamento da hipotensão arterial e/ou bradicardia que, associada a sintomas reprodutíveis do episódio sincopal (ou pré-sincopal), possibilitam a classificação do exame como positivo.

São determinadas, basicamente, seis respostas positivas (Figura 49.1):

- **Resposta vasovagal tipo vasodepressora:** vasodilatação súbita com hipotensão.
- **Resposta vasovagal tipo cardioinibitória:** ativação vagal com bradicardia ou assistolia.
- **Resposta vasovagal mista:** associação de inibição simpática (vasodilatação) e ativação vagal (bradicardia), simultâneas.
- **Resposta disautonômica:** queda progressiva da pressão arterial (PA) até níveis críticos. Nesse caso, a queda é sempre gradual (vários minutos).
- **Hipotensão ortostática:** queda súbita da PA, desde o início da inclinação, com melhora após o término do exame. Uma queda na PAS ≥ 50mmHg (sem sintomas) ou 30mmHg (sintomática) é utilizada como critério.
- **Síndrome da taquicardia postural ortostática:** durante a inclinação não existe nenhuma modificação significativa da PA, mas aumento importante da FC (incremento > 30bpm em relação ao basal), sempre associado a sintomas de intolerância ortostática (p. ex., mal-estar).

Existe ainda a referência a uma resposta negativa apontada como "síncope psiquiátrica", em que existem sintomas, mas nenhuma mudança hemodinâmica. Atualmente, essa expressão vem sendo abandonada, tendo em vista que mesmo esses pacientes podem apresentar algum grau de vasoconstrição cerebral, já documentada por Doppler transcraniano, como causa.

COMO É O EXAME

O exame deve ser realizado em ambiente calmo, com iluminação e temperatura controladas, para promover o

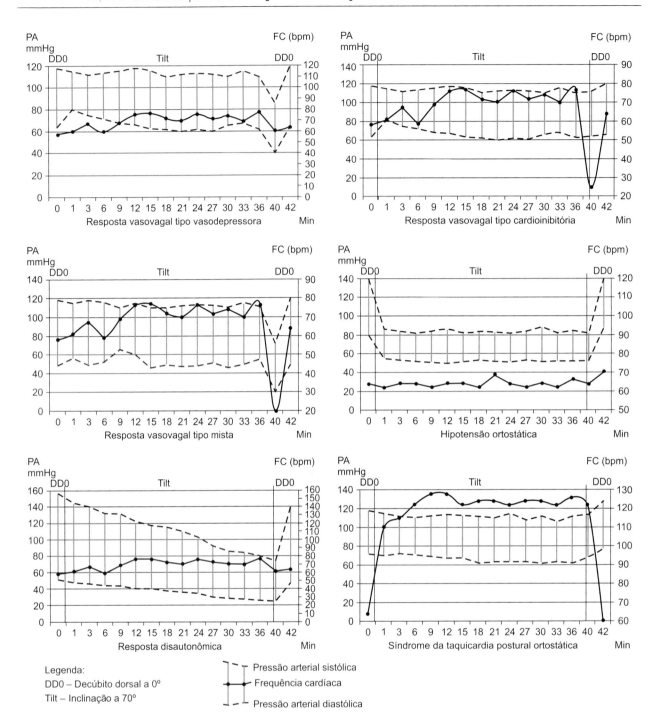

Figura 49.1 Exemplos de resposta positiva do teste de inclinação (tilt test).

relaxamento do paciente. Na sala de exame, além da maca e de todo o equipamento de monitorização, deve estar à disposição todo o material necessário para atender a uma parada cardiorrespiratória.

O paciente é colocado deitado em uma maca (posição a 0 grau) e monitorizado por PA não invasiva (idealmente, medidor contínuo pulso a pulso) e monitor cardíaco. O uso de monitorização oximétrica pode ser dispensável.

Após o paciente permanecer de 15 a 20 minutos em posição deitada, a maca é lentamente inclinada até o ângulo de 70 graus, permanecendo o paciente nessa posição até a positividade do exame ou decorrido o tempo limite (40 minutos em adultos e 20 minutos nas crianças) (Figura 49.2).

O examinador deverá ficar atento a qualquer mudança hemodinâmica ou ao surgimento de sintomas, com o objetivo de interromper rapidamente o exame, caso haja hipotensão ou bradicardia, e não correr o risco de se ver diante de efeitos indesejados (assistolia e hipoxia cerebral prolongada).

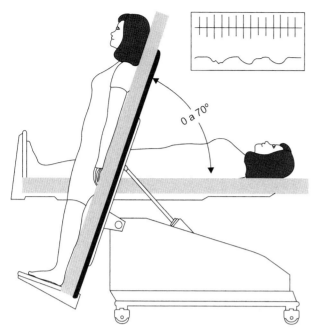

Figura 49.2 Esquematização da posição da maca na fase de repouso (0 grau) e estresse ortostático (70 graus).

Para realização do exame é imprescindível a presença de auxiliar ou técnico de enfermagem capacitado e habilitado para ajudar no atendimento de possíveis intercorrências.

Antes do exame, deve ser feita uma explanação breve do que irá acontecer, inclusive desmistificando anseios relativos aos movimentos realizados pela maca (frequentemente os pacientes acreditam que serão realizados movimentos contínuos, bruscos, ou que ficarão de cabeça para baixo).

Os sintomas mais frequentemente referidos pelos pacientes são: parestesias, dor e tremor em membros inferiores (devido à prolongada posição imóvel em pé). Quando o resultado é positivo, os sintomas que motivaram a solicitação do exame podem surgir como: mal-estar, palpitação, sudorese, tontura, escurecimento visual, sensação de desfalecimento (pré-síncope) e, até mesmo, síncope.

O exame é considerado seguro, e a incidência de complicações graves que necessitam intervenção maior é de cerca de 1:1.000 exames.

Dependendo da situação, ou da indicação do solicitante, o exame pode ser realizado com sensibilização farmacológica, com administração de 1,25mg de dinitrato de isossorbida 5 minutos antes da inclinação, devendo, nesse caso, haver só 20 minutos de fase ativa (inclinação a 70 graus).

INDICAÇÕES

Indicações principais

- Síncope ou pré-síncope recorrente, sem história de cardiopatia, havendo ou não a suspeita de origem vasovagal.
- Síncope inexplicada, sem cardiopatia ou em cardiopatas em que já se excluiu causa cardiológica.
- Avaliação da influência autonômica em bradiarritmias sintomáticas para definição do planejamento terapêutico.
- Diagnóstico diferencial de síncope convulsígena e epilepsia.
- Pré-síncope, tonturas e quedas recorrentes e inexplicadas em idosos.
- Avaliação autonômica.

Possíveis indicações

- Suspeita de isquemia cerebral transitória, recorrente e sem causa neurológica.
- Síndrome da fadiga crônica.
- Vertigem idiopática.
- Recuperados de morte súbita infantil.

Vale lembrar que os pacientes jovens com síncope única, especialmente quando é evidente a origem vasovagal, geralmente não necessitam realizar o teste de inclinação.

CONTRAINDICAÇÕES

- Presença de cardiopatia obstrutiva grave (p. ex., estenose mitral ou aórtica).
- Coronariopatia obstrutiva proximal grave (p. ex., lesão de tronco de coronária esquerda).
- Doença cerebrovascular obstrutiva grave; nesse caso, a indução de hipotensão pode precipitar isquemia cerebral.
- Gravidez (em virtude do risco da hipotensão para a saúde do feto).

LIMITAÇÕES

A principal limitação do exame é o fato de não ser considerado o padrão-ouro, uma vez que a sensibilidade presumida é em torno de 60% a 70%, com especificidade de cerca de 80%. A utilização de protocolo de sensibilização com nitrato eleva a sensibilidade para 80%, com prejuízo da especificidade. Os principais motivos de resultados falso-negativos e falso-positivos são:

- **Falso-negativos:**
  – Síncope situacional: por motivo óbvio, no paciente com síncope do tipo situacional, como a síncope da micção ou da visão de sangue, o gatilho está relacionado com a situação em questão. Nesses casos, o diagnóstico é clínico e, quando o teste é positivo, também pode predizer a ocorrência de síncope não situacional.
  – Último episódio sincopal ocorrido há muito tempo: é preferível que o paciente realize o teste no máximo 2 meses após o último evento.

- Uso de medicamentos: betabloqueadores, fludrocortisona e inibidores da recaptação da serotonina.
- Contração muscular realizada pelo paciente durante a inclinação (manobra abortiva, autoexecutada).
- Protocolo inadequado.

- **Falso-positivos:**
  - Exames sensibilizados com nitrato, com hipotensão secundária ao efeito do próprio nitrato (mesmo utilizando uma dose menor, alguns pacientes são mais sensíveis). A resposta mais relacionada com resultados verdadeiro-positivos seria a cardioinibitória (p. ex., bradicardia).
  - Uso de agentes hipotensores: vasodilatadores, diuréticos, tricíclicos etc.
  - Outras situações: desidratação.

CONSIDERAÇÕES FINAIS

O teste de inclinação constitui exame útil na investigação da síncope, particularmente a inexplicada. Seu uso indiscriminado, não obedecendo a critérios metodológicos bem demonstrados, pode comprometer sua credibilidade e importância.

Bibliografia

Guimarães JI. Diretriz dos equipamentos e técnicas de exame para realização de exames de tilt test. Arq Bras Cardiol Out/2002; 79(Supl IV).

Macedo PG, Leite LR, Santos-Neto L, Hachul D. Tilt test: from the necessary to the indispensable. Arq Bras Cardiol 2011; 96(3):246-54.

Syncope (Guidelines on Diagnosis and Management of). European Heart Journal 2009; 30:2631-71.

50

Alberto Nicodemus Gomes Lopes • Nicodemus Lopes Pereira Neto

Estudo Eletrofisiológico

INTRODUÇÃO

O estudo eletrofisiológico (EEF) invasivo evoluiu muito nos últimos 40 anos e é utilizado amplamente para diagnóstico e tratamento das arritmias cardíacas. A evolução tecnológica ampliou o espectro das arritmias que podem ser diagnosticadas pelo EEF e curadas por meio da ablação por cateter. Atualmente, a maioria das arritmias supraventriculares e ventriculares pode ser abordada por esse método.

No momento, o EEF é rotina nos hospitais de cardiologia, alavancado pela facilidade na cateterização vascular, pelos avanços nas técnicas de mapeamento, pelos baixos índices de complicações e, principalmente, pela existência de mais centros formadores de especialistas.

Historicamente, os primeiros sinais elétricos do coração foram captados em animais no começo do século XX, e em 1914 Lewis efetuou o primeiro mapeamento bipolar.

O primeiro registro do potencial elétrico do feixe de His em humanos foi realizado em 1969, por Scherlag e cols. Este foi o marco inicial para o desenvolvimento acelerado do EEF, possibilitando o emprego da estimulação cardíaca programada para o estudo da condução atrioventricular, assim como das arritmias cardíacas. A partir daí, surgiram novas técnicas para registro simultâneo de potenciais através de cateteres multipolares.

No início da década de 1980, a ablação do nó atrioventricular utilizando alta energia foi a primeira a ser realizada em humanos para tratamento de arritmias atriais refratárias ao tratamento farmacológico. Entretanto, foi associada a risco elevado de perfuração cardíaca e pró-arritmia; a energia gerada podia alcançar até 6.000 volts.

Posteriormente, a energia de radiofrequência passou a ser utilizada nos procedimentos ablativos, mostrando-se altamente eficaz e sem as complicações da energia de corrente direta ou alta energia. No final da década de 1980, o sucesso alcançado no tratamento das arritmias supraventriculares levou à sua aplicação também nas arritmias ventriculares, observando-se, na última década, maiores índices de sucesso em virtude da associação com as técnicas de mapeamento tridimensional.

O aumento exponencial dos procedimentos eletrofisiológicos nos últimos 20 anos levou muitos centros cardiológicos no mundo a instalarem um departamento ou setor especializado em eletrofisiologia cardíaca invasiva.

O MÉTODO

O EEF consiste no estudo detalhado e específico das arritmias cardíacas, objetivando elucidar ou confirmar o diagnóstico e identificar a localização do substrato arritmogênico, assim como seus mecanismos.

O registro eletrocardiográfico da arritmia do paciente, que muitas vezes não é possível, é muito útil para definição do acesso vascular, assim como o tipo e a quantidade de cateteres que serão utilizados.

O EEF possibilita o registro dos potenciais endocárdicos, incluindo o eletrograma do feixe de His, assim como a indução de arritmias supraventriculares e ventriculares mediante a estimulação programada, a determinação da condução anterógrada e retrógrada e o mapeamento dos substratos anatômicos que dão origem às arritmias.

O paciente deve ser informado previamente que será submetido a procedimento invasivo, que compreende acesso vascular venoso e/ou arterial, com posicionamento de cateteres na cavidade cardíaca, tempo de duração estimado do procedimento, suporte anestesiológico e possíveis complicações.

O preparo pré-operatório consiste em jejum de 12 horas, bioquímica sanguínea e coagulograma, além de eletrocardiograma (ECG) de superfície e ecocardiograma convencional. Na presença de fibrilação ou *flutter* atrial, o ecocardiograma transesofágico é fundamental para afastar a presença de trombos nos átrios.

Anticoagulação com heparina, na dose inicial de 5.000UI, deve ser considerada quando a cateterização esquerda é necessária, como nas vias anômalas esquerdas; se o procedimento durar mais de 2 horas, a anticoagulação deverá ser mantida e monitorizada pelo tempo de coagulação ativado.

Os agentes antiarrítmicos são descontinuados de 48 a 72 horas antes do procedimento, dependendo da meia-vida dos fármacos usados.

A sedação leve com midazolam é recomendada, assistida ou não pelo anestesiologista, além de infiltração local com xilocaína a 2%, no local da punção.

Em procedimentos mais demorados, como na ablação da fibrilação atrial, recomenda-se assistência anestesiológica, que proporciona mais conforto ao paciente.

É mandatória a monitorização do ritmo cardíaco, da oximetria e da pressão arterial durante todo o procedimento.

A sala de hemodinâmica deve ter ambiente calmo e relaxado, se possível com música ambiente, para que o paciente se sinta confortável e tranquilo.

A estrutura de uma sala de eletrofisiologia invasiva difere muito nos serviços de cardiologia. Muitos recomendam a presença de dois médicos eletrofisiologistas especializados pela Sociedade Brasileira de Arritmias Cardíacas (Sobrac), um técnico especializado, além do pessoal auxiliar de sala, como enfermeira e circulante.

O material ou equipamento consta de uma sala com máquina de hemodinâmica fixa ou aparelho móvel (arco em C), de última geração, para fluoroscopia, polígrafo multicanais, estimulador, desfibrilador externo e, para as ablações, um gerador de radiofrequência. O uso de sistema de mapeamento eletroanatômico auxilia muito em casos de ablações mais complexas.

O acesso vascular para o EEF mais utilizado é a veia femoral direita, por onde podem ser inseridos até três cateteres multipolares, objetivando a redução de trombose venosa associada a maior número de cateteres.

A técnica utilizada é a de Seldinger. Durante todo o procedimento, introdutores são deixados na veia ou artéria, através dos quais são introduzidos os cateteres.

A veia subclávia e a jugular interna, além da veia femoral esquerda, são vias alternativas também frequentemente utilizadas. Quando é necessária a abordagem do lado esquerdo do coração, a artéria femoral é a via de acesso preferencial, ressaltando-se aqui o uso da heparina EV. O acesso ao lado esquerdo do coração, quando necessário, pode ser feito pela técnica de cateterização aórtica retrógrada ou por punção transeptal.

Os cateteres são multipolares, compostos por dois a 20 polos, sem lúmen, feitos de dácron ou poliuretano, cujo diâmetro varia de 2 a 8 French (Figura 50.1).

O cateter para ablação tem ponta de 4 a 8mm e alguns têm lúmen para irrigação com solução salina, tornando possível resfriamento da ponta e maior potencial de lesão.

O EEF avalia o padrão de ativação intracavitário. A colocação dos cateteres em locais estratégicos, fundamental para o mapeamento, já está bem definida na literatura, embora não exista consenso. Existem três a quatro sítios bem definidos, como o átrio direito alto, a região septal da valva tricúspide, para registro do potencial do feixe de His, o seio coronariano e a ponta do ventrículo direito (Figura 50.2).

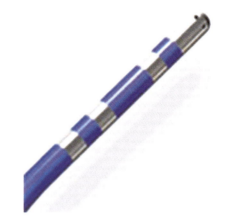

Figura 50.1 Cateter para estudo diagnóstico quadripolar.

Não se utiliza contraste, e o posicionamento dos cateteres é realizado com auxílio da fluoroscopia. As projeções radiológicas mais usadas são a posteroanterior (PA), a oblíqua direita (30 graus) e a oblíqua esquerda (45 graus). Na maioria dos casos, utilizam-se apenas dois cateteres, posicionados no seio coronariano e na região do feixe de His; quando necessário, esses cateteres são reposicionados para outros sítios.

O mapeamento das vias anômalas esquerdas possibilita que estas sejam mapeadas com precisão pelo cateter multipolar no seio coronariano, facilitando sua ablação.

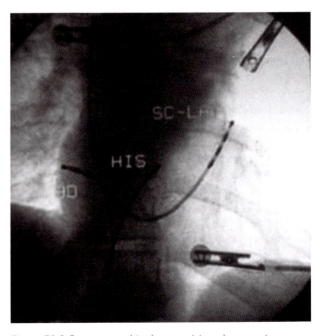

Figura 50.2 Cateteres multipolares posicionados em seio coronariano, feixe de His e átrio direito alto.

PROCEDIMENTO ELETROFISIOLÓGICO

1. Determinação da condução atrioventricular.
2. Determinação dos períodos refratários nodal, atrial e ventricular.
3. Eletrograma do feixe de His – intervalo AH (distância entre o início da despolarização atrial e o início da ativação do feixe de His – avaliação da condução intranodal) e HV (distância entre a despolarização do feixe de His e a despolarizão ventricular – avaliação da condução intraventricular).
4. Protocolo para indução de arritmia supraventricular e ventricular.
5. Mapeamento das arritmias.
6. Preparação para o processo terapêutico – ablação.

INTERVALOS BÁSICOS

A despolarização atrial inscreve uma onda P inicial no ECG de superfície, seguida pelo complexo QRS após 120 a 200ms, fruto da despolarização ventricular.

Esses eventos são "vistos" por dentro do coração, através dos cateteres multipolares, que registram uma onda A de 25 a 50ms após a inscrição da onda P, seguida do potencial de His, 60 a 120ms após. Esse intervalo AH mede a velocidade de condução do estímulo no nó atrioventricular.

O intervalo HV, que mede de 35 a 55ms, indica a condução do estímulo pelo sistema His-Purkinje até a despolarização ventricular (Figura 50.3).

O prolongamento do intervalo AH aponta para lentificação na condução desse estímulo no nó atrioventricular, enquanto o alargamento do intervalo HV, > 55ms, indica lesão no sistema His-Purkinje ou ação de agentes antiarrítmicos específicos.

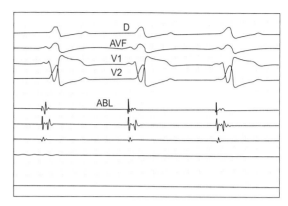

Figura 50.4 Mapeamento de uma via anômala em ritmo sinusal.

Os períodos refratários atrial, nodal e ventricular são determinados com a técnica de extraestímulos e, quando prolongados, indicam ação de agentes antiarrítmicos ou doença estrutural.

O mapeamento das arritmias pode ser feito em ritmo sinusal, como nas via anômalas, observando-se mudança na ativação normal e maior precocidade do eletrograma atrial ou ventricular no local da via anômala.

A Figura 50.4 mostra o mapeamento de uma via anômala em ritmo sinusal.

A arritmia ventricular estável, sem repercussão hemodinâmica, também pode ser mapeada tanto em ritmo sinusal como durante a taquicardia.

A Figura 50.5 mostra o mapeamento em taquicardia, evidenciando potenciais pré-sistólicos precoces, da ordem de –40ms, em relação ao início do QRS.

A indução de arritmias supraventriculares consiste na estimulação atrial com a introdução de extraestímulos, objetivando diagnosticar o substrato da arritmia e auxiliar a terapia, seja ela farmacológica ou ablação por cateter, enquanto no estudo das arritmias ventriculares os objetivos são confirmar o diagnóstico, definir o mecanismo, localizar a origem do foco arritmogênico, avaliar a necessidade de implante de dispositivos eletrônicos e/ou ablação por cateter e também acessar o prognóstico.

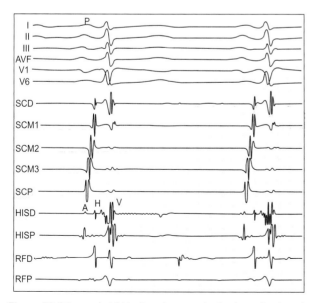

Figura 50.3 Intervalo HV, indicando a condução do estímulo pelo sistema His-Purkinje até a despolarização ventricular.

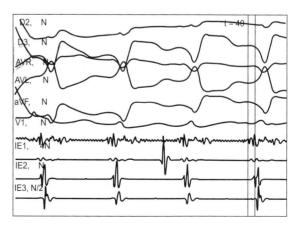

Figura 50.5 Mapeamento em taquicardia, evidenciando potenciais pré-sistólicos precoces.

INDICAÇÕES

- Nos pacientes assintomáticos com distúrbios de condução atrioventricular de segundo ou terceiro grau, para definição de terapêutica específica, ou seja, implante de marca-passo definitivo, quando não se consegue definir por meios não invasivos.
- Nas síndromes taquicárdicas, para confirmar diagnóstico e definir terapêutica, seja ela farmacológica, implante de dispositivos eletrônicos ou ablação.
- Em sintomas como palpitações, síncopes ou recuperados de morte súbita, quando o diagnóstico não é estabelecido por meio de técnicas não invasivas.
- Na síndrome de Wolff-Parkinson-White, para estratificação de risco e auxílio terapêutico.

COMPLICAÇÕES

As principais complicações do EEF são aquelas inerentes ao cateterismo cardíaco, quais sejam: hematoma no local de punção, pseudoaneurisma, trombose venosa, lesão valvar, perfuração cardíaca (muito rara) e fratura do cateter.

A não reversão de arritmia ventricular durante a estratificação de risco está relacionada como causa de óbito durante o EEF.

CONTRAINDICAÇÕES

Pacientes com infecção ativa, com doenças em fase terminal, quando não são alcançados benefícios com as informações obtidas, além da recusa familiar ou do paciente.

LIMITAÇÕES

Nas arritmias ectópicas ou automáticas, o EEF é muito limitado e não deve ser realizado por não produzir informações adicionais. Nesses casos, o foco ectópico exibe mecanismo de bloqueio de entrada para extraestímulos e a arritmia não é alterada pelo EEF.

Mesmo nas arritmias por mecanismo de reentrada, a sensibilidade e a especificidade do método não alcançam 100%.

CONSIDERAÇÕES FINAIS

A avaliação invasiva das arritmias cardíacas por meio do EEF intracavitário é segura e eficaz, com baixos índices de complicações. Além de elucidar o diagnóstico, com detalhes precisos dos mecanismos e substrato arritmogênico, representa a plataforma fundamental para a fase terapêutica ou ablação por cateter.

Assim, o EEF consolidou-se ao longo das últimas décadas, tornando-se parte essencial dos serviços de cardiologia em todo o mundo.

Bibliografia

Diretrizes para avaliação e tratamento de pacientes com arritmias cardíacas. Arq Bras Cardiol 2002; 79(supl V).

Jalife J et al. Basic cardiac electrophysiology for the clinician. 2. ed., 2009.

Schmitt C, Deisenhofer I, Zrenner B. Catheter ablation of cardiac arrhythmias. A practical approach 2006.

51

Marcos de Oliveira Gusmão • Jorge Luiz Lorena de Farias Souza

Cateterismo Cardíaco e Estudo Hemodinâmico

INTRODUÇÃO

O cateterismo cardíaco, também conhecido como cinecoronariografia, angiografia coronariana ou estudo hemodinâmico, consiste em um exame invasivo que pode ser realizado de maneira eletiva para confirmação da presença de obstruções das artérias coronárias ou avaliação do funcionamento das valvas e do músculo cardíaco, especialmente quando está sendo programada uma intervenção (p. ex., angioplastia), ou em situações de emergência, para determinação da exata localização da obstrução que está causando o infarto agudo do miocárdio (IAM) e planejamento da melhor estratégia de intervenção.

INDICAÇÃO

A principal indicação da cineangiocoronariografia está relacionada com as diversas apresentações de doença arterial coronariana (DAC), desde o quadro de angina estável e das síndromes coronarianas agudas, até o quadro de IAM com supradesnivelamento do segmento ST (supra-ST).

Em pacientes com angina estável, apesar da habilidade de novos métodos de imagem não invasivos, como a angiotomografia das coronárias, em visualizar e caracterizar a anatomia coronariana, a cineangiocoronariografia continua a ser considerada o exame padrão-ouro. Seu principal objetivo é avaliar o risco de morte e de futuros eventos cardiovasculares mediante a caracterização da presença e extensão de DAC obstrutiva, além de verificar a viabilidade para revascularização percutânea ou cirúrgica. A probabilidade de que a revascularização possa levar à redução das queixas de angina e melhorar a qualidade de vida do paciente deve ser sempre considerada, principalmente em pacientes sintomáticos mesmo com tratamento clínico otimizado.

Na angina estável, a cineangiocoronariografia está indicada em todos os pacientes nos quais os exames não invasivos indiquem a presença de DAC grave (Tabela 51.1). Entre os pacientes com risco cardiovascular moderado e alto, o exame também está indicado naqueles que apresentam função ventricular diminuída (fração de ejeção [FE] < 50%) com presença de isquemia demonstrada em exames não invasivos, para estratificação de risco em paciente com qualidade de vida insatisfatória em decorrência de sintoma anginoso, mesmo que com função ventricular preservada (FE > 50%), ou quando os exames não invasivos estão contraindicados.

Nas síndromes coronarianas agudas, a cineangiocoronariografia está indicada em pacientes com sintomas recorrentes, na presença de isquemia, mesmo com tratamento clínico otimizado, ou em pacientes de alto risco cardiovascular por achados clínicos ou exames não invasivos. Pacientes com histórico de angioplastia coronariana ou cirurgia de revascularização miocárdica prévias geralmente devem ser considerados para estratificação precoce, a menos que cineangiocoronariografia prévia indique que o paciente não apresente anatomia coronariana favorável para possível revascularização.

Em pacientes com angina refratária, instabilidade elétrica ou hemodinâmica, além daqueles com alto risco para eventos cardiovasculares, a estratificação invasiva precoce está indicada, devendo ocorrer dentro das primeiras 12 a 24 horas após a admissão hospitalar (cineangiocoronariografia com intuito de promover revascularização).

Cineangiocoronariografia, seguida de angioplastia primária, deve ser realizada sempre que houver supra-ST e sintomas de isquemia com menos de 12 horas de duração. Entretanto, nos casos de choque cardiogênico, insuficiência cardíaca (IC) grave ou contraindicação ao uso de trombolítico, o estudo hemodinâmico deve ser realizado independentemente do tempo de duração dos sintomas.

Nos casos em que o hospital de origem não disponha de serviço de hemodinâmica, o uso de trombolíticos está indicado, devendo o paciente ser transferido para hospital de referência e submetido à cineangiocoronariografia em um

Tabela 51.1 Estratificação de risco não invasivo

Risco alto (risco de morte ou IAM > 3% ao ano)

1. Disfunção ventricular esquerda grave (FE < 35%) não explicada por causas não coronarianas
2. Anormalidades de perfusão em repouso > 10% do miocárdio em pacientes sem história prévia ou evidência de IM
3. Alterações eletrocardiográficas no teste ergométrico, incluindo infra de ST > 2mm em baixo esforço ou persistente na fase de recuperação, elevação do segmento ST ou surgimento de FV/TV induzidas pelo esforço
4. Disfunção ventricular esquerda grave induzida pelo esforço
5. Anormalidades de perfusão induzidas pelo esforço em área de miocárdio > 10%
6. Dilatação de VE induzida pelo esforço
7. Indução de déficits de contratilidade das paredes do VE (envolvendo 2 segmentos ou 2 leitos coronarianos)
8. Déficits de contratilidade das paredes do VE desenvolvidas em baixa dose de dobutamina (< 10mg/kg/min) ou em frequência cardíaca baixa (< 120 batimentos/min)
9. Escore de cálcio > 400 Agatston
10. DAC obstrutiva multiarterial (estenose > 70%) ou lesão de TCE (estenose > 50%) na angiotomografia de coronárias

Risco intermediário (risco de morte ou IAM entre 1% e 3% ao ano)

1. Disfunção ventricular esquerda leve/moderada (FE = 35% a 49%) não explicada por causas não coronarianas
2. Anormalidades de perfusão em repouso em 5% a 9,9% do miocárdio em pacientes sem história prévia ou evidência de IM
3. Infra de segmento ST > 1mm ocorrendo com sintomas de esforço
4. Anormalidades de perfusão induzidas pelo esforço em área de miocárdio entre 5% e 9,9%, indicando 1 território vascular, mas sem dilatação do VE
5. Déficit de contratilidade das paredes do VE envolvendo 1 a 2 segmentos e apenas 1 leito coronariano
6. Escore de cálcio entre 100 e 399 Agatston
7. DAC uniarterial com estenose > 70% ou DAC moderada (estenose de 50% a 69%) em > 2 artérias na angiotomografia de coronárias

Risco baixo (risco de morte ou IAM < 1% ao ano)

1. Escore de baixo risco na ergometria (escore > 5) ou nenhuma alteração nova no segmento ST ou sintomas de dor torácica induzida pelo esforço, quando atingido nível máximo de exercício
2. Perfusão miocárdica normal ou pequeno defeito de perfusão em repouso ou no estresse envolvendo < 5% do miocárdio
3. Estresse normal ou nenhuma alteração adicional durante o estresse na mobilidade das paredes que já apresentavam déficits em repouso
4. Escore de cálcio < 100 Agatston
5. Nenhuma estenose coronariana > 50% na angiotomografia de coronárias

IM: infarto do miocárdio; FV/TV: fibrilação ventricular/taquicardia ventricular; VE: ventrículo esquerdo; TCE: traumatismo cranioencefálico.

intervalo máximo de 24 horas, preferencialmente. Transferências para a realização de cineangiocoronariografia de urgência devem ser realizadas nos casos de instabilidade hemodinâmica ou nos pacientes que demonstraram falha de reperfusão ou reoclusão após tratamento com trombolíticos.

Nas valvopatias, com o advento da ecocardiografia com Doppler, em geral não há mais necessidade de cateterismo cardíaco de rotina, sendo indicado apenas quando existe discrepância entres as medidas ecocardiográficas e a situação clínica do paciente sintomático, em pacientes com suspeita de DAC associada ou na presença de fatores de risco (homens > 40 anos de idade e mulheres após a menopausa ou que tenham mais de um fator de risco coronariano).

Na IC crônica, a cineangiocoronariografia está indicada em paciente com IC e angina típica ou em pacientes sem angina, mas com fatores de risco para DAC ou história prévia de IAM. Nos casos da IC aguda, a cineangiocoronariografia só está indicada nos casos de síndrome coronariana aguda como causa da descompensação clínica.

Pacientes com comorbidade importante ou reduzida expectativa de vida (p. ex., insuficiência respiratória, renal ou hepática e câncer de prognóstico fechado) e pacientes que a princípio recusam perspectivas de tratamento por revascularização miocárdica são as únicas contraindicações a esse método de diagnóstico.

O PROCEDIMENTO

Após a punção arterial da artéria femoral, é passado um guia através da agulha de punção (Figuras 51.1 e 51.2) e colocado introdutor; em seguida, são passados sobre o guia os cateteres Judkins de esquerda, direita e *pigtail*, sucessivamente, após realizadas as projeções adequadas.

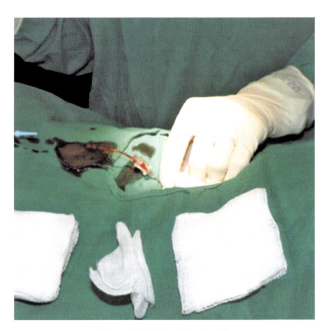

Figura 51.1 Punção arterial.

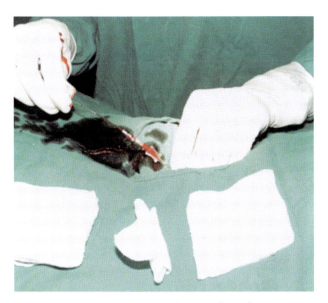

Figura 51.2 Passagem de guia pela agulha.

As projeções das coronárias esquerda e direita são oblíquas – OAE (oblíqua anterior esquerda) e OAD (oblíqua anterior direita) – com inclinação cranial ou caudal.

Normalmente são realizadas cinco projeções para a coronária esquerda (Figuras 51.3 a 51.7), duas projeções para a coronária direita (Figuras 51.8 e 51.9) e uma projeção para a ventriculografia para análise da função cardíaca (Figuras 51.10 e 51.11).

Na artéria coronária esquerda serão observados o tronco de coronária esquerda (TCE) nas projeções OAD caudal e OAE caudal (*spider*); a artéria descendente anterior (DA) é mais bem visualizada em OAD cranial e OAE cranial, com seus ramos diagonais e septais; e a artéria circunflexa é analisada em OAD caudal e OAE caudal (*spider*).

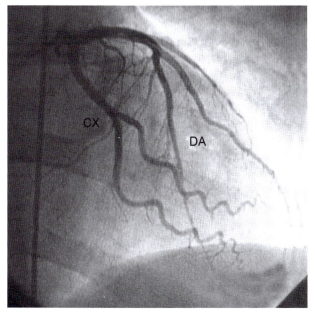

Figura 51.3 Coronária esquerda em OAD.

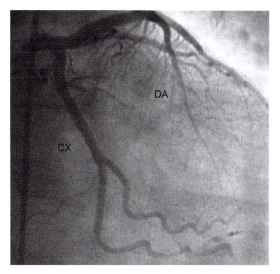

Figura 51.4 OAD caudal.

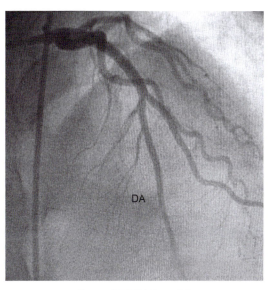

Figura 51.5 OAD cranial.

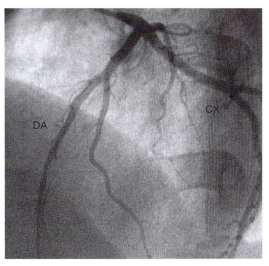

Figura 51.6 OAE cranial.

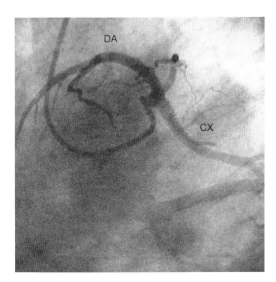

Figura 51.7 OAE caudal *"spider"*.

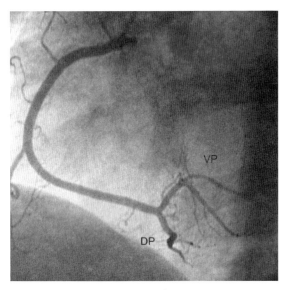

Figura 51.8 Coronária direita em OAE.

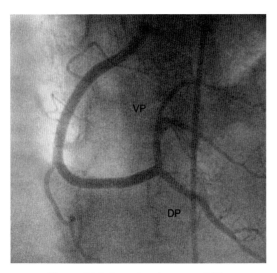

Figura 51.9 Coronária direita em OAD.

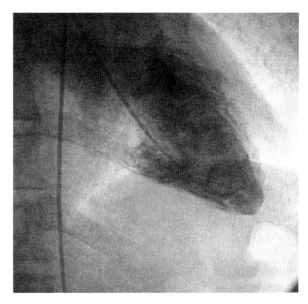

Figura 51.10 Ventrículo esquerdo (diástole).

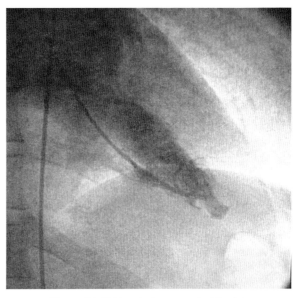

Figura 51.11 Ventrículo esquerdo (sístole).

Na artéria coronária direita serão observados o ramo descendente posterior (DP), em OAD cranial e o ramo ventricular posterior (VP), em OAE convencional.

São também analisadas as curvas de pressões em aorta, ventrículo esquerdo (VE) e, quando realizado cateterismo direito, são aferidas as pressões em capilar pulmonar, artéria pulmonar, ventrículo direito (VD) e átrio direito (AD). Em casos de cardiopatia congênita ou hipertensão pulmonar grave, também é coletado sangue para oximetria e análise da resistência pulmonar.

ACESSO

As principais vias de acesso utilizadas na intervenção coronariana percutânea são: femoral, radial e braquial.

Atualmente, a via femoral é o acesso utilizado em cerca de 90% dos procedimentos realizados no Brasil (dados do Registro Central Nacional de Intervenções Cardiovasculares – CENIC).

Apresenta como vantagem o uso consagrado, sendo uma técnica considerada fácil, com ampla disponibilidade de material, utilizada em vasos de grande calibre. As desvantagens dessa abordagem são o desconforto do paciente, em virtude da necessidade de compressão local durante a retirada do introdutor, e a maior permanência em decúbito dorsal (de 4 a 6 horas). As complicações ocasionadas com a utilização da via femoral são hematomas e sangramentos, com ou sem necessidade de transfusão sanguínea, pseudoaneurisma, fístula arteriovenosa, trombose e infecção.

Os fatores de risco específicos para a ocorrência dessas complicações são: sexo feminino, idosos, obesos, pacientes com baixo peso, portadores de hipertensão arterial, utilização de anticoagulantes, fibrinolíticos, plaquetopenia, creatinina elevada, utilização de introdutores mais calibrosos (> 8 French), longa permanência do introdutor, utilização do balão intra-aórtico, acesso venoso concomitante e necessidade de repetição da intervenção com intervalo inferior a 12 horas.

Em caso de história clínica de claudicação dos membros inferiores, ausência de pulso pedioso, tibial posterior ou poplíteo, presença de sopro na região inguinal, cirurgia prévia com enxerto femoral, fibrose inguinal expressiva (radioterapia, cirurgia, procedimentos percutâneos), doença arterial ou tortuosidade ilíaca significativa, assim como incapacidade para manter o decúbito após o procedimento, deve ser considerado um acesso alternativo à via femoral.

A via radial, por suas características, constitui-se em alternativa muito interessante à via femoral. Em nosso meio, é utilizada em cerca de 10% a 12% dos procedimentos (dados do CENIC). Antes de se optar pelo acesso radial, deve-se realizar o teste de Allen para demonstrar circulação ulnar satisfatória para manter a perfusão da mão, caso a artéria radial seja comprometida com o procedimento. Apresenta como vantagem o acesso fácil e rápido ao leito arterial, em virtude da superficialidade do vaso, além de não haver grandes nervos e veias em sua proximidade. As complicações neurovasculares e hemorrágicas são raras (sangramentos, fenômenos isquêmicos, hematomas, fístulas arteriovenosas, pseudoaneurismas). Outros pontos favoráveis desse acesso são o conforto e a preferência do paciente, com diminuição dos custos hospitalares, pois, dependendo do procedimento realizado, a deambulação e a alta hospitalar são mais precoces.

São critérios de exclusão para utilização da via radial: ausência de pulso radial ou enchimento deste por meio de circulação colateral (dissecção arterial prévia), assim como a presença de doença arterial periférica do membro superior (síndrome de Raynaud e doença de Buerger).

As complicações, embora raras, são: oclusão arterial (média de 5% em 30 dias), usualmente com compensação por meio de circulação da artéria palmar; espasmo arterial durante o procedimento em cerca de 10% dos pacientes; e hematomas, que incidem em menos de 1% dos pacientes. A curva de aprendizado exerce influência nessa técnica, reduzindo a ocorrência dessas complicações.

Após o cateterismo cardíaco, os cateteres são removidos e o introdutor femoral é retirado por profissionais do laboratório de hemodinâmica. A seguir, é realizada compressão manual – de 15 a 20 minutos – ou o fechamento por dispositivos hemostáticos (como *plug* de colágeno ou sutura).

Em seguida é realizado curativo compressivo local. No caso de o exame ser executado pelo braço, serão necessários somente fechamento e curativo local. O curativo será checado periodicamente, para averiguar a presença de sangramento local.

O repouso após o cateterismo será realizado na unidade de recuperação, onde o paciente terá suas frequências cardíaca e respiratória e pressão arterial (PA) constantemente avaliadas por, pelo menos, 2 horas.

O tempo mínimo de repouso absoluto será de 4 a 6 horas. A cabeceira do leito não poderá ser erguida a mais de 30 graus. O paciente deve ser orientado a não tentar se levantar do leito durante esse período.

A administração de soro e líquidos VO, após o exame, será realizada para facilitar a retirada do contraste do organismo.

Por ocasião da liberação do paciente, será obrigatório o acompanhamento de familiar ou responsável.

A necessidade de novos procedimentos, medicações, dieta e atividades diárias serão discutidas antes da alta hospitalar com o médico do paciente e com o cardiologista intervencionista.

O procedimento, muitas vezes, demora menos de 30 minutos. No entanto, o processo de preparo e repouso deverá ser considerado. Sugerimos que o paciente planeje dispor de 5 a 9 horas de seu dia para a realização do exame.

CONDIÇÕES ESPECIAIS
Cuidados antes dos procedimentos

Se o paciente estiver em uso de anticoagulantes (derivados cumarínicos, dabigatrana ou rivaroxabana) ou antidiabéticos orais (metformina), deverá conversar com o médico que solicitou o exame ou com o setor de intervenção cardiovascular, pois é necessária a suspensão temporária ou ajuste nessas medicações para diminuição dos riscos de sangramentos, complicações vasculares ou insuficiência renal.

O uso da metformina não aumenta o risco da nefropatia induzida pelo contraste. O risco de utilização do contraste reside na indução de redução da função renal, o que pode acarretar diminuição da eliminação desse medicamento, que tem 90% de sua depuração pelos rins. Isso pode aumentar o risco de acidose láctica. Recomenda-se que esse medicamento seja suspenso por 48 horas após a injeção do contraste iodado.

Nefropatia induzida por contraste (NIC)

Trata-se de uma das principais causas de nefropatia adquirida em ambiente hospitalar. Os principais fatores de risco para o desenvolvimento da NIC incluem idade avançada, doença renal crônica, IC congestiva, diabetes e a quantidade de volume de contraste administrado.

As únicas estratégias que evidenciaram claramente redução no risco de desenvolvimento de NIC são hidratação e diminuição da quantidade de contraste administrada. Um regime adequado de hidratação consistiria na utilização de solução isotônica (1,0 a 1,5mL/kg/h) de 3 a 12 horas antes do procedimento, continuando por 6 a 24 horas após o procedimento.

Alguns estudos têm demonstrado correlação entre a quantidade de volume de contraste administrado e o risco de NIC, devendo ser sempre utilizado o volume mínimo de contraste nos pacientes submetidos à angiografia, sempre associado ao uso de contraste de baixa osmolaridade ou isosmolar.

Os contrastes podem ser classificados da seguinte maneira:

- **Contrastes iodados de alta osmolalidade:** contrastes cuja osmolalidade é muito superior à do plasma (de seis a oito vezes), sendo compostos pelos contrastes iônicos. Estão associados a maior risco de efeitos adversos.
- **Contrastes iodados de baixa osmolalidade:** contrastes com menor osmolalidade do que o grupo anterior, porém duas a três vezes mais osmolales do que o plasma. A grande maioria consiste em contrastes não iônicos.
- **Contraste iodado isosmolar:** contrastes com osmolalidade igual à do plasma e, teoricamente, com menor risco de promover reações adversas, principalmente NIC. Entretanto, os estudos têm sido contraditórios e não têm demonstrado vantagens definitivas em relação a todos os contrastes de baixa osmolalidade e, portanto, recomenda-se que sejam aguardados estudos mais conclusivos sobre este tema.

Estudos sobre o uso de acetilcisteína e bicarbonato de sódio apresentaram resultados conflitantes e não encontraram evidências claras de benefícios. Estudo randomizado recente não demonstrou benefício com o uso de acetilcisteína na prevenção de NIC em pacientes submetidos a procedimentos angiográficos.

Alergia ao iodo

A incidência de reação anafilactoide ao meio de contraste é < 1%, e a incidência de reações graves é de 0,04%. Pacientes com história prévia de reação anafilactoide apresentam taxa de recorrência sem profilaxia em torno de 16% a 44%. A profilaxia adequada reduz a taxa de recorrência a quase zero. A profilaxia deve consistir na administração de corticosteroides e anti-histamínicos antes da repetição da administração do meio de contraste.

Riscos

Naturalmente, por se tratar de um procedimento invasivo, o cateterismo cardíaco apresenta riscos. O risco de complicações graves (infarto, acidente vascular encefálico e sangramento no local de punção) é, em geral, muito baixo (< 1%). Alergia e insuficiência renal também podem ocorrer. Entretanto, todas essas complicações são raras, e a intervenção será realizada por uma equipe médica preparada para atender a qualquer tipo de complicação.

ESTUDO HEMODINÂMICO

Ciclo cardíaco

Em geral, o ciclo cardíaco se divide em sístole (contração ventricular) e diástole (enchimento ventricular) (Figura 51.12).

A sístole inicia com a contração isovolumétrica, logo após a sístole atrial, quando os ventrículos estão em sua capacidade máxima de volume e com maior pressão diastólica (pressão diastólica final ou PD2). As valvas aórtica e pulmonar encontram-se fechadas, pois as pressões diastólicas arteriais são bem maiores do que a pressão diastólica dos ventrículos. A ativação elétrica chega ao ventrículo e inicia a fase de contração muscular. A pressão intracavitária sobe rapidamente e as valvas atrioventriculares (AV) se fecham completamente. Ocorre, então, a primeira bulha. Como as pressões atriais assemelham-se muito e o VE, por ser maior, produz mais rapidamente pressão maior, a valva mitral fecha-se antes da tricúspide. Por um momento extremamente curto, as cavidades ventriculares se isolam completamente, enquanto a contração do músculo ventricular se propaga. Em certo ponto, a pressão intracavitária ultrapassa a pressão diastólica das grandes artérias e as valvas semilunares se abrem.

Com a abertura das valvas semilunares ocorre a expulsão do volume ventricular para as grandes artérias (fase de ejeção – curva ascendente da pressão ventricular). A contração do músculo cardíaco chega a seu máximo no ápice da curva de pressão ventricular, que depois começa a se reduzir. A taxa da ejeção ventricular não depende apenas da força de contração do músculo cardíaco e do gradiente de pressão formado no nível das valvas, mas também das propriedades elásticas dos grandes vasos e da árvore arterial.

A contração começa a se extinguir, com cada vez mais miofibrilas em estado de relaxamento, a partir do ápice da onda de pressão ventricular. A pressão se reduz (curva descendente da pressão ventricular), demorando certo período de tempo em que a ejeção ainda ocorre, mas em fase reduzida, mesmo com o músculo cardíaco já tendo iniciado seu relaxamento. Apesar de o fluxo sanguíneo dos ventrículos para os grandes vasos diminuir muito, o fluxo sanguíneo na árvore arterial se mantém devido às propriedades elásticas das paredes dos grandes vasos (efeito Windkessel).

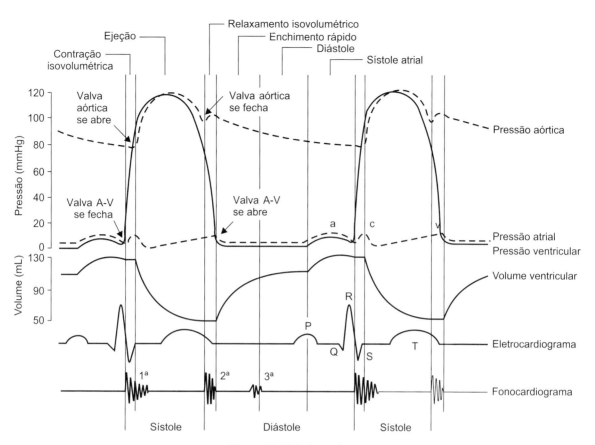

Figura 51.12 Ciclo cardíaco.

Em determinado ponto, a PA supera a pressão ventricular, fechando as valvas aórtica e pulmonar. A diástole cardíaca começa quando essas valvas se fecham. Nesse instante ocorre o entalhe dicrótico da curva de PA.

O músculo cardíaco, já com a fase de relaxamento iniciada, provoca uma queda repentina da pressão intracavitária. Em dado momento, a PA supera a pressão ventricular e as valvas se fecham, primeiro a aórtica, por apresentar maior pressão, e em seguida a pulmonar. Aqui ocorre a segunda bulha. Durante alguns instantes, a pressão ventricular permanece maior do que a atrial e ambas as vias de entrada e saída permanecem fechadas, apesar do relaxamento ativo das fibras miocárdicas.

A diástole inicia quando a pressão ventricular se reduz abaixo da pressão atrial, que nesse momento é máxima (ápice da onda v da curva de pressão atrial), e as valvas AV se abrem, deixando passar um grande fluxo rapidamente em direção ao ventrículo. Cerca de 70% do enchimento ventricular ocorrem nessa fase (fase de enchimento rápido).

Com o enchimento do ventrículo e o fim da fase ativa do relaxamento do músculo cardíaco, ocorre desaceleração importante do fluxo. As valvas AV tendem a se fechar passivamente (fase de fechamento lento ou diástase). No momento da desaceleração do fluxo rápido para o fluxo lento ocorre o terceiro ruído cardíaco. O fluxo do átrio para o ventrículo é bastante reduzido, quase chegando a parar.

A diástole acaba quando a nova contração atrial ocorre, finalizando o ciclo. As valvas AV se reabrem, momento em que ocorrem a onda A da valva mitral, ao ecocardiograma unidimensional, e o quarto ruído cardíaco. A sístole atrial pode representar até 20% do volume diastólico final do ventrículo, sendo de grande importância para a manutenção do débito cardíaco nos pacientes que apresentem algum tipo de restrição funcional do VE.

Cateterismo cardíaco direito

Tem como finalidade avaliar as pressões das câmaras direitas do coração e da artéria pulmonar com o objetivo de investigar situações como hipertensão pulmonar, doenças congênitas com avaliação de *shunts* com diferencial oximétricos, doenças valvares tricúspide e pulmonar e em caso de discordância importante entre a clínica e a ecocardiografia que justifique o procedimento. Essa técnica vem sendo cada vez menos utilizada devido ao aprimoramento dos equipamentos e das técnicas de ecocardiografia.

Curvas de pressões no cateterismo cardíaco direito

Ao puncionar a veia femoral direita, insere-se um cateter especial que apresenta furo terminal. Após alcançar o AD, é necessário fazer uma alça para entrar no VD e,

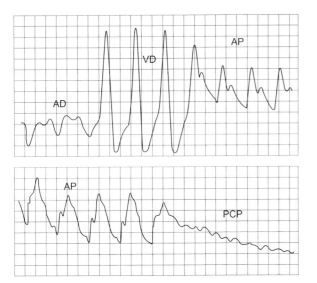

Figura 51.13 Curvas de pressão das câmaras cardíacas direitas.

realizando uma manobra no sentido horário, alcançar a artéria pulmonar e apresentar a curva da artéria pulmonar (AP) e, em seguida, a pressão capilar pulmonar (PCP) (Figura 51.13).

Valores normais

- **Pressão de VD**: sistólica, 25 a 30mmHg; diastólica, 8 a 12mmHg.
- **Pressão de artéria pulmonar (PAP)**: sistólica, 25 a 30mmHg; diastólica, 6 a 12mmHg; média (PAPm), 15 a 20mmHg.
- **Pressão média de capilar pulmonar (PCP)**: 8 a 12mmHg.
- **Pressão média de átrio direito (PAD)**: 5 a 10mmHg.
- **Índice de trabalho sistólico de ventrículo direito (ITSVD)**: [IVS × (PAPm − PAD) × 0,0136], 8 a 12g − m/m².
- **Resistência vascular sistêmica (RVS)**: [(PAM − PAD)/DC] × 80 = 900 a 1.400 dinas/s/cm⁻⁵.
- **Resistência vascular pulmonar (RVP)**: [(PAPm − PCP)/DC] × 80 = 150 a 250 dinas/s/cm⁻⁵.

Pressão de capilar pulmonar

A pressão de capilar pulmonar (PCP) reflete, com bastante acurácia, a pressão de átrio esquerdo (PAE). Mediante insuflação do balão da porção distal do cateter de artéria pulmonar, que oclui um ramo da artéria pulmonar, pode-se abolir a pressão diferencial entre os ramos distais da artéria pulmonar em relação à ponta do cateter e os capilares e veias pulmonares, e o átrio esquerdo. Através de um sistema de vasos comunicantes, a PCP reflete a PAE. As variações fásicas do traçado de PCP obtido dessa maneira são similares às do átrio esquerdo (AE). Durante a diástole do VE, e na ausência de obstrução da valva mitral, a PAE e a pressão diastólica de ventrículo esquerdo (PdVE) têm correlação muito próxima. Assim, determinando-se a PCP, pode ser obtida uma estimativa da PdVE.

No final da diástole, a pressão diastólica de artéria pulmonar (PdAP), a PCP, a PAE e a PdVE são virtualmente idênticas. Uma correlação excelente entre PCP e PAE tem sido demonstrada em pacientes com DAC e doença valvar cardíaca.

Curvas de pressões no cateterismo cardíaco esquerdo

Ventrículo esquerdo (Figura 51.14)

A pressão normal do VE varia entre 90 e 140mmHg (durante a sístole) e 5 e 12mmHg (durante a diástole). Enquanto a pressão do VE é muito maior do que a do VD, os componentes da curva de pressão são semelhantes. A sístole do VE leva a incremento rápido na pressão. A valva mitral fecha quando a pressão excede à do AE. A pressão eleva-se com a continuação da contração e, quando supera a pressão da aorta, a valva aórtica se abre e tem início a ejeção ventricular. A pressão do VE então continua a subir durante toda a fase de ejeção rápida da sístole, atingindo um pico durante a onda T do ECG. A pressão do VE começa então a declinar durante a fase de ejeção lenta da sístole. Quando a pressão se torna menor em relação à pressão da aorta, a valva aórtica se fecha e a pressão do VE continua a diminuir durante a fase de relaxamento ventricular isovolumétrico.

Quando a pressão do VE fica menor do que a do AE, a valva mitral se abre e o AE se esvazia para o VE. A abertura da valva mitral marca o início da diástole ventricular.

Aorta (Figura 51.15)

O formato da onda de pressão gerado pela aorta é similar ao produzido na artéria pulmonar, mas com pressões significativamente maiores. A elevação da pressão da aorta está relacionada com a ejeção do VE e ocorre quando

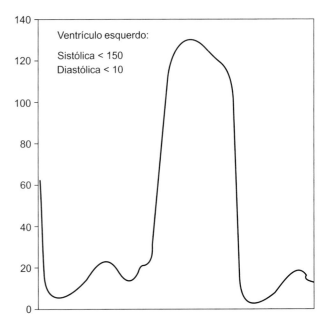

Figura 51.14 Curva de pressão normal do VE.

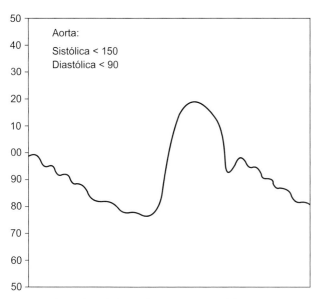

Figura 51.15 Curva de pressão normal da aorta.

a pressão ventricular excede a pressão da aorta e a valva aórtica se abre. Na ausência de doenças da valva aórtica ou perivalvares, a pressão sistólica da aorta será igual à pressão sistólica do VE. Ambas as pressões declinam com a redução da ejeção e contração, e quando a pressão ventricular fica menor do que a da aorta, a valva aórtica se fecha. Esse evento é representado na curva de pressão como uma incisura dicrótica na fase descendente do gráfico.

Hipertensão arterial pulmonar (HAP)

Hipertensão pulmonar é uma condição patológica e está presente quando a pressão sistólica pulmonar e a pressão média excedem 30 e 25mmHg em repouso, respectivamente, ou em caso de pressão sistólica pulmonar > 35mmHg e pressão média pulmonar > 30mmHg durante o esforço. Cabe ressaltar que a PA pulmonar pode ser mais elevada em idosos, principalmente durante o esforço, mesmo na ausência de qualquer patologia. Por se tratar de um diagnóstico hemodinâmico, sua interpretação e valorização têm de ser consideradas nessa perspectiva em virtude de suas implicações terapêuticas.

O cateterismo cardíaco direito e esquerdo pode ser necessário como complementação diagnóstica na HAP, para determinar a classificação hemodinâmica (pré-capilar, pós--capilar, mista), avaliar e quantificar a gravidade da HAP, avaliar a resistência vascular pulmonar (RVP) e suas modificações diante de intervenções farmacológicas, em busca de algum grau ou potencial de reversibilidade. Na avaliação hemodinâmica, a hipertensão pode ser classificada como em HAP leve (PAP média de 25 a 40mmHg), moderada (41 a 55mmHg) e grave (> 55mmHg). Na avaliação hemodinâmica, a HAP é pré-capilar quando a PAP e a RVP são elevadas e a PCP é normal. Se a PAP está elevada e a RVP é normal, estamos diante de uma hipertensão pós-capilar.

Nas cardiopatias de hiperfluxo, é obrigatória a avaliação da RVP, visto que, se igual ou maior do que a resistência vascular sistêmica e não se modificar com as provas vasodilatadoras, configura-se uma situação de contraindicação para correções cirúrgicas dos defeitos (fisiologia da síndrome de Eisenmenger).

A avaliação da RVP e sua reversibilidade por meio de agentes vasodilatadores é imperativa nos pacientes com disfunção ventricular grave que são candidatos a transplante cardíaco, pois a RVP fixa e > 6 Unidades Wood contraindica o transplante cardíaco ortotópico.

A angiografia pulmonar pode ser necessária na avaliação de defeitos congênitos ou disfunções valvares não esclarecidos pelo ecocardiograma. Em caso de suspeita de HAP por tromboembolismo, a angiografia confirma o diagnóstico e auxilia o planejamento cirúrgico.

Bibliografia

ACT Investigators. Acetylcysteine for prevention of renal outcomes in patients undergoing coronary and peripheral vascular angiography main results from the randomized Acetylcysteine for Contrast-Induced Nephropathy Trial (ACT). Circulation 2011; 124:1250-9.

Alderman EL, Fisher LD, Litwin P et al. Results of coronary artery surgery in patients with poor left ventricular function (CASS). Circulation 1983; 68:785-95.

Anderson JL, Adams CD, Antman EM et al. 2012 ACCF/AHA focused update incorporated into the ACCF/AHA 2007 guidelines for the management of patients with unstable angina/non–ST-elevation myocardial infarction: a report of the American College of Cardiology Foundation/American Heart Association Task Force on Practice Guidelines. Circulation 2013; 127:e663-e828.

Bader BD, Berger ED, Heede MB et al. What is the best hydration regimen to prevent contrast media-induced nephrotoxicity? Clin Nephrol 2004; 62:1-7.

Bocchi EA, Marcondes-Braga FG, Bacal F et al. Sociedade Brasileira de Cardiologia. Atualização da Diretriz Brasileira de Insuficiência Cardíaca Crônica – 2012. Arq Bras Cardiol 2012; 98(1 supl. 1):1-33.

Boden WE, O'Rourke RA, Teo KK et al. Optimal medical therapy with or without PCI for stable coronary disease. N Engl J Med 2007; 356:1503-16.

Bøhmer E, Hoffmann P, Abdelnoor M et al. Efficacy and safety of immediate angioplasty versus ischemia-guided management after thrombolysis in acute myocardial infarction in areas with very long transfer distances results of the NORDISTEMI (NORwegian study on District treatment of ST-elevation myocardial infarction). J Am Coll Cardiol 2010; 55:102-10.

Borgia F, Goodman SG, Halvorsen S et al. Early routine percutaneous coronary intervention after fibrinolysis vs. standard therapy in STsegment elevation myocardial infarction: a meta-analysis. Eur Heart J 2010; 31:2156-69.

Cannon CP, Weintraub WS, Demopoulos LA et al. Comparison of early invasive and conservative strategies in patients with unstable coronary syndromes treated with the glycoprotein IIb/IIIa inhibitor tirofiban. N Engl J Med 2001; 344:1879-87.

Collet J-P, Montalescot G, Le May M et al. Percutaneous coronary intervention after fibrinolysis: a multiple meta-analyses approach according to the type of strategy. J Am Coll Cardiol 2006; 48:1326-35.

de Winter RJ, Windhausen F, Cornel JH et al. Early invasive versus selectively invasive management for acute coronary syndromes. N Engl J Med 2005; 353:1095-104.

Emond M, Mock MB, Davis KB et al. Long-term survival of medically treated patients in the Coronary Artery Surgery Study (CASS) Registry. Circulation 1994; 90:2645-57.

Fihn SD, Gardin JM, Abrams J et al. 2012 ACCF/AHA/ACP/AATS/PCNA/SCAI/STS guideline for the diagnosis and management of patients with stable ischemic heart disease: a report of the American College of Cardiology Foundation/American Heart Association Task Force on Practice Guidelines, and the American College of Physicians, American Association for Thoracic Surgery, Preventive Cardiovascular Nurses Association, Society for Cardiovascular Angiography and Interventions, and Society of Thoracic Surgeons. Circulation 2012; 126:e354-e471.

Fragmin and Fast Revascularisation during InStability in Coronary artery disease Investigators. Invasive compared with non-invasive treatment in unstable coronary-artery disease: FRISC II prospective randomized multicentre study. Lancet 1999; 354:708-15.

Gershlick AH, Stephens-Lloyd A, Hughes S et al. Rescue angioplasty after failed thrombolytic therapy for acute myocardial infarction. N Engl J Med 2005; 353:2758-68.

Gonzales DA, Norsworthy KJ, Kern SJ et al. A meta-analysis of N-acetylcysteine in contrast-induced nephrotoxicity: unsupervised clustering to resolve heterogeneity. BMC Med. 2007;5:32. Published online November 14, 2007.

Goss JE, Chambers CE, Heupler FA Jr. Systemic anaphylactoid reactions to iodinated contrast media during cardiac catheterization procedures: guidelines for prevention, diagnosis, and treatment. Laboratory Performance Standards Committee of the Society for Cardiac Angiography and Interventions. Cathet Cardiovasc Diagn 1995; 34:99-104.

Grzybowski M, Clements EA, Parsons L et al. Mortality benefit of immediate revascularization of acute ST-segment elevation myocardial infarction in patients with contraindications to thrombolytic therapy: a propensity analysis. JAMA 2003; 290:1891-8.

Hochman JS, Lamas GA, Buller CE et al. Coronary intervention for persistent occlusion after myocardial infarction. N Engl J Med 2006; 355:2395-407.

Hochman JS, Sleeper LA, Webb JG, et al. Early revascularization in acute myocardial infarction complicated by cardiogenic shock. SHOCK Investigators: Should We Emergently Revascularize Occluded Coronaries for Cardiogenic Shock. N Engl J Med 1999; 341:625-34.

Hochman JS, Sleeper LA, White HD et al. One-year survival following early revascularization for cardiogenic shock. JAMA 2001; 285:190-2.

Klein LW, Sheldon MW, Brinker J et al. The use of radiographic contrast media during PCI: a focused review: a position statement of the Society of Cardiovascular Angiography and Interventions. Catheter Cardiovasc Interv 2009; 74:728-46.

Levine GN, Bates ER, Blankenship JC et al. 2011 ACCF/AHA/SCAI guideline for percutaneous coronary intervention: a report of the American College of Cardiology Foundation/American Heart Association Task Force on Practice Guidelines and the Society for Cardiovascular Angiography and Interventions. Circulation 2011; 124:e574-e651.

Marenzi G, Assanelli E, Campodonico J et al. Contrast volume during primary percutaneous coronary intervention and subsequent contrast induced nephropathy and mortality. Ann Intern Med 2009; 150:170-7.

Marwick TH, Mehta R, Arheart K et al. Use of exercise echocardiography for prognostic evaluation of patients with known or suspected coronary artery disease. J Am Coll Cardiol 1997; 30:83-90.

McCullough PA, Wolyn R, Rocher LL et al. Acute renal failure after coronary intervention: incidence, risk factors, and relationship to mortality. Am J Med 1997; 103:368-75.

Miller TD, Christian TF, Taliercio CP et al. Impaired left ventricular function, one- or two-vessel coronary artery disease, and severe ischemia: outcome with medical therapy versus revascularization. Mayo Clin Proc 1994; 69:626-31.

Montera MW, Almeida RA, Tinoco EM et al. Sociedade Brasileira de Cardiologia. II Diretriz Brasileira de Insuficiência Cardíaca Aguda. Arq Bras Cardiol 2009; 93(3 supl.3):1-65.

Morrow K, Morris CK, Froelicher VF et al. Prediction of cardiovascular death in men undergoing noninvasive evaluation for coronary artery disease. Ann Intern Med 1993; 118:689-95.

Mueller C, Buerkle G, Buettner HJ et al. Prevention of contrast media-associated nephropathy: randomized comparison of 2 hydration regimens in 1620 patients undergoing coronary angioplasty. Arch Intern Med. 2002; 162:329-36.

O'Gara PT, Kushner FG, Ascheim DD et al. 2013 ACCF/AHA guideline for the management of ST-elevation myocardial infarction: a report of the American College of Cardiology Foundation/American Heart Association Task Force on Practice Guidelines. Circulation 2013; 127:e362-e425.

Ozcan EE, Guneri S, Akdeniz B et al. Sodium bicarbonate, N-acetylcysteine, and saline for prevention of radiocontrast-induced nephropathy. A comparison of 3 regimens for protecting contrast-induced nephropathy in patients undergoing coronary procedures. A single-center prospective controlled trial. Am Heart J 2007; 154:539-44.

Solomon R, Werner C, Mann D et al. Effects of saline, mannitol, and furosemide to prevent acute decreases in renal function induced by radiocontrast agents. N Engl J Med 1994; 331:1416-20.

Stratmann HG, Williams GA, Wittry MD et al. Exercise technetium-99m sestamibi tomography for cardiac risk stratification of patients with stable chest pain. Circulation 1994; 89:615-22.

Tarasoutchi F, Montera MW, Grinberg M et al. Diretriz Brasileira de Valvopatias – SBC 2011/I Diretriz Interamericana de Valvopatias – SIAC 2011. Arq Bras Cardiol 2011; 97(5 supl. 1):1-67.

Thune JJ, Hoefsten DE, Lindholm MG et al. Simple risk stratification at admission to identify patients with reduced mortality from primary angioplasty. Circulation 2005; 112:2017-21.

Trivedi HS, Moore H, Nasr S et al. A randomized prospective trial to assess the role of saline hydration on the development of contrast nephrotoxicity. Nephron Clin Pract 2003; 93:C29-34.

Wijeysundera HC, Vijayaraghavan R, Nallamothu BK et al. Rescue angioplasty or repeat fibrinolysis after failed fibrinolytic therapy for ST segment myocardial infarction: a meta-analysis of randomized trials. J Am Coll Cardiol 2007; 49:422-30.

Wu AH, Parsons L, Every NR et al. Hospital outcomes in patients presenting with congestive heart failure complicating acute myocardial infarction: a report from the Second National Registry of Myocardial Infarction (NRMI-2). J Am Coll Cardiol 2002; 40:1389-94.

Zijlstra F, Hoorntje JC, de Boer MJ et al. Long-term benefit of primary angioplasty as compared with thrombolytic therapy for acute myocardial infarction. N Engl J Med 1999; 341:1413-9.

52

Ricardo Loureiro • Robson Macedo Filho

Avanços Diagnósticos em Cardiologia não Invasiva: Tomografia Computadorizada e Ressonância Nuclear Magnética

INTRODUÇÃO

As doenças cardiovasculares tornaram-se o principal problema de saúde da humanidade. A prevalência crescente de insuficiência cardíaca (IC), hipertensão arterial sistêmica e diabetes tem aumentado em países desenvolvidos e subdesenvolvidos, contrabalançando os avanços obtidos na prevenção e no tratamento da doença arterial coronariana (DAC) nas últimas décadas. Por sua vez, os métodos complementares em cardiologia têm alcançado grande inovação técnica em suas modalidades de imagem – ultrassonografia, medicina nuclear, *PET scan*, ressonância magnética cardiovascular (RMC) e tomografia computadorizada cardiovascular (TCC).

TOMOGRAFIA COMPUTADORIZADA EM CARDIOLOGIA

Os tomógrafos multidetectores (TCMD) atuais conjugam alta velocidade de rotação do sistema emissor de raios-X e seu respectivo conjunto de detectores, possibilitando a obtenção de imagens detalhadas, não invasivas e livres de movimento tanto do coração como das artérias coronárias.

O que é o método?

A TCC ou angiotomografia das artérias coronárias é um método não invasivo e rápido (entre o preparo na sala e a aquisição das imagens são necessários 10 minutos), que produz imagens planares e tridimensionais, com fino detalhamento anatômico das estruturas cardíacas e extracardíacas. Recentemente, ensaios clínicos têm demonstrado o valor clínico do método na avaliação do significado funcional das obstruções coronarianas (testes isquêmicos). Estudos clínicos comprovaram o valor diagnóstico e prognóstico do método na avaliação de pacientes com doença coronariana suspeitada ou conhecida em pacientes sintomáticos ou na estratificação de risco de pacientes assintomáticos.

Como é o exame?

Para aquisição das imagens, torna-se fundamental uma frequência cardíaca (FC) baixa e estável, em torno de 60 batimentos por minuto (bpm). Emprega-se betabloqueador oral (metoprolol VO) e/ou endovenoso (atenolol EV). A ansiedade deve ser abordada com uma explicação detalhada do procedimento e das sensações que podem ser experimentadas após a administração do meio de contraste; em casos específicos, é necessária a sedação leve com lorazepam sublingual (SL). O paciente deve estar abstêmio de bebidas cafeinadas.

Instrui-se o paciente sobre a apneia necessária, com duração entre 10 e 12 segundos nos aparelhos de 64 fileiras de detectores. Coloca-se uma veia periférica de bom calibre (acesso 18 a 20) para injeção de contraste iodado. Para maximizar a qualidade diagnóstica das imagens coronarianas, também se administra dinitrato de isossorbida SL, na ausência de contraindicações.

Logo no início, obtêm-se imagens sem contraste para determinação do escore de cálcio coronariano. Em seguida, emprega-se dupla injeção de contraste iodado não iônico de concentração elevada (370mg/mL), em volumes de 70 a 110cc, com fluxo de 4 a 5mL/s (conforme o peso do paciente), seguida de um *bolus* de solução salina (50mL). O contraste circula e inicia a opacificação da aorta descendente até um nível de 180 a 200 unidades Hounsfield que, quando atingido, dispara a aquisição volumétrica do coração. Finalizada a aquisição, as imagens são reconstruídas no console do aparelho e enviadas a uma estação de trabalho médico.

Indicações

- Detecção de DAC em pacientes sintomáticos sem DAC conhecida, com probalidade pré-teste baixa ou intermediária.

- Detecção de DAC em pacientes sintomáticos sem DAC conhecida com eletrocardiograma (ECG) e enzimas cardíacas normais.
- Detecção de DAC/estratifição de risco em pacientes assintomáticos sem DAC conhecida com probalidade pré-teste intermediária ou pacientes de baixo risco com história de DAC familiar prematura (escore de cálcio).
- IC de início recente sem DAC prévia com fração de ejeção do ventrículo esquerdo (VE) reduzida.
- Avaliação coronariana pré-operatória de cirurgia cardíaca não coronariana em pacientes com probabilidade pré-teste intermediária.
- Teste ergométrico normal em paciente sintomático persistente.
- Testes isquêmicos conflitantes (ergométrico normal e cintilografia alterada).
- Testes isquêmicos equivocados ou inconclusivos.
- Pacientes revascularizados sintomáticos para avaliação de patência dos enxertos.
- Pacientes assintomáticos com *stent* de tronco coronariano esquerdo.
- Pacientes assintomáticos apresentando *stent* com diâmetro de 3mm ou mais.
- Avaliação de cardiopatias congênitas complexas.
- Anomalias congênitas das artérias coronarianas ou fístulas coronarianas.
- Avaliação morfológica ou funcional dos ventrículos direito e esquerdo em pacientes após infarto agudo do miocárdio (IAM) ou com IC.
- Avaliação de estruturas intra ou extracardíacas (valvas nativas e próteses, massas, veias pulmonares, pericárdio, anatomia retroesternal em reoperatório de cirurgia torácica ou cardíaca).

Contraindicações absolutas e relativas

- Gestação é uma contraindicação absoluta.
- Alergia ao contraste iodado, hipertireoidismo, mieloma múltiplo e insuficiência renal são contraindicações relativas.
- Arritmias cardíacas (fibrilação atrial, extrassístoles frequentes e taquicardias comprometem a qualidade do exame) são contraindicações relativas.
- Contraindicações absolutas aos betabloqueadores: bloqueios atrioventriculares de segundo e terceiro graus, asma brônquica (pode-se usar antagonistas dos canais de cálcio em casos selecionados).

Limitações do método

- Artefatos de movimentos cardíacos por controle insuficiente da FC.
- Artefatos respiratórios por apneia insuficiente.
- *Stents* com diâmetros < 3mm.
- Calcificações extensas nas artérias coronárias são responsáveis por resultados falso-positivos em virtude da superestimativa de obstruções.

A angiotomografia das coronárias ou tomografia cardiovascular consolidou-se no cenário da prática clínica como método eficaz na avaliação de pacientes sintomáticos de risco baixo a moderado para avaliação de estenoses coronarianas. Avanços tecnológicos poderão fornecer, futuramente, informações sobre placas, estenose coronariana, função cardíaca, perfusão e viabilidade miocárdicas em um exame único. Estudos multicêntricos são aguardados para confirmar o papel dessa técnica de exame na avaliação conjunta da anatomia e da repercussão funcional das obstruções coronarianas.

RESSONÂNCIA NUCLEAR MAGNÉTICA EM CARDIOLOGIA

A RNM do coração representa, atualmente, não apenas o método mais acurado na avaliação da morfologia e função cardiovascular, mas também oferece informações estruturais singulares para o diagnóstico das cardiomiopatias. Contribuições clínicas fundamentais (avaliação de risco nas arritmias ventriculares, inflamação miocárdica, fibrose de substituição, isquemia miocárdica) estão sendo rapidamente reconhecidas como importantes parâmetros no manejo clínico e na fenotipagem de doenças miocárdicas, superando métodos tradicionais em pacientes selecionados.

O que é o método?

Todo átomo é formado por um núcleo e uma nuvem de elétrons. O núcleo é composto principalmente por prótons, que são partículas positivamente carregadas. Esses prótons giram em torno de seu eixo (movimento de *spin*) e induzem um campo eletromagnético associado. Por exemplo, a Terra, ao girar sobre seu eixo, produz um campo eletromagnético que se faz observar quando usamos uma bússola para identificar o polo norte.

As imagens de RNM dependem dos sinais elétricos que os átomos geram ao girar (não é usada nenhuma radiação ionizante). Por ser o átomo mais abundante no corpo humano, presente na água e nos macroelementos (lipídios, proteínas e carboidratos), hidrogênio é um emissor ideal de sinais no corpo humano para obtenção das imagens de RNM. As imagens são, sobretudo, imagens de prótons de água e, em menor proporção, de lipídios.

Quando o paciente é colocado no aparelho (grande ímã), seus prótons se alinham na direção do campo magnético do aparelho e adquirem um movimento chamado de precessão (que lembra um pião bamboleando) em determinada frequência. Esse equilíbrio é temporariamente interrompido pela aplicação de pulsos de radiofrequência com a finalidade de excitar os prótons; em seguida, os pulsos são desligados e o sistema reassume seu estado de equilíbrio, emitindo sinais elétricos que são captados e localizados espacialmente no corpo humano. Esse movimento de reequilíbrio se processa na dependência de parâmetros temporais (T1, T2, DP etc.), que são características teciduais específicas.

Como é o exame?

Com o paciente devidamente vestido com indumentária específica, deve-se certificar de que nenhum material metálico seja levado para o interior da sala de exame. Realizado acesso periférico (injeção de contraste paramagnético ou agentes estressores) e colocados os eletrodos, o paciente é posicionado em decúbito dorsal na mesa de exame. Bobinas de captação e/ou emissão de sinais são colocadas na superfície anterior do tórax. Sensores de respiração, para controle de apneia, de pressão, não invasivos e de oximetria de pulso são indispensáveis nos exames com estresse farmacológico. Concluída a explicação sobre as sensações esperadas, como aquelas relativas ao uso de agentes estressores, são fornecidos ainda fones de ouvido e uma campainha de alarme. São obtidas imagens anatômicas, funcionais, de perfusão e viabilidade miocárdicas, caracterização tecidual, angiográficas e hemodinâmicas, conforme o objetivo clínico do exame.

Indicações

- Diagnóstico, extensão e prognóstico de isquemia miocárdica.
- Detecção de infarto e viabilidade miocárdica.
- Miocardite.
- Avaliação de cardiomiopatia dilatada e IC.
- Displasia arritmogênica do ventrículo direito (VD) e avaliação de risco em arritmias ventriculares.
- Cardiomiopatias não isquêmicas (Chagas, amiloidose, sarcoidose, distrofinopatias, Takotsubo, endomiocardiofibrose).
- Detecção e controle de sobrecarga de ferro na cardiomiopatia siderótica e em pacientes sob risco (hemotransfusão repetida, talassêmicos etc.).
- Massas cardíacas e paracardíacas.
- Doenças pericárdicas.
- Doenças valvares.
- Cardiopatias congênitas complexas.
- Artérias aorta, carótidas, renais e pulmonares.
- Padrão de referência do coração direito, com ou sem a associação de *cor pulmonale*.
- Hipertensão arterial esquistossomótica com *cor pulmonale* associado.

Contraindicações absolutas e relativas

- Maioria dos marca-passos.
- Bombas de insulina.
- Maioria dos cardioversores/desfibriladores implantáveis.
- Corpo estranho metálico nos olhos.
- Clipes intracranianos e otológicos.

A maioria das próteses valvares metálicas, *stents* coronarianos e próteses ortopédicas não se constituem em contraindicações absolutas.

Limitações

- Claustrofobia em até 10% dos pacientes.
- Arritmias.
- Artefatos diversos por fatores físicos.
- Artefatos respiratórios por apneia insuficiente.
- Artefatos metálicos.
- Insuficiência renal crônica por risco aumentado de fibrose sistêmica nefrogênica pelo gadolínio (contraste paragmagnético).

A RMC é um método de referência usado em diversas patologias cardiovasculares, sem radiação ionizante, de disponibilidade crescente e com custo semelhante ao de outros métodos tradicionais, com extensa validação diagnóstica e prognóstica, bem como no controle terapêutico de pacientes selecionados. Sua capacidade de fenotipagem miocárdica tem demonstrado forte impacto na tomada de decisões clínicas na medicina cardiovascular.

APLICAÇÕES DA TOMOGRAFIA COMPUTADORIZADA E DA RESSONÂNCIA NUCLEAR MAGNÉTICA NA PRÁTICA CARDIOLÓGICA

Doença arterial coronariana

Estratificação de risco

A avaliação do risco cardiovascular deve ser iniciada no consultório médico, e todos os adultos devem ser avaliados com o objetivo de predizer o risco de evento cardiovascular futuro. O American College of Cardiology e a American Heart Association endossam a necessidade de avaliação do risco cardiovascular com base no escore de risco de Framingham, que inclui fatores de risco tradicionais, como idade, sexo, tabagismo, pressão arterial e níveis de colesterol. Uma vez que o risco cardiovascular do paciente tenha sido avaliado, o cardiologista pode manter o acompanhamento clínico, interferir no estilo de vida, mesmo utilizando medidas farmacológicas, ou utilizar testes diagnósticos com o objetivo de identificar a presença de doença cardiovascular.

Entretanto, os fatores de risco tradicionais na avaliação do risco cardiovascular (escore de Framingham) predizem satisfatoriamente apenas cerca de 60% dos pacientes que eventualmente apresentarão doença cardíaca, e cerca de um terço das pessoas que morrem anualmente de doença cardíaca súbita não apresenta, na avaliação baseada no escore de Framingham, índices que revelem alto risco de evento cardiovascular grave. Desse modo, é evidente a limitação do escore de Framingham em predizer evento cardíaco grave em grande parte da população, havendo a necessidade de sua associação a métodos não invasivos para identificação de fatores de risco para DAC.

Com base em dados do *National Health and Nutrition Examination Survey II* sobre a avaliação do risco de DAC, aproximadamente 35% dos adultos são classificados como de baixo risco, 40% de risco intermediário e 25% de alto risco para evento cardiovascular. Como as decisões terapêuticas em pacientes com risco intermediário de DAC podem ser difíceis, é necessária a estratificação de risco adicional com utilização de testes não invasivos capazes de identificar marcadores ateroscleróticos de DAC subclínica, destacando-se aqui o escore de cálcio coronariano obtido com a TCC, que vem mostrando benefício na avaliação específica dessa categoria de pacientes, apresentando resultados superiores em relação ao exame de RMC, aos testes de proteína C reativa, ao índice do espessamento mediointimal e ao teste de reatividade da artéria braquial.

No trabalho realizado por Greenland e cols., o escore de cálcio coronariano mostrou-se efetivo na avaliação de pacientes com risco intermediário definido pelo escore de Framingham, havendo ganho na estratificação de risco desse grupo de pacientes. Pacientes que apresentam escore de cálcio coronariano abaixo do percentil 25 para a faixa etária são classificados como de baixo risco para evento cardiovascular, ao passo que aqueles nos quais o escore de cálcio coronariano está acima do percentil 75 para a faixa etária são classificados como pacientes de alto risco para evento cardiovascular, devendo ser acentuadas as medidas de mudança de estilo de vida e avaliada a possibilidade de intervenção farmacológica (Figuras 52.1 e 52.2). Independentemente da faixa etária, pacientes que apresentam escore de cálcio > 300 são considerados de alto risco para evento cardiovascular.

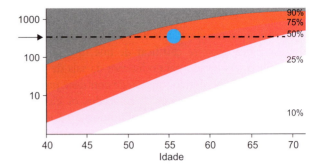

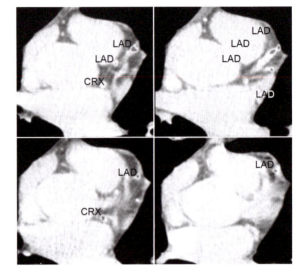

Figura 52.2 Paciente de 55 anos de idade, do sexo masculino, apresentando risco intermediário segundo critérios de Framingham. O escore de cálcio, segundo o método de Agatston, mostrou valor de 231. O paciente foi então recategorizado como de alto risco para evento coronariano.

O escore de cálcio coronariano obtido pela TCC pode também servir de base para solicitação de exames não invasivos ou invasivos para avaliação de DAC. Segundo recomendações da American Heart Association, pacientes que apresentem escore de cálcio coronariano ≥ 400 poderão ser submetidos à avaliação funcional por meio de testes de isquemia com uso de RMC, ecocardiografia ou cintilografia. Não há diretrizes definindo quais pacientes com valor específico de escore de cálcio coronariano deverão ser submetidos diretamente à avaliação angiográfica invasiva.

Avaliação de isquemia miocárdica

Com o desenvolvimento de sequências de pulso ultrarrápidas de aquisição de imagens pela RMC, atualmente é possível a avaliação da perfusão miocárdica de primeira passagem com uso de contraste paramagnético (gadolínio). As técnicas de RMC utilizadas no estudo da perfusão miocárdica em repouso e sob estresse farmacológico possibilitam a avaliação da chegada do contraste ao miocárdio, sua distribuição e a avaliação da intensidade de sinal nos diversos segmentos miocárdicos, tornando possível a identificação de áreas miocárdicas isquêmicas.

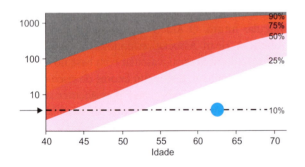

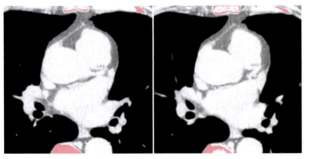

Figura 52.1 Paciente de 63 anos de idade, do sexo masculino, apresentando risco intermediário segundo critérios de Framingham. O escore de cálcio, segundo o método de Agatston, mostrou valor de 5,6. O paciente foi então recategorizado como de baixo risco para evento coronariano.

CAPÍTULO 52 Avanços Diagnósticos em Cardiologia não Invasiva: Tomografia Computadorizada e Ressonância Nuclear Magnética

As regiões miocárdicas perfundidas por artérias coronárias com estenose podem apresentar menor pico de intensidade de sinal e/ou retardo no aumento da intensidade de sinal. A análise qualitativa (visual) ou quantitativa (curvas de perfusão miocárdica) das imagens de perfusão miocárdicas adquiridas pela RMC possibilita inferir se existem ou não regiões miocárdicas isquêmicas e seu padrão regional de acometimento.

A fase de perfusão miocárdica durante a hiperemia induzida por agente farmacológico (fase de estresse) caracteriza melhor as regiões hipoperfundidas, quando comparada à sequência de repouso, em decorrência da diferença de aporte sanguíneo nas diferentes regiões miocárdicas.

Em estudos em animais, o uso da técnica de RMC de perfusão de primeira passagem com contraste para detecção de diferenças na perfusão miocárdica foi demonstrado por alguns estudos. Os estudos experimentais possibilitam a comparação entre as imagens de perfusão miocárdica adquiridas com a RMC e as medidas de microesferas, considerado o padrão de referência na avaliação da perfusão miocárdica.

Um trabalho experimental realizado em cães, comparando as imagens de perfusão miocárdica por RMC com técnicas cintilográficas, usando microesferas fluorescentes como padrão de referência na definição de defeito perfusional miocárdico, demonstrou que a RMC é capaz de identificar mais alterações perfusionais miocárdicas em diferentes graus de estenose coronariana do que as técnicas cintilográficas atuais, durante vasodilatação coronariana farmacológica.

Estudos clínicos em centros específicos, a maioria deles utilizando a análise quantitativa da angiografia coronariana como padrão de referência, mostram que a sensibilidade e a especificidade da RMC com o uso da análise visual das imagens de perfusão miocárdica apresentam variabilidade, dependendo, fundamentalmente, do desempenho dos observadores, tendo sido descritos valores de sensibilidade entre 83% e 89% e especificidade entre 44% e 100%.

Em trabalho comparando a RMC com a cintilografia de perfusão miocárdica, realizada em 69 pacientes, a RMC apresentou sensibilidade de 90% e especificidade de 85% para identificação de alterações de perfusão miocárdica, considerando significativa estenose luminal coronariana > 70%. Em relação à cintilografia de perfusão miocárdica, o desempenho da RMC foi significativamente melhor, com a área sob a curva ROC (*receiver operating characteristic*) de 0,89 e 0,91 para os observadores 1 e 2, respectivamente, e 0,71 e 0,75 para a cintilografia. Um trabalho em que se utilizou análise quantitativa das imagens de perfusão miocárdica pela RMC, comparada à PET (*positron emission tomography*), mostrou resultados estatisticamente pouco significativos entre os métodos para os valores de sensibilidade e especificidade.

As imagens de perfusão miocárdica pela RMC fornecem excelente resolução espacial e temporal, e a RMC é potencialmente o método mais acurado disponível na atualidade para avaliação da perfusão miocárdica em humanos. Contudo, para que o estudo de perfusão miocárdica por RMC se torne o método de primeira linha na avaliação clínica de pacientes com DAC suspeitada ou conhecida, sua robustez e confiabilidade devem ser demonstradas em estudos multicêntricos, agregando-se esses resultados aos de evolução clínica dos pacientes.

Um estudo multicêntrico, utilizando análise quantitativa das imagens de perfusão miocárdica pela RMC sob estresse farmacológico, com diferentes doses de contraste, mostrou sensibilidade de 91% e especificidade de 78% com o uso de dose relativamente alta (0,2 a 0,3mL/kg) e sensibilidade de 94% e especificidade de 71% com doses menores (0,05 a 0,1mL/kg). Desse modo, esse estudo multicêntrico confirma o alto desempenho diagnóstico da RMC na pesquisa de alteração perfusional miocárdica, o que já havia sido cogitado em estudos isolados em centros específicos.

Vários estudos sugerem que as imagens de perfusão miocárdica pela RMC mostram superioridade no diagnóstico de DAC em relação às técnicas cintilográficas. Um estudo multicêntrico com diferentes equipamentos de RMC, comparando-os com a angiografia coronariana e técnicas cintilográficas, no qual 241 pacientes foram estudados em 18 centros, confirmou, mais uma vez, o melhor desempenho diagnóstico da RMC em relação à cintilografia. Também está em andamento outro estudo multicêntrico em fase clínica III, que incluirá 550 pacientes em todo o mundo.

Segundo a diretriz de RMC e TCC da Sociedade Brasileira de Cardiologia, publicada em 2006, a avaliação de perfusão miocárdica pela RMC tem indicação classe IIa (Figura 52.3).

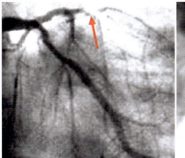 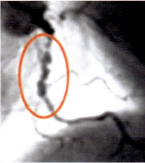 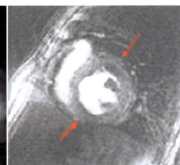

Figura 52.3 Coronariografia mostrando estenoses significativas nas artérias descendente anterior e coronária direita com respectivos defeitos perfusionais nas paredes anterior e inferior demonstrados pela RMC.

Avaliação de viabilidade miocárdica

O miocárdio viável caracteriza-se por determinada quantidade de tecido muscular cardíaco com disfunção contrátil e que, após tratamento adequado, recupera a função contrátil, ao passo que, se persistir a disfunção miocárdica, é considerado não viável. Desse modo, a viabilidade miocárdica estará em risco quando diferentes fatores patológicos causarem isquemia miocárdica como resultado da restrição à perfusão. A disfunção miocárdica reversível pode apresentar-se como miocárdio atordoado ou hibernado.

Em pacientes com DAC e disfunção ventricular esquerda, é importante a distinção entre lesão miocárdica reversível e irreversível. A identificação de viabilidade miocárdica é útil em predizer quais pacientes terão melhora na fração de ejeção ventricular e na sobrevida após revascularização miocárdica. Métodos não invasivos para avaliação de viabilidade miocárdica incluem técnicas cintilográficas e ecocardiográficas. Essas técnicas têm mostrado utilidade clínica, mas apresentam limitações que reduzem sua acurácia diagnóstica, como, por exemplo, a definição da extensão transmural da fibrose na análise da viabilidade da parede ventricular.

A RMC tem se mostrado capaz de avaliar a viabilidade miocárdica por meio de técnicas que estudam a contratilidade miocárdica e, com o uso do gadolínio, delinear a extensão transmural da fibrose parietal miocárdica, diferenciando lesão miocárdica reversível de irreversível, independentemente da alteração contrátil parietal, da idade do infarto ou da situação da reperfusão, sendo o único método de imagem atual capaz de identificar de modo acurado zonas de necrose ou fibrose dentro da parede miocárdica (extensão transmural).

Estudos com RMC utilizando a técnica para avaliação de viabilidade miocárdica mostram que, após infarto do miocárdio e antes da revascularização, quanto menor a extensão transmural da área de realce, mais tecido miocárdico é viável, sendo maior a probabilidade de recuperação contrátil, espontaneamente (pós-infarto) ou após revascularização. Por outro lado, realce tardio da transmuralidade miocárdica > 50% está associado a baixa probabilidade de recuperação funcional. Considera-se, desse modo, que área com realce tardio após o uso do contraste reflete ausência de viabilidade miocárdica.

A técnica de realce tardio para avaliação da viabilidade miocárdica tem sido empregada em virtude da alta qualidade de suas imagens, da simplicidade de aquisição e da alta resolução espacial, permitindo clara demarcação da extensão transmural da necrose e fibrose miocárdicas, informações fundamentais em pacientes com cardiopatia isquêmica que podem se beneficiar com o tratamento de revascularização miocárdica, podendo ser considerada o método de referência na avaliação de viabilidade miocárdica.

Segundo a diretriz de RMC e TCC da Sociedade Brasileira de Cardiologia, publicada em 2006, a avaliação de viabilidade miocárdica pela RMC tem indicação classe I (Figuras 52.4 e 52.5).

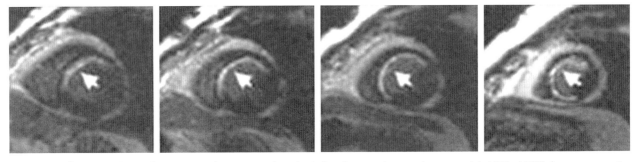

Figura 52.4 Área de realce tardio acometendo a região subendocárdica das paredes anterior e septal do VE (até 50% da espessura miocárdica), havendo alta probabilidade de recuperação contrátil após revascularização.

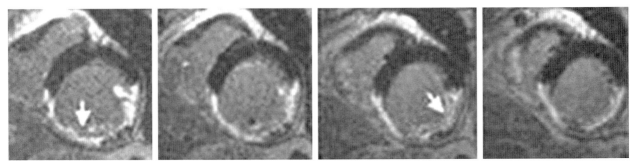

Figura 52.5 Área de realce tardio acometendo a transmuralidade das paredes miocárdicas inferior, inferosseptal e inferolateral (> 75% da espessura miocárdica), havendo mínima probabilidade de recuperação contrátil após revascularização.

Avaliação de artérias coronárias

Angiorressonância de artérias coronárias

A angiografia coronariana por RMC tem sido a área mais desafiadora, sendo atualmente realizada em vários centros de pesquisa. São relatadas amplas faixas de valores de sensibilidade e especificidade. Recentemente, foi publicado o primeiro estudo multicêntrico comparando a angiografia coronariana por RMC com o cateterismo coronariano, mostrando que a angiografia coronariana por RMC poderá ser usada para excluir DAC significativa em terços proximal e médio em pacientes com suspeita de DAC triarterial (Figura 52.6). As aplicações clínicas atuais de angiografia coronariana por RMC são para avaliação de coronária anômala e doença de Kawasaki.

Coronária anômala. Uma indicação clínica da angiografia coronariana por RMC já estabelecida é para avaliação de coronária anômala. Essa condição clínica tem uma prevalência de aproximadamente 1,2% na população em geral. Coronárias anômalas podem emergir de seios aórticos de Valsalva alternativos, de ramos de outras artérias coronárias e, mais raramente, da artéria pulmonar. O cateterismo coronariano é limitado para identificação de vasos anômalos, e a angiografia coronariana tem mostrado resultados excelentes na identificação e definição (93% a 100%) de artérias coronárias anômalas.

Doença de Kawasaki. Angiografia coronariana por RMC tem sido proposta para o seguimento de crianças com doença de Kawasaki, uma vasculite rara e de causa desconhecida. Essa técnica pode prover uma alternativa não invasiva, principalmente quando o ecocardiograma é inconclusivo, reduzindo assim a necessidade de cateterismos coronarianos seriados em pacientes pediátricos (Figura 52.7).

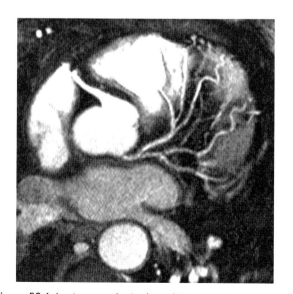

Figura 52.6 Angiorressonância de artérias coronárias mostrando as coronárias direita e esquerda e ramificações de aspecto normal.

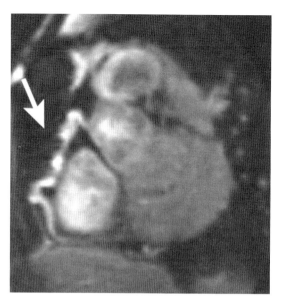

Figura 52.7 Angiorressonância mostrando aneurismas de artéria coronária direita.

Angiotomografia de artérias coronárias

Avaliação de artérias nativas. O grande salto da angiotomografia coronariana foi secundário ao advento dos aparelhos de TC com multidetectores, proporcionando resolução e velocidade de aquisição necessárias para uso na rotina clínica.

Estudos recentes mostram que a angiotomografia está indicada para uma população bastante selecionada e não deve ser utilizada indiscriminadamente em todos os pacientes com DAC. Com base na literatura atual, a angiotomografia tem maior valor diagnóstico em pacientes com probabilidade intermediária de DAC e com testes funcionais (teste ergométrico, ecoestresse, cintilografia ou RMC) não diagnósticos ou conflitantes. Também tem mais valor em pacientes com baixa probabilidade pré-teste de DAC, mas com teste funcional positivo. O alto valor preditivo negativo do exame mostra que a angiotomografia pode ter benefício nesses pacientes, ao reduzir a necessidade de exames mais invasivos (Figura 52.8).

Avaliação de artérias nativas com *stent*. A angiotomografia coronariana também é utilizada na avaliação de *stents*. Sua acurácia aumenta quando são analisados apenas *stents* com diâmetros > 3mm, sendo possível, nesses casos, a obtenção de valores preditivos positivo e negativo de 100% e 99%, respectivamente; por isso, é indicada nessas situações específicas.

Avaliação de enxertos coronarianos. Para avaliação dos enxertos coronarianos, a angiotomografia coronariana também tem alta acurácia diagnóstica, uma vez que esses enxertos apresentam menos movimento do que as coronárias nativas. A sensibilidade relatada para enxertos situa-se entre 85% e 100%. Clipes cirúrgicos podem interferir com

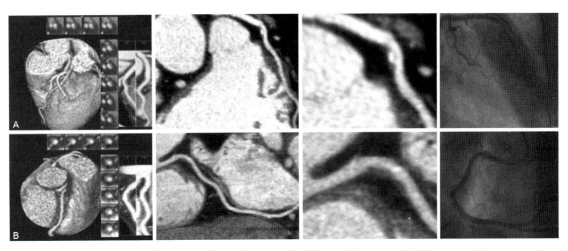

Figura 52.8 TCC de paciente mostrando a artéria descendente anterior (**A**) com placa aterosclerótica contendo componentes calcificados e não calcificados e a artéria.

a qualidade da imagem ao longo do trajeto do enxerto, e a avaliação das anastomoses distais também é de difícil avaliação.

Cardiomiopatias

Cardiomiopatia dilatada

A cardiomiopatia dilatada (CMD) caracteriza-se por dilatação do VE ou dilatação biventricular com perda da função contrátil. Uma porção significativa dos casos de CMD tem etiologia indefinida, porém várias outras condições patológicas podem levar à CMD (viral, genética, tóxica e autoimune).

A RMC é capaz de demonstrar e quantificar, de maneira clara e eficaz, as alterações anatômicas e funcionais da CMD. Essa técnica tem se mostrado útil na avaliação de pacientes com IC por calcular, de modo preciso, a função ventricular tanto do VD como do VE (Figura 52.9) e por diferenciar a CMD de outras formas de disfunção ventricular, como a disfunção ventricular causada por DAC.

Na DAC, a técnica de realce tardio (RT) com gadolínio mostra áreas de fibrose subendocárdica e transmural em territórios coronarianos, típicas de infarto prévio. Esse padrão não é observado nos pacientes com CMD com áreas de realce tardio, localizando-se predominantemente no mesocárdio ou não seguindo a distribuição segmentar das coronárias.

Cardiomiopatia hipertrófica

Em geral, o diagnóstico de cardiomiopatia hipertrófica (CMH) é estabelecido com base no ecocardiograma. Entretanto, o diagnóstico da variante da CMH confinada ao ápice e/ou envolvendo o VD é mais facilmente identificado pela RMC do que pelo ecocardiograma.

Além disso, a RMC contribui significativamente para um estudo mais detalhado da localização e extensão da hipertrofia, visualização dos mecanismos de obstrução, avaliação mais precisa da função e, utilizando-se a técnica do RT, detecção de áreas de fibrose no miocárdio de portadores da doença (Figura 52.10). A técnica de RT tem sido aplicada em pacientes com CMH obstrutiva refratários ao tratamento medicamentoso, nos quais se procede à ablação alcoólica miocárdica percutânea. Com essa técnica é feita uma oclusão, induzida pelo álcool, do primeiro ramo septal da artéria descendente anterior esquerda, criando uma área de IAM na região irrigada por essa artéria. A RMC é, então, usada para documentar o infarto e avaliar de modo mais preciso a extensão da lesão e, posteriormente, avaliar a regressão da massa ventricular na região e o remodelamento do septo interventricular.

Cardiomiopatia restritiva

Cardiomiopatia restritiva (CMR) é caracterizada por disfunção diastólica (restrição ao enchimento ventricular e redução do volume diastólico) de um ou de ambos os ventrículos devido à fibrose intersticial com função sistólica normal ou reduzida. A etiologia da CMR pode ser idiopática ou associada a distúrbios sistêmicos, como amiloidose (Figura 52.11), hemocromatose ou sarcoidose. O principal diagnóstico diferencial de CMR é com a pericardite cons-

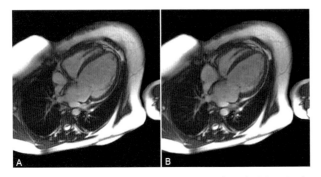

Figura 52.9 RMC (eixo quatro câmaras) em diástole (**A**) e sístole (**B**), mostrando VE dilatado em paciente com MCD.

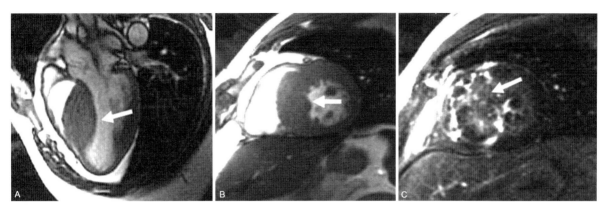

Figura 52.10 RMC (eixo longo [**A**]; eixo curto [**B** e **C**]) mostrando hipertrofia e fibrose septal (seta) em paciente com CMH.

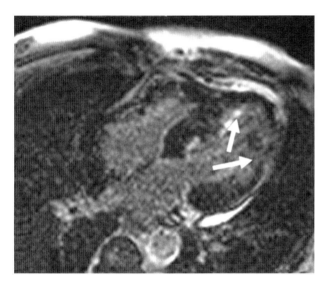

Figura 52.11 RMC (quatro câmaras) mostrando RT de padrão subendocárdico (setas) em paciente portador de amiloidose cardíaca.

tritiva. A RMC assume papel cada vez mais importante no diagnóstico diferencial dessas duas patologias, porque o pericárdio é facilmente avaliado por essa técnica. Na pericardite constritiva, o pericárdio é espesso, medindo mais de 4 a 5mm de espessura. Na CMR não há espessamento pericárdico.

Hemocromatose é uma das causas de CMR. O diagnóstico da presença de quantidades elevadas de ferro no músculo cardíaco é essencial para otimização do tratamento, quelando o excesso de ferro. Os métodos convencionais são incapazes de detectar a presença de ferro cardíaco. Novas técnicas de RMC, usando sequências em gradiente-eco, analisam curvas de T2* e quantificam a presença de ferro miocárdico.

Cardiomiopatia arritmogênica do ventrículo direito (CAVD)

Uma das indicações já estabelecidas para a RMC é a avaliação de CAVD. Essa patologia se caracteriza por anormalidades morfológicas e funcionais que acometem primariamente o VD. As anormalidades são caracterizadas por infiltrações gordurosas e/ou fibrogordurosas que resultam em afilamento ou até espessamento da musculatura da parede livre do VD, acompanhado de anormalidades da contratilidade regional ou global.

A RMC é o método mais comumente utilizado para avaliação de CAVD em virtude da capacidade inerente de caracterização tecidual e da habilidade em detectar alterações morfológicas e funcionais. A presença de gordura na parede do VD é identificada pelo aumento de sinal focal nas imagens ponderadas em T1 (Figura 52.12). Outras características morfológicas são aumento e dilatação com aumento das trabeculações do VD. Mudanças funcionais incluem discinesias e aneurismas localizados na parede livre do VD.

O principal diagnóstico diferencial de CAVD é com a taquicardia da via de saída do VD. Cardiopatia não específica do VD também deve ser considerada.

Valvopatias

Vários métodos de imagem não invasivos são utilizados na avaliação morfológica e funcional das valvas cardíacas. O exame ecocardiográfico é o mais amplamente utilizado com esse objetivo, por ser prontamente acessível, custo-efetivo e, em muitas circunstâncias, fornecer todas as informações necessárias ao manejo clinicocirúrgico adequado.

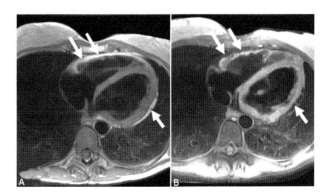

Figura 52.12 RMC (eixos longos) mostrando infiltração gordurosa em VD e VE (setas) de paciente portadora de CAVD.

Contudo, limitações dessa modalidade incluem o campo de análise restrito em pacientes enfisematosos, a variabilidade interobservador e a confiança reduzida na medida do volume regurgitante na valva pulmonar. A TCC e a RMC têm sido pouco utilizadas na avaliação das valvas cardíacas; entretanto, informações sobre a morfologia e a funcionalidade das valvas cardíacas podem ser obtidas com seu uso.

Em razão da excelente resolução espacial da TCC, detalhes anatômicos dos folhetos valvares, das cordoalhas tendíneas e da musculatura papilar podem ser identificados com essa modalidade de imagem.

A RMC se utiliza de três técnicas principais na avaliação das valvas cardíacas: técnica de avaliação anatômica, técnica de avaliação da mobilidade das valvas cardíacas e técnica para avaliação de velocidade e fluxo sanguíneo e gradiente pressórico valvar.

Cardiopatias congênitas

Na avaliação das cardiopatias congênitas, o estudo por imagem é fundamental para o delineamento adequado da anatomia cardíaca e vascular, visando ao planejamento terapêutico e aos seguimentos corretos após intervenções percutâneas e cirúrgicas. Nos casos em que a ecocardiografia não fornece informação suficiente, a TCC e a RMC são métodos estabelecidos para essa avaliação, atuando como alternativas ao exame invasivo de cateterismo angiocardiográfico. A RMC é preferida por não utilizar radiação ionizante (Figura 52.13).

Tumores cardíacos

A frequência dos tumores cardíacos é baixa, com prevalência estimada entre 0,002% e 0,03% nos estudos de necropsia e de 0,15% nas séries ecocardiográficas. A maioria dos tumores primários do coração é benigna (cerca de três quartos dos tumores; destes, quase a metade é de mixomas, seguidos pelos lipomas e fibromas). O envolvimento metastático é 40 vezes mais prevalente do que o comprometimento primário do coração. Comprometimento metastático pode ocorrer por invasão direta (tumores pulmonares ou mamários), extensão hematogênica (melanoma, linfoma) ou transvenosa (tumores renais e hepáticos). Tumores malignos primários cardíacos são extremamente raros, e a maioria tem natureza sarcomatosa. Angiossarcoma é o tumor mais prevalente entre os adultos, enquanto o rabdomiossarcoma é o mais comumente observado entre as crianças (Figuras 52.14 e 52.15).

Os exames de RMC e TCC possibilitam o estudo de massas envolvendo as câmaras cardíacas, o pericárdio e as estruturas extracardíacas. Apesar de a ecocardiografia ser o método de imagem de primeira execução no diagnóstico das massas cardíacas, a RMC e a TCC tornaram-se métodos complementares fundamentais no diagnóstico dos tumores cardíacos, guiando os cirurgiões cardiovasculares para a estratégia cirúrgica adequada.

A TCC fornece informações adicionais em virtude de sua alta resolução espacial e da capacidade de demonstrar a morfologia cardíaca e pulmonar, apresentando limitação, em relação à RMC, no que se refere à caracterização do tipo tecidual das lesões cardíacas e extracardíacas. Os objetivos

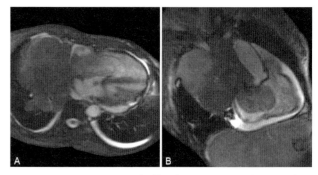

Figura 52.14 RMC mostrando fibro-histiocitoma maligno mediastinal com invasão das câmaras cardíacas atrial e ventricular direitas associada a derrame pericárdico e pleural bilateral.

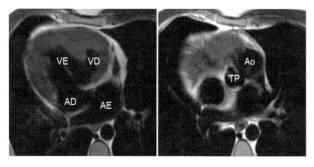

Figura 52.13 Anomalia congênita complexa em adulto. Dextrocardia com ventrículo único morfologicamente esquerdo, com a aorta originando-se anteriormente ao tronco da artéria pulmonar.

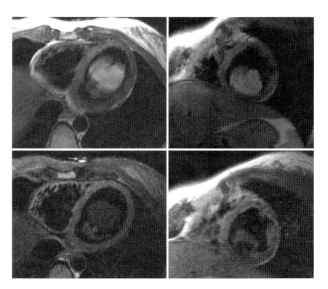

Figura 52.15 RMC mostrando lipoma intraventricular esquerdo, caracterizado por hipersinal na sequência ponderada em densidade de prótons e com perda do sinal após saturação do tecido adiposo.

da TCC e, principalmente, da RMC na avaliação das massas cardíacas e extracardíacas incluem:

- Confirmar ou excluir uma massa cardíaca suspeitada na radiografia de tórax ou na ecocardiografia.
- Avaliar a localização, a mobilidade e a relação da massa com os tecidos adjacentes.
- Avaliar o grau de vascularização da massa.
- Diferenciar lesões sólidas de císticas.
- Determinar as características teciduais e a natureza específica da lesão expansiva.

Finalmente, a RMC e a TCC são técnicas excelentes para identificação de trombos cardíacos, porém não há valores definidos quanto à acurácia da RMC e da TCC na detecção de trombo cardíaco, estimando-se que a TCC apresente acurácia próxima à da RMC, que se mostra superior em relação às técnicas de ecocardiografia.

Pericardiopatias

O pericárdio é uma membrana com duas camadas que envolvem as quatro câmaras cardíacas e a origem dos grandes vasos. As camadas parietal e visceral são separadas por uma pequena quantidade de líquido seroso, normalmente entre 15 e 50mL. O pericárdio limita a extensão de processos inflamatórios e infecciosos das estruturas mediastinais adjacentes, provavelmente previne a dilatação excessiva do coração e reduz a fricção entre o coração e as estruturas adjacentes. Muitas doenças podem acometer o pericárdio, incluindo infecções, neoplasias, traumatismos, doença miocárdica primária e doença congênita (Figuras 52.16 e 52.17).

Ecocardiografia é o método de imagem mais frequentemente utilizado na avaliação inicial das doenças do pericárdio, especialmente em pacientes com suspeita de derrame pericárdico ou tamponamento cardíaco. Contudo, a restrita janela acústica limita a utilidade dessa modalidade na avaliação completa do pericárdio.

A TCC e a RMC oferecem vantagens sobre a ecocardiografia na avaliação das doenças do pericárdio. As duas modalidades oferecem ampla capacidade de avaliação do pericárdio, além de promoverem a avaliação das estruturas mediastinais e dos pulmões. O contraste das partes moles fornecido pela TCC e a RMC é mais eficiente do que o oferecido pela ecocardiografia, possibilitando excelente delineamento anatômico do pericárdio e localização precisa de doenças difusas ou focais pericárdicas.

Aorta e artéria pulmonar

A TCC e a RMC têm papel estabelecido no estudo das doenças da aorta torácica, principalmente de aneurismas, hematomas, dissecções, úlceras, vasculites, traumatismo torácico e alterações congênitas, e na avaliação prévia à colocação de prótese endoluminal, apresentando ampla vantagem em relação aos diferentes métodos de imagem invasivos ou não invasivos (Figura 52.18). De modo geral, a TCC e a RMC oferecem resultados bastante similares na avaliação das doenças da aorta torácica, e a escolha do método se faz na dependência de sua acessibilidade no departamento clínico, da maior experiência clínica do grupo radiológico por um dos métodos e da condição clínica do paciente.

Embolia pulmonar é a terceira causa mais frequente de morte cardiovascular aguda, superada por infarto do miocárdio e acidente vascular encefálico, sendo responsável por milhares de óbitos a cada ano, sobretudo pelo fato de não ser detectada. Há mais de 20 anos, os sinais diretos de embolia pulmonar foram descritos em exames de TCC que, com a evolução das técnicas, tornou-se o padrão de referência no diagnóstico de embolia pulmonar (Figura 52.19).

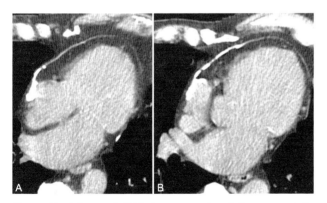

Figura 52.16 Exame de TCC demonstrando calcificações pericárdicas.

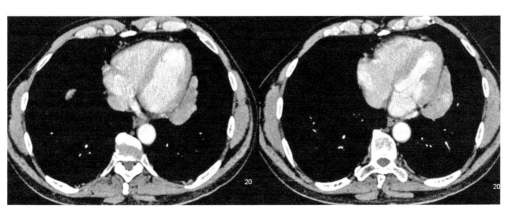

Figura 52.17 Exame de TCC demonstrando cisto pericárdico com conteúdo espesso, adjacente à parede lateral do VE.

SEÇÃO III   Métodos Complementares de Diagnóstico em Cardiologia

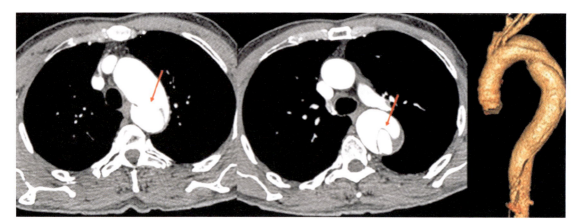

Figura 52.18 Paciente assintomático apresentando ecocardiograma com suspeita de dissecção aórtica. Foi submetido à TCC do tórax, que demonstrou dissecção aórtica do tipo B de Stanford com orifício de entrada na altura da emergência da artéria subclávia esquerda (setas).

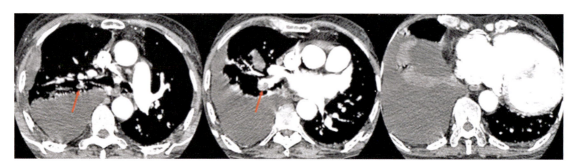

Figura 52.19 Embolia pulmonar acometendo artérias do pulmão direito (setas) com aumento nas dimensões das câmaras cardíacas direitas. Observa-se, também, volumoso derrame pleural direito.

Embora a embolia pulmonar possa ser diagnosticada por angiorressonância magnética pulmonar e a sensibilidade e a especificidade se aproximem dos valores obtidos com a TCC, o uso da RMC tem desvantagens que impedem seu uso de modo rotineiro: em primeiro lugar, porque sua sensibilidade é adequada somente na identificação de embolia vascular segmentar e, em segundo, em decorrência do acesso limitado dos pacientes em grave estado geral ao exame de RMC.

A hipertensão pulmonar (HP) é classificada em cinco diferentes categorias diagnósticas: (1) HP arterial, (2) HP com doença ventricular esquerda, (3) HP associada a doença pulmonar e/ou hipoxemia, (4) HP decorrente de doença tromboembólica e (5) miscelânea.

A angiografia pulmonar é o exame de referência no diagnóstico e na avaliação da gravidade da HP, apesar da invasividade e do risco de complicações graves. O ecocardiograma, que avalia o fluxo através das valvas tricúspide e pulmonar pelo Doppler, é amplamente acessível, mas apresenta limitações na acurácia e na execução. A RMC é uma modalidade alternativa para avaliação da hipertensão pulmonar arterial. A técnica de contraste de fase possibilita a quantificação acurada da velocidade e do fluxo sanguíneo, e resultados de estudos sugerem um grande potencial da RMC na avaliação da HP.

Bibliografia

Achenbach S, Sacher D, Ropers D et al. Electron beam computed tomography for the detection of left atrial thrombi in patients with atrial fibrillation. Heart 2004; 90(12):1477-8.

Anderson LJ et al. Cardiovascular T2-star (T2*) magnetic resonance for the early diagnosis of myocardial iron overload. Eur Heart J 2001; 22(23):2171-9.

Auerbach MA et al. Prevalence of myocardial viability as detected by positron emission tomography in patients with ischemic cardiomyopathy. Circulation 1999; 99(22):2921-6.

Berman DS et al. Comparative use of radionuclide stress testing, coronary artery calcium scanning, and noninvasive coronary angiography for diagnostic and prognostic cardiac assessment. Semin Nucl Med 2007; 37(1):2-16.

Bolger AF, Eigler NL, Maurer G. Quantifying valvular regurgitation. Limitations and inherent assumptions of Doppler techniques. Circulation 1988; 78(5 Pt 1):1316-8.

Borgeson DD, Seward JB, Miller FA et al. Frequency of Doppler measurable pulmonary artery pressures. J Am Soc Echocardiogr 1996; 9(6):832-7.

Celermajer DS, Sorensen KE, Gooch VM et al. Non-invasive detection of endothelial dysfunction in children and adults at risk of atherosclerosis. Lancet 1992; 340(8828):1111-5.

Chatzimavroudis GP, Oshinski JN, Franch RH et al. Evaluation of the precision of magnetic resonance phase velocity mapping for blood flow measurements. J Cardiovasc Magn Reson 2001; 3(1):11-9.

Choi KM, Kim RJ, Gubernikoff G et al. Transmural extent of acute myocardial infarction predicts long-term improvement in contractile function. Circulation 2001; 104(10):1101-7.

Di CE. MRI of the cardiomyopathies. Eur J Radiol 2001; 38(3):179-84.

Fernandes JL, Rochitte CE, Nomura CH et al. Ressonância e tomografia cardiovascular. Vol. I. 1. ed. Barueri: Manole, 2013.

Fontaine G, Fontaliran F. Arrhythmogenic right ventricular dysplasia masquerading as dilated cardiomyopathy. Am J Cardiol 1999; 84(9):1143.

Galie N et al. Guidelines on diagnosis and treatment of pulmonary arterial hypertension. The Task Force on Diagnosis and Treatment of Pulmonary Arterial Hypertension of the European Society of Cardiology. Eur Heart J 2004; 25(24):2243-78.

Giang TH, Nanz D, Coulden R et al. Detection of coronary artery disease by magnetic resonance myocardial perfusion imaging with various contrast medium doses: First European multi-centre experience. Eur Heart J 2004; 25(18):1657-65.

Gilard M, Cornily JC, Rioufol G et al. Noninvasive assessment of left main coronary stent patency with 16-slice computed tomography. Am J Cardiol 2005; 95(1):110-2.

Gilkeson RC, Markowitz AH, Balgude A, Sachs PB. MDCT evaluation of aortic valvular disease. AJR Am J Roentgenol 2006; 186(2):350-60.

Glockner JF, Johnston DL, McGee KP. Evaluation of cardiac valvular disease with MR imaging: Qualitative and quantitative techniques. Radiographics 2003; 23(1):e9.

Gotto Jr AM. Role of C-reactive protein in coronary risk reduction: focus on primary prevention. Am J Cardiol 2007; 99(5):718-25.

Greenland P, LaBree L, Azen SP et al. Coronary artery calcium score combined with Framingham score for risk prediction in asymptomatic individuals. JAMA 2004; 291(2):210-5.

Greenland P, Smith Jr SC, Grundy SM. Improving coronary heart disease risk assessment in asymptomatic people: Role of traditional risk factors and noninvasive cardiovascular tests. Circulation 104(15):1863-7.

Greil GF, Stuber M, Botnar RM et al. Coronary magnetic resonance angiography in adolescents and young adults with Kawasaki disease. Circulation 2002; 105(8):908-11.

Grothues F, Moon JC, Bellenger NG et al. Interstudy reproducibility of right ventricular volumes, function, and mass with cardiovascular magnetic resonance. Am Heart J 2004; 147(2):218-23.

Ishida N, Sakuma H, Motoyasu M et al. Noninfarcted myocardium: correlation between dynamic first-pass contrast-enhanced myocardial MR imaging and quantitative coronary angiography. Radiology 2003; 229(1):209-16.

Jacobson TA, Griffiths GG, Varas C et al. Impact of evidence-based "clinical judgment" on the number of American adults requiring lipid-lowering therapy based on updated NHANES III data. National Health and Nutrition Examination Survey. Arch Intern Med 2000; 160(9):1361-9.

Keijer JT, van Rossum AC, Wilke N et al. Magnetic resonance imaging of myocardial perfusion in single-vessel coronary artery disease: implications for transmural assessment of myocardial perfusion. J Cardiovasc Magn Reson 2000; 2(3):189-200.

Kim RJ et al. Relationship of MRI delayed contrast enhancement to irreversible injury, infarct age, and contractile function. Circulation 1999; 100(19):1992-2002.

Kim RJ, Wu E, Rafael A et al. The use of contrast-enhanced magnetic resonance imaging to identify reversible myocardial dysfunction. N Engl J Med 2000; 343(20):1445-53.

Kim WY et al. Coronary magnetic resonance angiography for the detection of coronary stenoses. N Engl J Med 2001; 345(26):1863-9.

Kluge A, Luboldt W, Bachmann G. Acute pulmonary embolism to the subsegmental level: diagnostic accuracy of three MRI techniques compared with 16-MDCT. AJR Am J Roentgenol 2006; 187(1):W7-14.

Laffon E, Vallet C, Bernard V et al. A computed method for noninvasive MRI assessment of pulmonary arterial hypertension. J Appl Physiol 2004; 96(2):463-8.

Lee DC, Simonetti OP, Harris KR et al. Magnetic resonance versus radionuclide pharmacological stress perfusion imaging for flow-limiting stenoses of varying severity. Circulation 2004; 110(1):58-65.

Lorenz MW, Markus HS, Bots ML et al. Prediction of clinical cardiovascular events with carotid intima-media thickness: A systematic review and meta-analysis. Circulation 2007; 115(4):459-67.

Macedo R, Prakasa K, Tichnell C et al. Marked lipomatous infiltration of the right ventricle: MRI findings in relation to arrhythmogenic right ventricular dysplasia. AJR Am J Roentgenol 2007; 188(5):W423-W427.

McCrohon JA, Moon JC, Prasad SK et al. Differentiation of heart failure related to dilated cardiomyopathy and coronary artery disease using gadolinium-enhanced cardiovascular magnetic resonance. Circulation 2003; 108(1):54-9.

Meaney JF, Weg JG, Chenevert TL et al. Diagnosis of pulmonary embolism with magnetic resonance angiography. N Engl J Med 1997; 336(20):1422-7.

Mousseaux E, Tasu JP, Jolivet O et al. Pulmonary arterial resistance: Noninvasive measurement with indexes of pulmonary flow estimated at velocity-encoded MR imaging – Preliminary experience. Radiology 1999; 212(3):896-902.

Oudkerk M, van Beek EJ, Wielopolski P et al. Comparison of contrast-enhanced magnetic resonance angiography and conventional pulmonary angiography for the diagnosis of pulmonary embolism: a prospective study. Lancet 2002; 359(9318):1643-7.

Rumberger JA, Brundage, BH, Rader DJ, Kondos G. Electron beam computed tomographic coronary calcium scanning: A review and guidelines for use in asymptomatic persons. Mayo Clin Proc 1999; 74(3):243-52.

Saeed M, Wendland MF, Sakuma H et al. Coronary artery stenosis: detection with contrast-enhanced MR imaging in dogs. Radiology 1995; 196(1):79-84.

Sanz J et al. Pulmonary arterial hypertension: Noninvasive detection with phase-contrast MR imaging. Radiology 2007; 243(1):70-9.

Schwitter J, Nanz D, Kneifel S et al. Assessment of myocardial perfusion in coronary artery disease by magnetic resonance: a comparison with positron emission tomography and coronary angiography. Circulation 2001; 103(18):2230-5.

Schwitter J, Saeed M, Wendland MF et al. Assessment of myocardial function and perfusion in a canine model of non-occlusive coronary artery stenosis using fast magnetic resonance imaging. J Magn Reson Imaging 1999; 9(1):101-10.

Sechtem U, Higgins CB, Sommerhoff BA et al. Magnetic resonance imaging of restrictive cardiomyopathy. Am J Cardiol 1987; 59(5):480-2.

Simonneau G et al. Clinical classification of pulmonary hypertension. J Am Coll Cardiol 2004; 43(12 Suppl S):5S-12S.

Sparrow PJ, Kurian JB, Jones TR, Sivananthan MU. MR imaging of cardiac tumors. Radiographics 2005; 25(5):1255-76.

Spodick DH. The normal and diseased pericardium: Current concepts of pericardial physiology, diagnosis and treatment. J Am Coll Cardiol 1983; 1(1):240-51.

Tandri H, Rutberg J, Bluemke DA, Calkins H. Magnetic resonance imaging of arrhythmogenic right ventricular dysplasia. J Cardiovasc Electrophysiol 2002; 13(11):1180.

Taylor AJ, Burke AP, O'Malley PG et al. A comparison of the Framingham risk index, coronary artery calcification, and culprit plaque morphology in sudden cardiac death. Circulation 2000; 101(11):1243-8.

Taylor AJ, Cerqueira M, Hodgson JMB et al. Cardiac Computed Tomography Writing Group. ACCF/SCCT/ACR/AHA/ASE/ASNC/

NASCI/SCAI/SCMR 2010 Appropriate Use Criteria for Cardiac Computed Tomography: A Report of the American College of Cardiology Foundation Appropriate Use Criteria Task Force. Circulation. 2010; 122:e525-e555; originally published online October 25, 2010.

Toussaint JF, LaMuraglia GM, Southern JF et al. Magnetic resonance images lipid, fibrous, calcified, hemorrhagic, and thrombotic components of human atherosclerosis in vivo. Circulation 1996; 94(5):932-8.

Tsai-Goodman B, Geva T, Odegard KC et al. Clinical role, accuracy, and technical aspects of cardiovascular magnetic resonance imaging in infants. Am J Cardiol 2004; 94(1):69-74.

Vogel-Claussen J, Pannu H, Spevak PJ et al. Cardiac valve assessment with MR imaging and 64-section multi-detector row CT. Radiographics 2006; 26(6):1769-84.

Wacker CM, Schad LR, Gehling U et al. The pulmonary artery acceleration time determined with the MR-RACE-technique. Comparison to pulmonary artery mean pressure in 12 patients. Magn Reson Imaging 1994; 12(1):25-31.

Walsh EG, Doyle M, Lawson MA et al. Multislice first-pass myocardial perfusion imaging on a conventional clinical scanner. Magn Reson Med 1995; 34(1):39-47.

Wang ZJ, Reddy GP, Gotway MB et al. CT and MR imaging of pericardial disease. Radiographics 2003; 23(Spec No):S167-S180.

Wendland MF, Saeed M, Masui T et al. Echo-planar MR imaging of normal and ischemic myocardium with gadodiamide injection. Radiology 1993; 186(2):535-42.

Wendland MF, Saeed M, Masui T et al. First pass of an MR susceptibility contrast agent through normal and ischemic heart: Gradient-recalled echo-planar imaging. J Magn Reson Imaging 1993; 3(5):755-60.

Wilson PW, Smith Jr SC, Blumenthal RS et al. 34th Bethesda Conference: Task force #4 – How do we select patients for atherosclerosis imaging? J Am Coll Cardiol 2003; 41(11):1898-906.

Wittram C. How I do it: CT pulmonary angiography. AJR Am J Roentgenol 2007; 188(5):1255-61.

Wolff SD et al. Myocardial first-pass perfusion magnetic resonance imaging: a multicenter dose-ranging study. Circulation 2004; 110(6):732-7.

Seção IV

Capítulos Especiais

53

Jeronimo Moscoso II • Jeronimo Moscoso

Reabilitação Cardiopulmonar e Metabólica

INTRODUÇÃO

As doenças cardíacas, pulmonares e metabólicas têm sido responsáveis por comprometimento da qualidade de vida, incapacidade funcional e mortes prematuras. Em virtude disso, seria de se esperar que houvesse grande interesse na adoção de medidas preventivas e de reabilitação para os indivíduos portadores dessas doenças.

Por sua vez, os efeitos preventivos e terapêuticos da atividade física são conhecidos há muito tempo, e as evidências científicas sobre seus benefícios continuam a se acumular nas várias áreas do conhecimento em saúde. O exercício tem papel fundamental na promoção da saúde e é ainda mais relevante como ferramenta terapêutica para indivíduos portadores de afecções cardíacas, pulmonares e metabólicas, entre outras.

Segundo a Organização Mundial da Saúde (OMS), a reabilitação caracteriza-se como a integração de intervenções, denominadas "ações não farmacológicas", para assegurar as melhores condições físicas, psicológicas e sociais ao paciente com doença cardiovascular, pulmonar e metabólica. Nesse contexto, a denominação reabilitação cardiopulmonar e metabólica (RCPM), por sua abrangência, vem substituindo a expressão reabilitação cardíaca, embora esta ainda seja comumente utilizada. De modo geral, a RCPM é direcionada aos portadores de doenças do aparelho cardiovascular, como doença coronariana aterosclerótica, insuficiência cardíaca (IC) e doença arterial periférica, além de doenças pulmonares crônicas e doenças metabólicas, como a síndrome metabólica (SM), a dislipidemia, a obesidade e o *diabetes mellitus* (DM).

Assim, a RCPM pode ser definida como a soma de intervenções que visam assegurar a melhora das condições físicas, psicológicas e sociais desses pacientes, de modo que eles consigam, por seus próprios esforços, preservar e/ou reconquistar uma posição normal na comunidade e levar uma vida ativa e produtiva, por meio de um comportamento saudável, além de minimizar ou reverter a progressão de sua doença.

Dentro dessa visão mais ampla, vários outros profissionais de saúde desempenham papéis importantes e têm sido incorporados às equipes de RCPM, uma vez que, além de dar ênfase à prática da atividade física, esses programas também envolvem outras ações desenvolvidas por profissionais das áreas de enfermagem, nutrição, assistência social e psicologia, visando modificar outros aspectos que contribuem para a diminuição do risco cardiovascular de maneira global. Contempla essencialmente o atendimento aos pacientes, visando ao melhor controle dos fatores de risco e ao aumento da capacidade cardíaca, pulmonar, metabólica e muscular. Essa abordagem multidisciplinar melhora a qualidade de vida, promovendo a redução dos sintomas de ansiedade e depressão, além de reduzir o número de internações e, sobretudo, resgatar a autoestima desses indivíduos.

REABILITAÇÃO DE PACIENTES CARDIOPATAS

No caso dos pacientes cardiopatas, a RCPM é um programa de reabilitação que estaria indicado aos indivíduos com afecções cardiovasculares pós-agudas e crônicas, como infarto agudo do miocárdio (IAM) ou após cirurgia cardíaca (pacientes que foram submetidos a revascularização miocárdica ou transplante cardíaco), ou ainda, para aqueles com angina crônica estável e IC crônica.

Ainda que o ponto central do programa seja o exercício supervisionado, com fins terapêuticos, ele envolve também educação e suporte, com o apoio de nutricionistas e psicólogos, no qual o paciente deve ser provido de informações básicas sobre a fisiopatologia de sua doença cardíaca, os mecanismos de ação dos medicamentos em uso, a relação da doença com a atividade física diária e as possíveis implicações em sua vida sexual e profissional, reformulação de seus hábitos alimentares e aspectos nocivos do estilo de vida, com ênfase na cessação do tabagismo e no controle do estresse, além de incorporar a prática de atividade física a seu dia a dia, a fim de que o paciente adquira um estilo de vida mais saudável e, desse modo, obtenha melhora em sua qualidade de vida.

Entretanto, cabe enfatizar que as evidências científicas dão mais relevância ao treinamento físico, credenciando-o como a principal intervenção nesse processo de RCPM. Embora se ressalte o fato de que essas abordagens multiprofissional e multidisciplinar são extremamente importantes para melhorar a qualidade de vida do paciente, o pilar básico de um programa de RCPM continua sendo a prescrição individualizada do exercício físico. Uma grande quantidade de dados epidemiológicos comprova os benefícios do exercício físico regular para a saúde. Recentes meta-análises demonstraram que a reabilitação cardíaca com ênfase no exercício (RCEE) associa-se a redução de 20% a 30% nas taxas de mortalidade, quando comparada aos cuidados usuais (sem exercício).

Os cuidados partem da avaliação médica, que identificará as necessidades de cada paciente. Avalia o histórico, realiza exame clínico geral e específico e avalia exames complementares disponíveis e se há necessidade de exames adicionais. O médico prescreve o tratamento e realiza o seguimento e a coordenação do cuidado de reabilitação, sendo o responsável pela estratificação de risco do paciente quanto à segurança para realização do programa de exercícios, pelo tipo de supervisão necessária e pelos cuidados a serem observados. O exercício, na dependência das necessidades de cada paciente, é supervisionado por fisioterapeutas ou educadores físicos especializados.

O principal objetivo da RCPM é atenuar os efeitos deletérios decorrentes de um evento cardíaco, possibilitando que o indivíduo readquira o máximo de seu potencial funcional e dê continuidade às medidas introduzidas pelo programa, atuando sobre os fatores de risco cardiovascular modificáveis e mantendo as atividades físicas regulares com segurança, a fim de prevenir novos eventos e reinternamento hospitalar, com consequente redução das taxas de mortalidade, redução de custos com a saúde e melhora da qualidade de vida desses pacientes.

Os resultados de uma revisão sistemática publicada em 2006 ratificam a premissa de que a RCEE é uma estratégia eficiente na recuperação de coronariopatas, sendo associada a menores mortalidade por todas as causas e por eventos cardiovasculares, probabilidade de reinfarto e taxa de revascularização miocárdica (cirúrgica ou percutânea). Assim, grande parte do sucesso dos programas de RCPM se deve à terapia baseada no exercício, fazendo desta a estratégia central desses programas.

Considerando esses aspectos, e com ênfase na atuação do médico cardiologista, este capítulo enfocará não mais a temática mais genérica da RCPM, mas apenas o programa de exercício físico, direcionando-o aos pacientes cardiopatas. Em adendo, a abordagem será primariamente direcionada aos programas de exercício que se iniciam após as primeiras semanas de um evento cardiovascular agudo.

As evidências sustentam que o exercício físico está estreitamente relacionado com o sucesso terapêutico nos estudos analisados. Contudo, os mecanismos envolvidos nessa maior cardioproteção continuam pouco conhecidos – muito provavelmente em razão de sua natureza multifatorial. Dentre os possíveis benefícios da prática sistemática do exercício físico estão: melhora da função endotelial com subsequente vasodilatação coronariana, aumento na variabilidade da frequência cardíaca (FC) e um padrão autonômico mais fisiológico, menor demanda miocárdica de oxigênio, desenvolvimento de circulações colaterais e melhora no perfil lipídico, além de interferir nos marcadores inflamatórios e nos fatores de coagulação. Alguns estudos, entretanto, denotam que o principal efeito do exercício sobre as taxas de mortalidade seria mediado por sua ação indireta sobre os fatores de risco para doenças ateroscleróticas, como tabagismo, dislipidemia, excesso de peso corporal, pressão arterial (PA) e DM.

ASPECTOS FISIOLÓGICOS DA RCPM

A realização do exercício constitui um estresse fisiológico para o organismo em virtude do grande aumento da demanda energética em relação ao repouso, o que provoca grande liberação de calor e intensa modificação do ambiente químico muscular e sistêmico. Consequentemente, a exposição regular ao exercício ao longo do tempo (treinamento físico) promove um conjunto de adaptações morfológicas e funcionais que conferem maior capacidade ao organismo para responder ao estresse do exercício.

Desse modo, após essas adaptações, um exercício de mesma intensidade absoluta (p. ex., mesma velocidade e inclinação na esteira) provocaria menores efeitos agudos após um período de treinamento. É importante destacar que os efeitos crônicos do exercício dependem, fundamentalmente, de uma adaptação periférica, que envolve tanto melhores controle e distribuição do fluxo sanguíneo como adaptações específicas da musculatura esquelética.

Ocorrem modificações histoquímicas na musculatura treinada dependentes do tipo de treinamento, fazendo com que a atividade enzimática seja predominantemente oxidativa (aeróbica) ou glicolítica (anaeróbica láctica). Apesar disso, questiona-se o efeito crônico do exercício. De fato, observa-se rápida reversibilidade do ganho fisiológico conquistado quando a inatividade sucede a um programa de condicionamento físico.

Assim, o conceito atual mais aceito é que, em vez de adaptações crônicas, o que existe é uma soma dos efeitos agudos das sessões de exercícios, a qual deve ser considerada uma adaptação subaguda. O resultado persiste enquanto são executadas sessões de exercícios, ocorrendo a reversibilidade (um dos princípios do treinamento) quando essas ações deixam de existir.

Adaptações ao treinamento aeróbico

Algumas adaptações cardíacas ao exercício físico são dependentes da frequência, da quantidade e da intensidade da atividade. Não são homogêneas e variam muito, em decorrência das distintas solicitações observadas nas diversas modalidades desportivas, diferentes sistemas de treinamento e, também, de acordo com respostas individuais, tornando possível a existência de diferentes características cardíacas em indivíduos submetidos a atividades físicas semelhantes:

- **Frequência cardíaca:** o treinamento aeróbico reduz tanto a FC em repouso como durante o exercício realizado em cargas submáximas de trabalho. Esses efeitos parecem ser decorrentes de redução da hiperatividade simpática, aumento da atividade parassimpática, mudança no marca-passo cardíaco ou mesmo melhora da função sistólica.
- **Pressão arterial:** o treinamento físico reduz a PA de repouso e durante exercício submáximo, devido à redução da resistência arterial periférica.
- **Consumo de oxigênio (VO_2):** o consumo máximo de oxigênio (VO_2 máximo) avalia de maneira específica a capacidade aeróbica de um indivíduo. O sistema de transporte do oxigênio sofre uma adaptação favorável com o treinamento físico, a qual se exterioriza por meio de maiores valores de VO_2 máximo. O VO_2 é determinado pelo débito cardíaco e pela diferença arteriovenosa de oxigênio. O treinamento físico aumenta a diferença arteriovenosa de oxigênio mediante o aumento da volemia, da densidade capilar, do débito cardíaco (DC) e da extração periférica de oxigênio durante o exercício. Nos pacientes cardiopatas, o treinamento aumenta em 10% a 30% o VO_2 máximo, sendo esse aumento mais evidente nos primeiros 3 meses de treinamento, e os pacientes mais comprometidos são os que, proporcionalmente, obtêm as melhorias mais significativas.
- **Função ventricular:** para uma mesma intensidade de esforço submáximo, o indivíduo treinado apresenta o mesmo DC, porém à custa de FC mais baixa e maior volume sistólico. A maior extração periférica de oxigênio durante o exercício pode permitir que o indivíduo treinado atinja a mesma intensidade de exercício com menor DC. A maioria dos estudos mostra mínima ou nenhuma melhora da fração de ejeção do ventrículo esquerdo (FEVE) em resposta ao treinamento físico; nos portadores de IC, a melhora da classe funcional obtida com o treinamento físico é secundária às adaptações periféricas ao exercício, não havendo correlação entre a FEVE em repouso e a capacidade funcional.
- **Metabolismo:** com o treinamento físico, a musculatura esquelética desenvolve grandes adaptações na densidade de capilar, na estrutura proteica miofibrilar e em sua composição enzimática. Isso resulta em maior eficiência na utilização de lipídios como substrato energético, retardando a utilização de glicogênio muscular, prolongando o tempo de exercício e aumentando a intensidade de esforço que pode ser sustentado.

Considerando as adaptações apresentadas, pode-se concluir que um indivíduo treinado aumenta o volume sistólico máximo, o DC máximo e a tolerância à acidose muscular, possibilitando atingir um VO_2 máximo mais elevado. Dessa maneira, mesmo que o limiar anaeróbico (intensidade do esforço a partir da qual a produção do lactato muscular suplanta a capacidade do organismo em removê-lo) continue a ocorrer no mesmo percentual do esforço máximo, este ocorrerá durante um consumo absoluto de oxigênio mais elevado. Assim, o desencadeamento da acidose ocorrerá em intensidade mais elevada de exercício. Com o treinamento aeróbico, o aumento do limiar anaeróbico pode ser proporcionalmente maior que os aumentos obtidos do VO_2 máximo, o que caracteriza um aumento da tolerância ao exercício submáximo. Essas adaptações têm repercussões práticas, tornando possível que o indivíduo treinado suporte cargas submáximas maiores por mais tempo, retardando o desenvolvimento de acidose e fadiga.

Adaptações ao treinamento de força

A maioria das atividades físicas que envolvem contração muscular não é puramente dinâmica ou estática. Os dois tipos de contração produzem diferentes respostas hemodinâmicas. As atividades com componente estático envolvem movimentos de baixa repetição contra resistências elevadas, em que predominam contrações do tipo estáticas ou isométricas, nas quais se desenvolve tensão sem encurtamento do ventre muscular. Durante a contração isométrica, observa-se aumento da FC, que varia de acordo com a massa muscular envolvida na contração, com a força voluntária máxima e com a duração da contração. A PA sobe bruscamente ao início de uma contração estática, quando esta tende a limitar o fluxo sanguíneo arterial, na tentativa de manter a pressão de perfusão para a musculatura em atividade. Essa elevação ocorre tanto na PA sistólica (PAS) como na diastólica (PAD). A marcada elevação da PAD é uma das principais diferenças fisiológicas entre esses dois tipos básicos de contração; o aumento da PAD aumenta a perfusão coronariana durante a diástole, reduzindo os episódios de isquemia miocárdica durante esse tipo de treinamento.

Uma revisão de 12 estudos sobre o uso do treinamento de força em programas de reabilitação cardíaca mostrou que, em portadores de doença arterial coronariana (DAC) estável já em treinamento aeróbico por pelo menos 3 meses, a adição do treinamento de força (resistência muscular localizada) parece ser bastante segura (nível de evidência A), promovendo melhora da força muscular e da *endurance*, sem desencadear episódios de isquemia miocárdica, anormalidades hemodinâmicas, arritmias ventriculares complexas ou outras complicações cardiovasculares.

A força muscular é fundamental para a saúde, para a manutenção de boa capacidade funcional e para que seja atingida uma qualidade de vida satisfatória. Ela pode ser aumentada por meio de exercícios contra sobrecargas progressivas de trabalho com componente estático cada vez mais elevado (sem ultrapassar 50% a 60% da força de contração voluntária máxima). Nos últimos anos, o treinamento complementar de força passou a fazer parte dos programas de RCPM, ajudando a melhorar a *endurance* muscular, a função cardiovascular, o metabolismo, os fatores de risco coronarianos e o bem-estar geral.

Apesar de os mecanismos de melhora serem diferentes, tanto o treinamento aeróbico como o treinamento de força produzem efeitos favoráveis sobre a densidade mineral óssea, a tolerância à glicose e a sensibilidade à insulina. Para o controle do peso corporal, o treinamento de força aumenta o gasto calórico mediante o aumento da massa muscular magra e do metabolismo basal. Em indivíduos jovens, o treinamento de força eleva a resistência muscular, mas afeta pouco o VO_2 máximo. Em idosos, Vincent e cols. demonstraram aumento > 20% na capacidade aeróbica após o treinamento de força durante 24 semanas, provavelmente secundário à elevação da atividade das enzimas oxidativas e por diminuição da fraqueza da musculatura nos membros inferiores, tornando possível o prolongamento do tempo de exercício.

Limitações cardiovasculares ao exercício

- **Limitações fisiológicas:** os mecanismos fisiológicos que limitam a capacidade funcional durante a realização de exercícios dinâmicos podem estar relacionados com a intensidade ou a duração do exercício. Durante exercícios com cargas progressivas de trabalho, como no teste ergométrico, a intensidade máxima de esforço é determinada por fatores de natureza hemodinâmica e metabólica muscular, responsáveis pela transferência de oxigênio do ar atmosférico para as células musculares. No treinamento de força, os mecanismos anaeróbicos da ressíntese de adenosina trifosfato (ATP) são mais importantes na limitação do esforço do que os aspectos hemodinâmicos. Além dos mecanismos metabólicos periféricos envolvendo a musculatura em atividade, a fadiga muscular também sofre influência da capacidade subjetiva de sustentar a contração, fazendo da motivação para o exercício outro determinante da capacidade funcional.
- **Limitações relacionadas com a presença de doenças cardiovasculares:** grande parte dos pacientes com doença cardiovascular estabelecida refere diminuição da capacidade funcional, a qual se relaciona com redução no VO_2 máximo obtido durante a realização de teste ergométrico. Nesses pacientes, a capacidade de exercício é determinada pela complexa interação entre os sistemas cardiovascular, respiratório, metabólico e muscular, somada à modulação pelo sistema nervoso autônomo. Desse modo, qualquer desequilíbrio nessa interação pode diminuir a capacidade funcional do indivíduo. Outro importante fator de limitação durante o exercício é a presença de sintomas. Pacientes cardiopatas referem mais sensação subjetiva de cansaço e de dispneia, quando comparados a indivíduos saudáveis de mesma idade e peso. Muitos desses pacientes também apresentam atrofia e falta de condicionamento da musculatura respiratória.

Benefícios da RCPM

- **Isquemia miocárdica:** entre os benefícios fisiológicos proporcionados pelo exercício, em pacientes com DAC estável, incluem-se a melhora da angina em repouso, a atenuação da gravidade da isquemia induzida pelo esforço, a melhora da capacidade funcional e o controle de alguns dos fatores de risco para doença cardiovascular.
- **Insuficiência cardíaca:** após um período de treinamento físico regular, ocorre melhora na relação ventilação/perfusão pulmonar e na atenuação da hiperativação de receptores musculares quimiossensíveis, além de melhora da função respiratória por fortalecimento da musculatura respiratória. Nesses pacientes, o treinamento ajuda a reverter a disfunção, aumenta o consumo de oxigênio de pico e a potência aeróbica máxima, melhora a capacidade oxidativa do músculo esquelético e reduz a exacerbação neuro-humoral.
- **Dislipidemia:** a atividade física exerce uma ação favorável sobre o perfil lipídico mediante a redução dos níveis de triglicerídeos e o aumento dos níveis do colesterol HDL (HDL-c) e, embora não pareça alterar os níveis plasmáticos do colesterol LDL (LDL-c) total, provoca diminuição das partículas pequenas e densas de LDL-c com consequente aumento de seu tamanho médio.
- **Hipertensão arterial:** resultados de uma meta-análise, envolvendo 53 estudos clínicos controlados, mostraram que o exercício aeróbico regular promove redução de 4,9 e 3,7mmHg nos níveis de PAS e PAD de repouso, respectivamente.
- **Obesidade:** está bem estabelecido que o exercício físico regular tem efeitos favoráveis sobre as comorbidades da obesidade, particularmente naquelas relacionadas com doenças cardiovasculares e DM tipo II. Indivíduos com sobrepeso ou obesos que se mantêm ativos apresentam níveis menores de mortalidade, quando comparados aos indivíduos com sobrepeso ou obesos que não se exercitam. O exercício aumenta o metabolismo basal e a oxidação de lipídios e glicose, além de aumentar a sensibilidade à insulina, favorecendo o tratamento da síndrome metabólica muitas vezes associada à obesidade.
- **Mortalidade cardiovascular:** foi observada redução de cerca de 20% a 25% no risco de morte nos pacientes pós-infarto do miocárdio que estavam em programa de RCPM, quando comparados aos pacientes submetidos a tratamento convencional, não utilizando exercício.

- **Osteomusculares:** além de melhorar o condicionamento aeróbico dos pacientes, os programas de reabilitação cardiovascular também desenvolvem a coordenação motora e aumentam a amplitude de movimentos, a flexibilidade, a resistência e a força muscular.
- *Diabetes mellitus:* indivíduos ativos apresentam diminuição dos fatores de risco para o desenvolvimento de DM, sendo esse risco diminuído em 32% quando o gasto calórico semanal é equivalente a 2.000kcal. O treinamento físico melhora a sensibilidade à insulina e o controle glicêmico em diferentes populações, independentemente de sexo, idade e peso corporal.
- **Aspectos psicossociais:** de modo geral, a prática regular de exercícios é responsável por mudanças nos estados de humor, como diminuição na fadiga e na raiva, e aumento no vigor, no estado de alerta e na energia. Essas mudanças positivas são maximizadas com exercícios prolongados e de baixa intensidade.

INDICAÇÕES PARA RCPM (Figura 53.1)

Segundo a diretriz brasileira de RCPM, da Sociedade Brasileira de Cardiologia, esta deverá ser indicada nas seguintes situações:

- **Coronariopatia:** a indicação da reabilitação para coronariopatas torna-se inquestionável diante das evidências dos estudos sobre custo-efetividade e do número de indivíduos que necessitam ser tratados (NNT) para que o benefício do tratamento (morte e/ou infarto do miocárdio não fatal evitados) ocorra em um paciente (nível de evidência I, grau de recomendação A). Principais indicações: pós-IAM não complicado, angina estável, cirurgia de revascularização miocárdica, angioplastia coronariana percutânea ou outro procedimento transcateter.
- **Insuficiência cardíaca:** nesses pacientes, os estudos sobre custo-efetividade do tratamento por meio da RCPM têm mostrado resultados mais expressivos do que os referentes a coronariopatas. Nos pacientes mais graves, com indicação para transplante cardíaco, a reabilitação prévia à cirurgia pode melhorar as condições gerais, tornando mais seguros o ato cirúrgico e o pós-operatório. Nesses casos, o objetivo maior volta-se para a melhora da capacidade funcional, que auxilia a otimização do tratamento e, por vezes, posterga ou torna desnecessário o transplante cardíaco (nível de evidência I, grau de recomendação A). Principais indicações: insuficiência cardíaca congestiva (ICC) compensada, cardiomiopatias, transplante de coração ou de outro órgão, outra cirurgia cardíaca, incluindo a introdução de válvula ou de marca-passo (inclusive cardiodesfibrilador implantável [CDI]), bem como doença cardiovascular de alto risco inelegível para intervenção cirúrgica e a síndrome de morte cardíaca súbita.

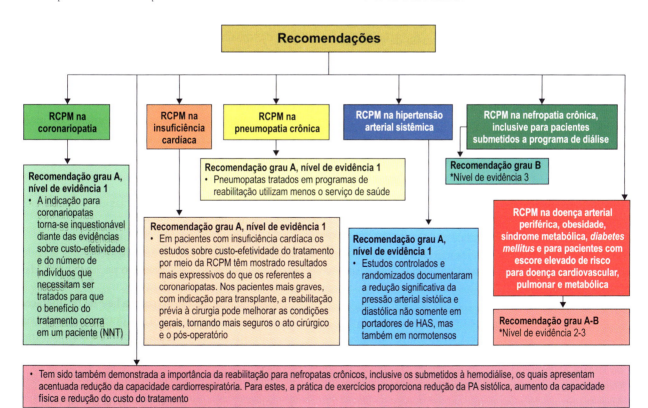

Figura 53.1 Recomendações para reabilitação cardiopulmonar e metabólica. (Diretriz de Reabilitação Cardiopulmonar e Metabólica: Aspectos Práticos e Responsabilidades.)

- **Pneumopatia crônica:** pneumopatas crônicos tratados em programas de RCPM utilizam menos os serviços de saúde. Os custos de implantação e demais gastos referentes aos programas de reabilitação são vantajosamente compensados, gerando bom retorno econômico ao sistema de saúde. A conciliação da vantagem econômica com o incremento da quantidade e da qualidade de vida, como decorrência de comprovados ganhos na capacidade funcional e no estado geral dos pneumopatas crônicos, torna obrigatória a indicação complementar de tratamento em programa de reabilitação (nível de evidência I, grau de recomendação A).
- **Hipertensão arterial sistêmica:** estudos controlados e randomizados reunidos em uma grande meta-análise documentaram a redução significativa da PAS e PAD não somente em pacientes hipertensos, mas também em indivíduos normotensos (nível de evidência I, grau de recomendação A).
- **Outras indicações:** doença arterial obstrutiva periférica, obesidade, DM, SM, nefropatia crônica (inclusive para pacientes submetidos a programa de diálise), além de pacientes com risco elevado para doença cardiovascular, pulmonar e metabólica (nível de evidência 2-3, grau de recomendação A-B).

CONTRAINDICAÇÕES À PRÁTICA DE ATIVIDADE FÍSICA

Após a estratificação de risco inicial, os pacientes devem ser reavaliados no início de cada sessão de exercício para detecção de sinais e sintomas sugestivos de descompensação cardiovascular que possam resultar em risco aumentado de complicações durante o treinamento. Assim, as principais contraindicações absolutas à prática de exercício físico são:

- Angina instável.
- Tromboflebite.
- Embolia pulmonar ou sistêmica recente.
- Bloqueio atrioventricular de terceiro grau (sem marca-passo).
- Pericardite ou miocardite aguda.
- Arritmias atriais ou ventriculares não controladas.
- Insuficiência ou estenose mitral ou aórtica graves sem tratamento adequado.
- IC descompensada.
- Resposta inadequada da PA ao exercício (queda da PA > 20mmHg com sintomas) ou à posição ortostática.
- Hipertensão arterial descontrolada (PAS ≥ 200mmHg ou PAD ≥ 110mmHg).
- Depressão do segmento ST > 2mm.
- Afecções ortopédicas ou neurológicas graves.
- Doença sistêmica aguda (infecciosa ou inflamatória).
- Febre de origem desconhecida.
- DM descontrolado (glicemia > 300mg/dL ou > 250mg/dL com presença de cetonas).
- Outros problemas metabólicos descompensados, como tireoidite aguda, hipo ou hiperpotassemia e hipovolemia.

Condições que exigem cuidados especiais
- Angina estável.
- Distúrbios da condução.
- Arritmias controladas.
- Distúrbios eletrolíticos.
- Obesidade pronunciada (> 30% do peso ideal).
- Claudicação intermitente.

ESTRATIFICAÇÃO DE RISCO

Os pacientes cardíacos podem ser estratificados, no que concerne à segurança durante o exercício, utilizando os critérios definidos pela American Association of Cardiovascular and Pulmonary Rehabilitation (AACVPR):

- **Baixo risco** (todas as características a seguir devem estar presentes para que os pacientes sejam incluídos nessa classificação):
  - **Durante o teste de esforço ou na fase de recuperação:**
    - Ausência de angina ou de outros sintomas significativos (dispneia desproporcional, tonturas).
    - Ausência de arritmias ventriculares complexas.
    - Estabilidade hemodinâmica (aumentos e reduções apropriados na FC e na PA ao aumentar as cargas de trabalho e na recuperação).
    - Capacidade funcional ≥ 7 MET (equivalentes metabólicos).
  - **Achados dos testes sem esforço:**
    - FC em repouso ≥ 50%.
    - IAM não complicado ou procedimento de revascularização.
    - Ausência de arritmias ventriculares complexas em repouso.
    - Ausência de ICC.
    - Ausência de sinais ou sintomas de isquemia pós-evento/pós-procedimento.
    - Ausência de depressão clínica.
- **Risco moderado** (qualquer um dos seguintes achados ou uma combinação deles coloca o paciente nessa classificação):
  - **Durante o teste de esforço ou na fase de recuperação:**
    - Presença de angina ou de outros sintomas significativos (dispneia desproporcional, tonturas) que ocorram apenas com altos níveis de esforço (≥ 7 MET).
    - Nível leve a moderado de isquemia silenciosa (depressão do segmento ST < 2,0mm em relação à linha de base).
    - Capacidade funcional < 5 MET.

- **Achados dos testes sem esforço:**
  - FE em repouso de 40% a 49%.
- **Alto risco** (qualquer um dos seguintes achados ou uma combinação deles coloca o paciente nessa classificação).
  - **Durante o teste de esforço ou na fase de recuperação:**
    - Presença de angina ou outros sintomas significativos (tonturas, dispneia desproporcional) que ocorram com baixos níveis de esforço (< 5 MET).
    - Presença de arritmias ventriculares complexas.
    - Alto nível de isquemia silenciosa (depressão do segmento ST ≥ 2,0mm em relação à linha de base).
    - Instabilidade hemodinâmica (incompetência cronotrópica ou PAS estável ou em queda a despeito do aumento da carga de esforço, ou ainda hipotensão grave na recuperação).
  - **Achados dos testes sem esforço:**
    - FE em repouso < 40%.
    - História de parada cardíaca ou morte súbita abortada.
    - IAM ou procedimento de revascularização complicado.
    - Presença de arritmias complexas em repouso.
    - Presença de ICC.
    - Presença de sinais ou sintomas de isquemia pós-evento/pós-procedimento.
    - Presença de depressão clínica.

FASES DE UM PROGRAMA DE RCPM

A RCPM faz parte do esquema geral de tratamento médico, devendo ser sempre considerada nesse contexto. Portanto, para seu início, impõem-se o encaminhamento e o consentimento do médico assistente. O programa costuma ser dividido em quatro fases, tradicionalmente categorizadas, já se iniciando no período intra-hospitalar. Antes do início de uma atividade física formal, uma avaliação médica basal deve ser realizada, com a estratificação mais precoce possível de seu risco após um evento agudo; o início e a progressão da atividade física dependem da avaliação inicial e variam com o nível de risco, cabendo ao responsável médico a liberação do paciente para iniciar as atividades e a alta de cada fase da reabilitação, sempre em sintonia com o médico assistente do paciente (Figura 53.2).

Fase I

Aplica-se ao paciente internado, devendo incluir todos aqueles pacientes com indicação de reabilitação (pacientes

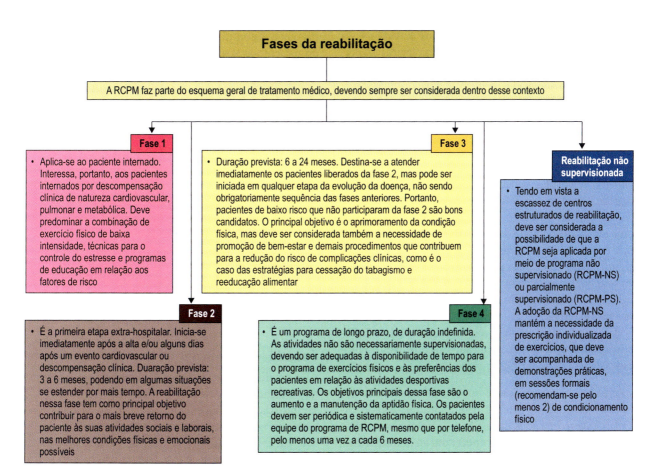

Figura 53.2 Fases da reabilitação cardiopulmonar e metabólica. (Diretriz de Reabilitação Cardiopulmonar e Metabólica: Aspectos Práticos e Responsabilidades.)

internados por descompensação clínica de natureza cardiovascular, pulmonar e/ou metabólica ou que foram submetidos a procedimentos cardiovasculares – percutâneos ou cirúrgicos). Inicia-se após a compensação clínica do paciente e consiste em atividades de baixo nível, limitadas a 2 MET, incluindo mobilização precoce e atividades como banho e sentar-se em cadeira. Em geral, é feita pela própria equipe de enfermagem e fisioterapia, tendo o objetivo de preparar também psicologicamente o paciente para as atividades habituais pós-alta hospitalar (a maioria das atividades realizadas em casa exige < 4 MET). Os principais benefícios dessa fase incluem:

- Contrabalançar os efeitos psicológicos e fisiológicos deletérios do repouso no leito durante a hospitalização.
- Proporcionar vigilância médica adicional aos pacientes.
- Identificar os pacientes com deficiências cardiovasculares, físicas ou cognitivas significativas, capazes de influenciar o prognóstico.
- Permitir que os pacientes possam retornar com maior segurança às atividades da vida diária dentro dos limites impostos por sua doença.
- Preparar o paciente e o sistema de apoio no lar para otimizar a recuperação após a alta hospitalar.

É nessa fase que se iniciam a educação e o aconselhamento do paciente e dos familiares sobre os fatores de risco e as necessidades de mudança dos hábitos de vida. Nessa fase, devem ser observadas adaptações fisiológicas favoráveis que o paciente pode apresentar em resposta às atividades. Respostas inadequadas incluem: angina, dispneia, arritmia ou resposta desproporcional da FC. Queda ≥ 15mmHg na PAS, bem como incapacidade de manter ou aumentar a PAS com baixas cargas de exercício, sugere comprometimento miocárdico importante. Pacientes que respondem favoravelmente e mantêm-se assintomáticos durante essas primeiras atividades podem aumentar o nível de intensidade do exercício, sendo essa progressão individualizada, levando em conta limitações e fatores clínicos e funcionais, como extensão do infarto do miocárdio e função ventricular, entre outros. A alta dessa fase está condicionada à segurança nas atividades cotidianas, idealmente após a realização de um teste ergométrico com carga de até 5 MET, devendo o paciente ser encaminhado a um programa de RCPM para pacientes externos.

Admitindo que os objetivos da RCPM da fase intra-hospitalar já tenham sido alcançados, os objetivos do programa da fase extra-hospitalar serão:

- Promover monitorização e supervisão adequadas dos pacientes a fim de detectar deterioração do estado clínico e oferecer dados de vigilância contínua ao médico responsável no intuito de fornecer um atendimento médico efetivo.
- Em conformidade com o estado clínico do paciente, fazer com que ele volte a executar as atividades vocacionais e/ou recreativas pré-mórbidas, modificar essas atividades conforme necessário ou encontrar atividades alternativas.
- Desenvolver e ajudar o paciente a implementar um exercício formal seguro e efetivo em um programa de atividades relacionado com o estilo de vida.
- Promover educação do paciente e da família acerca das terapias abrangentes para redução do risco cardiovascular e avaliações seriadas dos resultados de modo a maximizar a prevenção secundária.

Apesar de não ser possível preveni-lo completamente, o risco de eventos induzidos pelo exercício pode ser reduzido mediante avaliação apropriada, estratificação dos riscos, educação dos pacientes e adesão às recomendações estabelecidas. Antes do início da reabilitação com exercícios para pacientes externos, todos os pacientes cardíacos devem ser estratificados com base em seu risco para evento cardiovascular durante o exercício, conforme descrito anteriormente.

Fase II

Pode ser iniciada ainda em ambiente hospitalar, sob supervisão e monitorização médica ou 24 horas após a alta hospitalar, dependendo do estado clínico do paciente. A duração prevista é de 3 a 6 meses, podendo, em algumas situações, estender-se por mais tempo. Tem como principal objetivo contribuir para o retorno mais rápido possível do paciente às suas atividades sociais e laborais, nas melhores condições físicas e emocionais possíveis. Pode funcionar em estrutura que faça parte do complexo hospitalar ou em outro ambiente próprio para a prática de exercícios físicos (p. ex., clube ou ginásio esportivo, sala de ginástica). Além de o paciente executar a atividade física monitorizado, ênfase é dada ao ensino da automonitorização (p. ex., FC, percepção do nível de esforço, sintomas). Apenas quando o paciente se encontra capaz de se automonitorar, demonstrando independência, estará apto a passar para a próxima fase. De modo a permitir a progressão para a fase III, o ideal é que seja realizado um novo teste de esforço (sintoma-limitante), de preferência com medida direta do consumo de oxigênio (teste cardiopulmonar de esforço ou ergoespirometria), com determinação da classe funcional e dos limiares ventilatórios, para orientação segura da FC e da intensidade de treinamento.

Fase III

Com duração prevista de 6 a 24 meses, essa fase se destina a atender os pacientes liberados da fase II, mas pode ser iniciada em qualquer etapa da evolução da doença, não sendo obrigatoriamente sequência das fases anteriores. Assim, pacientes de baixo risco que não participaram da fase II são bons candidatos. Nessa fase, já não há necessidade de monitorização intensiva, podendo o monitoramento eletrocardiográfico ser intermitente ou mesmo inexistente, porém ainda sob supervisão clínica. Pode ser realizada em ambiente extra-hospitalar e objetiva, sobretudo, evitar a evolução da doença, bem como o aparecimento de novo evento cardiovascular. A supervisão de exercícios deve ser feita por profissional especializado em exercício físico (professor de educação física e/ou fisioterapeuta) e deve sempre contar com a coordenação geral de um médico e dispor de condições para eventual monitorização cardíaca e determinação da saturação de oxigênio.

Fase IV

Fase de manutenção, em que o paciente já está apto a praticar os exercícios, se automonitorizando (sem monitoramento eletrocardiográfico ou supervisão profissional), em ambiente externo, inclusive domiciliar. Consiste em um programa de longo prazo, com duração indefinida. As atividades não são necessariamente supervisionadas, devendo ser adequadas à disponibilidade de tempo para manutenção do programa de exercícios físicos e às preferências dos pacientes em relação às atividades desportivas recreativas. Devem ser considerados os recursos materiais e humanos disponíveis. Nessa fase, após cada avaliação médica, principalmente quando são submetidos a testes de esforço (teste ergométrico ou teste cardiopulmonar), cuja periodicidade não deve exceder a 1 ano, os pacientes devem ser avaliados e orientados na prática, sempre que possível com algumas sessões supervisionadas de exercícios, idealmente com avaliações semestrais para a atualização da prescrição de treino. Os objetivos principais dessa fase são o aumento e a manutenção da aptidão física. Não há obrigatoriedade de que essa fase seja precedida pela fase III. A equipe da reabilitação deve propor a programação de atividades mais apropriada, prescrevendo a carga de exercícios que atenda às necessidades individuais. O médico assistente deverá ser periodicamente informado da progressão do treinamento, de modo que, além de acompanhar a evolução de seu paciente, mantenha um canal aberto com a equipe para troca de sugestões que venham a contribuir para aprimoramento e melhor atendimento aos pacientes.

NORMAS PARA REALIZAÇÃO DA RCPM SUPERVISIONADA

Apesar dos efeitos já confirmados da RCPM, não é qualquer tipo de exercício que traz benefício ao paciente cardiopata, sendo necessário que a prescrição seja adequada e individualizada para a produção de efeitos benéficos sobre o sistema cardiovascular. Após a investigação clínica, por meio de dados laboratoriais e dos demais dados necessários para avaliação do estado geral do paciente, a prescrição do exercício deve abordar quatro itens principais: tipo de exercício, frequência, duração da sessão e intensidade da atividade.

A ergometria e, principalmente, a ergoespirometria, como métodos de avaliação da capacidade física, contribuem para definir a intensidade do exercício mais adequada à capacidade física do indivíduo e embasar a progressão do condicionamento. A diferença básica da aplicação desses métodos diagnósticos na prescrição está no fornecimento de uma avaliação mais precisa. A ergoespirometria, além de possibilitar a medida direta do consumo de oxigênio de pico (VO_2 pico), torna possível a determinação dos limiares ventilatórios (limiar anaeróbico e o ponto de compensação respiratória), que são de fundamental importância para o paciente cardiopata. No caso da ergometria, o VO_2 pico é estimado por meio de cálculos e não medido, enquanto os limiares ventilatórios não podem ser determinados. Portanto, a falta de uma avaliação ergoespirométrica não é impeditiva, mas, sem dúvida, restritiva na programação de treinamento físico para o paciente cardiopata, haja vista que a faixa ideal de intensidade de exercício físico é comumente superestimada quando se utiliza o teste ergométrico e, quanto menor a capacidade funcional do paciente, maior costuma ser essa distorção. Assim, sempre que possível, a ergoespirometria deve ser indicada, evitando que o exercício seja realizado em alta intensidade e desencadeando maior acidose metabólica, de modo que a avaliação funcional pela ergoespirometria deve ser o método padrão-ouro para os pacientes cardiopatas que ingressarão em um programa de RCPM.

Programa de exercício supervisionado (PES)

Caracteriza-se pela situação na qual indivíduos realizam exercício físico prescrito e orientado pelo médico. Diferencia-se de um programa convencional de exercício pela supervisão presencial obrigatória de médico qualificado e pela individualização da prescrição clínica do exercício dentro do princípio da busca da dose apropriada de exercício, na qual serão maximizados os benefícios e minimizados os riscos e efeitos colaterais. O PES deve ser individualmente prescrito a partir de uma avaliação médica, que deve incluir informações e dados clínicos, assim como medidas antropométricas (p. ex., composição corporal) e fisiológicas (p. ex., flexibilidade, força e potência muscular), na maioria das vezes incorporando os resultados de um teste de esforço máximo, preferencialmente com medida direta de gases expirados (teste cardiopulmonar). Reavaliações periódicas são recomendadas e frequentemente úteis para revisão da prescrição do exercício e para monitoramento dos eventuais ganhos obtidos. Embora exista grande variação entre os diversos PES quanto ao calendário de reavaliações e à maneira de execução, uma primeira reavaliação de 4 a 6 meses após o início costuma ser a forma mais adotada.

Sessão de exercício

A unidade básica do PES é a sessão de exercício físico supervisionado, que inclui basicamente três componentes principais: exercícios aeróbicos, de fortalecimento muscular e de flexibilidade, além de exercícios para aprimoramento da coordenação motora, equilíbrio e postura. As sessões podem ser realizadas com diferentes periodicidades, variando desde duas ou três vezes ao dia na fase hospitalar inicial após um evento coronariano agudo, até uma única sessão mensal de acompanhamento médico e reavaliação da prescrição nos pacientes em fase tardia de manutenção. Esses últimos pacientes se mantêm fisicamente ativos em programas sem supervisão médica. Contudo, mais comumente, as sessões são realizadas de três a cinco vezes por semana. A duração média de uma sessão de exercício é em torno de 1 hora, variando de alguns poucos minutos a quase 2 horas. As sessões podem ser realizadas em qualquer horário, no intuito de facilitar a participação de pacientes que mantenham atividades profissionais. As sessões podem ser realizadas em turmas com horários previamente definidos ou no sistema de horário livre, no qual os pacientes podem realizar suas sessões de PES em qualquer dia e horário em que o serviço se encontre aberto.

Tipos de exercícios

Em geral, os exercícios físicos que comprovadamente promovem a prevenção e a melhora cardiovascular são os aeróbicos que envolvem grandes grupos ou massas musculares, movimentadas de maneira cíclica, de baixa a moderada intensidade, com frequência de três a cinco vezes por semana, por período de tempo mais prolongado (entre 30 e 60 minutos), capazes de elevar o VO_2 várias vezes acima do nível de repouso (1 MET). Os melhores exemplos desses exercícios são caminhar, correr, pedalar, nadar e remar. Os exercícios aeróbicos podem ser feitos com intensidade constante ou variável. Esta última forma é frequentemente denominada treinamento intervalado. A intensidade do exercício deve ser individualizada e, preferencialmente, definida a partir de dados objetivos obtidos no teste de esforço (ergometria ou ergoespirometria). É controlada mais objetivamente pela medida da FC, ou ainda pela sensação subjetiva de cansaço, variáveis que se relacionam diretamente, dentro de uma faixa bastante ampla, com o VO_2 e o gasto calórico. Eletrocardiógrafos e monitores de FC podem ser usados para a obtenção, de maneira contínua ou intermitente, de medidas precisas da FC durante o exercício e, consequentemente, para a estimativa da intensidade do esforço realizado.

Os exercícios de fortalecimento muscular (exercícios resistidos dinâmicos), anteriormente contraindicados aos cardiopatas em geral, quando de baixa a moderada intensidade (50% da contração voluntária máxima) e realizados em séries com intervalos de descanso, passaram mais recentemente a ser recomendados como parte de um programa de RCPM. Esse tipo de exercício objetiva preservar e aumentar a força e a potência muscular, desempenhando papel fundamental no combate ao excesso de peso, à síndrome de resistência à insulina e à sarcopenia, condições clínicas que se tornam progressivamente mais prevalentes com o envelhecimento. Esses exercícios têm se mostrado seguros e eficientes em coronariopatas, hipertensos e até em certos grupos de portadores de IC.

Idealmente, a prescrição da série de exercícios de fortalecimento muscular deve ser baseada em resultados de testes específicos, como o de uma repetição máxima ou de uma potência máxima. Contudo, na prática, a escolha dos movimentos e das cargas ou resistências é feita empiricamente, buscando mobilizar os principais grupos musculares com intensidade capaz de promover benefícios metabólicos, fisiológicos e antropométricos. Na maioria dos PES são usadas de duas a três séries de seis a 12 repetições para um total de oito a 12 movimentos. Como a resposta pressórica tende a se elevar a cada repetição, alguns PES optam por séries mais curtas, como aquelas de seis a oito repetições, separadas por pequenos intervalos de 10 a 30 segundos, potencialmente minimizando os níveis pressóricos máximos alcançados durante esse tipo de exercício.

Os exercícios de flexibilidade, também conhecidos como exercícios de alongamento, destinam-se a preservar ou aumentar o grau de amplitude de mobilidade dos principais movimentos articulares. Podem ser feitos de maneira ativa, assistida ou passiva, as duas últimas com auxílio de outro indivíduo ou implemento. Nesses exercícios, procura-se alcançar a amplitude máxima do movimento, chegando ao ponto de leve desconforto. Dentro de uma sessão de exercício supervisionado, podem ser utilizados vários movimentos, sendo mais comum uma rotina que englobe de cinco a 12 movimentos articulares realizados em duas ou três séries de 10 a 30 segundos.

Eventualmente, dependendo dos objetivos e da condição clínica do paciente, outros tipos de exercícios podem ser incorporados à prescrição da sessão de exercícios. Dentre esses, destacam-se os exercícios de coordenação motora, de postura e equilíbrio corporal e de relaxamento. Em adendo, a prática de jogos de bola ou de raquete, atividades aquáticas, lutas e danças pode integrar uma prescrição clínica de exercício físico regular, sem que seja objetivamente inserida em um PES.

Intensidade do exercício

A intensidade do exercício prescrita para um paciente cardíaco deve ficar acima de um nível mínimo necessário para induzir um "efeito do treinamento", porém abaixo da carga metabólica capaz de desencadear sinais ou sintomas anormais. O estabelecimento do limite superior seguro para a intensidade do exercício deve ser uma consideração essencial, independentemente dos métodos utilizados, devendo ser sempre realizado, idealmente através dos limiares ventilatórios fornecidos pela ergoespirometria. Em caso de indisponibilidade desse método, admitem-se como principais sinais e sintomas, abaixo dos quais deve ser estabelecido um limite superior para a intensidade do exercício:

- Início de angina ou de outros sintomas de insuficiência cardiovascular.

- Platô ou queda na PAS > 250mmHg ou PAD > 115mmHg.
- Depressão no segmento ST ≥ 1mm, horizontal ou com inclinação descendente.
- Evidência radioisotópica de disfunção ventricular esquerda ou início de anormalidades da movimentação parietal de moderadas a intensas durante o esforço.
- Maior frequência de arritmias ventriculares.
- Outros distúrbios eletrocardiográficos significativos (p. ex., bloqueio atrioventricular de segundo ou terceiro grau, fibrilação atrial [FA], taquicardia supraventricular, ectopia ventricular complexa).
- Outros sinais/sintomas de intolerância ao exercício.

Sequência de eventos na sessão

Uma das características mais importantes da sessão de exercício do PES consiste na avaliação clínica simplificada, realizada sempre antes do início dos exercícios propriamente dito. Nessa avaliação são medidas, entre outros dados, a FC e a PA e questionados sintomas clínicos relevantes recentes e o uso regular da medicação prescrita pelo médico assistente.

Considerando a natureza e as características de apresentação das enfermidades cardiovasculares, não é rara a detecção, nesse momento, de anormalidades clinicamente relevantes, como FA aguda ou crises hipertensivas assintomáticas, que poderiam pôr em risco a integridade do paciente, se não identificadas previamente.

No seguimento da avaliação inicial, são prescritos os exercícios que serão realizados na sessão. A atividade física deve ser precedida por uma fase de aquecimento, incluindo alongamento e mobilidade articular e caminhada, que são indispensáveis principalmente para os idosos, mais suscetíveis às lesões articulares e musculares.

A sequência exata dos tipos de exercícios varia muito entre os PES; no entanto, costuma-se iniciar com os exercícios aeróbicos de intensidade progressivamente crescente, seguidos pelos de fortalecimento muscular, e concluindo com os de flexibilidade. O término da sessão deve ser precedido por exercícios de alongamento e pelo retorno gradativo à calma. Variações dessa sequência são certamente possíveis, dependendo da condição clínica e do tempo de participação no PES e, até mesmo, da disponibilidade de recursos humanos e materiais.

Durante a sessão de exercício, são normalmente medidas continuamente a FC e, de modo intermitente, a PA e a sensação subjetiva de esforço (escala de Borg – nota entre 0 e 10). Em caso de necessidade, o paciente pode ser monitorizado, de modo intermitente ou contínuo, pelo eletrocardiógrafo em uma derivação, e pode-se obter um ou mais eletrocardiogramas durante a parte aeróbica da sessão.

Segurança

Embora a segurança da atividade física na RCPM esteja bem estabelecida, idealmente todo PES deverá conter um plano estratégico para lidar com emergências clínicas e não clínicas, incluindo rotinas pré-planejadas e periodicamente ensaiadas. Isso é válido para todos os PES, sejam eles realizados em ambiente hospitalar ou não.

Todos os membros da equipe, incluindo pessoal administrativo, deverão ser adequadamente treinados para lidar com os diferentes tipos de emergências que podem surgir no contexto de um PES, a partir das rotinas pré-planejadas. Muitas vezes, os serviços de PES treinam suas próprias equipes para lidar com as emergências, utilizando a competência de seus médicos e os recursos materiais disponíveis no local. Esses treinamentos e simulações devem ser repetidos periodicamente, contemplando não somente a eventual rotatividade dos membros da equipe, como também a necessidade de atualização e educação continuada.

As emergências clínicas mais comuns são as lesões de sistema locomotor, provocadas por traumatismo direto ou indireto, a ocorrência de arritmias cardíacas e a presença de sinais objetivos de isquemia miocárdica significativa ou de crises hipertensivas.

CONSIDERAÇÕES FINAIS

Os pacientes que aderem a programas de RCPM apresentam inúmeras mudanças hemodinâmicas, metabólicas, miocárdicas, vasculares, alimentares e psicológicas que estão associadas ao melhor controle dos fatores de risco e à melhora da qualidade de vida. Nos pacientes portadores de cardiopatia isquêmica e IC, a reabilitação reduz as taxas de mortalidade cardiovascular e global. Somado a esses benefícios, os programas de RCPM, quando adequadamente conduzidos, são seguros e muito custo-efetivos, devendo ser oferecidos a todos os pacientes.

Entretanto, apesar do crescente reconhecimento, sobretudo nas duas últimas décadas, do importante papel da reabilitação, apenas 10% a 30% dos indivíduos candidatos estão participando de um programa formal de RCPM. Um dos motivos para isso é a falta de encaminhamento pelo próprio médico, que tem papel decisivo na recomendação para que seu paciente participe de um programa de reabilitação. Ainda hoje se observa, por parte dos profissionais de saúde, certa dificuldade e até mesmo temor em indicar exercício físico para os pacientes cardiopatas.

Apesar de a RCPM ser considerada uma modalidade terapêutica segura, com redução significativa da morbimortalidade e melhoria da qualidade de vida dos pacientes tratados e, portanto, obrigatória pelo que significa em termos de custo-efetividade, no Brasil, refletindo a desinformação e a política de saúde equivocada tanto no setor público como no privado, os benefícios dos programas estruturados de reabilitação ainda são pouco mobilizados para o bem-estar dos pacientes.

Esses programas poderiam, e deveriam, ser implantados inclusive em localidades distantes dos grandes centros, desprovidas de maiores recursos humanos e materiais. Diante do exposto, deve ser considerado incompleto um tratamento apenas medicamentoso (como se constata com frequência com a hipertensão arterial sistêmica e a DAC), sem a remoção dos agentes causais, dentre os quais se destaca o sedentarismo. Infelizmente, o emprego de programas estruturados de reabilitação não tem sido considerado obrigatório para que o tratamento clínico seja julgado completo. Pensando nisso, o Departamento de Ergometria e Reabilitação (DERC) da Sociedade Brasileira de Cardiologia tem produzido documentos de consenso e diretrizes destinados a contribuir para a implantação de programas qualificados de RCPM, os quais serviram como base principal para a elaboração deste capítulo.

Bibliografia

AACVPR/ACC/AHA 2007 Performance Measures on Cardiac Rehabilitation for Referral to and Delivery of Cardiac Rehabilitation/Secondary Prevention Services. Circulation 2007; 116: 1611-1642; originally published online Sep 20, 2007.

Alves GB, Roveda F, Watanabe E et al. Reabilitação cardiovascular e condicionamento físico. In: Negrão CE, Barretto ACP et al. Cardiologia do exercício: do atleta ao cardiopata. 2. ed. Barueri, SP: Manole, 2006:261-71.

American College of Sports Medicine's Guidelines for Exercise Testing & Prescription. 7. ed., 2006.

Araújo CGS, Carvalho T, Castro CLB et al. Normatização dos equipamentos e técnicas da reabilitação cardiovascular supervisionada. Arq Bras Cardiol 2004; 83(5):448-52.

Carvalho T, Cortez AA, Ferraz A et al. Diretriz de reabilitação cardiopulmonar e metabólica: aspectos práticos e responsabilidades. Arq Bras Cardiol 2006; 86(1):74-82.

Carvalho T et al. Reabilitação cardiovascular de portadores de cardiopatia isquêmica submetidos a tratamento clínico, angioplastia coronariana transluminal percutânea e revascularização cirúrgica do miocárdio. Arq Bras Cardiol 2007; 88(1):72-8.

Carvalho T. Reabilitação cardiovascular, pulmonar e metabólica: da fase I à fase IV. Rev Soc Cardiol RS 2006; 9:1-5.

Hespanha R. Reabilitação cardiovascular. In: Freitas, RH. Ergometria – Bases fisiológicas e metodologia para a prescrição do exercício. Rio de Janeiro: Livraria e Editora Rubio, 2004:405-47.

Karoff M, Held K, Bjarnason-Wehrens B. Cardiac rehabilitation in Germany. Eur J Cardiovasc Prev Rehab 2007, 14:18-27.

Moraes RS, Nóbrega ACL, Castro RRT et al. Diretriz de reabilitação cardíaca. Arq Bras Cardiol 2005; 84(5):431-40.

Physical Activity and Public Health in Older Adults: Recommendation from the American College of Sports Medicine and the American Heart Association. Circulation 2007; 116:1094-105; originally published online Aug 1, 2007.

Physical Activity and Public Health: Updated Recommendation for Adults From the American College of Sports Medicine and the American Heart Association. Circulation 2007; 116:1081-93; originally published online Aug 1, 2007.

Ricardo DR, Araújo CGS. Reabilitação cardíaca com ênfase no exercício: uma revisão sistemática. Rev Bras Med Esporte 2006; 12(5): 279-85.

Yazbek Júnior P et al. Exercício físico não supervisionado para cardiopatas – "Imperativos". Arq Bras Cardiol 1993; 60(1):51-2.

54

Creso Abreu Falcão • Felipe da Silva Paulitsch
Edimar Alcides Bocchi • Aline Oliveira Cavaltanti

Aspectos Básicos da Terapia Celular em Cardiologia

INTRODUÇÃO

A doença cardiovascular é a principal causa de óbito tanto nos países em desenvolvimento como nos desenvolvidos. A insuficiência cardíaca (IC) é o evento final comum das lesões cardíacas e pode ser classificada de acordo com o tempo de aparecimento (aguda ou crônica) ou mecanismo (sistólica, diastólica ou ambas), e também em estágios progressivos, de acordo com as novas diretrizes do American College of Cardiology e da American Heart Association (estágios A, B, C ou D).

Mesmo com o uso de inibidores da enzima de conversão e bloqueadores de receptores de angiotensina II (nos estágios B e C), betabloqueadores, restrição de sódio na dieta, diuréticos, digitálicos, ressincronização cardíaca, nos casos de bloqueio de ramo, revascularização, cirurgia mitral, acompanhamento por equipe multidisciplinar e uso de antagonistas da aldosterona (nos estágios C e D), as terapias continuam sendo apenas parcialmente eficazes. Todos esses fármacos e procedimentos empregados melhoram os sintomas; alguns aumentam a sobrevida dos pacientes, porém nenhum é responsável ou participa da regeneração cardíaca.

PARADIGMAS DO CORAÇÃO

Durante muitos anos acreditou-se que determinados tecidos, uma vez diferenciados, não mais conseguiriam regenerar-se. Suas células eram consideradas diferenciadas, terminais e incapazes de participar de um processo regenerativo. Essas características foram atribuídas tanto às células do miocárdio quanto às do encéfalo. A cicatriz proveniente do infarto agudo do miocárdio (IAM) era a evidência de que os miócitos não apresentavam a capacidade de mitose. No entanto, observações recentes sugerem a presença do processo proliferativo cardíaco em adultos (Figura 54.1).

Amostras de tecido cardíaco obtidas de pacientes que sofreram IAM foram analisadas, com especial atenção à área adjacente ao infarto. Marcadores de mitose foram encontrados em 4% dos núcleos de cardiomiócitos nessas regiões, demonstrando a capacidade regenerativa desse órgão. Outro fenômeno demonstrado estava relacionado com o número de miócitos do coração de ratos sem IC, o qual diminui progressivamente até a idade adulta e aumenta ligeiramente na velhice. Por sua vez, os casos de quimerismo pós-transplante cardíaco ajudam a reforçar a teoria de regeneração cardiomiocitária. Pacientes masculinos que receberam transplante cardíaco de doadores femininos tiveram amostras do átrio e do ventrículo estudadas por meio de hibridização *in situ* para determinação da presença de cromossomo Y no enxerto cardíaco. Miócitos, arteríolas e capilares tiveram uma frequência de 7% a 10% de cromossomo Y no enxerto. Esses achados comprovam não somente a regeneração cardíaca, mas também a migração de células-tronco da medula óssea para os órgãos-alvo.

O coração passa então a ser compreendido de maneira diferente. O paradigma clássico que o define como um órgão diferenciado, estático, terminal e incapaz de regenerar-se começa a ser questionado. Os estudos atuais fornecem embasamento para um novo paradigma, o de um coração com capacidade regenerativa, em que há proliferação de cardiomiócitos na IC e após o IAM, quimerismo após o transplante e migração de células da medula.

EQUILÍBRIO ENTRE MORTE CELULAR E REGENERAÇÃO

O conceito de ausência de renovação dos cardiomiócitos deve ser acompanhado da ideia de que a morte dessas células por apoptose ou necrose é extremamente baixa ou inexistente. Mesmo graus pequenos de morte celular seriam incompatíveis com a manutenção da existência do órgão por períodos de décadas. Acredita-se, atualmente, que a renovação do tecido cardíaco por meio da diferenciação

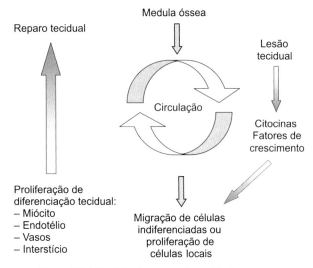

Figura 54.1 Modelo de reparação tecidual proposto.

de células-tronco circulantes ou locais em cardiomiócitos mantém sua homeostase, promovendo um equilíbrio entre o mecanismo de apoptose das células e sua regeneração. Não se encontraram evidências, até o momento, de retorno dos cardiomiócitos à sua forma primitiva para o reinício do ciclo celular.

O constante ganho e a perda celular no coração são acompanhados de cofatores que alteram dinamicamente esse equilíbrio. Isquemia, ativação neuro-hormonal, estresse oxidativo e mecânico, sobrecarga de cálcio, aumento do fator de necrose tumoral-alfa (TNF-α) e complemento, diminuição do fator de crescimento semelhante à insulina-1 (IGF-1) e diminuição de cininas e proteína de choque 70 aumentam o número de apoptose miocitária. Redução da atividade pró-inflamatória, aumento do fluxo coronariano e aumento do IGF-1 favorecem a regeneração.

CONTROVÉRSIAS NA DIFERENCIAÇÃO CARDÍACA

A busca constante por novos métodos diagnósticos e terapêuticos direcionou os esforços da medicina para estudos na área de terapia com células de linhagem primitiva. Fundamentados em estudos que atribuem duas características às células-tronco que as distinguem das outras células – (1) a de se dividir em outra célula com o mesmo potencial e (2) a de se diferenciar em outros tipos celulares – protocolos estão sendo implementados em diversas áreas médicas para avaliar a eficácia e a segurança do método. Funcionalmente, essas células podem ser divididas em: (1) células totipotenciais, com capacidade de produzir os três tecidos embrionários primitivos, isto é, ectoderma, endoderma e mesoderma; (2) multipotenciais, que podem originar mais de uma linhagem celular, e (3) unipotenciais, que originam uma linhagem celular. Morfologicamente, as células são classificadas em: (1) embriônicas (totipotenciais); (2) células-tronco de medula óssea do adulto (pluripotenciais), ou (3) células progenitoras (unipotenciais).

Podem ser encontrados estudos favoráveis à teoria de diferenciação celular de células-tronco em células esqueléticas, células epiteliais, hepatócitos, células endoteliais, neurônios e cardiomiócitos. Outros trabalhos sugerem ser raro o fenômeno da diferenciação. Dois artigos recentes questionam a transformação das células-tronco em cardiomiócitos. Ambos utilizaram uma técnica distinta para marcar geneticamente as células-tronco injetadas em corações isquêmicos de cobaias, enquanto estudos anteriores utilizaram anticorpos fluorescentes. No entanto, a parede cardíaca do camundongo tem somente 1mm de espessura e bate a uma frequência de 500 a 600 vezes por minuto, existindo a possibilidade de ter ocorrido falha durante a injeção de células-tronco nesses estudos.

OBJETIVO DA TERAPIA COM CÉLULAS-TRONCO NA CARDIOLOGIA

A medula óssea é um dos microambientes nos quais se encontram as células de linhagem primitiva. Outros órgãos nos quais se podem encontrar essas células são a pele, o sangue, o fígado, o cérebro e o músculo esquelético. Acredita-se que seja nesses locais que as células primitivas entram em fase de mitose, mantendo uma reserva constante. Essas células são encontradas também na circulação, em concentração menor, por serem liberadas de maneira gradativa e dependerem de estímulos químicos endógenos.

Em uma lesão celular, um mecanismo proposto é o de que há liberação de citocinas e fatores de crescimento. Isso levaria a dois caminhos: (1) células indiferenciadas presentes na circulação migrariam para esses locais ou (2) proliferação de células locais. Com isso, teremos a proliferação e diferenciação tecidual no local lesionado, gerando células diferenciadas (miócitos, endotélio, vasos, interstício, entre outros). Ao final do processo, ocorreria o reparo tecidual. Tomando como exemplo o IAM, o substrato da lesão é a necrose cardíaca por déficit circulatório. Atraídas por citocinas, as células-tronco circulantes seriam dirigidas para o local lesionado, ocorrendo no local fixação e diferenciação dessas células em cardiomiócitos, endotélio e novos vasos sanguíneos, estimulando o processo de reparação cardíaca.

As células-tronco estão sendo testadas atualmente na cardiologia para tratar a IC sistólica congestiva em sua fase crônica e para prevenir a IC em pacientes com IAM. Os objetivos teóricos da terapia celular são: (1) aumentar o número de células contráteis e substituir miócitos disfuncionais, necróticos ou apoptóticos por novas células funcionais; (2) melhorar a função cardíaca, a fração de ejeção (FE) do ventrículo e, consequentemente, a classe funcional do paciente; (3) induzir a proteção cardíaca e o efeito antiapoptótico, e (4) promover a angiogênese local.

TIPOS CELULARES

O fundamento da terapia celular parte da regeneração pós-natal, recuperando tecidos ou parte deles com a utilização de células-tronco. Os tipos celulares descritos na literatura como potencialmente utilizáveis são cardiomiócitos fetais, mioblastos esqueléticos, células progenitoras endoteliais, células-tronco embrionárias e células-tronco mesenquimais do adulto. Em razão de poucos estudos desenvolvidos, controvérsias éticas e dificuldade de obtenção, os cardiomiócitos fetais e as células-tronco embrionárias são pouco utilizados em protocolos (Tabela 54.1).

Células-tronco embrionárias (CE)

São consideradas totipotenciais, apresentando capacidade de dividir-se nas três diferentes linhagens embrionárias e transformar-se em qualquer tipo de tecido. No entanto, para sua utilização haveria a necessidade de imunossupressão do receptor, e não há segurança quanto a seu comportamento de diferenciação tumoral. A utilização de CE também tem limitações éticas e morais, sendo as pesquisas sujeitas a obstáculos jurídicos em vários países, o que, no presente momento, torna menos viável uma propagação das pesquisas com essas células em grande escala. Por sua vez, em março de 2005, no Brasil, o Congresso Nacional aprovou o Projeto de Lei de Biossegurança, o qual prevê a utilização em pesquisas de embriões congelados há mais de 3 anos em clínicas de fertilização, permanecendo vedadas, contudo, a clonagem humana e a clonagem de células-tronco embrionárias para fins terapêuticos.

Cardiomiócitos fetais

A vantagem desse tipo celular reside no fato de o fenótipo ser direcionado para o tecido desejado. O transplante de cardiomiócitos fetais foi capaz de otimizar a função miocárdica e formar novo tecido cardíaco. A exemplo das células embriônicas, também necessita imunossupressão para o uso e há questões éticas envolvidas.

Mioblastos

As técnicas que utilizam mioblastos esqueléticos autólogos exigem a obtenção das células na musculatura (p. ex., quadríceps), cultivo in vitro para expansão e implante posterior. A ausência de rejeição imune, a possibilidade de implante autólogo e a resistência da célula são as vantagens do método. No entanto, constatou-se uma tendência arritmogênica maior.

Células progenitoras endoteliais (CPE)

As CPE são encontradas em maior quantidade na medula óssea e podem ser mobilizadas para a periferia com o auxílio de estimuladores de formação de colônias granulocíticas (G-CSF). Acredita-se que o aumento na circulação das CPE facilite sua fixação nos órgãos-alvo (p. ex., o coração). Esse processo se daria mediante estímulos quimiotrópicos (isto é, fator de crescimento endotelial vascular [VEGE], fator estroma-derivado-1 [SDF-1], interleucina-8 [IL-8]) e integrinas. Nessa etapa, pode-se aguardar que as células migrem espontaneamente para o tecido cardíaco, ou as CPE podem ser selecionadas pela aférese para serem, posteriormente, infundidas na circulação coronariana por meio de cateterismo cardíaco. No segundo caso, além dos fatores quimiotrópicos, tem-se uma oferta local direcionada ao tecido-alvo. Entre as vantagens do uso das CPE incluem-se a ausência de rejeição imune e o fato de se tratar de um transplante autólogo. Uma desvantagem seria a necessidade de expansão com uso de G-CSF.

Células mesenquimais

As células-tronco mesenquimais do adulto (CTMA) são derivadas da medula óssea e têm a capacidade de diferenciação em uma série de tecidos, incluindo cardiomiócitos e células neuronais. Os protocolos que utilizam as CTMA incluem, em linhas gerais, punção da medula óssea, cultivo das células para expansão (as CTMA mantêm-se indiferenciadas nos meios de cultura), isolamento das CTMA e injeção no órgão-alvo. No entanto, as CTMA também po-

Tabela 54.1 Comparação entre células de linhagem primitiva – vantagens e desvantagens

Tipo de célula	Vantagens	Desvantagens
Miócito fetal	Fenótipo cardiomiocítico	Necessita imunossupressão; questão ética; sobrevivência curta e reserva limitada
Mioblasto esquelético	Ausência de imunogenicidade, transplante autólogo, resistentes à fadiga	Arritmogenicidade e falta de junção gap
Célula endotelial progenitora	Falta de imunogenicidade e transplante autólogo	Necessidade de expansão em estudo da reserva limitada
Células-tronco embriônicas	Pluripotentes e altamente expansíveis	Exigem imunossupressão; questão ética; potencialmente tumoral
Células-tronco mesenquimais do adulto	Falta de imunogenicidade, transplante autólogo, pluripotentes, criopreserváveis para uso futuro	Propriedades funcionais e eletrofisiológicas não estão totalmente esclarecidas; dificuldade em isolar e propagar em meio de cultura

deriam ser obtidas pelo método de aférese. A utilização das CTMA traz as vantagens de não ocasionar rejeição imune e de possibilitar o acondicionamento de células autólogas pluripotentes e criopreserváveis para uso posterior. No entanto, é necessário o cultivo para seleção dessas células, porque não há um marcador específico, o que dificulta seu isolamento.

VIAS DE ADMINISTRAÇÃO

Rotas diferentes podem ser utilizadas para infusão das células-tronco no órgão-alvo. A depender do tipo celular escolhido, a via de administração poderá influenciar o sucesso ou o fracasso do procedimento. O processo de estimulação periférica ou via endovenosa é o mais simples de ser realizado. Se a opção foi pelo uso de células progenitoras da medula óssea, pode ser suficiente o estímulo com estimuladores de colônia. Eles mobilizam as células da medula óssea para a circulação que, por sua vez, migram para o órgão-alvo mediante estímulos quimiotáticos.

A via intracoronariana aumenta a oferta de células-tronco ao tecido cardíaco, teoricamente facilitando a fixação, já que a primeira passagem se fará necessariamente nos capilares coronarianos. Esse método é particularmente interessante em indivíduos com IAM, nos quais pode ser injetado um concentrado enriquecido de células-tronco na artéria coronária relacionada com o infarto.

A via transepicárdica é realizada a céu aberto, por meio de minitoracotomia ou durante procedimento cirúrgico. Habitualmente, tem-se utilizado essa rota de administração em pacientes submetidos a cirurgias de revascularização miocárdica. A grande vantagem dessa técnica é a visualização direta dos locais infundidos, os quais podem ter sua viabilidade previamente estabelecida.

Usando um sistema de injeção com recurso de mapeamento eletromecânico em três dimensões para reconstrução da área cardíaca antes da injeção das células, a via transendocárdica é uma alternativa interessante de infusão direta no músculo cardíaco por via hemodinâmica, com um cateter próprio.

A tecnologia de infusão de células por via transvenosa é recente e foi utilizada em poucos estudos até o momento. Consiste na instrumentação percutânea de um cateter que contém uma agulha expansível na extremidade distal para perfuração da parede do vaso e por onde são infundidas as células-tronco.

Murad-Netto e cols. descreveram técnica com perfusão coronariana retrógrada. Foi realizada a injeção de células-tronco de medula óssea de maneira retrógrada após a demonstração – com a injeção de material de contraste no seio coronariano ou em uma veia coronariana em que a artéria correspondente estivesse obstruída – de que o fluxo se dirige de maneira retrógrada para a área irrigada por essa mesma artéria.

ESTUDOS EXPERIMENTAIS

A reparação do tecido cardíaco e vascular é um processo que ocorre naturalmente após uma lesão. As três etapas mais importantes nesse processo seriam a mobilização das células-tronco da medula óssea, a fixação das células no sítio da lesão e a diferenciação das células-tronco em células funcionais do tecido lesionado.

Dada a possibilidade de intervenção em cada uma das etapas, a compreensão adequada dessas etapas direciona as estratégias de transplante miocárdico terapêutico de células-tronco. A mobilização de CPE é mediada por fatores de estimulação, como o G-CSF, o SDF-1, os fatores de crescimento placentário (PlGF) e a eritropoetina. Acredita-se que a fixação das CPE circulantes, depois de estimulada, é realizada por quimiotrópicos (como integrinas, SDF-1, VEGF, IL-8).

Para facilitar a adesão, no entanto, as CPE podem ser injetadas diretamente no órgão-alvo (no caso, o coração) pela via intracoronariana, transendocárdica ou transepicárdica. Os dois primeiros procedimentos são feitos durante o cateterismo cardíaco e o último, no transoperatório de cirurgia cardíaca ou por minitoracotomia. A diferenciação das células-tronco depende das características próprias das células e do tipo das células. A possibilidade é que as CPE levem a uma formação de novos vasos, novos cardiomiócitos ou a um efeito parácrino. Estudo experimental recente sugere que a diferenciação de células-tronco mesenquimais da medula para fenótipo cardíaco depende da comunicação intercelular com miócitos.

Modelo de infarto agudo do miocárdio

A partir desses fundamentos, diversos estudos com modelos animais de pequeno e grande portes começaram a ser implementados para validar os dados e avaliar os diferentes tipos celulares e modos de injeção das células, a maior parte deles induzindo isquemia miocárdica por congelamento ou oclusão coronariana.

Usando animais de pequeno porte, Orlic e cols. utilizaram injeção direta de células-tronco de medula óssea em tecido adjacente a miocárdio infartado do ventrículo esquerdo de 30 camundongos. A reparação do tecido infartado foi relatada em 12 dos 30 camundongos (40%). A falha na reconstituição dos demais foi atribuída à dificuldade de transplante de células em um tecido miocárdico que se contrai 600 vezes por minuto. A origem das células no miocárdio em regeneração foi confirmada pela expressão de proteína fluorescente e pela presença do cromossomo Y nelas. As células da medula óssea transplantadas levaram à formação de novos miócitos, de células endoteliais e de células musculares lisas, regenerando o miocárdio, incluindo artérias coronárias, arteríolas e capilares. Em modelos símios, Orlic e cols. não reproduziram os resultados obtidos em ratos (em comunicação pessoal no Congresso da Sociedade Americana de Insuficiência Cardíaca, 8th Annual Scientific Meeting, Toronto, 2004).

Souza e cols. induziram o IAM em 26 ratos Winstar por meio de ligadura da coronária esquerda. Após 9 dias, os ratos foram reoperados, e foi realizado o implante de células mesenquimais e mioblásticas esqueléticas, heterólogas, na região do IAM. As cobaias foram reavaliadas após 30 dias. O grupo intervenção (n = 16) apresentou elevação significativa da FE (24,03 + 8,68% para 31,77 + 9,06%, p = 0,011), e o grupo de controle (n = 10) apresentou redução significativa da FE (29,31 + 5,6% para 23,54 + 6,51%, p = 0,048). Nesse estudo, foi utilizado um combinado de células mesenquimais e células mioblásticas esqueléticas, obtido com técnica baseada no cocultivo de células extraídas do músculo esquelético e da medula óssea, com posteriores isolamento e injeção transepicárdica.

Por sua vez, em estudo realizado em cães, demonstrou-se, durante a injeção de aproximadamente 5 milhões de células mesenquimais por quilograma na artéria coronária circunflexa, que houve elevação do segmento ST e alteração de ondas T características de IAM. Após 7 dias, foram descritos achados macro e microscópicos de IAM. Também houve aumento na troponina-I e deposição de fibras de colágeno nas lesões.

Modelo de cardiomiopatia dilatada

Um estudo realizado para avaliação do uso de células progenitoras no tratamento da cardiomiopatia dilatada usou modelos animais irradiados e transplantados com células de medula óssea de cobaias com células marcadas com proteína verde fluorescente. Na quarta semana, os animais foram esplenectomizados. Para induzir IC, os modelos receberam doxirrubicina na sexta semana. Foram divididos em três grupos: o grupo I (n = 11) recebeu precocemente G-CSF, na oitava semana, o grupo II (n = 8) recebeu G-CSF na 11ª semana, e o grupo III (n = 8) recebeu solução salina na 11ª semana. Ao final de 16 semanas, os animais foram sacrificados e analisados histologicamente. O grupo I apresentou migração maior de células-tronco que os outros dois grupos, e o grupo II recebeu mais que o III. O estudo comprova que o uso precoce de G-CSF na IC provocada por doxorrubicina melhora a migração de células progenitoras. O uso do G-CSF aumentou o número de células progenitoras no coração das cobaias com IC.

Em outro estudo, no qual se utilizou a doxorrubicina como modelo de IC, a medicação foi aplicada em 52 ratos e, após 4 semanas, os animais de experimentação foram divididos em três grupos: grupo transplante (n = 18), que recebeu o implante de células-tronco derivadas de medula óssea por via transepicárdica após toracotomia; grupo de controle (n = 18), que recebeu somente solução salina venosa, e grupo placebo (n = 16), que foi submetido à toracotomia, mas sem o implante de células-tronco. Os resultados mostraram diâmetro sistólico ventricular, fração de encurtamento e pressão sistólica final menores no grupo transplante (p < 0,05). Além disso, por meio de microscopia eletrônica, o grupo transplante mostrou maior manutenção do miocárdio.

Soares e cols. testaram o uso de terapia celular em modelo de cardiomiopatia dilatada de origem infecciosa, relatando os efeitos do transplante de medula óssea em modelo de cardiomiopatia chagásica crônica em camundongos, na presença do *T. cruzi*. As células da medula óssea injetadas EV migraram para o coração e causaram redução significativa no infiltrado inflamatório e na fibrose intersticial, característica da cardiomiopatia chagásica crônica. Os efeitos benéficos foram observados até 6 meses após o transplante, sugerindo que o transplante autólogo de medula óssea pode ser usado como uma terapia eficiente para pacientes com cardiomiopatia chagásica crônica.

ESTUDOS CLÍNICOS

Uma alternativa que se vem apresentando promissora para tratar a IC em fases avançadas ou evitar sua progressão consiste no uso de células progenitoras nos diversos estágios da IC.

Na fase aguda do infarto do miocárdio, após a recanalização, pode ser feita infusão com células progenitoras com o objetivo de melhorar a função cardíaca e promover a regeneração do tecido que foi necrosado, evitando a disfunção dos cardiomiócitos. Na coronariopatia crônica associada a disfunção ventricular, esse tipo de procedimento é usado com a intenção de promover uma neovascularização, otimizando o fluxo sanguíneo para o miocárdio, melhorando a contratilidade em áreas de miocárdio hibernante e promovendo regeneração de tecido necrosado. Nesse caso específico, a terapia celular teria um potencial benefício em pacientes nos quais as medidas terapêuticas convencionais, como revascularização cirúrgica e por angioplastia, são falhas, inadequadas ou não possam ser realizadas.

Nos pacientes com IC por outras causas (hipertensão, idiopática, chagásica, entre outras), em que a disfunção dos cardiomiócitos é difusa, pode-se ter um benefício com a regeneração do tecido cardíaco, levando a melhora dos sintomas, da força de contração e da FE do ventrículo esquerdo (FEVE).

O primeiro ensaio clínico foi relatado por Menasche e cols., em 2001, com o uso de mioblastos. No Brasil um ensaio clínico com 1.200 pacientes, o *Estudo Multicêntrico Randomizado de Terapia Celular em Cardiopatias* (EMRTCC), contou com quatro braços de 300 pacientes cardiopatas, nos quais foi avaliada a utilização de células mononucleares da medula óssea, constando também no protocolo o estímulo com G-CSF, para avaliação de cardiopatia chagásica, cardiopatia isquêmica crônica, cardiopatia isquêmica aguda (IAM) e cardiomiopatia dilatada.

Pacientes com infarto agudo do miocárdio

Em pacientes com IAM, Strauer e cols. realizaram injeção intracoronariana de células mononucleares autólogas da medula óssea em 10 pacientes, em adição ao tratamento usual, e compararam a evolução com 10 pacientes que se submeteram apenas ao tratamento usual para infarto do miocárdio. Após 3 meses de seguimento, a região infartada (determinada por ventriculografia esquerda) foi reduzida significativamente no grupo de terapia celular (de 30 + 13% para 12 + 7%, p = 0,005), e também foi significativamente menor quando comparada com o grupo de tratamento convencional (p = 0,04). Avaliações posteriores no grupo de terapia celular, por meio de ecocardiografia de estresse com dobutamina, ventriculografia com radionuclídeos e cateterismo cardíaco direito, mostraram melhora significativa no débito cardíaco, no volume sistólico final do ventrículo esquerdo, na contratilidade miocárdica e na perfusão miocárdica da região infartada.

No estudo TOPCARE-AMI há o relato inicial da randomização de 20 pacientes com IAM com supradesnivelamento de ST reperfundidos com endoprótese (*stent*) e GPIIb/IIIa. Em 24 horas, os pacientes foram distribuídos aleatoriamente em dois grupos para serem submetidos a terapia celular por aplicação intracoronariana. O primeiro grupo (n = 9) recebeu células progenitoras derivadas da medula óssea e o segundo (n = 11), células progenitoras circulantes (retiradas da circulação e submetidas à expansão em cultura). Após um seguimento de 4 meses, observou-se que o transplante de células progenitoras foi associado a aumento significativo da FE (de 51,6 + 9,6% para 60,1 + 8,6%, p = 0,003), com aumento da mobilidade regional da parede na zona infartada (p < 0,001). Não houve diferença significativa entre os dois grupos.

Há algum tempo foi publicada a análise de 59 pacientes desse mesmo estudo após 12 meses, sendo relacionados 30 pacientes que receberam células progenitoras circulantes e 29 que receberam células progenitoras da medula óssea. A FE aumentou significativamente (50 + 10% para 58 + 10%, p < 0,001), e os volumes sistólicos finais foram reduzidos (54 + 19mL para 44 + 20mL, p < 0,001). Não houve diferença entre os grupos.

No estudo BOOST, 60 pacientes com IAM com elevação do segmento ST receberam randomização para tratamento convencional isolado ou associado à terapia celular. Após 6 meses, a FEVE mostrou-se significativamente mais elevada no grupo que recebeu células-tronco (6,7% no grupo intervenção *versus* 0,7% no grupo de controle, p = 0,0026). Entretanto, a análise da evolução tardia não mostrou diferença entre a terapia convencional e a terapia celular.

Pacientes com doença coronariana crônica

Em pacientes com coronariopatia crônica e indicação de revascularização miocárdica, Stamm e cols. injetaram, durante o ato cirúrgico, células AC133+, que são consideradas precursoras das células CD34+, possivelmente sendo CPE. Houve relato de melhora na FEVE. Em estudo de implante de células obtidas da medula, durante cirurgia de revascularização incompleta, obteve-se melhora da FE (45 ± 3 para 51 + 2%, p = 0,003) e da perfusão miocárdica. No entanto, não pode ser afastada a possibilidade de melhora pela revascularização.

Perin e cols. realizaram um estudo prospectivo, não randomizado e de rótulo aberto, que incluiu 14 pacientes e sete controles, no qual os pacientes foram submetidos à injeção transendocárdica de células de medula óssea mononucleares autólogas. A identificação de miocárdio viável foi realizada por mapeamento endomiocárdico eletromecânico. Indivíduos tratados e controles foram submetidos a avaliação não invasiva após 2 meses, e os indivíduos tratados também foram submetidos a avaliação invasiva após 4 meses. Após 2 meses, houve redução significativa nas alterações reversíveis e melhora significativa na função ventricular esquerda global tanto no grupo tratamento como entre o grupo tratado e o de controle (p = 0,02). Após 4 meses, houve elevação da FE de 20% para 29% (p = 0,003) e redução significativa no volume sistólico final (p = 0,03) no grupo tratado. O mapeamento endomiocárdico eletromecânico revelou melhora significativa dos parâmetros mecânicos dos segmentos injetados 4 meses após o tratamento (p = 0,0005).

Tse e cols. e Fuchs e cols., analisaram, respectivamente, oito e 10 pacientes com injeção transendocárdica de células-tronco com o cateter NOGA. Ambos demonstraram melhora da motilidade da parede do ventrículo e do escore de angina.

Pacientes com cardiomiopatia chagásica

O primeiro transplante de células-tronco em pacientes com cardiomiopatia chagásica foi realizado em 21 de maio de 2002, por Bocchi e cols., no Instituto do Coração da Universidade de São Paulo, mediante mobilização periférica de células progenitoras com uso de G-CSF, aférese e infusão coronariana.

Quanto aos casos de cardiomiopatia chagásica, Vilas-Boas e cols. relataram transplante de células mononucleares autólogas medulares, por via intracoronariana, para um homem de 52 anos com IC de classe funcional (CF) III da New York Heart Association (NYHA) de etiologia chagásica. O paciente já se encontrava sob terapêutica otimizada para IC. Sem que tenham sido realizadas alterações do esquema terapêutico usual, a FEVE passou de um valor inicial de 24% em repouso para um valor de 32% após 30 dias. Houve melhora da capacidade funcional (avaliada pela classificação da NYHA e pelo teste de corredor de 6 minutos) e da qualidade de vida (escore de Minnesota).

Pacientes com cardiomiopatia dilatada idiopática

Bocchi e cols. em estudo prospectivo de nove pacientes com CF III e IV da NYHA, portadores de cardiomiopatia dilatada não isquêmica, realizaram a terapia celular mediante mobilização periférica com G-CSF das CPE, e os pacientes foram randomizados em dois grupos: (1) somente mobilização (n = 6) e (2) mobilização seguida de aférese e infusão intracoronariana do concentrado rico em CPE. Obteve-se melhora da CF, da FE e da qualidade de vida. Outro estudo, realizado por Menasche e cols. em 10 pacientes portadores de insuficiência cardíaca congestiva (ICC), nos quais foram utilizados mioblastos de músculo esquelético, mostrou melhora da FE de 24% para 32%.

EFEITOS ADVERSOS E REESTENOSE CORONARIANA

Os vários estudos analisados não mostraram efeitos colaterais significativos. No entanto, as CPE em pacientes com IC estão enfraquecidas em relação ao número e à atividade, além de apresentarem reduzida atividade migratória e formadora de colônias *in vitro* e capacidade reduzida de neovascularização *in vivo*, quando comparadas com células de indivíduos hígidos.

Kang e cols. relataram, em estudo com pacientes com IAM, melhora na função ventricular, a qual, no entanto, foi seguida por aumento na estenose intra-*stent* das lesões angiográficas. Hill e cols. relataram dois casos de infarto do miocárdio e um caso de morte em um grupo de 12 pacientes com angina intratável nos quais foi realizada terapia celular. Em ambos os trabalhos foi utilizada G-CSF, além de ter sido avaliada uma pequena amostra de pacientes. Todos esses achados carecem de estudos adicionais para sua continuação.

Estudos experimentais sugerem que células progenitoras de músculo liso circulantes podem participar na biologia da aterosclerose. Células musculares derivadas da medula são encontradas na aterosclerose em humanos.

LIMITAÇÕES

A maior parte dos estudos clínicos já divulgados apresenta características similares em sua metodologia. O número de indivíduos (n) ainda é pequeno, em parte pela fase de segurança em que os estudos ainda se encontram. Além disso, no momento não se dispõe de dados sobre a mortalidade a longo prazo, devido ao escasso tempo de seguimento desses pacientes. Boa parte dos trabalhos carece de randomização e de aleatoriedade, observando-se a falta de um grupo placebo *stricto sensu* na maior parte das pesquisas. A maioria dos estudos clínicos relatados dispõe de um grupo para controle, mas os pacientes não foram submetidos a todos os procedimentos como o grupo de intervenção. Esse conjunto de fatores limita, no presente momento, a capacidade de generalização dos estudos.

RESULTADOS ANTE AS EXPECTATIVAS

A despeito dos resultados positivos em diversos estudos experimentais e clínicos, esses resultados ainda podem ser considerados insuficientemente expressivos em relação às expectativas de regeneração do coração. Nos trabalhos citados, incluem-se todos os modelos: infarto agudo, IC crônica, cardiomiopatia dilatada e doença de Chagas. A análise da melhora da FE apresentada revelou que ela ficou próxima dos 7%, não ultrapassando os 12%. Na maioria das vezes, houve significância estatística, mas isso ainda não pode ser considerado o ideal.

CÉLULAS PROGENITORAS E ENVELHECIMENTO

O envelhecimento miocárdico é visto como um efeito inevitável do tempo sobre a função miocárdica. Na maioria dos casos, o indivíduo idoso que evolui com disfunção cardíaca é classificado como de etiologia idiopática. Biópsias endomiocárdicas de 19 pacientes idosos portadores de cardiopatia dilatada foram comparadas com biópsias de sete indivíduos da mesma idade com função ventricular preservada. As células senescentes foram identificadas pela expressão do inibidor de ciclo $p16^{INK4a}$, e a morte celular, pela *hairpin* 1 e 2. Os corações comprometidos pelo tempo apresentaram-se com hipertrofia e dilatação moderadas, acúmulo de células primitivas e miocíticas que expressavam o $p16^{INK4a}$ positivo e sem alteração estrutural. A morte celular ocorreu de modo marcadamente elevado, e somente células que expressaram o $p16^{INK4a}$ apresentaram encurtamento telomérico significativo. Um estudo experimental também comprovou esse achado. Genes implicados na parada do crescimento e senescentes, como $p27^{Kip1}$, $p53$, $p16^{INK4a}$ e $p19^{ARF}$, foram detectados em miócitos de camundongos selvagens jovens e aumentaram com a idade. O IGF-1 atenuou os níveis dessas proteínas em todas as idades.

Com base nesses achados, o coração envelhecido pode ser visto sob a óptica da limitação de diferenciação das células progenitoras, o que afetaria o *turnover* de miócitos. Esse processo favorece a perda celular e o acúmulo de células velhas, com consequente redução da contratilidade.

QUESTÕES ÉTICAS – UTILIZAÇÃO EM OUTRAS DOENÇAS

O uso de embriões humanos nas pesquisas com células-tronco tem estimulado um intenso debate entre bioeticistas, filósofos, líderes religiosos e cientistas. A questão gira em torno do aspecto jurídico-filosófico do embrião humano: ele pode ser descartado? Ele é um ser humano? Uma considerável parcela dos eticistas acredita que a pesquisa em embriões humanos não soma problemas éticos adicionais aos já existentes com os métodos amplamente propagados e aceitos moralmente, como a própria fertilização *in vitro*. Na verdade, se ficar claro que as células-tronco embriônicas são a melhor maneira de tratamento de determinada doença, poderá ser argumentado que moralmente o errado seria não utilizá-las, visto que são células originárias de em-

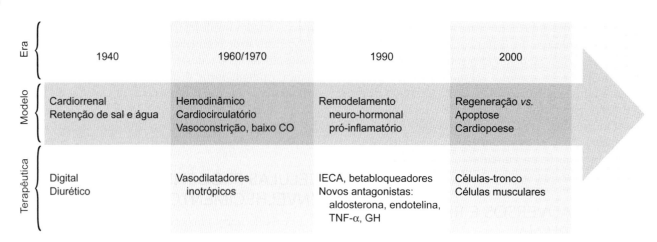

Figura 54.2 Modelos de insuficiência cardíaca.

briões sobressalentes, as quais teriam como destino natural o descarte. No Brasil, um grande alento para os defensores da utilização de células-tronco embrionárias ocorreu com a aprovação no Congresso Nacional do projeto de lei de Biossegurança, que prevê a utilização nas pesquisas de células-tronco de embriões congelados por mais de 3 anos, os quais são considerados descartáveis pelas clínicas de fertilização.

Células-tronco adultas provenientes da medula óssea são de longe as mais frequentemente utilizadas. Embora as células-tronco adultas sejam células consideradas menos versáteis do que as embriônicas, um número cada vez maior de cientistas considera a existência de uma promissora plasticidade das células-tronco adultas, as quais teriam um potencial de transformação para terapia multitecidual ainda não totalmente explorado.

Do mesmo modo, células do cordão umbilical também são consideradas uma fonte promissora de células-tronco. Por serem células multipotentes, têm capacidade de diferenciação similar à das células-tronco adultas dos tecidos. Células do cordão umbilical são coletadas já ao nascimento dos indivíduos e armazenadas a baixas temperaturas ao longo da vida, podendo ser utilizadas no futuro, se necessário, para o tratamento de doenças diversas, como diabetes, lúpus eritematoso sistêmico, doença de Alzheimer, doença de Parkinson e doenças cardiovasculares.

CONIDERAÇÕES FINAIS

As terapias atuais da IC, em seus vários estágios, não se apresentam totalmente eficazes no controle dessa condição. Acredita-se que o uso de células-tronco tem o potencial de auxiliar como uma alternativa mais orientada à regeneração da célula cardíaca, evitando a progressão da IC e/ou melhorando a função ventricular em casos graves avançados (Figura 54.2). Os resultados têm sido promissores, e os benefícios dessa nova abordagem deverão ser confirmados por outras pesquisas.

Algumas questões ainda necessitam ser respondidas, como: que tipo de célula deve ser utilizado? Qual o melhor método para isolar a célula? Qual a melhor via de administração? Devem ser usados agentes coadjuvantes? Em que momento da história natural da doença? Qual a quantidade de células? Deve-se repetir a administração? Por quanto tempo?

A realização de pesquisas adicionais, as quais poderão utilizar randomização em um número maior de pacientes, observados por períodos mais amplos, deverá trazer as respostas esperadas relacionadas com a extensão de sobrevida dos receptores dessas células. Os Ministérios da Saúde e da Ciência e Tecnologia estão liberando financiamentos para pesquisas com células-tronco em todo o território nacional, o que seguramente trará grande conhecimento sobre as possibilidades desse novo método.

No presente, no entanto, os resultados dos diversos estudos com a terapia celular são ainda limitados ante as expectativas, devendo os cardiopatas continuar se direcionando às terapêuticas convencionais, as quais foram estabelecidas por grande número de ensaios clínicos nas últimas décadas, constituindo-se assim em alternativa segura até que possamos finalmente alcançar a necessária confiabilidade na exposição dos diversos cardiopatas à promissora terapia com células-tronco.

Bibliografia

American Heart Association. Heart and Stroke Statistics – 2003 Update. Disponível em: http://www.americanheart.org. Acessado em 18/03/2004.

Angelini A, Castellani C, Vescovo G, Thiene G. Pathological evidence of stem cell regeneration in the heart. Intern J Cardiol 2004; 96:499-504.

Assmus B, Schächinger V, Teupe C et al. Transplantation of progenitor cells and regeneration enhancement in acute myocardial infarction (TOPCARE-AMI). Circulation 2002; 106:r53-r61.

Balsam L, Wagers AJ, Christensen JL et al. Haematopoietic stem cells adopt mature haematopoietic fates in ischaemic myocardium. Nature 2004; 428:668-73.

Beltrami AP, Urbanek K, Kajstura J et al. Evidence that human cardiac myocites divide after myocardial infarction. N Engl J Med 2001; 344:1750-7.

Bocchi EA et al. Effects of mobilization of marrow bone stem cell in the treatment of refractory congestive heart failure. J Heart Lung Transpl 2003; 22(suppl 1):S124.

Bocchi EA, Bacal F, Guimarães G et al. Effects of mobilization of marrow bone stem cell in the treatment of refractory congestive heart failure. Heart Institute (InCor). Eur H J 2003; 24(suppl): 610.

Bocchi EA, Bacal F. Mobilization of bone marrow cells (stem cells) by granulocyte-colony stimulating factor associated or not with intracoronary stem infusion improves exercise capacity and quality life in severe heart failure. JACC 2004:814-4(abs).

Bocchi EA, Issa VS. Transplante celular para o tratamento de pacientes com insuficiência cardíaca. Rev SOCESP 2003; 13:427-33.

Bocchi EA, Issa VS. Transplante celular para o tratamento de pacientes com insuficiência cardíaca. Rev SOCESP 2003; 13:427-33.

Brasselet C, Carrion C, Morichetti M et al. Skeletal myoblast transplantation through a catheter-based coronary sinus approach: An effective means of improving function of infarcted myocardium. J Am Coll Cardiol 2004; 43(5 Suppl A):15A Abs.

Brazelton TR, Rossi FM, Keshet GI, Blau HM. From marrow to brain: expression of neuronal phenotypes in adult mice. Science 2000; 290:1775-9.

Caplice NM, Bunch TJ, Stalboeregr PG et al. Smooth muscle cells in human coronary atherosclerosis can originate from cells administered at marrow transplantation. Proc Natl Acad Sci USA 2003; 100:4754-9.

Chimenti C, Kajstura J, Torella D et al. Senescence and death of primitive cells and myocytes lead to premature cardiac aging and heart failure. Circ Res 2003; 93:604-13.

Datasus. Disponível em: http://tabnet.datasus.gov.br Acessado em 18/03/2004.

Etzion S, Battler A, Barbash IM et al. Influence of embryonic cardiomyocyte transplantation on the progression of heart failure in a rat model of extensive myocardial infarction. J Mol Cell Cardiol 2001; 33:1321-30.

Ferrari G et al. Muscle regeneration by bone marrow-derived myogenic progenitors. Science 1998; 279:1528-30.

Fraser JK, Schereiber RE, Zuk PA, Hedrick MH. Adult stem cell therapy for the heart. Intern J Biochem Cell Biol 2004; 36:658-66.

Fuchs S, Satler LF, Kornowski R et al. Catheter-based autologous bone marrow myocardial injection in no-option patients with advanced coronary artery disease: A feasibility study. J Am Coll Cardiol 2003; 41:1721-4.

Gluckman E. Hematopoietic stem-cell transplants using umbilical--cord blood. New Engl J Med 2001; 344(24):1860-1.

Gluckman E. The therapeutic potential of fetal and neonatal hematopoietic stem cells. New Engl J Med 1996; 335(24):1839-40.

Gowdak LHW, Schettert IT, Vieira MCL et al. Transplantation of autologous bone marrow combined to coronary artery bypass grafting improves myocardial perfusion in severe ischemic heart disease. Circulation 2003; 108(suppl IV):548.

Grant MB, May WS, Caballero S et al. Adult hematopoietic stem cells provided functional hemangioblast activity during retinal neovascularization. Nat Med 2002; 8:607-12.

Gussoni E, Soneoka Y, Strickland CD et al. Dystrophin expression in the mdx mouse restored by stem cell transplantation. Nature 1999; 401:390-4.

Hansen B, Schotsmans P. A clonagem humana: uma avaliação ética. In: Garrafa V, Pessini L. Bioética: poder e injustiça. São Paulo: Edições Loyola, 2003:197-224.

Heeshen C, Lehmann R, Honold J et al. Profundaly reduced neovascularization capacity of bone marrow mononuclear cells derived from patients with chronic ischemic heart disease. Circulation 2004; 109:1615-22.

Hill JP, Paul JD, Powel TM. Efficacy and risk of granulocity colony stimulating factor administration in patients with severe coronary artery disease. Circulation 2003; 108(suppl 4):478.

Ishida M, Tomita S, Nakatani T et al. Bone marrow mononuclear cell transplantation had beneficial effects on doxorubicin-induced cardiomyopathy. J Heart Lung Transplant 2004; 23:436-45.

Jackson KA, Majka SM, Wang W et al. Regeneration of ischemic cardiac muscle and vascular endothelium by adult stem cells. J Clin Invest 2001; 107:1395-402.

James F, Price MJ, Makkar RR. Stem cell repair of infarcted myocardium: An overview for clinicians. Circulation 2003; 108:1139-45.

Kang HJ, Kim HS, Zhang SY et al. Effects of intracoronary infusion of peripheral blood stem-cells mobilized with granunlocyte-colony stimula-ting factor on left ventricular systolic function and restenosis after coronary stenting in myocardial infarction: The MAGIC cell randomized clinical trial. The Lancet 2004; 363:751-6.

Kang PM, Izumo S. Apoptosis and heart failure: A critical review of the literature. Circ Res 2000; 86:1107-13.

Kocher AA, Schuster MD, Szabolcs MJ et al. Neovascularization of ischaemic myocardium by human bone marrow-derived angioblasts prevents cardiomyocyte apoptosis, reduces remodeling and improves cardiac function. Nat Med 2001; 7:430-6.

Körbling M, Estrov, Z. Adult stem cells for tissue repair – A new terapeutic concept? N Eng J Med 2003; 349:570-82.

Krause DS, Theise ND, Collector MI et al. Multi-organ, multi-lineage engraftment by a single bone marrow-derived stem cell. Cell 2001; 105:369-77.

LaBarge MA, Blau HM. Biological progression from adult bone marrow to mononucleate muscle stem cell to multinucleate muscle fiber in response to injury. Cell 2002; 111:589-601.

Lagasse E, Connors H, Al Dhalimy M et al. Purified haematopoietic stem cells can differentiate in to hepatocytes in vivo. Nat Med 2000; 6:1229-34.

Li RK, Jia ZQ, Weisel RD et al. Cardiomyocyte transplantation improves heart function. Ann Thorac Surg 1996; 62:654-60.

Losordo DW, Dimmeler S. Therapeutic angiogenesis and vasculogenesis for ischemic disease – Part II: Cell based therapies. Circulation 2004; 109:2692-7.

Lovell-Badge R. The future for stem cell research. Nature 2001; 414: 88-91.

Mathur A, Martin JF. Stem cells and repair of the heart. Lancet 2004; 364:183-92.

Meifeng X, Wani M, Dai Y-S et al. Differentiation of bone marrow stromal cells into the cardiac phenotype requires intercellular communication with myocytes. Circulation 2004; 110:2658-65.

Menasche P, Hagège AA, Scorsin M et al. Myoblast transplantation for the heart failure. Lancet 2001; 357:279-80.

Menasche P, Hagege AA, Vilquin JT et al. Autologous skeletal myoblast transplantation for severe postinfarction left ventricular dysfunction. J Am Coll Cardiol 2003; 41:1078-83.

Mezey E, Chandross KJ, Harta G et al. Turning blood into brain: Cell bearing neuronal antigens generated in vivo from bone marrow. Science 2000; 290:1779-82.

Muller-Ehmsen J, Peterson KL, Kedes L et al. Rebuilding a damaged heart: Long-term survival of transplanted neonatal rat cardiomyocytes after myocardial infarction and effect on cardiac function. Circulation 2002; 105:1720-6.

Murad-Netto S, Moura R, Romeo LJM et al. Terapia de células--tronco no infarto agudo do miocárdio, através de perfusão coronariana retrógrada. Uma nova técnica. Arq Bras Cardiol 2004; 83:349-54.

Murry CE, Soonpaa MH, Reinecke H et al. Haematopoietic stem cells do not transdifferentiate into cardiac myocites in myocardial infarcts. Nature 2004; 428:664-8.

Nadal-Ginard B, Kajstura J. A matter of life and death: cardiac myocyte apoptosis and regeneration. J Clin Invest 2003; 111:1457-9.

Nadal-Ginard B. Inducción de nuevos cardiomiocitos en el corazón adulto: futuro de la regeneracióm miocárdica como alternativa al transplante. Rev Esp Cardiol 2001; 54:543-50.

Orlic D, Kajstura J, Chimenti S et al. Bone marrow cells regenerate infarcted myocardium. Nature 2001; 410:701-5.

Perin E, Dohmann HFR, Borojevic R et al. Transendocardial, autologous bone marrow cell transplantation for severe, chronic ischemic heart failure. Circulation 2003; 107(18):2294-302.

Quaini F, Urbanek K, Beltrami AP et al. Chimerism of the transplanted heart. N Engl J Med 2002;346: 5-15.

Sakai T, Li RK, Weisel RD et al. Autologous heart cell transplantation improves cardiac function after myocardial injury. Ann Thorac Surg 1999; 68:2074-80.

Sata M, Saiura A, Kunisato A, Tojo et al. Hematopoietic stem cells differentiate into vascular cells that participate in the pathogenesis of atherosclerosis. Nat Med 2002; 8:403-9.

Schachinger V, Assmus BM, Britten MB et al. Transplantation of progenitor cells and regeneration enhancement in acute myocardial infarction: Final one-year results of the TOPCARE-AMI Trial. J Am Coll Cardiol 2004; 44(8):1690-9.

Schwartz Y, Kornowski R. Progenitor and embryonic stem cell transplantation for myocardial angiogenesis and functional restoration. Eur Heart J 2003; 24:404-11.

Scorsin M, Hagege A, Marotte F et al. Does trasplantation of cardiomyocytes improve function of infarcted myocardium? Circulation 1997; 96(Suppl 2):188-93.

Scorsin M, Marotte F, Sabri A et al. Can grafted cardiomyocytes colonize peri-infarct myocardial areas? Circulation 1996; 94:II337-40.

Semsarian C. Stem cells in cardiovascular disease: from cell biology to clinical therapy. Intern Med J 2002; 32:259-65.

Smits PC, Geuns RJM, Poldermans D et al. Catheter based intramyocardial injection of autologous skeletal myoblasts as a primary treatment of ischemic heart failure. J Am Coll Cardiol 2003; 42:2063-9.

Soares MB, Lima RS, Rocha LL et al. Transplanted bone marrow cells repair heart tissue and reduce myocarditis in chronic chagasic mice. Am J Pathol 2004; 164:441-7.

Sociedade Brasileira de Cardiologia. Revisão das II diretrizes da Sociedade Brasileira de Cardiologia para o diagnóstico e tratamento da insuficiência cardíaca. Arq Bras Cardiol 2002; 79(Supl IV):1-30.

Souza LCG, Carvalho KAT, Rebelatto C et al. O transplante em conjunto de células mioblásticas esqueléticas e mesenquimais (cocultivadas) na disfunção ventricular pós-infarto do miocárdio. Arq Bras Cardiol 2004; 83:288-93.

Stamm C, Westphal B, Kleine HD et al. Autologous bone-marrow stem-cell transplantation for myocardial regeneration. Lancet 2003; 108:2212-8.

Strauer BE, Brehm M, Zeus T et al. Repair of infarcted myocardium by autologous intracoronary mononuclear bone marrow cell transplantation in humans. Circulation 2002; 106(15):1913-8.

Strauer BE, Brhem M, Zeus T et al. Repair of infarcted myocardium by autologous intracoronary mononuclear bone marrow cell transplantation in humans. Circulation 2002; 106:1913-8.

Strauer BE, Kornowski R. Stem cell therapy in perspective. Circulation 2003; 107:929-34.

Tomita S, Ishida M, Nakatani T et al. Bone marrow is a source of regenerated cardiomyocites in doxorubicin-induced cardiomyopathy and granulocyte colony-stimulating factor enhances migration of bone marrow cells and attenunates cardiotoxicity of doxirubicin under electron microscopy. J Heart Lung Transplant 2004; 23:577-84.

Torella D, Rota M, Nurzynska D et al. Cardiac stem cell and myocyte aging, heart failure, and insulin-like growth factor-1 overexpression. Circ Res 2004; 94:514-24.

Tse HF, Kwong YL, Chan JK et al. Angiogenesis in ischaemic myocardium by intramyocardial autologous bone marrow mononuclear cell implantation. Lancet 2003; 361:47-9.

Vilas-Boas F, Feitosa GS, Soares MBP et al. Transplante de medula óssea para o miocárdio em paciente com insuficiência cardíaca secundária a doença de Chagas. Arq Bras Cardiol 2004; 82:181-4.

Vulliet PR, Greeley M, Halloran SM et al. Intra-coronary arterial injection of mesenchymal stromal cells and microinfarction. Lancet 2004; 363:783-84.

Wagers AJ, Sherwood RI, Christensen JL et al. Little evidence for developmental plasticity of adult hematopoietic stem cells. Science 2002; 297:2256-9.

Wang X, Willenbring H, Akkari Y et al. Cell fusion is the principal source of bone marrow-dedrived hepatocytes. Nature 2003; 30:30.

Wollert KC, Meyer GP, Lotz J et al. Intracoronary autologous bone-marrow cell transfer after myocardial infarction: The BOOST randomised controlled clinical trial. Lancet 2004; 364:141-8.

55

Rodrigo Moreno Dias Carneiro • Deuzeny Tenório Marques de Sá

Transplante de Coração

INTRODUÇÃO

Apesar de não existirem estudos comparativos para a avaliação dessa questão, o transplante de coração é considerado o tratamento de escolha para pacientes com insuficiência cardíaca avançada em casos selecionados.

O transplante de coração foi realizado pela primeira vez em 1964, pelo Dr. Christian Barnard, na África do Sul. Em virtude de complicações imunoinfecciosas, o paciente faleceu algumas semanas depois.

Na década de 1980, com o advento de novos agentes imunossupressores, como a ciclosporina, o transplante de coração apresentou novo impulso e passou a mudar drasticamente a sobrevida e a qualidade de vida desses pacientes.

Dados da Sociedade Internacional de Transplante de Coração e Pulmão (ISHLT na sigla em inglês) revelam a tendência à estabilização no número de transplantes devido à pequena quantidade de órgãos disponíveis para a demanda crescente de transplantes de coração (Tabela 55.1).

No Brasil, segundo dados da Associação Brasileira de Transplante de Órgãos (ABTO), o transplante de coração tem apresentado uma tendência animadora, aumentando em número nos anos de 2011 a 2015. Em Pernambuco, nesse mesmo período, houve aumento na quantidade de centros transplantadores (de um para dois centros), levando ao aumento substancial na quantidade de transplante de coração desse período em diante (Figura 55.1).

Tabela 55.1 Dados do registro da ISHLT sobre o número de transplantes cardíacos

Ano	Nº de transplantes
2008	3.948
2009	3.980
2010	4.076
2011	4.096

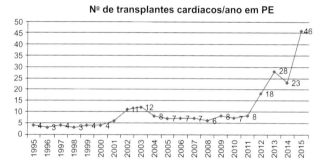

Figura 55.1 Evolução do número de transplantes cardíacos em Pernambuco.

SELEÇÃO DE RECEPTORES

O transplante de coração se constitui em indicação formal de tratamento para pacientes com insuficiência cardíaca (IC) com classe funcional III/IV da New York Heart Association (NYHA), desde que estejam com tratamento clínico otimizado (medicamentoso e não medicamentoso). O transplante de coração aumenta a sobrevida e melhora a qualidade de vida e a capacidade funcional desses pacientes.

A diretriz brasileira de transplante de coração define as principais características do receptor de transplante de coração (Tabela 55.2).

Avaliação minuciosa deverá ser realizada pelo centro transplantador a fim de evitar tanto o transplante em paciente ainda sem indicação como a perda do *timing* para o procedimento.

Durante a avaliação do candidato devem ser utilizados escores de prognóstico validados, como, por exemplo, o *Heart Failure Score Survival* (HFSS), que engloba seis variáveis para estimativa do prognóstico em alto, médio ou baixo risco, que defina a sobrevida em 1 ano – 43%, 72% e 93%, respectivamente.

Outro escore é o *Seattle Heart Failure Model*, que utiliza variáveis clínicas, laboratoriais, tratamento medicamentoso e

Tabela 55.2 Indicações para o transplante de coração

Classe de recomendação	Indicações	Nível de evidência
Classe I	IC refratária na dependência de agentes inotrópicos e/ou de suporte circulatório e/ou ventilação mecânica	C
	VO_2 pico ≤ 10mL/kg/min	
	Doença isquêmica com angina refratária sem possibilidade de revascularização	
	Arritmia ventricular refratária	
	Classe funcional III/IV persistente	
	Teste da caminhada de 6 minutos < 300m	
Classe IIa	Uso de betabloqueador com VO_2 pico ≤ 12mL/kg/min	C
	Sem uso de betabloqueador com VO_2 pico ≤ 14mL/kg/min	
	Teste cardiopulmonar com relação VE/VO_2 > 35 e VO_2 pico ≤ 14 mL/kg/min	
Classe III	Presença de disfunção sistólica isolada	C
	Classe funcional III ou IV, sem otimização terapêutica	

Fonte: II Diretriz Brasileira de Transplante Cardíaco da SBC.
VO_2: consumo de oxigênio.

presença ou não de dispositivos ventriculares (cardiodesfibrilador implantável, ressincronizador ou dispositivo de assistência circulatória) para estimativa da sobrevida em 1, 3 ou 5 anos. Esse escore pode ser facilmente acessado pela internet.

Em virtude da subjetividade dos sintomas de IC, para melhor definição da capacidade funcional torna-se necessário realizar teste cardiopulmonar para a avaliação de variáveis como consumo máximo de oxigênio e análise do parâmetro VE/VCO_2, que tem valor prognóstico na IC. Na ausência do teste cardiopulmonar, o teste de caminhada de 6 minutos é facilmente aplicável, adotando como parâmetro de mau prognóstico uma distância < 300m.

Dentre as principais contraindicações que devem ser avaliadas estão a presença de hipertensão arterial pulmonar (HAP), classificação sanguínea, avaliação psicossocial e avaliação imunológica.

Hipertensão arterial pulmonar

A HAP decorrente da congestão venosa pulmonar crônica nos pacientes portadores de disfunção ventricular esquerda é um fator prognóstico e deve ser avaliada em todos os pacientes que serão submetidos a transplante de coração. A avaliação deverá ser realizada preferencialmente com cateter de artéria pulmonar para registro da resistência vascular pulmonar (RVP), da pressão sistólica da artéria pulmonar (PSAP) e do gradiente transpulmonar (GTP), podendo ter sua sensibilidade aumentada com o uso de agentes inotrópicos ou vasodilatadores.

Os valores aceitáveis a inscrição do paciente em lista de transplantes seriam: RVP < 3Woods[W], PSAP < 50mmHg e GTP < 15. Pacientes com parâmetros acima dos descritos deveriam ser sensibilizados com vasodilatadores ou agentes inotrópicos até atingir a pressão arterial sistólica (PAS) de 85mmHg e, caso persistam com RVP elevada (> 3W), o transplante cardíaco ortotópico torna-se desafiador. Nesses casos, deveria ser considerada reavaliação futura, após otimização clínica e uso de sildenafila por tempo prolongado, ou até mesmo implante de dispositivos de assistência ventricular como ponte para transplante ou terapia de destino.

Classificação sanguínea

Os pacientes que serão submetidos a transplante de coração deverão ter seu tipo de sangue avaliado para evitar incompatibilidade ABO no transplante com alto risco de mortalidade precoce.

Em pediatria, há a possibilidade de transplante ABO incompatível, devido à dificuldade de aparecimento de órgãos compatíveis nessa faixa da população, desde que a instituição tenha protocolos estabelecidos e experiência nesse tipo de procedimento.

Avaliação imunológica

Todo paciente candidato a transplante de coração deverá submeter-se a *screening* imunológico para avaliação da presença de anticorpos da classe HLA (*human leucocyte antigen*) dos tipos I e II. O painel reativo contra anticorpos (PRA) é feito para rastreamento de anticorpos preformados anti-HLA e avaliação da necessidade de prova cruzada prospectiva e possibilidade de rejeição humoral após o transplante. Um estudo de PRA é considerado positivo quando > 10%, o que seria uma contraindicação relativa ao transplante, com alto risco de rejeição humoral e morte precoce.

Pacientes sensibilizados, isto é, com anticorpos > 10%, devem submeter-se ao transplante apenas com prova cruzada (*crossmatch*) prospectiva negativa. Essa técnica consiste em testar o soro do receptor contra linfócitos do doador para detecção de anticorpos preformados contra o doador (DSA – *donor specific antibody*).

Atualmente, com a técnica do luminex, é possível avaliar a presença de DSA e fazer um cruzamento do receptor com o doador no momento do transplante, a fim de aumentar a possibilidade de se encontrar um órgão para esse receptor, técnica denominada *crossmatching* virtual.

Para pacientes com PRA elevado, há a possibilidade de realizar tratamento de dessensibilização prévia ao transplante com o intuito de facilitar a procura de órgão e diminuir a rejeição e a mortalidade desses pacientes. Existem diversos protocolos em que se utilizam plasmaférese, imunoglobulina IVIG, rituximabe ou ciclofosfamida, mas todos apresentam alto custo e resultados aquém do esperado.

AVALIAÇÃO DO DOADOR

Em razão da diferença entre a necessidade e a demanda de órgãos, essa área está em constante evolução, tanto para melhorar os resultados como para aumentar a viabilidade de órgãos que de outra maneira seriam descartados.

Existem escores validados de avaliação de doador, como o publicado por Smits e cols., que avalia 10 fatores de risco no doador (idade, causa de morte, história clínica do doador, presença de hipertensão arterial, parada cardíaca, ecocardiograma, coronariografia, sódio sérico, uso de dopamina e/ou noradrenalina) e estabelece uma classificação em baixo ou alto risco, com diferença na mortalidade em 3 anos pós-transplante de coração. Outras publicações atribuem mais ou menos peso a variáveis específicas, como a presença de *diabetes mellitus* (DM).

Deve-se levar em consideração, também, a distância entre o doador e o centro que realizará o transplante, pois o tempo de isquemia do órgão é importante para a obtenção de resultados positivos em longo prazo. O tempo de isquemia ideal seria aquele com menos de 4 horas de duração. Doador jovem, ausência de suporte inotrópico e função cardíaca normal devem estar presentes sempre que a expectativa seja superior a esse tempo.

O peso do doador é outro fator importante (em média, 20% de diferença), podendo ser utilizado um doador de peso mais elevado em casos de transplante em paciente com HAP.

CUIDADOS PÓS-OPERATÓRIOS

No pós-operatório, o paciente deve permanecer sob extensa monitorização cardíaca, oximetria, eletrocardiograma de 12 derivações, ecocardiograma, cateter de artéria pulmonar (para medição de pressão arterial pulmonar, pressão venosa central e débito cardíaco), cateter de PAM e monitorização do débito urinário.

Para manutenção da estabilidade hemodinâmica podem ser utilizados agentes inotrópicos (isoproterenol, adrenalina, dobutamina, milrinona, noradrenalina) e agentes vasodilatadores (nitroprussiato e nitroglicerina), além de óxido nítrico inalatório, para controle da HAP.

Esse momento exige muito cuidado com a monitorização da função renal, podendo ser executada ultrafiltração precoce, caso não haja boa resposta à terapia diurética EV, uma vez que esses pacientes, devido ao uso crônico de doses altas de diuréticos, podem apresentar certo grau de resistência à terapia diurética.

IMUNOSSUPRESSÃO

A imunossupressão em casos de transplante cardíaco pode ser dividida em três fases:

- Indução.
- Manutenção.
- Tratamento de rejeição.

Por outro lado, a terapia com agentes imunossupressores pode ter três resultados:

- Efeitos desejados dos imunossupressores.
- Efeitos colaterais da imunossupressão, como infecção e neoplasias.
- Efeitos tóxicos não imunes: hipertensão arterial sistêmica (HAS), DM, insuficiência renal e osteoporose.

Terapia de indução

Tratamento imunossupressor deve ser realizado no perioperatório, momento em que o enxerto está mais suscetível à resposta imunogênica do doador devido a situações como morte cerebral, isquemia/reperfusão e trauma cirúrgico, aumentando a exposição a antígenos do doador e a resposta imune do doador.

Outra utilidade da terapia de indução seria retardar o início do tratamento com inibidores da calcineurina em pacientes com disfunção renal; desse modo, haveria a recuperação da função renal antes dos conhecidos efeitos nefrotóxicos desses medicamentos.

Os medicamentos mais comumente utilizados na terapia de indução são os antilinfocíticos (timoglobulina) e os antagonistas da interleucina (basilixmabe).

Entre os inconvenientes da terapia de indução está o aumento das infecções e das neoplasias, devendo ser reservada para pacientes com alto risco de rejeição e insuficiência renal.

Terapia de manutenção

A fase de manutenção é baseada no regime de três agentes imunossupressores: corticosteroides, inibidores da calcineurina e antiproliferativos.

Corticosteroides

Os corticosteroides podem ser utilizados nas três fases da imunossupressão, alterando o número, a distribuição e a função de todos os leucócitos (linfócitos T e B, macrófagos, neutrófilos e monócitos).

A maioria dos pacientes estará livre do uso de corticosteroides em torno de 6 meses a 1 ano após o transplante.

Os esteroides são responsáveis pela maioria dos efeitos colaterais no pós-transplante, como HAS, catarata, DM, estresse emocional, úlceras pépticas, hirsutismo, acne, fragilidade da pele e ganho de peso. Também estão associados a dislipidemia, osteopenia e retardo no crescimento em crianças.

Inibidores da calcineurina

Grupo representado pela ciclosporina e pelo tacrolimus.

A ciclosporina e o tacrolimus agem bloqueando a calcineurina ativada, entrando no núcleo celular e impedindo, assim, a transcrição de interleucina 2 (IL-2) e outras citocinas.

Os efeitos colaterais do tacrolimus e da ciclosporina são similares, sendo efeitos neurológicos mais comuns com o tacrolimus e dislipidemia, hipertensão e efeitos tróficos, com a ciclosporina (Tabela 55.3).

Antiproliferativos

Esse grupo de medicamentos é representado pela azatioprina (AZA) e o micofenolato mofetila (MMF).

A AZA é um pró-agente convertido em 6-mercaptopurina que, por sua vez, é convertida no metabólito ativo tioinosilmonofosfato, o qual é convertido em um análogo de purina que é incorporado ao DNA, inibindo a síntese e a proliferação de linfócitos B e T.

Os principais efeitos colaterais da AZA são anemia, leucopenia e trombocitopenia, os quais são geralmente dose-dependentes e se resolvem, em média, em 7 a 10 dias. Pancreatite e hepatite são raras.

O MMF é um inibidor não competitivo da inosilmonofosfatodesidrogenase, uma enzima-chave na síntese *de novo* de purinas. Linfócitos proliferativos são dependentes dessa via, a qual é a única via de síntese de purina e replicação de DNA. Por isso, o MMF é um inibidor seletivo da proliferação linfocítica.

O MMF produz poucos efeitos colaterais, sendo os principais os gastrointestinais, que geralmente respondem à redução na dose. O risco de infecções oportunistas é mais alto com o uso de MMF.

Inibidores do sinal da proliferação

Os fármacos que representam essa nova e promissora classe são o sirolimus e o everolimus.

Tabela 55.3 Efeitos colaterais dos inibidores da calcineurina

Metabólicos	*Diabetes mellitus*, dislipidemia, insuficiência renal, hipomagnesemia, hiperpotassemia, hiperbilirrubinemia
Tróficos	Hiperplasia gengival, hipertricose
Neurológicos	Tremor, convulsão, cefaleia, depressão, neuropatia periférica
Neoplasias	Pele e linfoproliferativas

O sirolimus é um antibiótico macrolídeo de estrutura similar à do tacrolimus, que se liga à mesma proteína, porém inibe uma cinase, alvo da rapamicina (TOR). A TOR atua regulando importantes proteínas no ciclo celular e tem papel crítico na transmissão do sinal para crescimento e proliferação de linfócitos T e B. Há evidências de que a TOR sinaliza a proliferação do músculo liso e das células endoteliais.

Ambos os fármacos devem ter seus níveis séricos dosados no vale, e o sirolimus deve ser administrado a intervalos de pelo menos 4 horas da ciclosporina.

Os principais efeitos colaterais estão relacionados com a dificuldade de cicatrização da ferida operatória e o aumento da incidência de infecções bacterianas. Podem promover, também, aumento de dislipidemia, hipertensão, edema e pneumonite intersticial.

Os principais imunossupressores, com suas respectivas vias de administração e doses inicial e de manutenção, estão apresentados na Tabela 55.4.

REJEIÇÃO

Rejeição é um problema grave no período pós-transplante, implicando aumento na morbimortalidade, no custo e na imunossupressão.

A biópsia endomiocárdica ainda é considerada o padrão-ouro para o diagnóstico de rejeição, apesar da tentativa de muitos estudos de uso de métodos não invasivos para rastrear a rejeição.

É classificada em três tipos:

- Rejeição humoral hiperaguda.
- Rejeição humoral aguda.
- Rejeição aguda celular.

Rejeição humoral

A rejeição humoral é classificada em dois tipos: rejeição humoral hiperaguda e rejeição humoral aguda.

A rejeição humoral hiperaguda é mais comum em pacientes submetidos a transplante de coração com incompatibilidade ABO e/ou pacientes hipersensibilizados com *crossmatch* positivo. Trata-se de uma situação delicada porque anticorpos preformados ligam-se a antígenos endoteliais do coração transplantado, resultando em ativação do complemento e levando à inflamação aguda com necrose fibrinoide dos vasos do enxerto.

A rejeição humoral aguda ocorre em dias a semanas após o transplante e é mediada por anticorpos, sendo mais frequente em mulheres, pacientes com PRA elevado e pacientes com sorologia IgG+ para citomegalovírus (CMV). Embora menos comum que a rejeição celular, sua importância reside na frequente associação com disfunção ventricular. O diagnóstico é estabelecido pela biópsia endomiocárdica e análise imuno-histoquímica, pela presença de frações de complemento, macrófagos CD68+ e imunoglobulinas.

Tabela 55.4 Principais imunossupressores utilizados em pacientes submetidos a transplante cardíaco

Imunossupressores	Via	Dose inicial	Manutenção	Nível sérico
Prednisona	VO	1mg/kg	Retirada em 6 meses	
Metilprednisolona	EV	500 a 1.000mg	Dose decrescente	
Ciclosporina	VO/EV	3 a 8mg/kg BD/EV 1/3 da dose	Sintomas, rejeição ou nível sérico	C0: 350-450 (inicial) 250 a 350 (3 a 6 meses) 200 a 300 (6 a 12 meses) 100 a 200 (> 1 ano)
Tacrolimus	VO/EV	0,05 a 0,1mg/kg/dia 0,02 a 0,01mg/kg/dia	Sintomas, rejeição ou nível sérico	T0: 10 a 15ng/mL (inicial) 5 a 10ng/mL (pós 6 meses)
Micofenolato sódico	VO	720mg 12/12h	360 a 1.080mg 12/12h	MPA 2,5 a 5μg/mL
Micofenolato mofetila	VO	1g 12/12h	500mg a 1,5g 12/12h	MPA 2,5 a 5μg/mL
Azatioprina	VO	1,5 a 2,5mg/kg/dia	Manter leucócitos > 4.000	
Sirolimus	VO	Ataque de 6mg	2mg/dia	S0: 5 a 15ng/mL
Everolimus	VO	0,5 a 1,5mg/kg/dia	0,5 a 1,5mg/dia 12/12h	E0: 3 a 8ng/mL

Fonte: II Diretriz Brasileira de Transplante Cardíaco da SBC.

Recentemente, informações imunopatológicas foram associadas às características anatomopatológicas para melhor definição da rejeição mediada por anticorpos:

- **pAMR 0**: negativa para rejeição mediada por anticorpos.
- **pAMR 1 (H+)**: rejeição mediada por anticorpos apenas do ponto de vista histológico (presença de células mononucleares ativadas, edema endotelial, hemorragia, edema intersticial e/ou necrose de miócitos), sem a presença de achados imunopatológicos.
- **pAMR 1 (I+)**: rejeição mediana por anticorpos apenas do ponto de vista imunopatológico (imuno-histoquímica para fração do complemento C4d e/ou CD68 ou imunofluorescência para C4d ou C3d), sem a presença de achados histológicos.
- **pAMR 2**: presença de achados histológicos e imunológicos para rejeição humoral.
- **pAMR 3**: rejeição humoral grave, com presença de hemorragia, fragmentação capilar, edema intersticial, inflamação polimórfica e marcadores imunopatológicos.

O tratamento consiste na intensificação da imunossupressão, assim como no controle da produção ou remoção de anticorpos circulantes. Pulsoterapia com corticoide, timoglobulina, imunoglobulina IVIG, rituximabe e plasmaférese podem ser usados para controle.

Rejeição aguda celular

Tipo mais comum de rejeição após transplante de coração, pode ocorrer a qualquer momento, sendo mais frequente nos primeiros 3 a 6 meses após o transplante.

A rejeição celular é resultante de uma resposta mediada pelos linfócitos T com infiltrado de macrófagos com miocitólise (Tabela 55.5). Pode ser assintomática, mas podem ser encontrados sintomas, desde leve fadiga até dispneia. Em casos mais graves, podem ser observados sinais e sintomas de disfunção ventricular esquerda.

Tabela 55.5 Classificação de rejeição celular (ISHLT 2005)

Classificação de rejeição celular	Característica histológica
0R	Ausência de infiltrado inflamatório
1R	Infiltrado inflamatório perivascular ou intersticial geralmente discreto, sem dano celular ou com único foco de agressão dos cardiomiócitos
2R	Infiltrado inflamatório multifocal com 2 ou mais focos de agressão dos cardiomiócitos
3R	Infiltrado inflamatório difuso, geralmente com presença de neutrófilos associado a múltiplos focos de agressão dos cardiomiócitos

O tratamento deve ser realizado com corticosteroides EV mas, dependendo da situação clínica, podem ser utilizados desde corticosteroides orais (casos mais brandos) até antilinfócitos, quando da presença de insuficiência ventricular esquerda (Tabelas 55.6 e 55.7).

COMPLICAÇÕES APÓS TRANSPLANTE

Após transplante cardíaco, as complicações podem ser mecânicas, relacionadas com o enxerto ou com HAP, infecciosas e neoplásicas.

Disfunção aguda do enxerto

Essa condição grave está associada a alta taxa de morbimortalidade no pós-transplante imediato, sendo a principal causa de morte nos primeiros 30 dias após o transplante. Sua incidência varia de 1,4% a 9,7% na literatura e apresenta como principais causas: erros técnicos, má proteção miocárdica ou tempo prolongado de isquemia.

Tabela 55.6 Tratamento da rejeição celular

Classificação histológica	Disfunção ventricular esquerda ausente	Disfunção ventricular esquerda presente
1R	Sem tratamento adicional	Pesquisar rejeição humoral e CAV
2R	PO recente: metilprednisolona 1g/dia por 3 a 5 dias PO tardio: prednisona 1mg/kg/dia por 3 a 5 dias	Metilprednisolona 1g/dia por 3 a 5 dias + Timoglobulina 1,5mg/kg/dia por 5 a 7 dias Pesquisar rejeição humoral
3R	Metilprednisolona 1g/dia por 3 a 5 dias	Metilprednisolona 1g/dia por 3 a 5 dias + Timoglobulina 1,5mg/kg/dia por 5 a 7 dias Pesquisar rejeição humoral

Fonte: II Diretriz Brasileira de Transplante Cardíaco da SBC.
PO: pós-operatório; CAV: doença vascular do enxerto.

Tabela 55.7 Recomendações para o tratamento da rejeição aguda celular e rejeição humoral em transplante cardíaco

Classe de recomendação	Indicações	Nível de evidência
Classe I	Pulsoterapia com corticoide para rejeição ≥ 2R Conversão de ciclosporina para tacrolimus na rejeição celular ≥ 2R Plasmaférese e imunoglobulina para rejeição humoral Timoglobulina para rejeição humoral	C
Classe IIa	Timoglobulina na rejeição celular ≥ 2R Associação de metotrexato na rejeição celular recorrente ou refratária Suporte circulatório para rejeição celular ou humoral refratária Associação de ciclofosfamida na rejeição humoral	C
Classe IIb	Rituximabe na terapia de resgate em rejeição humoral Associação de irradiação linfoide total para tratamento de rejeição celular ≥ 2R refratária Retransplante de coração para tratamento de rejeição celular ou humoral refratária	C

Fonte: II Diretriz Brasileira de Transplante Cardíaco da SBC.

Doença vascular do enxerto

A doença vascular do enxerto (DVE) corresponde à doença arterial coronariana (DAC) do coração transplantado, porém, diferentemente da DAC clássica, a DVE não se apresenta com placa aterosclerótica: as lesões são difusas na camada miointimal e apresentam comprometimento microvascular e do sistema venoso (Tabela 55.8).

Tabela 55.8 Classificação de doença vascular do enxerto (CAV)

ISHLT CAV 0 (incipiente): lesão angiográfica não detectável

ISHLT CAV 1 (discreta): tronco de coronária esquerda (TCE) < 50%, ou vaso primário* com lesão máxima < 70%, ou qualquer estenose de ramificação < 70% sem disfunção do enxerto

ISHLT CAV 2 (moderada): TCE < 50%; vaso único primário ≥ 70%, estenose de sub-ramos isolados ≥ 70% em dois vasos, sem disfunção do enxerto

ISHLT CAV 3 (grave): TCE ≥ 50%, ou dois ou mais vasos principais com estenose ≥ 70%, ou lesões em sub-ramos ≥ 70% em todos três vasos; ou CAV 1 ou CAV 2 com disfunção do enxerto (definida como FEVE ≤ 45% na presença de alteração contrátil segmentar) ou evidência de doença restritiva

*Vaso primário corresponde a território proximal ou médio da artéria descendente anterior, circunflexa ou coronária direita dominante ou codominante.

O diagnóstico é difícil, pois o primeiro sintoma pode ser morte súbita, haja vista que o coração desnervado pode não apresentar sintomas. A estratificação pode ser feita anualmente por ecocardiograma de estresse com dobutamina, porém a maioria dos centros procede à avaliação com coronariografia anual.

A presença de DVE implica mudança terapêutica com adição de inibidores do sinal da proliferação (sirolimus ou everolimus), os quais podem diminuir a incidência ou a progressão da DVE.

Todos os pacientes transplantados devem fazer uso de estatinas, independentemente dos níveis lipídicos, pois essa classe de medicamento já demonstrou benefício na redução de DVE.

Classicamente, a DVE deve ser prevenida com as mudanças no estilo de vida e o tratamento adequado da HAS, do DM e da dislipidemia.

Infecções

As infecções desempenham papel importante no período pós-transplante e estão relacionadas com imunossupressão, podendo ser virais, bacterianas ou por protozoários.

Dentre as infecções mais prevalentes estão a reativação de CMV, toxoplasmose e reativação da doença de Chagas.

Antes do transplante, os pacientes devem ser testados para CMV, toxoplasmose, vírus de Epstein-Barr (EBV) e hepatites B e C. Em caso de discordância entre doador e receptor (doador positivo com receptor negativo), deverá ser realizada profilaxia no período pós-transplante.

As infecções por CMV são diagnosticadas por meio de antigenemia ou PCR para CMV, e o tratamento é realizado por 21 dias com ganciclovir.

Infecções pelo EBV estão relacionadas com o aparecimento tardio de neoplasias.

A infecção ou reativação de toxoplasmose é confirmada pela presença de IgM no sangue ou aumento dos níveis basais de IgG. Pode ser demonstrada a presença do agente no tecido afetado. O tratamento é realizado com sulfadiazina + pirimetamina + ácido folínico, a fim de evitar a mielodepressão.

De rotina, deve ser realizado teste tuberculínico para rastreamento e início da quimioprofilaxia pré-transplante, quando a mácula tiver ≥ 5mm de diâmetro. Deve-se ter atenção especial, pois tanto a rifampicina como a isoniazida interferem com o nível sérico dos inibidores da calcineurina.

Neoplasias

As neoplasias têm sido causa importante de morbimortalidade no pós-transplante. A associação de agentes imunossupressores ao aumento da expectativa de vida dos pacientes submetidos a transplante de coração tem possibilitado o aparecimento de neoplasias.

Em casos de transplantes de órgão sólido, as neoplasias hematológicas são mais precoces, enquanto as de órgãos sólidos ocorrem mais tardiamente.

Uma das principais neoplasias hematopoéticas é a doença linfoproliferativa pós-transplante, diretamente ligada à infecção pelo EBV.

Cânceres de pele, pulmão, próstata e mama são os tipos histológicos mais comumente encontrados no paciente transplantado cardíaco.

Os inibidores da calcineurina e a azatioprina aumentam o potencial carcinogênico, enquanto o micofenolato mofetila e os inibidores do sinal da proliferação (sirolimus e everolimus) têm potencial anticarcinogênico importante (Tabela 55.9).

REINSERÇÃO SOCIAL

O paciente transplantado de coração deve ser estimulado a retornar às atividades compatíveis com sua situação atual. O retorno ao trabalho melhora a qualidade de vida.

Os pacientes devem ser estimulados a realizar programa de reabilitação. Há o relato de paciente em pós-transplante tardio que pratica atividade física extenuante, inclusive *Ironman* e maratonas.

Tabela 55.9 Algoritmo para prevenção e manejo de neoplasias pós-transplante

Modificação de fatores de risco
Cessar tabagismo
Profilaxia e teste de rotina para CMV, EBV e herpesvírus 8
Uso educacional de protetor solar FPS > 30
Profilaxia antiviral com aciclovir nos 3 primeiros meses pós-transplante
Evitar uso de voriconazol
Pesquisa de neoplasias
Exame dermatológico anual
Aumentar a frequência de colonoscopia
Exame ginecológico anual
Exame de próstata anual
Exame de mama anual para mulheres
Mudança da imunossupressão após diagnóstico de neoplasia
Adicionar estatinas aos PSI, especialmente se quimioterapia
Terapias não imunes
Iniciar estatinas pós-transplante
Iniciar terapia antiviral pós-transplante
Vacinar contra hepatites A e B
Vacinar contra HPV

A maioria recupera a função sexual, abalada pela doença grave e debilitante pré-transplante, porém, muitas vezes, faz-se necessário o acompanhamento psicológico do casal para o retorno gradual.

Bibliografia

Bacal F, Souza-Neto JD, Fiorelli AI et al. II Diretriz Brasileira de Transplante Cardíaco. Arq Bras Cardiol 2009; 94(1 supl.1):e16-e73.

Costanzo et al. The International Society of Heart and Lung Transplantation Guidelines for the care of heart transplant recipients. J Heart and Lung Transplant. Aug 2010; 29(8).

DePasquale EC, Martin Schweiger M, Ross HJ. A contemporary review of adult heart transplantation: 2012 to 2013. J Heart and Lung Transplant. Aug 2014; 33(8).

Haykowsky MJF, Riess KJ, Baggish AL. Heart transplant recipient finishes the 118th Boston Marathon 27 years post surgery. J Heart Lung Transplant (Author's Accepted Manuscript.

Kobashigawa et al. PGD Consensus Statement. Report from a consensus conference on primary graft dysfunction after cardiac transplantation. J Heart and Lung Transplant April 2014; 33(4).

Mehra et al. International Society for Heart and Lung Transplantation working formulation of a standardized nomenclatura para cardiac allograft vasculopathy – 2010. J Heart and Lung Transplant. July 2010; 29(7).

Nandini Nair N, Gongora E, Mehra MR. Long-term immunosuppression and malignancy in thoracic transplantation: Where is the balance? J Heart and Lung Transplant. May 2014; 33(5).

Registro Brasileiro de Transplantes – Dimensionamento dos Transplantes no Brasil e em cada estado (2006 – 2013). RBT 2013 (JAN/DEZ) – ABTO; Ano XIX Nº 4.

Apêndice

Jeronimo Moscoso II

Principais Medicamentos Utilizados em Cardiologia

Apêndice: Principais Medicamentos Utilizados em Cardiologia

PRINCIPAIS MEDICAMENTOS UTILIZADOS EM CARDIOLOGIA

Fármaco	Apresentação	Diluição	Concentração	Dose
Noradrenalina (Hyponor®)	Ampola: 1mg/mL (4mg/4mL)	8mg (2 amp) + SG 5% 242mL 16mg (4 amp) + SG 5% 234mL 20mg (5amp) + SG 5% 180mL	32µg/mL 64µg/mL 100µg/mL	Inicial: 0,05 a 0,1µg/kg/min Máximo: 1,5 a 2µg/kg/min
*administrar exclusivamente por acesso venoso central				
Dopamina (Revivan®)	Ampola: 5mg/mL (10mL)	250mg (5 amp) + SG 5% 200mL	1mg/mL	1 a 5µg/kg/min a 30µg/kg/min
Tipos de ação da dopamina conforme a dose utilizada: • Dose dopa: 1 a 5µg/kg/min (aumento do fluxo sanguíneo renal e do débito urinário) • Dose beta: 5 a 10µg/kg/min (aumento do fluxo sanguíneo renal, da frequência cardíaca, da contratilidade cardíaca e do débito cardíaco) • Dose alfa: > 10µg/kg/min (vasoconstrição e do aumento da pressão arterial)				
Vasopressina (Encrise®)	Ampola: 20UI/mL (1mL)	1 amp (1mL) + SG 5% 200mL	0,1UI/mL	0,01 a 0,04 unidade/min Infusão: 6 a 24mL/h
Adrenalina (Drenalin®)	Ampola: 1mg/mL (1mL)	10 amp (10mL) + SG 5% 90mL	100µg/mL	0,05 a 2µg/kg/min
Dobutamina (Dobutrex®)	Ampola: 12,5mg/mL (250mg/20mL)	250mg (1 amp) + SG 5% 230mL 250mg (2 amp) + SG 5% 210mL	1mg/mL 2mg/mL	2,5 a 20µg/kg/min Máximo: 40µg/kg/min
Milrinona (Primacor®)	Ampola: 1mg/mL (20mg/20mL)	1 amp (20mL) + SG 5% 80mL	200µg/mL	0,375 a 0,75µg/kg/min
Doses de milrinona para pacientes com insuficiência renal: • Cl_{cr} = 50mL/min: 0,43µg/kg/min; Cl_{cr} = 40mL/min: 0,38µg/kg/min; Cl_{cr} = 30mL/min: 0,33µg/kg/min • Cl_{cr} = 20mL/min: 0,28µg/kg/min; Cl_{cr} = 10mL/min: 0,23µg/kg/min; Cl_{cr} = 5mL/min: 0,2µg/kg/min				
Levosimendana (Simdax®)	Ampola: 2,5mg/mL (5mL)	1 amp (5mL) + SG 5% 245mL	50µg/mL	0,05 a 0,2µg/kg/min por 24 horas
Nitroprussiato de sódio (Nipride®)*	Ampola: 25mg/mL (50mg/2mL)	1 amp (2mL) + SG 5% 248mL	200µg/mL	Iniciar com 0,25 a 0,5µg/kg/min Máximo: 10µg/kg/min
Nitroglicerina (Tridil®)	Ampola: 5mg/mL (25mg/5mL ou 50mg/10mL)	50mg (10mL) + SG 5% 240mL	200µg/mL	5 a 20µg/min – máximo: 200µg/min Infusão: 1,5 a 60mL/h

Agentes vasoativos e inotrópicos

*O frasco e o equipo devem ser devidamente protegidos da luz.

Apêndice: Principais Medicamentos Utilizados em Cardiologia

Sedação, analgesia e bloqueio neuromuscular

Fármaco	Apresentação	Diluição	Concentração	Dose
Midazolam (Dormonid®)	Ampola: 5mg/mL (15mg/3mL) Ampola: 5mg/mL (50mg/10mL)	1 amp (3mL/15mg) + AD 7mL (ataque) 2 amp (20mL/100mg) + SG 5% 80mL		Ataque: 0,03 a 0,3mg/kg EV em bolus Manutenção: 0,03 a 0,2mg/kg/h EV contínuo
Propofol (Diprivan®) 1% ou 2%	Ampola: 200 ou 400mg/mL (20mL) Frasco-ampola: 50mL/500mg ou 1g	Administrar a droga pura (não diluir)	10mg/mL	Indução: 1 a 2mg/kg EV Manutenção: 0,3 a 4mg/kg/h EV contínuo
Dexmedetomidina (Precedex®)	Ampola: 100µg/mL (200µg/2mL)	1 amp (2mL) + SF 0,9% 48mL (4µg/mL)		Manutenção: 0,2 a 0,7µg/kg/h (não ultrapassar 24 h)
Etomidato (Hypomidate®)	Ampola: 2mg/mL (20mg/10mL)	1 amp + AD 10mL		0,2 a 0,4mg/kg EV em bolus (dose única); evitar em paciente chocado
Diazepam (Valium®)	Ampola: 5mg/mL (10mg/2mL)	Administrar a droga pura (não diluir) Diluição apenas para dose de manutenção 10 amp (100mg) + 480mL SG 5%	0,2mg/mL	Ataque: 10 a 30mg EV em bolus Tétano: 0,1 a 0,3mg/kg EV a cada 1 a 4h (3 a 4mg/kg/24h) Estados de excitação: 0,1 a 0,2mg/kg EV a cada 6 a 8h Manutenção: 8mg/h ou 135µg/min
Fentanila (Fentanex®)	Ampola: 50µg/mL (500µg/10mL)	2 amp (20mL) + SG 5% 80mL		0,7 a 2µg/kg em bolus, seguido de 1 a 7µg/kg/h
Morfina (Dimorf®)	Ampola: 10mg/mL (1mL)	5 amp (50mg) + SF 0,9% 95mL		Manutenção: 1 a 10mg/h
Pancurônio (Pavulon®)	Ampola: 1mg/mL (10mg/10mL) Ampola: 2mg/mL (10mg/5mL)	1 amp (10mg) + 240mL SG 5%	40µg/mL	Inicial: 0,06 a 0,1mg/kg Manutenção: 0,3 a 0,6µg/kg/min
Rocurônio (Esmeron®)	Ampola: 10mg/mL (5mL ou 10mL)			Inicial: 0,6 a 1,0mg/kg Manutenção: 0,2 a 0,6mg/kg/h
Atracúrio (Tracrium®)	Ampola: 10mg/mL (2,5mL ou 5mL)	250mg (25mL) + SG 5% 100mL (2mg/mL)		Inicial: 0,3 a 0,6mg/kg Manutenção: 0,65 a 0,78µg/kg/h
Succinilcolina (Quelicin®)	Frasco-ampola: 500mg (10mL)	1 amp (10mL) + SG 5% 240mL (2mg/mL)		Ataque: 0,5 a 2mg/kg Manutenção: 0,5 a 10mg/min

(continua)

PRINCIPAIS MEDICAMENTOS UTILIZADOS EM CARDIOLOGIA (continuação)

Antiarrítmicos

Fármaco	Apresentação	Diluição	Concentração	Dose
Adenosina (Adenocard®)	Ampola: 6mg/2mL	Administrar a droga pura (não diluir) EV em bolus rápido, seguido de 20mL AD		6mg EV; pode ser repetida com um ou, no máximo, dois bolus de 12mg/EV. Não ultrapassar 30mg
Diltiazem (Balcor®)	Ampola: 25mg/5mL ou 50mg/10mL	4 amp (100mg) + 80mL SG 5% ou AD	1mg/mL	0,25mg/kg EV em 2min; se necessário, repetir a dose (0,35mg/kg) depois de 15min. Quando necessário, fazer infusão de manutenção na dose de 5 a 15mg/h (5 a 15mL/h)
Verapamil (Dilacoron®)	Ampola: 5mg/2mL	Administrar a droga pura (não diluir), quando em bolus		Ataque: 5mg EV em bolus (2min). Se não houver resposta, 10mg EV após 15 a 30min. Máximo: 20mg
Lidocaína 2% (Xilocaína®), sem vasoconstritor	Ampola: 20mg/mL (100mg/5mL) Frasco-ampola: 20mg/mL (400mg/20mL)	50mL lidocaína 2% + 200mL SG 5%	4mg/mL	1 a 1,5mg/kg EV em bolus, seguido por 0,5 a 0,75mg/kg a cada 5 a 10min, quando necessário, até o total de 3mg/kg. Manutenção: 2 a 4mg/min (30 a 60mL/h), por até 72h
Amiodarona (Atlansil®, Ancoron®)	Ampola: 3mL/150mg Comprimido: 200mg	Dripping: 2 amp + SG 5% 200mL Concentração: 3mg/mL Se acesso periférico: diluir a 2mg/1mL Manutenção: 6 a 8 amp (900 a 1.200mg) + SG 5% 230mL (3,6 a 4,8mg/mL)		Ataque: 150mg EV em 10min ou dripping em 1 a 2h; ou: 1,2g a 1,8g/dia VO, em doses divididas até o total de 10g (habitualmente iniciar EV e passar para VO assim que possível) Manutenção: 200 a 600mg/dia VO ou 900 a 1.200mg EV/24h Dose EV contínua: 10 a 20mg/kg/dia Máximo: 1.200mg/dia
Propafenona (Ritmonorm®)	Comprimido: 300mg			Ataque: 450mg (< 70kg) a 600mg (≥ 70kg) VO Manutenção: 150 a 300mg VO de 8/8h
Tartarato de metoprolol (Seloken®)	Ampola: 1mg/mL (5mg/5mL)	Administrar a droga pura (não diluir)		Inicial: 5mg EV em 5min, a cada 5min, até 15mg
Esmolol (Brevibloc®)	Frasco-ampola: 10mg/mL (10mL) Ampola: 250mg/mL (2.500mg/10mL)	1 amp (2.500mg) + 250mL SF 0,9%	10mg/mL	Ataque: 0,5mg/kg EV em 1min Manutenção: 0,05 a 0,3mg/kg/min
Sulfato de magnésio	Solução injetável: 50% (10mL)	Ataque: 1 a 2g (2 a 4mL) + SG 5% 10mL Ataque: 1 a 2g (2 a 4mL) + SG 5% 50mL Manutenção: 10g (20mL) + SG5% 480mL		Ataque: 1 a 2g EV em bolus (1 a 2min) – em caso de PCR Ataque: 1 a 2g EV em 5 a 60min – torsades de pointes Manutenção: 0,5 a 1g/h (25 a 50mL/h)

Apêndice: Principais Medicamentos Utilizados em Cardiologia

Trombolíticos, anticoagulantes e antiagregantes plaquetários

Fármaco	Apresentação	Diluição	Concentração	Dose
Tenecteplase (Metalyse®)	Frasco-ampola: 40mg (8.000UI/8mL) ou 50mg (10.000UI/10mL)	Administrar a droga pura (não diluir) Não administrar junto a outros fármacos		Bolus EV, conforme peso: < 60kg: 30mg; 60 70kg: 35mg; 70 a < 80jg: 40mg; 80 a < 90kg: 45mg; ≥ 90kg: 50mg
Alteplase (rt-PA) (Actilyse®)	Frasco-ampola (FA): 50mg (pó liófilo) + FA: 50mL de3 diluente	1 FA (50mg) + Diluente 50mL	1mg/mL	100mg em 90 minutos, sendo 15mg em bolus (1 a 2min), 50mg em 30min e os demais 35mg em 60min
Estreptoquinase (Streptase®, Streptokin®)	Frasco-ampola: 250.000UI, 750.000UI ou 1.500.000UI (pó liófilo)	1.500.000UI em 5mL SF, 9% e rediluir a solução em SF 0,9% 100mL		1.500.000EV em 30 a 60min
Heparina (Hemofol®) ou Liquemine®	Ampola: 5.000UI/mL (25.000UI/5mL) Ampola: 5.000UI/0,25mL (0,25mL) – para uso subcutâneo	5.000UI (1mL) diluídas em SF 0,9% 99mL		Dose inicial de 80UI/kg/EV, em bolus (≈ 5.000UI), seguida de 18UI/kg EV contínua, administrada em vazão a ser titulada para manter o TTP em torno de 1,5 a 2,5 vezes o controle
Enoxaparina (Clexane®)	Seringas: 20, 40, 60, 80 e 100mg	Administrar a droga pura (não diluir)		**Tratamento da TVP:** 1mg/kg/2×/dia, dando continuidade ao tratamento com anticoagulação oral **Tratamento da SCA SSST:** 1mg/kg/2×/dia, junto com AAS, até a revascularização miocárdica (percutânea ou cirúrgica) ou até a alta hospitalar (no tratamento clínico)
Tirofiban (Agrastat®)	Frasco: 0,25mg/mL (12,5mg/50mL)	1 FA (50mL) + SF 0,9% 200mL	0,05mg/mL	**Pacientes com SCA SSST (tratamento clínico):** Ataque: 0,4mcg/kg/min durante 30min, seguido de Manutenção: 0,1mg/kg/min por no mínimo 48 a 108h **Pacientes submetidos a angioplastia coronariana:** Ataque: 10mg/kg em bolus (em 3min), seguido de Manutenção: 0,15mg/kg/min por cerca de 12h **Pacientes com DRC grave (ClCr < 30):** posologia = ½ dose

Índice Remissivo

A
Acromegalia, 18, 189
Álcool, uso excessivo, dislipidemia, 20
Amiodarona e disfunção tireoidiana, 191
Angiografia coronariana, 575
Antiagregação plaquetária em cardiologia, 348
- doenças cerebrovasculares agudas, 353
- fibrilação atrial, 353
- heparinas pré-procedimento, 349
- inibidores da glicoproteína IIB/IIIA, 351
- intervenções coronarianas percutâneas, 348
- pré-operatório de cirurgia não cardíaca, 353
- terapia antiplaquetária dupla, 350
Anticoagulação em cardiologia, 341
Anticoagulantes, 341
- apixabana, 346
- dabigatrana, 345
- fondaparinux, 346
- insuficiência cardíaca, 346
- rivaroxabana, 346
- varfarina, 345
Anticorpos antifosfolípides e coração no lúpus, 219
Aortite, 227
Apneia obstrutiva do sono, 181
- arritmias, 185
- classificação, 182
- considerações, 186
- diagnóstico, 183
- doença
- - aterosclerótica, 186
- - cardiovascular, 181
- - cerebrovascular, 186
- - coronariana, 186
- epidemiologia, 181

- etiologia, 181
- evolução, 184
- exame físico, 182
- fatores de risco, 181
- fisiopatologia, 182
- hipertensão arterial sistêmica, 185
- insuficiência cardíaca, 185
- mortalidade cardiovascular, 186
- morte súbita, 186
- prognóstico, 184
- quadro clínico, 182
- tratamento, 184
Arritmias cardíacas
- apneia obstrutiva do sono, 185
- gravidez, 165
- polimiosite, 228
- ventriculares, 463
- - cardiomiopatia
- - - chagásica, 473
- - - dilatada idiopática, 472
- - - hipertrófica, 473
- - classificação eletrocardiográfica, 464
- - coração normal, 469
- - definição, 463
- - diagnóstico, 467
- - displasia arritmogênica de ventrículo direito, 474
- - doença cardíaca isquêmica, 470
- - extrassístole ventricular de acoplamento ultracurto, 477
- - fibrilação ventricular idiopática, 476
- - fisiopatologia, 463
- - polimórfica catecolaminérgica, 475
- - quadro clínico, 465
- - síndrome de Brugada, 475
- - síndrome do QT curto, 475
- - síndrome do QT longo
- - - congênito, 474
- - - induzido, 475
Arterite coronariana, 229

Artrite
- febre reumática, 73
- reumatoide, 220
- - definição, 220
- - doença
- - - coronariana, 222
- - - valvar, 221
- - insuficiência cardíaca congestiva, 223
- - miocardite reumatoide, 222
- - pericardite, 221
- - vasculite coronariana, 223
Ausculta da segunda bulha cardíaca, 293

B
Bradiarritmias, 453
Bradicardia sinusal, 453

C
Cadiopatias congênitas, 162
Câncer e o coração, 233
- classificação, 238
- considerações, 242
- definição, 233
- diagnóstico, 239
- epidemiologia, 233
- etiologia, 235
- fisiopatologia, 236
- prevenção da cardiotoxicidade, 240
- quadro clínico, 238
- quimioterapia, 236
- radioterapia, 237
- tratamento, 241
Cardio-oncologia, 233
Cardiologia
- baseada em evidências (MBE), 3
Cardiomiopatias, 103-113
- dilatada, 103
- - exames complementares, 104
- - prognóstico, 105

- - quadro clínico, 104
- - tratamento, 105
- displasia arritmogênica do ventrículo direito, 113
- estresse, 110
- hipertrófica, 105
- - definição, 106
- - diagnóstico, 106
- - exame físico, 106
- - fatores de risco, 109
- - história natural, 106
- - prevenção de morte súbita, 108
- - recomendações para implante, 109
- - recomendações, 106
- lúpus eritematoso sistêmico, 215
- miocárdio não compactado isolado, 110
- restritivas, 111
Cardiopatias congênitas, 291
- avaliação inicial do neonato, 292
- diagnóstico
- - diferencial, 294
- - intrauterino, 291
- exame físico, 292
- manejo no período neonatal, 302
Cardite reumática, 73
- tratamento, 78
Cateterismo cardíaco, 575
- acesso, 578
- condições especiais, 579
- indicação, 575
- procedimento, 576
Choque cardiogênico, 397
- definição, 397
- diagnóstico, 399
- etiologia, 397
- fisiopatologia, 398
- prognóstico, 403
- tratamento, 400

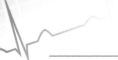

Índice Remissivo

Cineangiocoronariografia, 575
- cateterismo cardíaco, 575
- doença arterial coronariana crônica estável, 32
Cintilografia de perfusão miocárdica, 531
- considerações, 540
- indicações, 534
- interpretação das imagens, 535
- viabilidade, 537
Cirurgias
- cardíaca, cuidados pós-operatórios, 263
- - admissão na UTI, 266
- - antibioticoprofilaxia, 263
- - controle glicêmico, 270
- - distúrbio
- - - condução, 270
- - - ritmo, 270
- - exames do pós-operatório imediato, 266
- - instabilidade hemodinâmica, 264
- - manejo hidroeletrolítico e ácido-básico no POI, 268
- - monitorização no POI, 267
- - resposta inflamatória, 263
- - ventilação mecânica no POI de cirurgia cardíaca, 267
- não cardíacas, cuidados perioperatórios, 245
- - considerações, 259
- - etapas da avaliação, 245
- - - adequar o tratamento/ efetuar acompanhamento perioperatório, 250
- - - capacidade funcional, 246
- - - decidir sobre a necessidade de testes para avaliação complementar, 247
- - - estabelecer o risco intrínseco associado ao tipo de procedimento, 246
- - - verificar as condições clínicas do paciente, 245
Climatério, 167
- alterações hormonais, 167
- doenças cardiovasculares, 167
- - considerações, 178
- - diabetes mellitus, 171
- - dislipidemia, 171
- - doença arterial coronariana, 172
- - estratificação de risco, 172
- - hipertensão arterial, 171
- - obesidade, 171
- - sedentarismo, 170
- - síndrome metabólica, 171
- - sobrepeso, 171
- - tabagismo, 170
- - terapia de reposição hormonal, 173
- epidemiologia, 167
Coarctação da aorta, 17, 295
Colagenoses e o coração, 213
Comunicação interventricular, 295

Coreia de Sydenham, 74
- tratamento, 78
Crise hipertensiva, 415
- acidente vascular encefálico isquêmico, 417
- aneurisma dissecante da aorta, 419
- avaliação diagnóstica, 416
- complicações renais, 419
- crise hiperadrenérgica, 419
- emergências hipertensivas, 415
- encefalopatia hipertensiva, 417
- fisiopatologia, 416
- insuficiência de ventrículo esquerdo com edema agudo de pulmão, 418
- pré-eclâmpsia e eclâmpsia, 419
- síndrome coronariana aguda, 418
- tratamento, 416
- urgências hipertensivas, 416

D

Dança de São Vito, 74
Defeito do septo atrioventricular, 295
Dermatomiosite, 228
Derrame pericárdico e tamponamento cardíaco, 134
- complicações, 134
- diagnóstico, 134
- manifestações clínicas, 134
Diabetes mellitus
- coração, 192
- tipo 2, 20
Disfunção sinusal, 453
Dislipidemia, 19-25
- avaliação do perfil lipídico, 19
- classificação, 20
- terapêutica, 21
- - ácidos graxos ômega-3, 25
- - estatinas, 22
- - fibratos, 24
- - inibidores da absorção do colesterol, 24
- - niacina, 23
- - sequestradores de ácidos biliares, 24
Displasia arritmogênica do ventrículo direito, 113
Dispositivos de assistência circulatória mecânica, 271
- ABIOMED BVS 5000 e AB 5000, 283
- balão intra-aórtico, 277
- CentriMag ventricular assist system, 282
- considerações, 287
- coração total artificial, 284
- curta duração de inserção
- - cirúrgica, 282
- - percutânea, 277
- curta duração, 277
- DuraHeart, 286

- epidemiologia, 272
- fluxo contínuo, 285
- HeartMate II, 285
- HeartMate XVE LVAD, 284
- HVAD, 286
- Impella recover, 281
- INCOR, 286
- Jarvik 2000, 285
- levacor, 286
- longa duração, 283
- membrana de circulação extracorpórea, 280
- ponte
- - para recuperação, 276
- - para transplante, 275
- pulsáteis, 283
- seleção, 274
- synergy micropump, 286
- TandemHeart, 282
- terapia de destino, 276
- Thoratec VAD, 284
Dissecção aórtica aguda, 423
- achados laboratoriais, 423
- apresentação clínica, 423
- considerações, 428
- diagnóstico por imagem, 424
- tratamento, 426
Distúrbios da condução, 227
- atrioventricular, 454
Doenças
- Addison, 190
- arterial coronariana, 27
- - climatério, 172
- - crônica estável, 27
- - - classificação, 28
- - - definição, 27
- - - diagnóstico, 28
- - - epidemiologia, 27
- - - fisiopatologia, 27
- - - tratamento, 33
- - esclerodermia, 225
- - aterosclerótica e apneia obstrutiva do sono, 186
- cardiovascular, 167
- - aterosclerótica, 19
- - mulheres climatéricas, 167
- - - considerações, 178
- - - diabetes mellitus, 171
- - - dislipidemia, 171
- - - doença arterial coronariana, 172
- - - estratificação de risco, 172
- - - fatores de risco, 170
- - - hipertensão arterial, 171
- - - obesidade, 171
- - - sedentarismo, 170
- - - síndrome metabólica, 171
- - - sobrepeso, 171
- - - tabagismo, 170
- - - terapia de reposição hormonal, 173
- cerebrovascular e apneia obstrutiva do sono, 186
- Chagas, 117
- - classificação, 118
- - considerações, 128

- - definição, 117
- - diagnóstico laboratorial, 123
- - epidemiologia, 117
- - estratificação: escores de risco, 123
- - etiologia, 117
- - evolução, 128
- - exames para avaliação do comprometimento cardíaco, 121
- - fisiopatologia, 118
- - prognóstico, 128
- - quadro clínico, 118
- - tratamento, 124
- coronariana
- - apneia obstrutiva do sono, 186
- - artrite reumatoide, 222
- - infarto do miocárdio, 218
- hepática colestática, 20
- isquêmica na gravidez, 165
- miocárdica
- - gravidez, 163
- - primária, 228
- pericárdio, 224
- - definição, 228
- renal crônica, 20
- valvas
- - aórtica, 39
- - - estenose aórtica, 39
- - - insuficiência aórtica, 43
- - artrite reumatoide, 221
- - escolha da prótese, 54
- - gravidez, 162
- - mitral, 46
- - - espondilite anquilosante, 228
- - - estenose mitral, 46
- - - insuficiência mitral, 49
- - pulmonar, 54
- - - estenose pulmonar, 53
- - - insuficiência pulmonar, 53
- - tricúspide, 54
- - - estenose tricúspide, 54
- - - insuficiência tricúspide, 54

E

Ecocardiografia, 541
- com contraste, 551
- transesofágica, 550
Ecocardiograma de repouso, doença arterial coronariana crônica estável, 31
Ecodopplercardiografia, 541
- cardiomiopatias, 545
- doença
- - arterial coronariana, 545
- - pericárdica, 546
- função ventricular, 544
- hipertensão arterial, 546
- valvopatias, 546
Ectopia ventricular complexa, 464
Edema agudo do pulmão, 389
- considerações, 396
- definição, 389
- etiologia, 389

638

- exames
  - - complementares, 390
  - - físico, 390
- fisiopatologia, 389
- preditores de mortalidade hospitalar, 395
- quadro clínico, 389
- tratamento, 391

Eletrocardiograma (ECG), 503
- alta resolução, 515
  - - aspectos técnicos, 515
  - - considerações, 517
  - - contraindicações, 517
  - - indicações, 515
  - - limitações, 517
- anormal, 507
- formação, 504
- noções da eletrofisiologia básica, 503
- normal, 505
- repouso, doença arterial coronariana crônica estável, 30

Emergências hipertensivas, 415

Endocardite, 57
- infecciosa, 57
  - - complicações, 62
  - - diagnóstico, 60
  - - epidemiologia, 57
  - - etiologia, 57
  - - fisiopatologia, 58
  - - profilaxia, 64
  - - quadro clínico, 58
  - - tratamento, 62
- Libman-Sacks, 217

Endomiocardiofibrose, 112

Eritema marginado na febre reumática, 74

Esclerodermia, 223
- definição, 223
- distúrbios da condução e arritmias, 226
- doenças
  - - arterial coronariana, 225
  - - pericárdio, 224
- hipertensão arterial pulmonar, 226
- miocardite, 224
- valvopatia, 226

Espondilite anquilosante, 227
- aortite e regurgitação aórtica, 227
- distúrbios da condução, 227
- doença
  - - miocárdica primária, 228
  - - pericárdio, 228
  - - valva mitral, 228

Estenose
- aórtica, 39
  - - classificação, 39
  - - etiologia, 39
  - - exame
    - - - complementares, 41
    - - - físico, 40
  - - fisiopatologia, 40
  - - grave, 295
  - - história natural, 40

- - quadro clínico, 40
- - tratamento, 41
- mitral, 46
  - - classificação, 47
  - - diagnóstico, 48
  - - etiologia, 46
  - - exame
  - - exame físico, 47
  - - fisiopatologia, 47
  - - quadro clínico, 47
  - - tratamento, 48
- pulmonar, 53
  - - grave, 295
- tricúspide, 54

Estudo
- eletrofisiológico, 571
  - - complicações, 574
  - - considerações, 574
  - - contraindicações, 574
  - - indicações, 574
  - - intervalos básicos, 573
  - - limitações, 574
  - - método, 571
  - - procedimento, 573
- hemodinâmico, 575
  - - ciclo cardíaco, 580

F
Fármacos, dislipidemia induzida, 21
Febre reumática, 71
- aguda, 71-80
  - - artrite, 73
  - - cardite, 73
  - - coreia de Sydenham, 74
  - - definição, 71
  - - diagnóstico, 75
  - - eritema marginado, 74
  - - histopatologia, 72
  - - manifestações clínicas, 72
  - - nódulos subcutâneos, 75
  - - patogenia, 71
  - - tratamento, 77
    - - - artrite, 77
    - - - cardite reumática, 78
    - - - coreia de Sydenham, 78
Feocromocitoma, 15, 191
Fibrilação
- atrial, 437
  - - características clínicas, 438
  - - causas e condições associadas, 438
  - - classificação, 439
  - - considerações finais, 450
  - - critérios eletrocardiográficos, 437
  - - epidemiologia, 437
  - - prognóstico, 438
  - - tratamento, 439
- ventricular, 465
Flutter ventricular, 465

G
Gestante cardiopata, cuidados, 161
- arritmias cardíacas, 165
- cardiopatias congênitas, 162

- doenças
  - - isquêmica, 165
  - - miocárdio, 163
  - - valvares, 162
- hipertensão arterial, 163
- tromboembolismo pulmonar, 164
- via de parto e anestesia, 165

H
Heparina
- baixo peso molecular, 341
- não fracionada, 341
Hiperaldosteronismo primário, 14, 190
Hipercolesterolemia isolada, 20
Hiperlipidemia mista, 20
Hiperparatireoidismo, 16
- primário, 190
Hipertensão arterial, 7-18
- avental branco, 563
- classificação, 7
- definição, 7
- diagnóstico, 9
- diálise, 17
- epidemiologia, 7
- estratificação de risco, 11
- etiologia, 7
- fisiopatologia, 7
- gravidez, 163
- induzida por medicamentos, 17
- mascarada, 563
- pulmonar, 137
  - - classificação clínica, 137
  - - definição, 137
  - - diagnóstico, 140
  - - doenças associadas, 143
  - - esclerodermia, 226
  - - fisiopatologia, 139
  - - lúpus eritematoso sistêmico, 217
  - - sobrevida, 149
  - - tratamento, 144
    - - - antagonistas dos receptores da endotelina, 147
    - - - anticoagulante, 146
    - - - atriosseptostomia, 148
    - - - bloqueadores dos canais de cálcio, 148
    - - - combinado, 148
    - - - digital, 146
    - - - diuréticos, 145
    - - - dobutamina, 146
    - - - inibidores da fosfodiesterase-5, 147
    - - - levosimendana, 146
    - - - medidas gerais, 145
    - - - oxigênio, 145
    - - - prostaglandinas, 148
    - - - riociguat, 147
    - - - tromboendarterectomia, 148
- renovascular, 16
- secundária, 14
- sistêmica, 415
  - - apneia obstrutiva do sono, 185
  - - transplante renal, 17
- tratamento, 11

Hipertireoidismo, 16
- definição, 190
Hipertrigliceridemia
- isolada, 20
- tratamento, 25
Hipoestrogenismo, efeitos no sistema cardiovascular, 168
Hipotireoidismo, 15, 191
- dislipidemia, 20
Holter, 553
- avaliação de isquemia miocárdica, 557
- considerações, 559
- indicações, 553
- limitações do exame, 559
- método, 553

I
Idoso, abordagem cardiológica, 311
- aneurismas de aorta, 321
- angina estável, 322
- arritmias, 330
- avaliação geriátrica ampla, 315
- cirurgia de revascularização do miocárdio, 326
- doença
  - - arterial coronariana aguda e crônica, 321
  - - arterial periférica de membros inferiores, 321
  - - carotídea, 321
- doença subclínica, 313
- endocardite infecciosa, 338
- envelhecimento do sistema cardiovascular, 312
- epidemiologia do envelhecimento, 311
- fatores de risco cardiovasculares, 313
  - - diabetes mellitus, 313
  - - dislipidemia, 314
  - - hipertensão arterial sistêmica, 314
  - - obesidade, 314
  - - sedentarismo, 314
  - - tabagismo, 314
- hipertensão arterial sistêmica, 316
- insuficiência cardíaca, 326
- síndromes isquêmicas miocárdicas instáveis
  - - com supradesnível do segmento ST, 325
  - - sem supradesnível do segmento ST, 324
- valvopatias, 332
Infarto agudo do miocárdio
- com supradesnivelamento do segmento ST, 375
  - - classificação de risco, 375
  - - complicações, 382
  - - diagnóstico, 375
  - - epidemiologia, 375
  - - fisiopatologia, 375
  - - tratamento, 378

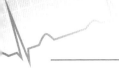

Índice Remissivo

- ventrículo direito, 383
- - - complicações mecânicas, 384
Insuficiência
- aórtica, 43
- - adquirida, 43
- - aguda, 45
- - congênita, 43
- - endocardite infecciosa, 43
- - etiologia, 43
- - exame
- - - complementar, 45
- - - físico, 44
- - fisiopatologia, 43
- - história natural, 44
- - quadro clínico, 44
- - tratamento, 45
- cardíaca, 81-99
- - alto débito, 303
- - apneia obstrutiva do sono, 185
- - baixo débito, 303
- - classificação clínico-hemodinâmica, 87
- - classificação, 82
- - compensada, 303
- - congestiva, 223
- - crônica, preditores de mau prognóstico, 91
- - definição, 81
- - diagnóstico
- - - avaliação laboratorial, 88
- - - BNP/NTpró-BNP, 89
- - - cineangiocoronariografia, 89
- - - clínico, 87
- - - ecodopplercardiograma, 89
- - - eletrocardiograma, 88
- - - estudo eletrofisiológico, 90
- - - Holter, 90
- - - métodos de investigação, 90
- - - radiografia de tórax, 88
- - diastólica, 303
- - direita, 303
- - disfunção sistólica, 83
- - epidemiologia, 81, 82
- - esquerda, 303
- - estratificação (escores de risco), 90
- - etiologia, 85
- - fisiopatologia, 83
- - fração de ejeção
- - - normal, 84
- - - preservada/normal (ICFEP), 81
- - - reduzida (ICFER), 81
- - infância, 303
- - - apresentação clínica, 304
- - - definição, 303
- - - diagnóstico, 305
- - - etiologia, 303
- - - fisiopatologia, 303
- - - manejo clínico, 306
- - quadro clínico, 86
- - sistólica, 303
- - tratamento, 92
- mitral, 49
- - diagnóstico, 51
- - etiologia, 50
- - exame físico, 50

- - fisiopatologia, 50
- - prognóstico, 53
- - quadro clínico, 50
- - tratamento, 51
- pulmonar, 53
- tricúspide, 54

L

Lúpus eritematoso sistêmico, 213
- coração, 213
- - anticorpos antifosfolípides, 219
- - cardiomiopatia, 215
- - doença coronariana e infarto do miocárdio, 218
- - endocardite de Libman-Sacks e doença cardíaca valvar, 216
- - hipertensão arterial pulmonar, 217
- - miocardite, 215
- - pericardite, 215

M

Marca-passo provisório, 460
Medicamentos utilizados em cardiologia, 631
Miocárdio
- doenças na gravidez, 163
- não compactado isolado, 110
Miocardite
- esclerodermia, 224
- lúpus eritematoso sistêmico, 215
- polimiosite, 228
- reumatoide, 222
Morte súbita e apneia obstrutiva do sono, 186

N

Neoplasias e o coração, 233
- classificação, 238
- considerações, 242
- definição, 233
- diagnóstico, 239
- etiologia, 235
- fisiopatologia, 236
- prevenção da cardiotoxicidade, 240
- quadro clínico, 238
- quimioterapia, 236
- radioterapia, 237
- tratamento, 241
Nódulos subcutâneos na febre reumática, 75

O

Obesidade, dislipidemia, 21

P

Parada cardiorrespiratória, 357
- compressões torácicas, 357
- cuidados pós-PCR, 362
- interrupção, 362
- reconhecimento, 357
- ritmo, reconhecimento, 357
- terapia medicamentosa, 362

Pausa sinusal, 453
Perfil lipídico, avaliação, 19
Pericárdio, 129
Pericardiopatias, 129
Pericardite
- aguda, 129
- - etiologia, 129
- - evolução natural, 132
- - exames complementares, 131
- - manifestações clínicas, 129
- - tratamento, 132
- artrite reumatoide, 221
- constritiva, 135
- - definição, 135
- - etiologia, 135
- - exames complementares, 135
- - fisiopatologia, 135
- - manifestações clínicas, 135
- - prognóstico, 136
- - tratamento, 136
- lúpus eritematoso sistêmico, 215
- subaguda/crônica, 132
- - etiologia, 132
- - manifestações clínicas, 132
Persistência do canal arterial, 295
Polimiosite, 228
- arritmias e distúrbios da condução, 229
- arterite coronariana, 229
- cor pulmonale, 229
- hipertensão pulmonar, 229
- miocardite, 228
- síndrome do coração hipercinético, 229
- valvopatia, 229
Pós-operatório em cirurgia cardíaca, cuidados, 263
- admissão na UTI, 266
- antibioticoprofilaxia, 263
- controle glicêmico, 270
- distúrbios
- - condução, 270
- - ritmo, 270
- exames, 266
- instabilidade hemodinâmica, 264
- manejo hidroeletrolítico e ácido-básico, 268
- monitorização, 267
- resposta inflamatória, 263
- ventilação mecânica, 267
Pressão arterial, procedimento de medida, 8
- classificação, 9
- crianças, 9
- monitorização
- - ambulatorial (MAPA), 561
- - - arritmias cardíacas, 563
- - - crianças e adolescentes, 563
- - - definição, 561
- - - diabéticos, 564
- - - diagnóstico, 562
- - - doença renal, 564
- - - estratificação de risco cardiovascular, 562
- - - gestantes, 563
- - - hipertensão do avental branco, 563

- - - hipertensão mascarada, 563
- - - idosos, 563
- - - indicações, 561
- - - insuficiência cardíaca, 564
- - - limitações, 562
- - - obesos, 563
- - - síndrome da apneia obstrutiva do sono, 564
- - residencial (MRPA), 561, 564
Próteses, valvopatias, 54
Pulsos periféricos, palpação, 292

R

Radiografia de tórax, doença arterial coronariana crônica estável, 30
Reabilitação cardiopulmonar e metabólica, 601
- aspectos fisiológicos, 602
- considerações, 611
- contraindicações à prática de atividade física, 606
- estratificação de risco, 606
- fases de um programa, 607
- indicações, 605
- supervisionada, normas para realização da RCPM, 609
Regurgitação aórtica, 227
Ressonância nuclear magnética em cardiologia, 586
- aorta e artéria pulmonar, 595
- cardiomiopatias, 592
- cardiopatias congênitas, 594
- contraindicações, 587
- doença arterial coronariana, 587
- exame, 587
- indicações, 587
- limitações, 587
- método, 586
- pericardiopatias, 595
- tumores cardíacos, 594
- valvopatias, 593
Ritmo idioventricular acelerado, 465

S

SAHOS (síndrome da apneia/hipopneia obstrutiva do sono), 17
Síncope, 155
- considerações, 160
- definição, 155
- diagnóstico, 156
- epidemiologia, 155
- estratificação, 158
- etiologia, 155
- exames complementares, 157
- fisiopatologia, 155
- fluxograma para diagnóstico, 158
- hipotensão ortostática/disautonomia, 160
- tratamento, 159
- vasovagal clássica, 159
Síndrome
- bradi-taqui, 454

640

- cardiorrenal, 201
- - classificação, 202
- - considerações, 209
- - definição, 201
- - epidemiologia, 201
- - fisiopatologia, 202
- - tratamento, 204
- coronarianas agudas sem supradesnivelamento do segmento ST, 363
- - classificação, 365
- - considerações, 374
- - diagnóstico diferencial, 367
- - diagnóstico, 366
- - epidemiologia, 363
- - escores de risco de sangramento, 365
- - estratificação de risco, 365
- - fisiopatologia, 363
- - marcadores bioquímicos de lesão miocárdica, 366
- - quadro clínico, 364
- - tratamento, 368
- Cushing, 17, 189
- nefrótica, 20
- pericárdica, 129
Sopros cardíacos, 293
- contínuo, 294
- dependente, 293
- diastólico, 294
- obrigatório, 293
- sistólico, 294

T
Tabagismo, dislipidemia, 20
Tamponamento cardíaco, 407
- achados clínicos, 408
- baixa pressão, 412
- doença neoplásica, 412
- efusões após procedimentos invasivos, 412
- fisiopatologia, 407
- grandes efusões idiopáticas, 412
- investigação laboratorial, 410
- pós-infarto agudo do miocárdio, 412
- regional, 412
- tratamento, 412
Taquicardia paroxística supraventricular, 429
- atrial, 432
- juncional ectópica e ritmos juncionais, 432
- prevenção de recorrências, 433
- reentrada nodal, 429
- reentrada usando a via acessória, 431
- sinusal, 433
- tratamento dos quadros agudos, 433
Terapia
- celular em cardiologia, 613
- - células progenitoras e envelhecimento, 619
- - controvérsias na diferenciação cardíaca, 614
- - efeitos adversos e reestenose coronariana, 619
- - equilíbrio entre morte celular e regeneração, 613
- - estudos
- - - clínicos, 617
- - - experimentais, 616
- - limitações, 619
- - objetivo, 614
- - paradigmas do coração, 613
- - questões éticas, 619
- - resultados ante as expectativas, 619
- - tipos celulares, 615
- - vias de administração, 616
- reposição hormonal e doenças cardiovasculares, 173
- - acidente vascular encefálico, 177
- - coronariopatias, 175
- - discussão de aspectos metodológicos, 174
- - novas evidências, 175
- - proteína C reativa, 177
- - tromboembolismo venoso, 176
Testes
- cardiopulmonar de esforço, 519
- ergométrico, 519
- - considerações, 528
- - contraindicações, 521
- - indicações, 520
- - metodologia e interpretação, 522
- - estresse, doença arterial coronariana crônica estável, 31
Tetralogia de Fallot, 295
Tilt test (teste de inclinação ortostática), 567
- como é o exame, 567
- considerações, 570
- contraindicações, 569
- indicações, 569
- limitações, 569
- método, 567
Tomografia computadorizada em cardiologia, 585
- aorta e artéria pulmonar, 595
- cardiomiopatias, 592
- cardiopatias congênitas, 594
- doença arterial coronariana crônica estável, 31
- doença arterial coronariana, 587
- exame, 585
- indicações, 585
- limitações, 586
- método, 585
- pericardiopatias, 595
- tumores cardíacos, 594
- valvopatias, 593
Transplante do coração, 623
- complicações, 627
- cuidados pós-operatórios, 625
- doador, avaliação, 625
- imunossupressão, 625
- receptores, seleção, 623
- reinserção social, 629
- rejeição, 626
Transposição das grandes artérias, 295
Tromboembolismo pulmonar, 479
- diagnóstico, 481
- etiopatogenia, 479
- fisiopatologia, 480
- gravidez, 164
- profilaxia, 493
- tratamento, 484

U
Urgências hipertensivas, 416

V
Valvas
- aórtica, 39
- mitral, 46
Valvopatias (doenças da valva)
- aórtica, 39
- - estenose aórtica, 39
- - insuficiência aórtica, 43
- esclerodermia, 226
- escolha da prótese, 54
- gravidez, 162
- mitral, 46
- - estenose mitral, 46
- - insuficiência mitral, 49
- pulmonar, 53
- - estenose pulmonar, 53
- - insuficiência pulmonar, 53
- tricúspide, 54
- - estenose tricúspide, 54
- - insuficiência tricúspide, 54
Vasculite coronariana na artrite reumatoide, 223